TRAITÉ

DES

MALADIES DES ARTISANS

PAR RAMAZZINI

TRAITÉ

DE

LA MALADIE MUQUEUSE

PAR

RŒDERER ET WAGLER

MÉMOIRE

SUR

L'ANGINE DE POITRINE

PAR JURINE

PARIS

ADOLPHE DELAHAYS, LIBRAIRE

4-6, RUE VOLTAIRE, 4-6

1855

TRAITÉ

DES

MALADIES DES ARTISANS

TRAITÉ DE LA MALADIE MUQUEUSE

MEMOIRE

SUR

L'ANGINE DE POITRINE

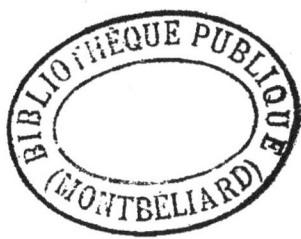

PARIS. — IMP. SIMON RAÇON ET COMP., RUE D'ERFURTH. 1.

TRAITÉ

DES

MALADIES DES ARTISANS

—

TRAITÉ DE LA MALADIE MUQUEUSE

—

MEMOIRE

SUR

L'ANGINE DE POITRINE

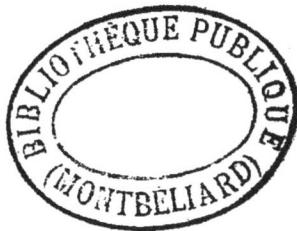

PARIS. — IMP. SIMON RAÇON ET COMP., RUE D'ERFURTH. 1.

ESSAI

SUR

LES MALADIES DES ARTISANS,

PAR RAMAZZINI,

Professeur de médecine pratique à l'Université de Padoue;

TRADUIT DU LATIN,

AVEC DES NOTES ET DES ADDITIONS,

PAR M. DE FOURCROY.

Omnibus ærumnis affecti denique vivunt.
Lucret., lib. 3 , vers. 50.

NOUVELLE ÉDITION, FAITE SUR CELLE DE 1778.

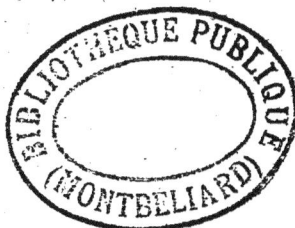

A MONSIEUR DE LASSONE,

CONSEILLER D'ÉTAT,

Premier médecin de la reine, et du roi en survivance, président perpétuel
de la Société royale de Médecine, etc., etc.

MONSIEUR,

Le Traité de Ramazzini sur les Maladies des Artisans étant un de ces ouvrages vraiment utiles qui ne peuvent être trop généralement répandus, et la Société royale de Médecine, dont vous êtes le président, ayant paru désirer qu'il soit traduit, je me suis empressé de me livrer à un travail dont cette compagnie a pensé qu'il pourrait résulter quelque bien pour le public. Elle a entendu avec bonté, dans une de ses séances, le discours préliminaire que j'ai ajouté à cet ouvrage, et les commissaires qu'elle a nommés pour l'examiner l'ont jugé digne de son approbation. Je sens tout le prix d'un pareil suffrage, et c'est une dette dont je m'acquitte envers elle en vous priant de permettre que ce Traité paraisse sous vos auspices. Je pourrais à bien d'autres titres vous en offrir l'hommage. La seule crainte qui me reste, c'est que son mérite ne réponde pas au nom illustre qui le décore.

J'ai l'honneur d'être avec beaucoup de respect,

Monsieur,

Votre très-humble et très-obéissant serviteur,

DE FOURCROY,
Chargé du soin des livres de la Société royale
de Médecine.

INTRODUCTION

A L'ESSAI

SUR LES MALADIES DES ARTISANS,

TRADUIT DU LATIN DE RAMAZZINI, ETC. [1].

En réfléchissant sur le grand nombre d'avantages que les arts ont produits à l'homme, on serait d'abord tenté de croire qu'il ne manque plus rien à son bonheur, qu'il jouit en paix de tous les biens, qu'il change à son gré les productions de la nature, et qu'il est le maître de tout ce qui l'environne. De là des génies enthousiastes ont célébré sa puissance, et, non contents de le constituer roi de la terre qu'il habite, ils ont osé même le comparer aux dieux. L'homme, ont-ils dit, a mesuré le ciel et les mondes qui y sont dispersés; il a changé la surface de son globe; il a pénétré dans ses profondeurs; il en a tiré les richesses les plus précieuses. Son génie ne s'est pas borné là. Parmi le grand nombre d'individus qui vivent avec lui, soit fixés à la terre sous le nom de végétaux, soit jouissant comme lui de la locomobilité, il a distingué avec exactitude l'utile du dangereux, le poison de l'aliment; et, son adresse suppléant à sa force, il a terrassé ces animaux furieux que la nature semblait avoir armés contre lui.

Mais qu'un examen réfléchi trouve

cet éloge outré! Que de maux ne voit pas le philosophe dans la source même de tous ces biens prétendus! En effet, ces hommes qui arrachent à la terre les métaux qu'elle recèle, ne périssent-ils pas souvent sur l'or qu'ils retirent? Les flots tumultueux ne servent-ils pas de tombeau à plusieurs de ceux qui les bravent? Ces astres dont l'homme a mesuré le cours, ne dessèchent-ils pas ses moissons par leurs mauvaises influences? Ce globe dont il a sillonné légèrement la surface, ne s'entr'ouvre-t-il pas souvent, et n'enfouit-il pas des villes entières dans ses profondeurs? Les serpents que les naturalistes ont décrits et disséqués; les végétaux dont ils connaissent la forme, l'organisation même et l'économie, n'ulcèrent-ils pas leurs entrailles, ne portent-ils pas dans leurs fluides des principes coagulants et délétères, n'attaquent-ils pas même quelquefois la vie dans son foyer? Enfin, le fusil qui terrasse les bêtes fauves ne sert-il pas à se détruire mutuellement, et n'a-t-on pas mille exemples qu'il n'épargne pas même le chasseur imprudent?

A cette réponse, que deviennent ces titres pompeux de roi de la terre et des animaux, prodigués à l'homme avec tant de complaisance? A quoi sont réduits sa puissance et son génie? N'est-on pas

(1) Cette introduction a été lue à la séance de la Société royale de médecine, du mardi 12 novembre 1776.

1.

forcé de convenir de bonne foi que la somme des maux qui l'accablent égale au moins celle des biens dont il jouit, si elle ne la surpasse ; et les éloges qu'on lui a prodigués ne doivent-ils pas se changer en lamentations sur son sort ?

Telle est donc la malheureuse condition de l'homme, que, pour se procurer les biens dont il a besoin dans l'ordre de la société, il s'expose aux plus grands maux. En effet, outre les maladies que sa faible constitution, ses fautes dans le régime, l'air même qu'il est obligé de respirer, lui causent, il en est une classe plus inévitable encore et plus meurtrière, parce que la cause qui leur donne naissance agit sans cesse sur lui. Ce sont les maladies auxquelles les arts exposent ceux qui les exercent. On ne peut douter de l'existence de ces maladies particulières ; et les malheureuses victimes de leur profession ne sont que trop fréquentes, dans nos grandes villes surtout, où le luxe est porté à son comble. Pour mettre de l'ordre dans ce que nous avons à dire sur l'histoire de ces maladies, nous le partagerons en quatre sections.

La première section offrira le travail du médecin italien ; l'histoire de son ouvrage, et le sort qu'il eut parmi les savants. — La seconde comprendra le détail de ce qui a été fait sur les maladies des artisans avant et depuis Ramazzini. — Dans la troisième, nous examinerons les influences des arts sur les maladies, de quelque classe qu'elles soient. — Enfin, la quatrième section sera le tableau d'un plan étendu sur les maladies des artisans.

SECTION PREMIÈRE.

Les faits isolés et en petit nombre relatifs aux maladies des artisans, que les médecins, avant la fin du dix-septième siècle, avaient répandus dans leurs ouvrages, ne pouvaient être que d'une utilité médiocre, si un travailleur infatigable n'eût entrepris de les lier, d'y oindre ses observations particulières, et

d'en faire un corps complet d'ouvrage qui pût instruire les médecins, et leur faire ouvrir les yeux, trop long-temps fermés sur le sort malheureux des artisans. Ramazzini observait à Modène des vidangeurs qui travaillaient aux latrines de sa maison ; frappé des dangers qu'ils couraient, il réfléchit aux moyens de les diminuer, et de rendre leur condition moins affreuse. Son cœur compatissant souffrit, et son génie ardent lui suggéra l'idée de remédier à ces maux. C'est à cette époque, qui fait honneur à son âme, que nous devons le Traité qu'il nous a laissé sur les maladies des artisans, dont il serait inutile de faire un éloge étendu. La nouveauté du sujet, la difficulté de le traiter, le travail immense qu'exigeait l'assemblage nécessaire des observations faites avant lui, les détails minutieux et multipliés sur les manœuvres des artisans qu'il fallait consulter eux-mêmes, l'âge avancé de Ramazzini, rien ne fut capable de le décourager et de le détourner de son projet. Consulter les ouvrages nombreux des praticiens pour en extraire ce qui avait rapport à son objet ; ceux des historiens, des économistes sur les manœuvres, sur l'histoire des arts dans les différents âges du monde ; écrire aux médecins célèbres des autres villes pour avoir des éclaircissements sur les maladies des ouvriers particuliers aux lieux qu'ils habitaient ; parcourir les boutiques et les ateliers à sa portée, pour y puiser des connaissances qu'aucun auteur ne pouvait lui donner ; interroger les différents ouvriers sur leur profession et leurs maladies, telle fut la tâche que se proposa Ramazzini, et qu'il remplit avec tant de zèle et d'exactitude. Son ouvrage parut pour la première fois à Modène en 1700. Quelques années après on le publia, traduit, en Allemagne. En 1713, il fut réimprimé à Padoue avec un supplément de douze chapitres ; il a été depuis imprimé plusieurs fois dans les différentes éditions des ouvrages de Ramazzini, qui ont été données à Londres et à Genève. Pour prouver quel sort eut ce Traité, et quelle réputation il s'acquit parmi les savants, je me contenterai de traduire ici l'éloge qui se trouve inséré dans les Actes de Leipsick (1). Voici comment il est conçu : « Cet ouvrage précis, relative- » ment au grand nombre de faits qu'il » contient, est autant recommandable » par la beauté et l'ornement du style, » par les avis salutaires qui s'y trouvent, » et qui sont le fruit d'une longue et » heureuse expérience, que par le tableau » précieux qu'il nous offre des observa- » tions sans nombre recueillies des an- » ciens Grecs, des Romains, des moder- » nes mêmes, tant sur la médecine que » sur les autres sciences. Il plaît égale- » ment et aux médecins et à tous les au- » tres amateurs des sciences, par les con- » naissances intéressantes qu'il contient » sur la mécanique des différents arts. » Telle est la manière dont les auteurs des journaux de Leipsick ont parlé de cet ouvrage. D'ailleurs, ceux qui ont médité les écrits de Ramazzini savent assez les apprécier, sans qu'il soit nécessaire d'en faire un éloge plus étendu, et qui pour- rait devenir suspect. Contentons-nous de faire observer que plusieurs auteurs ont donné à ce médecin le nom d'Hip- pocrate latin, ou de troisième Hip- pocrate.

SECTION DEUXIÈME.

Pour avoir une connaissance exacte et satisfaisante des travaux des médecins sur les maladies des artisans, nous croyons qu'il convient de faire trois clas- ses des auteurs qui s'en sont occupés.

En effet, les uns, et c'est le plus grand nombre, n'ont donné que des observa- tions éparses sur quelque ouvrier ; les autres ont traité de tous les artisans et des maux qui les affligent ; d'autres enfin ont écrit l'histoire des maladies qui atta- quent constamment des classes particu- lières d'artisans. Nous allons suivre cette division, et parcourir les auteurs qui sont venus à notre connaissance.

Ire CLASSE. — *Auteurs qui ont donné des observations éparses sur les ma- ladies des artisans.*

Il est peu d'auteurs de pratique qui ne puissent être rangés dans cette classe, parce qu'il est en général peu de méde- cins qui n'aient eu occasion d'observer quelque maladie particulière aux arti- sans. Hippocrate en a décrit une parti- culière aux foulons. Aëtius nous a peint une partie des maux auxquels les lutteurs sont exposés. Baillou a vu une ophthal- mie causée par les vapeurs des boues de Paris à un malheureux ouvrier qui les ramassait. Fernel raconte qu'une sage- femme, pour avoir accouché une femme attaquée de la maladie vénérienne, fut prise d'un ulcère à la main qui la fit tomber en pourriture. Potérius a décrit la maladie d'un potier de terre dans le sixième chapitre de sa seconde Centurie. Etmuller nous a donné le détail de celle d'un potier d'étain, dont le métier lui causa un asthme convulsif. Vedelius, dans sa Pathologie dogmatique, a parlé avec assez d'étendue des maladies des ouvriers en petits objets. Diemerbroeck, en disséquant dans un hôpital le domes- tique d'un lapidaire, mort asthmatique, lui trouva les vésicules pulmonaires remplies de poudre de diamant. L'année suivante, il fit la même observation sur les poumons des deux ouvriers du même état. — Quelques médecins ont éprouvé par eux-mêmes les dangers de différents arts. Galien nous a fait voir une partie de ceux que courent les lutteurs en nous apprenant qu'il se luxa la clavicule à cet exercice. Le même médecin, qui voyagea

_____

(1) « Cæterum opus hoc pro tanta re- rum varietate succinctum quidem est, exquisito tamen sermonis nitore orna- tum, ex longæ et indefessæ experientiæ sinu collectum, et innumeris auctorum tam veterum græcorum et romanorum, quam modernorum præcipue observa- tionibus medicis, philologicis, mecha- nicis, variisque ad artificia enchirisibus necessariis excultum, nec solis adeo medicis, sed et aliis rerum ejusmodi cu- riosis utilissimum. » *Act. erud. Leipsiæ, mens.* Januar., an. 1702.

beaucoup pour s'instruire ; comme il nous l'apprend lui-même, manqua d'être suffoqué en visitant un souterrain, en Chypre, d'où l'on retirait une eau verdâtre qui fournissait le vitriol de cuivre. Il observa que les ouvriers occupés à porter cette eau hors du souterrain pour en retirer le vitriol par l'évaporation, le faisaient avec une très-grande vitesse, de peur de périr au milieu de leurs travaux. Plusieurs savants, que la nécessité a forcés de se servir de chandelles dans leurs études nocturnes, se sont très-mal trouvés de la vapeur du suif ; les vertiges et les douleurs de poitrine qu'ils ont éprouvés annoncent les maux que cette substance doit causer à ceux qui la travaillent.

Plusieurs chimistes, en faisant des expériences, ont manqué périr victimes de leur zèle, et nous ont instruits des maux qui naissent de différents arts par les dangers qu'ils ont courus. Paracelse et Vanhelmont essuyèrent plusieurs maladies en préparant leurs médicaments chimiques. Takénius se vit à deux doigts de sa perte pour avoir respiré l'odeur de l'arsenic qu'il sublimait. Ceux d'entre eux qui se sont occupés des travaux des mines, obligés d'y descendre pour consulter les ouvriers et pour observer leurs manœuvres, tels que Beccher, Kunkel, Stockhusen, et plusieurs autres, se sont assurés de la qualité nuisible de l'air malsain qu'on y respire, et des vapeurs mortelles qui en altèrent la pureté. — Dans les recueils nombreux des différentes académies, on trouve quelques faits qui ont un rapport direct aux maladies des artisans. Ainsi, dans les Transactions philosophiques de la Société royale de Londres, en 1665, il est question de celles des mineurs de Fréjus. Olaüs Borrichius a consigné dans les mémoires de Copenhague une observation sur la maladie d'un doreur, et une autre sur celle d'une femme qui gagnait sa vie à faire de la chandelle. Les mêmes actes nous offrent l'histoire de l'ouverture d'un potier de terre, dont le mauvais état des poumons fut attribué au métier qu'il

avait fait. Dans les Mélanges curieux (1), on trouve des détails sur les maladies que les substances métalliques font naître chez ceux qui les travaillent. — Telles sont les sources principales dans lesquelles Ramazzini a puisé les faits qui lui ont servi pour son ouvrage. Mais, depuis ce médecin, les connaissances se sont très-peu accrues, et à peine a-t-on vu paraître quelques observations sur les maladies des artisans. Le Journal de Médecine en contient quelques-unes que nous avons eu soin de rapporter à la fin des chapitres, où elles nous ont paru pouvoir être utiles. Morgagni, dans ses lettres sur le siége et les causes des maladies, imprimées à Louvain en 1766, a indiqué la profession des ouvriers qu'il a disséqués, après avoir observé leurs maladies. Nous nous sommes fait un devoir d'extraire de cet auteur tout ce qui peut intéresser la santé des artisans, et de joindre ses observations à celles de Ramazzini, avec lequel il est le plus souvent d'accord. Enfin Sauvages, dans sa Nosologie méthodique, a aussi consigné quelques faits relatifs à notre objet, que nous avons insérés dans nos notes.

II° CLASSE. — *Auteurs qui ont traité des maladies de tous les artisans.*

On peut dire avec vérité que ceux qui ont écrit sur les maladies de tous les artisans n'ont rien dit de plus que Ramazzini, et n'ont fait que le copier. Ces auteurs sont en assez petit nombre. Nous n'en connaissons que cinq.

1° En 1740, il parut un livre intitulé : *La Médecine, la Chirurgie et la Pharmacie des Pauvres*, par Hecquet, mis au jour par M. Lacherie. On trouve dans le second volume de cet ouvrage des détails assez étendus, et qui comprennent environ cent quarante pages, sur les maladies des artisans. C'est un extrait tout pur de Ramazzini. M. Hecquet y

---

(1) Decad. I, ann. 3, obs. 131; decad. III, ann. 4, obs. 10, 50, 92.

indique les mêmes observations, les mêmes remèdes, et les mêmes préservatifs que le médecin de Padoue, dans l'ouvrage duquel il paraît avoir puisé.

2o Le Dictionnaire de santé, par deux médecins, donné au public en 1760, offre dans le second volume, à l'article *Maladies des Artisans*, environ cinquante pages sur cet objet. Les artisans y sont rangés par ordre alphabétique. En lisant attentivement et avec soin ces détails, et en les confrontant avec ceux de M. Hecquet, on y trouve les mêmes phrases, les mêmes expressions et les mêmes recettes. Pour en donner une preuve, il suffira de rapporter quelques passages de ces deux ouvrages. On lit, page 91 du Dictionnaire de santé, *Maladies des porteurs de chaise* : « Les » porteurs de chaise sont un autre genre » d'hommes que le poids de leur profes- » sion accable. » Et dans Hecquet, page 110 : « Les porteurs de chaise sont » un autre genre d'hommes que le poids » d'une profession accable. » A la page 92, du même Dictionnaire, vers le milieu : « Si l'on ajoute à ces inconvénients » l'habitude où sont les porteurs de » chaise de s'enivrer de vin et d'eau-de- » vie, l'on saura la raison pourquoi le » sang souffrant par sa turgescence ou » trop raréfié, passe alors difficilement » par le poumon. » En confrontant avec Hecquet, on trouve, page 3, la phrase suivante : « Si l'on ajoute à ces inconvé- » nients l'habitude où sont les porteurs » de chaise de s'enivrer de vin et d'eau- » de-vie, on saura pourquoi le sang bouf- » fant par sa turgescence ou trop raréfié, » passe alors bien difficilement par le » poumon. » Il n'y a de différent dans ces deux passages que le mot *bouffant* de Hecquet, auquel les auteurs du Dictionnaire de santé ont substitué celui de souffrant. En faisant un assez grand nombre de confrontations semblables, il est très-aisé de se convaincre que les auteurs du Dictionnaire de santé ont copié Hecquet dans ces détails.

3o Le Dictionnaire de médecine, publié à Paris en 1772, est une répétition du Dictionnaire de santé. Les auteurs du premier n'ont fait que changer l'ordre des phrases du Dictionnaire de santé, et en ajouter quelques nouvelles, surtout au commencement et à la fin de chaque article. C'est ce dont on peut facilement se convaincre en consultant ces deux livres l'un après l'autre.

4o Le docteur Nicolas Skragge a soutenu à Upsal, le 15 juin 1764, une thèse sur les maladies des artisans, que l'on trouve dans le septième volume des *Amœnitates Academicæ* du chevalier Vonlinné. Cette dissertation d'environ dix pages est un extrait très-précis du Traité de Ramazzini dans le même ordre que les chapitres de ce dernier. Nous devons faire observer 1o que l'auteur annonce avoir suivi Ramazzini : « *Adeo vero solide hoc argumentum* » *ab Italo doctissimo Ramazzini, in* » *suo de morbis Artificum libro, est* » *elaboratum, ut maximi idem a me-* » *dicis habeatur pretii. Cum autem* » *hic liber rarior sit atque difficilior,* » *quam ut vulgo inservire queat, ego* » *non tantum optima quæque ex hoc* » *opere seligere, sed meas quoque et* » *aliorum addere observationes quas in* » *arduo hoc argumento et plurium* » *omnino operam ad perfectum fasti-* » *gium poscente, Ramazzini reliquit* » *intactas.* » 2o Qu'il s'est contenté d'indiquer les maladies auxquelles chaque artisan est sujet, sans donner aucuns détails sur les remèdes qui conviennent à ces maladies. 3o Qu'il y a quelques observations propres au docteur Skragge, dont voici le précis.

a. Les ouvriers qui font la céruse sont sujets à la rigidité des membres et à la goutte fixe.

b. Les fondeurs en caractères, aux maladies des nerfs, à l'engourdissement, à la contraction, à la colique de plomb, et au vomissement.

c. Ceux qui tirent le charbon de terre de la mine deviennent tout contrefaits, à cause de la posture qu'ils sont obligés de prendre dans leur travail.

d. Les maçons, ainsi que ceux qui habitent des maisons nouvellement bâties, éprouvent une fièvre hémitritée, souvent mortelle.

e. Les charbonniers sont attaqués de la pâleur, de la toux, de l'asthme et de la phthisie.

Ce rapport des deux Dictionnaires entre eux et avec Hecquet, la conformité de ce dernier, ainsi que du docteur Skragge avec Ramazzini, prouvent incontestablement la disette des faits et le peu de progrès de la science dans cette carrière depuis le médecin italien qui a commencé à la parcourir.

5° Telle est encore à peu près la manière dont le docteur Buchan a parlé des maladies des artisans dans sa Médecine domestique, traduite par M. Duplanil, en 1775. Ce qu'il en dit appartient à Ramazzini; mais il a le mérite d'avoir rassemblé en peu de pages le plus utile, et de l'avoir distribué en trois articles séparés. Dans le premier, il traite des maladies causées par les vapeurs malfaisantes des trois règnes. Le second offre celles que procure la vie fatigante et pénible des portefaix, etc. Le troisième expose les maux qui sont l'effet des travaux sédentaires. Ces détails sont tous intéressants, surtout par la manière neuve dont ils sont présentés. Nous nous faisons un devoir d'en donner ici un extrait précis, et d'offrir le tableau de ce qui appartient en propre à M. Buchan. — Ce médecin, dans son article premier, avertit les mineurs d'éviter la constipation en mâchant un peu de rhubarbe, ou en avalant une quantité suffisante d'huile d'olive. Il indique les maladies des plombiers, des doreurs, des chandeliers, et de ceux qui respirent des vapeurs animales, et il leur prescrit les règles déjà données par Ramazzini, et par ceux qui ont suivi ce dernier. Dans son second article, il passe en revue tous les ouvriers occupés à des travaux pénibles. Il leur conseille d'abord de ne pas faire par ostentation une épreuve inutile de leurs forces. L'érysipèle, les coliques, et toutes les maladies du bas-ventre, auxquelles ils sont très-sujets, re-

connaissent pour cause, suivant le médecin anglais, la transpiration supprimée. La mauvaise nourriture ajoute encore à son intensité. En parlant des maux des laboureurs, il blâme la coutume où sont les ouvriers de la campagne de passer subitement du froid au chaud, de dormir au soleil, de rester sans manger des journées entières. Il leur prescrit de se laver les mains dans de l'eau froide, et de les essuyer avec des linges très-secs, de se mettre à l'abri pour reposer en sûreté, d'être plus soigneux dans le choix de leurs aliments, d'éviter les excès dans le manger, et surtout de ne point s'exposer à être les victimes d'une ardeur imprudente.

Les soldats et les gens de mer occupent ensuite le docteur Buchan. Il n'y a qu'une page, et rien de particulier sur les premiers. Ce qui regarde les seconds est très-intéressant. Il croit que l'intempérance est la cause qui fait périr les matelots sur les côtes étrangères, et qu'il serait possible de diminuer leurs maux dans les voyages de long cours, en conservant sur mer des légumes et des racines, des fruits acides, de la farine pour faire du pain frais, du moût de bière en pâte, des animaux vivants, des tablettes de bouillon et de purée de pois. Il recommande surtout l'usage des acides; on voit que sur ce point il est entièrement d'accord avec Huxham dont il a imité la dissertation sur les moyens de conserver la santé des navigateurs, que nous avons extraite avec soin à la fin des maladies des gens de mer. M. Buchan indique le quinquina comme spécifique contre les fièvres putrides intermittentes, à la dose d'un gros par jour, de quelque manière qu'on l'administre. — Dans le troisième article, ce médecin remarque que la plus grande partie des hommes sont occupés à des travaux sédentaires; il accuse comme cause des maladies qui naissent de ces travaux le défaut d'exercice, l'air gâté par la respiration de plusieurs ouvriers enfermés dans une petite chambre; l'humeur de la transpiration de mauvais caractère qui s'exhale de leur corps, la situation vicieuse où ils sont forcés de se tenir dans leurs travaux, et qui, en gênant l'estomac, trouble la digestion et dérange le jeu des poumons. Outre les moyens généraux de remédier à ces maux que M. Buchan indique, il propose de changer la position vicieuse des ouvriers par des moyens mécaniques; de faire faire, par exemple, une table particulière pour les tailleurs, de sorte que leurs jambes ne soient pas pliées; de faire de l'exercice, de cultiver un petit jardin. Il cite, pour preuve de la possibilité de cette culture, la ville de Sheffield dans la province d'Yorck, où les couteliers ont chacun un coin de terre qu'ils labourent, et qui leur est utile par l'exercice et par le rapport. Mais dans les grandes villes, telles que Londres et Paris, les ouvriers, ne pouvant se procurer cet avantage, doivent le remplacer par tous les exercices du corps.

IIIᵉ CLASSE. — *Auteurs qui ont écrit sur les maladies de quelques classes particulières d'artisans.*

§ Iᵉʳ. *Colique des peintres.* — La colique de plomb à laquelle les peintres, les potiers de terre, et plusieurs autres ouvriers sont sujets, a été traitée avec beaucoup d'étendue par un grand nombre d'auteurs. Sans parler des médecins dans lesquels on en trouve quelques traces, tels qu'Avicenne, Craton, Cardan, Drœt, Fernel, Houllier, etc., Citois est le premier qui ait écrit *ex professo* sur cette maladie épidémique en Poitou. Depuis ce médecin, on a vu paraître un grand nombre d'ouvrages sur cet objet; tels sont ceux de MM. Ilsemann, *de Colica saturnina*; — Baker, Sur la colique du Devonshire; — Huxham, *de Morbo colico Dammoniorum*; — Zeller, *Joan. et Immanuel Weismann docimasia signa, causæ et nox. vini lithargyro mangonisati, etc., variis experimentis illustrata;* — Combalusier, Observations et Réflexions sur la colique de Poitou; — Tronchin, *de Colico dolore Pictonum,*

etc.; — B***, Examen du Traité précédent; — Poitevin, *de Colico dolore Pictonum dicto, etc.* ; — Gardane, Recherches sur la colique métallique, etc.

Ce dernier médecin vient de publier la traduction d'un ouvrage intitulé : Traité des mauvais effets de la fumée de la litharge, par Stockhusen, etc., qui a été imprimé en latin à Goslar en 1656, in-12. Stockhusen y prouve qu'il n'y a que la fumée du plomb qui donne la colique saturnine; et M. Gardane, dans les notes étendues qu'il a ajoutées à sa traduction, soupçonne que les coliques épidémiques de même nature ont toutes été dues au plomb, et non aux boissons acescentes et peu fermentées auxquelles Citois, Huxham et M. Bonté les avaient attribuées. Zeller trouva la cause d'une pareille colique dont un canton de l'Allemagne fut attaqué, dans une préparation de plomb, avec laquelle on avait adouci les vins trop verts de cette année; et le docteur Baker a reconnu la cause de la colique du Devonshire, décrite par Huxham, dans le plomb dont étaient doublés et cerclés les vaisseaux destinés à recevoir le cidre, de même que les pressoirs dans lesquels on exprimait le pommé et le poiré. On peut regarder cet ouvrage comme un des mieux faits et des plus étendus sur la colique de plomb; sa nature, ses symptômes, sa cause, sa curation surtout, y sont développés avec beaucoup d'ordre et de clarté. M. Gardane y a ajouté les connaissances acquises depuis Stockhusen, et il a rendu le traité du médecin allemand le plus complet que nous ayons actuellement sur cette matière.

Avant de finir l'examen de cet ouvrage, nous croyons devoir faire la remarque suivante. M. Gardane dit, page 14 de son Avertissement : « Il paraîtra bien » étonnant qu'après avoir été cité très- » avantageusement par Ramazzini, au- » teur du dix-septième siècle, Stockhu- » sen ait échappé depuis aux recherches » de la plupart des bibliographes.» Qu'il nous soit permis d'observer que Ramazzini n'a cité Stockhusen que d'après

Wedelius, et qu'il n'a point du tout fait mention de son Traité des mauvais effets de la fumée de la litharge, mais seulement de celui de l'asthme des montagnes. Il paraît qu'il n'a pas même consulté ce dernier ouvrage, d'après ce qu'il en dit, page 480 : « *De asthmate montano mentionem habet Wedelius in Pathologia medica dogmatica, sec. 11, cap. 9; ubi tradit huic affectui obnoxios esse metallurgos, de qua asthmatis genere ait Stockhusen, integrum Tractatum edidisse, ubi mali causam in saturni mercurium refert; mercurius et enimplurimus Saturno inest, illique gravitatem impertit.* » D'ailleurs, une preuve que Ramazzini n'avait aucune connaissance du traité de Stockhusen sur la colique métallique, c'est qu'il n'a rien dit en particulier sur cette maladie, qui est cependant une des plus importantes de celles qui attaquent les artisans (1). — Il y a aussi dans plusieurs ouvrages des dissertations sur la colique des peintres. On en trouve une avant l'Essai sur les maladies des gens de lettres de M. Tissot. M. de Haën en a dit quelque chose dans son *Ratio medendi*, tome I, etc. MM. Astruc et Dubois ont soutenu à Paris deux thèses sur l'utilité de la saignée dans cette maladie : le premier en 1751, le second en 1755. Le docteur Kœnig, dans une thèse soutenue à Strasbourg en 1764, a donné une observation relative à cet objet : *Casum ægrotantis Colica saturnina laborantis, etc.* Enfin, on trouve dans le Journal de Médecine un assez grand nombre de dissertations sur la colique saturnine (2).

§ II. *Maladies des soldats.* — On a beaucoup écrit sur la santé et les maladies des soldats. Les guerres que les anciens peuples ont eu à soutenir les ont mis dans la nécessité d'avoir des médecins à la suite de leurs armées ; et on lit dans les historiens qu'ils avaient surtout le plus grand soin de la santé de leurs soldats. Cependant les médecins de ces temps reculés ne paraissent pas avoir fait beaucoup de progrès dans la médecine militaire, puisque rien n'est si commun dans Tite-Live, Tacite, etc., que de trouver les détails de maladies qui ont ravagé la plus grande partie des armées, et auxquelles on n'a pu apporter aucun secours. Polybe, OElien, Végèce, Hyginus, dans leurs ouvrages sur l'art militaire, ont donné quelques préceptes relatifs à la santé des soldats, et ils ont dit très-peu de chose sur le soin des malades (1). Si l'on n'avait pas perdu les traités de Celse sur l'art militaire, nous aurions sans doute beaucoup de connaissances sur la médecine des armées chez les Romains. Ce n'est guère que depuis le milieu du seizième siècle et le commencement du dix-septième, que les médecins ont travaillé avec succès sur l'hygiène, la médecine et la chirurgie militaires. Les premiers ouvrages, estimés depuis cette époque, sont ceux de Schneberger, Portius, Dickelius, Botal, etc. ; mais, depuis le milieu du dix-septième siècle, on a vu paraître une foule d'ouvrages sur cette matière importante. Malgré ces traités nombreux, il était réservé aux médecins du dix-huitième siècle de rendre ce travail complet. C'est principalement aux ouvrages de MM. Pringle, Van-Swieten et Monro qu'on est redevable de cette perfection ; et la médecine d'armée est devenue, de-

----

(1) Voyez la note à la fin du huitième chapitre.

(2) On peut consulter celles de MM. Wilson, t. VIII, p. 133 ; Vandermonde, t. XIII, p. 158 ; Bonté, t. XV, p. 399 et 496 ; t. XVI, p. 500 et 398 ; t. XX, p. 15, 106 et 204 ; de Bordeu, t. XVI, p. 11, 203, 483 ; Philip, t. XIX, p. 410, qui admettent la méthode active, et de MM. Vaunier, t. XX, p. 243 ; Marteau de Grandvilliers, t. XIX, p. 21 ; Doazan, t. XIII, p. 291 ; le

Nicolais du Saulsay, t. XXI, p. 24 ; de Glatiguy, t. XXI, p. 409, et Planchon, t. XXII, p. 353, qui sont partisans de la méthode adoucissante.

(1) Voyez le discours préliminaire, à la tête de la Médecine d'armée de M. Monro, par M. le Bègue de Presle.

puis leur publication, et plus facile et plus certaine. Nous n'entreprendrons pas de donner ici un extrait de ces livres, déjà fait avec exactitude par M. le Bègue de Presle (1), ni d'offrir une liste étendue de tous les ouvrages sur les maladies des soldats. Nous nous contenterons de renvoyer le lecteur à la note qui se trouve à la fin du chapitre XL, dans laquelle nous avons indiqué les plus estimés et les plus utiles.

§ III. *Maladies des gens de mer.* — Il y a peu d'auteurs qui aient écrit, *ex professo*, sur les maladies des gens de mer. Les anciens, chez qui la navigation était fort peu avancée, et qui ne connaissaient point ces voyages de long cours qui font aujourd'hui communiquer les deux mondes, n'ont presque rien dit sur la médecine des navigateurs. Sans doute que dans ces temps reculés, les marins, moins nombreux, étaient aussi moins exposés à ces maladies qui sont aujourd'hui si communes et si meurtrières parmi eux. Les médecins anciens n'ont donc rien pu dire sur cet objet, puisqu'ils n'ont point eu occasion de faire des observations en ce genre. — Nous ne nous proposons pas de donner une suite exacte et scrupuleuse de tout ce qu'on a dit sur l'hygiène et la médecine des navigateurs; nous nous bornerons à faire connaître quelques ouvrages sur cette matière. — Plusieurs médecins ont écrit spécialement sur la santé des gens de mer, et nous avons de très-bonnes dissertations sur cet objet. Telles sont celles de MM. Duhamel du Monceau, Moyen de conserver la santé des équipages; Halles, 1° Observations sur les moyens de conserver l'eau douce que l'on embarque sur les vaisseaux; 2° Observations sur les moyens d'empêcher que le biscuit et le blé qu'on embarque sur les navires ne soient mangés par les hannetons, les cossons, les calandres, les scarabées, et autres insectes, etc., insérées à la fin du second volume de l'Histoire naturelle de l'homme malade, par M. Clerc; Deslandes, sur les Moyens de conserver l'eau-douce dans les vaisseaux; Mémoires de l'Académie Royale des Sciences, année 1722; Poissonnier, Manière de dessaler l'eau de la mer; Huxham, *Nautarum in cursibus explorariis, et itineribus sanitatem conservandi methodus.* Cette dissertation assez courte se trouve à la page 86 du troisième volume des ouvrages de ce médecin. Lind, chapitre quatrième de la seconde partie de son traité du scorbut, intitulé : La Cure prophylactique, ou les moyens de prévenir cette maladie, spécialement sur la mer; Rouppe, quatrième partie de son Traité des navigateurs, intitulée : *De Classiariorum sanitatem conservandi modo.* Comme cet objet est très-intéressant, nous avons cru devoir offrir un extrait abrégé de ces ouvrages dans le supplément que nous avons mis à la fin du chapitre 50, qui traite des maladies des matelots. — Quant aux maladies des gens de mer, le traité du docteur Rouppe, *de Morbis navigantium*, celui du docteur Lind sur le scorbut, et l'ouvrage de M. Poisonnier Desperrières, sont entre les mains de tout le monde, et il serait inutile d'ajouter quelque chose de plus à leur éloge. Ce que J. de Vigo a dit des fièvres des marins, et l'ouvrage de Glauber, intitulé : *Consolatio navigantium* (1), ne doivent être regardés que comme des esquisses des deux précédents. Celui de Glauber a cependant beaucoup de réputation, et il est recherché par les praticiens. — Comme les navigateurs sont exposés aux maladies des pays chauds, les auteurs qui ont écrit sur ces maladies peuvent être consultés avec beaucoup de fruit. Bontius, Pison, Prosper Alpin, etc., sont de ce nombre.

Les médecins anglais ont beaucoup

(1) Voyez ce que nous avons dit de l'ouvrage de ce médecin dans le supplément du chapitre XL, sur les maladies des armées.

(1) Ces deux auteurs sont cités par Ramazzini, chap. L.

travaillé sur les maladies des gens de mer. La marine, qui a toujours été florissante chez eux, a multiplié les observations et les ouvrages sur cette matière. La plupart sont écrits en Anglais, et ceux qui n'entendent point cette langue, sont privés des connaissances précieuses qu'ils renferment. Cette privation fait sentir la nécessité d'une traduction de ces ouvrages, à laquelle M. le Bégue de Presle, docteur-régent de la Faculté de Médecine de Paris, et censeur royal, travaille depuis long-temps, et qui va paraître incessamment. Ce recueil aura pour titre : Traité des maladies qui attaquent les Européens dans les climats chauds. Il formera deux gros volumes in-8°. On y trouvera tout ce qui a été écrit sur le traitement de ces maladies, depuis Bontius, en 1631, jusqu'à M. Clarke, en 1776. M. le Bégue de Presle y donne en entier les ouvrages les plus estimés, tels que ceux de Bontius, Pison, Sloane, P. Alpin, le Caan, Towne, Waren, Cleghorn, Chalmers, Russel, Hillary, Lind, Rouppe, Bisset, Bancroft, Clarke, etc. Le nombre de tous les auteurs qu'il a ou insérés ou extraits dans son ouvrage se monte à plus de quarante. Il traite aussi des maladies des nègres, de celles des femmes et des enfants, de l'effet de la saignée, des vomitifs, des purgatifs, des vésicatoires et de l'opium dans les pays chauds, du régime, des préservatifs et des remèdes propres à chaque contrée. Enfin, il parle, dans un Appendice, des maladies qui règnent sur mer, et il donne la doctrine de tous les auteurs qui ont écrit sur ces maladies depuis quarante ans. Un ouvrage aussi complet que celui-là ne peut qu'être reçu avec empressement, et il répond entièrement à celui que son auteur a déjà publié sur la médecine d'armée.

SECTION TROISIÈME.

Après avoir rendu compte du travail des médecins qui ont vécu avant et depuis Ramazzini, nous croyons qu'il est à propos de faire voir le rapport qui existe entre les arts et les maladies qui affligent les hommes, et l'utilité qui résulte de l'observation des maladies des artisans. — Pour démontrer que les arts doivent nécessairement influer sur les maladies, il est indispensable de parcourir les différentes classes de ces dernières. On les distingue ordinairement en sporadiques, endémiques et épidémiques. — Les sporadiques sont particulières à quelques hommes ; elles font peu de ravages, et doivent leur naissance ou à un vice héréditaire, ou à quelque faute dans l'usage des six choses non naturelles. On ne peut douter que les arts n'influent sur cette classe de maladies, puisque les travaux que tous exigent, sont des erreurs continuelles dans une ou plusieurs des six choses non naturelles, soit un exercice trop violent, ou plus modéré qu'il ne doit être pour l'entretien de la santé, soit l'inspiration d'un air infecté de vapeurs nuisibles. Mais nous devons avertir ici que si les arts causent certaines maladies, il en est d'autres aussi dont ils garantissent ; l'influence des arts sur les maladies que nous nous proposons d'observer doit donc être considérée sous deux rapports, ou relativement aux maladies qu'ils font naître, ou relativement à celles dont ils préservent. — Il est inutile de démontrer ici que les arts peuvent occasionner des maladies sporadiques ; puisque le traité de Ramazzini n'offre qu'une suite de maux semblables produits par les arts. — Quant aux maladies de ce genre dont les arts préservent, il y en a plusieurs exemples dans le traité de Ramazzini. Ainsi les ouvriers qui travaillent dans les mines de cuivre, n'ont jamais mal aux yeux suivant cet auteur ; ainsi ceux qui exercent leurs jambes dans leurs travaux, ne ressentent point les douleurs vives de la goutte ; et les femmes qui s'occupent à faire des tissus ne sont pas sujettes aux suppressions de règles. — Il est assez facile de rendre raison de ces influences des arts. En effet, si des maladies peuvent naître par des mouvements vicieux et par un air plus ou moins altéré, les ouvriers qui sont forcés d'employer les premiers dans leurs travaux, et de respirer un air malsain dans leurs ateliers, seront vivement attaqués de ces maux; et, d'un autre côté, si un exercice continué et un caractère particulier de l'air est contraire à la production de certaines maladies, il est incontestable que ceux des ouvriers qui jouissent de ces deux avantages dans leur profession seront à l'abri des maux qu'ils éloignent d'eux. — On entend par maladies endémiques celles qui sont propres à certains lieux. On les attribue ordinairement aux eaux, à l'air, aux productions du sol, à la situation d'un pays, à la nature des fossiles qu'il contient dans son sein. Ne peut-on pas croire que ces maladies, le plus souvent indépendantes de l'influence des arts, en sont quelquefois une suite? Des recherches étendues et exactes découvriraient peut-être le rapport qu'il y a entre les arts et ces maladies. Serait-il tout-à-fait hors de vraisemblance que des manufactures qui occupent quelquefois la plus grande partie d'un bourg ou d'un village puissent préserver ces lieux de certaines maladies, ou en faire naître de nouvelles, en corrigeant l'air et les eaux, ou bien en altérant leurs qualités, et en leur communiquant un caractère nuisible et même venimeux? C'est ainsi, par exemple, que les exhalaisons méphitiques qui s'exhalent des ateliers des tanneurs, des mégissiers, des corroyeurs, des bouchers, des poissonniers, rendent des quartiers entiers infects; et c'est pour cette raison qu'au rapport de Paul Zacchias, dans les villes bien policées, les ouvriers sont relégués dans les faubourgs et loin du commerce des autres hommes; ainsi le chanvre qui rouit dans les eaux, les corrompt, et y laisse en dissolution une substance venimeuse, comme une funeste expérience l'a prouvé plus d'une fois.

Ces idées bien appréciées ne pourraient-elles pas répandre des lumières sur la situation des nouvelles manufactures, sur le déplacement des anciennes, sur leur transport dans des lieux où elles ne seraient pas nuisibles, enfin sur la nature et la guérison, je ne dis pas de toutes, mais de quelques maladies endémiques. C'est aux médecins de province, qui sont à portée de faire des observations en ce genre, à éclaircir ces doutes, et à répondre à cette question. — Les maladies épidémiques attaquent tout un pays à la fois, et sont pour l'homme un des fléaux les plus terribles qu'il ait à redouter. L'observation de plusieurs siècles peut servir ici de preuve pour l'influence des arts sur ces maladies. Dans toutes les pestes qui ont désolé les différentes villes et dévasté des régions entières, les médecins qui les ont décrites ont observé constamment des arts privilégiés, qui mettaient à l'abri de la contagion tous ceux qui les exerçaient, et d'autres dont les ouvriers périssaient sans qu'il en restât un seul. Parmi beaucoup d'exemples qu'on pourrait citer à cet égard, il suffira d'en rapporter ici deux bien frappants. Dans la peste affreuse qui désola Marseille en 1720, tous les boulangers périrent, et on fut obligé d'en faire venir des villes voisines pour suffire aux besoins du peuple. Au contraire, dans plusieurs autres pestes, on observa que les vidangeurs échappèrent à la contagion. — Ces faits singuliers et qui méritent toute l'attention du philosophe ne pourraient-ils pas répandre un très-grand jour sur la nature, la marche et la guérison des maladies épidémiques? N'est-il pas probable que des observations réitérées sur les ouvriers qui sont tous frappés de la contagion, ou qui lui échappent tous, éclaireraient sur sa cause, et que cette cause, une fois connue, ouvrirait un chemin à la découverte de celle des épidémies? Il y a de fortes raisons pour le croire. En effet, les médecins ont unanimement attribué les maladies populaires à un caractère malin dans l'air, au θεῖον d'Hippocrate, ou bien à une qualité pernicieuse des aliments. Mais si nous concevons facilement que ces deux causes doivent agir avec plus d'énergie sur des sujets affaiblis, et dont les humeurs sont viciées; si nous pouvons nous persuader que l'action de ces causes peut être détruite, ou du moins rendue nulle par un exercice continuel, par des substances vaporeuses et préservatives qui, en se mêlant à l'air, corrigent sa qualité nuisible, et lui redonnent sa première pureté ; nous verrons pourquoi les ouvriers, que leur profession rend faibles et cacochymes, sont tous attaqués par la maladie, et pourquoi ceux dont les ateliers répandent des vapeurs d'une certaine nature résistent à la contagion qui les environne. — Ces considérations sur les arts doivent donc entrer pour beaucoup dans l'observation des maladies épidémiques ; et un médecin qui décrit une maladie de cette nature, doit donc y avoir beaucoup d'égard (1).. — Le bien qui résultera de l'observation des maladies des artisans, relativement aux endémies et aux épidémies, n'est pas prochain, il est vrai ; mais l'éloignement des siècles n'est rien pour les savants ; il suffit que leurs travaux puissent être utiles à ceux qui vivront après eux pour qu'ils soient engagés à les poursuivre avec ardeur, et le bien des hommes, en quelque temps qu'il arrive, est l'unique but où ils tendent tous.

SECTION QUATRIÈME.

Avant de finir cet exposé, il est à propos de rendre compte d'un plan nouveau qui pourrait être de quelque utilité si l'on entreprenait un travail suivi sur les maladies des artisans, travail que Ramazzini n'a fait qu'ébaucher, comme il nous l'apprend dans sa préface, et qu'aucun médecin n'a continué depuis lui. — Il y aurait d'abord deux objets à remplir dans un pareil travail : 1° ajouter

(1) Il serait à souhaiter que la Société royale de médecine, dont les travaux s'étendent sur tout ce qui est utile, voulût bien charger les médecins de province qui correspondent avec elle, de faire des recherches sur les maladies des artisans, surtout dans les constitutions épidémiques qu'ils entreprennent de décrire.

aux connaissances transmises par Ramazzini ; 2° donner un ordre aux matières, les lier par des divisions qui puissent et en faciliter l'intelligence, et en augmenter le prix. Pour satisfaire au premier objet, il serait nécessaire :

1° D'extraire de tous les auteurs ce qui peut avoir rapport aux artisans et à leurs maladies ;

2° De consulter les praticiens célèbres de nos jours pour avoir des lumières plus étendues sur un objet qu'ils sont à portée de voir tous les jours, et sur lequel ils ont tous des connaissances précieuses, et qui restent enfouies ;

3° De parcourir, à l'exemple de Ramazzini, les ateliers des ouvriers pour observer leurs manœuvres, et en tirer des inductions utiles sur leurs maladies ;

4° D'écrire aux maîtres des manufactures pour leur demander des détails sur la santé et les maladies de leurs ouvriers, et aux médecins qui ont occasion de les voir ; et dont on peut attendre plus de lumières sur cette matière.

Quant au second objet, on pourrait faire des divisions générales, sous lesquelles, comme sous autant de chefs, seraient compris les différents ouvriers. Le plan que nous avons à proposer contient des classes, des ordres et des chapitres ; nous allons en offrir un tableau abrégé.

Iʳᵉ CLASSE. — *Maladies causées par des molécules qui, mêlées sous forme de vapeurs ou de poussière à l'air que les ouvriers respirent, pénètrent dans leurs organes, et en troublent les fonctions.*

IIᵉ CLASSE. — *Maladies causées par l'excès ou le défaut d'exercice de certaines parties du corps.*

Avant de passer aux subdivisions de ces deux classes, on traiterait de l'action des vapeurs sur le corps de ceux qui s'y exposent, et des effets de l'excès ou du défaut d'exercice sur l'économie animale.

— On subdiviserait la première classe en quatre ordres.

Le premier, ayant pour titre : Maladies causées par des vapeurs ou molécules minérales, comprendrait sous autant de chapitres, les mineurs, les doreurs, les potiers de terre, etc. — Dans le second ordre, intitulé : Maladies causées par des vapeurs ou des molécules végétales, seraient rangés les parfumeurs, les ouvriers en tabac, les cabaretiers, et tous les ouvriers exposés aux vapeurs du charbon. — Dans le troisième, qui traiterait des maladies causées par des vapeurs ou des molécules animales, seraient placés les vidangeurs, les corroyeurs, les bouchers, les cuisiniers, etc. — Le quatrième ordre ou maladies causées par des vapeurs ou molécules des trois règnes, mêlées ensemble, renfermerait les chimistes et tous ceux en général qui emploient des substances des trois règnes dans leurs travaux, et qui sont exposés aux vapeurs malfaisantes qui s'en élèvent. — Le cinquième ordre, ou première division de la seconde classe, exposerait les maladies de tous les ouvriers que leur travail force d'être le plus souvent assis, et d'exercer en même temps d'autres parties. Tels sont les écrivains, les tailleurs, les ouvriers à l'aiguille, etc. — Dans le sixième ordre, ou maladies causées par la station trop long-temps continuée, viendraient naturellement les crocheteurs, les coureurs, les menuisiers, etc. — Dans le septième ordre, ou troisième division de la seconde classe, dans laquelle on traiterait des maladies causées par la trop grande application des yeux, on s'occuperait des horlogers, des joailliers, et en général de tous les ouvriers en petits objets. — Dans le huitième ordre, quatrième et dernière division de la seconde classe, où l'on parlerait des maladies produites par un trop violent et trop long exercice de la voix, on serait conduit à traiter de celles des chanteurs, des crieurs publics, des acteurs, des joueurs d'instruments à vent. — On

comprendrait dans le neuvième ordre qui n'appartiendrait à aucune des deux classes précédentes, tous les artisans que leur profession oblige à respirer des vapeurs ou des molécules nuisibles, et à pécher dans l'exercice, et qui sont par conséquent exposés aux mêmes maladies que tous ceux des classes précédentes, comme les boulangers, les amidonniers, les blanchisseuses, les pêcheurs, les soldats, les matelots, etc. — En suivant ces divisions, il y aurait très-peu d'artisans qui ne pussent être rangés dans une place convenable, et l'on aurait un ensemble satisfaisant.

Nous aurions bien désiré pouvoir suivre cet ordre dans notre travail ; mais nous avons mieux aimé nous en tenir à celui de Ramazzini, connu de tous les médecins, et que nous avons craint d'altérer. Si les circonstances nous engagent à continuer cette espèce de travail, nous espérons offrir par la suite au public un ouvrage plus étendu, et suivant le plan qu'on vient de lire.

Nous ne pouvons mieux terminer cette introduction qu'en engageant les médecins de cette capitale, ainsi que ceux de nos villes de province, à se livrer à ce genre d'observations qui peuvent jeter plus de jour qu'on ne le croit communément sur la nature des maladies de quelque classe qu'elles soient. En effet, qui sait si des expériences multipliées et bien faites sur les arts qui préservent leurs ouvriers des maladies contagieuses, ou qui les y exposent, ne pourraient pas conduire à la découverte de la contagion, et des moyens propres à s'en garantir. Ce soupçon, nous l'avouons, manque de preuve ; mais dans une obscurité pareille, n'est-il pas permis, n'est-il pas louable même de chercher partout à s'éclairer, et la plus faible lueur que l'œil du philosophe peut apercevoir, ne doit-elle pas lui servir de guide jusqu'à ce que le flambeau de la vérité vienne dissiper entièrement les ténèbres qui la dérobaient à ses yeux ?

PRÉFACE DE L'AUTEUR.

Il y a, dans la société, des hommes assez mal intentionnés pour accuser la nature, cette mère bienfaisante de tous les êtres, de n'avoir pas veillé sur l'espèce humaine avec assez de prudence et de circonspection; et de n'avoir pas prévu tous les dangers auxquels l'homme est exposé par les circonstances de sa vie. Ce reproche se trouve dans des livres et est souvent répété dans la conversation. Cependant la plus injuste querelle qu'on lui suscite à ce sujet, et qui lui fait donner si mal à propos le titre de marâtre, c'est d'avoir forcé l'homme à pourvoir chaque jour à l'entretien et à la conservation de sa vie, qui, sans ce secours, serait bientôt détruite. En effet le genre humain, délivré de cette nécessité, ne connaîtrait aucune loi, et ce monde que nous habitons changerait bientôt de face. Aussi Perse n'a-t-il pas regardé la main comme la plus industrieuse des parties du corps, et a-t-il si ingénieusement appelé l'estomac le maître des arts (1).

Ne serait-il donc pas permis d'assurer que cette nécessité, qui donne aux animaux, même les moins raisonnables, un instinct presque ingénieux, a fait naître tous les arts, soit mécaniques, soit libéraux; qui malheureusement sont altérés par quelques maux, ainsi que tous les biens dont l'homme jouit? En effet, ne sommes-nous pas forcés de convenir que plusieurs arts sont une source de maux pour ceux qui les exercent, et que les malheureux artisans, trouvant les maladies les plus graves où ils espéraient puiser le soutien de leur vie et de celle de leur famille, meurent en détestant leur ingrate profession? Ayant eu dans ma pratique de fréquentes occasions d'observer ce malheur, je me suis appliqué, autant qu'il a été en moi, à écrire sur les maladies des artisans. Mais comme, dans les ouvrages de ces derniers, si un d'entre eux a trouvé quelque chose de nouveau, cette découverte est d'abord très-imparfaite et demande à être perfectionnée par le travail de ses confrères, un ouvrage de littérature est absolument dans le même cas. Mon traité doit donc subir le même sort pour plusieurs raisons, mais principalement parce qu'il contient quelque chose de neuf. Le champ que je défriche n'a été parcouru par personne que je sache, et il promet une moisson intéressante d'observations sur la subtilité et l'énergie des effluves de différentes substances. Cet ouvrage, tout imparfait qu'il est, servira, j'espère, d'aiguillon aux autres médecins, et leur secours contribuera à en faire un traité complet sur cette matière, qui méritera une place dans les fastes de la médecine. La condition malheureuse de ces artisans respectables, dont les travaux, quoique vils et méprisables en apparence, sont si nécessaires et si avantageux pour le bien de la république, n'exige-t-elle pas ce service; et n'est-ce pas une dette qu'a contractée envers eux cet art, le premier de tous, qui, comme l'a dit Hippocrate

(1) Magister artis, ingeniique largitor Venter.

dans ses préceptes, donne ses secours sans intérêt, et s'occupe aussi bien des pauvres que des riches?

Pour peu qu'on réfléchisse aux avantages que les arts mécaniques ont apportés à la société, on voit d'un coup d'œil l'énorme distance qu'il y a, à cet égard, entre les nations européennes et ces barbares de l'Amérique et des autres pays reculés. C'est, sans doute, d'après une pareille réflexion que ceux qui ont bâti des villes et posé les fondements des royaumes, ont eu le plus grand soin des ouvriers qui les habitaient, comme nous l'apprenons dans les fastes de l'histoire. Ces grands hommes ont établi des colléges ou communautés d'artisans. Ainsi Numa Pompilius, au rapport de Plutarque, s'acquit la gloire la plus solide pour avoir séparé les artisans suivant leur métier, et pour avoir réuni dans des corps différents les architectes, les joueurs de flûte, les doreurs, les teinturiers, les tailleurs, les corroyeurs, les ouvriers en cuivre et les potiers de terre, etc. Tite-Live nous apprend qu'App. Claudius et Pub. Servilius Coss. ont institué un collége de mercuriaux, ou communauté de marchands, appelés *Mercuriaux*, parce que Mercure était chez eux le dieu du commerce, comme Vulcain et Minerve, occupés au travail des mains, étaient, suivant Platon (1), les dieux des ouvriers. Sigonius (2) et Guidus Pancirolus (3) nous ont appris les droits et les priviléges accordés à ces communautés d'artisans. Ils étaient admis à donner leurs suffrages, et promus aux dignités; et par conséquent, suivant la remarque de Sigonius, ils étaient comptés parmi les citoyens de Rome. Dans les Pandectes et dans les Codes, il est fait mention des matelots et des artisans; et J. César (4),

après avoir donné la liste des colléges des ouvriers, de leurs droits et de leurs priviléges, dit qu'il leur était permis, comme à une espèce de république, de négocier par soi-même, de se choisir des députés et de se faire des lois, pourvu toutefois qu'elles ne fussent pas contraires aux lois publiques, ainsi que le rapporte Paulus (1). L'empereur Vespasien, si l'on en croit Suétone, a entretenu et protégé les arts tant libéraux que mécaniques, a pris soin de faire travailler assidûment, et d'augmenter ainsi le gain des plus vils ouvriers. Un jour un architecte lui ayant exposé qu'il pourrait faire conduire au capitole une masse énorme à très-peu de frais, il lui répondit : « Laissez-moi nourrir mon peuple. »

Puis donc que, dans les villes bien établies, on a toujours fait et on fait encore des lois pour le bien-être des artisans, il est bien juste que la médecine concoure aussi au soulagement de ces hommes dont la jurisprudence fait tant de cas; et qu'animée par le zèle qui lui est particulier, et qui jusqu'à présent ne s'est point encore montré à l'égard des ouvriers, elle veille à leur santé, et fasse en sorte qu'ils puissent exercer avec plus de sûreté et moins de crainte l'art que chacun d'eux professe. J'ai employé, à cet effet, tout l'effort dont je suis capable, et je n'ai pas dédaigné de visiter quelquefois les boutiques et les ateliers les plus vils, pour y observer avec soin tous les moyens usités dans les arts mécaniques : j'ai cru qu'un pareil travail ne serait pas inutile dans un temps où la médecine est réduite presque toute entière à la mécanique, et où les écoles ne retentissent que de l'automatisme.

J'espère toutefois trouver grâce auprès de nos célèbres professeurs, s'ils veulent bien réfléchir que, dans une seule ville, ou dans un seul pays, tous

---

(1) *De Legibus.*
(2) *De Jure antiquo Romanorum.*
(3) *De Notitia utriusque imperii.*
(4) L. I, ff. *Quod cujuscumque Universitatis nomine, vel contra eam agatur.*

Ramazzini.

---

(1) In L. *Cum senatus. ff. De rebus dubiis.*

les arts ne sont pas mis en pratique, et que chaque lieu a les siens propres qui peuvent donner naissance à différentes maladies. Je ne me suis attaché, en parcourant les boutiques des ouvriers (qui sont, à cet égard, la seule école où l'on peut s'instruire), qu'à décrire ce qui peut intéresser les curieux, et surtout fournir des moyens de guérir ou de prévenir les maladies qui attaquent les artisans. Je conseille donc au médecin qui visite un malade du peuple, de ne point lui tâter le pouls aussitôt qu'il est entré, comme on a coutume de faire sans même avoir égard à la condition du malade, et de ne point déterminer presque en passant ce qu'il doit faire en se jouant ainsi de la vie d'un homme; mais plutôt de se croire un véritable juge, et de s'asseoir quelque temps sur un simple banc comme sur un fauteuil doré, et là, d'un air affable, d'interroger le malade sur tout ce qu'exigent et les préceptes de son art et les devoirs de son cœur. Il y a beaucoup de choses qu'un médecin doit savoir, soit du malade, soit des assistants; écou-

tons Hippocrate sur ce précepte : « Quand vous serez auprès du malade, » il faut lui demander ce qu'il sent; » quelle en est la cause; depuis com- » bien de jours; s'il a le ventre relâché; » quels sont les aliments dont il a fait » usage.» Telles sont ses propres paroles : mais qu'à ces questions il me soit permis d'ajouter la suivante : quel est le métier du malade? En effet, quoique cette demande puisse se rapporter aux causes occasionnelles, elle me paraît néanmoins à propos et même nécessaire à faire à un malade du peuple. Cependant je remarque ou qu'on l'oublie assez souvent dans la pratique, ou que le médecin, qui sait d'ailleurs la profession du malade, n'y fait pas assez d'attention, quoiqu'elle soit capable d'influer pour beaucoup sur le succès de sa cure. C'est dans ces vues, et pour contribuer au bien de la république et au soulagement des artisans, que j'offre mon traité au public. Je prie le lecteur de le recevoir avec bonté et d'en excuser les fautes en faveur du sujet.

ESSAI

LES MALADIES DES ARTISANS.

CHAPITRE PREMIER.

DES MALADIES AUXQUELLES SONT SUJETS LES MINEURS.

Les maladies nombreuses qui attaquent les artisans, et qui leur font trouver leur perte dans les arts mêmes dont ils attendent leur subsistance, viennent, selon moi, de deux causes principales : la première et la plus commune, c'est la mauvaise qualité des substances qu'ils travaillent ; les exhalaisons nuisibles qui s'en élèvent, portent avec elles différentes maladies dans les viscères où elles s'insinuent. La seconde cause doit être rapportée aux mouvements violents et déréglés, aux situations gênantes et extraordinaires que beaucoup d'ouvriers donnent à leur corps ; elles altèrent peu à peu la structure naturelle de la machine, et elles y font naître, quoique lentement, des maladies dangereuses. Nous nous occuperons d'abord des maladies produites par les substances nuisibles que traitent les artisans, et nous traiterons, en premier lieu, de celles qui attaquent les ouvriers en métaux, et tous ceux, en général, qui emploient les minéraux dans leurs travaux, tels que les orfèvres, les alchimistes, les distillateurs d'eau-forte, les potiers de terre, les miroitiers, les fondeurs, les potiers d'étain, les peintres, et quelques autres. — Les mineurs qui, dans l'énorme profondeur où ils travaillent, entretiennent, pour ainsi dire, un commerce avec les enfers, nous fournissent un exemple frappant des vapeurs mortelles et empestées qui s'exhalent des

filons métalliques. Ovide a très-bien dit à ce sujet : « Les hommes, peu contents » des abondantes moissons et des autres » aliments qu'ils retiraient de la terre, » allèrent fouiller jusque dans ses entrailles, pour en arracher les trésors » qu'elle tenait cachés dans les lieux les » plus profonds, comme si elle eût craint » d'irriter leur convoitise (1). » Le poète attribue justement aux richesses la corruption des cœurs qui en fut la suite ; il reproche aux hommes leur avarice et leur folie, qui leur a fait tirer des entrailles de la terre, et montrer à la lumière, ces vils métaux dont nous faisons nos richesses ; et que nous rendons, comme l'a dit Pline, le prix de tous les autres biens, quoiqu'ils soient vraiment l'origine et la source de tant de maux.— L'expression d'Ovide peut aussi très-bien se rapporter aux maux physiques qui attaquent le corps des mineurs. Les maladies auxquelles ils sont sujets, aussi bien que les autres ouvriers de ce genre, sont, pour l'ordinaire, l'asthme, la phthisie, l'apoplexie, la paralysie, la cachexie, l'enflure des pieds, la chute des dents, les ulcères des gencives, les douleurs et les tremblements des membres. Ce sont donc les poumons et le cerveau qui sont affectés chez ces ouvriers, mais principalement chez les premiers. L'air porte avec lui, dans ces viscères, les particules minérales dont il est infecté ; ces substances exercent leur première action sur leur

---

(1) ..... tum est in viscera terræ,
Quasque recondiderat stygiisque admoverat umbri
Effodiuntur opes, irritamenta malorum.

tissu, et, bientôt reçues dans les organes vitaux, le cœur et les vaisseaux, elles se mêlent au sang, elles altèrent la nature du cerveau et du suc nerveux, et produisent, par cette altération, les tremblements, les stupeurs, et tous les maux détaillés ci - dessus. Telle est la cause de l'excessive mortalité des mineurs; aussi leurs femmes sont-elles souvent veuves, puisqu'au rapport d'Agricola, il y a, dans le mont Crapax des femmes qui ont eu jusqu'à sept maris. Lucrèce a dit des mineurs : « Ne savez - vous pas en combien peu de temps ils périssent, et combien est courte la durée de leur vie (1). »

La fouille des mines a été autrefois, et est encore aujourd'hui un genre de supplice auquel on condamne les criminels les plus coupables : c'est ainsi qu'on lit dans Gallonius, Traité des tourments des martyrs, que les anciens chrétiens étaient condamnés aux métaux. Saint Cyprien, dans une lettre qu'il a écrite à plusieurs évêques et diacres, que la cruauté des empereurs avait condamnés à la fouille des mines, les exhorte à se montrer le véritable or du Christ, tandis qu'ils sont occupés à tirer, du sein des mines, l'or et l'argent qu'elles recèlent. Pignorius, dans son Traité des esclaves, nous offre, d'après une ancienne peinture, le portrait d'un mineur, bien propre à faire voir leur malheureuse condition. Ils avaient, en effet, la tête à demi rasée (ce signe distinguait les esclaves des fuyards qui étaient tout-à-fait rasés), elle était couverte d'un capuchon de saie. Ceux de notre temps ne me paraissent ni mieux traités, ni plus propres; car, malgré les habits qui les couvrent et la nourriture appropriée qu'on leur procure, la malpropreté du lieu qu'ils habitent, et l'absence de la lumière, les rend hideux et plus semblables à des ombres qu'à des hommes. Quelle que soit, en effet, la nature des métaux qu'ils retirent de la terre, les maladies affreuses qui les assaillent résistent souvent aux remèdes les mieux indiqués; et la médecine, en portant son secours à ces malheureux, semble leur faire plus de mal que de bien, puisqu'elle prolonge leurs misères avec leur vie. — Cependant les grands avantages que les princes et le commerce en retirent, l'usage si multiplié et si nécessaire des métaux dans presque tous les arts, sont de

puissants motifs qui nous engagent à étudier leurs maladies, et à proposer les moyens préservatifs et curatifs pour leur conservation. Les anciens en ont usé de même à leur égard; et, de notre temps, ceux qui ont écrit sur la métallurgie ont parlé avec assez d'étendue des maladies des mineurs, du régime et des remèdes qui leur conviennent. On peut compter parmi ces auteurs : 1º George Agricola (1); 2º Bernard Cæsius de Modène (2), dont la Minéralogie contient beaucoup de connaissances intéressantes sur les hommes condamnés aux métaux, sur leur diète et leur prophylactique; 3º Athanase Kirker, dans son Monde souterrain (3); 4º P. Lana, dans son Instruction de l'Art et de la Nature (4); 5º D. Ramlovius, qui a écrit, en allemand, un Traité sur la paralysie et le tremblement des ouvriers en métaux. Nous devons donc consulter la médecine pour secourir et consoler ces artisans dont le sort est si à plaindre; et, pour y procéder avec méthode, il convient de rechercher d'abord la manière d'agir des miasmes métalliques sur l'économie animale, manière d'agir qui doit être autant multipliée que le sont les différentes espèces de substances minérales : nous devons ensuite proposer les remèdes les plus appropriés, et qui surtout agissent avec le plus d'énergie et de promptitude possibles. — Parmi les différentes espèces de mines, les unes sont humides et contiennent de l'eau dans leur profondeur; les autres sont sèches et sans eau dans leur fond : le feu est quelquefois nécessaire dans ces dernières, pour briser les rochers. Dans celles qui contiennent une eau stagnante, les jambes des mineurs sont affectées par les vapeurs épaisses et vireuses qui s'en exhalent. Souvent, quand des pierres, détachées par les coups de pioches, tombent dans ce cloaque, l'odeur infecte qui s'en élève renverse subitement les ouvriers et on les en retire à demi-morts (5). Dans les mi-

---

(1) T. I, l. VI, De re metallica.
(2) L. I, sect. V.
(3) T. II, l. X, sect. II, ch. XXIV.
(4) T. III, De morbis sympat.
(5) Les exhalaisons minérales, si funestes aux ouvriers, sont de plusieurs espèces, et produisent différents effets, suivant leur nature. Les unes tuent les mineurs plus ou moins subitement, d'autres ne leur font presque point de.

---

(1) Nonne vides, audisve perire in tempore parvo Quam soleant, et quam vita copia desit.

nes sèches, le feu qui, dans d'autres circonstances, purifie les poisons, et dont on se sert pour fendre les masses énormes des rochers qui résistent à tout autre agent, le feu, dis-je, dégage des matières métalliques un gaz empesté, dont il augmente l'énergie par le mouvement qu'il lui communique : ainsi les malheureux mineurs ont à combattre tous les éléments. Mais il n'y a aucune exhalaison plus à craindre pour ces malheureux, et qui les conduise plus tôt à leur perte, que celle des mines de mercure. A peine, si l'on en croit Fallope dans son Traité des métaux et des fossiles, les mineurs y peuvent-ils travailler trois ans : au bout de quatre mois, au rapport d'Etmuller dans sa Minéralogie, chap. du Mercure, leurs membres sont agités de tremblements convulsifs, ils deviennent sujets à la paralysie et au vertige ; et tous ces

maux sont produits par les miasmes du mercure, les plus grands ennemis que les nerfs aient à combattre. Une lettre écrite de Venise à la Société royale de Londres, et insérée (1) dans ses Actes philosophiques, nous apprend que, dans les mines de mercure de Fréjus, aucun mineur ne peut travailler plus de six heures de suite. On y lit qu'un de ces ouvriers, ayant eu l'imprudence d'y rester six mois, fut tant imprégné de mercure, qu'en posant un morceau de cuivre sur ses lèvres, ou en le frottant avec le doigt, il le blanchissait en très-peu de temps. L. Tozzius, dans la seconde partie de son Traité de pratique, chap. de l'asthme, nous avertit que les mineurs sont très-sujets à cette maladie ; leurs dents sont aussi très-vacillantes et tombent assez souvent ; c'est pour cela que les affineurs de mercure ont coutume de

mal. Ces dernières sont appelées simplement exhalaisons ; elles paraissent le matin dans les mines, et altèrent les filons métalliques, qu'elles rendent comme cariés par leur contact. On rapporte aussi à ce genre de vapeurs les inhalations, dont la nature est diamétralement opposée à celle des exhalaisons, puisqu'elles fournissent à la reproduction des métaux. N'est-il pas vraisemblable que ces inhalations sont des vapeurs phlogistiques, qui, séparées de certaines décompositions souterraines, sont prêtes à se combiner avec une terre métallique, atténuée, et préparée de manière à former les métaux ? Cette façon d'envisager les inhalations éloignerait beaucoup ces vapeurs, des exhalaisons, avec lesquelles les naturalistes semblent les avoir confondues. Il n'y a que ces deux sortes de vapeurs qui ne nuisent pas aux mineurs : ils en reconnaissent trois autres espèces très-pernicieuses ; le feu brisou ou terou, le ballon, et la mouphette ou pousse. — Le feu brisou, terou, ou feu sauvage, sort avec sifflement des souterrains, et paraît dans les mines, sous la forme de toiles d'araignées. Si cette vapeur rencontre les lampes des ouvriers, elle s'allume avec une explosion très-violente. Pour en prévenir les funestes effets, un homme couvert de linges mouillés, et armé d'une longue perche au bout de laquelle est une lumière, descend dans la mine, se couche à plat ventre et enflamme le feu brisou, en y présentant sa torche : les ouvriers, après cette opération, peuvent y travailler avec sûreté. — Le ballon est la plus singulière et la

plus dangereuse des exhalaisons ; c'est une poche arrondie suspendue en l'air, formée par une vapeur circonscrite : quand les ouvriers l'aperçoivent, ils n'ont d'autre ressource que dans la fuite ; mais, si malheureusement le ballon crève avant qu'ils aient le temps de se soustraire à son action, il suffoque subitement tous ceux-qui se trouvent dans la mine. — La mouphette est une vapeur épaisse qui règne, surtout en été, dans les mines. Elle paraît avoir un grand rapport avec l'air fixe : comme lui elle éteint les lumières ; c'est aussi à ce signe que les mineurs sont avertis de sa présence ; lorsque la lumière de leur lampe diminue, ils se sauvent le plus vite qu'il leur est possible. Le mal le plus léger que la mouphette puisse occasionner aux mineurs est une toux convulsive qui les conduit à la phthisie : souvent ils tombent évanouis en se sauvant ; on les retire alors, on leur fait avaler de l'eau tiède avec de l'eau-de-vie ; ils vomissent beaucoup de matières noires. Mais les maux qui suivent cette fausse guérison doivent avertir les mineurs, qu'il vaut beaucoup mieux prendre des précautions avant de se mettre à l'ouvrage : un flambeau allumé, descendu dans la mine avec une corde, pourra les instruire de l'état de l'air ; si sa flamme reste vive, et brûle comme dans l'atmosphère ordinaire, ils n'ont rien à craindre, et peuvent le respirer en sûreté ; mais si elle diminue, et s'éteint, alors ils doivent corriger l'air par les feux, le ventilateur, ou la machine de Sutton.

(1) *Lib.* I, *mensis aprilis*, 1665.

tourner le dos au vent, pour ne pas avaler la fumée de ce demi-métal.

Van Helmont, dans son Traité de l'asthme et de la toux, en décrit une certaine espèce, qu'il range entre l'asthme sec et l'humide. Il attaque, dit-il, les mineurs, ceux qui s'occupent du départ des métaux, les monnayeurs, et tous les autres ouvriers de ce genre; il est produit par un gaz métallique que l'air porte dans leurs poumons et dont l'action stimulante resserre les vaisseaux de ce viscère. Wedelius (1), dans sa Pathologie médicinale et dogmatique, fait mention de l'asthme des montagnes, qu'il assure être très-commun parmi les ouvriers en métaux. Il nous apprend que Stockusen a fait un Traité entier sur cette espèce de maladie, et il en attribue la cause au mercure contenu en grande quantité dans le plomb, dont il augmente la pesanteur. Le même auteur (2), en exposant la manière dont ces fumées métalliques peuvent produire l'asthme des montagnes, maladie terrible, croit que c'est par le dessèchement des bronches, et par les obstructions que forment ces épaisses fuliginosités (3). — Sennert, dans son Livre du consentement et de la dissension des chimistes avec les galénistes (4), rapporte qu'un médecin qui pratiquait près des mines de Misnie, lui a dit avoir trouvé en substance, dans les cadavres des mineurs, les métaux qu'ils avaient tirés de la mine pendant leur vie. Statius (5), dans une lettre à Junius qui demeu-

rait alors dans les montagnes de la Dalmatie, en parlant de ces mines, nous les a dépeints brillants de la couleur de l'or qu'ils retiraient des entrailles de la terre. Si donc la couleur métallique peut se communiquer aux humeurs, à moins que ces dernières n'aient reflué vers l'intérieur, comme nous l'apprend Galien; si ce phénomène s'observe dans presque toutes les maladies des mineurs, il n'est pas étonnant que la peau de ces ouvriers soit colorée comme le métal qu'ils travaillent et qui a infecté leur sang. Leurs poumons sont comme ces fourneaux, au haut desquels se subliment le pompholix, la cadmie et tous les autres concrets métalliques produits par les vapeurs condensées des métaux en fusion. — Dans les mines de vitriol, les mineurs sont ordinairement atteints d'un étouffement violent. Galien, dans son Traité de la vertu des médicaments simples (1), décrit une caverne de Chypre, dans laquelle les ouvriers puisaient une liqueur qui servait à faire le vitriol. Il rapporte qu'étant descendu environ à la profondeur d'une stade, il vit une eau verte qui distillait par gouttes du haut du rocher, et qui tombait dans une espèce de lac. Il sentit une odeur suffocante, et il observa que les ouvriers nus portaient l'eau vitriolique hors de la caverne avec le plus de vitesse possible. Or, rien n'est plus dangereux pour les poumons qu'un acide quelconque, et le vitriol en contient une très-grande quantité. Sans doute, beaucoup de praticiens de notre ville seraient surpris de voir un médecin, amateur de l'histoire naturelle, braver le danger, descendre dans des souterrains profonds, pour examiner et suivre, pour ainsi dire, la nature dans ses ateliers les plus cachés: ainsi je sais que je fus tourné en ridicule pour m'être exposé à quelques dangers en recherchant la source des fontaines de Modène, et pour être descendu dans les puits situés au sommet des montagnes, qui, dans leur profondeur, contiennent le pétrole. De pareils médecins doivent être renvoyés à l'école de Galien qui, en naturaliste infatigable, et afin de mieux connaître les vertus des médicaments, a entrepris beaucoup de voyages et a pénétré dans les secrets les plus mystérieux de la nature, avec cette curiosité si digne d'un philosophe.

(1) Sect. ii, c. ix.

(2) Sect. iii, c. v.

(3) C'est l'espèce d'asthme que Sauvages appelle *asthma metallicum*, et qu'il dit être engendrée par les fumées métalliques, sulfureuses, etc. Son traitement, suivant ce médecin, est presque le même que celui de la colique de Poitou. Il est d'accord, en ce point, avec Etmuller qui propose, pour la cure de cet asthme, les mercuriaux, l'antimoine diaphorétique, etc., comme Ramazzini le fait observer plus bas.—Sauvages a aussi parlé de la toux qui accompagne cette maladie, *tussis metallicorum;* aussi bien que du tremblement des ouvriers en métaux, *tremor metallurgorum*, pour lequel il conseille les décoctions sudorifiques faites avec la racine d'acorus, de grande bardane, de glouteron, le lait mêlé avec la décoction de bois de squine, les eaux minérales sulfureuses.

(4) Chap. ix.

(5) L. iv, Syl.

(1) L. ix.

Pour revenir à notre objet, les parties intérieures ne sont pas les seules affectées dans les mineurs ; les mains, les jambes, les yeux, la bouche s'en ressentent aussi. Dans les mines de Misnie, d'où on tire le pompholix noir, les bras, les jambes des mineurs, sont rongés d'ulcères jusqu'aux os, au rapport d'Agricola. Cet auteur nous fait remarquer aussi que les gonds et les serrures des portes, qui se trouvent dans les mines, sont de bois, parce que le fer, suivant l'observation des mineurs, est rongé par le pompholix qu'on en tire. — Il y a encore, dans les mines, des maux beaucoup plus terribles que ceux-là : ce sont des pestes animées, qui tourmentent et font périr les misérables mineurs ; de petits insectes, assez semblables à des araignées, qu'Agricola, d'après Solinus, nomme lucifuges. Ces animaux vivent principalement dans les mines d'argent ; les mineurs qui s'asseyent dessus, sans précaution, en sont piqués dangereusement. Il y a aussi des esprits, des spectres qui épouvantent et attaquent les ouvriers, et qui, au rapport d'Agricola(1), ne sont mis en fuite que par des prières et par des jeûnes. On peut voir, sur cet article, Kirker, dans son Monde souterrain. J'ai cru d'abord très-fabuleux ce qu'on racontait de ces esprits habitant dans les mines ; mais un habile métallurgiste, chargé du soin d'examiner les mines des montagnes de Modène, m'a assuré que dans celles de Hanovre, assez célèbres dans l'Allemagne, il n'était pas rare de voir des mineurs frappés de ces esprits, qu'ils appellent *knauff kriegen*, mourir deux ou trois jours après cet accident, ou guérir facilement, s'ils sont assez heureux pour vivre au-delà de ce terme. Dans les Actes philosophiques de la Société royale de Londres (2), il est fait mention de ces esprits. Le même métallurgiste m'a raconté que, dans les mines de Goslar, d'où on tire le vitriol sous forme pulvérulente, les mineurs travaillent tout nus, et que, s'ils restaient habillés un jour entier dans les mines, leurs habits se réduiraient en poudre en en sortant : c'est peut-être pour la même raison que les ouvriers qui, du temps de Galien, portaient l'eau hors des mines de vitriol en Chypre, travaillaient aussi tout nus, comme nous l'a fait observer ce médecin naturaliste.

Dans le sein de la terre, il se fait un grand nombre de combinaisons métalliques, qui échappent à nos recherches, malgré les connaissances importantes et multipliées que nous ont données les chimistes sur la nature et le caractère des métaux et des fossiles que nous possédons jusqu'à présent. C'est pour cela qu'il est impossible de connaître et de distinguer les différences des substances nuisibles qui s'exhalent des mines, et de savoir pourquoi elles affectent une partie plutôt qu'une autre. Qu'il nous suffise donc de savoir que l'air des mines, saturé de particules également nuisibles aux poumons, au cerveau et aux esprits animaux, introduit par la respiration, cause une stase dans la masse du sang et des esprits, de laquelle naissent tous les maux qui assiègent les mineurs. C'est donc à ceux qui sont préposés au travail des mines et aux médecins qui y sont employés, à veiller, autant qu'il sera en eux, à la santé des ouvriers et à diminuer leurs maux, s'ils ne peuvent en détruire absolument la cause. Ces hommes dans leurs maladies doivent être regardés comme sans espérance, et on ne doit leur administrer que des remèdes adoucissants et palliatifs ; car il faut connaître, a dit Hippocrate (1), les maladies incurables, afin d'en diminuer la férocité. Pour corriger l'air infect et malsain qui est altéré par les vapeurs métalliques, par la respiration des ouvriers et les flambeaux qui y sont allumés, les maîtres des mines ont coutume d'en introduire de nouveau et de plus pur, par le moyen de soufflets, ou de ventilateurs qui communiquent à l'extérieur, par des galeries ouvertes, depuis le fond de la mine jusqu'à son sommet. — Ils garantissent aussi les mains et les jambes des ouvriers par des gants et des espèces de hottes. Les anciens avaient autant de soin de la santé des mineurs, suivant Jul. Pollux (2) ; ils les enveloppaient de sacs de cuir et leur faisaient attacher à la bouche des vessies, pour qu'ils n'avalassent pas la poussière pernicieuse répandue dans les mines, et qu'ils pussent respirer l'air contenu dans leur cavité. Pline (3) rapporte la même chose au sujet de ceux qui, de notre temps, polissent le minium. Suivant Kirker, les ouvriers des mines d'arsenic se couvrent le visage de masques

---

(1) Lib. VI, *De re metal.*
(2) T. II, *mensis novembris*, 1669.

(1) *De Artif.*, n. 68.
(2) L. VII, c. XXXII.
(3) L. XXXIII, H. N., c. V.

de verre, qui sont et plus propres et plus sûrs. Le même auteur prescrit, d'après un habile métallurgiste, différents remèdes, tant pour la préservation que pour la guérison des maux des mineurs. Il recommande beaucoup la liqueur suivante : on distille un mélange d'huile de tartre, de laudanum et d'huile de vitriol (1). Le produit de cette distillation doit se prendre à la dose de trois gros. Kirker loue également le bon vin et les bouillons gras, pour prévenir les maladies énoncées ci-dessus. Pour les guérir, il prescrit le baume d'ortie, celui d'aimant; il conseille d'assaisonner les aliments des mineurs, de nitre et de sel extrait de l'alun. Juncken, dans sa Chimie expérimentale, propose l'esprit de sel dulcifié, pour détruire l'effet pernicieux des vapeurs métalliques dans l'érosion de la bouche, du gosier et des gencives; les gargarismes, préparés avec le lait, pourront être très-utiles en absorbant les particules métalliques qui sont inhérentes dans ces parties, et en adoucissant leur action corrosive. C'est pour cela qu'Agricola, dans le livre déjà cité, dit que le beurre convient beaucoup à ceux qui travaillent dans les mines de plomb. Quand les jambes et les mains sont endommagées, comme dans les mines d'où on retire le pompholix noir, Pline (2) recommande la pierre d'asso, il fait observer que ceux qui ont les jambes attaquées par les vapeurs métalliques sont guéris dans les carrières d'où l'on tire cette pierre (3). Peut-être

ce médicament détruit-il l'acrimonie métallique, par sa vertu corrosive, qui lui a fait donner le nom de sarcophage. Cæsalpin (1), dans son Traité, de Metallicis, nous avertit que cette pierre, qui naissait à Asso, ville de Troade, nous est inconnue; et il lui en substitue une autre qu'on trouve dans l'île d'Elbe, d'où on tire l'alun fossile.—Quant à l'asthme, produit par les gaz métalliques, Etmuller (2) propose quelques remèdes particuliers pour le guérir. Les médicaments ordinaires ne faisant rien dans cette espèce d'asthme, il recommande pour cette maladie grave le mercure doux, le turbith, les cathartiques, l'antimoine diaphorétique, le bézoardique solaire, et tous les autres remèdes de cette classe.

Les vapeurs minérales sont aussi très-nuisibles aux yeux des ouvriers; et il est tout naturel de chercher un remède approprié dans le règne auquel elles doivent naissance. Hortius (3) a guéri une ophthalmie causée par des vapeurs métalliques, et qui avait résisté à tous les remèdes externes par les remèdes minéraux administrés à l'intérieur. On loue, pour ces maladies, les collyres faits avec l'écaille du cuivre. Les anciens connaissaient la vertu de ce métal dans ces maladies, car Macrobe (4) remarque que ceux qui restaient dans des mines de cuivre avaient toujours les yeux en très-bon état; ce qui dépend selon lui de la vertu dessicative de ce métal, pour laquelle Homère l'a appelé νωροπα χαλκον. Celse (5) donne aussi la

---

(1) Le produit de cette distillation est un mélange de laudanum et de tartre vitriolé, qui agit comme calmant et apéritif. La dose modérée à laquelle ce remède est recommandé ici doit être répétée pendant long-temps pour avoir quelque succès.

(2) L. xxxvi, H. N., c. xvii.

(3) La pierre assos, assienne, d'asso ou sarcophage, tire son nom d'une ville de l'ancienne Troade, contrée de l'Asie-Mineure, qui est actuellement une partie de la Natolie propre. Autrefois on bâtissait avec cette pierre des tombeaux qui avaient la propriété de consumer les corps avant quarante jours. On est fort embarrassé pour connaître sa nature. Les auteurs de matière médicale n'en ont rien dit; on n'en trouve pas même le nom dans MM. Hermann, Bœcler, Geoffroy, Crantz, Spielmann, Vogel, Lewis : Lemery et Castelli en disent très-peu de chose. C'est, suivant eux, une pierre

spongieuse, légère, friable, parsemée de veines jaunes, pulvérulente, et salée à la surface. — La poussière qui la couvre est astringente, détersive, nettoie et cicatrise les vieux ulcères. Il paraît qu'elle ne diffère pas beaucoup de l'alun tombé en efflorescence : sa vertu semblable à celle de ce sel, le nom d'assos qui, dans quelques anciens auteurs, est synonyme d'alun, paraissent nous l'indiquer; et cette opinion acquiert une nouvelle force par ce qu'on lit à l'article pierre assienne, du Dictionnaire d'histoire naturelle. Toutes les espèces de pierre assienne, ou de sarcophage, que nous avons vues, dit l'auteur de ce livre, étaient de la mine d'alun en efflorescence.

(1) C. LI.

(2) C. XIV.

(3) L. VII, obs. 27.

(4) L. VII, cap. ult.

(5) L. VI, c. VI.

préférence au collyre de Cléon, composé d'écailles de cuivre, de safran et de tutie (1). On peut aussi faire entrer le nitre dans ces collyres, puisque, suivant le témoignage de Pline (2), et l'observation des modernes, les salpêtriers n'ont jamais mal aux yeux. En un mot, les remèdes les plus convenables et les plus énergiques pour combattre les maladies causées par les substances métalliques doivent se prendre parmi les minéraux; et c'est une sagesse de la nature d'avoir placé le remède tout à côté du mal. — Mais les mineurs ne sont pas les seules victimes de ces pestes métalliques; beaucoup d'autres ouvriers qui travaillent aux environs de ces lieux y sont aussi sujets, tels que ceux qui manient et transportent les substances minérales tirées du sein de la terre, ceux qui les grillent, ceux qui les fondent, et enfin ceux qui les affinent. Les mêmes maladies les attaquent, quoique avec un peu moins d'activité à cause de l'air libre au milieu duquel ils font leurs travaux. Cependant, au bout d'un temps plus ou moins long, les vapeurs métalliques qu'ils avalent (3) les rendent asthmatiques, sujets aux maladies de la rate, lents et presque léthargiques, et enfin ils tombent dans le marasme. Hippocrate nous a dépeint le métallurgiste avec son style précis et si énergique. L'homme qui travaille les métaux, dit ce grand médecin (4), a l'hypochondre droit gonflé, la rate grande, le ventre tuméfié, dur; il a la respiration difficile, la couleur pâle et livide, et il doit craindre les récidives dans le genou gauche (5) : tels sont les

maux que nous a tracés le divin vieillard, et qui assiègent le métallurgiste. Il est bien étonnant que Vallesius, ce commentateur si scrupuleux des Epidémiques, ait traité ces passages avec si peu de détails. Il ne fait, en effet, aucune remarque sur les mots *homme métallique*, et aucun des auteurs dont nous avons parlé n'a songé à expliquer comme il convient. Galien (1) s'est étendu sur cet endroit, mais il se livre tout entier à rechercher ce qu'Hippocrate a entendu par le mot πνευματοδες, *spirituosus*, s'il a voulu dire l'enflure du ventre ou la respiration courte. Il me paraît naturel de penser que le père de la médecine a voulu exprimer d'un seul mot la cause de tous les maux qu'il énonçait. En effet, les hommes qui travaillent les métaux sont pour la plupart essoufflés, sujets aux maladies de la rate; ils ont le ventre dur et sont blancs et livides. Foësius traduit les mots εκ μεταλλου, par celui qui reste aux environs des mines. Outre les mineurs, tous ceux qui demeurent ou travaillent aux environs des mines sont donc exposés aux mêmes maladies qu'eux, puisqu'ils participent à ces exhalaisons métalliques, qui épaississent et altèrent les esprits vitaux et animaux, dont la nature est éthérée et subtile, et qui troublent ainsi toute l'économie naturelle du corps. On doit leur administrer les mêmes remèdes qu'aux mineurs, seulement il faut avoir attention de les prescrire à plus petite dose.

CHAPITRE II.

DES MALADIES DES DOREURS.

Quittons maintenant les mines et ces ateliers de Vulcain, où le feu violent fait fondre et bouillir les métaux; transportons-nous dans les villes, et fixons nos regards sur ces infortunés artisans, dont les substances minérales creusent le tombeau. Tout le monde sait le tort que le mercure fait à la santé des ouvriers qui dorent l'argent et le cuivre. Comme ils ne peuvent y réussir qu'en

---

(1) Le mot spodium, employé par notre auteur, a trois significations, savoir : celles d'ivoire calciné, de cendres de roseaux, et de tutie; il nous semble que c'est cette dernière substance dont il est question dans le collyre de Cléon.

(2) L. xxxi, H. N., c. x.

(3) Quelquefois les ouvriers qui travaillent hors la mine sont exposés à des maux plus terribles que les mineurs eux-mêmes. Le feu qu'ils emploient dans leurs travaux, réduit une partie des métaux qu'ils traitent en vapeurs, et, malgré les précautions qu'ils prennent, ils en avalent toujours assez pour leur causer des maladies auxquelles ils succombent souvent.

(4) Epid. iv, n. 13.

(5) Un praticien célèbre de Paris a vu un homme qui eut une tumeur au genou, long-temps après avoir pris de l'arsenic. Cette observation n'a-t-elle pas quelque rapport avec le passage d'Hippocrate?

(1) 3 *De diff. respir.*, c. xii.

amalgamant l'or avec le mercure (1), et qu'en faisant volatiliser au feu le dernier de ces métaux, malgré la précaution qu'ils ont de détourner le visage, ils avalent une partie des vapeurs pernicieuses du mercure, qui les rendent, même en très-peu de temps, sujets aux vertiges, à l'asthme, à la paralysie, et qui leur donnent un aspect morne et la pâleur de la mort (2). Il y a très-peu de ces ouvriers qui vieillissent dans leur métier ; et s'ils résistent quelque temps, leur état devient si malheureux que la mort leur paraît préférable, et qu'ils la désirent avec empressement. Junken, dans sa Chimie expérimentale, déjà citée, dit qu'ils ont des tremblements des mains et du col, que leurs dents tombent, que leurs jambes sont mal assurées et qu'enfin ils sont attaqués de tremblements universels, et de la danse de Saint-Guy. Fernel (3), dans son Traité des causes

cachées, assure la même chose ; et, dans son livre sur les maladies vénériennes, il raconte le malheur d'un ouvrier qui, en dorant un meuble d'argent, devint stupide, sourd et presque muet pour avoir respiré la vapeur du mercure. Forestus (1) rapporte qu'un doreur devint paralytique en s'exposant aux vapeurs du même demi-métal. Dans les actes de Copenhague, on trouve une belle observation d'Olaüs Borrichius, sur un certain Allemand qui passait sa vie à dorer des lames de métal. Ce malheureux, n'ayant pas assez pris de précautions pour éviter les fumées mercurielles, fut attaqué d'un vertige très-violent, d'un serrement de poitrine considérable, d'asphyxie. Son visage était cadavéreux, ses membres étaient agités de convulsions, et on le croyait mort, lorsque différents alexipharmaques, surtout la décoction de la racine de pimprenelle et de saxifrage, le firent suer et le rendirent à la vie. Ce médecin célèbre pense que les particules déliées du mercure volatilisé, s'attachant aux nerfs de cet ouvrier, ont produit les tremblements ; et que, bientôt portées dans la masse du sang, elles en ont arrêté le mouvement naturel. Je serais trop long si je voulais rapporter ici toutes les observations de ce genre, qui se trouvent dans les écrits des médecins. Les exemples pareils se multiplient tous les jours dans les grandes villes, et dans un siècle surtout où rien ne paraît ni assez beau, ni assez élégant, si l'or n'y brille avec profusion : ainsi, chez les grands, les vaisseaux de l'usage le plus vil sont dorés comme ceux qu'on sert sur leur table (2).

J'ai eu occasion de voir dernièrement un jeune doreur qui est mort après avoir été alité deux mois. Ce jeune homme, ne se préservant pas assez des vapeurs mercurielles qui s'exhalaient de ses ouvrages, tomba dans la cachexie : son visage devint pâle et cadavéreux ; ses yeux étaient gros, sa respiration très-difficile, son esprit aliéné, stupide, tout son corps languissant et paresseux ; sa bouche se remplit d'ulcères puants, d'où découlaient sans cesse des flots d'une sanie du plus mauvais caractère. Il mourut cependant sans aucune trace de chaleur fébrile. Je

---

(1) Les doreurs en or moulu, ou en vermeil doré, sont les seuls qui se servent de l'or amalgamé avec le mercure. Ils mettent, dans un creuset rouge, ces deux métaux ensemble, à la proportion d'un gros d'or sur une once de mercure, et quand le mélange est fondu, incorporé et lavé, ils l'appliquent sur leur métal qu'ils ont auparavant déroché, c'est-à-dire, lavé à l'eau-forte affaiblie avec de l'eau, pour le préparer à recevoir l'or. Quand il est étendu sur la pièce à dorer, on la chauffe sur une poêle grillée ; le mercure alorsse volatilise, et c'est cette opération qui est la plus funeste pour les doreurs. Ils ne sauraient prendre trop de précautions pour se garantir de ces vapeurs. Nous proposerons, dans une autre note, les moyens que nous croyons les plus propres à cet effet.

(2) M. Sauvages a parlé de cette pâleur, et l'a désignée sous le nom de *chlorosis rachialgica* : elle rend le visage jaune ou de couleur d'olive ; elle est familière aux mineurs, aux doreurs, etc. Rien n'est meilleur, dans ce cas, que la décoction de racine de squine et de bardane. On verra plus bas, dans une observation de Borrichius, que ces deux médecins sont d'accord pour sa cure, puisque tous deux recommandent les sudorifiques. Une pareille comparaison entre la pratique des auteurs est bien satisfaisante, et suivie dans toutes les maladies ; elle serait du plus grand secours pour les médecins, surtout pour les jeunes.

(3) Sect. v, *De Merc.*, l. ii, c. vii.

---

(1) Vol. ii, p. 196.

(2) « Adeo ut in magnatum domibus matulæ et egestoriæ sellæ deauratæ spectentur, cariusque egeratur quam bibatur ; ut olim de quodam lusit Martialis. »

fus fort étonné de ce phénomène, et je ne compris même pas comment, avec une si grande putréfaction des humeurs, il n'y avait aucuns symptômes de fièvre. Bientôt, en consultant les auteurs, mon étonnement cessa ; Baillou (1) m'apprit qu'un homme soupçonné d'être attaqué de la vérole, ayant en même temps une fièvre quarte, en fut délivré par des vapeurs de mercure, qui lui excitèrent un ptyalisme. Fernel (2), dans son traité de la vérole, parle d'un homme dont le cerveau, réduit en liqueur, coulait et s'échappait par les yeux, qui vécut cependant sans fièvre pendant longues années, et succomba à la fin à sa maladie. Il remarque qu'on l'avait frotté auparavant de mercure, mais il avoue ingénuement qu'il fut étonné de ne lui avoir jamais vu de fièvre ; et, dans son second livre, *de abd. rer. causis*, chap. 14, il donne la raison pourquoi le mercure arrête le mouvement fébrile, et dit que c'est par sa vertu narcotique, vertu qui le rend capable d'assoupir les douleurs quelconques, d'arrêter les hémorrhagies et de tempérer l'ardeur et l'âcreté de la bile. Y a-t-il donc une qualité fébrifuge dans le mercure? Peut-être un jour éloigné verra éclore un fébrifuge tiré du règne minéral, dont on enrichira la médecine, et dont on ne fera point un secret blâmable comme Rivière : ainsi nous avons vu le règne végétal fournir le fameux fébrifuge du Pérou; et un remède anti-dysentérique, dernièrement découvert, dont le célèbre Leibnitz a fait un traité : c'est l'ipécacuanha. Pour réussir dans cette découverte, il faut s'éclairer du flambeau de l'expérience : il serait, par exemple, permis et même raisonnable de purger avec les mercuriaux dans les fièvres intermittentes. Le mercure doux n'est pas un remède aussi dangereux qu'on le croit communément : il faut cependant le prescrire avec beaucoup de précaution, car ce demi métal, dans des mains inhabiles, est semblable à un cheval indomptable, comme l'a dit Borrichius, en racontant l'histoire d'un homme illustre qui mourut d'une fièvre violente pour s'être laissé appliquer sur le poignet, par un charlatan, deux sachets pleins de mercure, dont l'action narcotique éteignit la chaleur vitale en même temps que le feu de la fièvre ; tant doi-

yent être suspects les bienfaits d'un ennemi si perfide, et qui, nouveau Protée, prend tant de formes différentes. Ne peut-on pas dire de ce demi-métal, ce que le prince des poètes a dit de son dieu Mercure (1) ?

« Son pouvoir aux enfers tient une ombre enchaînée..
Il peut, quand il lui plaît, la rappeler au jour,
Il donne le sommeil, et l'ôte tour à tour (2). »

Mais, pour revenir à notre objet, les auteurs qui ont écrit sur les poisons et sur les minéraux nous fournissent des remè-

(1) C'est ici le lieu de s'élever contre un abus dangereux, et qui ne tend à rien moins qu'à détruire la population. C'est de l'usage du sublimé corrosif dont nous voulons parler. Il n'est aucun guérisseur de la plus petite classe, qui ne l'emploie actuellement sans en prévoir les suites : plusieurs praticiens célèbres de cette capitale en ont vu des effets funestes, quoiqu'il ait été administré avec toutes les précautions requises. Outre qu'il n'est pas sûr qu'il détruise tous les symptômes vénériens, et qu'il dénature le virus de cette cruelle maladie, il porte encore, dans le corps des malheureux qui le prennent, le germe de maux qui pourront leur coûter la vie. On a vu ce remède, un ou deux ans après son administration, jeter les malades dans un état de marasme affreux, attaquer leur poitrine, et les faire périr d'une phthisie pulmonaire bien caractérisée. Ceux qui l'ont administré plusieurs fois, savent très-bien que, dans le traitement, leurs malades se plaignent quelquefois de chaleur brûlante de poitrine, et ils s'arrêtent à ce symptôme, pour avoir recours aux adoucissants et aux tempérants. Cet ennemi est donc d'autant plus redoutable qu'il agit avec plus de lenteur, et qu'on peut moins s'en défendre, lorsque l'on en aperçoit l'action. Laissons-le boire à grande dose aux Moscovites, et sachons que nos climats tempérés doivent nous en interdire l'usage. L'illustre baron Van Swieten nous l'a transmis, avec cette candeur qui caractérise une belle âme; il le regardait comme un remède puissant, mais dont il fallait bien étudier l'action. Ce n'est qu'à de tels hommes qu'il est permis d'essayer les poisons, et d'en faire des médicaments ; mais malheureusement la troupe nombreuse de ceux qui guérissent suit l'exemple d'un grand maître, et le remède prostitué devien dangereux.

(1) L. II, Epid. p. m. 151.
(2) C. VII.

(2) . . . . . . Animas ille evocat orco
Pallentes, alias ad tristia tartara mittit,
Dat somnos, adimitque, et lumina morte resignat.

des contre les troubles produits par les vapeurs du mercure; ils conseillent en général tous ceux qui augmentent le mouvement du sang et des esprits animaux, et qui excitent la sueur. En effet, le mercure cause une lenteur dans le mouvement de nos liquides, comme il est aisé de s'en convaincre, en considérant les accidents qui surviennent à ceux qui ont avalé des vapeurs mercurielles, et comme le démontre l'autopsie, puisqu'on trouve le sang coagulé et concret dans les cavités du cœur, comme dans cette guenon dont Avicenne parle, et qui avait bu du vif argent. Ainsi donc toutes les eaux cordiales, spiritueuses, l'esprit-de-vin lui-même, seront mis en usage dans ces cas-là; on pourra employer aussi avec succès, l'esprit de sel ammoniac, de térébenthine, de pétrole, les sels volatils, ceux de corne de cerf, de vipère, et tous les autres remèdes de cette nature. La thériaque doit être suspecte à cause de l'opium qu'elle contient. On préférera les décoctions des plantes alexipharmaques, de chardon béni, de scordium, de scorsonère, et d'autres semblables, à leurs eaux distillées qui, suivant la judicieuse remarque de Van Helmont, ne sont que les sueurs des végétaux. Fallope propose la poudre et les feuilles d'or, comme le plus prompt à s'unir au mercure et à en arrêter les mauvais effets. Eister (1) loue beaucoup la décoction de gayac, dont le goût, semblable à celui du poivre, semble annoncer la même activité. Potérius (2) recommande les fleurs de soufre infusées dans le vin contre les maladies causées par le vif argent, et pour ceux qui ont reçu les vapeurs de ce demi-métal, et qui en ont été frottés; mais quand l'abondance des humeurs exige la purgation, il faut ordonner aux doreurs des médicaments beaucoup plus actifs que dans les autres maladies, parce que les intestins, dont la sensibilité et l'irritabilité sont assoupies, résistent aux stimulus ordinaires. Les remèdes antimoniaux réussissent très-bien dans cette circonstance. La saignée y est pernicieuse; car les esprits et les humeurs ont besoin d'être mis en mouvement plutôt que d'être ralentis. Les anciens mineurs avaient coutume, comme nous l'avons remarqué d'après Pline, surtout dans les mines de plomb et de mercure, de se

couvrir le visage de vessies lâches; les masques de verre, suivant Kirker, sont maintenant en usage pour éviter les miasmes métalliques. Ces deux moyens pourraient être fort utiles aux doreurs : l'exercice leur est aussi très-nécessaire pour échauffer leurs corps, ainsi que des chambres chaudes, un feu brillant dans leurs cheminées; car rien n'est plus propre à éloigner le mercure que cet élément devant lequel il fuit, pour me servir d'une expression poétique (1).

Il est bien étonnant que le mercure, qui passe pour un si bon anthelmintique, et qu'on donne aux enfants pour tuer leurs vers, ou infusé, ou bouilli dans l'eau, ou mêlé avec une conserve quelconque, soit si pernicieux lorsque

---

(1) Les doreurs pourront éviter les funestes effets des vapeurs mercurielles, en prenant les précautions suivantes : — 1° Ils doivent choisir un atelier assez grand, élevé, bien percé, de deux fenêtres s'il est possible, et surtout n'y demeurer que pendant leur travail. — 2° Ils feront construire une forge vis-à-vis la fenêtre ou la porte, dont le tuyau vaste puisse bien tirer. Par ce moyen, les fumées de mercure, poussées par l'air de la porte ou de la fenêtre, sortiront avec rapidité, par le tuyau de la forge, et ils n'en avaleront point du tout. — 3° Si le local les empêche de prendre ces précautions, ils auront un tuyau de fer-blanc, ou mieux de tôle, dont l'extrémité inférieure sera évasée en forme de pavillon, assez grand pour contenir leur poêle, et dont l'autre bout recourbé s'ouvrira dans le tuyau d'une cheminée voisine, ou par un carreau de leur fenêtre. — 4° Surtout, ils auront attention de tourner le visage en travaillant; ils pourront grattebosser dans leurs forges ou dans leur pavillon, ou bien ils auront soin d'attendre, pour faire cette opération, que le plus gros des fumées soit dissipé. — 5° Une diète lactée, l'usage fréquent du beurre, les aliments doux, leur seront très-avantageux. Ils auront soin, surtout, de ne pas faire d'excès dans le vin, qui leur est pernicieux. — 6° De temps en temps ils pourront se purger, ou prendre un vomitif, pour chasser le peu de miasmes de mercure, inhérents à leurs intestins, et prévenir les suites funestes qu'ils pourraient entraîner. — Ces moyens faciles et peu dispendieux, mis en pratique par les doreurs, contribueront, sinon à détruire, du moins à diminuer la somme de leurs maux.

---

(1) In Exercit., de lue venerea.
(2) Pharmacop. spagyrica, sect. III.

ses fumées et ses exhalaisons sont reçues par la bouche et par le nez, qu'elles tuent presque en un instant, comme on a occasion de l'observer parmi les argenteurs et les doreurs. N'est-il pas vraisemblable que cela a lieu, parce que le mercure, atténué et divisé, par l'action du feu, en des molécules très-subtiles et très-pénétrantes, attaque tout à la fois les poumons, le cœur et le cerveau, en s'introduisant par la bouche et par les narines ? De cette manière, il peut facilement arrêter le cours des esprits animaux et de tous les fluides, en agissant comme un narcotique; tandis que l'infusion, la décoction et même une dose de plusieurs onces, d'une livre de mercure en substance, comme on le donne dans la passion iliaque, ne cause aucun des accidents ci-dessus énoncés, parce que, ne trouvant pas à l'intérieur du corps une chaleur capable de le diviser et de le réduire en vapeurs, il reste en masse, et se fait jour par son poids, en surmontant tous les obstacles qui s'opposent à son passage. C'est à cause de cette vertu particulière au mercure qu'un certain Zélotypus, suivant Ausone, trouva un antidote dans ce demi-métal, lorsque sa femme adultère, après l'avoir empoisonné, lui en fit prendre en substance dans le dessein d'accélérer sa mort (1). C'est ainsi que le feu qui dénature certains poisons, exalte l'action de quelques au-

tres, et rend vénéneuses des substances innocentes de leur nature. Ambroise Paré (1) rapporte que le pape Clément VII mourut par la fumée d'un flambeau empoisonné qu'on portait devant lui, et ajoute qu'il est faux de croire que le feu purge tout, et détruit ce qu'on lui oppose : opinion qui, selon lui, cause la perte de ceux qui ne prennent pas assez de précautions. Est-il donc si à propos et si nécessaire à la sûreté publique de brûler les habits et les meubles des morts, dans les pestes qui affligent une ville; et ne serait-il pas bien plus utile d'enfouir ces effets avec les cadavres, et d'abandonner la coutume où l'on est de tout livrer aux flammes (2) ? Il me semble qu'il ne peut y avoir aucun doute à cet égard. Chez les Romains, la loi des douze Tables avait prévu cet inconvénient. Il était défendu de brûler les corps au-dedans de la ville ou près des maisons des particuliers, de peur que l'air ne fût altéré par la fumée qui en exhalait. Le feu produit différents effets, suivant la diversité et le mélange des corps sur lesquels il agit. Tantôt il développe et répand les poisons, tantôt il les concentre. Le mercure nous offre un exemple frappant de cette action différente : on le boit cru sans aucun danger; si on le sublime avec des substances salines il devient corrosif; si on ajoute à ce sel mercuriel une certaine quantité de mercure par l'action du feu, le sel corrosif s'adoucit, devient mercure doux et, préparé convenablement, c'est un des meilleurs phlegma-

---

(1) Voici l'épigramme d'Ausone, citée par Ramazzini :

Toxica Zelotypo dedit uxor mœcha marito,
    Nec satis ad mortem credidit esse datum;
Miscuit argenti lethalia pondera vivi,
    Cogeret ut celerem vis geminata necem;
Dividat hæc si quis, faciunt discreta venenum,
    Antidotum sumet, qui sociata bibet.

Les deux derniers vers de cette épigramme, ainsi que plusieurs autres passages de cette nature, qu'on trouve dans les écrits des anciens, sembleraient annoncer qu'ils avaient plus de connaissances que nous sur les poisons. En effet, ils ont beaucoup travaillé sur ces substances, ainsi que sur les antidotes. Mais le merveilleux qui règne dans leurs ouvrages, et qui est venu sans doute de trop de crédulité, doit rendre leurs secrets suspects, et nous empêcher de regretter un grand nombre d'antidotes, qui n'ont dû, peut-être, la réputation dont ils ont joui dans ces temps reculés, qu'à la bonne foi, ou même à l'ignorance de ceux qui les ont célébrés.

(1) L. xx, De venenis, c. VII.
(2) M. Mead, dans sa Dissertation sur la peste, chap. II, p. 273, 74, 75, 76, pense de même que Ramazzini. Il regarde le feu comme utile pour purifier l'air et éloigner la contagion; mais il croit qu'il est nuisible lorsque cette maladie est déclarée, et qu'alors il augmente plutôt le mal qu'il ne le diminue. Il se fonde sur ce que : 1° l'été est le temps où la peste exerce ses ravages, tandis qu'elle diminue, ou qu'elle s'arrête entièrement pendant l'hiver; 2° sur ce que Mercurialis a observé, dans une peste de Venise, que les forgerons, brûlés par un feu continuel, en ont été pris avec le plus de férocité; 3° enfin, sur l'expérience funeste, qui a démontré, dans les pestes de Londres et de Marseille, qu'il mourait beaucoup plus de monde lorsqu'on allumait des feux dans les rues, qu'avant ou après cette opération.

goges, et des plus puissants anti-vénériens (1).

aux personnes attaquées de maladies vénériennes, lorsqu'elles n'ont pu être gué-

CHAPITRE III.

DES MALADIES DE CEUX QUI ADMINISTRENT LES FRICTIONS MERCURIELLES.

Le mercure nuit aussi à ceux des chirurgiens qui administrent les frictions

prodigieusement, il y vint des cloches en grande quantité, on les perça avec une aiguille, elles rendirent en abondance une eau trouble séreuse, qu'on conserva dans des pots par l'ordre de l'empirique. Au bout d'un certain temps il s'y fit un dépôt, parmi lequel on apercevait manifestement des globules de mercure. Ce fait ne doit pas paraître surprenant, puisqu'on a vu plus d'une fois dans les cadavres des hommes qui avaient pris beaucoup de mercure dans leurs maladies ce demi-métal en substance dans leur cerveau, les intestins, les poumons, dans leurs os même. Au bout de cinq ou six mois d'un pareil traitement, notre malade se sentit beaucoup mieux; son tremblement étant très-diminué, et n'existant presque plus, il se crut guéri; et, malgré l'avis de son médecin, qui lui conseillait de se servir encore de ses remèdes pendant deux ou trois mois, pour s'assurer une guérison parfaite, il se négligea. Peu à peu il essaya de marcher avec deux cannes, et se sentit enfin assez fort pour hasarder de sortir de sa maison, et de se promener dans les rues : l'exercice le fortifia, mais il lui restait une sensibilité singulière ; le bruit d'un cheval, ou d'une voiture quelconque, le faisait tressaillir, au point qu'il aurait été bien des fois dans le cas d'être écrasé, s'il n'eût pris la précaution de marcher contre les murs et contre les boutiques. Il était alors obligé de s'arrêter, de crainte de tomber; il ne pouvait exprimer la sensation désagréable que lui faisait ce bruit. Enfin, ayant recommencé son ouvrage, malgré les précautions qu'il prit, son tremblement augmenta et se fixa dans ses mains : une remarque singulière, c'est qu'ayant l'habitude de s'enivrer, dans cet état il tenait son verre sans le renverser, ce qui ne lui arrivait pas lorsqu'il n'avait pas bu; et il m'a dit avoir fait cette observation sur plusieurs de ses confrères, qui étaient dans le même cas que lui. Les soins qu'il eut de ne travailler que très-peu, d'écarter les vapeurs de mercure par un courant d'air, l'exemptèrent des maux cruels qu'il avait déjà soufferts; il n'éprouva plus que le tremblement des mains, et un bégaiement insupportable, le *psellismus metallicus* de M. de Sauvages, qui résista à l'électrisation recommandée, dans ce cas, par M. de Haën, qui en a eu du succès. Ce doreur a vécu trois ou quatre ans après, sans aucun autre acci-

(1) *Maladies de deux doreurs, le mari et la femme.*

Nous avons eu occasion d'observer une maladie terrible qui a attaqué le mari et la femme, tous deux doreurs en or moulu. Elle sera d'autant mieux placée en cet endroit, qu'elle donnera un exemple frappant des maux que le mercure est capable de produire, et qu'elle pourra servir de résumé succinct à ce chapitre. — Cet homme était très-occupé à Paris; il dorait, depuis le matin jusqu'au soir, dans une chambre assez vaste, mais basse, où il couchait lui, sa femme et ses enfants. Ayant pris assez peu de précautions contre les vapeurs mercurielles, il lui vint d'abord des chancres à la bouche, en très-grande quantité; son haleine, à cette époque, était fétide, il ne pouvait ni avaler, ni parler, sans des douleurs effroyables. De pareils accidents, guéris par la cessation de son ouvrage et les remèdes appropriés, reparurent trois ou quatre fois de suite, seuls et sans aucun autre symptôme; mais bientôt, à ce mal, se joignit un tremblement universel très-violent, qui attaqua d'abord ses mains, puis tout son corps : il fut obligé de rester dans un fauteuil, sans pouvoir faire un pas; son état était digne de pitié : agité de mouvements convulsifs perpétuels, il ne pouvait ni parler, ni porter ses mains à sa bouche sans se frapper lui-même; on était obligé de le faire manger et il n'avalait que par une déglutition convulsive, qui cent fois manqua de le suffoquer. Ce fut dans cet état affreux de sa maladie qu'il eut recours à un empirique qui frotta ses jambes d'une pommade, les fit baigner dans du gros vin, dans lequel on faisait infuser des herbes aromatiques, et lui prescrivit tous les matins et tous les soirs environ un gros d'une poudre rouge à prendre dans une pomme. Ces remèdes secrets, et dont par conséquent on ne peut connaître l'indication, eurent un effet singulier : son tremblement cessa un peu; ses jambes et ses cuisses s'enflèrent.

ries par aucun autre remède (1). Depuis que cette cruelle maladie de l'Italie, où elle passa après le siége de Naples, s'est répandue dans toute l'Europe, le mercure est regardé par les médecins comme un des meilleurs médicaments qu'on puisse employer pour la guérir, et l'expérience de deux siècles lui a obtenu le premier rang parmi ces remèdes. Les anciens médecins avaient remarqué que rien n'était si puissant que ce demi-métal pour guérir la gale invétérée : comme la vérole affecte aussi la peau et la couvre d'ulcères, pour la combattre, on a essayé le mercure avec beaucoup de succès. Berengarius de Carpi est regardé comme le premier qui ait mis les frictions en usage. C'était un très-habile chirurgien et un très-bon anatomiste : ses ouvrages étant très-rares dans notre siècle, les anatomistes modernes ont profité de ses travaux et de ses connaissances, sans lui en faire hommage. Fallope, dans son

dent, et il est mort d'une fracture du bras, à trois endroits différents. Il est à remarquer que ce bras était affligé de rhumatisme, et qu'il y portait un cautère depuis longues années. — Sa femme eut à peu près les mêmes symptômes, mais beaucoup moins graves dans le commencement. Elle eut de particulier un ptyalisme continuel, qui la dessécha et la rendit comme un squelette. Dans la suite, cette malheureuse femme devint asthmatique ; les accès de cette maladie, d'abord éloignés, se rapprochèrent de plus en plus : elle avait un râle continuel, ne crachait ni ne toussait, sur la fin de cette maladie, qui fut la même pendant dix-huit ans ; elle ne pouvait ni marcher, ni se pencher, sans crainte d'être suffoquée : fixée sur un fauteuil depuis plus d'un an, les symptômes de son asthme devenant de plus en plus graves, elle fut enfin délivrée de ses maux par une mort heureuse pour elle, et qui eut quelque chose d'affreux pour ceux qui en furent spectateurs. — Ce tableau, effrayant pour les doreurs et pour tous les ouvriers en général qui se servent du mercure, les miroitiers et quelques autres, les forcera peut-être de prendre plus de précautions qu'ils ne font ordinairement, pour ne point avaler, ni respirer les vapeurs pernicieuses de ce métal funeste.

(1) Du temps de Ramazzini, on commençait la cure de la vérole par les sudorifiques, et l'on n'en venait au mercure que lorsque la maladie résistait aux premiers remèdes.

Traité de la vérole, rapporte que ce chirurgien gagna avec ses frictions plus de cinq cent mille ducats d'or, et qu'il tuait plusieurs de ses malades quoiqu'il en sauvât la plus grande partie. On peut donc dire avec vérité, que Berengarius sut beaucoup mieux que les alchimistes transmuer le mercure en or par une vraie métamorphose : bonheur rare de nos jours, et que Sennert même a trouvé surprenant.

Ceux des chirurgiens qui se livrent à cette manœuvre n'y sont conduits que par l'appât du gain ; et la plupart détestent une fonction si basse et qui comporte d'ailleurs beaucoup de dangers. Les gants dont ils couvrent leurs mains sont pénétrés par les atomes de mercure comme la peau de chamois par laquelle on passe ce métal pour le purifier, et il s'insinue facilement par leurs pores. Ajoutez à cela que le feu, devant lequel ils ont coutume de frotter les malades, réduit le mercure en vapeurs ; reçues par la bouche et le nez, elles portent leur action corrosive sur le cerveau et sur les nerfs du chirurgien. Fab. de Hilden (1) raconte qu'une femme étant auprès de son mari, que l'on frottait dans une étuve, ayant respiré cet air mercuriel, éprouva une telle salivation, que son gosier se couvrit d'ulcères. Fernel (2) nous apprend que ceux qui, pour être guéris, sont obligés d'avoir recours à un trop grand nombre de frictions, sont attaqués de tremblements des mains. Un chirurgien, en frottant un malade de mercure, fut pris, au rapport de Frambesarius (3), d'un vertige ténébreux continu. C'est pour cela qu'un chirurgien de mon pays, ayant appris à ses dépens que le gain n'égalait pas le danger, et que les frictions étaient plus contraires au frotteur qu'au malade ; d'ailleurs, ayant éprouvé des coliques, des diarrhées, et une salivation copieuse, en se livrant à cet exercice, prépare tout l'appareil nécessaire pour la friction, ordonne aux malades de se frotter en sa présence, et regarde cet usage comme très-utile aux vérolés, puisque, loin de courir aucun danger, le mouvement qu'ils sont obligés de faire échauffe leur peau, dilate leurs pores, et ouvre ainsi un passage plus libre au mer-

(1) Cent. v, obs. 98.
(2) *De lue venerea*, c. vII.
(3) L. II, cons. 3, Etmuller, vol. I, c. vIII, *De vertigine*.

cure, qui alors ne leur doit faire rien craindre, mais plutôt les rassurer et leur donner l'espoir d'une plus prompte guérison (1).

Si cependant quelques chirurgiens gagnaient des maladies à cette manœuvre, comme le tremblement des mains, le vertige ou les coliques, la décoction de gayac déjà recommandée est un remède sûr en cette occasion. En effet, comme le mercure est le vainqueur du virus vénérien, le gayac, par sa vertu fondante et sudorifique, remédie aux maux que ce demi-métal peut causer, comme à l'engourdissement et à l'insensibilité des nerfs. Ainsi ces deux remèdes réunis guérissent très-bien la vérole par leur action combinée : d'abord le gayac assaille le virus à diverses reprises, et diminue son activité ; bientôt le mercure qui lui succède livre à cet ennemi un combat en règle, et l'attaque à force ouverte ; enfin, le même gayac achève de le détruire, et met le sceau à leur victoire commune.

CHAPITRE IV.

DES MALADIES DES CHIMISTES.

Quoique les chimistes se vantent de pouvoir *apprivoiser* tous les poisons minéraux, ils ne peuvent cependant se garantir eux-mêmes de leurs effets pernicieux ; ils sont sujets aux mêmes maladies que les ouvriers en métaux, et la couleur livide de leur visage dément leur bouche, et découvre leur feinte. Léonard de Capoue raconte que Paracelse et Van Helmont, tous deux célèbres chimistes, ont éprouvé plusieurs maladies graves en préparant leurs médicaments. Juncken (1) dit que ceux qui font le verre d'antimoine sont sujets à la pulmonie et au vertige, à cause de la fumée que répand ce demi-métal exposé au feu. Ettmuller (2) avoue que, se portant très-bien, et préparant du clyssus d'antimoine, la retorte tubulée dont il se servait s'étant cassée, la vapeur de soufre et d'antimoine qu'il avala lui causa une toux qui dura quatre semaines ; il l'attribua, avec raison, à l'acide que contenait cette vapeur, qui irrita les organes de sa respiration. L'accident que Takenius a éprouvé, et qu'il raconte lui-même (3), est assez curieux et intéressant pour tenir place en cet endroit. Voulant sublimer de l'arsenic jusqu'à le fixer au fond de son vaisseau, et ayant ouvert ce dernier après beaucoup de sublimations, il fut fort étonné de sentir une odeur agréable ; mais une demi-heure après, son estomac était douloureux et comme déchiré, il respirait difficilement, pissait du sang, était tourmenté de coliques et de convulsions dans tous les membres. L'usage des huileux et du lait le rétablit un peu ; il lui resta, pendant tout l'hiver, une espèce de fièvre hectique, dont il ne se débarrassa qu'après un long usage d'une décoction d'herbes vulnéraires, et de sommités de

---

(1) Nous devons rapporter ici une observation particulière, qui confirme l'assertion de Ramazzini. — Le fils du doreur, dont nous avons raconté l'histoire à la fin du deuxième chapitre, embrassa l'état de son père à sa mort. Il avait la vérole depuis plusieurs années, et en était même très-gravement malade, puisque, au milieu de la nuit, il était tourmenté de ces douleurs ostéocopes si terribles, et dont Fracastor nous a fait une peinture si frappante. Les circonstances ne lui ayant pas permis de se faire guérir, et retardant toujours d'en venir aux grands remèdes, il se mit à dorer sans songer à son mal : mais il observa bientôt que ses douleurs n'étaient pas si vives, ni si fréquentes ; que son visage se nettoyait en partie de ces boutons hideux, traces certaines du virus vénérien caché, et qui portent le nom de couronne, ou chapelet de Vénus ; que sa pâleur et sa faiblesse diminuaient ; enfin, qu'il allait beaucoup mieux que quelques mois auparavant. Il nous conta cette circonstance heureuse ; nous ne balançâmes pas à en attribuer la cause au mercure qu'il avalait en assez grande quantité, parce qu'il prenait très-peu de précautions dans son ouvrage ; nous crûmes que c'était une occasion favorable de poursuivre une guérison que le mercure avait commencée de lui-même, et en conséquence il se mit, par notre conseil, entre les mains d'un chirurgien qui l'a guéri : il se porte très-bien au moment où nous écrivons, et il n'a encore éprouvé aucun accident funeste de la dorure, qu'il continue toujours avec succès, et dans laquelle il prend exactement les précautions qu'il nous a demandées, et que nous avons indiquées ci-dessus.

(1) *Chim. expérim.*, sect. v.
(2) T. i, *De tussi*, p. m. 205.
(3) *Hipp. chemic.*, c. XXIII.

choux pour aliment. J'ai connu un chimiste de mon pays, assez célèbre, Charles Lancillotus; il était attaqué de tremblements convulsifs, ses yeux étaient malades, il avait perdu ses dents; sa respiration était courte, laborieuse, et son haleine très-puante; son aspect aurait suffi pour faire perdre le renom à ses remèdes, et surtout aux cosmétiques de sa composition qu'il louait avec beaucoup d'empressement.

Je suis loin cependant de regarder l'étude de la chimie comme un travail nuisible; les chimistes sont estimables de chercher la nature et la composition intime des corps et d'enrichir ainsi l'histoire naturelle de leurs découvertes, en faisant un sacrifice de leur santé. Ce n'est pas leur faute si, pour diminuer la virulence des minéraux, ils sont les victimes de leurs recherches; car l'exactitude nécessaire à la préparation des médicaments chimiques exige qu'ils soient présents aux procédés, et qu'ils s'exposent à l'action nuisible des vapeurs du charbon, puisque le moindre changement ou la moindre négligence dans la composition de ces remèdes peut changer tellement leurs qualités, qu'ils deviennent de grands poisons, comme Descartes nous l'a fait observer. Juncken (1) nous avertit aussi, qu'un médecin ne peut ordonner des remèdes chimiques, sans blesser sa conscience, s'il ne les a préparés lui-même, ou s'il ne les a vu faire par un habile chimiste. Ainsi, quand un cheval scabreux et difficile à dompter renverse son écuyer et le foule aux pieds, celui-ci n'est point coupable de cette faute. Il ne faut pas non plus se moquer d'un chimiste, si on le voit quelquefois pâle et défait en sortant de son laboratoire.

Il s'est élevé, il y a quelques années, un procès considérable entre un habitant de Final, bourg d'Italie, et un commerçant de Modène. Ce dernier avait à Final un vaste laboratoire où il fabriquait le sublimé. L'habitant du bourg appela le commerçant en justice, le pressant de changer son laboratoire de lieu, parce qu'il incommodait tout le voisinage par les vapeurs du vitriol qu'on calcinait pour la composition de son sublimé. Pour appuyer son accusation, il avait une attestation d'un médecin de ce bourg, et un nécrologe du curé, qui démontraient qu'il périssait chaque année plus de

monde dans ce bourg, et surtout dans le voisinage du laboratoire, que dans les lieux d'alentour. Le médecin attestait, que le marasme, et les maladies de poitrine surtout, tuaient presque tous ceux qui étaient voisins du laboratoire, et il en attribuait la cause aux vapeurs du vitriol, qui gâtaient l'air de ces lieux, et le rendaient nuisible aux poumons. M. Bern. Corradus, commissaire d'artillerie dans le duché d'Est, prit la défense du commerçant; et M. Canna Stabe, médecin de Final, celle de l'habitant de ce bourg. Il y a eu, sur ce procès, plusieurs écrits de part et d'autre; on a disputé, avec chaleur, sur la nature et les effets de la vapeur du vitriol. Enfin, les juges renvoyèrent le marchand absous, et déclarèrent innocent le vitriol. Je laisse aux naturalistes à juger si ce jurisconsulte ne s'est pas trompé dans son jugement.

Pour revenir à notre objet, je croirais faire une injure aux chimistes, si je leur proposais quelque remède, soit pour prévenir, soit pour guérir les maux que leur art leur a attirés, et qui sont souvent en plus grande abondance que le profit; puisqu'il est peu de maladies contre lesquelles ces artistes n'aient un remède tout prêt. C'est pourquoi je passe à d'autres objets (1).

_____

(1) Les maux que les expériences chimiques peuvent occasionner à ceux qui les tentent n'ont point détourné les chimistes modernes des travaux multipliés et intéressants auxquels ils se livrent; le zèle qui les anime tous est le seul préservatif qu'ils y opposent, et bravant les vapeurs pernicieuses du soufre, des acides minéraux, de l'alcali volatil, des différents foies de soufre, des métaux en fusion, des substances en fermentation, et de beaucoup d'autres corps qu'ils traitent; ne redoutant rien des explosions violentes, des airs inflammables concentrés, des distillations dangereuses, etc., on les voit tous les jours enrichir la physique, la médecine, la physiologie, les arts surtout, des plus précieuses découvertes. Il faut donc du courage pour ces travaux utiles, mais il faut encore de la prudence. Des hommes aussi précieux que les chimistes se doivent à leurs compatriotes et à l'univers entier; s'ils s'exposent à des expériences périlleuses, ils mettent en danger une vie consacrée au bien public. Ainsi quelques personnes soupçonnent que trop peu de précautions ont conduit au tom-

_____

CHAPITRE V.

DES MALADIES DES POTIERS DE TERRE.

Il est encore dans toutes les villes d'au-tres ouvriers, qui éprouvent les funes-tes effets des vapeurs métalliques : tels sont les potiers de terre, dont le métier est un des plus anciens et des plus en vigueur. Pour vernir leurs vaisseaux, ils se servent de plomb calciné; ils le pul-vérisent, avec de l'eau, dans des vais-seaux de marbre, en y agitant un mor-ceau de bois arrondi, suspendu à la voûte de leur atelier, et armé, dans son extrémité inférieure, d'une pierre carrée. Avant que de mettre leurs vais-seaux à la cuite, ils les enduisent de leur vernis avec des pinceaux : dans toutes ces opérations, ils avalent les vapeurs vénéneuses du plomb, qui, peu de temps après, leur font ressentir les maux qu'el-les ont coutume de produire. En effet, leurs mains tremblent, ils deviennent paralytiques, sujets aux maladies de la rate, assoupis, cachectiques ; ils perdent leurs dents, et il est rare de voir un potier de terre dont le visage ne soit plombé et cadavérique. Les Actes de Copenhague (1) offrent l'histoire d'un de ces ouvriers, dont le cadavre ouvert fit voir le poumon droit adhérent aux côtes, desséché et presque phthisique. On attribua la cause de ce mal au métier qu'il avait fait et qu'il avait quitté trop tard après en avoir éprouvé l'insalubrité. P. Potérius raconte qu'il guérit un potier de terre, paraly-tique du côté droit, avec une distorsion des vertèbres, et une raideur du cou, en lui donnant la décoction de sassafras et les baies de laurier. Il parle d'un autre potier qui mourut subitement. Telles sont les maladies de ceux qui travaillent le plomb, pour la poterie. Il est étonnant

que ce métal qui, par les travaux des chimistes, fournit tant d'excellents re-mèdes, et qu'on appelle communément la colonne des chirurgiens, renferme, en son sein, de si mauvaises qualités, et les manifeste par les vapeurs qu'il ex-hale quand on le broie dans l'eau. Ce-pendant cet étonnement cesse, quand on apprend de Boyle, si versé dans la chi-mie, que le vif-argent est fixé et se con-crète, en un instant, par la vapeur du plomb en fusion : c'est pour cela que Trusthonus, dans son Traité de l'usage de la respiration, a dit élégamment que Saturne enchaîne Mercure, comme Vul-cain a enchaîné le dieu de la guerre. Cette observation nous fait comprendre comment le plomb, quoique froid par sa nature, s'irrite contre les bourreaux qui le broient avec la pierre, et affecte si dangereusement les potiers de terre, en portant la lenteur dans leur sang et dans leurs esprits, et en attaquant prin-cipalement leurs mains (1).

Les chimistes ont découvert un esprit acide très-caustique, très-pénétrant dans le plomb; et les affineurs d'or et d'argent en ont prouvé l'existence, par les dan-gers qu'ils courent en mêlant le plomb avec ces deux autres métaux dans l'opé-ration de la coupelle (2). Les auteurs de

beau un des célèbres chimistes de la Fa-culté de médecine de Paris, qu'elle vient de perdre. Personne, d'ailleurs, n'est plus dans le cas de se garantir du danger qu'eux, puisque, outre un assez grand nombre de spécifiques que leur art leur fournit contre ces effets pernicieux, la médecine, qu'ils exercent presque tous, leur peut encore apporter du secours : on ne doit donc que les engager à prendre le plus de précautions qu'il leur sera possible, et à bien mériter ainsi de la société, en lui conservant des hommes dont elle a tant besoin.

(1) T. II, obs. 21.

(1) Cet effet, si semblable à celui du mercure, pourrait faire soupçonner que ce dernier existe dans le plomb, et que c'est à sa présence que l'on doit le trem-blement auquel sont sujets les potiers de terre. M. Grosse a dit qu'en saturant de l'acide nitreux de plomb, il se précipite une poudre grise dans laquelle on dé-couvre du mercure : mais malheureuse-ment cette expérience n'a pas réussi de même à MM. Macquer et Baumé, qui l'ont répétée avec beaucoup d'exacti-tude. Il n'y a donc aucune certitude à cet égard, et l'on doit se contenter d'ob-server l'effet, sans connaître la cause.

(2) Ce n'est point l'acide du plomb qui produit ces mauvais effets, c'est le plomb lui-même volatilisé en partie par la violence du feu, ou du moins la va-peur assez sensible qui s'en élève quand on le tient fondu sur le feu; vapeur for-mée, en grande partie, par le phlogisti-que du métal qui se volatilise, et qui, abandonnant la terre métallique, réduit le plomb en chaux; vapeur que les cou-pelleurs respirent en grande quantité, qui est épaisse, jaunâtre, douce, et qui seule est capable de donner la colique saturnine. *Stockhusen.*

la collection chimique de Leyde (1) avertissent aussi de l'âcreté de cet esprit du plomb. Voici comme ils s'expriment à ce sujet : « Si quelqu'un, pendant » l'opération de la coupelle, reçoit, par » la bouche ou par le nez, les vapeurs » qui s'élèvent du plomb, il s'expose à » être suffoqué, ou, tout au moins, à per- » dre ses dents, s'il n'en reçoit qu'une » petite quantité. » — M'étant proposé de rechercher les causes occasionnelles des maladies des artisans, avec le plus d'exactitude possible, et parcourant à cet effet les ateliers des ouvriers, il me prit envie de faire des notes et des réflexions sur l'art de fabriquer et de vernir les vaisseaux de terre : art dont l'ancienneté, prouvée par les fouilles des terres et par les décombres des anciennes villes, atteste en même temps l'utilité, et sans lequel nous serions contraints de nous servir, à beaucoup plus de frais, des vaisseaux d'étain et de cuivre, pour la cuisine et l'ornement de nos tables (2).

(1) C. CLXV.
(2) Les expériences malheureuses qui se sont multipliées à l'infini depuis Ra- mazzini doivent nous avoir instruits du danger qui suit l'usage des vaisseaux de cuivre, de plomb et d'étain dans nos cuisines : le vert-de-gris, qui se met aux premiers; la chaux grise produite par l'eau et l'air, qui ternit le second; enfin, le mélange d'une certaine quantité d'ar- senic dans l'état le plus pur, démontré par M. Margraf, suffiraient seuls pour les bannir des usages domestiques. Cepen- dant on continue de s'en servir partout : les casseroles dont l'étamage se détruit et s'altère; les fontaines de cuivre dont les robinets sont souvent encroûtés de vert-de-gris; les balances dans lesquelles on pèse le sel, et qui sont plus vertes que jaunes; les pots au lait dans lesquels on porte cette denrée à la ville, et dont la vieillesse a totalement détruit l'étamage; les comptoirs des marchands de vin, sil- lonnés par cette liqueur qui s'y est creusé des canaux, et qui, revendue à bas prix, porte, avec une douceur perfide, un poi- son redoutable dans l'estomac de ceux qui la boivent; bien d'autres abus en- core, qu'il serait trop long de détailler dans cette note, subsistent toujours et s'immolent des victimes. Il y a tout lieu de croire que le gouvernement, qui ne cesse d'avoir les yeux ouverts sur ces maux, tranchera d'un seul coup les têtes de cette hydre, qui lui enlève chaque an- née un grand nombre de ses sujets, et qui altère la santé de beaucoup d'autres.

J'ai cru qu'il était très-important de re- chercher comment les vaisseaux de terre, cuits d'abord dans des fourneaux particu- liers, enduits ensuite d'un mélange de plomb calciné et de cailloux pulvérisés, délayés ensemble dans de l'eau, et remis au feu dans d'autres fourneaux, se cou- vrent cette fois d'une couche de vernis; ce qui les rend d'un si grand usage dans presque tous les besoins de la vie, et ce qui les fait recommander par les chi- mistes dans toutes les opérations spagy- riques. Mais ce travail me paraissant assez long pour m'éloigner de mon objet principal, j'ai craint qu'on ne m'appli- quât le reproche qu'Horace fait aux poètes qui s'écartent trop de leur sujet : « C'est » faire comme un potier qui, ayant com- » mencé un grand vase, n'en ferait qu'un » fort petit à force de tourner la roue (1). » C'est pourquoi j'ai abandonné mon pre- mier dessein, et je l'ai remis à une occasion plus favorable, pour un ou- vrage que je médite sur la mécanique raisonnée des arts (2).

Quant à la guérison de ces ouvriers, rarement ils sont en état d'être tout-à- fait rétablis. Ils n'appellent ordinaire- ment les médecins, que quand ils ne peuvent plus se servir ni de leurs mains ni de leurs pieds, quand ils ont les vis- cères durs et engorgés; d'ailleurs, l'in- digence qui les accable est encore un obstacle pour le médecin. Il faut alors avoir recours aux remèdes palliatifs, aux adoucissants, et les avertir de quitter leur métier. J'ai employé avec succès, dans ces cas, les purgatifs mercuriels,

(1) . . . . Amphora cœpit
Institui; currente rota, cur urceus exit?

(2) Ramazzini avait formé le projet d'un Traité sur les arts, comme il nous l'apprend lui-même; ses occupations multipliées l'ont empêché d'exécuter son plan. Depuis ce médecin, on a vu éclore plusieurs traités intéressants sur cet ob- jet. Mais l'étendue qu'il exige ne permet- tait pas à un seul homme de l'entrepren- dre : l'Académie royale des sciences a senti la nécessité et l'importance d'un pareil travail; en le partageant entre ses membres, elle l'a rendu complet, et n'a rien laissé à désirer sur cet objet. Il n'y avait qu'une société aussi savante et aussi nombreuse, qui pût fournir une pareille carrière. L'exactitude du style et des descriptions, la beauté et la richesse des planches qui les accompagnent, forment un ensemble admirable, et qui sera pré- cieux dans tous les temps.

3.

le mercure doux avec un électuaire lénitif pendant plusieurs jours, ainsi que les frictions répétées des pieds et des mains, avec le pétrole de notre pays. Les martiaux qui coûtent peu seront d'un grand secours pour désobstruer leurs viscères; on doit les leur administrer pendant long-temps, et préférer la limaille d'acier, infusée dans le vin avec la cannelle, à tous les autres martiaux que la chimie prépare. Ce remède est peut-être le plus efficace de tous, et convient mieux à la malheureuse condition de ces ouvriers. — Il faut aussi observer que, dans l'art de la poterie, il y a différentes manœuvres. Les uns manient et préparent la terre argileuse (1); d'autres, assis au tour ou à la roue qu'ils font mouvoir, donnent avec leurs mains la forme à leurs vaisseaux. Comme tous ne sont pas affectés des mêmes maladies, on ne doit pas, au seul nom de potier de terre, leur donner indifféremment les remèdes propres à corriger l'âcreté métallique; seulement on observera que tous sont sans couleur, livides, cachectiques et toujours malades, parce que tous manient continuellement une terre molle, et habitent dans des ateliers humides (2). Quant à ceux qui sont occupés au tour, pour peu qu'ils aient la vue faible, ils deviennent sujets au vertige et sont assez souvent tourmentés de la sciatique (1), parce qu'ils fatiguent leurs extrémités inférieures au tour qu'ils font mouvoir sans cesse. Pour apaiser leurs maux, si on ne peut les guérir entièrement, on aura recours aux remèdes appropriés, que les praticiens recommandent dans cette affection rhumatismale (2).

---

rues étroites pour y avoir un logement moins cher. Ils ont tous leurs ateliers dans des salles basses, humides, quelques-uns sur l'eau. La terre humide qu'ils manient pour en séparer les pyrites qu'ils appellent *feramine*; l'eau dont ils l'arrosent pour la rendre molle, afin de la former en vaisseaux au tour et à la roue, rendent l'air qu'ils respirent humide, peu élastique, et leur occasionnent de la gêne dans la respiration : aussi beaucoup d'entre eux sont-ils sujets aux maladies de poitrine. J'en ai vu un assez grand nombre; ils sont tous pâles, maigres, ou bouffis. Je me souviens d'être resté quelques heures dans un atelier de potier de terre, assez vaste et fort bas, pour y observer leurs manœuvres. J'en sortis avec une difficulté de respirer fort gênante, et un léger vertige qui dura tout le reste du jour, et que j'attribuai au mouvement continuel de la roue et du tour, que j'avais examiné avec beaucoup d'attention. Ramazzini en parle un peu plus bas.

(1) *Alii in creta manibus ac pedibus subigenda occupati sint.* — Le mot *creta*, que Ramazzini a employé en cet endroit, ne peut induire en erreur. La nomenclature peu exacte de son siècle jette souvent dans l'embarras; mais il est clair que c'est une espèce d'argile dont il a voulu parler ici, parce que, dans son Traité de l'origine des fontaines de Modène, il la désigne souvent sous les noms de *creta figularis*, *argilla*; et par ce qu'il dit, dans la même dissertation, pour prouver que les eaux de ces fontaines ne peuvent venir de celles des pluies; qu'une couche crétacée sépare les eaux impures du ciel, de celles que fournissent les sources, et qui sont au-dessous de cette couche. *Ne vero his aquis subterraneis pluviales aquæ permisceri queant, maxime obstant strata cretacea quæ aquas impuras a lymphis illis purissimis, tanquam septa firmissima, dirimunt.* Or, on sait qu'il n'y a que l'argile qui ait la propriété de retenir l'eau au-dessus d'elle sans la filtrer, phénomène sur lequel est fondé l'art de glaiser les bassins.

(2) Les potiers de terre habitent, à Paris, plus dans les faubourgs que dans la ville; il y en a cependant quelques-uns dans celle-ci, mais ils choisissent des

(1) M. Sauvages, à l'espèce *rhumatismus metallicus*, nous décrit ses symptômes et sa cure. Il commence par une stupeur, une démangeaison aux mains et aux bras, une contraction des doigts; la langue est blanche et muqueuse, le pouls dans l'état naturel; les saignées, les émollients l'aigrissent, et font naître la paralysie des extrémités supérieures. Les émétiques drastiques l'apaisent: on doit purger les malades de deux jours l'un, leur donner des lavements de vin et d'huile, et des narcotiques le soir. Cette méthode est absolument la même qu'on emploie avec succès dans la colique de plomb : elle guérit le rhumatisme métallique en dix ou douze jours; il est souvent accompagné d'une douleur gravative dans la tête, et surtout dans le front, *cephalalgia metallica*. Ces observations sont dues à M. Doazan, et elles sont assez fréquentes à l'hôpital de la Charité de Paris, où ce médecin de Bordeaux les a faites.

(2) Morgagni, dans sa septième épitre

CHAPITRE VI.

DES MALADIES DES POTIERS D'ÉTAIN.

L'étain, que Pline appelle le plomb blanc, que les chimistes nomment Jupiter et qu'ils placent entre la Lune et Saturne, orne les tables de plusieurs citoyens, et sert aux fondeurs pour faire les canons, les cloches, et tous les instruments en général qui sont fabriqués avec des mélanges de métaux. Les chimistes préparent avec ce métal, différents remèdes utiles dans quelques maladies, tels que le beurre, les cristaux d'étain, le bézoardique jovial et plusieurs autres (1). — Les ouvriers qui retirent l'étain hors de la terre, ceux qui grillent sa mine et ceux qui l'affinent, ne sont pas les seuls qu'il affecte dangereusement. Il nuit encore aux ouvriers des villes qui fondent les plats, les assiettes, et à ceux qui les regrattent et les polissent (2). Les potiers d'étain sont sujets

---

sur la frénésie, parafrénésie et le délire, rapporte, n° 11, l'histoire de la maladie d'un potier de terre, qui mourut, le septième jour, d'une pleuvro-péripneumonie jointe avec la frénésie et le délire. Il donne, comme il a coutume de faire, des détails très-étendus sur l'ouverture du cadavre. Nous ne dirons rien de cette description, nous nous contenterons de rapporter une observation qu'il fit, et qui est analogue à notre objet. Dans le cadavre de ce potier de terre, les cartilages des dernières des vraies côtes du côté droit faisaient une saillie, comme si un corps quelconque, placé dans l'intérieur de la poitrine, les eût poussés en dehors. A l'ouverture de cette cavité, on ne trouva rien qui pût occasionner cette protubérance; et le célèbre médecin italien conjecture que cette éminence contre nature avait été produite par les contractions trop violentes et trop répétées du muscle pectoral droit, que les potiers de terre exercent continuellement dans leur métier. — Ramazzini n'a rien dit, ni rien vu de pareil. On ne peut nier que la conjecture de Morgagni n'ait de la vraisemblance; l'autorité, d'ailleurs, de cet homme illustre doit entraîner les opinions de ceux qui lisent ses écrits. Cependant, s'il était permis de proposer quelques doutes à cet égard, on demanderait pourquoi les cartilages ont fait saillie du côté droit plutôt que du gauche, puisque les potiers de terre se servent également de leurs deux bras? Pourquoi tant d'autres ouvriers, dont les travaux sont bien plus violents, et exigent bien plus d'efforts de leurs bras, tels que les serruriers, les maréchaux, les sonneurs, etc,, n'ont pas de semblables courbures aux cartilages costaux? Malgré ces petites difficultés, qui ne portent aucune atteinte à la judicieuse remarque de Morgagni, il est incontestable qu'une action trop vive et trop multipliée des muscles pectoraux peut dilater la capacité de la poitrine, en tirant les côtes et les cartilages en dehors, et surtout dans l'enfance et la jeunesse où les os résistent moins. Aussi est-il prouvé que l'exercice des bras contribue à la dilatation du thorax : ainsi plusieurs médecins célèbres conseillent aux jeunes gens qui ont la poitrine serrée, étroite et aplatie, de sonner, de ramer, de frapper du marteau, et de remuer le rateau et tous les outils du jardinage. En effet ces exercices, en agitant les bras, développent la capacité de la poitrine, font de la place aux poumons, et corrigent ainsi, par la gymnastique, un défaut qui vient souvent de naissance, et qui se perpétue malheureusement par la génération. Mais si cet exercice, égal et soutenu, peut dilater également, et d'une manière uniforme, la charpente osseuse du thorax, il est certain qu'une action d'un des pectoraux, vive et comme par saccades, peut tirer inégalement les cartilages, et en faire saillir un plus que l'autre; c'est peut-être ce qui est arrivé au potier de Morgagni. Il faut donc avertir les potiers de terre, et tous les ouvriers en général qui exercent leurs bras, d'éviter ces espèces de secousses violentes, et surtout de s'accoutumer à se servir de leurs deux bras indistinctement, pour tel ou tel autre ouvrage, pourvu toutefois que la situation qu'exige leur métier ne les en empêche absolument.

(1) La chaux blanche d'étain entre aussi dans la composition de l'anti-hectique de la poterie et du lilium de Paracelse. Ces remèdes et tous ceux que fournit l'étain sont fort peu usités en médecine; la plus ou moins grande quantité d'arsenic que contient ce demi-métal doit rendre toutes ses préparations suspectes. Si, comme nous l'avons déjà dit, pag. 63, les vaisseaux d'étain peuvent nuire dans les usages domestiques, que n'a-t-on pas à craindre de ce poison, lorsqu'on le donne intérieurement comme médicament?

(2) Il y a bien plus de danger pour les premiers que pour les derniers. L'étain en fusion répand des vapeurs arsenicales

aux mêmes maladies que les ouvriers en plomb et les potiers de terre; comme le métal qu'ils travaillent est composé de mercure et d'un soufre très-âcre (1), ils avalent, en le fondant, les vapeurs pernicieuses qui s'en élèvent. — Etmuller (2) rapporte l'histoire d'un potier d'étain qui est très-curieuse. Cet ouvrier réveillé au milieu de la nuit par une toux convulsive, un malaise incommode et une oppression vive, se levait de son lit, ouvrait ses fenêtres, respirait l'air frais et errait dans toute la maison jusqu'à la pointe du jour, heure à laquelle cessaient tous ces accidents. Etmuller, en médecin habile, attribue la cause de cette maladie nocturne aux fumées mercurielles qu'il avait avalées. Il admet dans l'étain une grande quantité d'antimoine volatil, qui, mêlé avec le nitre, acquiert la propriété fulminante (3). Il rapporte cette

---

très-dangereuses pour ceux qui les respirent. Les potiers d'étain doivent prendre beaucoup de précautions pour les éviter : une cheminée vaste sous laquelle on fond, et assez large pour contenir leurs différentes chaudières; une fenêtre ou une porte opposée à cette cheminée, leur seront très-utiles. Ils auront soin aussi de détourner la tête, lorsqu'ils jettent leur étain dans les moules.

(1) La manière dont Ramazzini énonce la composition de l'étain est fort obscure, et tient beaucoup de la chimie ancienne; le mot *mercure* signifierait-il la terre mercurielle de Beccher? Mais les chimistes ne l'admettent que dans l'argent, le plomb, l'arsenic et le mercure : la volatilité de la liqueur fumante de Libavius prouverait-elle l'existence de cette terre dans l'étain, ou bien est-ce simplement une expression vague, comme celle du mercure des philosophes, que les alchimistes employaient? Nous serions volontiers de cette dernière opinion, d'autant plus que la chimie, du temps de Ramazzini, était encore couverte, en partie, de ce voile épais qui la cachait au vulgaire, et peut-être aux chimistes eux-mêmes.

(2) *Colleg. consultat.*, cas. 17.

(3) Après avoir traduit littéralement ce passage, nous consultâmes Etmuller pour l'éclaircir. Nous trouvâmes d'abord l'histoire du potier d'étain, la vingtième, tandis que Ramazzini cite la dix-septième; nous conclûmes que nous avions entre les mains une autre édition que celle que Ramazzini avait eue. En outre, au lieu de fumées mercurielles, nous lû-

espèce d'asthme aux affections convulsives, et il regarde comme sa cause prochaine et immédiate le spasme et l'irritation d'un plexus nerveux, qui empêchait l'expansion des poumons.

Ces artisans sont assez communs dans les villes; et, dès qu'ils ont besoin du secours de la médecine, ils doivent être traités comme tous les autres ouvriers en métaux. Il faut d'abord avoir égard à leur poitrine comme au premier siége de la maladie; car ils se plaignent principalement de difficultés de respirer et d'étouffements. On les guérira comme ceux qui ont l'asthme des montagnes; on éloignera tous les remèdes desséchants; on emploiera par préférence le beurre, le lait, les émulsions d'amandes et de semences froides, la tisane d'orge; et les autres adoucissants et tempérants de cette classe. — On pourra aussi leur administrer les remèdes joviaux ci-dessus énoncés, principalement l'anti-hectique de Potier, qu'on prépare avec le régule d'antimoine et l'étain; et on se ressouviendra que les maux produits par les métaux se guérissent très-bien par les remèdes métalliques.

CHAPITRE VII.

DES MALADIES DE CEUX QUI TRAVAILLENT DANS LES VERRERIES ET LES GLACERIES.

Les verriers me paraissent être, de tous les artisans, ceux qui agissent avec le plus de sagesse et de prudence. Après

---

mes *gas metallicum;* au lieu de antimoine volatil, *sulphur metallicæ quidem prosapiæ, sed tamen valde volatile existens;* et enfin, *pour quod cum nitro mixtum, vim fulminantem adscissit,* cette phrase analogue, mais bien plus claire, *si enim rasura stanni miscetur cum nitro, strepitum quasi pulveris pyrii edit.* Il est donc clair qu'Etmuller a attribué l'asthme convulsif de cet ouvrier aux fumées sulfureuses et non mercurielles de l'étain qu'il avait fondu; et que, pour prouver l'existence du soufre dans l'étain, il a rapporté l'expérience de la détonation du nitre par ce métal. Il est clair aussi que le mot *sulphur,* dans cet endroit, signifie simplement phlogistique. Etmuller rapporte aussi la cause éloignée de cet asthme aux fumées du charbon, *carbonum gas,* que les ouvriers en étain respirent dans leurs travaux.

avoir travaillé six mois de l'année, l'hiver et le printemps, ils se reposent, et, parvenus à l'âge de quarante ans, ils abandonnent leur métier, et passent le reste de leur vie à jouir en repos de ce qu'ils ont amassé, ou bien ils se livrent à une autre profession. Leur travail, en effet, est tellement rude, qu'il n'y a que des hommes robustes et dans la fleur de leur âge qui puissent y résister. Je ne crois pas que la masse vitreuse fondue fasse aucun mal aux ouvriers, puisqu'ils ne s'en plaignent point du tout, et puisqu'on ne sent aucune odeur désagréable ou nuisible dans leurs ateliers. Ce n'est pas ici le lieu de faire des recherches sur la substance qui leur sert à faire le verre, ni sur la manière dont ils forment leurs vaisseaux avec le soufle; il nous suffit de savoir que tout ce que ces ouvriers ont à souffrir de leur métier vient, et du feu violent qu'ils emploient, et de quelques minéraux dont ils se servent pour colorer leur verre. Au milieu de l'hiver, on les voit à demi nus, occupés sans cesse à souffler leurs vases auprès des fourneaux embrasés, les yeux attachés sur le feu et sur la matière en fusion; c'est là la cause de tous leurs maux. Leurs yeux recevant la première impression du feu pleurent continuellement; ils sont rongés d'une chassie âcre, ils maigrissent et diminuent de volume en perdant une partie de leurs humeurs, que le feu consume et évapore. La soif ardente qui les tourmente les force de boire souvent; épouvantés par l'exemple de quelques personnes qui sont mortes subitement pour avoir bu de l'eau froide lorsqu'elles avaient très-chaud, ils tombent dans un excès qui leur est préjudiciable, en buvant du vin immodérément.

Ils sont aussi sujets aux maladies de poitrine; toujours exposés à l'air, le corps couvert d'une simple chemise, et passant, après leur ouvrage, dans un lieu plus froid que leur atelier, la nature, toute forte qu'elle est, ne peut souffrir long-temps ces changements si subits; de là, les pleurésies, l'asthme et la toux chronique qui les assaillent. — Mais il y a de bien plus grands maux à craindre pour ceux qui font les verres colorés pour les colliers, et pour les autres bijoux dont le peuple se pare. Pour colorer leur cristal, ils se servent de borax calciné, d'antimoine et d'une certaine quantité d'or; ils réduisent ces trois substances en poudre, les mêlent avec du verre pulvérisé, et ils en font

une pâte qu'ils fondent en verre. Dans ces opérations, malgré le soin qu'ils ont de détourner le visage et de le couvrir d'un voile, ils avalent des vapeurs nuisibles, qui souvent les suffoquent et les font tomber à demi-morts; ou qui, par la suite du temps, leur font naître des ulcères dans la bouche, l'œsophage et la trachée-artère, et enfin les rendent poumoniques, comme l'anatomie l'a démontré à l'ouverture de leurs cadavres. — Il m'a paru assez surprenant qu'un mélange de borax et d'antimoine avec du verre produisît des effets aussi pernicieux; quoique je n'aie pu m'assurer de ce fait par moi-même (parce qu'à Modène on ne fait pas de verre coloré), je le regarde cependant comme très-vrai, puisqu'il m'a été communiqué par M. Joseph de Grandis, autrefois mon auditeur à Modène, et qui actuellement exerce la médecine et démontre l'anatomie avec beaucoup de gloire à Venise, où il y a des verreries fameuses dans l'île Mouran. C'est ainsi, comme je l'ai déjà dit, que les combinaisons des corps en imposent aux plus habiles médecins, surtout quand le feu y contribue. Cet élément, appelé par Van Helmont le corrupteur et la mort des êtres, donne cependant naissance à beaucoup de corps nouveaux. Aussi Pline (1) a-t-il dit savamment : « La même matière forme » différents corps, suivant les degrés de » feu divers qu'on lui applique. »

Ceux qui, à Venise surtout, font les miroirs éprouvent, comme les doreurs, les effets pernicieux du mercure, en enduisant avec ce demi-métal les glaces, pour rendre plus distincte et plus apparente l'image de l'objet représenté. Ce travail était, à ce qu'il semble, inconnu aux anciens, puisque Pline (2) n'en a fait aucune mention dans son Histoire naturelle, en décrivant les différentes manières de préparer les glaces. Les miroitiers, en maniant le mercure, deviennent paralytiques, asthmatiques, et sujets à toutes les maladies décrites ci-dessus. A Venise, dans l'île Mouran, où l'on prépare les plus grandes glaces, ces malheureux se voient à regret dans leurs ouvrages où se peint leur malheur; et ils détestent leur métier. Dans une lettre écrite de Venise à la Société royale de Londres (3), on lit que ces ouvriers, qui

(1) L. xxxvii, H. N.; c. xxvi.
(2) L. xxxiii, c. ix.
(3) T. i, *mensis aprilis*.

donnent le tain aux glaces, deviennent souvent apoplectiques. — Quant aux secours médicinaux qui conviennent à ces ouvriers, je n'ajouterai rien à ce que j'ai dit dans les chapitres précédents, leur cure étant la même que celle de tous les artisans qui emploient les minéraux dans leurs travaux, et qui se servent du feu dans leurs opérations (1).

CHAPITRE VIII.

DES MALADIES DES PEINTRES.

Les peintres ont aussi plusieurs maladies qui leur sont propres, comme les tremblements des membres, la cachexie, la noirceur des dents, la pâleur du visa-

---

(1) Il y a peu de secours à apporter à des hommes qu'un feu violent dessèche et brûle sans cesse. Tous les verriers sont maigres, faibles, et leur sang est dans un état d'épaississement considérable. Les maladies aiguës qui les attaquent souvent sont terribles. Nous ne leur conseillerions pas, pour les prévenir, de sortir de la verrerie pour respirer un air plus naturel, comme les auteurs du nouveau Dictionnaire de médecine. L'eau de guimauve qu'ils recommandent peut leur être très-utile, ainsi que tous les délayants possibles. Ces ouvriers sont toujours dans un état fébrile; une boisson très-bonne et peu dispendieuse, c'est l'eau aiguisée d'un peu de vinaigre, posca, que les anciens faisaient boire à leurs soldats lorsqu'ils étaient fatigués par la marche. Cette liqueur agréable étancherait leur soif, apaiserait la fougue de leurs humeurs, les entretiendrait dans cet état de fluidité inséparable d'une bonne santé. Les excès en tout genre leur sont pernicieux; leur nourriture doit être humectante et tempérante; les lavements simples ou émollients seront très-avantageux pour leur entretenir le ventre libre. Ils doivent éviter les exercices pénibles hors de leur profession, les courses fatigantes, les chants continus et forts, l'agitation violente de leurs membres. L'usage trop fréquent des plaisirs de l'amour augmenterait leurs maux. Un état qui exige tant de précautions et de ménagements doit rendre très-malheureux ceux qui l'exercent. Il en coûte au cœur du médecin pour leur prescrire des règles si austères; mais tel est l'empire de la vérité, qu'il force quelquefois à l'austérité ceux qui en sont les organes.

ge, la mélancolie et la perte de l'odorat. Souvent, en prêtant aux portraits des autres plus de beauté et de couleur que la nature ne leur en a données, ils manquent eux-mêmes de coloris et d'embonpoint. Tous les peintres que j'ai connus à Modène ou dans d'autres villes étaient valétudinaires: en parcourant leur histoire, on apprend, avec douleur, qu'ils ne parviennent pas à une longue vieillesse, et que les plus habiles d'entre eux ont été enlevés trop tôt à leur pays (1). Raphaël d'Urbin, ce peintre célèbre à si juste titre, mourut à la fleur de sa jeunesse; et Balthasar Castilioneus a fait un très-bon poème sur la mort de ce grand artiste.

On pourrait accuser de ce malheur la vie sédentaire qu'ils mènent, et ce génie mélancolique qui les suit partout, lorsque éloignés du reste des hommes ils repassent dans leur esprit les idées fantastiques qui les agitent; mais la principale cause qui rend les peintres malades, c'est la matière de leurs couleurs, qu'ils ont continuellement dans les mains et sous le nez. Tels sont le minium, le cinnabre, la céruse, le vernis, l'huile de noix, celle de lin, dont ils adoucissent et dissolvent leurs couleurs, et beaucoup d'autres substances colorées tirées des minéraux. De là l'odeur infecte et latrinale qu'on respire dans leurs ateliers, qui s'exhale du vernis et des huiles, et qui, se portant à la tête de ces artistes, produit la perte d'odorat qui leur est particulière. D'ailleurs les peintres ont coutume de tacher leurs habits en travaillant, et ainsi ils avalent et respirent continuellement des vapeurs pernicieuses qui attaquent les esprits animaux, et, pénétrant dans le sang par les organes de la respiration, troublent l'économie des fonctions naturelles, et produisent toutes les maladies que nous avons énoncées. Tout le monde sait que le cinnabre est formé par le mercure, que la céruse est préparée avec le plomb, le vert-de-gris avec le cuivre, le bleu d'outremer avec l'argent (2); et qu'ainsi presque toutes

---

(1) Les faits ne sont pas d'accord avec cette assertion. M. Bouvart, dans son examen d'un Traité sur la colique de Poitou, cite dix-neuf exemples de peintres en tableaux, qui sont morts tous presque vieux, et il prouve que ce sont les barbouilleurs seuls dont la profession abrège la vie.

(2) Ramazzini s'est trompé en disant

les couleurs sont tirées des minéraux, qui, comme le savent très-bien les peintres, en fournissent de plus vives et de plus durables que les végétaux; c'est de cette source que découlent tous les maux qui affligent les peintres : leurs maladies sont donc les mêmes que celles des ouvriers en métaux, et elles n'en diffèrent que par leur moindre intensité.

Fernel (1) décrit à ce sujet la maladie d'un peintre d'Angers, qui eut d'abord des tremblements des doigts et des mains, et bientôt une vraie convulsion

que l'outremer se fait avec l'argent, à moins qu'il n'ait voulu parler d'une espèce de *bleu d'azur*, qui n'est qu'une rouille de ce métal. Suivant quelques chimistes, ce bleu se forme en exposant des lames d'argent minces à l'action d'un mélange de sel gemme, d'alcali fixe et d'alun de roche dans du vinaigre distillé; en enterrant le vase qui contient ces substances dans du marc de raisin, et en le visitant tous les trois jours, temps où l'on trouve une poussière bleue sur le métal.—Quoi qu'il en soit, l'outremer dont se servent les peintres, et qui est si précieux, se tire de la pierre d'azur, ou *lapis lazuli*. On la fait calciner, on la porphyrise, on la mêle avec de la poix grasse, de la cire et de l'huile; on lave ce mélange dans de l'eau, et il se précipite une poudre très-fine et d'un bleu très-beau. — Kunckel indique quelques différences dans cette préparation. Il veut qu'on éteigne dans le vinaigre distillé la pierre rougie au feu, qu'on la mêle avec un poids égal de cire vierge et de colophane, qu'on laisse ce mélange dans de l'eau pendant huit jours, qu'on le malaxe ensuite dans plusieurs eaux chaudes, pour avoir différents bleus. — Les chimistes ne sont point encore d'accord sur la nature de cette substance; les uns admettent de l'or et du cuivre dans le *lapis lazuli*. M. Margraf croit que c'est au fer qu'est due la couleur bleue. Quelques auteurs assurent que cette couleur se perd à un feu violent, ce qui semblerait prouver qu'elle n'est point due à une substance métallique. Il y a tout lieu de croire que cette différence d'opinion vient de la nature différente des pierres d'azur que chacun d'eux a traitées, différence qui en apporte nécessairement une dans les outremers qu'on en retire. C'est aussi pour cette raison qu'on recommande, pour connaître le meilleur, de le mettre sur une pelle rougie au feu, sur laquelle il ne doit pas perdre sa couleur.

(1) *De lue vener.*, c. VII.

de tout le bras; peu de temps après ses jambes furent attaquées du même mal, enfin il fut tourmenté d'une douleur si violente à l'estomac et dans les deux hypochondres, que ni les lavements, ni les fomentations, ni les bains ne purent le secourir. Dans les accès de cette douleur, trois ou quatre hommes couchés sur son ventre la diminuaient, et le soulageaient un peu par la pression qu'ils y exerçaient. Après trois années d'une souffrance aussi terrible, il mourut dans le marasme. Il y eut entre de célèbres médecins qui le virent de grandes contestations sur la vraie cause de cette douleur, tant avant qu'après l'ouverture du cadavre, parce qu'on ne trouva rien dans les viscères qui constatât la cause et la nature de la maladie. En lisant cette histoire, j'ai admiré la franchise ingénue de Fernel, qui avoue, comme tout grand homme doit faire suivant Celse, qu'aucun des médecins n'a rencontré juste dans cette maladie; il ajoute que ce peintre, en travaillant, avait coutume, non-seulement de nettoyer son pinceau avec ses doigts, mais encore de le sucer imprudemment. Il est vraisemblable que le cinnabre s'est communiqué des doigts au cerveau, et à tout le genre nerveux, et qu'une partie descendue dans l'estomac a porté dans les intestins un caractère malin et inconnu, qui fut la cause occulte des maux qu'il a soufferts.

C'est aussi à la qualité pernicieuse de leurs couleurs qu'on doit attribuer l'extérieur cachectique, le teint pâle et livide, et les affections mélancoliques qui sont propres aux peintres, et qui les font reconnaître au premier coup d'œil. On dit que le Corrège était si mélancolique, et avait l'esprit si aliéné, qu'il ne connaissait ni son mérite ni la valeur de ses ouvrages, et qu'il reporta plusieurs fois aux acquéreurs le prix de ses tableaux, comme s'ils se fussent trompés en donnant de l'or pour ces peintures admirables, qui, actuellement, ne peuvent plus être assez payées. Lors donc que les peintres seront attaqués de quelques maladies, il faudra, avec un soin particulier, unir aux remèdes accoutumés ceux qui sont capables de détruire les mauvais effets des substances minérales : remèdes que nous avons plusieurs fois recommandés, et que nous n'indiquerons pas ici, de peur d'ennuyer nos lecteurs par une répétition aussi fastidieuse qu'inutile (1).

(1) Quoiqu'il soit très-prouvé que la

CHAPITRE IX.

DES MALADIES DE CEUX QUI SONT EXPOSÉS AUX VAPEURS DU SOUFRE.

Le soufre étant un des minéraux les plus employés pour les usages de la vie, et donnant plusieurs maladies dangereuses à ceux qui l'extraient, qui le fondent, aussi bien qu'à ceux qui l'emploient dans leurs travaux, nous traiterons dans ce chapitre des maux qu'il fait naître. Ceux qui sont exposés à la vapeur du soufre allumé ou fondu sont sujets à la toux, à la

colique de plomb exista de tous les temps, puisqu'il y a toujours eu des peintres, des ouvriers occupés à l'exploitation des mines, etc., quoiqu'il y en ait des traces dans beaucoup de médecins anciens, et que Stockhusen en ait fait un traité particulier, quarante-quatre ans avant l'impression de l'ouvrage de Ramazzini, il est cependant certain que cette colique n'a point été décrite par ce dernier, et qu'il n'en a fait aucune mention expresse. Quelques passages, il est vrai, semblent y avoir rapport: ainsi les convulsions, la paralysie, le trouble des fonctions naturelles dont Ramazzini fait mention relativement aux maladies des peintres, sont en quelque sorte des traces de cette colique. En outre, les remèdes métalliques, qu'il recommande dans les maladies des peintres, offrent encore une analogie frappante avec la guérison de la colique de plomb; mais on ne peut disconvenir que ces rapports sont très-légers, et que Ramazzini semble n'avoir pas connu cette maladie. Il a cependant rapporté, d'après Fernel, la fameuse histoire du peintre d'Angers, et il aurait pu, s'il avait eu connaissance de cette colique, disserter à cette occasion sur sa nature, sa cause et son traitement. — Ce silence de Ramazzini sur une maladie si terrible, nous oblige d'en dire quelque chose ici. Nous croyons, malgré les traités excellents et nombreux sur cette maladie, devoir en donner un tableau très-court, parce que des vérités aussi intéressantes ne peuvent être trop répétées. —La colique de plomb s'annonce par des douleurs vagues du ventre, des inquiétudes, et des tressaillements convulsifs. La constipation, les douleurs d'estomac, les vomissements, la pâleur du visage accompagnent aussi cette période. Les malades ont la tête lourde et souffrante, les yeux égarés; ils perdent quelquefois l'usage de la raison. Bientôt la douleur du ventre augmente et se fixe vers le nombril, qui est retiré et profond. Souvent cette douleur est si vive, que les malades se roulent sur leurs lits en jetant les hauts cris. Il semble alors qu'une compression violente diminue leurs maux, témoin le peintre d'Angers cité par Fernel, qui n'avait d'autre soulagement que lorsque deux ou trois hommes se

mettaient sur son ventre. A cette époque, les urines et les excréments sont retenus: l'anus semble remonté et fermé spasmodiquement. Il survient aussi des convulsions, la perte de la vue et de la voix, quelquefois même des accès épileptiques. Pendant ce temps, le pouls est ondulant et presque naturel. Si les malades ne sont promptement secourus, les extrémités supérieures se paralysent, les doigts deviennent crochus, et ces accidents secondaires semblent être la crise de la colique. D'autres fois, lorsque le mal empire, les malades meurent dans des douleurs effroyables. — L'ouverture des cadavres fait voir les intestins pleins d'air, desséchés, et peu altérés dans leur couleur. On trouve, à l'intérieur des intestins, des excréments secs et noirâtres qui les enduisent, ou qui sont formés en petites boules. Tous les viscères sont dans leur état naturel; la bile est épaisse et noire. — Si l'on en croit quelques médecins modernes, la colique des peintres n'a jamais été produite que par les différentes préparations du plomb, et ne peut venir que de cette cause. Les preuves que l'on trouve dans le Traité de Stockhusen et dans les Commentaires de M. Gardane, semblent mettre cette question hors de doute. Cependant Citois, Huxham, M. Bonté se sont-ils trompés, en assignant pour cause des coliques qu'ils ont observées, les vins verts et aigres, et n'auraient-ils pas pu découvrir le plomb dans les vins mangonisés? N'existe-t-il pas une colique végétale dont la cause n'est point due au plomb? Ce n'est point à nous à nous prononcer sur cette question. Nous nous bornerons à faire observer que la cause la plus commune de la colique des peintres est le plomb; soit qu'on en reçoive les vapeurs lorsqu'il est en pleine fusion, soit qu'on prenne intérieurement quelques préparations de ce métal, ou dans le vin, ou dans quelque médicament. — Quant au traitement de cette maladie, on ne peut douter aujourd'hui de la supériorité de la méthode forte sur l'anti-phlogistique. Cette dernière n'a jamais réussi, tandis que la première n'a jamais manqué de procurer la guérison. Quoique la méthode forte soit dans beaucoup d'écrits, nous allons en offrir un précis, pour terminer

dyspnée, à l'enrouement et aux maladies des yeux. Cette substance est composée de deux parties, comme nous l'apprend son analyse : l'une est grasse et inflammable, l'autre est acide et éteint le feu plutôt que de s'enflammer à son contact. Quand le soufre est fondu ou enflammé, son acide volatil, réduit en vapeurs, cause les maladies énoncées, surtout la toux et la faiblesse de la vue, en blessant, par son action irritante, les poumons et les yeux, dont le tissu est fin et délicat. Ainsi Martial, passant en revue les marchands et les ouvriers qui interrompaient son sommeil à Rome, et le forçaient de se retirer à sa maison de campagne, après avoir parlé des chaudronniers, des monnoyeurs, des boulangers, des juifs, etc., n'oublie pas les marchands d'allumettes qu'il caractérise par les yeux chassieux (1).

Les blanchisseuses éprouvent combien est nuisible le soufre qui brûle, quand elles y exposent leurs étoffes de soie pour les blanchir. Elles savent que la vapeur de cette substance ternit les roses de leurs joues, et les rend pâles (2). On

a coutume dans l'Allemagne de faire brûler du soufre dans les tonneaux, pour préserver les vins du Rhin de la mucidité pendant plusieurs années. Van Helmont rapporte ce fait en parlant de l'asthme et de la toux. C'est donc l'acide sulfureux, ennemi des poumons et de la trachée-artère, qui cause les maux détaillés ci-dessus. On sait l'histoire de cette femme infidèle qui, surprise par son mari, cacha son amant dans son lit, et se trahit elle-même en le couvrant d'une toile soufrée. En effet, la vapeur du soufre ayant affecté vivement son amant, il ne put s'empêcher de tousser et d'éternuer, et de se découvrir ainsi au mari. Nous avons encore pour preuve l'histoire de ce boulanger, qui, voyant des bouls soufrés (1), avec lesquels ils allument leur bois, enflammés, et craignant que le feu prît à sa maison, osa les fouler aux pieds pour les éteindre, et pensa mourir sur-le-champ. Il eut pendant plusieurs jours une toux très-violente, une grande difficulté de respirer ; accidents qui provinrent, sans doute, du resserrement des vésicules pulmonaires par l'acide du soufre qu'il avait avalé. L'huile d'amandes douces, la diète lactée, le soulagèrent un peu ; mais il ne survécut pas un an à son imprudence. Etmuller (2) a observé que les vapeurs du nitre et du soufre causaient une toux opiniâtre, et une difficulté de respirer. Qu'on ne nous oppose pas que le soufre est communément nommé le baume des poumons : car il n'est tel que quand on lui a ôté son acide abondant, comme nous l'apprennent Juncken (3) et Etmuller. Ce dernier dit positivement (4), que le soufre ne doit être appelé le baume des poumons, que quand on a séparé sa partie grasse balsamique de son acide corrosif. Juncken donne la manière de faire cette séparation, en sublimant le soufre avec le corail et la corne de cerf, qui, en s'emparant de son acide, laissent la substance grasse seule et isolée.

Je ne vois pas pourquoi plusieurs de mes confrères prescrivent l'esprit de soufre dans les maladies de poitrine. Quoique les auteurs aient écrit que le soufre est excellent dans ces cas là, c'est se tromper que d'admettre dans son acide

---

ce que nous nous sommes proposé de dire sur la colique des peintres. — On donne d'abord au malade un lavement purgatif; dix heures après, on lui en donne un autre composé de parties égales d'huile de noix et de vin rouge. Le lendemain, on lui administre le tartre stibié à forte dose, proportionnée cependant à son âge, ses forces et son tempérament. Le soir il prend un bol de thériaque avec un grain d'opium, que l'on continue le troisième jour. Le quatrième, on le purge avec un fort purgatif, et on le met à l'usage d'une tisane sudorifique. Si la colique ne cède pas à ce premier traitement, on le recommence; mais il est très-rare qu'on soit obligé d'en venir là. La paralysie qui succède souvent à cette maladie se guérit par l'électricité, les purgatifs, les eaux ferrugineuses et les liniments aromatiques. — Nous finirons cette note en faisant observer que les peintres ne sont pas les seuls ouvriers attaqués de cette maladie, et que tous ceux qui se servent du plomb y sont sujets, tels que, par exemple, les plombiers, les potiers de terre, les fondeurs en caractères, les lapidaires, les passe-talonniers, etc.

(1) Nec sulphuratæ lippus institor mercis.
                                              L. XII, ep. LVII.
   Ni le chassieux qui vend des allumettes.
(2) Tingat et afflatos sulphuris aura rosas.
   La vapeur du soufre décolore les roses et les teint en jaune.

(1) *Rotulas sulphuratas.*
(2) *De vitiis exspirationis læsæ.*
(3) *Chimie expérimentale.*
(4) *Mineralogia,* cap. *De sulph.*

les mêmes vertus que dans le soufre en-tier. On tombe encore dans la même er-reur, lorsque, pour guérir la gale, on donne à l'intérieur, comme spécifique, le même esprit de soufre mêlé à quel-que bouillon, et lorsqu'on en prescrit l'usage pendant long-temps. Les bons effets du soufre qui entre dans les on-guents contre la gale, n'offrent qu'une fausse analogie, par laquelle on ne doit pas se laisser conduire (1). Je conseille

donc à tous les ouvriers qui sont exposés aux vapeurs du soufre, de s'en préser-ver autant qu'il sera en eux, et d'apai-ser leur toux avec le sirop de guimauve, les émulsions de semences de melon, la tisane d'orge, l'huile d'amandes douces, et de faire un usage journalier du lait dans leurs alimens (1).

---

(1) L'usage intérieur du soufre à trop grande dose peut nuire, et même agir comme un poison. Pline l'a regardé comme dangereux, et il a recommandé le lait d'ânesse à ceux qui avaient pris de ce minéral. Galien a dit que le soufre produisait des ulcères lorsqu'il restait appliqué long-temps sur une partie. Un auteur qui a écrit sur les poisons, que Van der Linden appelle Ardoynis, Ramaz-zini, Arduinus, et Morgagni, Ardoynus, nous apprend que celui qui avale du soufre est attaqué de chaleur d'estomac; que ses intestins se tordent, se déchirent et s'ulcèrent. Morgagni a mis le sceau à ces assertions par deux exemples. On trouve dans sa cinquante-cinquième lettre sur les ulcères et le sphacèle, articles 10, 11, 12, l'histoire d'un portefaix et de sa femme qui, ayant pris du soufre dans du vin pour se guérir de la gale, moururent tous deux avec des traces non équivo-ques d'inflammation et de gangrène à l'estomac et aux intestins. — La femme tomba malade aussitôt après avoir bu ce mélange; elle vomissait, avait le pouls dur et serré, et la respiration très-diffi-cile. L'huile d'olives, le lait, deux sai-gnées, ne purent la sauver de la mort, qui arriva environ le quatrième jour de sa maladie. On l'ouvrit. L'estomac, les intestins grêles et une grande partie du colon étaient distendus par de l'air. L'é-piploon était remonté, et ne couvrait point les intestins; le mésocolon transverse était semé de taches rougeâtres. La face extérieure de l'estomac offrait des vais-seaux gonflés. A l'intérieur, vers le py-lore, il y avait un espace arrondi environ de quatre doigts, blanchâtre, rude au toucher, et injecté de vaisseaux noirâ-tres, qui désignait l'érosion de la mem-brane interne, et l'effet d'une inflamma-tion locale et d'une gangrène qui en avait été la suite. — Le mari, robuste, âgé en-viron de quarante ans comme sa femme, et ivrogne comme elle, n'ayant pas pris une si grande quantité de ce vin sulfuré, eut une santé aussi vigoureuse qu'elle avait coutume d'être, six mois entiers

après la mort de sa femme. A cette épo-que, une fièvre violente le tua en deux jours. Il vomissait, avait le pouls presque naturel, mais un malaise malin et sus-pect, la respiration laborieuse, des con-vulsions, un délire violent dans lequel il s'écriait qu'il avait le feu à l'estomac. A l'ouverture de son cadavre, on trouva l'épiploon, les appendices épiploïques du colon, et la membrane adipeuse du rein gauche, noirâtres et livides; le colon gonflé d'air, l'estomac resserré, noir en dehors et enflammé en dedans dans une étendue de la largeur de la main, vers le grand cul-de-sac. — Après cette histoire, Morgagni, ayant appris que le vin qu'ils avaient bu avait séjourné dans un vais-seau de cuivre, attribue la maladie, 1º à la disposition inflammatoire de l'esto-mac de ces deux sujets, produite par le vin dont ils faisaient un usage immo-déré; 2º à l'action vénéneuse du cuivre; 3º à celle du soufre, sur laquelle il in-siste. — On ne peut donc douter que cette substance inflammable minérale ne puisse produire des effets dangereux dans les premières voies où elle est portée en substance, et où elle agit à la manière d'un topique.

(1) Les ouvriers qui emploient le soufre doivent prendre le plus de précautions qu'il leur sera possible. Les vapeurs de cette substance fondue, ou enflammée, sont très-pernicieuses; reçues avec l'air dans le poumon, elles agissent violem-ment sur cet organe, picotent sa mem-brane très-sensible et très-irritable, ex-citent une toux violente et convulsive; et si elles sont long-temps inspirées, ou en trop grande quantité, elles arrêtent le mouvement vital, en desséchant subite-ment les vésicules pulmonaires, et en empêchant ainsi la dilatation de ce viscè-re. On a trouvé les poumons d'une personne suffoquée par la vapeur du soufre desséchés et rapetissés à un point qu'ils étaient retirés dans le fond des ca-vités thoraciques, et qu'ils n'en occu-paient pas à beaucoup près toute l'éten-due. Dans le commencement de l'action délétère de cette substance, la vapeur du lait chaud respirée est d'un secours très-efficace, en enveloppant les particules

CHAPITRE X.

DES MALADIES DES SERRURIERS.

L'expérience journalière nous apprend que les serruriers sont affligés de maux d'yeux. Je pense que ces maladies viennent, non-seulement du feu violent qu'ils regardent continuellement, mais encore des parties sulfureuses du fer rouge qui, frappant et irritant les membranes de l'œil, font sortir par expression, l'humeur des glandes ciliaires ou de Meibomius, et produisent ainsi la chassie, souvent même des ophthalmies. Juvénal, en parlant du père de Démosthène, qui faisait des épées, nous le dépeint chassieux (1).

En lisant les mots *luteo Vulcano*, employés par Juvénal, en réfléchissant que les poètes n'ont jamais donné au feu une pareille épithète, et qu'ils nomment au contraire cet élément brûlant, étincelant, etc., j'ai imaginé que le poète voulait parler de la couleur jaune que les métaux en fusion communiquent au visage des ouvriers, à cause du soufre qu'ils contiennent, comme j'ai eu occasion de l'observer dans la fabrique des instruments de guerre; voyant ensuite que le mot *luteo* avait, dans le vers de Juvénal, la première syllabe brève, j'ai pensé qu'il ne pouvait signifier la couleur jaune, mais plutôt quelque chose de terreux, de limoneux (2). Puis donc que le fer contient une assez grande quantité de soufre, il n'est pas étonnant que, quand on le chauffe au rouge, il s'en dégage des molécules sulfureuses, comme

âcres du soufre, et en amollissant et relâchant les membranes qu'il a crispées et resserrées dans son action.

(1) Quem pater ardentis massæ fuligine lippus,
A carbone et forcipibus, gladiosque parantis
Incude, et luteo Vulcano ad rethora misit.
Satyr. 1.

Son père, devenu chassieux par l'éclat du fer ardent, lui fit quitter la forge, les tenailles et l'enclume sur laquelle il fabriquait les épées, pour l'envoyer de son antre enfumé sous la dictée d'un rhéteur.

(2) L'expression de Juvénal, qui signifie feu terreux, limoneux, ne serait-elle pas prise pour le charbon de terre que les ouvriers de forge emploient? Il nous semble que Ramazzini l'entendait dans ce sens, quoiqu'il ne l'ait pas expliqué d'une manière précise.

du charbon. Ces molécules, en picotant les membranes des yeux, comme des épingles très-acérées, produisent la chassie et des ophthalmies. Beaucoup de serruriers m'ont consulté pour ces maladies (1); je leur ai conseillé le lait de femme, l'eau d'orge et les autres tempérants, la saignée même, lorsque l'inflammation est vive : ils doivent aussi faire usage du petit-lait de vache, des émulsions faites avec des semences de melon, et d'une diète rafraîchissante, ainsi que tous les ouvriers qui se servent d'un feu violent dans leurs travaux; il faut leur recommander spécialement les betteraves (2), pour leur entretenir le ventre libre : car ils ont coutume d'être resserrés. Si leurs maux d'yeux sont opiniâtres, ils trouveront un bon remède dans l'eau où l'on éteint le fer rouge; il faut aussi les avertir de ne point trop regarder ce métal lorsqu'il sort de la forge et que sa rougeur blesse les yeux (3).

(1) On ne peut pas nier que des vapeurs sulfureuses, la lumière excessivement vive du fer rouge et la chaleur violente des forges ne puissent causer des ophthalmies aux serruriers. Mais n'y a-t-il pas aussi d'autres causes qui donnent naissance à ces maladies? Les particules déliées de fer et d'acier que la lime disperse assez loin ne peuvent-elles pas s'introduire dans les yeux de ces ouvriers, y causer de l'irritation en les picotant, et y exciter ainsi une inflammation qui ne doit cesser que lorsque ce corps étranger sortira? S'il n'y avait, en effet, que le feu et le soufre qui causassent cette incommodité, pourquoi tous les autres ouvriers, qui sont exposés aux mêmes vapeurs ignées et sulfureuses, ne l'éprouveraient-ils pas? Si cela était, comme il est assez vraisemblable de le croire, on pourrait se servir avec succès du moyen employé par l'épouse de Fabrice de Hilden, qui fut en cette occasion plus adroite que son mari. Une pierre d'hirondelle sera encore très-utile, en entraînant avec elle les particules d'acier qui irritent le globe de l'œil. On emploiera en outre les remèdes antiphlogistiques, que Ramazzini a recommandés contre les symptômes accessoires et quelquefois assez violents qui accompagnent cette ophthalmie métallique.

(2) Martial appelle ce légume *fabrorum prandia*, le dîner des artisans.

(3) Les serruriers et tous les ouvriers en fer, les maréchaux, les taillandiers,

CHAPITRE XI.

DES MALADIES DES PLATRIERS ET DES CHAU-FOURNIERS.

Le plâtre et la chaux font aussi beau-coup de tort à la santé de ceux qui cuisent, manient et vendent ces substances. Tout le monde sait que le plâtre est mis au nombre des poisons, et qu'il suffoque ceux qui en avalent. Ainsi, au rapport de Pline (1), L. Proculeius, courtisan d'Auguste, tourmenté d'une douleur insupportable à l'estomac, s'empoisonna avec du plâtre. Ceux qui sont occupés à cuire, à préparer, à battre, et à passer cette subtance, ceux même qui la vendent, ont, comme je l'ai souvent observé, une grande difficulté de respirer, le ventre resserré, les hypochondres dures et tendues, le visage pâle et vraiment plâtré. Ces maux affligent principalement ceux qui broyent le plâtre à la meule (2);

etc., sont encore sujets à d'autres mala-dies : les travaux excessifs auxquels ils sont obligés de se livrer, la nourriture assez peu appropriée à leur genre de vie, l'excès de vin auquel ils s'adonnent la plupart, sont des causes suffisantes de maladies aiguës très-violentes, auxquelles ils sont sujets. Au reste, il n'y a rien de particulier dans le traitement de ces ma-ladies. — Leurs mains sont ordinaire-ment couvertes de durillons, que le ma-niement des marteaux fait naître. *Condyloma tylus*, Sauvages. Elles perdent ainsi une partie de leur sensibilité; mais ce mal est fort léger, et ne vaut pas la peine qu'on s'en occupe. — Ils ont en-core à craindre le changement subit de l'air. L'hiver, enfermés dans des ateliers très-chauds, ils en sortent au milieu du jour et au soir : alors le froid extérieur les saisit, et, en arrêtant la transpiration, leur occasionne des rhumes, des esqui-nancies, des pleurésies, des péripneumo-nies. Pour éviter ces maladies, rendues plus fâcheuses par l'exercice violent au-quel leur métier les expose, ils auront soin de se bien garnir en sortant de leur atelier, de défendre même de l'impres-sion de l'air leurs mains et leur visage, et de se soustraire ainsi aux rhumes de cerveau, le moindre mal que cette im-prudence puisse leur causer, qui d'ail-leurs peut descendre sur leur poitrine, et entraîner après soi des accidents plus graves.

(1) L. xxxvi, H. N., c. xxiv.
(2) *Mola asinaria.*

ceux qui le passent, ainsi que les mode-leurs, qui font avec cette substance sa-line terreuse des statues, des bustes pour orner les temples, les maisons des princes et les bibliothèques. Ce dernier usage est très-ancien, puisque Juvénal a dit dans une de ses satires : « Sachez » d'abord qu'ils sont tous ignorants, quoi-» qu'ils étalent dans leurs maisons les » bustes de Chrysippe (1). » Il s'est ainsi moqué de ces riches présomptueux qui, pour se donner une réputation de savants parmi le vulgaire, ornent leurs bibliothè-ques des bustes des différents philoso-phes. Les plâtriers, malgré le soin qu'ils ont de se couvrir la bouche d'une toile, avalent une certaine quantité de particu-les gypseuses qui voltigent dans l'air, et qui, pénétrant dans les organes de la res-piration, se mêlent à la lymphe, se con-crètent en tophus, et forment des incrus-tations dans les replis tortueux des pou-mons.

Qu'il me soit permis de m'écarter un peu de mon objet, et de m'arrêter un in-stant sur la nature du plâtre; ceux qui ont traité des fossiles ont dit très-peu de chose de cette substance. Dioscoride et Galien ont écrit que le plâtre était em-plastique et astringent. Pline (2) a dit qu'il était analogue à la chaux. Les mo-dernes lui attribuent, avec Césalpin (3), une qualité obstruante et suffocante. Amatus Lusitanus admet une vertu des-siccative dans le plâtre, et il dit que ceux qui le préparent meurent presque tous, parce que leur tête faible et malade par la sécheresse que le plâtre y produit ne prépare pas ce qu'elle doit préparer, ne retient pas ce qu'elle doit retenir, et ainsi laisse les humeurs tomber aux parties in-férieures, et produire une phthisie ; c'est de cette manière qu'il explique la mau-vaise qualité de cette substance. Pour moi, je suis persuadé que le plâtre est d'une nature particulière, et qu'il a une propriété qui, si je ne me trompe, n'a été observée par personne; c'est une force expansive et élastique, peu ressem-blante, et même opposée aux qualités de la chaux (4). Ma conjecture a acquis plus

(1) Indocti primum quamvis plena omnia gypso
  Chrysippi invenias....
  Satir. II.
(2) L. v, c. xcii.
(3) *De metallicis*, cent. iv, cur. xli.
(4) Cette force expansive et élastique n'est autre chose qu'une seconde extinc-tion des molécules du plâtre, qui n'ont

de force par l'observation suivante. Lorsque les maçons de Modène, après avoir abattu d'anciennes colonnes qui seraient bientôt tombées d'elle-mêmes, veulent en remettre d'autres de marbre ou de pierre, ils étayent d'abord l'édifice avec de grandes poutres. Ils assemblent les pierres de la nouvelle colonne avec de la chaux et du mortier; mais environ à la hauteur de deux coudées, et vers le lieu où elle doit se joindre à l'ancien édifice porté sur les poutres, ils se servent de plâtre et non de chaux. Ayant observé fréquemment cette manœuvre à Modène, où il y a beaucoup de portiques, et qui est la ville la plus ancienne du pays en deçà du Pô, j'ai demandé aux maçons eux-mêmes pourquoi ils employaient le plâtre et non la chaux pour finir leur ouvrage; ils m'ont répondu qu'un mur construit de chaux s'affaisse, et qu'un autre fait de plâtre s'élève; et en effet, observation qui est assez étonnante, cinq ou six jours après la construction de la colonne nouvelle, les poutres qui servaient d'étais, et soutenaient toute la masse de l'édifice, s'éloignent, semblent se raccourcir petit à petit, et tombent presque d'elles-mêmes; au lieu que si l'on avait employé la chaux, on ne pourrait retirer les étais qu'avec beaucoup de difficulté et de danger pour l'édifice, à cause de la secousse qu'on serait obligé de lui faire éprouver.

Le plâtre ressemble donc à la chaux par sa vertu coagulante : car tous les deux, dissous dans l'eau, unissent et collent ensemble tous les corps entre lesquels ils se trouvent (1). Mais le plâtre

a de plus une grande élasticité, en vertu de laquelle il peut élever des masses énormes; il presse, non-seulement en bas et en haut, mais encore de tous les côtés; sa force est cependant plus grande où il y a moins de résistance; ainsi, si sur une poutre on bâtit un mur de briques et de plâtre, et qu'on l'unisse à un pan de mur ancien, la poutre, quoique très-forte, se courbe en bas, parce que l'air qu'elle a sous elle n'offre pas tant de résistance que l'ancien mur, et cette courbure ne vient pas du poids médiocre du nouveau mur, mais de la pression que le plâtre exerce sur la poutre. La chaux, en outre, a la propriété de retenir toujours de l'humidité qui l'empêche de se détruire; ce qui fait que les murs sont durs comme du fer près du sol, et dans les fondements des maisons; le plâtre au contraire s'use et tombe de lui-même près de la terre, tandis que dans les lieux élevés, comme dans les cheminées, quoiqu'il soit arrosé par les pluies, il ne le cède point à la chaux en solidité (1).

Mais pour revenir à notre objet, il n'est pas étonnant que les molécules gypseuses, reçues dans les poumons par la trachée-artère, mêlées avec le fluide séreux fourni par les glandes pulmonaires, produisent des effets si pernicieux en comprimant les vésicules du poumon par leur force expansive, et en bouchant ainsi le passage à l'air qui doit entrer et sortir alternativement de ces espaces vésiculaires. Les anciens ont prescrit différents remèdes pour guérir

---

pas été imbibées d'eau quand on l'a gâché : alors il se gonfle considérablement, et ce gonflement a lieu tant qu'il conserve une partie de son humidité.

(1) Il y a une différence très-remarquable dans cette propriété du plâtre et de la chaux. Le plâtre seul, et sans addition d'aucune autre substance, se durcit, et unit intimement les pierres ou les morceaux de bois ensemble; la chaux ne peut le faire sans l'addition du sable. Cette différence a été très-bien éclaircie, et sa cause est parfaitement connue, par les travaux de MM. Pott, Margraf et Macquer. Il résulte de leurs expériences que le plâtre se durcit seul, par la cristallisation de la sélénite qu'il contient en grande quantité, et qui agglutine entre elles les différentes parties de la chaux non dissoute dans l'acide vitriolique, en

faisant l'office du ciment que l'on mêle à la chaux. C'est aussi pour cela que, si l'on met trop d'eau pour gâcher le plâtre, il ne devient dur que très-difficilement, parce que la trop grande quantité d'eau dissout toute la sélénite, et l'empêche de se cristalliser. Les manœuvres sont aussi très au fait de cette opération; l'usage leur apprend à proportionner la quantité d'eau au plâtre qu'ils ont dans leur auge.

(1) Cet effet tient encore à la propriété qu'a le plâtre d'attirer à lui l'humidité, à cause des molécules de chaux qui n'ont pas été imprégnées d'eau. Il est faux que le plâtre résiste aux pluies, puisque l'on voit souvent des murs dégradés à la longue par les eaux du ciel; et si le plâtre des cheminées ne le cède pas à la chaux en solidité, ce n'est que parce que le feu qui passe sans cesse dans les tuyaux les dessèche et en écarte toute humidité.

les maux produits par le plâtre, quoique cette guérison soit on ne saurait plus difficile. Galien(1), dans son second livre des Antidotes, recommande une lessive de cendres de sarments de vigne; Guainerus (2) emploie la cendre en substance (3). Sennert (4) loue les excréments de rat. J'ai employé, avec quelques succès, l'huile d'amandes douces récente, les émulsions de semences de melon. Mais ces ouvriers continuant toujours leur métier, ils meurent, presque tous, asthmatiques et cachectiques. J'aurais bien voulu ouvrir le cadavre de quelque plâtrier; mais ni les prières, ni l'argent, ne peuvent faire consentir le peuple de Modène à laisser ouvrir les cadavres de ceux qui meurent d'une maladie extraordinaire. Il se fâche même contre un médecin qui le demande pour le bien public, et il regarde comme une curiosité inutile de chercher la cause d'une maladie qu'on n'a pu connaître (5).

La chaux ne nuit pas tant que le plâtre à ceux qui la manient. Nouvellement tirée des fours où on la calcine, elle brûle comme le feu qui a agi sur elle. Aussi, Paul Zacchias (1) est-il étonné qu'on permette des fours à chaux dans les villes, malgré les vapeurs pernicieuses qui s'en élèvent. Il n'y a rien qui retienne plus long-temps les molécules de feu dans ses pores que la pierre calcaire qui a éprouvé l'action de cet élément. La chaux gardée un an délayée dans l'eau répand de la fumée, et démontre le feu qu'elle contient en faisant bouillir l'eau qui la dissout petit-à-petit; en vieillissant et se réduisant en poudre, elle perd beaucoup de substance ignée. Elle blesse donc moins les ouvriers dans cette dernière circonstance; mais cependant elle a toujours une âcreté corrosive qui attaque la gorge, les yeux et l'organe de la voix. On guérit facilement ces accidents, en buvant de l'eau et des émulsions de semences froides. — La chaux rend les mains des maçons ridées; elle y produit quelquefois des ulcères, et elle guérit la gale, s'ils en sont attaqués; aussi tient-elle un rang distingué entre les remèdes anti-psoriques, parce que son alcali absorbe et corrige l'acide qui produit la gale. C'est pour cela que Willis (2) recommande une décoction de chaux dans le diabète: « car, quoique, dit-il, ce » remède paraisse devoir plutôt exciter » un flux d'urine par sa chaleur et son ac- » tion atténuante, il le guérit cependant » quand il existe, en absorbant et détrui- » sant les sels acides qui sont la cause de » la fonte des humeurs et de leur sortie » par les voies urinaires. » C'est pour cela que Morton loue beaucoup la décoction de chaux dans la phthisie pulmonaire (3).

---

(1) Cap. VII.
(2) De venenis, c. VIII.
(3) Pondere tertii.
(4) T. III, l. VI, p. 6, c. II.
(5) Les maux que le plâtre produit sont différents, suivant les différentes manœuvres que les ouvriers y emploient. Le plâtre cru agit différemment que le cuit. Les ouvriers qui le tirent de la carrière sont exposés à des maladies fâcheuses, produites par les fragments déliés de la pierre à plâtre qui s'insinuent dans leurs poumons et dans leur œsophage. Ceux qui le calcinent ont à craindre la chaleur violente de leurs fours et les vapeurs âcres qui s'en élèvent et infestent tout le voisinage. Enfin ceux qui le battent et qui le passent sont sujets à des maux de poitrine et d'estomac, causés par cette poussière âcre et ténue qui voltige et remplit même les rues où ils travaillent. Ces derniers ont des maladies plus à craindre que ceux qui tirent le plâtre de la carrière, parce que cette substance saline calcinée acquiert une âcreté considérable que n'a pas le plâtre cru. Outre les adoucissants et délayants que Ramazzini recommande, les purgatifs et les vomitifs sont très-indiqués dans ces dégoûts, ces nausées et ces pertes d'appétit, qui sont particulières aux ouvriers qui tirent le plâtre de la carrière, et peuvent détruire la couleur pâle et livide et la bouffissure qui les distinguent.

---

(1) Q. M.-L., l. V, tit. IX, q. 7.
(2) In Pharmaceutica rationali.
(3) Toutes ces étiologies hasardées sont dues à Sylvius de Leboé, qui regardait l'acide comme cause de toutes les maladies. Ramazzini avait, à ce qu'il paraît, adopté en partie ce système, puisqu'il attribué à un acide vicieux, la gale, le diabète, la phthisie et les ulcères sordides. Il y a encore d'autres endroits de son ouvrage où il admet le même vice dans plusieurs autres maladies; cependant l'action de la chaux dans le diabète, la gale, la phthisie et les ulcères, peut très-bien s'expliquer sans avoir recours à un acide dans ces affections. La chaux agit comme astringente, dessicative, détersive, répercussive, et peut par

Quelques chimistes ont imaginé que la chaux vive contenait deux sels distincts, qui, sans action après la calcination, forment l'effervescence qu'on observe, quand l'eau les dissout, et leur communique le mouvement. Jean Bohon (1) regarde cette opinion comme fort suspecte, puisque l'observation démontre que les alcalis fixes s'échauffent avec l'eau, sans avoir besoin du mélange d'un acide. S. Augustin (2) était étonné que la chaux bouillît dans l'eau, et restât froide dans l'huile. Il y a tout lieu de croire que la chaux vive contient beaucoup de sel alcali, puisque les remèdes qu'on prépare avec cette substance, guérissent très-bien les ulcères sordides, dans lesquels l'acide est très-abondant. Il sera donc à propos. pour détruire les maux des chaufourniers, de leur prescrire la décoction de mauve, de violette, le beurre frais, et surtout le lait, qui remédie très-bien à la sécheresse et à l'âcreté du gosier.

. Tels sont les différents ouvriers que je connaisse dont les miasmes minéraux altèrent la santé, soit qu'ils travaillent ces substances, soit qu'ils les emploient dans leur ouvrage. Telle est la manière de guérir leurs maladies, que je n'ai fait qu'effleurer. Le devoir du médecin, auprès de ces malades, est de les rétablir le plus promptement qu'il lui est possible, en leur administrant des remèdes forts et appropriés, puisque ces malheureux prient souvent les médecins de leur donner ou la mort ou une guérison prompte. Il faut donc avoir soin, dans les maladies des artisans, d'accélérer la cure, sans quoi l'ennui d'une maladie longue, leur inquiétude sur le sort de leur famille, les jettent dans la consomption. C'est ici le lieu de rapporter sur

cet objet la manière de penser du divin Platon, qui ne pourra, sans doute, que faire plaisir à nos lecteurs. Voici ses propres paroles (1): « Si un ouvrier est malade, le médecin doit le guérir, ou par les vomitifs ou par les purgatifs, ou par le fer ou par le feu. S'il veut lui prescrire un régime exact et sévère, lui couvrir la tête de paquets de médicaments, et lui faire tous les autres remèdes de cette nature, l'ouvrier a soin de lui faire observer qu'il n'a pas le loisir d'être malade; qu'il ne peut employer sa vie à essayer un fatras de médicaments et négliger ainsi son travail. Après cette observation, il dit adieu au médecin, et, reprenant son premier train de vie, il se remet à l'ouvrage s'il entre en convalescence, et si son corps ne peut soutenir la maladie, la mort le délivre de tous ses maux. »

. J'ai moi-même souvent observé que les ouvriers dont la convalescence n'est pas assez prompte à leur gré reprennent leurs travaux avec leur mauvaise santé, et se soustraient aux remèdes dont l'usage doit être long-temps continué; et qui ne peuvent convenir qu'aux riches (2). En effet, ces derniers ont toujours à leur côté un médecin qui leur coûte peu, ils ont, en outre, du temps de reste pour être malades, et font quelquefois semblant de l'être, pour faire parade de leurs richesses, ainsi que nous l'apprend Martial d'un certain riche son contemporain. « Le riche en effet, dit Platon,

_____

(1) De Repub., dial. 3, p. 385.
(2) En vain les détracteurs de la médecine se fonderaient sur ce passage pour lui porter atteinte. Les intentions de Ramazzini étaient très-pures; il n'a voulu désigner que la manière différente de traiter les maladies des pauvres et celles des riches. Il y a plus, c'est que cette cure plus longue est nécessaire dans les maladies de ces derniers, parce qu'ils ne pourraient pas supporter les remèdes actifs dont les ouvriers ont besoin. Il serait dangereux de donner les mêmes remèdes à un laboureur vigoureux qu'à un citadin délicat, et le traitement du premier, qui peut se faire par d'amples saignées, des vomitifs et des purgatifs violents, tuerait certainement le second, qui n'a besoin que de délayants, de diète, d'exercice modéré, de lavements, de doux laxatifs, etc. D'ailleurs Ramazzini a donné le correctif de cette phrase un peu plus bas.

conséquent guérir les maladies énoncées. D'ailleurs, quand même on ne pourrait expliquer le modus agendi d'un médicament, l'expérience ne suffirait-elle pas pour en permettre l'usage? On serait trop heureux si de pareilles opinions ne faisaient point de tort aux hommes, et n'étaient reçues que dans les écoles. Mais malheureusement beaucoup de médecins ont porté cet esprit de système au lit des malades, et ont sacrifié l'expérience à leur opinion. Quand verrons-nous la théorie d'accord avec la pratique?

(1) In suis meditat., de aeris influxu, cap. VII.
(2) De Civit. Dei, l. XXI, c. VII.

» un peu après l'endroit cité, n'est pressé » par aucun travail, et s'il est forcé de » l'abandonner, il a toujours sa vie assu- » rée, puisqu'il n'attend pas après pour » se procurer son nécessaire. » Il y a toutefois des praticiens qui, par une cou- tume blâmable, prolongent la cure de certaines maladies, que la nature aurait guéries en bien moins de temps. Ils com- mencent d'abord par les adoucissants et les altérants, ils n'oublient pas surtout les sirops. Ils passent ensuite aux purgatifs; aux saignées; et ils ont le plus grand soin de faire éclore chaque jour une nouvelle formule. On pourrait justement leur ap- pliquer ce qu'Horace dit d'un poète en- nuyeux, qu'il compare à la sangsue (1).

Revenons maintenant à notre objet. Pour guérir les ouvriers qui se servent de métaux ou de minéraux pernicieux, il faut choisir des remèdes dans la classe des minéraux; leur administrer les émol- lients végétaux[1], les antidotes connus, la thériaque, le mithridate, et tous les spécifiques contre les effets pernicieux des poisons. On fera usage des purgatifs et des vomitifs à double dose, à cause de la résistance qu'opposent les substances métalliques adhérentes à leurs viscères. On consultera les auteurs qui ont écrit sur les poisons : tels que Guainerus, Cardanus, Arduinus, Baccius, Paré, Sennert, Prevôt, Etmuller, et plusieurs autres. Ils proposent tous dans leurs ou- vrages une foule de remèdes pour cha- que poison en particulier. On recomman- dera à ces ouvriers le régime adoucissant et la diète lactée, comme d'excellents préservatifs. On aura soin surtout de ménager leur sang, et d'en être avare; ils ont rarement besoin d'être saignés, si ce n'est dans une inflammation vive. Enfin on leur prescrira toutes les pré- cautions nécessaires, et déjà indiquées pour les empêcher d'avaler les vapeurs métalliques qui s'exhalent de leurs ou- vrages.

---

(1) Quem semel arripuit, tenet, occiditque legendo,
    Non missura cutem nisi plena cruoris hirudo.

Si une fois il trouve quelqu'un d'assez complaisant pour l'écouter, il s'acharne sur lui et le fait périr d'ennui; comme une sangsue qui ne quitte point prise qu'elle ne soit remplie jusqu'à crever. — Ramazzini applique ces deux vers aux médecins dont il parle, en changeant le mot *legendo* d'Horace en *medendo* :

Quem semel arripuit, tenet occiditque medendo.

CHAPITRE XII.

DES MALADIES DES APOTHICAIRES.

Pour faire digression, nous allons par- courir les boutiques des apothicaires qu'on regarde communément comme le temple de la santé, et où cependant la mort peut être cachée (1). Ces artistes, en préparant des remèdes pour la santé des autres, altèrent quelquefois la leur. Ils éprouvent souvent les effets funestes de différentes préparations, comme dans celle du laudanum, dans la pulvérisation des cantharides pour les vésicatoires, et d'autres substances vénéneuses dont les atomes subtils, élevés par le pilon, péné- trent dans l'intérieur du corps par toutes les voies qui y conduisent. C'est ainsi que l'opium fait naître l'assoupissement et le sommeil (2); c'est pour cela qu'Et- muller (3) conseille aux apothicaires de boire du vinaigre en préparant le laudâ- num : car il n'y a rien qui corrige mieux la substance narcotique de l'opium que cet acide. Des expériences nombreuses ont prouvé que la poudre de canthari- des, mise sur la peau, produit une diffi-

---

(1) « Nisi forsan inibi, veluti mors in olla, interdum delitescat. »

(2) L'opium et tous les narcotiques, le solanum, le stramonium ferax, la jus- quiame, le physalis somnifera, la man- dragore, agissent puissamment sur les nerfs et en assoupissent l'action. Souvent les molécules de ces substances, que le pilon fait voltiger, produisent des ver- tiges, un assoupissement ou une envie de dormir très-forte à ceux qui les respirent. Il paraît, par les expériences de M. Lorry, qu'appliqué immédiatement sur les nerfs, l'opium agit encore avec plus de promp- titude et d'énergie. Au reste, le même médecin a éprouvé que ses effets ne sont pas à beaucoup près les mêmes sur toutes les personnes. Galien a vu naître une mutité par de l'opium mis dans l'oreille, afin d'en apaiser les douleurs. Appli- qués sur les yeux, ces poisons y causent une mydriase et une goutte sereine. Les apothicaires doivent donc prendre des précautions en pulvérisant ces substan- ces, et en les exposant à l'action du feu; le castoréum mêlé avec elles en corrige la trop grande force, et diminue leur ac- tivité. Le vinaigre, d'ailleurs, est le re- mède souverain dans ces cas, et une ex- périence multipliée en a assuré l'effica- cité.

(3) *De lethargo*, c. VII.

culté d'uriner et une ardeur dans les voies urinaires. J'ai connu un apothicaire qui, ayant touché ses parties génitales, après avoir porté dans sa main la racine de pied de veau (1), fut attaqué d'une si violente inflammation dans la première de ces régions, qu'il manqua de périr par la gangrène et l'hémorrhagie violente qui succédèrent au premier accident. Le comte de Verulamius (2) rapporte que la poudre qui voltige quand on pile la coloquinte a plus d'une fois causé des coliques et des flux de ventre dangereux aux apothicaires. Tout le monde connaît l'extrême volatilité de la poudre de cantharides et l'effet pernicieux qu'elle a coutume d'opérer sur les reins et sur la vessie. Si on observe ces insectes au microscope, on voit qu'ils sont hérissés de petits dards très-acérés; on peut consulter sur cet objet Olaüs Borrichius (3). Il dit avoir observé que ces dards sont plus petits aux ailes et aux pieds que sur la tête, et il croit avoir répondu par cette découverte, à cette question, savoir si, suivant l'avis d'Hippocrate, on doit employer les cantharides après leur avoir coupé la tête, les ailes et les pattes, ou si on doit les administrer entières, comme Galien le veut, et comme l'a prétendu aussi Etmuller. Ce dernier

pense que cette dispute est en pure perte, puisque chaque partie des cantharides a également la vertu corrosive et ulcérante. Il faut donc que ceux qui pilent les cantharides prennent garde de ne pas avaler la poussière qui voltige, en s'en garantissant d'avance, ou en buvant pendant qu'ils travaillent une émulsion de semences de melon; ils pourront aussi se servir avec succès du lait ou du petit-lait de vache, pour tempérer l'ardeur d'urine qui leur survient dans cette opération (1).

Mais ce ne sont pas seulement des odeurs désagréables qui nuisent aux apothicaires, comme dans la préparation de l'onguent d'althéa qui cause à quelques-uns des nausées et des vomissements; les odeurs agréables peuvent aussi altérer leur santé. Ces dernières ont une qualité singulière, et elles produisent des effets surprenants, suivant la disposition des sujets sur lesquels elles agissent. J'ai vu, dans le printemps, quelques apothicaires se plaindre d'un violent mal de tête en faisant des infusions de roses pour les sirops (2); leur boutique alors est parfumée d'une odeur

---

(1) Je fis moi-même l'épreuve fort incommode de l'âcreté de cette racine. En ayant déterré une dans une herborisation, et voulant en connaître la saveur, je la portai à ma bouche, et la coupai en deux morceaux d'un coup de dent. A l'instant même je crus avoir un charbon à la bouche; ma langue et mon palais se couvrirent de tumeurs blanches acérées qui me cuisaient beaucoup. J'entrai chez un paysan le plus voisin, je demandai du lait, qui calma pour l'instant la douleur; j'en pris dans une bouteille, et j'en tins continuellement une gorgée dans ma bouche jusqu'à la ville. Le mal diminua beaucoup dès le soir, mais il me resta pendant plusieurs jours une difficulté de manger, et une sensibilité extrême dans toute la bouche, qui était douloureuse; elles ne cédèrent qu'à l'eau de miel, dont je fis usage jusqu'à la fin de ces accidents. Instruit à mes dépens, je me promis bien de ne plus goûter désormais aux substances âcres, et de ne pas en mesurer l'action sur mes organes.

(2) Syl. syl., cent. x.
(3) Bonnet, *Méd. septent.*, part. II, p. 810.

(1) L'action si singulière des cantharides sur les voies urinaires ne peut se plier à nos conjectures. Soit qu'on en respire les molécules dispersées dans l'air, qu'on les avale en substance ou qu'on les applique sur la peau, leur énergie se manifeste sur la vessie, peut-être à cause du mucus qui enduit cet organe et qui enveloppe et attache les parties déliées de ces insectes; ou mieux par une vertu spécifique, un *occultum quid*, un rapport secret qu'elles ont avec les organes urinaires. Cette dernière opinion semblerait autoriser l'observation des anciens, qui admettaient des remèdes céphaliques, ophthalmiques, pectoraux, cordiaux, hépatiques, stomachiques, etc. — Quelle que soit la raison et le mécanisme de leur action, elles causent une inflammation vive de la vessie, un priapisme violent, une dysurie, un pissement de sang, quelquefois même des convulsions dans différentes parties. Outre les délayants généraux, les anti-phlogistiques, qui peuvent convenir dans tous ces cas, on recommande aussi le camphre. Il agit spécifiquement contre l'acrimonie des cantharides, et il détruit les convulsions qu'elles occasionnent, pris à la dose de quelques grains dans de l'huile d'amandes douces.

(2) *Syrupis quræis.*

4.

de roses très-forte (1); qui, chez quelques-uns, produit même une diarrhée.—
Ceux des apothicaires qui ont l'odorat
très-délicat doivent fuir, le plus qu'ils
pourront, ces sortes d'odeurs, sortir de
temps en temps de leur boutique pour
respirer l'air frais, ou avoir sous le nez
des odeurs qui leur sont plus agréables et
qui peuvent corriger l'effet nuisible des
premières. On peut voir Sennert (2), sur
l'odeur nuisible des roses, et Ott. Takenius dans son *Hippocrates chimicus*.
Levinius Lemnius (3) nous apprend que
les habitants de l'Arabie sont si abattus
par les odeurs douces qui parfument tout
leur pays, qu'ils recherchent les odeurs
les plus fétides comme un baume salutaire qui adoucit (4) leurs maux. On lit
dans Gaspard à Rejes, qu'un pêcheur
ayant respiré les odeurs fortes qui étaient
répandues dans le palais de Sebastianus,
roi de Lusitanie, tomba subitement en
syncope, et parut n'avoir aucun signe
de vie. Le célèbre Thomas de Vega le
fit porter au bord de la mer; on le roula
par son ordre dans le limon et l'algue
marine : bientôt il revint à lui, et reprit
sa première vigueur, comme il arrive à
ces vils animaux qui font leurs délices de
se vautrer dans les bourbiers les plus sales. Bâcon (5) assure qu'à l'ouverture des
magasins d'aromates, où ils ont été long-
temps enfermés, ceux qui transportent
et remuent les masses odorantes sont
menacés de fièvres et d'inflammations (6).

(1) Il y a dans le latin, *cum tota offi-
cina Pestana rosaria redolet*. Cette expression est empruntée de Virgile qui a dit,
dans ses Géorgiques :

Biferique rosaria Pæsti.

Voici la note de M. Delille sur ce passage. — « La ville de Pestum, en Luca-
» nie, est aujourd'hui un village de la Ca-
» labre. Autrefois ce pays était célèbre
» pour ses belles roses, qui croissent deux
» fois dans l'année. » P. 342. — J'ai cru
qu'il m'était permis de ne pas rendre le
mot *Pestana*, qui n'ajoute rien au sens,
et qui n'est dans cette phrase, que comme
beaucoup d'autres expressions poétiques
répandues partout dans l'ouvrage de Ramazzini.

(2) T. i, l. v, sect. vi, p. 3, cap. ult.
(3) *De occult. nat. mir.*, l. ii, c. ix.
(4) *Camp. Elys.*, q. 99.
(5) *Nov. organ.*, l. ii.
(6) La pulvérisation de la coloquinte,
des cantharides, de la racine de pied de

CHAPITRE XIII.

DES MALADIES DES VIDANGEURS.

Dois-je maintenant, en sortant des
boutiques des apothicaires, où sont ré-

---

veau; la préparation du laudanum, de
l'onguent d'althea; l'odeur des roses,
dont Ramazzini parle dans ce chapitre,
ne sont pas les seuls dangers auxquels les
apothicaires sont exposés. Il y a beaucoup d'autres substances dont les vapeurs ou les molécules peuvent faire le
plus grand tort à la santé de ces artistes.
Un détail exact et précis de tous les
corps qui peuvent nuire, et dont on se
sert dans la pharmacie, serait sans doute
d'une grande utilité pour les apothicaires, surtout si l'on y joignait les remèdes qui peuvent prévenir, détruire, ou
adoucir leur action. Mais ce travail demande un grand nombre d'observations
faites dans les laboratoires pharmaceuti-
ques, et ne peut être complet qu'en passant en revue toutes les substances médicamenteuses. Nous nous contenterons
de rapporter quelques faits, qui pourront
servir de matériaux pour cet ouvrage.—
Parmi les minéraux, l'arsenic, l'antimoine, les acides, etc., peuvent produire des accidents terribles dans les
différentes préparations où ils entrent.
M. Gardane rapporte, p. 43 de sa traduction de Stockhusen, que la poussière antimoniale qui s'élevait d'une grande
quantité de kermès qu'on pulvérisait,
donna à tous les gens de la boutique où
se faisait cette opération, un commencement d'ophthalmie, quelques légères envies de vomir, et un peu de mal de tête.
Le garçon qui pulvérisait le kermès eut
un mal de tête violent, des cuissons vives
dans les yeux, des ardeurs d'urine, et
surtout un serrement de gorge et de poitrine qui l'empêchait presque d'avaler
et de respirer. Il guérit assez promptement au moyen de deux saignées du
bras, de beaucoup de petit-lait, et de lavements émollients. — M. F***, apothicaire à Argentan, voulant faire le foie
d'antimoine, mit les substances nécessaires à cette préparation dans un mortier de fer. Son laboratoire étant trop
étroit pour cette opération, il fit transporter le mortier dans son jardin. Comme
après avoir mis le feu à sa matière, il
voulut couvrir son mortier, un coup de
vent lui envoya la fumée abondante qui
s'en élevait, dans le visage. Aussitôt il
lui prit une toux convulsive qui dura
pendant plusieurs mois avec la même

pandus les parfums les plus agréables, conduire des médecins dans les lieux salles et dégoûtants où travaillent les vidangeurs? N'exciterai-je pas leur mauvaise humeur par un si grand contraste? Cependant des savants qui tous les jours se font un devoir d'examiner les excréments et les urines des malades, pour y découvrir l'état de leur maladie, peuvent-ils dédaigner de visiter les latrines, pour y observer avec moi les maux qui attaquent ces malheureux ouvriers, et ne doivent-ils pas se souvenir de ces paroles d'Hippocrate (1)? « Il faut que le mé» decin observe les choses les plus désa» gréables, et fasse les actions les plus » rebutantes. » — Il n'est pas non plus déshonorant pour un philosophe de joindre à la contemplation des grandes choses, l'observation des plus minutieuses, et d'avoir recours aux exemples mécaniques. C'est en ce sens que Socrate (2) fit une réponse adroite et heureuse à Hippias. Ce dernier, voyant que Socrate, dans sa recherche de la nature du beau, faisait demander par quelqu'un, si sur une belle marmite pleine de bons légumes, il convient de mettre un couvercle d'or ou de terre, dit avec mépris qu'il ne disputerait pas avec un tel homme. Socrate alors lui répondit : Vous avez raison, mon ami, vous ne pouvez vous contenter de ces paroles, vous qui êtes couvert d'un habit si précieux, dont la chaussure est si élégante, et qui jouissez

---

violence; elle était accompagnée d'une soif inextinguible, qui le faisait boire sans cesse. Il se déclara une fièvre lente, la toux diminua peu à peu et le malade maigrit à vue d'œil, et mourut enfin d'une phthisie confirmée, environ cinq ans après cet accident. — Le sublimé corrosif, l'aquila alba, le précipité rouge, le verre, le beurre d'antimoine, et toutes les autres préparations où les acides minéraux entrent dans un état de concentration ou de division extrême, exposent les apothicaires aux plus grands dangers malgré les précautions qu'ils prennent. —La vapeur de l'acide vitriolique bouillant, celle des acides nitreux et marin sont très-dangereuses, et peuvent faire mourir ceux qui les respirent, s'ils ne sont promptement secourus. Un apothicaire ayant besoin d'huile de vitriol rectifiée pour l'éther, fit cette opération la nuit, dans une chambre où étaient couchées deux personnes, qui n'étaient séparées du laboratoire que par des planches mal jointes. L'appareil était placé au milieu de la chambre. Pendant que l'acide distillait, la cornue se fendit. Bientôt la vapeur vitriolique réveilla une domestique qui, se sentant prise à la gorge et à la poitrine, voulut s'enfuir. Le bruit qu'elle fit avertit l'artiste, qui était descendu pour quelque affaire. Il remonta très-vite, et traîna comme il put, hors de cette chambre la domestique, qui n'avait plus la force de tousser, et une autre personne qui couchait près de là, et qui se sentait déjà les mauvais effets de la vapeur acide. Sans ce secours, ces deux personnes auraient peut-être été étouffées. Comme elles ne restèrent pas long-temps exposées à l'action de cette vapeur, cet accident n'a eu aucune suite. —Beaucoup de végétaux comportent aussi des dangers dans leurs préparations. Plusieurs, dans leur exsiccation, répandent des vapeurs de différente nature, qui agissent sur les nerfs, les agacent ou en engourdissent l'action. Un jeune

homme ayant mis un jour de la belladone sécher dans sa chambre, fut attaqué de vertiges le lendemain. La fleur de tilleul répand une odeur qui fait mal à la tête à ceux qui ont les nerfs très-irritables. On a beaucoup parlé des exhalaisons dangereuses du noyer, de l'if, etc. Les fleurs légumineuses ont quelquefois produit la folie. Les apothicaires doivent donc exposer les plantes qu'ils veulent dessécher dans des lieux élevés, vastes, bien aérés, et surtout éloignés des endroits où ils sont souvent, tels que leur boutique, leur laboratoire et leur chambre à coucher. — Il y a aussi quelques précautions que les apothicaires doivent prendre en préparant certains remèdes composés, dans lesquels il entre quelque substance âcre, et dont l'action est très-violente. Telles sont toutes les résines purgatives, la scammonée, l'aloès, la gomme gutte, etc. Quelques-unes sont si actives, qu'elles produisent des boutons et des démangeaisons aux endroits de la peau qu'elles touchent. Ils doivent éviter avec soin de porter leurs mains à leur visage et à leurs yeux. J'ai vu un garçon apothicaire qui fut attaqué d'une ophthalmie assez violente, pour s'être frotté les yeux en malaxant la pâte d'églantine ou des pilules purgatives de Rotrou. Ces organes devinrent sur-le-champ très-douloureux, et les paupières s'enflèrent au point qu'il fut obligé de tenir les yeux fermés. Cet accident résista au bain d'eau tiède et d'huile, et il se dissipa de lui-même au bout de six heures.

(1) De flat., n. 1.
(2) Plato, De pulchro.

dans toute la Grèce de la réputation de sage, pour moi rien n'empêche que je converse avec cet homme. Puis donc que dans notre siècle la médecine est réduite à la mécanique, on peut sans honte s'occuper des mécaniciens du bas étage, surtout lorsqu'on n'a en vue que la recherche de la vérité (1). — C'est ici le lieu de rapporter l'aventure qui m'a fourni la première idée d'un traité sur les maladies des artisans. Comme les maisons de notre ville, très-peuplée pour son étendue, sont fort hautes et remplies de monde, on est obligé de vider tous les trois ans les fosses des latrines, placées sous le sol des rues. Pendant qu'on vidait la mienne, je m'avisai d'examiner un des vidangeurs qui, dans ce gouffre infernal, travaillait avec précipitation et anxiété. Touché du danger qu'il courait, je lui demandai pourquoi il se pressait tant, et s'il ne craignait pas de se lasser. Alors ce malheureux, levant les yeux sur moi : « Personne, me dit-il, ne peut imaginer ce qu'il en coûte, pour rester plus de quatre heures dans cette fosse; c'est risquer de devenir aveugle. » Quand il sortit de ce lieu, j'examinai ses yeux avec attention, ils me parurent enflammés et obscurcis; lui ayant demandé quel remède il employait contre cette incommodité : « Il n'y en a pas d'autre, me répondit-il, que de rentrer chez soi sur-le-champ, de se renfermer dans une chambre obscure, et d'y rester jusqu'au lendemain, en s'y bassinant de temps en temps les yeux avec de l'eau tiède; ce moyen apaise la douleur et soulage un peu. » Enfin, ayant voulu savoir de lui s'ils n'avaient pas outre cela une chaleur au gosier, une difficulté de respirer, une douleur de tête, si cette odeur affectait leur nez et leur donnait des envies de vomir : « Rien de tout cela, reprit-il, aucune partie n'est attaquée que les yeux; et si je voulais continuer cet ouvrage plus long-temps, avant le jour je deviendrais aveugle, comme il est arrivé à plusieurs d'entre nous. » Après ces réponses, il me dit adieu, et gagna son logis en se bouchant les yeux avec ses mains (2).

Après cette aventure, j'observai beaucoup d'anciens vidangeurs borgnes ou aveugles, qui demandaient leur vie dans la ville. Je ne suis pas étonné qu'une exhalaison si pernicieuse blesse le tissu délicat des yeux. Il y a dans Baillou (1) l'histoire d'un malheureux Parisien, qui devint ophthalmique en balayant les rues. Mais ce qui m'a frappé et ce qui m'étonne encore, c'est qu'il n'y ait que les yeux qui soient affectés par cette odeur fétide, sans que d'autres parties, comme les poumons et le cerveau, s'en ressentent, quoique la texture molle et délicate de ces viscères semble les rendre plus susceptibles d'être attaqués; la raison échoue cette fois contre l'explication de ce phénomène. — Je croirais volontiers que c'est un acide volatil qui s'échappe de ces fosses. Cette conjecture paraît assez probable par la couleur noire que les vapeurs stercorales communiquent aux pièces de monnaie que les vidangeurs ont dans leur poche, aux vaisseaux de cuivre qui sont dans les cuisines voisines, et aux tableaux qui brunissent dès que cette exhalaison les a touchés. Mais de pareils effluves ne devraient-ils pas nuire aux poumons, puisque rien n'est si pernicieux à ces viscères qu'un acide quelconque? Le sang lui-même, dont la saveur et la nature sont si douces, ne devrait-il pas en être altéré? Cependant ces vapeurs malignes n'attaquent que les yeux qui en souffrent beaucoup et qui perdent souvent la faculté de voir. Est-il satisfaisant pour des naturalistes de savoir que, comme certains poisons ont une antipathie particulière avec quelques parties du corps humain, le lièvre marin, par exemple, avec les poumons, les cantharides avec la vessie urinaire, la torpille avec les nerfs, de même les exhalaisons des excréments humains livrés, pendant trois ans à la putréfaction, ont acquis un caractère de malignité tel, qu'elle n'attaque que les yeux, sans léser aucune partie. J'avoue que cette explication, donnée par un autre, ne me paraîtrait pas mériter beaucoup de confiance; aussi ne m'efforcerai-je pas de la faire passer pour meilleure qu'elle n'est. — Rien n'est plus commode, il est vrai, que cette antipa-

---

(1) Plato, l. c.
(2) M. Sauvages, en parlant de cette maladie des yeux, à laquelle les vidangeurs sont sujets, et qu'il appelle *amaurosis foricariorum*, leur conseille de se servir de lunettes concaves, telles que

celles dont on se sert pour les personnes louches, et de les appliquer de façon qu'elles puissent garantir leurs yeux de ces vapeurs pernicieuses.
(1) L. II, Épid.

thie particulière de certaines substances avec quelques parties du corps; c'est un moyen prompt et facile de répondre aux questions embarrassantes, mais c'est expliquer un phénomène obscur par un autre qui l'est encore davantage. Olaüs Borrichius (1) ne croit pas que les cantharides soient spécifiquement plus nuisibles à la vessie qu'aux autres parties, toutes choses d'ailleurs égales; ce médecin soutient que si ces insectes pris par la bouche, ou appliqués extérieurement comme vésicatoires, irritent ou ulcèrent la vessie urinaire, cet effet n'a lieu que parce que les sels volatils des cantharides, délayés dans le sérum du sang, et portés à la vessie avec l'urine, excorient et picotent la membrane interne de ce viscère, qui n'a aucun mucus pour la lubréfier. Il ajoute qu'elles n'agissent pas sur d'autres parties avec tant d'énergie, parce qu'alors leurs sels ne sont point dissous dans le sérum seul comme ils le sont dans les organes urinaires, et parce que le sang pur auquel ces sels sont mêlés détruit entièrement leur acrimonie. Ne pourrait-on pas dire avec le même fondement, que les yeux des vidangeurs sont les seules parties affectées par les vapeurs des latrines, parce qu'étant plus exposés et d'un sentiment plus exquis que les autres, ces vapeurs, par leur action stimulante, expriment le fluide lacrymal de ses canaux, s'y mêlent et forment avec lui un nouveau composé, qui ne peut nuire qu'aux yeux seuls et point du tout aux autres organes. Olaüs Borrichius (2) raconte l'histoire d'un cabaretier qui, à l'aspect du vinaigre, était saisi de tremblement et baigné d'une sueur froide sur tout son corps. Cette observation lui fit faire la question suivante : Les vapeurs acides sont-elles nuisibles aux yeux et aux narines? — Quelle que soit la manière dont ces exhalaisons pernicieuses attaquent les yeux des vidangeurs, il est certain que ces organes sont de leur nature aussi prompts à gagner les maladies qu'à les communiquer. L'expérience et les meilleurs médecins (3) attestent que la chassie est contagieuse, et qu'un œil sain reçoit des molécules morbifiques de ceux qui sont chassieux (1). — Ainsi, suivant moi, la fascination qui se fait par la vue (2) n'a lieu que parce que des yeux de celui qui veut fasciner quelqu'un, il s'élance des particules ténues qui s'insinuent dans ceux de l'autre, et qui les blessent par analogie (3).

J'ai guéri une jeune demoiselle de condition, presque réduite au marasme, en l'arrachant à la société d'une vieille tante qui l'aimait tendrement, et en la faisant élever avec des petites filles de son âge. Ce conseil me mit très-mal avec la tante, qui s'imagina que je l'avais fait passer pour une sorcière dans l'esprit de sa nièce. Je n'ai jamais pu lui persuader que, dans la vieillesse, les yeux répandent une exhalaison nuisible et dangereuse pour ceux des jeunes gens. En effet, les yeux ont une expression bien différente dans ces deux âges, puisque dans la jeunesse ils ne peignent que l'amour et la volupté, tandis que ceux des vieillards, enfoncés et ternis, ne semblent annoncer que la tristesse et le chagrin. — Ce n'est pas ici le lieu d'ajouter quelque chose de plus sur la nature de la vision; qu'il me soit seulement permis de citer un passage remarquable de Platon (4). Socrate explique à Alcibiade la manière dont il faut entendre cette inscription célèbre mise dans le vestibule du temple de Delphes. CONNAIS-TOI TOI-MÊME : « N'avez-vous pas » pris garde, lui dit-il, que quand on » regarde l'œil de quelqu'un, on se voit » peint dans la prunelle de cet organe

---

(1) Dum spectant oculi læsos, læduntur et ipsi.
                                                Ovid.

Les yeux sains, en regardant des yeux malades, sont affectés de la même maladie.

(2) Il est étonnant qu'un médecin aussi savant que Ramazzini l'était, veuille expliquer un phénomène auquel un physicien ne peut pas croire. Il en est de même à peu près des démons des mines, dont il parle dans le premier chapitre.

(3) Exeundum hercle tibi foras
     Conspectatrix cum oculis emissitiis,
                                  Plaut., in Aulul.

On explique ordinairement les mots emissitiis oculis, par des yeux curieux, indiscrets, qui furètent et cherchent partout. — Ramazzini les prend ici dans un autre sens, savoir, des yeux d'où il s'élance, ou qui envoient des molécules subtiles.

(4) In Alcib.

---

(1) Bonnet, Med. sept., p. 2, l. VIII.
(2) Act. Haffn., vol. IV, obs. 44.
(3) V. Galen., p. De diff. feb., c. II.— Sennert, t. II, l. I, c. III.

» comme dans un miroir. L'œil, en se
» voyant peint ainsi, fait surtout atten-
» tion à la région la plus admirable et la-
» plus utile qui est le siége de la vi-
» sion. Nous ne pouvons donc bien con-
» naître cet organe qu'en l'examinant
» dans un autre œil. » — Mais pour revenir à notre objet, il est juste que la
médecine secoure de son mieux ces malheureux ouvriers, dont le ministère est
si utile dans une ville, et dont les lois
se sont occupées spécialement, puisqu'elles contiennent un édit (1) qui défend à qui que ce soit de faire violence
à ceux qui nettoient les égoûts et les
cloaques.

Je leur conseille de mettre devant leur
visage des vessies transparentes, comme
ceux qui polissent le minium, de rester
peu de temps dans les fosses, et de quitter tout-à-fait ce métier, s'ils ont les
yeux faibles, de peur que l'appât d'un
gain modique ne les force à mendier
leur vie après avoir perdu la vue. Je
leur permets aussi d'en croire à leur expérience qui ne répugne nullement à la
raison, et de s'enfermer dans une chambre obscure, de s'y laver les yeux avec
de l'eau tiède qui tempère l'ardeur de
ces organes, et qui en diminue la douleur, la seule cause de la contraction des
parties nerveuses et de l'inflammation
qui en est la suite. Mais si leurs yeux
sont très-enflammés, s'il y a menace
d'ophthalmie, je les fais saigner, et après
un peu de trève, je leur fais bassiner
les yeux avec du vin blanc odorant. Ce
remède est très-salutaire dans ce cas,
il rappelle, pour ainsi dire, les esprits
animaux du cerveau et des nerfs opti-
ques dans l'organe de la vision, d'où ils
avaient été éloignés par l'exhalaison pernicieuse des latrines.— Chez les anciens,
la vidange des fosses était une espèce de
supplice, comme la fouille des mines.
Ainsi Pline (2) nous apprend que l'empereur Trajan lui ordonna par une lettre
de remettre à leur supplice ceux des coupables qui n'avaient pas recouvré leur
liberté au bout de dix ans, et de n'employer aux métiers qui étaient assez près
du supplice que ceux qui avaient été
condamnés depuis ce temps et qui étaient
vieux ; c'était au soin des bains et des
fosses qu'on destinait ces derniers. —
Peut-être trouvera-t-on mauvais que

je m'occupe si long-temps de ces lieux
infects et malsains ; mais qu'on se sou-
vienne que rien ne doit paraître vil et
méprisable aux yeux d'un naturaliste, et
surtout à ceux d'un médecin. Qu'on lise
dans Cassiodore (1) la lettre du roi
Théodoric, dans laquelle ce grand mo-
narque recommande au lieutenant de
Rome le soin des égoûts, dont la structure était si digne d'admiration, qu'on
ne balançait pas à les regarder comme
supérieurs aux chefs-d'œuvre des autres
villes (2).

_____

(1) L. III, epist. 30.
(2) A Paris, les vidangeurs sont sujets
à une maladie bien plus terrible que
l'ophthalmie et la goutte sereine de Padoue ; c'est l'asphyxie et même la mort
subite qui les attaquent quelquefois,
lorsqu'ils s'exposent à la vapeur pernicieuse qui s'exhale d'une fosse qu'on
vient d'ouvrir, ou lorsqu'ils percent sans
précaution la croûte épaisse qui se forme
sur les excréments. Cette vapeur s'appelle le plomb ; l'effet en est si violent,
qu'à l'instant même de l'ouverture des
fosses, ceux qui la respirent tombent sur-
le-champ comme morts. C'est une espèce d'air fixe, de gaz fétide ou de mouphette, qui se dégage des excréments
putréfiés, et qui est même quelquefois
inflammable, comme le prouve un fait
arrivé à Lyon en juillet 1749, inséré dans
le Journ. de méd., avril 1755, par M. Mo-
rand. Un vidangeur ayant mis sa chandelle près d'une fosse latrinaire, la vapeur
épaisse qui sortit à l'ouverture de la fosse
s'enflamma, et le brûla au visage et aux
mains. Pour éviter ces malheurs, les
vidangeurs auront soin de s'éloigner après
avoir ouvert la fosse, de laisser un intervalle entre l'ouverture et le temps de
la vider, de brûler de la paille dans la
fosse avant d'y descendre, de ne s'y exposer que lorsqu'une chandelle qu'on y
aura plongée s'y conservera allumée ;
de ne pas agiter trop violemment cette
masse pourrie d'excréments, de peur
d'en faire dégager des exhalaisons mortelles ; de se frotter le visage et les mains
de vinaigre, d'en arroser même leurs habits, et surtout de ne pas se remplir
l'estomac d'eau-de-vie, ce qui leur donne
un courage téméraire et leur cache le
danger dont ils peuvent se préserver très-
facilement par les moyens indiqués. —
Si, malgré ces précautions, un vidangeur
était attaqué de cette espèce d'asphyxie,
on l'exposera à l'air frais, on ranimera
la circulation en lui frottant les mains et
les jambes, on lui fera respirer le vi-

_____

(1) L. I, ff. De cloacis.
(2) L. X, epist. 41.

CHAPITRE XIV.

DES MALADIES DES FOULONS.

Rien n'est si fréquent que de trouver dans les anciens auteurs le nom de Foulon. De notre temps, on ne sait absolument pas quel était le genre de travail de ces ouvriers. Pline (1) fait mention d'une loi Metella dite aux Foulons, que C. Æmilius et L. Camillus, censeurs, proposèrent et firent accepter au peuple (2). Ulpianus a placé les foulons parmi les marchands, et Varron (3) parmi les ouvriers rustiques. — Ce qu'on peut savoir par les écrits des anciens, c'est que l'art des foulons consistait à s'occuper de la purification des laines et du nettoyage des habits. Le peuple romain se servait de toges blanches, faciles à tacher, et on les envoyait aux foulons pour les blanchir et les détacher. Ces ouvriers, suivant le témoignage de Pline, se servaient de soufre, comme on fait encore pour blanchir les étoffes de soie et de laine. En effet, l'acide de ce minéral est si puissant, qu'il décolore entièrement les roses.— Autrefois, ainsi qu'aujourd'hui, les rues de Rome étaient ou crottées ou pleines de poussière; les robes s'y salissaient très-vite, et on les envoyait aux foulons comme à des blanchisseuses. Ils les frottaient d'abord de craie commune, ensuite ils se servaient d'une espèce de terre nommée Cimolée. Nos femmes sont aussi dans l'usage de frotter avec de l'argile à potier l'endroit d'un habit sur lequel il est tombé de l'huile, pour qu'elle ne pénètre pas trop avant et qu'elle ne s'étende pas davantage. Lorsque la terre glaise est sèche, elle tombe d'elle-même, et la tache disparaît, parce que la craie qui participe de la nature du plomb, et qui précipite

les acides, s'empare de l'huile qui abonde en acide, quoique ce dernier y soit infiniment combiné. — Les foulons se servaient aussi d'urine humaine pour teindre les habits en rouge. Martial, dans son épigramme contre Bassa (1), parle des laines deux fois imprégnées de pourpre, comme d'une substance très-fétide; et dans une autre épigramme, il dit que Thaïs surpassait en fétidité la vieille terrine d'un foulon avare qui vient de se rompre au milieu du chemin (2). J'oublierai à dessein tout ce que les commentateurs de Martial ont dit d'ingénieux pour expliquer ce qu'il entendait par la mauvaise odeur d'une laine deux fois teinte de pourpre, et ce que c'était que la vieille terrine d'un foulon avare qui était si fétide, et je renverrai mes lecteurs à ce qu'en a dit le savant Zarottus (3). Les foulons, les dégraisseurs de laine, les teinturiers, se servaient donc d'urine humaine dans leurs travaux. Pline (4) a dit que l'urine d'homme guérissait les goutteux, et que les foulons n'avaient jamais la goutte. On peut encore apporter pour preuve ce que Galien (5) rapporte d'un certain Quintus, médecin assez célèbre de son temps. Ce dernier faisait peu de cas de l'inspection des urines, d'après laquelle beaucoup de médecins se vantaient de pouvoir prédire les maladies, ainsi qu'il y en a encore parmi nous (6). Il disait que cette inspection des urines était plutôt l'affaire

---

(1) L. IV, ep. 4.

(2) . . . . Fullonis avari
Testa vetus, media sed modo fracta via.
L. VI, ep. 93.

(3) *De medica Martialis tractatione*, c. XXIV.

(4) L. XXVIII, H. N., c. VI.

(5) L. III, *De sanitate tuenda*, c. XIII.

(6) Il paraît que l'inspection des urines, et la confiance que le peuple y met, sont toutes deux très-anciennes. Depuis Galien, on a vu beaucoup de ces prétendus devins qui connaissent les maladies par les urines. Peut-être y en avait-il avant Galien, et il y a apparence que cette erreur populaire se perpétuera encore long-temps.—Il faut que les hommes aient un grand amour pour le merveilleux, puisque, malgré les lumières de la physique, qui se répand plus que jamais, on voit tous les jours des gens aller consulter ces charlatans urinaires, et n'être dissuadés sur leur compte qu'après en avoir été les dupes.

---

naigre, les esprits volatils, la fumée de tabac; on lui fera boire du vin, quelque infusion cordiale, de la thériaque; et dans un cas grave, une vraie apoplexie, par exemple, l'émétique à grande dose, les lavements de sel et de tabac pourront être de très-grande utilité.

(1) L. XXXV, H. N., c. XVII.

(2) Voici une phrase qu'il est impossible à traduire. — « In Lege penult., § De rebus dubiis, hæc leguntur : Jabolenus qui habebat Flaccum fullonem, et Philonium Pistorem, uxori Flaccum Pistorem legaverat. »

(5) *De re rustica.*

des foulons que celle des médecins. En-fin pour dernière preuve, nous rappor-terons d'après Athénée (1) l'opinion de Mnesitheus, médecin d'Athènes ; savoir : que l'urine est beaucoup plus âcre qu'à l'ordinaire, lorsqu'on a bu un peu trop de vin, et qu'elle est aussi plus utile aux teinturiers pour ôter les taches des habits.

Les anciens foulons se servaient donc de beaucoup d'urines pour le nettoyage des laines et des habits. Cet usage est encore en vigueur de notre temps, puis-que, dans les ateliers des drapiers où on carde les laines et où on fait les draps, il y a des tonneaux où vont uriner tous les ouvriers, et dans lesquels on laisse l'urine se putréfier, pour être employée dans cet état. Ayant été un jour visiter ces ateliers, je fus frappé d'une odeur très-vive et très-désagréable ; je deman-dai d'où elle venait, et on me montra un tonneau dans lequel ils sont forcés de rendre leur urine par une loi établie entre eux.—Voici l'usage qu'ils en font. Après avoir tissu les draps et les autres ouvrages de laine, il faut encore leur ôter l'huile et les autres ordures qui les salissent. Pour cet effet, ils mettent dans un vaisseau de bois parties égales d'urine putréfiée et d'eau tiède ; avec une certaine quantité de savon de Ve-nise, ils trempent dans ce mélange leurs étoffes ; et afin qu'elles en soient péné-trées et comme saturées, ils les foulent aux pieds et répètent cette manœuvre deux ou trois fois, ayant soin de jeter à chaque fois l'ancienne lessive, et d'y en remettre de nouvelle. Après ce tra-vail, ils mettent leurs étoffes dans des presses, et ils les lavent avec de l'eau pure, dans laquelle ils ont dissous du savon de Venise ; les draps ainsi blan-chis reçoivent mieux et plus prompte-ment toutes les couleurs qu'on veut leur donner. — Il y a tout lieu de croire que les anciens foulons trempaient ainsi leurs habits de laine dans l'urine, et les pres-saient avec leurs pieds nus, et que c'est à cause de cette dernière manœuvre que Pline a dit qu'ils étaient moins sujets à la goutte que les autres hommes. — A Rome, cette ville si peuplée, et où l'on ne faisait que peu ou point d'usage de la soie, les foulons et les teinturiers étaient sans cesse occupés à dégraisser et laver les toges sales, et à colorer les laines. Toutes les fois que les vais-seaux de pierre où ils conservaient l'u-rine, se cassaient, ils les jetaient dans les rues, et infectaient ainsi les passants par l'odeur fétide qui s'exhalait de leurs fragments.

Ces ouvriers, continuellement dans des ateliers très-chauds, environnés d'o-deurs infectes d'urine et d'huile pour-ris, et souvent à demi nus, deviennent presque tous cachectiques et asthmati-ques. Ils sont tourmentés de toux et de nausées continuelles. L'air renfermé et saturé de vapeurs nuisibles obstrue leurs poumons en y portant des molé-cules huileuses et putrides, gâte la masse de leur sang et affecte leurs principaux viscères par les molécules fétides que le torrent de la circulation y entraîne. En outre, les vaisseaux transpiratoires de leur peau, obstrués par cette substance grasse et épaisse, donnent naissance à tous les maux qui suivent ordinairement l'obstruction de cet organe universel. — Hippocrate nous a laissé l'histoire de plusieurs (1) maladies des foulons. Il en décrit une qui fut épidémique parmi ces ouvriers. « Ils avaient, dit-il (2), les ai-» nes dures et indolentes, de pareils » tubercules aux environs du pubis et » au col, la fièvre les prenait avant le » dixième jour, la toux les tourmen-» tait, etc. » Vallesius, dans cet endroit de son commentaire, croit qu'il n'est question que d'un seul foulon. D'autres commentateurs, tels que Foësius, Mer-curialis, Marinellus, pensent au con-traire qu'il s'agit de plusieurs foulons, ou de l'ensemble de ces ouvriers d'après le texte grec Τὼν γναφέων οἱ Βουβῶνες. Il est vraisemblable qu'Hippocrate a parlé d'une maladie qui attaquait plutôt les foulons que les autres ouvriers, tant à cause de leur mauvaise nourriture, que des incommodités de leur métier, qui est, comme nous l'avons vu, la source des maux qui les accablent. C'est ainsi que le père de la médecine a parlé (3) d'une autre maladie produite par l'hu-midité de l'atmosphère, et qui attaquait les hommes plutôt que les femmes ; et parmi ces dernières, les esclaves plutôt que les femmes libres, dont les maladies

---

(1) In lib. ep. 4, n. 21, *Fullo collum, caput, etc.* — L. v, n. 24, *Fullo in Syro phreniticus cum ureretur cruribus.*

(2) 7 ep., n. 59.

(3) 6 epid., sect. vii.

(1) L. xi, c. x, *Dipnos.*

étaient constamment bénignes. Ainsi, Pline (1) nous fait observer que certaines maladies règnent, tantôt sur les grands, tantôt sur les esclaves. Dans mes constitutions de Modène, j'ai décrit une fièvre tierce épidémique en 1690, qui n'attaqua que les laboureurs, et l'année suivante il en régna une autre à la ville qui attaqua les citoyens et épargna les juifs (2). Paulmier a remarqué, d'après Schenckius, que la peste qui exerça sa fureur à Paris, n'attaqua point les corroyeurs. Il est donc très-vraisemblable qu'Hippocrate a décrit une maladie épidémique qui sévit sur les foulons, et qui leur fut commune à tous, parce que la malpropreté de leur métier les avait tous mis dans la même disposition, et on peut soupçonner que cette maladie, produite par un vent du Sud, atténua les humeurs épaisses et les porta aux glandes des aines et du col.

La pharmacie doit fournir les principaux remèdes capables de rendre la santé à ces artisans, en les délivrant des matières impures qui altèrent et l'extérieur et l'intérieur de leur corps. Les émétiques, et principalement les antimoniaux, méritent le premier rang; j'ai surtout éprouvé le bon effet de ces derniers dans la cachexie et la fièvre lente, auxquelles les foulons sont sujets. Les cathartiques puissants, propres à chasser les humeurs visqueuses et épaisses, doivent venir après les antimoniaux. Les purgatifs doux sont plus nuisibles qu'utiles par le trouble qu'ils excitent en pure perte, à cause de l'embarras considérable des premières voies et de la lenteur des humeurs qui y croupissent. On pourra aussi se servir, avec quelques succès, des apéritifs, des désobstruants, tels que le sirop cachectique de Fernel, les vins lixiviels, décrits par Willis, l'esprit d'urine, l'urine elle-même prise en boisson; il faut avoir beaucoup de précautions en leur ordonnant la saignée; ce n'est pas que je la blâme dans le cas d'une inflammation vive, mais je crois qu'on ne doit pas faire couler leur sang avec tant de profusion que celui des autres hommes, parce qu'il est gâté et dissous.

— Anciennement à Rome, surtout où il y avait tant de bains publics pour l'utilité de ses habitants, les ouvriers sujets à se salir dans leurs métiers y trouvaient un secours bien précieux pour se laver de temps en temps, et pour délasser leur corps fatigué par un travail excessif (1). Mais de notre temps, où cet usage si utile est aboli, les ouvriers des villes ne peuvent en profiter; c'est pourquoi, dès qu'ils sont malades, j'ai le plus grand soin de leur faire frotter le corps avec une éponge imbibée de vin blanc odorant et chaud, pour enlever la crasse qui supprime leur transpiration, et pour les délivrer de la mauvaise odeur qu'elle fait contracter à leur peau; et je les exhorte, pour éviter les maladies qui les menacent, à se laver chez eux les jours de fête, et à se montrer en public couverts d'habits propres. On ne saurait croire quel bien il résulte pour les esprits animaux de la propreté des habits; aussi je ne saurais trop désapprouver l'opinion de quelques médecins qui ne veulent pas faire changer de draps et de chemises aux malades, de peur de diminuer leurs forces. Hippocrate nous a laissé sur cet objet une maxime bien importante. « Les malades, dit-il (2), se » trouvent très-bien de la propreté dans » le boire, dans le manger et dans tout » ce qui les environne. » Vallésius fait sur cet endroit un commentaire très-intéressant.

Il est donc étonnant que Lazare Messionerus (3) trouve à redire que les médecins fassent changer de chemise et de draps aux fébricitants, et qu'il apporte pour raison, que le linge nouvellement blanchi a une vertu lixivielle, épaississante et coagulante; puisque tous les médecins reconnaissent une qualité détersive et atténuante dans la lessive. Je ne vois pas comment les habits sales peuvent augmenter la force des fébricitants, comme le prétend Verulamius (4), et je ne puis adopter cette opinion sur laquelle Messionerus s'appuie. Hippocrate a dit en effet(5), qu'il fallait changer souvent d'habit en hiver, et en avoir d'huileux et des sales pour l'été, mais

---

(1) L. vii, cap. v, H. N., et l. xxvi, cap. i.

(2) C'est-à-dire les tailleurs, les cardeurs de matelas, les chiffonniers, etc., comme on le verra dans une note, au commencement du chap. xxxi.

(1) Baccius, De thermis, l. vii, c. vii.
(2) 4 In 6 epid.
(3) In sua de feb. doctrina nova. Exerc. 5.
(4) In Histor. vitæ et mort.
(5) In lib. de salubri diæt., n. 3.

le livre où se trouve ce précepte, n'est pas du nombre de ceux qu'Hippocrate a composés, suivant Galien, qui l'attribue à Polybe. En outre, il n'est question, dans ce passage, que du régime des gens en santé, et des moyens qui peuvent faire maigrir les hommes gras, et engraisser ceux qui sont maigres. En effet, en été les gens maigres ne doivent ni se laver souvent, ni changer trop fréquemment de chemise, de peur d'augmenter leur maigreur par une transpiration trop abondante, et par la dissipation des esprits. — Je ne puis m'empêcher de rapporter ici les paroles du savant Vallesius : « Les médecins se » trompent, dit-il (1), lorsqu'ils défen- » dent à leurs malades de changer de » draps et de chemises, de se laver les » mains et le visage, etc., croyant dimi- » nuer par ce moyen la longueur de la » maladie, comme s'il était nécessaire, » pour la guérison, de laisser croupir un » malade dans ses ordures, et comme si » cette méthode n'augmentait pas la cor- » ruption. » On peut consulter aussi sur cet article, Lemnius (2) et Gaspard, à Réjès (3). Il faut donc recommander aux foulons et à tous les ouvriers que leur métier salit, de se laver et de changer souvent d'habits, afin de prévenir, autant qu'il est possible, les maladies dont la malpropreté est la source.

Avant de quitter les ateliers des foulons, qu'il me soit permis de rapporter une bonne remarque de Zarottus sur l'épigramme de Martial déjà citée. Comme du temps de ce poète il était assez ordinaire à Rome, que les passants fussent infectés par l'odeur des vaisseaux à foulons jetés dans les rues, Zarottus tire de ce fait une conjecture assez probable; il croit que ce fut la cause qui engagea Vespasien à mettre un impôt sur l'urine, comme le rapporte Suétone. Il est vraisemblable qu'il y avait alors à Rome des vaisseaux destinés à recevoir l'urine, à cause de l'usage considérable qu'on en faisait pour détacher les habits, et pour la teinture de pourpre. D'après cela, ne peut-on pas croire avec notre auteur, que Vespasien, à l'occasion de cet usage, fit lever un nouvel impôt, puisque le gain est toujours agréable de quelque

substance qu'il vienne? Cedrenus nous apprend que les empereurs grecs suivirent l'exemple de Vespasien. Macrobe nous donne aussi lieu de soupçonner l'existence des vases faits pour recevoir les urines, quand il fait adresser ce reproche à des juges ivres par Q. Titius : « Il n'y a dans les culs-de-sacs aucun » vaisseau qu'ils n'emplissent, parce qu'ils » ont toujours la vessie pleine du vin » qu'ils ont bu. »

Puisque, à cette occasion, nous nous sommes arrêtés quelque temps sur l'urine, je ne dois pas passer sous silence ce que j'ai observé plus d'une fois sur la vertu apéritive et emménagogue de cette liqueur excrémentitielle. J'ai connu plusieurs jeunes religieuses qui, ayant éprouvé pendant quelques mois une suppression de règles, et n'ayant point été secourues par les remèdes ordinaires, reprirent leurs anciennes couleurs et furent guéries après avoir bu de leur urine, qui leva sans doute leurs obstructions, fit couler leurs règles et devint ainsi un remède assez familier parmi elles. — Je n'ignore pas qu'on a coutume de faire boire l'urine dans plusieurs maladies, comme dans l'hydropisie; quoique ce moyen ait mal réussi à un certain courtisan du roi Antigonus, qui, au rapport de Celse (1), s'empoisonna en buvant son urine. Il faut cependant observer que, suivant le même médecin, ce courtisan était d'une intempérance connue de tout le monde. Pline appuie encore mon observation sur la qualité emménagogue de l'urine, lorsqu'il dit (2) : « Que les » mois des femmes sont excités par la » vapeur de l'urine des enfants qui n'ont » pas encore atteint l'âge de puberté. » Il serait facile d'éprouver ce remède, dont l'action n'est pas tout-à-fait hors de vraisemblance, en se servant surtout de l'urine rendue le matin, qui, suivant l'expression de Van Helmont (3), est l'urine du sang. Pour lever les obstructions des viscères, on recommande l'esprit de sel ammoniac, le sel ammoniac artificiel fait avec l'urine humaine et le sel de cuisine, et qui diffère peu du naturel. Ce dernier nous venait autrefois de l'Afrique, il se trouve près du temple de Jupiter Ammon, dans le sable que les chameaux arrosent de leur urine. L'urine

---

(1) Com. tex. 8, l. I, De rat. vict. in acut.
(2) De occul. nat. mirac., l. IV, c. VIII.
(3) In juc. quæst. camp., quæst. 82.

(1) L. III, c. II.
(2) H. N., l. XXVIII, c. VI.
(3) De sextup. digest., n. 79.

humaine qui tient en dissolution les différents sels contenus dans le sang, et qui, dans le mouvement circulatoire, s'est chargée de ces sels et du sérum superflu, a acquis une propriété désobstruante et fondante. Solenander (1) assure avoir eu quelque succès en faisant boire aux gens de la campagne leur urine, dans les duretés du foie et de la rate. Ceux qui voudront faire usage de ce remède, préparé dans le laboratoire chimique des viscères, auront soin de boire l'urine d'un homme sain, plutôt que la leur qui doit être moins salutaire puisqu'elle participe de leur maladie, comme l'a démontré, avec beaucoup de science et d'éloquence, D. Rosinus Lentilius(2). Il est cependant difficile d'engager un malade à boire l'urine d'autrui; il prend avec plus de facilité celle d'un enfant, mais je la crois bien plus faible que celle d'un adulte, car elle est presque sans couleur et sans saveur, et l'on n'en tire que très-peu d'esprit et de sel volatil par la distillation.

Il n'y a peut-être aucun chimiste qui n'ait fait quelques expériences sur l'urine et qui ne l'ait analysée. Les sels différents et multipliés qu'elle tient en dissolution lui font reconnaître la qualité savonneuse et détersive par tous ces artistes; mais il est très-difficile de décider quelle est la substance qui domine dans cette liqueur. Le fluide aqueux, ou le sérum du sang, quand il est agité dans les vaisseaux par le mouvement circulatoire, absorbe et dissout les différentes espèces de sels fournis par les aliments et par les boissons dont les saveurs diffèrent beaucoup entre elles. Ce fluide aqueux et salin, porté aux organes urinaires, forme l'urine dont la saveur a différentes nuances, quoiqu'elle soit constamment salée et amère. Willis établit, dans son excellent Traité des urines, que ce fluide est composé d'une grande quantité d'eau, d'un peu moins de sel, de soufre et de terre, et d'une certaine quantité d'esprit. Les expériences chimiques démontrent assez qu'il y a beaucoup de sel commun dans l'urine, puisqu'on peut en retirer un esprit acide; mais la nature du sel propre de l'urine, et ses propriétés sont très-difficiles à découvrir, malgré les travaux considéra-

bles des maîtres de l'art sur cet objet.— Van Helmont avoue ingénument (1) : « que le sel d'urine est unique, et qu'il » n'a point son semblable dans la nature. » En effet, le sel marin, celui de fon- » taine, de rocher, le sel gemme, le nitre, » l'alun, le borax, aucun sel enfin ne lui » est analogue; il ne ressemble même » pas à celui qu'on retire des animaux.» Je crois aussi qu'il est bien plus difficile de connaître la nature du sel d'urine humaine, que de celle d'aucune autre espèce d'animaux; parce que la nourriture de ces derniers est beaucoup plus simple que celle de l'homme, à qui les trois règnes de la nature fournissent des aliments, et qui, comme dit Horace, se nourrit de rôti, de bouilli, de viandes et de poissons (2). Tout le monde sait cependant que l'urine humaine fournit des remèdes spécifiques et très-actifs dans les maladies chroniques; ainsi, de notre temps, l'esprit de sel ammoniac, tiré de l'urine, est regardé comme un remède polychreste.

Quant à ce qui regarde l'urine putréfiée, dont les foulons se servent pour dégraisser les habits, je sais que les chimistes ont parlé tant de l'urine récente d'un homme sain, que de celle à laquelle on a fait subir une longue digestion dans le fumier de cheval; mais je ne crois pas qu'ils aient trouvé une différence remarquable entre le sel et l'esprit volatil que l'on retire de l'une et l'autre espèce de ces urines. Les auteurs de la Collection chimique de Leyde se sont servis de l'urine récente d'un homme sain pour faire leurs expériences, quoique les foulons reconnaissent une qualité plus détersive dans celle qui a été gardée; phénomène dont on ignore absolument la cause. Aristote (3) recherche pourquoi l'urine devient fétide lorsqu'elle a séjourné quelque temps dans la vessie. Il répond d'une manière problématique à cette question, et il dit que cela peut fort bien venir de ce que l'urine s'épaissit par son séjour, tandis que la nouvelle est aussi fluide que la boisson qu'on a prise. Il serait peut-être plus satisfaisant de dire, que l'urine conservée longtemps devient plus fétide, parce qu'elle entraîne avec elle les impuretés du sang

---

(1) Cons. 2, sect. I.
(2) In Ephemer. German., decad. III, an. 2, obs. 116, Exam. αυτουρατοσίας.

(1) In sext. digest., n. 58.
(2) . . . . Ac simul assis
Commiscent elixa, simul conchylia turdis.

(3) Sect. XIII, prob. 1.

qu'elle a dissoutes, et que l'urine récente qui vient de la boisson n'a pas eu le temps de dissoudre tant de substances âcres qu'on en trouve dans l'urine du sang. Peut-être aussi ce fluide gardé pendant long-temps chez les foulons, ayant fermenté dans les auges enduites de marc d'huile pourrie, perd son eau surabondante et devient plus âcre et plus détersif. Columelle (1) recommande l'injection de l'urine humaine ancienne dans la bouche et dans les oreilles des brebis galeuses. « Le moyen d'arrêter » les progrès de cette maladie est, sui- » vant cet auteur, de faire sur-le-champ » une fosse à la porte de l'étable, d'y » enterrer toute vivante et couchée sur » le dos la brebis pustuleuse, et de lais- » ser aller tout le troupeau sur elle. » — Mais, me dira-t-on, si l'urine d'homme est d'un si grand usage, et fournit des remèdes excellents pour guérir les obstructions, et combattre les maladies chroniques; si ce fluide, par sa vertu, garantissait autrefois les foulons de la goutte, comment se peut-il que ces ouvriers soient cachectiques, sujets aux fièvres lentes, et à toutes les maladies qui dépendent de l'épaississement et de la stase des humeurs? Je réponds à cela, que ce n'est pas tant la puanteur de l'urine putréfiée, que celle des laines imbibées d'huile, et le long séjour que font les ouvriers en laines dans des ateliers clos et malpropres qui produisent les maladies énoncées. Il est hors de doute que les vapeurs fétides reçues sans cesse par le nez et la bouche altèrent la pureté des esprits animaux; et comme un séjour trop long dans un lieu parfumé d'odeurs agréables devient nuisible, à plus forte raison des odeurs désagréables doivent-elles produire le même effet quoiqu'on les emploie quelquefois pour détruire l'engourdissement et la lenteur des esprits.

Avant de terminer le chapitre, je ferai remarquer qu'anciennement Modène a vu fleurir dans son sein l'art des foulons, dont il ne reste actuellement que peu de traces. Il y eut autrefois dans cette ville un de ces ouvriers si riche, qu'il donna au peuple un spectacle de gladiateurs, tandis qu'à Boulogne un savetier faisait la même libéralité. Martial a fait une épigramme sur la folie de ces deux artisans, qui briguaient la faveur

du peuple par leurs richesses (1). — Dans ces temps reculés, on estimait beaucoup les laines de Modène, et surtout celle des troupeaux qui paissaient dans les plaines situées entre la Scultenna et la Secchia. Ainsi Columelle (2), parmi les laines de la Gaule, préfère celles des troupeaux qui paissent dans les campagnes maigres, entre Parme et Modène (3).

---

(1) Sutor, credo, dedit tibi culta Bononia ludos; Fullo dedit Mutinæ, dic ubi Caupo dabit?

Boulogne, un savetier t'a donné des jeux; Modène, tu en as reçu d'un foulon; quelle est la ville où en donnera le cabaretier?

(2) L. VII, c. VIII.

(3) Les maladies décrites par Ramazzini peuvent s'entendre aussi de ceux qui dégraissent et cardent la laine dont on forme les draps. Morgagni appelle ces ouvriers lanarii. Il est d'accord avec Ramazzini sur leurs maladies, et l'ouverture de leurs cadavres lui a démontré que la poitrine est la partie la plus affectée par leur métier. Souvent, dit-il, ces ouvriers ont les poumons endommagés par les suites de leurs travaux, et meurent de maladies de ces viscères. Aussi a-t-il trouvé ces organes endurcis, rapetissés, constamment adhérents à la plèvre, excepté chez un ouvrier de cette espèce, âgé de vingt-quatre ans, mort d'un coup à la tête, dont les poumons étaient entièrement séparés de la plèvre, si ce n'est la portion antérieure et supérieure du poumon droit. « Cæterum pul- » mones, quod in lanariis sæpius vidi- » mus, omnino erant a plevra soluti, nisi » quod cum ea per membranulam summa, » duntaxat anterior pars dexteri colliga- » batur. » Ep. 52, art. 55. Il parle aussi d'un autre ouvrier en laine qui, ayant des obstructions aux hypochondres, mourut d'une fièvre aiguë dont les symptômes concomitants dénotaient une inflammation à la poitrine. N'y a-t-il pas lieu de soupçonner que les vapeurs grasses et fétides que respirent ces ouvriers peuvent leur donner des obstructions? L'observation que Morgagni a faite sur la bile de tous ces ouvriers ne vient-elle pas à l'appui de cette opinion? En effet, il a trouvé la bile cystique pâle, abondante et peu énergique. Il paraît qu'elle est rendue telle dans ces ouvriers, par les vapeurs huileuses qu'ils avalent sans cesse, qui émoussent l'âcreté naturelle de ce fluide, et rendent les intestins moins sensibles à son action. Mais ce qu'il est essentiel de remarquer, c'est que presque

---

(1) L. VII, c. V.

CHAPITRE XV.

Il nous reste encore à parcourir beaucoup de boutiques qui exhalent des odeurs fétides, nuisibles aux ouvriers qui y travaillent. Telles sont celles de ceux qui font les huiles, des corroyeurs, de ceux qui font des cordes d'instruments, des bouchers, des poissonniers, des charcutiers, des marchands de fromage et des chandeliers. Toutes les fois que j'ai visité ces ateliers, j'y ai éprouvé des soulèvements d'estomac, et je n'ai pu supporter de pareilles odeurs pendant un certain temps sans être attaqué de mal de tête et de nausées. C'est donc avec beaucoup de raison que les lois défendent à ces ouvriers d'avoir leurs ateliers dans leurs maisons, et leur enjoignent de les faire construire dans les faubourgs ou au dehors des villes, comme Cepolla (1), Paulus Zacchias (2), et plusieurs autres nous l'apprennent. Nous parlerons d'abord des maladies de ceux qui font les huiles. — Dans nos cantons fertiles en noyers, on fait une grande quantité d'huile de noix. Les gens du peuple s'en servent pour s'éclairer, parce qu'ils ne peuvent se procurer de l'huile d'olive qui se vend à trop haut prix. Tout le pays, au-deçà et au-delà du Pô, ne produit point d'oliviers, et l'huile d'olive dont nous nous servons nous vient de Toscane. On fait l'huile de noix comme celle d'olives. On broie les noix avec des meules; quand elles sont réduites en pâte mollasse, on les fait cuire dans une grande poêle de cuivre, et on les met à la presse pour en exprimer l'huile. Pendant cette espèce de coction,

tous ceux dont il fait l'histoire, sont morts avec des signes certains d'inflammation à la poitrine. — Ils doivent donc avoir la plus grande attention de défendre cette partie des maux qui la menacent. La propreté est le moyen le plus sûr qu'ils aient pour combattre toutes les maladies qui les attaquent. Un atelier grand et aéré, un lavage fréquent avec de l'eau fraîche, des frictions douces et répétées, les apéritifs légers, le vinaigre respiré ainsi que l'esprit de sel ammoniac, pourront ajouter à ce premier moyen, et contribuer à les préserver.

(1) *De serv. ur.*, c. LXXXIV, n. 3,
(2) Q. M.-L., l. V, t. IV, q. 7.

il s'élève une fumée noire d'une odeur désagréable et rance, que les ouvriers avalent malgré eux. Telle est la source de tous les maux qui affligent surtout ceux qui remuent cette matière. Leurs maladies sont : la toux, l'étouffement, les douleurs de tête, les vertiges et la cachexie. Ajoutez à cela les casaques sales et dégoûtantes qui les couvrent, et dont les malpropretés bouchent souvent les pores transpiratoires de leur peau ; de là la cause des maladies aiguës qui attaquent principalement leur poitrine, parce qu'ils ne font cet ouvrage que pendant l'hiver.

Ceux qui, dans une chambre fermée, où il n'y a aucune ouverture par où l'air puisse se renouveler, et à la lueur de lampe où brûle de l'huile de noix, écrivent, lisent, ou font quelque autre ouvrage pendant quelques heures, éprouvent combien la vapeur de cette espèce d'huile est nuisible. Ils ne peuvent quitter cette chambre remplie de fumée, sans avoir un violent mal de tête, le vertige, ou une stupeur assez profonde. J'ai vu quelques personnes à qui cette fumée fut aussi nuisible que la vapeur des charbons ; et je connais, entre autres, un homme de lettres qui, à cause du peu d'aisance où il était, s'étant servi d'une pareille huile, pour travailler la nuit dans un lieu étroit, fut assoupi et comme engourdi pendant plusieurs jours. — Les ateliers où on prépare l'huile de lin ne sont pas moins fétides. On fait un grand usage de cette huile dans notre pays pour s'éclairer pendant la nuit, surtout lorsque l'huile de noix manque. Ceux qui sont employés à la préparation de l'huile de lin sont sujets aux maladies dont nous avons parlé dans ce chapitre. — Les corroyeurs qui sont occupés à macérer les cuirs des animaux dans la chaux et la noix de galle, à les fouler aux pieds, à les layer, à les nettoyer, à les enduire de suif pour tous les différents usages auxquels on les emploie, sont attaqués des mêmes maladies que les ouvriers précédents, par les exhalaisons sales et fétides qui s'élèvent de leurs peaux. Ils ont le visage blême et cadavéreux, ils sont enflés, essoufflés, d'une couleur livide, et très-sujets aux maladies de la rate. J'en ai vu beaucoup d'hydropiques. Comment, en effet, dans un lieu humide, dans un air infecté de vapeurs putrides où ces ouvriers restent presque toujours ; comment, dis-je, les organes vitaux et animaux pourraient-ils rester intacts, et l'économie de tout le corps n'être pas altérée? J'ai vu plusieurs fois des chevaux résister au frein, et ne vouloir pas passer vis-à-vis de pareilles boutiques. J'en ai observé qui, au premier rayon d'odeur infecte qui venait frapper leurs naseaux, retournaient sur leurs pas comme des furieux et n'écoutaient plus la voix de leurs guides. C'est pour cela que les tanneries et les corroyeries sont situées près des murs des villes, ou hors leur enclos comme dans la nôtre, de peur que l'odeur qui s'en élève n'infecte l'air que les habitants respirent. Aussi Hippocrate, dans l'histoire de Philiscus (1) qui mourut le sixième jour d'une fièvre maligne, a-t-il décrit le lieu où il était malade : « Phi- » liscus habitait près le mur, etc. » Dans le commentaire de cette histoire, le savant Mercurialis a remarqué que le divin vieillard avait désigné, par cette expression, un lieu où les maladies étaient très-communes, puisqu'en effet les environs des villes sont les endroits les plus propres à donner des maladies, à cause de toutes les immondices et des cadavres des animaux qu'on y entasse.

A Rome, les ateliers les plus sales, comme ceux des corroyeurs, étaient relégués au-delà du Tibre. Martial en passant en revue les différentes odeurs fétides, met de ce nombre celle des peaux qu'on faisait macérer dans le quartier déjà cité (2). Juvénal parle aussi de ce quartier de Rome où demeurait le petit peuple, et où étaient les ateliers les plus malpropres (3). On regardait donc l'air de ces lieux comme très-malsain à Rome, à cause de la fétidité qu'exhalaient les boutiques qui y étaient situées. C'est pour cela que les Juifs qui habitaient ce quartier, où ils s'étaient réfugiés, suivant Philon (4), parce qu'il

était désert et à très-bon marché, répandaient une odeur infecte qui ne leur venait pas de naissance, comme le vulgaire le croit encore. — On peut aussi ranger avec les corroyeurs ceux qui font des cordes d'instruments, et qui sont accablés des mêmes maux. Sans cesse, dans les lieux humides et fétides, occupés à nettoyer et développer des intestins d'animaux, ils deviennent, pour la plupart, pâles, livides, cachectiques, et ils ont les jambes enflées.

Ceux qui font le fromage ont aussi leurs maladies particulières, à cause de la fétidité de leur métier. On fait avec le lait de vache des énormes roues de fromage, auxquelles ressemblaient peut-être ceux que les anciens appelaient lunenses, en forme de lune (1). Tels sont, parmi nous, les fromages parmesan, laudesan, de Plaisance, et ceux des autres villes situées en deçà et au delà du Pô. Ces substances exhalent des vapeurs grasses et fétides, qui nuisent beaucoup à la santé de ceux qui les fabriquent. En Italie, les fromageries sont situées dans la campagne et les faubourgs et très-éloignées du sein des villes. Cependant, à Modène, les Juifs qui, par religion, ne peuvent manger ce qui a été préparé par des mains étrangères, font du fromage en été, dans leurs maisons, avec le lait qu'on apporte des faubourgs : aussi les lieux où ils préparent cet aliment répandent-ils une odeur très-mauvaise, et les mouches y voltigent en très-grande quantité. — J.-Pet. Lotichius, dans son Traité des mauvaises qualités du fromage, rapporte qu'il règne une odeur si fétide dans un bourg de Francfort, où on en fait une très-grande quantité, qu'on ne doit pas, selon lui, chercher d'autre cause de la peste qui a ravagé cette ville.

Mais il n'y a pas de gouffre infernal ou de lac empesté qui puisse nuire davantage aux ouvriers que les lieux où se font les chandelles. En effet, les chandeliers et tous leurs voisins en sont si incommodés, que ces ateliers sont relégués aux extrémités des villes, comme nous le fait remarquer Zacchias, qui a

---

(1) 1 Epid., § 3.

(2) Non ab amore recens hircos, non ora leonis,
Non detracta cani trans Tiberina cutis.
                                    L. VI, ep. 95.

Thaïs sent plus mauvais qu'un bouc qui sort de faire l'amour, que le gosier d'un lion, que la peau d'un chien écorché au-delà du Tibre.

(3) . . . . . . Nec te fastidia mercis
Ullius subeant ablegandæ Tiberim ultra.
                                    Sat. xv.

Ne vas point te dégoûter des marchandises que tu seras contraint de reléguer au-delà du Tibre.

(4) De leg. ad Caïum.

---

(1) Caseus Hetruscæ signatus imagine lunæ,
Præstabit pueris prandia mille tuis.
                          Martial., L. xiii, ep. 27.

Le fromage marqué de la lune de Toscane donnera mille repas à vos domestiques.

spécialement traité des boutiques où on fabrique la chandelle (1). Les chaudières où bouillent les suifs de bouc, de bœuf et de cochon répandent une vapeur si infecte qu'elle affecte tout le voisinage. Les chandeliers, penchés sur ces chaudières, en sont très-maltraités, et les particules grasses et fétides qu'ils reçoivent par le nez et par la bouche obstruent et embarrassent le tissu fistuleux de leurs poumons, et donnent naissance aux étouffements, aux douleurs de tête, et principalement aux dégoûts et aux nausées. Rien, en effet, n'est si propre à donner des envies de vomir et des soulèvements d'estomac que la graisse, dont le seul aspect suffit souvent pour les produire. Aussi, les femmes trop grasses et dont l'embonpoint est excessif perdent beaucoup de leur beauté. Martial était ennemi de ces sortes de femmes, et il disait qu'il aimait mieux la chair que la graisse. Personne n'ignore la facilité avec laquelle les substances grasses et huileuses, malgré l'acide qu'elles contiennent, enchaînent et émoussent l'acide de l'estomac, d'où dépend l'appétit (2). C'est donc avec raison que Galien (3) recommandait les aliments gras et huileux pour apaiser la faim canine et pour émousser les pointes de l'acide qui irrite les membranes de l'estomac. Avicenne (4) loue les aliments gras, la graisse de vache, etc., pour les voyageurs, et il rapporte qu'un homme vécut dix jours sans manger pour avoir bu une livre d'huile de violettes avec de la graisse figée (1). Il n'est donc pas étonnant que les chandeliers aient un dégoût et une perte d'appétit continuels.

J'ai plusieurs fois entendu des femmes qui demeuraient près de ces boutiques se plaindre de passions hystériques à cause de la mauvaise odeur. Ce fait pourra paraître étonnant, d'autant plus qu'Hippocrate (2) veut qu'on fasse respirer des mauvaises odeurs dans ces affections ; mais 1° les odeurs agréables n'excitent pas toujours les suffocations de matrice ; on guérit même quelquefois ces maladies avec des remèdes aromatiques, tels que la cannelle, la muscade, qui, suivant Augenius (3), sont un secours infaillible dans ces cas et dont l'usage est confirmé par Etmuller, par Hippocrate lui-même, qui recommande le vin odorant, dans son livre sur la nature des femmes (4). 2° Toutes les odeurs fortes et désagréables ne sont pas également propres à apaiser les troubles hystériques, comme l'a observé Forestus (5). puisque l'odeur d'une lampe donne naissance à ces maladies et détruit le fœtus dans le sein de sa mère, suivant l'observation des anciens. Je ne suis donc point du tout étonné que l'odeur du suif pourri excite des mouvements désordonnés dans les esprits animaux et produise des nausées, des convulsions de l'estomac et de la matrice. Ainsi, j'ai vu quelquefois des femmes délicates se trouver mal et tomber dans un accès épileptique à l'odeur des chandelles qui les éclairaient pendant la nuit.

Relativement à l'odeur pernicieuse des chandelles, on peut consulter Solenander, qui rapporte (6) que son frère, occupé à des études très-sérieuses, avait beaucoup souffert de la poitrine et de la tête par l'odeur de la chandelle dont il se servait. Il ajoute que le suif de bœuf est plus fétide que celui de brebis, et

_____

(1) Q. M.-L., l. v, tit. q. 7.
(2) Sans avoir recours à cette étiologie chimique qui est fort commode, mais rien moins que prouvée, il parait que les odeurs, la vue même des substances grasses et huileuses, produisent le dégoût et les nausées, par une espèce d'antipathie qu'elles ont avec les nerfs de l'estomac; antipathie qui a lieu également lorsqu'une huile quelconque avalée s'applique immédiatement sur les nerfs stomachiques, ce qui fait que tous les médecins rangent les huiles au nombre des vomitifs. Cette manière de considérer l'action de l'huile sur l'estomac explique très-bien l'inappétence, le dégoût et les nausées, si familières à tous les ouvriers qui emploient l'huile dans leurs travaux.
(3) Com. 21, 2 sect.
(4) L. 1, fen. 3, d. 5, c. II.

_____

(1) Nous croyons devoir transcrire la phrase d'Avicenne :
« Quidam quoque retulerunt, quod unus homo biberit libram unam olei violacei, in quo cera dissoluta fuit, donec in emplastri similitudinem conversa fuerint, decem diebus postea comedere non desideravit. »
(2) 2 De morb. mul., n. 78.
(3) L. xii, ep. 7.
(4) De affec. fœm., ex utero.
(5) L. xxviii, obs. 30.
(6) Sec. v, cons, 6, p. 401.

que les chandelles ne répandent jamais une plus mauvaise odeur que lorsqu'on y a mêlé une certaine quantité de graisse de porc. Les actes de Copenhague (1) offrent l'histoire d'une femme qui, en faisant des chandelles, fut prise d'une violente douleur de tête accompagnée de vertige, de rougeur des yeux et de difficulté de respirer. Olaüs Borrichius la fit d'abord vomir, et lui prescrivit ensuite des eaux pectorales avec l'oxymel scillitique. Ces remèdes la soulagèrent pendant quelque temps; mais bientôt, après en avoir supprimé l'usage, cette femme devint asthmatique et essaya inutilement une foule de médicaments. Elle mourut en détestant son métier et en exhortant les chandeliers à travailler dans des ateliers ouverts à l'air, s'ils avaient quelque envie de conserver leur poitrine. — Je dois aussi avertir les gens de lettres de ne point se servir de chandelles dans leurs études nocturnes, et de brûler, s'ils le peuvent, de la bougie, ou de l'huile d'olives dans des lampes autrefois dédiées à Minerve, à l'exemple des anciens savants, dont les ouvrages sentaient l'huile. C'est aussi le conseil donné par Fortunatus Plempius (2), qui ajoute que la fumée et l'odeur des chandelles peuvent produire l'avortement, comme la vapeur de la lampe, à laquelle Pline (3) attribue cette propriété. —Quant aux maladies des ouvriers dont il est question dans ce chapitre, il faut employer les remèdes proposés par Borrichius, les vomitifs, et surtout l'antimoine, les cathartiques puissants, les forts incisifs, principalement ceux dans la composition desquels il entre du vinaigre, comme l'oxymel scillitique, etc.; car rien ne corrige et ne chasse mieux une humeur grasse et onctueuse que le vinaigre.

Il faut donc faire tous ses efforts pour détacher et évacuer ces particules visqueuses et huileuses, qui obstruent la peau et les viscères de ces ouvriers, arrêtent le cours des esprits et de la transpiration. Il faut surtout avoir égard à ces molécules grasses, soit dans les maladies énoncées, soit dans toutes celles qui dépendent de la constitution des temps. En effet, comme il y a lieu de

soupçonner que ces molécules, reçues avec l'air dans l'intérieur du corps de ces ouvriers, ont altéré leurs humeurs et leurs esprits, on doit leur prescrire la saignée avec beaucoup de précautions; car, si on était prodigue de leur sang, leurs forces seraient bientôt abattues et manqueraient avec leurs esprits, qui ne peuvent être que faibles et faciles à dissiper, à cause du sang appauvri et gâté qui en est la source (1).

(1) Ramazzini a compris dans ce chapitre tous les ouvriers en général, dont le métier les expose à être malpropres, et qui, pour la plupart, respirent des vapeurs fétides animales. Platner a fait une dissertation très-intéressante sur cet objet, *De morbis ab immunditiis*. Il ne balance pas à mettre la propreté au rang des choses non naturelles, et d'en faire une partie importante de l'hygiène. Cette dissertation peu volumineuse est pleine de connaissances précieuses. L'auteur passe d'abord en revue toutes les causes qui peuvent altérer la propreté et faire naître des maladies particulières; l'entretien des rues et des égouts, l'éloignement des ateliers fétides hors des villes, le renouvellement de l'air dans les hôpitaux, l'usage de la chandelle pernicieux aux gens de lettres, le choix d'une maison dont les latrines soient éloignées, la propreté excessive des cuisines et des domestiques, celle des habits, du linge; la salubrité des eaux; le changement de chemises et de draps aux malades, pourvu qu'ils ne soient ni en sueur, ni dans le temps de l'éruption; le soin extrême qu'on doit avoir de se moucher, de se laver souvent avec l'eau pure et sans mélange d'aucuns parfums, d'éviter le contact des personnes attaquées de quelque virus ou de quelques suppurations internes dont l'odeur se porte à la bouche, de se nettoyer les dents, de se peigner les cheveux, d'éviter les différentes onctions dont se servent certaines femmes, et qui font plus de tort que de bien à leur peau, le fard, le rouge; de se couper les ongles, surtout pour les accoucheurs, etc.; les attentions que les apothicaires doivent prendre pour entretenir tous leurs vaisseaux propres, et les chirurgiens leurs instruments. Tels sont en général les objets qui occupent successivement Platner, et sur lesquels il donne des préceptes pour éviter les maladies qui naissent de la malpropreté, et jouir par ce moyen, d'une santé vigoureuse.—Les bouchers, sans cesse teints de sang, seraient exposés à beaucoup de

(1) T. v, obs. 86.
(2) *De togat. val. tuend.*, cap. xxxv, lix.
(3) L. vii, H. N., c. vii.

CHAPITRE XVI.

DES MALADIES DE CEUX QUI PRÉPARENT ET VENDENT LE TABAC.

Eloignons-nous maintenant de ces odeurs fétides et nuisibles pour nous occuper de la substance qui fait les délices de presque tous les nez, et transportons-nous dans les boutiques où on prépare le tabac (je puis me servir de ce mot, puisqu'il est reçu dans notre ville). Cette poudre de nicotiane, dont la découverte appartient à notre siècle, au moins en Italie, devient chez nous

une coutume vicieuse. L'usage qu'en font les femmes, les hommes, et jusques aux enfants, la fait mettre au nombre des dépenses journalières d'une maison. Les ouvriers qui préparent le tabac savent quels maux il est capable de produire à la tête et à l'estomac. Entre les marchandises qu'on nous apporte de Livourne en Toscane, il vient des paquets de feuilles de tabac tournées en forme de cordes, que les ouvriers déploient, secouent et broient par le moyen d'une meule mue par des chevaux, à qui on bouche les yeux et qu'on fait tourner en rond. Pendant l'action de la meule, ces ouvriers agitent le tabac en différents

maladies, et surtout aux putrides, s'ils ne prenaient pas beaucoup de précautions et de soins pour entretenir la propreté dans leurs tueries et dans leurs étaux. Malgré la cause multipliée et étendue qui devrait leur procurer mille maux, ils sont, de tous les ouvriers, ceux dont l'extérieur fleuri et l'embonpoint annoncent la santé la plus vigoureuse et la plus constante. La couleur rose qui anime leurs joues, la blancheur et la finesse de leur peau, ne peuvent laisser aucun doute sur la qualité savonneuse et cosmétique du sang.—Leur embonpoint prouve aussi que de la grande quantité de viandes qu'ils ont continuellement dans leurs boutiques, il s'exhale des molécules vraiment nutritives qui pénètrent par leurs poumons, leur estomac et leur peau, et portent dans leur sang une abondance de suc nourricier que ce fluide disperse ensuite dans toutes leurs parties. Les rôtisseurs, les traiteurs, les cuisiniers, sont exposés au même inconvénient, et deviennent presque tous d'un embonpoint excessif.—C'est à cause de cette surabondance de sucs que les bouchers sont assez souvent sujets aux lourdeurs de tête, aux étouffements, aux hémorrhagies, à l'apoplexie même; maladies qui toutes dépendent d'une pléthore excessive. Une saignée de temps en temps, la diète exacte à l'approche de ces accidents, ou du moins la diminution de nourriture et l'usage des délayants, sont les moyens les plus propres à les garantir de ces maux.—Dans l'été, lorsque la chaleur de l'atmosphère accélère la putréfaction de la viande, les bouchers sont plus exposés aux maladies putrides et malignes, à cause des vapeurs fétides répandues dans leurs tueries, et qu'ils respirent sans cesse. C'est dans cette saison qu'ils doivent redoubler d'attention, laver souvent leurs tueries, tuer le moins possible, se nourrir de légumes et de peu

de viandes, boire de la limonade, respirer le vinaigre simple ou des quatre voleurs, ne rester que le moins possible dans leurs étaux, aller après leur travail respirer l'air sain et frais de la campagne. —Enfin, lorsqu'ils éprouvent des dégoûts et des nausées, ils peuvent faire usage de la boisson suivante, recommandée par les auteurs du Dictionnaire de santé: Prenez des racines d'impératoire, de galanga, ratissées et coupées menu, de chaque une once; de myrrhe, d'encens mâle, de chaque un gros; de safran, un demi-gros ; de quinquina, de cannelle en poudre, de chaque deux gros. Faites infuser le tout dans quatre livres de vin blanc sur les cendres chaudes; passez la liqueur. On en boit un petit verre de temps en temps.—Les poissonniers doivent prendre les mêmes précautions que les bouchers, et être encore plus exacts, car l'odeur de leurs poissons corrompus est plus dangereuse et plus active que celle de la viande de bœuf et de mouton. — Les chandeliers ont aussi des maladies particulières. Ils doivent prendre beaucoup de précautions pour ne pas laisser enflammer leur suif; accident qui n'a été que trop commun à Paris. Ceux d'entre eux qui travaillent dans des caves, auront attention de ne pas s'exposer aux vapeurs du charbon qui n'ont point d'issue dans ces endroits. Ils choisiront des caves grandes, bien voûtées, hautes, et dont les soupiraux soient larges. — Les auteurs du Dict. de santé, d'après Hecquet, recommandent pour les maladies de ces ouvriers, le suc dépuré de cerfeuil, de chicorée sauvage, de mélisse, par cuillerées, aussi bien qu'un demi-gros de thériaque avec le suc d'une orange aigre.—Ils leur prescrivent aussi de se frotter le nez et les tempes plusieurs fois par jour avec le vinaigre des quatre voleurs.

5.

sens. Lorsqu'ils ne sont point faits à ce travail, ils y gagnent des douleurs de tête violentes, des vertiges, des nausées et des éternuments continuels. Il s'élève, en effet, dans cette opération, une si grande quantité de parties subtiles, surtout en été, que tous les voisins en sont incommodés et se plaignent d'envies de vomir. Les chevaux qui font tourner la meule témoignent l'âcreté nuisible de cette poussière qui voltige, en agitant fréquemment la tête, en toussant et soufflant par les naseaux. J'ai vu une jeune fille juive (car les boutiques de tabac, comme celles de plusieurs autres marchandises, sont louées aux Juifs (1) dans presque toute l'Italie), occupée pendant tout le jour à déployer ces paquets de tabac, avoir une violente envie de vomir, aller fréquemment à la selle et rendre beaucoup de sang par les vaisseaux hémorrhoïdaux pour s'être reposée sur ces paquets.

Je ne veux pas traiter ici de l'usage et de l'abus du tabac; ce serait répéter ce qu'en ont dit Magnenus, qui a fait un traité particulier sur cet objet, et le savant Etmuller, dans son ouvrage nouvellement imprimé à Francfort avec beaucoup d'additions, et qui contient une histoire détaillée de cette plante et des médicaments qu'elle peut fournir. Tous les médecins conviennent que l'usage immodéré du tabac produit des maux singuliers, et il y a dans les auteurs des observations qui confirment cette assertion. On peut consulter sur cet objet Van Helmont (2), qui, blâmant l'usage où l'on est de fumer, assure avoir trouvé un estomac teint en jaune par la vapeur du tabac, dans lequel il admet un virus caché. Simon Pauli et Richard Morton (3) pensent que cette fumée rend les poumons flasques, qu'elle dessèche ces viscères, et qu'elle produit un vrai marasme. On pourra aussi lire Théoph. Bonet (4), qui a démontré par beaucoup d'ouvertures de cadavres les maux affreux que produisent sur les poumons et le cerveau non-seulement la fumée du tabac, mais encore la poudre de cette

plante prise par le nez. D'ailleurs, le chatouillement et l'irritation qu'elle excite dans le nez, et dans la bouche quand on la mâche; l'odeur détestable que répand l'haleine des marchands de tabac, prouvent assez qu'il y a dans ce végétal une acrimonie mordicante, comme dans toutes les plantes sternutatoires.

Cette poudre si abondante dans les boutiques des marchands de tabac, et d'autant plus âcre qu'elle est plus ténue, reçue par le nez et la bouche, picote la membrane délicate des poumons et de la trachée-artère, arrête et engourdit les esprits animaux par son odeur vireuse, et altère en même temps le ferment de l'estomac en émoussant son acide.

Qu'on ne pense pas que je veuille diffamer une plante si célèbre, décorée du titre de *royale*, si agréable aux Européens, et dont le commerce fait un des grands revenus de plusieurs royaumes. De célèbres écrivains ont beaucoup écrit sur ses vertus, et l'ont placée, avec raison, entre les plantes médicamenteuses. On ne doit blâmer que l'usage immodéré ou à contre-temps qu'on fait de cette plante; usage qui a fait regarder son action comme fort inconstante, et qui lui a acquis un bon ou un mauvais renom suivant les circonstances. L'expérience a assez prouvé que les feuilles de tabac contiennent une grande quantité de sel volatil, propre à absorber un acide superflu, et qui leur donne la vertu détersive et vulnéraire. C'est pour cela qu'Épiphanius Ferdinandus (1) recommande beaucoup la décoction de cette plante dans l'empyème, et la regarde comme un très-grand remède pour cette maladie. Tout le monde sait que les feuilles de tabac mâchées excitent une excrétion abondante de phlegme; et c'est ce qui fait commettre des erreurs très-graves, parce que le flux de pituite que cette plante mâchée occasionne n'est pas également salutaire à tous les hommes. Dans les corps gras, abondants en sucs visqueux et épais, la poudre de tabac peut être très-utile, mais il n'en est pas de même pour ceux dont le tempérament est bilieux et chaud, ainsi que l'a fait surtout observer Guill. Pison (2). J'ai connu plusieurs personnes dans le marasme, pour avoir trop mâché de tabac:

---

(1) *Quorum cophinus fœnumque supellex.*

(2) *In Custode errante*, n. 46, ac in *Tract. de mort. occas.*

(3) *Quadr. Bot.*, c. vi, De pht.

(4) *In suo Sepulch.*, t. ii, l. iv, sect. ultim.

(1) Hist. 32.

(2) L. iv, c. xlv, De re nat. et med. utr. Ind.

elles s'applaudissaient en voyant couler perpétuellement un flot d'humeurs de leur bouche, et elles croyaient rendre leur santé vigoureuse par ce moyen. J'ai eu beaucoup de peine à leur persuader qu'il était très-malsain de tarir ainsi les sources salivaires, et d'épuiser tout le corps de son suc nourricier ; tant est grande la folie de mâcher le tabac et d'en respirer la fumée, folie qui, malgré les avis des médecins, sera probablement toujours à la mode.

Beaucoup de voyageurs nous assurent que le tabac mâché, ou sa vapeur inspirée par une pipe, ôte l'appétit, et que par l'un ou l'autre de ces moyens on peut faire beaucoup de chemin sans être pressé de la faim, et sans sentir son estomac. Un auteur déjà cité, Guill. Pison (1), assure qu'en voyageant dans des lieux déserts, il ne ressentit ni lassitude, ni faim, après avoir mâché du tabac. Van Helmont dit la même chose, et il prétend que le tabac apaise la faim, non en la satisfaisant, mais en détruisant cette sensation, et en diminuant l'exercice des autres fonctions. Etmuller (2) n'est pas fort éloigné de la pensée de Van Helmont ; il croit que le tabac, comme tous les autres narcotiques, engourdit les esprits animaux, et détruit le sentiment de la faim en émoussant le ferment salé de l'estomac par le sel volatil qu'il contient. J'ai, en effet, souvent observé que ces fumeurs et mâcheurs de tabac sont continuellement sans appétit, ainsi que les grands buveurs. En effet, comme le vin et son esprit émoussent le ferment acide de l'estomac, de même la fréquente mastication du tabac, ou sa fumée, énerve la force de ce viscère, et détruit l'énergie du suc salivaire, au point que la vapeur qu'on respire ne fait plus aucune impression sur les nerfs. Le savant Plempius est du même sentiment : il assure (3) que le tabac ne nourrit point, mais que l'abondance de l'humeur pituiteuse qu'il fait couler de l'intérieur de la bouche emplit l'estomac, et détruit ainsi le sentiment de la faim. — Il est étonnant de voir combien de moyens l'on a employés pour satisfaire les goûts des différents nez. En effet, on prépare plusieurs sortes de tabacs, comme dans la

cuisine on multiplie les assaisonnements. On le réduit en poudre plus ou moins fine, on lui donne une odeur agréable, ou on lui laisse celle qui lui est propre. Toutes les fois que je vois des preneurs de tabac inspirer avec avidité cette poudre, ou attirer et rejeter alternativement la fumée du tabac qui brûle, je me représente le Roland de l'Arioste qui respire par le nez le cerveau qu'il a perdu, ou le Cacus de Virgile qui, combattant avec Hercule dans la caverne du mont Aventin,

Prodige merveilleux! de sa gorge enflammée
Vomit un noir torrent d'une épaisse fumée (1).

Voyons maintenant quel secours la médecine peut donner aux ouvriers qui préparent le tabac. Comme on ne peut détruire la cause occasionnelle de leurs maux, puisque le désir du gain leur rend l'odeur du tabac moins sensible et moins désagréable, il faut d'abord les avertir des précautions qu'ils ont à prendre en râpant, passant et maniant cette substance, qui semble contribuer avec Bacchus et Cérès à entretenir cet esprit vif et sémillant qui distingue les habitants des villes. Ces ouvriers doivent éviter, autant qu'ils pourront, le nuage des atomes qui s'échappent de leur ouvrage, en se couvrant la bouche et les narines, en respirant souvent un air frais, en se lavant le visage avec de l'eau froide, et la bouche avec de l'eau et du vinaigre ; enfin, en buvant ce dernier mélange, car rien n'est plus capable d'émousser et de détacher ces particules âcres adhérentes à l'œsophage et à l'estomac, que toutes les boissons où il entre du vinaigre. Ils pourront se garantir des mauvais effets du tabac, avec le petit-lait, les émulsions de semences de melon, la tisane d'orge, le riz cuit dans le lait. Les douleurs de tête et les nausées dont ils se plaignent sont dues aux lieux clos et humides où ils travaillent, principalement pour broyer le tabac sous la meule. Dans ces cas, je leur ai administré avec succès les vomitifs, pour leur faire rendre par la voie la plus courte la poussière qu'ils ont avalée, et qui, de sa nature, provoque le vomissement.

En observant les maux violents que les différentes odeurs causent à ceux qui les travaillent, j'ai eu envie d'ajouter ici une digression sur la nature des odeurs :

(1) In H. N. et Med. utriusque Indiæ, l. IV, c. XLIII.
(2) In Tract. de fame læsa.
(3) De togator. valet. tuenda.

(1) Faucibus ingentem fumum, mirabile dictu! Eromat…

mais la longueur de cette carrière m'a arrêté; j'ai craint de m'y engager trop avant, et d'être emporté trop loin de mon objet par l'agrément de la matière. En y réfléchissant quelque temps, j'ai observé que les philosophes et les médecins, tant anciens que modernes, avaient beaucoup écrit sur les odeurs en différents endroits de leurs ouvrages, mais qu'il manquait à l'histoire naturelle un traité complet et particulier sur ces substances. A cet effet, j'ai cru qu'il fallait pour un pareil travail rechercher d'abord la nature des odeurs, d'après les opinions des philosophes anciens et modernes; en indiquer les différences, et les séparer par classes suivant leurs propriétés, leur origine particulière, le sol qui les a produites, leur composition, leurs mélanges; disserter sur les parfums des anciens; passer ensuite aux médicaments que fournissent les odeurs, et qui ont donné naissance, suivant les modernes, à la médecine des esprits végétaux; enfin parler des odeurs sacrées dont il est fait mention dans les livres saints, et dont se servaient les Juifs dans leurs sacrifices, et des parfums qu'on brûlait dans les expiations, les sacrifices pour apaiser ou invoquer les dieux, chez les Grecs, les Romains, les Égyptiens et les Indiens. Telle est la matière abondante qui me parut devoir composer un Traité renfermant, dans un seul ouvrage, l'histoire complète des odeurs, tout ce qui est épars dans les auteurs sur cet objet, et les observations qui me sont particulières. Petrus Servius, médecin romain, a promis autrefois un Traité physique des odeurs, dans son excellente Dissertation philologique sur ces substances; mais il n'a pas tenu sa parole, autant que je puis le savoir. Je ne prétends pas non plus engager la mienne pour un pareil effort, qui demanderait beaucoup de temps et de travail. Il y a, en effet, beaucoup de choses qui, vues de loin et du premier coup-d'œil, paraissent faciles et simples, mais qui deviennent pénibles et pleines de difficultés (1) lorsqu'on les examine de près. C'est

dans ce sens qu'un poète a très-bien dit: « L'esprit humain est capable des plus

---

on en avait râpé une grande quantité. Un jeune enfant, qui en avala par mégarde, échappa à ses premiers effets, mais mourut quelque temps après de polypes qu'on ne peut attribuer qu'à ce malheur. Les lézards, les crapauds meurent en très-peu de temps, lorsqu'on met du tabac sur leur dos. Un médecin de la Faculté de Paris, qui a les connaissances les plus étendues en histoire naturelle, a éprouvé que la poudre de cette plante éloigne les insectes qui s'attachent ordinairement aux peaux des animaux que l'on veut conserver. Morgagni semble attribuer une apoplexie mortelle à l'usage excessif du tabac auquel le malade était adonné. Le docteur Hill a vu mourir de faim une personne qui ne pouvait avaler aucune nourriture; on lui trouva un polype qui lui bouchait l'œsophage, et dont la formation était due à la grande quantité de tabac qu'elle prenait. — Quelquefois le tabac ne donne pas la mort, mais cause des accidents très-graves. Beaucoup de faits pourraient prouver cette assertion; nous en rapporterons quelques-uns. Un soldat ivre avala de la salive imprégnée de tabac, il évacua, il s'assoupit, et bientôt réveillé par de fortes convulsions, il se mit à rire à gorge déployée, poussa des cris, perdit la vue pour quelque temps, et parut avoir une vraie folie. Une fille de vingt-trois ans avait la gale; un chirurgien fit appliquer dessus des linges imbibés d'une décoction de trois onces de feuilles de tabac; trois heures après, elle fut agitée de convulsions, de nausées, et vomit du sang. Une saignée, une potion calmante dissipèrent l'accident. Le tabac n'est pas moins dangereux dans certaines maladies. Un jeune homme ayant la petite vérole, fut si vivement frappé de l'odeur de tabac que sa garde râpait à côté de lui, que ses boutons rentrèrent sur-le-champ, et qu'il ne dut la vie qu'au secours de la médecine. Une fille, au rapport de Sauvages, tombait dans une vraie catalepsie, lorsqu'il lui sautait, par hasard, un peu de tabac dans l'œil. L'action irritante de cette plante est donc capable d'exciter le retour d'une affection périodique?—Le tabac agit, en général, bien moins vivement, mais toujours d'une manière dangereuse, sur tous ceux qui en prennent même légèrement. C'est un corps, dit le docteur Hill, que l'art peut imiter en combinant l'opium et l'euphorbe; il a la vertu narcotique et assoupissante du premier, et l'action drastique stimulante du

---

(1) Le tabac est une de ces substances qui font plus de maux que de bien, et dont l'usage immodéré peut causer quelquefois la mort. On a vu une dame mourir d'un cancer du nez, pour avoir pris une trop grande quantité de cette poudre. La petite fille d'un marchand de tabac mourut dans des convulsions affreuses, parce qu'elle coucha dans un endroit où

» grandes choses, et souvent les projets
» les plus vastes ne lui coûtent qu'un ins-
» tant (1). »

CHAPITRE XVII.

DES MALADIES DES FOSSOYEURS.

Les anciens avaient beaucoup plus de
soins des morts qu'on n'en a parmi nous,
et les hommes occupés à ce ministère
avaient beaucoup plus d'ouvrage que
nos fossoyeurs. On commençait par laver
les cadavres, on les frottait de parfums,
on les brûlait et on en mettait les cendres dans des urnes; à cet effet, il y
avait des hommes pour les laver et les

second. Il ronge les nerfs, détruit l'odorat et le goût. Dissous par la salive et
porté dans l'estomac, il en altère l'action
et le sentiment, et produit des vents, des
nausées, la maigreur, etc.; il appesantit
l'esprit, affaiblit l'imagination, et la sensation agréable qu'il excite entraine avec
elle une foule de maux. —Nous ne pré-
tendons cependant pas interdire à tout
le monde l'usage du tabac. Ramazzini
lui-même nous apprend qu'il convient
aux tempéraments phlegmatiques et aux
personnes cacochymes; nous ne nous
récrions que contre l'abus qu'on en fait,
et nous désirerions qu'on consultât son
tempérament et ses forces avant que de
s'y adonner. Nous savons qu'il est des
corps privilégiés exceptés de la loi commune, et qui ne s'en trouvent pas mal.
Ainsi, à Cette en Languedoc, les ouvriers
de la Ferme s'accoutument à son odeur,
ne s'en trouvent aucunement incommo-
dès, et sont même moins sujets que les
autres habitants de Cette aux fièvres
putrides qui y règnent ordinairement à
la fin de l'été. Ainsi, parmi le peuple,
on trouve souvent des fumeurs qui ont
tout le jour la pipe à la bouche, et qui
n'en sont pas plus malades. Enfin, nous
savons, par l'exemple de Diemerbroek
et de plusieurs autres médecins, que la
fumée de tabac est un des préservatifs
vantés contre la peste : mais nous faisons
observer que, dans les grandes villes, un
usage aussi indistinctement reçu ne peut
que faire du tort, aux femmes surtout, et
aux hommes faibles; et nous finissons
par remarquer que jamais les vapeurs,
la faiblesse des nerfs, l'hypochondria-
cisme, n'ont été plus fréquents en France
que depuis qu'on nous a apporté le café,
le thé et le tabac.

(1) Tollimus ingentes animos, et maxima parvo
Tempore molimur......

embaumer, *pollinctores*; d'autres pour
les porter sur leurs épaules, *vaccolato-
res*; et enfin, des gens pour les brûler,
ustores. De notre temps, les fossoyeurs
n'ont qu'à porter les morts dans les temples, et à les descendre dans les tombeaux. Dans les villes et dans les bourgs
d'Italie, chaque famille distinguée a son
tombeau particulier dans les temples;
et les gens du peuple sont enterrés dans
des fosses amples et communes à toute
une paroisse. Les fossoyeurs, en descendant dans ces lieux infects, pleins de
cadavres à demi pourris, et en y en apportant de nouveaux, sont sujets à des
maladies dangereuses, surtout aux fièvres
malignes, aux morts subites, à la cachexie, à l'hydropisie et aux catarrhes
suffocatifs. Leur visage est toujours cadavéreux, leur aspect triste, comme à des
hommes qui ont un commerce avec l'en-
fer. Rien n'est plus capable de causer
des maladies pestilentielles, qu'un long
séjour dans les tombeaux, et que l'air
corrompu qu'on y respire. En effet, cet
air altère les esprits animaux dont la
nature est éthérée et les rend incapables
des fonctions auxquelles ils sont destinés, c'est-à-dire, de porter la vie dans
toute la machine. Hippocrate a dit avec
raison (1), que l'air est la source de la
vie et de la mort des hommes; il est
donc impossible que celui des tombeaux
ne soit pas pernicieux aux fossoyeurs,
et ne corrompe pas leur sang. Chez les
anciens, on employait à ce ministère,
ainsi qu'aux métaux et à la vidange des
fosses, des esclaves publics à demi rasés,
et qu'on appelait *inscripti* (2).

De notre temps, on voit des hommes
libres forcés, par la dure nécessité de
l'indigence, à entreprendre ce vil ministère. Le sort de ces malheureux est
très à plaindre; je n'ai vu aucun fossoyeur vivre vieux. Tout le monde sait
avec quelle facilité les corps des animaux
en putréfaction altèrent l'air; on a souvent vu des pestes affreuses dévaster des
pays entiers, et devoir leur naissance à
des cadavres sans sépulture, dont la terre
est couverte après de grands combats,

(1) De Flat., n. 6.

(2) Quatuor inscripti portabant vile cadaver,
Accipit infelix qualia mille rogus.
Martial.

Quatre *inscrits* portaient le cadavre sur
le bûcher accoutumé à ce ministère fu-
nèbre.

ou à des anciens tombeaux témérairement ouverts. Il n'est donc pas étonnant de voir naître des maladies pestilentielles, lorsque les fossoyeurs ont ouvert des tombeaux pour y descendre les cadavres. Un de ces hommes, nommé Piston, avait inhumé un jeune homme bien habillé et avec une chaussure neuve; quelques jours après, trouvant vers le midi les portes du temple ouvertes, il alla à son tombeau, dérangea la pierre qui le fermait, y descendit, et, voulant ôter les souliers du cadavre, il tomba mort, et fut ainsi puni d'avoir violé ce lieu sacré. — En été, il règne souvent dans les temples une odeur infecte qui incommode les assistants. La grande quantité des tombeaux et leur ouverture fréquente en est la cause, malgré la myrrhe et l'encens qu'on y brûle. C'est donc avec raison que Lilius Gyraldus (1) blâme la coutume où l'on est d'enterrer dans les églises. Anciennement, dans les commencements de la religion chrétienne, on n'enterrait dans les temples que les martyrs. Les autres fidèles étaient inhumés dans les cimetières voisins des églises. Les gens de la campagne se comportent avec bien plus de raison que ceux des villes, dans l'inhumation des cadavres. Les parents ou les amis du mort le mettent dans un cercueil de bois; ils creusent ensuite une fosse profonde dans un pré près de leur paroisse, et ils y descendent le cercueil. Les Athéniens portaient les morts dans des lieux situés hors de la ville, qu'ils appelaient *ceramici* (2). Les Romains avaient une loi qui ordonnait de brûler les cadavres hors de Rome. Les urnes d'airain, ou de pierre, qui contenaient leurs cendres, étaient exposées sur la voie latine et flaminie, et surtout dans les chemins militaires, fameux à Rome par la quantité de tombeaux qu'on y voyait. Juvénal a dit, dans sa satyre première : « Fouillons dans les sépulcres épars sur la voie » Latine et la voie Flaminie (3). »

------

(1) *De vario sepeliendi ritu.*

(2) Suidas nous apprend qu'il y avait à Athènes deux lieux appelés *ceramici* : l'un, situé hors de la ville, était destiné à la sépulture des citoyens morts les armes à la main; l'autre, renfermé dans Athènes, était habité par les femmes publiques. *Calepin.*

(3) Experiar quid concedatur in illas,
　　Quorum Flaminia tegitur cinis atque Latina.

Cette coutume était fondée sur trois principales raisons, comme nous le fait observer Gyraldus : 1° pour engager les voyageurs à pratiquer la vertu ; c'est à cause de cela que les anciennes épitaphes leur étaient adressées ; 2° pour que les citoyens de Rome, animés par la vue des tombeaux de leurs ancêtres, combattissent avec plus de courage, pour défendre leurs cendres, dans les siéges qu'ils pouvaient avoir à soutenir ; 3° enfin, principalement pour préserver leur ville des exhalaisons fétides et pernicieuses, qui s'élèvent des cadavres en putréfaction. Il n'était accordé de sépultures dans la ville, qu'aux vestales et aux empereurs. Une loi des douze tables défendait de brûler les corps près des maisons des particuliers (1), « non-seulement, dit » Cicéron, de peur des incendies, mais » encore à cause de l'odeur infecte que » répandent les corps lorsqu'on les brû- » le. » Les anciens avaient tant de soin de conserver l'air de leurs villes pur, pour la santé des habitants, qu'ils reléguaient, hors de leur enceinte, leurs cendres avec tous les immondices qu'on y portait. Hésiode condamnait le fumage des terres par les excréments, croyant qu'il fallait avoir plus d'égard à la salubrité de l'air qu'à la fécondité des campagnes. Un arrêt des édiles défendait aussi de rien porter dans les temples qui fût fait de cuir, parce que c'était un crime d'y renfermer quelque partie qui eût perdu la vie.

Pour revenir à notre objet, il faut veiller à la santé des fossoyeurs ; et il est juste que la médecine rende quelque service à des hommes qui en conservent la dignité, en enfouissant avec les cadavres les erreurs des médecins. Il faut leur indiquer les précautions nécessaires pour diminuer, autant qu'il sera possible, le danger qu'ils courent dans leur ouvrage funéraire. Ces précautions sont les mêmes que celles qu'on a coutume de prendre dans la peste. D'abord ils doivent se laver la bouche avec du vinaigre très-fort, porter dans leur poche un sachet imbibé de cet acide, et en respirer de temps en temps l'odeur pour rétablir leur odorat et leurs esprits. Ils ouvriront les tombeaux quelque temps avant d'y entrer, pour laisser exhaler les vapeurs

------

(1) *Rogum bustumve novum ne prope ædes alienas 60 pedes, invito domino, adjicito.* Tull., 2, de Leg.

malignes qui y sont enfermées. De retour chez eux, après leur ouvrage, ils changeront d'habits, et seront propres autant que leur condition leur permettra. Dans leurs maladies, le médecin les traitera avec beaucoup de prudence. Toutes les fois que j'ai vu de pareils malades, j'ai beaucoup épargné leur sang; il est, en effet, cadavéreux et de même couleur que leur visage. Les purgatifs leur conviennent beaucoup mieux, à cause de la cacochymie putride qui leur est particulière et qui les fait mourir plus vite que les autres hommes (1).

CHAPITRE XVIII.

DES MALADIES DES SAGES-FEMMES.

Il y a une très-grande différence entre l'office des sages-femmes et celui des fossoyeurs, puisque celles-là amènent les hommes à la lumière, et ceux-ci ne s'occupent d'eux que quand ils en sont privés : cependant l'un et l'autre de ces ouvrages, ayant pour époque l'un le commencement, l'autre la fin de la vie, se réunissent pour prouver la malheureuse condition de l'homme. Si les sages-

---

(1) Il y a mille exemples funestes des effets pernicieux des exhalaisons cadavéreuses. Des morts subites, des maladies pestilentielles et malignes ont été plus d'une fois produites par cette cause ; quelquefois elles donnent naissance à des maladies singulières. Nous avons eu occasion de faire une observation d'une maladie semblable chez un fossoyeur, qui, étant imprudemment descendu dans une fosse qu'il venait d'ouvrir, sentit, au bout de quelques heures qu'il y resta, une douleur incommode à la poitrine : bientôt il s'aperçut qu'elle était couverte de pustules ; on les bassina avec une infusion de sureau et un peu d'eau-de-vie. Huit jours après elles disparurent, mais il leur succéda une tumeur assez élevée, rouge dans son contour, qui s'ouvrit dans le milieu, et répandit une espèce de sanie purulente de mauvaise odeur : il parut sous l'aisselle droite une tumeur pareille qui augmenta la douleur. Un chirurgien les ouvrit toutes deux, et les traita méthodiquement. Quelque temps après, le malade sentit des douleurs vagues et incommodes dans les différentes régions de son corps ; il cracha du pus et du sang, et sa maladie se termina par cette expectoration. Ce qu'il y a de particulier, c'est qu'après cet assaut ce fossoyeur détestait le vin, qu'il avait beaucoup aimé auparavant. Depuis sa maladie, toutes les fois qu'il en boit avec excès, il crache du sang, et cet accident le retient malgré lui. — Ne peut-on pas regarder cette maladie comme une espèce de crise d'une fièvre maligne avortée? Quelle qu'en soit la nature, il n'est pas douteux qu'elle a dû sa naissance aux vapeurs fétides et cadavéreuses qui s'exhalaient d'une fosse nouvellement ouverte. — Les fossoyeurs doivent donc prendre beaucoup de précautions en ouvrant des fosses anciennes et en descendant dans des caveaux. Ils doivent les laisser ouverts plusieurs heures avant que d'y descendre, y jeter de la paille allumée et les éprouver avec des chandelles avant que de s'exposer à y entrer. — Les habitants des villes seraient trop heureux si les maux qui attaquent les fossoyeurs ne les assiégeaient point eux-mêmes. Mais, par une coutume qui répugne autant à la sainteté des lois chrétiennes qu'à la juste rigueur de celles de la politique, les demeures des morts, placées au milieu des vivants, font partager le danger à tous les hommes, et surtout aux voisins des cimetières. Un abus aussi pernicieux, ainsi que celui d'enterrer dans les temples, ne peut subsister sans porter des atteintes cruelles à la santé ; et c'est avec raison que plusieurs médecins ont attribué des maladies putrides et malignes qui ont dévasté plusieurs villes aux exhalaisons fétides et continuelles qu'exhalent, en été surtout, ces lieux impurs situés si désavantageusement. — Déjà des philosophes, des médecins célèbres ont fait des mémoires précieux sur cet objet ; déjà l'on a déchiré en partie le voile qui cachait le danger aux yeux des peuples. On a vu successivement plusieurs savantes dissertations paraître en Europe, depuis plus de vingt ans, sur cette matière : telles sont celles de MM. Olivier, en Provence ; Huberman, en Autriche ; Haguenot, à Montpellier ; Maret, à Dijon ; et Navier, à Châlons. Ces hommes célèbres, animés d'un zèle toujours égal pour le bien public, et effrayés des dangers affreux que courent leurs concitoyens, ont élevé leurs voix contre cet abus. Ils ont développé avec étendue la manière d'agir de ces vapeurs méphitiques, et indiqué les moyens de remédier à leurs mauvais effets. Des événements funestes, arrivés sous leurs yeux, leur ont fourni occasion d'éclairer leurs compatriotes. On ne peut se rappeler sans frémir la maladie affreuse de Saulieu, qui fut due à des vapeurs cadavériques ; ainsi que la mort des Balsagettes qui ont témérairement descendu dans le caveau de

femmes, auprès des femmes accouchées, ne sont pas sujettes à des maux si terribles que les fossoyeurs en enterrant les cadavres, elles ne sont pas non plus tout-à-fait exemptes de maladies : en effet, au moment de l'accouchement, elles sont inondées du flux utérin qui se précipite par la vulve ; et leur témoignage, aussi bien que l'observation assez fréquente de pareilles incommodités, prouvent assez que ces dernières ne peuvent venir que de cet écoulement. Je ne dirai rien ici du méchant caractère des lochies, il suffira de remarquer que cette évacuation, diminuée ou supprimée pendant quelques heures, est capable de causer la mort des accouchées. Je n'ignore pas que les anciens ont beaucoup disputé sur la qualité nuisible du flux menstruel, et que cette question est encore agitée actuellement. Pline a dit (1) qu'il faisait aigrir le moût, rendait les fruits qu'il touchait stériles, faisait mourir les arbres entés, brûlait les semences et les fruits des jardins sur lesquels les femmes s'étaient assises. Fallope (2) a tâché d'absoudre le sang menstruel de ces accusations, et a assuré qu'il est louable et d'un bon caractère, si la femme d'où il provient est saine d'ailleurs ; que c'est lui qui nourrit et la mère et l'enfant qu'elle porte dans son sein ; et que l'utérus ne s'en décharge que par la pléthore qu'il éprouve. Rodericus à Castro (3) et Baillou sont du même sentiment. Ce dernier médecin (4) croit que le sang menstruel pèche par la quantité et non par la qualité ; et il rapporte, dans des notes sur une certaine histoire, un passage remarquable d'Hippocrate (5) où ce père de la médecine appelle le sang menstruel, fleur et non flux, τὰ καταμήνια ἀνθεῖν. Le même Baillou assure ailleurs que ce sang ne pèche ni par la qualité ni par la quantité, mais

que c'est une excrétion opérée par un artifice caché et admirable de la nature, ou de la divine Providence, pour l'acte de la génération. J'ai moi-même plusieurs fois observé, avec étonnement, des femmes épuisées, et presque réduites dans le marasme par des maladies longues, avoir encore leurs règles. J'ai vu une religieuse de condition qui resta dans son lit pendant dix ans, et qui chaque mois, et à des jours marqués, éprouvait le flux accoutumé, quoiqu'il n'en sortît que quelques gouttes, malgré ces raisons, il y a tout lieu de croire que le sang des règles a quelque qualité maligne et cachée ; et on lui a donné à juste titre le nom de sécrétion et d'excrétion, puisque cette évacuation se fait au moyen d'une fermentation qui nous est inconnue, et par des particules salines de différente nature, précipitées dans les glandes de la matrice (1), et chassées hors du corps par les émonctoires de cet organe.

Les femmes, aux approches de leurs règles et pendant qu'elles coulent, éprouvent l'effet de cette action fermentative, et de cette espèce de crise. Quelques médecins ont donc reconnu, avec raison, une fièvre menstruelle (2), qui est bientôt suivie d'un meilleur état et d'une agi-

---

Dijon. Les papiers publics ont annoncé, dans leur temps, ces accidents terribles. — Malgré tous ces soins et ces dangers, l'abus subsiste encore maintenant. On n'a point encore vu paraître de projet utile sur la translation des cimetières hors des villes ; et la santé, la vie même de tous les hommes courent encore les mêmes risques. O vérité ! aurez-vous toujours si peu de droit sur le cœur des hommes ?

(1) L. VII, H. N., c. xv.
(2) De Med. purg., c. I.
(3) De univ. mul. med., l. II, c. x.
(4) L. II, Cons. Hist. 2.
(5) II, De morb. mul.

(1) Si on substitue le nom de vaisseaux à celui de glandes, on aura une idée plus juste du flux menstruel. Ruysch, Cowper et Kaw Boerhaave ont mis hors de doute l'évacuation du sang des règles par les vaisseaux de la matrice. Il reste encore à savoir si c'est par les veines ou par les artères qu'elle se fait ; il paraît que c'est principalement par les premières. La fermentation et la précipitation des sels, que Ramazzini conçoit dans cette opération naturelle, tiennent entièrement à la théorie de Willis, que l'auteur avait adoptée, comme nous l'avons déjà vu. Rien cependant n'était plus naturel, sans avoir recours aux phénomènes chimiques, que de concevoir le flux des règles comme une sécrétion qui a son organe, ses périodes réglées, sa marche et son département, ainsi que toutes les autres sécrétions.

(2) La fièvre menstruelle existe réellement ; elle a été observée par Valescus de Taranta, professeur à Montpellier. C'est une éphémère accompagnée de quelques frissons légers, de douleurs dans les jambes, à la tête et à l'hypogastre, et reconnaissable surtout par une modification particulière du pouls, observée et décrite par M. de Bordeu. « Le pouls

lité plus grande. C'est pour cela qu'Oribase (1), en traitant des menstrues, a dit élégamment, que la source des plaisirs chez les femmes est souvent celle de leurs maux. Si on doit croire l'histoire, le sang menstruel est une espèce de philtre ; et, lorsqu'on le boit, il a la vertu de rendre amoureux ou fou. Ce fut un tel breuvage que Césonia fit prendre à Caïus Caligula, son époux. Les chirurgiens célèbres, Fragosius, Lanfranc, etc., entre les différentes précautions nécessaires pour la guérison des blessures, recommandent de ne pas se servir de charpie faite avec du linge qui a servi à des femmes, quoiqu'il ait été lavé plusieurs fois ; précepte que les chirurgiens observent avec le plus grand soin, parce qu'ils reconnaissent une qualité virulente dans le sang des règles : ils ont aussi attention d'avertir qu'on écarte de la vue des blessés les femmes qui ont leurs règles, et les hommes encore échauffés par le coït. Il y a donc quelque vraisemblance dans le fait rapporté par Pline (2) et Camérarius (3), savoir, que les abeilles suivent les hommes qui sortent du coït, à cause de l'odeur qu'ils répandent et qu'elles aiment, quoiqu'elles soient très-chastes par elles-mêmes (4). Quelle que soit la

» simple de la matrice, dit ce médecin,
» est ordinairement plus élevé, plus dé-
» veloppé que dans l'état naturel, ses
» pulsations sont inégales ; il y a des re-
» bondissements moins constants à la vé-
» rité, moins fréquents ou moins marqués
» que dans le pouls nasal, mais cepen-
» dant assez sensibles. »
(1) V. Brasau, l. v, aph. 56.
(2) L. vii, H. N., c. vii.
(3) Apud Gasp. à Réjès, camp. el., q. 54.
(4) La présence et la fougue de l'humeur séminale sont la cause d'une foule de phénomènes chez les mâles, et peut-être même chez les femelles ; une odeur particulière et forte distingue un pubère d'un enfant. A cette époque, le rut des animaux parfume les endroits où ils ont passé. Tout le monde a pu observer qu'une chienne en chaleur est suivie par tous les chiens qui trouvent par hasard ses traces, et qui accourent après elle. Withof, dans son traité De castratis, a remarqué que les eunuques n'ont plus cette odeur aromatique et forte qui s'exhale du corps d'un mâle robuste : « Gravis ille
» odor masculo sexui adeo proprius,
» quique carni præsertim interdiditur, in
» illis perit. » Commení. 2, p. 47. Les cuisiniers eux-mêmes, les bouchers, les charcutiers, reconnaissent à merveille un

qualité du sang menstruel, et le sentiment actuel sur sa nature, il n'y a aucun lieu de douter de la malignité et de la virulence du flux qui précède et suit l'accouchement, puisque sa suppression ou sa diminution est bientôt suivie de fièvres malignes très-meurtrières, qui n'arrivent pas de même dans la suppression des règles. En effet, dans cette dernière maladie, les femmes ne deviennent tout au plus que cachectiques, et ne meurent que très-lentement de pareils maux. Le fœtus dérobe à sa mère la partie la plus pure et la plus spiritueuse du sang ou du chyle ; et, en privant de son suc nourricier, il donne naissance à des congestions dangereuses d'humeurs dans tout le système sanguin ; c'est par cet abord de substance vers la matrice, que ce viscère grossit et s'épaissit considérablement pendant la grossesse, suivant les observations de Graaff et de Sylvius, de manière qu'il augmente en même temps et de volume et d'épaisseur. C'est aussi pour cette raison que la saburre humorale, qui, tranquille et pour ainsi dire cantonnée pendant la grossesse, ne produit aucun mauvais effet, fait mourir les femmes lorsqu'elle est dérangée et agitée par l'accouchement, si elle n'a un prompt et libre cours par la matrice.

Les sages-femmes, obligées de rester plusieurs heures les mains étendues pour recevoir l'enfant, près des femmes en travail, posées sur une espèce de fauteuil fait exprès, éprouvent des maux graves par les lochies qui arrosent leurs mains, et dont l'âcreté enflamme quelquefois et corrode ces organes. Fernel, étonné de l'énergie des maladies contagieuses, rapporte (1) qu'une sage-femme ayant secouru une femme en travail, en eut la main si malade qu'elle tomba en pourriture, et il remarque que l'accouchée avait la vérole. Ce phénomène ne doit pas paraître plus étonnant que de voir une nourrice, allaitant un enfant vérolé, gagner la maladie au sein ; et un enfant, nourri par une femme malsaine, être attaqué des premiers symptômes vénériens à la bouche et au gosier. Les sages-femmes adroites et qui ont de l'ex-

animal châtré à l'odeur de sa viande. Il ne peut donc rester aucun doute sur les effluves séminaux. On trouve des détails très-intéressants et neufs sur cet objet, et sur la cachexie séminale, dans l'analyse médicinale du sang par M. de Bordeu, § 41, jusqu'au § 48.
(1) L. ii, De abd. rer. causis, c. xiv.

périence connaissent cet inconvénient, et, lorsqu'elles ont des femmes vérolées à accoucher, elles s'enveloppent les mains de linges, et elles se les lavent souvent avec de l'eau et du vinaigre, parce qu'elles ont appris à leurs dépens que la maladie vénérienne, ainsi que toutes celles qui sont contagieuses, peuvent se communiquer facilement par les mains. Ajoutez à cela les odeurs fétides et les exhalaisons nuisibles qui s'échappent des lochies, que les sages-femmes reçoivent par le nez et par la bouche, et dont elles ne peuvent se garantir qu'en se servant d'odeurs fortes et agréables, qui peuvent faire naître la passion hystérique chez les femmes qu'elles accouchent. — Les sages-femmes ont peut-être moins de maux à craindre en Angleterre, en France, en Allemagne, et dans d'autres pays où les femmes accouchent dans leurs lits. En effet, ces espèces de fauteuils percés dont on se sert en Italie, et sur lesquels les sages-femmes penchées, les mains étendues vers l'orifice de la matrice, attendent l'enfant qui va en sortir, rendent leur ouvrage long et fatigant. Si elles ont affaire à des femmes de qualité, ou si les accouchements sont laborieux, lorsqu'elles rentrent chez elles, la faiblesse et l'abattement qui les accablent leur font détester leur art.

Malgré les recherches que j'ai faites, je n'ai pu découvrir si chez les anciens les femmes accouchaient sur des siéges exprès ou dans leurs lits. Nous aurions acquis cette connaissance avec bien d'autres, si le feu n'eût consumé la bibliothèque de Th. Bartholin, dans laquelle cet homme célèbre avait un excellent ouvrage, presqu'à la moitié, sur les accouchements des anciens. L'usage d'accoucher dans le lit commence à être en vogue dans notre pays, et il mérite toutes sortes de louanges, puisque, par son moyen, on évitera beaucoup de désagréments. En effet, il arrive souvent, quand les accouchements ne sont pas de la plus grande facilité, qu'on est obligé, avant que les femmes accouchent, de les porter de leur lit sur le fauteuil, et du fauteuil sur leur lit, transport qui diminue beaucoup leurs forces, et qui les expose à des hémorrhagies funestes, dont elles peuvent mourir sur la chaise même qui leur a servi. Il est prouvé que la situation penchée facilite plus l'accouchement que la verticale, puisque les femelles des animaux, qui n'ont besoin que des seules forces de la nature, se couchent par terre dans cette opération. Peut-être regardera-t-on cette attitude comme nécessaire aux animaux pour que leurs petits ne tombent pas et ne se tuent pas par leur chute; ou bien parce que, quand les femelles sont couchées par terre, la position de leur matrice, différente de celle de la femme, rend leur accouchement plus facile; mais les plus petits animaux, les chiennes, les chattes, les souris mettent bas de même, quoique leurs petits ne soient pas exposés à tomber de bien haut. Je ne crois pas non plus que la situation perpendiculaire de l'utérus facilite l'accouchement dans les femmes en travail, puisqu'il y a lieu de soupçonner que, dans cette position de la matrice, l'enfant, débarrassé de ses enveloppes, et cherchant à sortir de cet organe, se précipite vers son orifice, et sort alors dans une situation contre nature en présentant les deux mains étendues, ou dans une autre position aussi mauvaise, comme l'observation l'a plusieurs fois démontré. — Mais quels secours la médecine apportera-t-elle aux sages-femmes pour diminuer les incommodités qu'elles ont à craindre dans leur art? Elles se reposeront de temps en temps, se laveront les mains avec de l'eau ou du vin. Après leur ouvrage, elles arroseront leur visage et leur gosier d'eau et de vinaigre, changeront de vêtements, et seront de la plus grande propreté possible. J'ai appris par une vieille sage-femme, que toutes les fois qu'elle avait à accoucher une femme attaquée de maladies vénériennes, ou de quelque cachexie, elle attendait les derniers efforts du travail avant de la mettre sur la chaise pour n'être pas si longtemps salie par les lochies sanieuses qui tombent continuellement sur leurs bras (1).

_____

(1) S'il y avait quelque doute sur la communication du virus vérolique par une partie couverte de l'épiderme, l'observation suivante le détruirait et confirmerait l'opinion de Ramazzini. Cette observation est due à M. le Nicolais du Saulsay, médecin à Fougères, et elle est insérée dans le Journal de Médecine, mars 1759. — Un chirurgien, peu de temps après avoir accouché une femme vérolée, fut attaqué de dartres; quinze jours après l'accouchement, il eut, au bout du doigt médius droit, une pustule phlegmoneuse qui abcéda et lui fit tomber l'ongle; un engorgement douloureux aux

CHAPITRE XIX.

DES MALADIES DES NOURRICES.

Les nourrices succèdent aux sages-femmes ; la nourriture et le soin des enfants leur sont confiés, et c'est en les allaitant qu'elles peuvent être affectées de différents maux dont nous devons nous occuper. Je n'entends pas seulement par le nom de nourrices ces femmes qui, pour de l'argent, donnent leur lait à des enfants étrangers ; mais aussi ces mères respectables qui nourrissent elles-mêmes le fruit de leurs entrailles. Les principales maladies qui les affectent les unes et les autres sont le marasme, les passions hystériques, les boutons, la gale, les douleurs de tête, les vertiges, les essoufflements, la faiblesse de la vue, et tous les maux qui attaquent leurs seins, comme la trop grande quantité de lait, son grumèlement, l'inflammation, les abcès des mamelles, les coupures et les gerçures des mamelons. Il est assez facile de concevoir comment les femmes qui nourrissent trop long-temps tombent dans l'atrophie et le marasme : l'enfant grandissant chaque jour et prenant plus de lait à mesure qu'il avance en âge (soit

---

glandes des aisselles du même côté lui survint à la même époque. Il regarda d'abord sa maladie comme de simples dartres, et prit des apéritifs, des adoucissants, ensuite des anti-scorbutiques, s'imaginant avoir le scorbut, et enfin ne guérit que par les bains, les frictions mercurielles, la diète lactée, et quelques purgations. Sa femme avec qui il avait habité depuis la naissance de ses dartres, parce qu'il ne croyait pas qu'elles fussent véroliques, fut obligée d'en venir aux mêmes remèdes, à cause d'une douleur de tête rebelle, d'une fièvre lente, d'un grand amaigrissement, d'insomnies, de douleurs dans les membres, et guérit ainsi que lui par les frictions mercurielles. — Instruites par ce fait, les sages-femmes se tiendront sur leur garde, et auront soin, en accouchant des femmes qui leur seront suspectes, de se laver souvent les mains avec de l'eau animée de vinaigre, de savon, d'eau-de-vie, de vin, ou de toute autre substance acide, lixivielle, spiritueuse ou aromatique, capable de dénaturer, d'emporter, ou de détruire entièrement le peu de miasmes vénériens qu'elles pourraient avoir reçus par leurs pores absorbants, et qui seraient encore attachés à leur peau.

---

que ce fluide vienne du sang comme le pensaient les anciens, ou du chyle suivant l'opinion des modernes) tire de sa nourrice tout le suc nourricier qui lui était destiné, et la rend maigre et mince comme un jonc, suivant l'expression de Plaute, surtout lorsqu'elle allaite deux jumeaux, ou que, conduite par l'appât du gain, elle nourrit un autre enfant avec un lait qui n'était destiné qu'au sien propre. Elles sont aussi attaquées de maladies dartreuses et de démangeaisons, soit en touchant et en portant dans leurs bras les enfants couverts de croûtes laiteuses (espèce de purgation qui évite aux enfants des maladies dangereuses, suivant Hippocrate (1)), soit parce que la partie la plus salutaire et la plus douce du sang ou du chyle, portée aux mamelles et changée en lait, ne laisse plus que des humeurs séreuses et salées pour la nourriture de leurs corps, humeurs qui, portées à la peau, y causent des boutons et des démangeaisons. Une femme qui allaitait, dit Hippocrate (2), avait des pustules sur la peau, qui se passèrent dans l'été quand elle eut cessé de nourrir. Martianus, notre compatriote (3), a très-bien expliqué ce passage en réfutant l'opinion de Valesius, qui suppose que cette femme, en allaitant, éprouva une suppression de règles, d'où il déduit la naissance des boutons à cause de la cacochymie qui accompagne ces affections. Martianus a dit qu'il fallait plutôt rejeter la cause de ces boutons sur les erreurs que les nourrices commettent dans le boire et le manger, pensant augmenter leur lait, et conseillées d'ailleurs par un appétit excessif et naturel à cet état ; auxquelles erreurs il faut ajouter les veilles, les sommeils interrompus, que les nourrices éprouvent fréquemment, et qui font naître des crudités propres à produire des boutons pour peu qu'il s'y associe quelque humeur âcre.

Nous avons encore dans Hippocrate (4) une autre histoire d'une femme qui allaitait. « La femme de Thersan- » drus, leucophlegmatique et délicate, fut » prise d'une fièvre aiguë pendant qu'elle » nourrissait ; sa langue était brûlée, et

---

(1) *De morbis lac.*, n. 7.
(2) 2 In 2 Epid.
(3) (Nostrum appello, quia in hisce regionibus natus et educatus, utpote Saxolensis, non Romanus.)
(4) 4 Ep., c. xiv, ex Yales.

» tous les signes d'ardeur existaient; la
» langue se couvrit bientôt d'aspérités
» et de pointes; elle rendit des vers par
» la bouche, elle n'était pas encore par-
» faitement jugée au vingtième jour. »
Valésius attribue encore la cause de
cette maladie à la suppression des règles:
« Ce qui est, dit-il, très-dangereux pour
» les nourrices, c'est que le flux excré-
» mentitiel impur qui devrait couler tous
» les mois se porte aux mamelles pour
» fournir à la sécrétion du lait. » J'aime
beaucoup mieux la manière de voir de
Martianus. En effet, les suppressions de
règles ne sont pas extraordinaires chez
les nourrices, et cet écoulement serait
plutôt un mal s'il avait lieu pendant
qu'elles allaitent; il faut plutôt accuser
les erreurs de régime, les veilles, l'épuisement du suc nourricier, et en général
toutes les causes que le savant Martianus
a rapportées. La femme dont Hippocrate
donne l'histoire était certainement pleine
de sucs épais et visqueux dans toute
l'habitude du corps, et principalement
dans les premières voies, puisque ce
médecin nous dit qu'elle était leucophlegmatique, et qu'elle rendit des vers par
la bouche.

Ce sont ces mêmes causes qui donnent
naissance à la faiblesse de la vue, aux
douleurs de tête, aux vertiges, aux
étouffements qu'éprouvent ordinairement les nourrices, aux flueurs blanches
auxquelles elles sont sujettes, surtout
lorsqu'elles allaitent pendant plusieurs
années. Baillou, le médecin le plus expérimenté de son siècle, dit (1) que
toutes les femmes qui nourrissent long-
temps deviennent maigres, valétudinaires, faibles et sujettes aux flueurs blanches. En effet, leurs humeurs sont dans
un état colliquatif et leurs vaisseaux relâchés; ce qui est arrivé, suivant le praticien de Paris, à une certaine femme
qui avait tant de lait, qu'elle crut pouvoir nourrir trois enfants à la fois; mais
bientôt cet effort fut suivi du vide et du
relâchement des vaisseaux trop distendus
par cette pléthore laiteuse (2). Le même

médecin rapporte (1) l'histoire d'une
certaine nourrice qui nous fournira une
précaution utile pour la guérison des
maladies de ces femmes. Nous rapporterons les paroles de l'auteur: « Une
» femme qui nourrissait eut une fluxion
» sur l'épine qui était raide et presque
» immobile, causée par les soins et la
» nourriture qu'elle donnait à son enfant.
» Un médicament actif, l'application du
» coton et de l'huile la guérirent; on
» n'employa point la saignée; la chaleur
» du lit et les frictions produisirent la
» coction; un autre médecin lui aurait
» fait ouvrir la veine. » Souvent donc
les médecins se trompent, lorsque, rap-
portant la cause de toutes les maladies
des nourrices à la suppression de leurs
règles, ils n'ont rien de plus pressé que
de les faire saigner. Dans une pareille
circonstance, les médecins d'Italie em-
ploieraient deux ou trois saignées, et
croiraient faire un crime en oubliant un
pareil remède. Dès qu'une nourrice est
attaquée de quelques maladies, ils mettent tout l'espoir de la guérison dans la
saignée, fondés sur ce que, pendant tout
le temps qu'elle nourrit, elle n'a pas eu
de règles; mais c'est souvent une grande
erreur, puisqu'il faudrait ne pas regarder la suppression des menstrues et
l'abondance du sang comme la principale
cause de la maladie, mais avoir égard à
la cacochymie produite par l'excrétion
du lait long-temps continuée. Or, comme
il se présente souvent des nourrices malades, comme d'ailleurs la plupart de ces

___

(1) L. II, Ep.
(2) Il y a une vraie cachexie laiteuse.
Lorsque l'enfant est sorti de la matrice,
ce viscère porte son action sur les mamelles, et il s'établit entre ces organes
un cours d'oscillations, dont le but et le
terme est la formation du lait et sa sécrétion abondante. Alors toutes les humeurs participent de cette cachexie;

elles prennent, pour me servir de l'expression de M. de Bordeu, une tournure
particulière et dépendante absolument
de ce fluide nourricier. C'est lui qui
donne alors le ton à toute l'économie de
la nourrice, et c'est lui aussi qui est
tout prêt à prendre les impressions que
toutes les circonstances extérieures peuvent lui communiquer. Sa présence, ses
égarements dans le tissu cellulaire, chez
les femmes qui ne nourrissent pas, causent des maladies terribles; et souvent
alors les femmes semblent pétries entièrement de lait, elles le mouchent, le
suent, le rendent par les crachats, les
urines et les excréments; il sort par leurs
ulcères, et dans leurs cadavres, on le
trouve caillé à pleines mains: il emplit
les cavités, et enduit le dedans et le dehors des viscères et de la matrice principalement. *Maladies chroniques*, p. 375 à
411.

(1) L. II, Epid.

femmes ne sont pas nourries splendidement, excepté quelques-unes d'entre elles qui sont attachées aux grands, il faut leur ordonner la saignée avec prudence de peur d'affaiblir leur corps épuisé et de rendre la maladie plus grave. Je préférerais volontiers l'usage des purgatifs à la saignée faite à contre-temps et avec témérité.

Tout le monde sait combien de maladies peuvent affecter les mamelles des nourrices. Telles sont la trop grande quantité du lait, son épanchement et sa trop grande fluidité qui donne lieu à la perte des forces et à l'atrophie, son grumélement, les inflammations, les abcès aux seins, les gerçures des mamelons. Pour ne pas redire ce qu'on trouve partout, je n'ajouterai rien sur les causes et sur la curation de ces maladies; les praticiens en ont tous parlé avec assez d'étendue, et ils ont indiqué une grande quantité de remèdes appropriés (1). — Quelquefois les nourrices se plaignent d'une douleur compressive dans la région dorsale, surtout celles qui sont nouvellement accouchées, et qui ont beaucoup de lait, à cause de la mollesse et du relâchement de leurs seins, ou à cause de la faiblesse de leur nourrisson qui ne les tette pas assez. Ce sentiment douloureux de serrement qu'elles éprouvent dans le dos vient de la plénitude et de la dilatation des vaisseaux chyleux thoraciques qui serpentent sur la colonne épinière, et qui portent la substance chyleuse dans les vaisseaux axillaires et mammaires pour la sécrétion du lait. On peut le guérir facilement avec un régime tempérant, en évitant de boire du vin trop généreux, et en tirant un peu de sang, si la douleur est vive. Au reste, cette douleur, quelquefois accompagnée de la fièvre, ne s'observe que chez les femmes fort-grasses et bien nourries.

Les femmes qui nourrissent sont aussi tourmentées d'affections hystériques, comme je l'ai déjà dit, celles surtout qui, nourries avec profusion chez les grands, sont en même temps éloignées du commerce de leurs maris; leur estomac farci et rempli d'aliments très-nourrissants distribue à leur matrice une grande quantité de liqueur séminale; et cet organe, irrité et agité par la présence de ce suc, se soulève, se déchaîne comme un animal furieux, et gâte, par ce trou-ble, le lait qui se forme dans leurs mamelles. Tous les médecins qui ont écrit sur la diète des nourrices regardent comme hors de doute et comme une décision d'oracle, la règle qui défend aux nourrices d'habiter avec leurs maris, de peur que leur lait ne se gâte. « Je conseille, dit Galien (1), à la femme qui veut nourrir, de s'abstenir des plaisirs de Vénus; car le coït provoque les règles et altère le lait. » Je serais trop long si je voulais rapporter tous les auteurs qui ont proposé cet avis, et qui l'ont cru nécessaire. Je le regarde comme aussi peu d'accord avec le raisonnement que contraire à l'expérience et à la santé des femmes. Je ne nie cependant pas qu'une nourrice qui devient enceinte, ne donne qu'une nourriture mauvaise et trop faible à son nourrisson; et je conviens que, dans ce cas, il faut sévrer ce dernier, ou lui donner une autre nourrice. Graaff (2) rapporte à ce sujet une histoire curieuse et digne d'être racontée. Il dit qu'un certain homme de Delphes, ayant chez lui une chienne assez grasse qui allaitait un chat, quoiqu'elle n'eût jamais fait de petits, la gardait avec précaution pour l'empêcher de sortir, parce qu'elle était en chaleur, de peur qu'elle ne se fît couvrir par un chat; mais qu'enfin un chien étranger l'ayant couverte malgré ses précautions, depuis ce temps le chat ne voulut plus la téter davantage. Je ne prétends donc pas dire que le coït fréquent et immodéré ne rend pas le lait mauvais : mais je pense que la coutume de nourrir les femmes chez les autres, et de les éloigner et du commerce et de la vue de leurs époux, en les empêchant de visiter et leurs maisons et leurs enfants, peut l'altérer encore davantage, puisque cet usage, enflammant leurs désirs pour des plaisirs qu'on leur défend, agite leur esprit jour et nuit et les fait tomber dans des passions hystériques très-violentes. Ainsi, les fautes des nourrices, et de ceux qui les gardent chez eux et avec plus de soins que leurs propres femmes, font souffrir les innocentes créatures pour qui ils prennent ces soins à contre-temps.

Laissons donc tous les écrivains penser à leur manière, et adopter l'opinion de Galien; laissons-les défendre aux nourrices d'habiter avec leurs maris, et

---

(1) Vide Etmullerum, De valet. infant.

(1) In p. de tuend. valet., c. IX.
(2) De virg. organ.

ordonner qu'elles soient emprisonnées dans des lieux séparés des hommes; pour moi je ne puis m'attacher à leur sentiment, et je dirais volontiers comme cet orateur (1), relativement à l'éloquence: J'en appelle au peuple. En effet, dans les familles qui le composent, je vois toutes les mères nourrir leurs enfants, à moins que quelque circonstance les en empêche, coucher toutes les nuits avec leurs maris et jouir des plaisirs de l'amour, sans éprouver toutes les incommodités et les altérations du lait, que redoutent les médecins pour les nourrices des grands et des princes, à qui ils font faire vœu de chasteté. Je ne regarde donc pas cette précaution comme si sûre et si salutaire que le disent les praticiens célèbres qui la recommandent. Au reste, dans la ville que j'habite, il y a peu de nobles qui aient chez eux des nourrices, dont le tempérament et les désirs, augmentés par des mets succulents et recherchés, peuvent nuire à leur entreprise. D'ailleurs ils observent que leurs enfants ne sont pas mieux élevés chez eux, que ceux du peuple et des laboureurs, et qu'ils n'ont au-dessus de ces derniers que plus de maladies et de faiblesse. Pour ces deux raisons, ils les confient tous à des nourrices qui les allaitent dans leurs maisons avec leurs propres enfants, et ils préfèrent encore les femmes de la campagne à celles des villes, parce que leur lait plus fort rend leurs nourrissons plus robustes.

Je ne connais guère que Martianus (2) qui condamne la méthode d'éloigner les nourrices de leurs maris, méthode qu'on adopte avec la meilleure foi du monde parce qu'on la croit salutaire. Ce médecin, après avoir exposé la manière dont il conçoit que le lait se forme chez les femmes grosses et chez les accouchées, ajoute: « Si ce que je pense » est vrai, c'est une erreur que de défendre le coït aux nourrices, et de » croire que le lait en est altéré. Car cet » exercice excite un mouvement dans » l'utérus, qui favorise la sécrétion du » lait, et donne à la femme une gaîté » vive qui relâche les vaisseaux, comme » disait Hippocrate (3), et qui contribue » pour beaucoup et à l'abondance et à la » bonté de son lait; bien plus, si l'abs-

» tinence de l'amour nuit assez, aux fem- » mes qui y sont accoutumées, pour leur » causer différentes maladies dès qu'elles » sont privées de leurs maris, il est dange- » reux de faire éprouver une pareille pri- » vation aux nourrices. » Telles sont les paroles de ce savant médecin. En réfléchissant sur cet objet, on est forcé d'avouer que la formation du lait est due à la matrice: en effet, cet organe, agité par les plaisirs de l'amour, communique son mouvement à toute l'économie de la machine, et dilate ainsi tous les vaisseaux sanguins. Je me souviens, à ce sujet, d'une ancienne coutume qu'on pratiquait pendant la célébration des noces. La nourrice de la nouvelle mariée prenait avec un fil la mesure de son cou, avant qu'elle entrât dans le lit nuptial, et le matin elle essayait le même fil: si à cette fois il n'était pas assez long pour faire le tour du cou, elle s'écriait que la mariée, de vierge, était devenue femme. Ainsi Catulle, faisant allusion à cet usage dans les noces de Thétis et de Pélée, a dit: « Sa nourrice, en la visitant le len- » demain, ne pourra plus faire le tour de » son cou avec le fil de la veille (1). » En effet, cette partie est augmentée de volume, dans une nouvelle mariée, par les veines qui se sont gonflées dans l'ardeur du coït.

Ayant souvent réfléchi à l'artifice admirable que la nature emploie pour faire séparer le lait dans les mamelles, même avant l'accouchement, comme si elle prévoyait le besoin de l'enfant qui doit naître, je n'ai rien trouvé qui me plût dans ceux qui ont traité cette question, et qui n'ont pas satisfait la curiosité à cet égard. Tels sont Diemerbroeck (2), Gasp. Bartholin, fils de Thomas, et quelques autres cités par le premier de ces médecins. Il sera donc utile de s'arrêter un instant sur cette question. — L'histoire des vaisseaux lactés, que notre siècle a vu commencer par Asellius et finir par Pecquet (quoique peut-être Hippocrate en ait donné une légère esquisse (3)), est assez célèbre actuellement. Il n'est pas un médecin, tel nouveau qu'il soit dans son art, qui ne connaisse le mouvement du chyle dans ses canaux particuliers, et son effusion dans les vais-

(1) L. VII, ep. 17.
(2) De nat. puer. ver., 250.
(3) De morb. mul., l. 1.

(1) Non illam nutrix, orienti luce revisens, Hesterno poterit collum circumdare filo.
(2) Anat., l. II, c. II, Dissert. de mam.
(3) De gland., n. 5.

seaux sanguins, aussi bien que l'opinion des modernes sur la formation du lait, dont ils regardent le chyle comme la source. Il est vrai que l'adresse des anatomistes n'a pas encore trouvé des canaux entre ces deux liqueurs, quoique Diemerbroeck ait été persuadé qu'il les avait démontrés par beaucoup d'exemples. Cependant il y a tout lieu de croire que le lait est une portion du chyle, mêlée au sang et séparée de ce dernier dans les mamelles, comme le pensent les auteurs de la Bibliothèque anatomique; d'après des conjectures assez probables, c'est à notre compatriote Martianus (1) qu'on est redevable de ces premières idées. Ce célèbre commentateur d'Hippocrate, s'il vivait actuellement, s'applaudirait et se réjouirait de voir démontrer à ses yeux la forêt des veines lactées dont il a soupçonné l'existence. Nous n'avons donc plus de doutes sur l'origine du lait; les découvertes des modernes les ont dissipés. Il resterait seulement à connaître, suivant moi, le mécanisme par lequel le suc chyleux coule à flots dans les glandes des mamelles, avant et après l'accouchement, malgré les lochies abondantes. On sait d'ailleurs qu'il ne peut s'y porter de lui-même, ni être conduit dans ces organes par une force attractive qui ne gît que dans l'imagination, ni enfin y être dirigé et amené par une faculté intelligente.

Puis donc que les idées des modernes ne peuvent nous satisfaire sur cette question, consultons les anciens et voyons si nous n'y trouverons pas quelque chose qui approche plus de la vérité (2). Le grand Hippocrate, qui quelquefois a employé le mot NATURE dans l'explication des phénomènes de notre vie, a reconnu cependant une nécessité mécanique pour la formation du lait; mécanique que les auteurs de notre siècle emploient pour l'explication de toutes les fonctions, et qu'ils ont substituée aux ferments qui ont agité les écoles

pendant un certain temps, et qui sont relégués actuellement chez les boulangers. Plusieurs endroits de ses ouvrages prouvent ce que j'avance. Il dit (1) : « Que les femmes accouchent facilement, » lorsqu'après avoir déchiré les membra- » nes, l'enfant offre la tête par son pro- » pre poids; mais qu'il sort obliquement » et par les pieds quand sa pesanteur » porte sur cette région. » Les commentateurs ont très-bien rendu le mot grec ῥοπή par ceux de *momentum* et *inclinationem*. Le père de la médecine explique aussi la génération du lait d'une manière mécanique : « Le lait, dit-il (2), est né- » cessairement formé, parce que l'utérus, » gonflé par la présence de l'enfant, » comprime le ventre de la mère; lors- » que cette cavité est remplie, la pres- » sion que la matrice lui fait éprouver, » pousse le plus gras des aliments et de » la boisson en dehors dans l'épiploon et » dans la chair. » C'est ainsi que le vieillard de Cos, après avoir annoncé la nécessité de la formation du lait, explique ce phénomène par les lois de la mécanique. — L'enfant commençant à grandir dans la matrice de sa mère, ce viscère comprime les intestins, l'estomac, le diaphragme, et toutes les parties situées au-dessus, les force d'occuper un plus petit espace, pousse en même temps le chyle des vaisseaux lactés de l'abdomen dans ceux de la poitrine et des mamelles. Cette compression suffit pour porter le chyle aux mamelles, dont la texture est molle et lâche, par le moyen des vaisseaux propres, ou par les artères mammaires, comme le pensent Lower et P. Dionis, si les canaux chyleux ne sont pas assez ouverts; de cette manière on n'a pas besoin d'admettre une force impulsive pour l'ascension du chyle. Le mouvement du fœtus dans la matrice peut encore favoriser cette opinion comme Hippocrate l'a dit (3); car, dès qu'il commence à remuer, les mamelles offrent les premiers signes du lait qui les gonfle. Ainsi l'illustre Pecquet, le premier qui ait aperçu des vaisseaux lactés dans la poitrine, croyait que la contraction du diaphragme fait monter le chyle des veines lactées du bas-ventre dans les thoraciques, et le conduit ainsi dans la masse du sang.

---

(1) *Com. Hipp.*, *De nat. puer.*
(2) Imitons Plaute qui a dit : Je crois qu'il est très-sage de boire du vin vieux, et d'entendre d'anciennes comédies; car les nouvelles sont beaucoup plus mauvaises que les nouveaux écus.

Qui vetere utuntur vino sapientes puto,
Et qui lubenter veteres spectant fabulas;
Nam nova quæ prodeunt fabulæ,
Multo sunt nequiores quam novi nummi.
Prolog. Casin.

---

(1) *Epid. de nat. puer.*, n. 21 et 42; *De diæt.*, n. 5.
(2) *De nat. puer.*, n. 21.
(3) *P. de morb. mul.*, n. 97.

La manière dont les Scythes, suivant Hérodote (1), augmentent le lait de leurs cavales, qui leur sert de boisson, est curieuse et bien digne d'être citée. Ils insinuent de l'air dans leurs parties génitales au moyen de certains soufflets faits avec des os, et assez semblables à des tubes allongés ; tandis que les uns sont occupés à cette manœuvre, les autres traient les cavales ; ils prétendent enfler et emplir leurs veines, et faire descendre leurs mamelles par ce moyen. C'est donc la matrice qui, dans une femme grosse, quoique plus éloignée des mamelles que dans les animaux penchés vers la terre, paraît avoir assez de force, quand elle est distendue par le fœtus grossi, pour comprimer les parties voisines, et pousser en haut les humeurs contenues dans les vaisseaux ; le mouvement du fœtus dans sa prison contribue encore à cette action (2).

Quand, après l'accouchement, l'utérus, reprenant son étroitesse naturelle, fait cesser cette compression, Hippocrate ajoute (3) que le lait continue de se former dans les mamelles, parce que la succion, opérée par l'enfant agrandit les vaisseaux mammaires, et attire dans leur cavité la graisse de toute la région abdominale. Cette succion est donc suffisante pour faire continuer l'ascension du chyle, et si elle cessait, la source du lait serait bientôt tarie. Telle est la manière mécanique dont Hippocrate a expliqué la génération du lait dans les mamelles. La compression qu'il regarde comme la cause de cette génération, est encore prouvée par le fait suivant. J'ai plusieurs fois observé à la campagne, que chez les femelles des quadrupèdes, qui d'une portée font plusieurs petits, et ont en conséquence une suite étendue de mamelles, comme les truies, les chiennes, les chattes, etc., les mamelons qui sont le plus près des cornes de la matrice, et où la compression est la plus forte, sont plus distendus et contiennent plus de lait que les autres, soit avant, soit après l'accouchement ; et que c'est pour cela que les petits chiens qui tirent les mamelons du milieu deviennent plus robustes et plus gras que les autres, qui sucent ceux des deux extrémités (1).

Hippocrate a donc appelé la mécanique au secours de la médecine, pour expliquer la formation du lait ; et si ses successeurs avaient marché sur ses traces avec plus de soin, depuis long-temps la médecine aurait acquis beaucoup plus de perfection. Mais, malheureusement, embarrassés par des questions difficiles, ils se sont rejetés sur la nature, et ont arrêté les progrès de leur science, car rien n'est plus trompeur et ne montre tant l'ignorance que d'employer ce mot en physique. Diemerbroeck (2) a beaucoup disserté sur cette question, en recherchant par quel mécanisme le chyle, qui circule ordinairement vers le cœur, est détourné et conduit aux mamelles, pour y servir à la sécrétion du lait. Il réfute d'abord l'opinion de Deusingius, qui rapporte cet effet à une qualité raréfiante qui fait fermenter tous les fluides du

_____

(1) L. iv, in Melp.
(2) Cette manière mécanique d'expliquer la formation du lait est bien peu satisfaisante, et ne répond pas aux difficultés qu'on pourrait lui opposer. N'est-il pas bien plus sage et plus conforme aux lois naturelles, de s'en tenir à ce concours d'action, cet instinct commun de la matrice et des mamelles, organes pour ainsi dire vicaires l'un de l'autre, et qui, par un orgasme particulier séparent le lait l'un après l'autre ? La fièvre qui survient lorsque les mamelles attirent à elles la substance muqueuse de la matrice, et qu'on nomme très à propos fièvre de lait, préside à ce travail et fait la coction nécessaire. *Maladies chroniques,* p. 508 et suivantes.
(3) De test. puer., n. 22.

(1) Il nous paraît plus naturel de regarder cette distension des mamelons du milieu dans les femelles quadrupèdes, comme le produit d'une action plus vive, d'un orgasme plus étendu dans ces mamelons qui sont placés au centre de l'organe laiteux, et qui en sont comme le foyer où viennent aboutir toutes les oscillations. Ajoutons qu'il serait aisé de démontrer que les cornes de la matrice ne doivent pas contribuer à la production d'une plus grande quantité de lait dans l'endroit où elles pressent le plus, mais plutôt à quelque distance de leur région ; et alors, si on s'en rapportait à la compression dans les femelles quadrupèdes, ce serait les mamelons des extrémités qui devraient être plus distendus et contenir plus de lait. Ne donnons pas tant à la mécanique, sachons poser ses bornes dans les actions animales, et rapportons-nous en plus à ce principe vital, sensitif, toujours agissant, toujours éveillé, et qui préside à la plus petite des actions dans un corps vivant.
(2) L. ii, Anatom., c. ii.

corps humain; il propose ensuite son sentiment, qui ne me paraît pas posé sur une base plus solide, puisqu'il est fondé sur l'imagination. Il croit que ce phénomène est dû à l'imagination frappée de la femme, qui occupe son esprit à réfléchir sur le lait qui lui est nécessaire pour nourrir son enfant; opinion qui a été réfutée avec beaucoup de connaissance par Bartholin (1). Il me semble que, pour la renverser, il suffira d'apporter la raison suivante. Les mères nobles et délicates, qui refusent de nourrir leurs enfants pour ne pas gâter la forme de leurs seins, n'ont ni pensées, ni désirs sur la formation de leur lait : au contraire, elles réfléchissent continuellement à la crainte qu'elles en ont, et à l'aversion qu'elles en conçoivent. Cependant, malgré elles et tous les remèdes qu'on leur administre pour empêcher cette formation du lait, le troisième ou le quatrième jour de leur couche, cette liqueur distend leurs mamelles, et renverse leurs projets. Bartholin n'ajoute rien de satisfaisant sur cet objet, et il propose son avis enveloppé de beaucoup de doutes. Il attribue d'abord aux causes externes, qui disposent les mamelles à séparer le lait, le changement subit qu'on y observe lorsque leurs règles coulent pour la première fois, que leurs parties génitales s'ombragent de poils, que leur voix change, et que les globes de leurs seins s'élèvent à l'envi : ensuite, pour la génération du lait, il a recours à la semence du mâle, qui, pendant la conception, excite une fermentation dans leur sang, et prépare le chyle à être séparé dans les mamelles; et il apporte pour la cause interne, qui les fait gonfler trois ou quatre jours après l'accouchement, le reflux du sang chyleux vers ces parties, flux qui auparavant avait coutume de se porter en grande quantité à la matrice pour la nourriture du fœtus. C'est à peu près la façon de penser d'Ortloh, qui dit expressément (2) : « Que l'utérus étant » resserré après l'accouchement, la sub- » stance destinée à nourrir le fœtus est » résorbée par le sang; et qu'après cette » résorption, les glandes mammaires, » distendues plus qu'à l'ordinaire, sépa- » rent l'humeur que séparait auparavant » la matrice. » Ces idées sont assurément fort ingénieuses; mais quoiqu'il soit vrai

que le lait doit son origine à la matrice, puisque sans conception, comme chez les femmes stériles, les religieuses, et toutes celles qui ne se marient pas, les mamelles ne se remplissent jamais de cette liqueur, ou du moins que très-rarement (car ce phénomène a été observé chez quelques filles), il restera toujours à rechercher comment et par quelle intelligence, après que l'utérus est délivré de son fardeau, le sang chyleux qui apportait la nourriture au fœtus par les artères de la région hypogastrique de sa mère, résorbé par les veines, porté aux cavités droites du cœur, mêlé au sang artériel dans les cavités gauches du même viscère, est dirigé ensuite vers les mamelles; pourquoi il y prend la consistance et la nature du lait, pendant que les lochies coulent encore : on demandera encore pourquoi ce phénomène n'arrive pas dans un autre temps, lorsque les femmes, après leurs grossesses, sont dans l'embonpoint, pleines de sucs et rien moins qu'épuisées, comme elles le paraissent pendant et après leurs couches, soit que cet épuisement vienne des efforts de l'accouchement, ou par les lochies abondantes qu'elles répandent après cette opération. Cette question n'est point encore effleurée, et nous ignorons absolument par quelle puissance, par quel mécanisme, la matière du lait est entraînée vers les mamelles chez les accouchées.

Nous devons croire que le divin architecte a construit la matrice et les mamelles avec un artifice caché, et tel que, par une loi nécessaire, la formation du lait suit la conception de la matrice, comme nous savons que les poumons de l'enfant, à peine sorti de sa prison, commencent leur fonction oisive pendant les neuf premiers mois de sa vie, et sont distendus par l'air atmosphérique qui, s'ouvrant un passage par la bouche et les narines, se débande dans les organes de la respiration par l'élasticité qui lui est propre, et rend le trou oval qui a servi au fœtus dans le sein de sa mère, inutile, en ouvrant un nouveau chemin au sang dans les vaisseaux pulmonaires qu'il allonge et qu'il dilate. Nous devons avouer que cette sympathie admirable entre la matrice et les mamelles échappe à la sagacité de notre esprit et à la délicatesse de notre œil anatomique. Elle était connue d'Hippocrate : « Si les mamelons, dit-il (1)

---

(1) *Dissertatio de mammis et lacte.*
(2) *Hist. Par.*, dissert. 14.

(1) 6 *Epid.*, sect. v.

» sont ternes et d'un rouge pâle, les » vaisseaux de l'utérus sont malades. » Bartholin l'a attribuée à la ressemblance du tissu glanduleux du placenta et de la mamelle, de sorte que le sang chyleux qui coulait avant dans le placenta, porté aux mamelles par le torrent de la circulation, s'y arrête comme dans une partie qu'il connaît et qui lui convient. Mais sans qu'il y ait de placenta chez les filles qui ont quelquefois du lait, il est nécessaire d'admettre ce rapport entre la matrice et les mamelles, puisque l'expérience a démontré que la trop grande quantité de suc séminal dont regorge l'utérus occasionne des tumeurs squirrheuses, surtout dans les religieuses qui sont plus sujettes à ces maladies que les autres femmes, non à cause de la suppression de leurs règles, mais plutôt à cause du célibat dont elles ont fait vœu. J'ai souvent vu de ces filles célibataires au visage de rose, occupées sans cesse à contenir et à étouffer leurs désirs, mourir de cancers affreux, quoique leurs règles aient toujours coulé régulièrement. En Italie, chaque ville contenant plusieurs couvents de religieuses, il est rare qu'il y en ait un où cette maladie n'exerce pas ses ravages. Pourquoi donc les troubles de la matrice affectent-ils plutôt les mamelles que les autres parties ? Il y a entre ces organes un rapport secret qui se dérobe aux recherches des naturalistes, qu'un jour à venir découvrira peut-être à nos neveux, avec d'autres vérités qui sont encore couvertes d'épaisses ténèbres.

Cette sympathie entre les deux sources du plaisir est encore prouvée par le chatouillement du mamelon, qui est un violent stimulus aux plaisirs de l'amour, comme les femmes l'avouent elles-mêmes. Carpus observe (1) que la palpation des mamelles, et surtout des mamelons qui s'érigent comme le membre viril, réveille les désirs assoupis. Voici les propres paroles de ce médecin : « Les mamelons servent aussi à exciter » au coït quand on les touche, tant dans » l'homme que dans la femme, mais sur- » tout chez cette dernière. » Il y a, en effet, des vaisseaux qui vont des organes de la génération aux mamelles et au mamelon. Ce dernier s'érige quand on le chatouille, et il fait ériger le membre viril par sympathie. Le rapport qui se trouve entre ces organes vient donc plutôt des vaisseaux que de la ressemblance du tissu qui n'existe quelquefois pas, puisque, quand les lochies cessent de couler, la matrice recouvre sa première grandeur, devient membraneuse, et diffère alors des mamelles dont le tissu est glanduleux. — Les raisons et les systèmes des modernes sur la turgescence des mamelles après l'accouchement ne sont donc pas préférables à l'opinion d'Hippocrate. Ce médecin de Cos, quoiqu'il ignorât le mouvement du sang et du chyle que l'on démontre à l'œil de nos jours, a cependant observé avec attention cette sympathie étonnante et ce commerce mutuel d'affections entre la matrice et les mamelles, et a rapporté avec grande raison la formation du lait à la compression et au mouvement du fœtus. Si quelqu'un ne trouve pas cette explication valable, il ne tient qu'à lui d'en proposer une meilleure. Il y a toutefois lieu de croire que ce siècle qui avance vers sa fin ne verra pas la solution de ce problème, et que le souverain dispensateur des êtres la réserve peut-être pour le siècle qui va succéder au nôtre. — Mais, sans nous arrêter davantage à la recherche de ce phénomène qui a exercé tant de génies, occupons-nous des maladies des nourrices, et offrons-leur les secours que notre art peut leur fournir. Si elles ont quelque affection dangereuse, produite par la trop grande excrétion de lait, il faut éloigner cette cause procathartique en leur ordonnant de cesser de nourrir. Si elles sont menacées de phthisie par la maigreur de leurs corps, la perte de l'appétit, l'insomnie, et la pâleur de leur teint, il faut sur-le-champ les empêcher de nourrir, et leur donner les remèdes qui peuvent prévenir la phthisie et rendre l'embonpoint à leurs corps. Richard Morton (1) a décrit une espèce de phthisie due à l'allaitement. On peut le consulter pour les remèdes qui lui conviennent. Celui qui réussit le mieux dans ce cas est le lait d'ânesse ou de vache, pourvu qu'il ne soit pas contre-indiqué par une fièvre trop aiguë, ou par des acides dans les premières voies. Il est assez raisonnable de réparer, par l'usage du lait, les pertes qu'on a faites de la même liqueur, et d'essayer de guérir par ce moyen la consomption à laquelle

_____

(1) Com. 2 in An. mun., p. 526.

(1) Phthis., c. vi.

cette perte a donné naissance. On les mettra d'abord au lait d'ânesse, pour purger et évacuer les humeurs dépravées, ensuite à celui de vache pour détruire leur maigreur. C'est là la vraie méthode d'administrer le lait dans la phthisie, dont s'est servi notre maître, comme il nous l'apprend dans l'histoire du fils d'Eratolaüs. Ce jeune homme ayant été épuisé et réduit à une extrême maigreur par une dysenterie longue et dangereuse, Hippocrate lui donna d'abord le lait d'ânesse pour le purger, ensuite le lait de vache pour le nourrir. Voici ce qu'il dit à ce sujet (1) : « Après avoir bu environ » deux pintes de lait d'ânesse bouilli en » deux jours de temps, il lui survint un » flux de bile abondant ; ses douleurs » cessèrent, et l'appétit lui revint. Il » but ensuite une pinte de lait de vache » cru en une fois, et on mêla une » sixième partie d'eau et un peu de gros » vin à deux verrées de lait, pour le pre- » mier jour. » La note de Martianus (2) sur cet endroit est très-intéressante : « On sait, dit-il, que le lait est très-bon » pour redonner l'embonpoint et les for- » ces, non pas celui d'ânesse que les » modernes préfèrent aux autres, mais » le lait de vache, dont la consistance est » seule capable de produire cet effet. » La diète lactée, administrée de cette manière, réussira donc en évacuant d'abord les humeurs saburreuses et en nourrissant ensuite le corps épuisé. Morton rapporte l'histoire d'une certaine femme qui, après quatre mois de nourriture, ayant éprouvé une grande faiblesse, la perte d'appétit, des suffocations, et ne voulant pas, malgré son conseil, cesser sa nourriture, et se mettre à la diète lactée, tomba bientôt dans la phthisie pulmonaire, caractérisée par la toux, la respiration difficile et la fièvre lente. — Si les nourrices sont attaquées d'affections hystériques par la trop grande réplétion, ce qui arrive principalement à celles qui sont chez les grands et chez les princes, il faut leur procurer quelque évacuation, leur ordonner la saignée pour désemplir leurs vaisseaux gorgés de liquide, leur prescrire un régime plus exact et tous les remèdes anti-hystériques indiqués par les praticiens. Si ces affections sont dues à la trop grande quantité de semence produite par leur nourriture trop forte ;

si, pour me servir de l'expression des modernes, leur ovaire est plein de suc, et que leur trompe de Fallope donne le signal du combat de Vénus, il faut ou leur faire cesser leur ministère, ou leur permettre un commerce modéré avec leurs maris, de peur que leur utérus en fureur (1) ne porte son action sur leur nourrisson. Il y en a parmi elles qui, occupées en secret d'idées amoureuses, cachent avec adresse le feu qui les consume pour n'être pas condamnées à leur état ordinaire. On n'observe pas chez elles des paroxysmes hystériques bien manifestes ; voici cependant les différents signes qui découvriront cette passion cachée au médecin prudent et attentif. Leur gaîté n'est plus la même, elles sont taciturnes, sombres contre leur ordinaire ; la vue d'un bel homme, l'entretien qu'elles ont avec lui, dissipent leur mélancolie, et leur cœur paraît plus échauffé. De tels signes indiquent certainement l'orage qui les agite et qu'elles veulent en vain concentrer ; mais assurément ce n'est pas leur faute, et elles sont bien excusables, puisque c'est la nature elle-même qui excite la tourmente, et fait naître, malgré elles, les idées de

---

(1) Les anciens se faisaient une idée bien singulière de la matrice ; ils la regardaient comme un animal furieux, tout prêt à se déchaîner contre les autres organes, si elle n'était pas apaisée. Galien nous l'a peinte enchaînée par des liens très-forts, les ligaments ronds et les larges. Il parle même, à cette occasion, de deux autres espèces de ligaments, les antérieurs et les postérieurs, formés par les replis du péritoine, qui en devant unissent la matrice avec la vessie, en arrière avec le rectum. Cette idée, toute extraordinaire qu'elle est, leur paraissait très-propre à faire concevoir tous les phénomènes singuliers et étonnants que les affections hystériques produisent, tels que les étouffements, la strangulation, la boule hystérique, la pulsation violente de l'abdomen, etc. Ils ne se trompaient pas dans l'observation de ces accidents, mais bien dans la cause à laquelle ils les attribuaient. C'était selon eux la matrice qui remontait, qui s'agitait en tous sens, et qui se vengeait, pour ainsi dire, de la langueur et du repos où on la laissait. Peut-être aussi ces expressions sont-elles figurées, et dans ce sens, elles sont très-propres à donner une idée des désordres que cet organe est capable de produire.

---

(1) 7 Epid., n. 5.
(2) De nat. mul., n. 15.

plaisir qui occupent leur esprit. En effet, le foyer de la volupté, une fois allumé, communique son embrasement à tout le corps et à l'esprit lui-même. De pareilles nourrices, agitées d'une telle passion, impriment à leur nourrisson un caractère indélébile, et on a observé, dit Van Helmont (1), que l'âge développe dans les enfants les désirs ardents pour l'amour, que leurs nourrices leur ont communiqués.

Souvent, comme nous l'avons déjà dit, les femmes qui nourrissent, et surtout celles qui ont de l'embonpoint, qui sont blanches, et qui ont les mamelles gonflées de lait, se plaignent d'une douleur compressive dans les épaules. Elle est produite par la trop grande abondance de suc laiteux dans les canaux chyleux thoraciques, qui portent cette liqueur dans la sous-clavière pour la répandre ensuite dans les mamelles. Pour la guérir, il suffit de diminuer leur nourriture, et de leur défendre les aliments qui forment beaucoup de lait. Hippocrate connaissait cette douleur, comme il le dit lui-même en parlant des femmes grosses : « Le boire et le manger font gonfler leurs épaules. » En cet endroit de son commentaire, Martianus qui, comme nous l'avons déjà dit, fait venir la substance du lait du ventricule, comme de la source qui fournit à tout le corps et reçoit de toutes ses parties, apporte en témoignage les nourrices elles-mêmes, qui, dit-il, « aussitôt qu'elles ont bien bu » et bien mangé, disent sentir une hu- » meur descendre des épaules aux ma- » melles en passant par les clavicules, » ce qui leur arrive encore plus sensi- » blement pendant que leur nourrisson » tette. » C'est à cause de cela que rien n'est plus capable de diminuer le lait que l'application des ventouses au dos, et que les nourrices se refusent constamment à ce remède dans leurs maladies de peur de perdre leur lait (2).

Quant aux démangeaisons qui les tourmentent et dont elles ne peuvent se garantir puisqu'elles ont toujours entre leurs bras et contre leurs seins des enfants dont la tête est ordinairement couverte d'une croûte laiteuse, on les guérira en appliquant extérieurement des anti-psoriques, que l'on préférera aux purgatifs et aux autres remèdes internes qui agissent lentement et qu'on emploie dans les maladies de la peau. On leur permettra les onctions contre la gale, sans avoir besoin de les purger, et l'on n'aura rien à craindre en guérissant sans autre précaution un miasme psorique qui n'est attaché qu'à la peau, puisqu'il ne dépend pas d'une corruption d'humeurs, et qu'il n'est dû qu'au contact et à l'attouchement du nourrisson. Mais si cette maladie est due à une cacochymie produite par l'épuisement, les remèdes ne seront plus les mêmes, et on n'emploiera les topiques indiqués qu'après avoir évacué les humeurs impures. J'ai vu malgré cela beaucoup de femmes très-bien rétablies être attaquées d'une gale d'un mauvais caractère, quelques mois après avoir cessé de nourrir, pour avoir touché souvent des enfants galeux. Les nourrices doivent donc toucher leurs nourrissons avec précaution, et les entretenir ainsi qu'elles dans la plus grande propreté. Si l'on avait ces soins, on ne verrait pas tant d'enfants sales et rongés d'ulcères mourir étiques parmi les pleurs et les gémissements. Galien rapporte (1) l'histoire d'un certain enfant qui, ayant pleuré tout un jour, sans que sa nourrice pût le tranquilliser, soit en l'agitant ou en le posant sur son sein, fut apaisé et pris d'un sommeil très-

---

(1) *De infant. nutrit.*
(2) Il y a entre les aisselles et les mamelles une communication cellulaire bien manifeste. Elle n'est malheureusement que trop prouvée par ces tumeurs dures, indolentes et squirrheuses, qui, dans le cancer occulte de la mamelle, s'étendent en forme de chapelet de l'une à l'autre de ces régions, et qui ôtent l'espoir de la guérison par l'extirpation. On eut donc regarder l'aisselle et les ma-

melles comme un siphon, dont le mamelon est une extrémité ouverte, d'où découle le lait qui se forme dans ces deux parties en même temps. D'après cette considération, il n'est pas étonnant qu'une ventouse, appliquée à l'épaule, détruise le lait, puisque par son moyen on ouvre l'extrémité borgne du siphon, on diminue, on fait même cesser l'écoulement du lait par l'autre extrémité que la nature avait ouverte à dessein. Un cautère au bras ferait le même effet, à cause des traînées cellulaires qui s'étendent dans toutes ces parties et qui établissent entre elles une communication immédiate. M. de Bordeu, tissu muqueux.

(1) 2, *De sanit. tuend*, c. VIII.

long aussitôt que, par son conseil, on l'eut lavé et changé de langes.

Avant de quitter les nourrices, je dois leur proposer une précaution utile à elles et à leurs nourrissons; c'est d'épargner la nourriture qu'elles leur prodiguent, de ne leur pas offrir le téton toutes les fois qu'ils pleurent. Cette erreur est très-considérable; cent fois le jour elles leur donnent à téter, et la nuit, pour ne pas voir interrompre leur sommeil par leurs cris, elles les allaitent encore. Ainsi elles s'épuisent elles-mêmes et gorgent leurs enfants de lait, de sorte que tous deux en souffrent également. Comment, en effet, l'estomac si tendre et si délicat des enfants pourrait-il supporter une si grande quantité de lait sans donner naissance à des crudités, des rapports aigres, de fréquents soulèvements, et sans faire coaguler ce fluide? Comment les nourrices ne s'épuiseraient-elles pas en se faisant sans cesse téter? Les femmes de la campagne nourrissent leurs enfants avec bien plus de sagesse, elles ne leur donnent à téter que trois ou quatre fois par jour, les laissent pleurer tant qu'ils veulent, et s'occupent pendant ce temps de leurs travaux champêtres, en imitant, disent-elles, les vaches qui nourrissent leurs petits, et qui ne se laissent téter que trois fois dans le jour. C'est peut-être de cet abus qu'est venue la coutume suivie en Angleterre et en Allemagne de nourrir les enfants avec une bouillie faite avec le lait de vache, les jaunes d'œuf et le sucre, moyen qui sert à régler le régime et à mesurer la juste quantité d'aliments qu'ils doivent manger. On trouvera d'excellents préceptes sur ce sujet dans Van Helmont (1), le Zod. Med. Gall., Etmuller (2), et plusieurs autres écrivains (3).

(1) De inf. nutrit, an. 3.
(2) Val. infant.
(3) Le but de Ramazzini n'était pas de faire un traité sur la manière d'élever les enfants. Il n'a parlé, en passant, que de quelques abus qui se sont glissés dans cette partie de l'éducation, et il a démontré que la nourriture des enfants était entièrement du ressort de la médecine. Depuis ce médecin, on s'est beaucoup occupé de cet objet, et tous les amis de la vérité voient maintenant avec satisfaction les anciens préjugés se dissiper, la raison appuyée sur l'expérience régner à leur place, et la voix de la nature se faire entendre dans le cœur de presque

CHAPITRE XX.

DES MALADIES AUXQUELLES SONT SUJETS LES MARCHANDS DE VIN, LES BRASSEURS ET LES DISTILLATEURS D'EAU-DE-VIE.

Après nous être occupés des sources de la liqueur précieuse qui conserve et fait éclore en nous le germe de la vie, nous allons passer à la contemplation de cette autre liqueur qui fait la joie de nos festins et des convives. Pour examiner les maladies des marchands de vin, des distillateurs, etc., il faut parcourir les cuviers où les vignerons font le vin et les ateliers où l'on distille l'esprit de vin et l'eau-de-vie. Nous ne parlerons pas de cette ivresse que produit la boisson immodérée de ces liqueurs, mais de celle qui est causée par l'odeur et les fumées du vin en fermentation dispersées dans l'air et qui s'insinuent avec lui dans la bouche et dans les narines. Ces ouvriers, sans boire de vin, occupés tout le jour à transvaser cette liqueur et à retirer les marcs des cuves, sont souvent attaqués d'une ivresse qui les in-

toutes les mères. Mais ce n'est pas assez que les mères allaitent leurs enfants, il faut encore que la médecine vienne leur dicter les préceptes nécessaires dans ces premières années de la nourriture, d'où dépend presque en entier la constitution forte ou faible des enfants. Il y a sur cette matière un grand nombre de traités intéressants; nous nous contenterons d'en indiquer deux principaux, qui contiennent des règles précieuses à l'humanité et à toutes les mères qui ne dédaignent pas ce titre. Le premier, intitulé : Avis aux mères qui veulent nourrir leurs enfants, par madame le Rebours. Le second : Les enfants élevés dans l'ordre de la nature, ou Abrégé de l'Histoire naturelle des enfants du premier âge, par M. de Fourcroy, conseiller au bailliage de Clermont en Beauvoisis. L'auteur fait voir dans son livre qu'il a beaucoup de connaissances en médecine. On ne peut que conseiller à toutes les mères qui nourrissent de se procurer son ouvrage. C'est un code bien propre à les diriger, et où elles trouveront tout ce qui peut les intéresser. Je me fais un devoir de rendre hommage à la vérité, et de témoigner publiquement ma reconnaissance à un homme justement célèbre par son amour pour l'humanité et par ses travaux littéraires, qui d'ailleurs m'est uni et par le sang et par la façon de penser.

commode beaucoup, et que leur cause la continuité de leur travail. — Comme le vin et l'esprit de vin sont une des plus grandes richesses des campagnes de Modène, surtout entre la Secchia et la Scuttenna ; comme tout le pays au-delà et en-deçà du Pô est très-riche en esprit de vin, puisque chaque année il fournit des milliers de muids de cette liqueur à Venise, à Milan et à d'autres villes, c'est un spectacle très-beau que de voir en automne les cuviers immen-ses, les cuves énormes, les nombreuses rangées de tonneaux et les ateliers où se fabrique l'esprit de vin. L'expérience ayant appris qu'on retire beaucoup d'es-prit de vin des marcs, on les conserve dans les cuves en les pressant avec de grosses poutres, et on les laisse fermen-ter avec le vin pendant plusieurs mois, et même tout l'hiver ; ensuite, lorsqu'on met le vin en tonneaux, on verse les marcs dans des vaisseaux de cuivre avec une certaine portion de vin, et on les soumet à la distillation. Mais cette cou-tume d'exprimer au pressoir tout ce qui reste de suc dans les marcs a été aban-donnée par les vignerons depuis qu'ils ont observé qu'on obtient bien plus d'esprit de vin en les soumettant à la distillation sans les avoir pressurés ; et, quoique ce dernier travail demande plus peine, ils ont relégué les pressoirs hors de leurs ateliers.

Les ouvriers qui retirent hors des vaisseaux de cuivre le marc fumant, après la distillation, pour y en remettre de nouveau, et qui versent dans des tonneaux les vaisseaux pleins d'esprit de vin, sont presque tous ivres. Quoique cet ouvrage se fasse sous des voûtes très-vastes, et non dans des celliers fermés, il s'évapore cependant une si grande quantité d'esprit de vin, que les per-sonnes qui viennent voir ces travaux ne peuvent supporter long-temps l'odeur piquante répandue dans les ateliers. Les poules et les autres volailles, les cochons et tous les animaux qui vivent dans ces lieux, et qui se nourrissent du marc brûlant retiré des vaisseaux distillatoires, s'enivrent. Les hommes qui travaillent pendant plusieurs mois, et même pen-dant tout un hiver, dans ces ateliers de-viennent lourds, languissants, maigres, tristes, sujets au vertige, et perdent l'appétit. — Pour connaître la vraie cause de l'ivresse, il est très-important de savoir par quelle qualité le vin la produit, si c'est l'acide ou l'alcaline,

la vertu coagulante ou la fondante. Et-muller traite cette question avec assez d'érudition ; et, après avoir rapporté les différentes opinions des auteurs à cet égard, aussi bien que les raisons sur lesquelles chacun d'eux se fonde, après avoir réfuté celles de Takenius, de Be-kius et d'autres qui regardent l'acide du vin comme enivrant, il conclut que c'est à la partie alcaline et sulfureuse de cette liqueur qu'est due l'ivresse qu'elle pro-cure.

J'ai eu autrefois occasion de m'entre-tenir de cet objet avec un savant chi-miste, qui, pour me prouver que c'était à l'acide volatil qui est contenu dans le vin, et qui, du moût, le fait devenir liqueur spiritueuse, qu'était due la vertu enivrante, m'apportait des raisons d'un grand poids, que je me fais un devoir de détailler ici avec toute l'étendue qu'elles méritent. Les preuves que le vin, me disait-il, est de nature acide, sont : 1º l'expérience curieuse de Van Helmont (1), dans laquelle l'esprit de vin est réduit en un instant en un caillé blanc par l'addition de l'esprit du sel ammoniac, caillé d'autant plus épais que l'esprit d'urine est plus pur ; 2º l'ef-fervescence que produit dans le sang chaud l'esprit de vin qu'on y verse ; et que l'acide vitriolique produit seulement plus vive ; 3º la précipitation des tein-tures de castoreum, de myrrhe, etc., par l'esprit de sel ammoniac, dont l'acide de l'esprit de vin s'empare sur-le-champ, en quittant, pour s'y unir, la substance qu'il tenait en dissolution ; 4º la faiblesse et le plat qu'on donne au meilleur vin en y mêlant des alcalis et des absorbants, tels que le soufre, les yeux d'écrevisses, les coquilles d'œufs, faiblesse telle, qu'il n'est plus en état d'attaquer le fer, et qu'à la distillation, il ne donne qu'un esprit flegmatique et en très-petite quantité ; 5º l'extraction d'un esprit ardent et inflammable du vi-naigre lui-même, comme le prouvent les opérations chimiques ; 6º enfin, la qualité alcaline des remèdes qui pré-viennent et guérissent l'ivresse, comme la graine de moutarde prise à jeun, dont le peuple se sert pour préservatif ; le poumon rôti des quadrupèdes, que Pline recommande (2) ; l'ail, que prescrit Hippocrate (3) à un homme ivre ou qui

(1) *De aura vitali.*
(2) H. N., l. III, c. XIV.
(3) *De vict. rat. in acut.*, n. 59.

veut s'enivrer, et tous les autres remèdes qu'on ordonne aux gens ivres, qui, contenant une grande quantité d'alcali, ne détruiraient pas l'ivresse ni sa cause, et la rendraient, au contraire, plus forte si la vertu enivrante du vin consistait dans sa partie sulfureuse et alcaline. Tels sont les raisonnements de ce chimiste pour prouver que c'est l'acide du vin qui enivre. Nous allons leur opposer ceux des adversaires, et nous finirons par ajouter quelque chose aux raisons du premier.

On est fondé à croire que la qualité enivrante du vin gît dans sa partie sulfureuse et alcaline, parce que 1° l'esprit de vin est inflammable, et les acides les plus caractérisés, tels que l'esprit de vitriol, ceux de nitre, de tartre, détruisent plutôt l'inflammabilité des substances inflammables par elles-mêmes, puisque la poudre à canon, arrosée d'acide vitriolique et desséchée ensuite, ne prend plus feu, et s'enflamme, au contraire, si on la mouille avec de l'esprit de vin. 2° Le vin et l'esprit de vin sont très-utiles, dans les ulcères et les gangrènes, pour adoucir et corriger l'acide prédominant et corrosif qui ronge les chairs et entretient les ulcères, usage qui ne serait pas si bon si le vin était acide. 3° On a constamment observé que l'esprit de vin ne tourne jamais à l'aigre, mais devient seulement plus faible en vieillissant : aussi les vins s'aigrissent, parce que leur partie spiritueuse se dissipe plutôt qu'elle ne s'affaiblit. On sait, d'ailleurs, que les vins qui tournent à l'aigre fournissent une très-petite quantité d'esprit, ce qui est tout autrement dans les vins qui déposent et sont mucides. C'est à cause de cela que ceux qui ont des priviléges pour préparer l'eau-de-vie achètent les vins gâtés pour en retirer une certaine quantité d'esprit, et n'offrent rien des vins aigris, qui, malgré les soins et la diligence qu'on apporte à les distiller, ne fournissent qu'un flegme insipide et une liqueur âcre. 4° Les esprits acides minéraux, comme ceux de vitriol, de nitre, sont dulcifiés par l'esprit de vin, qui, s'il était acide et enivrant, ne pourrait les corriger ni les rendre moins actifs, puisqu'une substance ne peut diminuer la force d'une autre de la même nature, et ne fait, au contraire, que l'augmenter (1). 5° L'esprit de vin fait effervescence avec l'esprit de nitre, effervescence qui prouve une nature opposée entre ces deux fluides. 6° On rectifie l'esprit de vin sans distillation, en y jetant à plusieurs reprises du sel de tartre, de la chaux, des cendres gravelées. Si cette liqueur était acide, le sel de tartre et la chaux, qui tiennent le premier rang parmi les alcalis, ne la rectifieraient point, et, loin de la rendre plus forte, ils l'affaibliraient en absorbant son acide. Si l'on dit que le sel de tartre absorbe le flegme de l'esprit de vin et le rectifie par cette absorption, on ne voit pas pourquoi ce sel alcali n'absorbe pas plutôt l'acide qu'on suppose exister dans l'esprit de vin et ne s'en sature pas plutôt que du flegme. 7° Les vins passés à la toile, qui sont plus faibles que les autres, comme Pline l'a fait remarquer, tournent très-facilement à l'aigre, et surtout aux approches de l'été ; ce qui n'arrive pas aux autres vins, que leurs parties spiritueuses garantissent de cet inconvénient. 8° Enfin, les vins généreux sont moins nuisibles aux goutteux que les petits vins, comme ceux du Rhin. Sylvius (1) condamne ces derniers dans la goutte, parce qu'ils ont peu de spiritueux, précepte que Craton avait donné long-temps auparavant, puisqu'il dit (2) que ceux qui regardent l'usage des vins légers comme innocent se trompent grossièrement, et qu'il est plus salutaire de boire un peu de vin de Hongrie ou de Malvoisie qu'une grande quantité de petit vin. Van Helmont (3), Willis et d'autres médecins célèbres condamnent aussi les vins acides, qui, selon eux, ne peuvent que rendre les douleurs arthritiques plus aiguës, en augmentant l'acide qui en est la cause.

Je vais maintenant répondre aux preuves apportées par le chimiste déjà cité pour l'acide enivrant du vin.

1° L'effervescence et la coagulation de l'esprit de vin par l'alcali volatil ne sont pas assez fortes pour démontrer la nature acide du vin. Beaucoup de substances alcalines font effervescence ensemble, comme le sel de tartre jeté sur de l'huile de tartre, expérience rapportée par J. Boh (4), et qu'il ne faut point attri-

---

(1) Etmull., *Pyr. Rat.,* c. x.

(1) *Append. Prax. Med.,* trad. 8, n. 254.
(2) L. II, cons. 27, *pro articul. morb. dol.*
(3) *In volup. viven.,* de ann. Br., p. 2, cap. XIV.
(4) *De acr. in subl. infl.,* c. IV.

buer, dit cet auteur, à un acide masqué, absorbé par le tartre dans la dissolution, puisque l'eau avec le sel offre le même phénomène. Ainsi, beaucoup d'acides mêlés ensemble font effervescence, et on peut mêler des acides à des alcalis sans qu'il se fasse de coagulation : de sorte qu'on ne peut établir de règle générale sur ce fait chimique.

2° L'ébullition qui s'excite dans du sang nouvellement tiré, quand on y verse de l'esprit de vin ou de l'esprit de vitriol, n'est jamais la même et diffère beaucoup, suivant la nature du sang dont on se sert. En effet, cette liqueur vitale peut être ou trop acide ou trop alcaline ; et, quand cette effervescence est vive, il y a tout lieu de croire que l'acide y domine.

3° Je ne vois pas que la précipitation des teintures par l'esprit de sel ammoniac soit d'un grand poids, puisque l'eau seule peut l'opérer, comme on le fait dans la préparation des résines de jalap et de méchoacan. Si l'esprit de vin était acide, il le faudrait, suivant la règle chimique (ce qui est dissous par un acide se précipite par un alcali), que l'eau fût un alcali, et tout le monde sait que cet élément est insipide, sans aucune acrimonie, et qu'il corrige celle des acides et des alcalis.

4° Il ne suffit pas, pour prouver l'acide enivrant du vin, d'apporter la faiblesse qu'on lui procure par le mélange des alcalis; car deux substances combinées font un tout bien différent de ses principes ; ainsi, l'eau affaiblit les acides et les alcalis, en étendant et détruisant jusqu'à leur saveur âcre.

5° Accordons aux chimistes qu'on retire une certaine quantité d'esprit ardent d'un bon vinaigre; cela ne prouve pas que cet esprit soit de nature acide. Il n'y a, en effet, ni acide ni alcali, quelque pur qu'il soit, qui ne contienne en lui-même quelques particules d'une nature opposée à la sienne.

6° Quant à ce qui regarde la dernière preuve, prise des remèdes alcalins qui guérissent l'ivresse ou qui en préservent, il faut observer qu'ils attaquent plutôt la cause de la maladie que la maladie elle-même, qu'ils portent une grande abondance de sérum aux organes urinaires, et dissipent ainsi facilement l'ivresse. Il est aussi aisé de concevoir que de tels médicaments préserveront

de l'ivresse, puisque Hippocrate a dit [1] : « Ce qui détruit une action peut l'empêcher si on le prend avant elle. » Au reste, on emploie aussi les acides, le vinaigre lui-même, contre l'ivresse. Le vinaigre versé sur la tête, un épithème de suc de grande joubarbe avec le vinaigre appliqué sur les testicules, sont, suivant Etmuller, de puissants discussifs de l'ivresse.

C'est donc à l'alcali volatil, ou au soufre narcotique du vin qui a la vertu d'arrêter le mouvement des humeurs et des esprits, qu'Etmuller et d'autres médecins attribuent l'ivresse et la cause du tremblement, de la stupeur et de l'assoupissement qu'il produit comme l'opium; mais ne serait-il pas raisonnable de ne pas croire à cette faculté coagulante du vin, puisque rien n'est plus spiritueux et plus près de la nature des esprits, que cette liqueur? Ne pourrait-on pas imaginer que, bu avec profusion, porté par les vaisseaux à la tête, il fond et liquéfie les humeurs, ouvre et dilate les bouches des artères béantes dans le cerveau, arrose et ramollit ainsi cet organe par le sérum abondant qu'il y verse, et qui diminue le ton des nerfs et donne naissance à tous les accidents énoncés ci-dessus? N'en serait-il pas de même de l'opium, et ce soporatif, au lieu d'arrêter et d'épaissir les humeurs et les esprits, comme on le croit, ne les atténue-t-il pas par l'alcali volatil et odorant qu'il contient, et auquel est due la vertu diaphorétique et diurétique que tout le monde lui connaît? Le savant Willis [2] a été embarrassé dans cette explication; il dit que les qualités coagulantes et incrassantes que plusieurs attribuent à l'opium, ne lui ont pas été démontrées par l'observation. Sans vouloir faire ici des recherches sur les qualités ou atténuantes ou coagulantes de l'opium, j'ose assurer que, quoique le vin produise les mêmes effets que ce remède, comme le tremblement, la langueur, le sommeil profond, l'aphonie, son action est cependant très-différente, puisque ceux qui ont pris de l'opium ont le pouls petit, lent, le visage pâle et cadavéreux, les extrémités refroidies, et qu'au contraire on trouve dans les hommes ivres par le trop de vin ou d'esprit de vin, le pouls fort, la face rouge, les yeux

---

(1) 3, in 6 Epid.
(2) Pl. R., l. 1, sect. 6.

enflammés, les veines gonflées; aussi Virgile, en dépeignant Silène, dit-il:

« Le vin qu'il avait bu gonflait encor ses veines (1). »

L'autopsie démontre elle-même l'effusion de sérum de la masse du sang occasionnée par l'effort que l'esprit de vin produit dans les vaisseaux. On a trouvé dans la tête des hommes morts dans l'ivresse le cerveau rempli d'une grande quantité de sérum blanchâtre, comme on peut le voir dans Théophile Bonnet (2). Cet épanchement d'eau est encore prouvé par la terminaison de l'ivresse (3), dont parle Hippocrate (4); car, quoique le vomissement prompt contribue beaucoup à diminuer les dangers de cette maladie, sa vraie guérison consiste dans un flux abondant d'urines, produit par le sérum superflu porté aux voies urinaires : tant est vrai ce vieux adage, « le vin guérit les incommodités » qu'il cause, » par la qualité qu'il a d'atténuer les humeurs et de porter aux urines. Aristote (5) a soupçonné cette vérité, lorsque, recherchant pourquoi ceux qui boivent du vin bien trempé s'enivrent moins que ceux qui le boivent pur, il apporte pour principale raison de ce phénomène, que le vin pur se cuit lui-même comme il fait les autres aliments. Les anciens ont attribué quelque utilité à l'ivresse, comme on peut le voir dans Hippocrate (6). Mnésitheus, médecin athénien, a dit dans une lettre sur l'usage immodéré du vin (7) : « Ceux » qui se gorgent de vin blessent leur » corps et leur âme; mais s'enivrer de » temps en temps purge le premier, » et égaie l'esprit. » La boisson journalière amasse dans notre corps des humeurs âcres, que l'on évacue commodément par les voies urinaires, en buvant beaucoup et en lavant ainsi les organes qu'arrose la boisson. Les Lacédémoniens, au rapport de cet ancien médecin, se purgeaient par les urines et le vomissement, et noyaient leur chagrin dans le vin (1). — J'ai vu plusieurs fois avec étonnement, en automne,

Quand déjà sur les bords de la cuve fumante
S'élève en bouillonnant la vendange écumante (2),

ceux qui versent le vin des cuves dans les tonneaux, pisser jusqu'à cent fois dans un jour, et rendre de l'urine ténue et limpide comme de l'eau. Je crois que cela vient du gaz spiritueux qui s'évapore du vin en grande quantité, qui passe par les poumons, et entraîne dans le sang une abondance de sérum. C'est ainsi que j'ai éprouvé que le vin nouveau est bien plus diurétique que le vieux, quoique ce dernier soit plus fort; aussi lorsque je veux évacuer par les voies urinaires le principe séreux trop abondant, je ne crains pas de préférer au vieux le vin nouveau, passé et purgé de ses parties grossières.— Pour reprendre notre objet, il faut croire que le sang de ces ouvriers est le premier affecté par les parties volatiles du vin, dont l'air est saturé, et qui, après avoir mis le fluide vital en fermentation, attaquent aussi les esprits animaux. Tout le monde sait combien le vin est analogue au sang; et ce n'est pas sans raison qu'Androcydes (3), illustre par sa sagesse, pour corriger Alexandre-le-Grand de son intempérance, l'avertissait qu'en buvant du vin il eût à se ressouvenir qu'il buvait le sang de la terre. C'est en raison de ce rapport qu'il affecte les esprits animaux, dont il se forme une si grande quantité par la fusion continuelle d'esprit de vin, que, ne pouvant trouver place dans les réservoirs du cerveau, ils excitent le trouble dans cet organe, de même que, dans la république des abeilles, il s'élève des guerres intestines, lorsqu'un essaim de nouvelle formation vient augmenter l'ancien. Ainsi naissent les vertiges, la lourdeur et la douleur de tête, comme dans une vraie pléthore; et ces maux légers d'abord, après avoir troublé toute l'écono-

---

(1) Inflatum hesterno venas, ut semper Iaccho.
Eglog. 6.

(2) Sepulch., p. 1, sect. 15, obs. 87.
(3) On trouve beaucoup d'observations semblables dans Morgagni. Il a constamment trouvé le cerveau d'hommes morts dans l'ivresse ramolli, plein d'une humeur limpide, et leur estomac plein de vin souvent marqué de taches inflammatoires. On peut consulter les épîtres 14, art. 55; 16, art. 45; 25, art. 14; 26, art. 57; 27, art. 28; 41, art. 13; 60, art. 12; 62, art. 5; 69, art. 2; 70, art. 5.
(4) 5, Aphor. 5.
(5) Sect. 5, pr. 5 et 22.
(6) 3, De diæt., n. 22.
(7) Vide Athenæum, l. II, c. x, et Langium, l. I, ep. 30.

---

(1) Et animum ψιλοτησίας poculo exhilarabant.
(2) Spumat plenis vindem'a labris.
Virg. Georg., l. II.

(3) Plinius, l. XIV, H. N., c. v.

mie animale, entraînent après eux la maigreur, la perte des forces, et mille autres maladies qui sont plus douces dans ceux qui y sont accoutumés, et très-violentes chez ceux qui exercent cet état pour la première fois. Zacutus Lusitanus rapporte (1) qu'un homme de cour retiré à sa maison de campagne, étant entré par hasard dans un cuvier, fut frappé comme d'un coup de foudre par l'odeur du vin, tomba sur-le-champ par terre, et expira au bout de quelques heures.

On comprend aisément que les mêmes accidents arrivent dans ces pays où au lieu de vin on fait de la bière, comme en Allemagne, en Angleterre, et dans presque tous les pays septentrionaux. La vigne fleurit dans ces climats, mais le raisin n'y parvient pas en maturité. On y prépare une liqueur vineuse avec l'orge et les autres grains qui y croissent en abondance; on les laisse fermenter entiers jusqu'à la germination, et on les mêle avec du houblon. Ceux qui boivent immodérément de cette liqueur fermentée s'enivrent et chancellent comme s'ils avaient bu du vin; effet que l'eau du fleuve Lyncestrius produit aussi, suivant Ovide (2). Virgile nous apprend, en parlant d'une nation du Nord, que ces peuples se préparaient anciennement de semblables boissons (3). — Il est donc vrai, comme me l'ont dit beaucoup de savants, et comme on le lit dans plusieurs auteurs, que les ouvriers qui fabriquent la bière dans les brasseries sont tourmentés par les mêmes maux que les vignerons et les distillateurs de vin (4). Comme cette liqueur enivre très-aisément (puisqu'on en retire un esprit ardent que Platerus (5) croit appartenir au houblon), ceux qui la fabriquent et

qui la mettent dans les tonneaux sont sujets aux douleurs de tête, au vertige et aux anxiétés. La bière et le vin se ressemblent beaucoup. Au printemps, lorsque la vigne est en fleurs, tout le monde sait que le vin fermente et se trouble, sans doute à cause des effluves odorants répandus dans l'air. Quand l'orge fleurit, la bière éprouve aussi un mouvement fermentatif, comme le savent les brasseurs, et comme l'atteste Van Helmont. Ces deux liqueurs, bues avec immodération, ôtent l'appétit. Van Helmont (1) assure que la bière émousse et affaiblit le ferment de l'estomac. Pline (2), étonné de voir la qualité enivrante des liqueurs préparées avec l'orge, a dit, « que l'adresse de la gourmandise avait » trouvé le secret de donner à l'eau cette » propriété. »

Comment donc, et par quels secours, la médecine remédiera-t-elle aux maux des vignerons et des distillateurs du vin, qui, par leur travail, nous procurent une liqueur si nécessaire et si utile tant pour la vie, que pour faire des remèdes agréables et d'une grande vertu? On peut assurer que si l'esprit de vin manquait aux chimistes, leur science n'aurait pas été poussée aussi loin qu'elle l'est actuellement. Galien est le premier qui ait conçu et désiré trouver le moyen de séparer, par la distillation, les différentes substances qui constituent le vin. « J'essaierai, a-t-il dit (3), par toutes » les expériences possibles, de trouver » l'art ou le moyen de séparer les par- » ties contraires du vin, comme on le » fait pour le lait. » Pour moi, lorsque j'ai à traiter quelques-uns de ces artisans affectés des maladies ci-dessus désignées, dès que je suis arrivé chez eux, je leur conseille de s'abstenir absolument du vin, et à plus forte raison de l'esprit-de-vin, ou tout au moins de n'en pas boire tandis qu'ils travaillent. Je leur recommande de détourner le visage des exhalaisons que répand le vin, et de s'en préserver autant qu'il leur est possible; de se laver de temps en temps le visage avec de l'eau froide, et de sortir par intervalles hors de leurs ateliers pour respirer un air frais. Mais quand la maladie les force à rester au lit et à abandonner leur ouvrage, on doit leur prescrire les remèdes propres à guérir l'ivresse

---

(1) *De princ. Med. Hist.*, I. 1, n. 6.

(2) 15 Met.

(3) Hic noctem ludo ducunt, et pocula lœti
Fermento atque acidis imitantur vitea sorbis.
    Georg., l. III.

Passent au jeu les nuits, et, bravant les hivers,
Boivent un jus piquant, nectar de ces déserts.

(4) Les expériences des modernes sur l'air fixe donnent la raison de ces phénomènes. Cet air, commun dans les brasseries, où vont le puiser les chimistes qui veulent le soumettre à leurs expériences, est absolument de la même nature que celui que répand le moût en fermentation; il doit donc produire les mêmes effets.

(5) T. 1, *Prax. med.*, cap. III.

---

(1) *De fame læsa.*

(2) L. XIV, H. N., c. XXII.

(3) L. I, *De simp. Med. fac.*, c. XVII.

et les maux qui l'accompagnent, sur lesquels on peut consulter les auteurs, et surtout Etmuller (1). Tels sont, par exemple, le vinaigre, le castoreum, l'esprit de sel ammoniac surtout ; car il n'y a rien qui corrige mieux les maux causés par l'excès du vin, que ce qui participe de la nature de l'esprit volatil urineux.

Pline conseille aussi beaucoup de remèdes pour prévenir l'ivresse, ils sont tous assez connus : ce sont les amandes amères, les choux et tous les adoucissants. Les modernes y ont encore fait beaucoup d'additions : ainsi Platerus, dans sa pratique, nous en donne une liste longue jusqu'à l'ennui. Touché du malheur de ses concitoyens, voyant d'ailleurs qu'il était reçu dans la politesse de boire à qui mieux mieux dans les repas, il propose un grand nombre de remèdes préservatifs contre l'ivresse ; tels sont l'absinthe, la rhue, le lait, les poumons rôtis des animaux, l'eau et le vinaigre, les fruits aigres, les médicaments composés, les électuaires et les différentes mixtures. — Quant aux ouvriers dont il est question, et dont l'état malheureux ne s'accommode point de remèdes si recherchés, on emploiera, dans leurs maladies les plus simples et les plus faciles à préparer, le choux, dont on recommande la vertu depuis tant de siècles, tant pour prévenir que pour guérir l'ivresse, le raifort et l'eau aiguisée de vinaigre que Platerus appelle l'antidote de l'ivresse (2).

(1) *De temulentia.*
(2) Outre l'ivresse que Ramazzini dit être une maladie fort commune aux vignerons, aux marchands de vins, aux brasseurs et aux distillateurs d'eau-de-vie, ces ouvriers sont encore sujets à des maladies bien plus terribles. Dans les cuves où l'on fait le vin, dans les brasseries, dans les caves où il y a beaucoup de vin nouveau, il règne une vapeur subtile nommée *gaz sylvestre*, et air fixe, qui pèse plus que l'air, détruit sa vertu électrique, la prive de son ressort, et tue subitement les animaux qui la respirent. Un homme qui par malheur ou par imprudence y est exposé, tombe sur-le-champ, perd la parole et le sentiment, et périt bientôt s'il n'est secouru. Cette espèce d'asphyxie s'observe chaque année parmi les vignerons, et la cuve alors où ces malheureux foulent leur sert de tombeau. Secourus à temps, et revenus à eux, ils ne se souviennent point de ce

(Suite des notes.)

qui leur est arrivé. Cette vapeur meurtrière demande un espace très-grand pour ne pas agir avec tant d'énergie. Dans des cuviers vastes, et où l'air pouvait dissoudre le gaz qui s'élevait de la cuve, nous avons vu plusieurs fois des hommes qui foulaient, haleter, avoir beaucoup de peine à respirer, et être souvent obligés de sortir du cuvier pour jouir d'un air frais. Le soir, lorsqu'ils foulent à la chandelle, ils ont soin de l'éloigner des cuves de peur qu'elle ne s'éteigne. Nous avons observé que la lumière qu'elle répand dans ces lieux est jaune et faible, et diminue quelquefois jusqu'à s'éteindre. Il n'y a presque aucun de ces vignerons qui n'ait connaissance de quelque événement funeste arrivé à ses parents ou à ses amis.

On doit donc leur conseiller de prendre beaucoup de précautions, d'avoir des cuviers vastes, d'y faire pratiquer des portes et des fenêtres opposées pour y entretenir des courants qui emportent le gaz meurtrier : de ne pas rester long-temps dans la cuve, de ne pas ten'r leur tête près du marc. Il est bon de faire remarquer à cet effet qu'à une certaine hauteur au-dessus des cuves il y a une couche d'air fixe, très-aisé à distinguer, par sa couleur et sa densité, de l'air atmosphérique ; c'est cette couche qu'ils doivent éviter de respirer. Plusieurs fois nous avons vu mourir subitement de jeunes chiens, des oiseaux, des lapins qu'on y a plongés ; ils doivent donc redouter ces mêmes accidents. Il y a, à cet égard, une observation bien essentielle à leur faire faire relativement à la hauteur de leur cuve. On voit à la campagne des cuves très-hautes qui touchent presque aux solives des cuviers ; alors la couche meurtrière de vapeurs dont nous avons parlé s'étend jusqu'en haut, et les fouleurs doivent en être très-incommodés. Rien n'est donc plus nécessaire que d'avoir des cuviers élevés, afin qu'il y ait un espace considérable au-dessus des cuves. En effet, plus cet espace est grand, et moins le danger doit l'être. Il est essentiel aussi qu'il y ait quelqu'un d'entre eux qui ne foule pas et qui s'occupe à observer les fouleurs pour être prêt à leur porter du secours s'ils en avaient besoin.

Mais si, malgré tous ces soins, un des ouvriers est tombé tout-à-coup en asphyxie, on le retirera le plus tôt possible, on l'exposera à l'air, on lui jettera de l'eau fraîche sur le visage, on l'agitera et on lui fera avaler une liqueur spiritueuse quelconque : l'air frais et vif est le meilleur et le plus sûr de tous ces moyens.

CHAPITRE XXI.

DES MALADIES DES BOULANGERS ET DES MEUNIERS.

Hippocrate a dit (1) que beaucoup d'arts, au rang desquels il faut mettre la médecine, sont nuisibles et onéreux à ceux qui les exercent, mais agréables et utiles à ceux qui en ont besoin. L'art du boulanger est certainement de ce nombre. En effet, quoi de plus utile et même de plus nécessaire à la vie des hommes que l'art de faire le pain; et quel métier plus nuisible à ceux qui l'exercent que le travail des grains? Tous ceux qui s'occupent à passer, à moudre la farine, à la pétrir et à cuire le pain dans les fours, ont à combattre différentes maladies produites par leurs travaux. Les boulangers sont pour la plupart des ouvriers nocturnes; tandis que le reste des hommes, débarrassés de leurs peines, se livrent au sommeil et réparent leurs forces, ces ouvriers travaillent; et, pendant le jour, semblables à ces animaux qui fuient la lumière, ils sont forcés de dormir, et sont ainsi au milieu des villes des antipodes dont la façon de vivre est opposée et contraire à celle de tous les autres habitants. Martial dit : « Levez-vous, » déjà le boulanger vend les déjeuners » des enfants et les coqs annoncent le » jour (2). » Ces déjeuners avaient été cuits et faits pendant la nuit. Au lever de l'aurore, quand les ouvriers vont à leurs travaux, il faut que le pain soit tout prêt; sans cet ordre, la faim exciterait bien vite des séditions. L'histoire nous apprend quels troubles le défaut de pain a produits dans les grandes villes; dernièrement encore la cour d'Espagne a craint beaucoup une émeute du peuple pour une semblable cause. Aussi Juvénal (3) recommandait-il, pour contenir le peuple dans le devoir, le pain et les jeux du cirque, ou bien l'abondance et les spectacles. — Les ouvriers qui séparent la farine d'avec le son, au moyen des bluteaux, ceux qui secouent et portent les sacs, quoiqu'ils garantissent leur visage, ne peuvent s'empêcher d'avaler avec l'air qu'ils respirent les particules

de farine qui y voltigent. Cette poussière farineuse fermente avec la salive et forme une pâte qui s'attache au gosier, à l'estomac et aux poumons; c'est ainsi que ces ouvriers deviennent en peu de temps sujets à la toux, essoufflés, enroués, et enfin asthmatiques quand leur trachée-artère et leurs poumons incrustés de farine empêchent la circulation de l'air dans leur cavité. Ces molécules farineuses attaquent aussi les yeux et les rendent souvent chassieux.

J'avoue ingénument que je ne connais aucune précaution propre à les préserver de ces maux; je leur recommande la coutume qu'ils ont de se couvrir la bouche avec une bande de toile; mais ce moyen ne suffit pas pour empêcher la farine de se glisser dans leurs poumons avec l'air qu'ils respirent. Pignorius, dans son excellent ouvrage sur les esclaves (1), appuyé sur l'autorité d'Athénée, nous apprend que cet usage des boulangers de s'attacher un mouchoir à la figure était très-ancien; mais il est certain que ce n'était pas pour les garantir, mais plutôt (par une idée de luxe digne d'un sybarite) de peur que la sueur du visage ne gâtât la farine ou que l'air expiré n'altérât la pâte. Ces ouvriers pourront être soulagés en se lavant souvent le visage avec de l'eau fraîche et pure, en se gargarisant avec de l'oxycrat, en faisant usage d'oxymel, et en se purgeant de temps en temps, ou en se faisant vomir, lorsqu'ils sont pris de difficulté de respirer, pour chasser les substances adhérentes à leurs viscères; j'ai vu ce remède tirer des portes de la mort quelques-uns de ces ouvriers. — Ceux qui pétrissent la pâte et la forment en pains, ceux qui les cuisent et qui travaillent l'hiver dans des lieux chauds au degré nécessaire pour faire lever leur pâte, dès qu'ils sortent à l'air extérieur pour rentrer chez eux et y prendre du repos, sont saisis subitement par le froid. Les pores de la peau se resserrent, et l'humeur de la transpiration repoussée donne naissance aux rhumes de cerveau, à l'enrouement et aux maladies de la poitrine, telles que la pleurésie, la péripneumonie; maladies si communes chez le peuple, que presque tout le monde connaît les remèdes qui leur conviennent. Il est cependant très-intéressant d'en connaître aussi la cause occa-

---

(1) *De flat.*, n. 1.

(2) Surgite, jam vendit pueris jentacula pistor, Cristatæque sonant undique luces aves. Mart. l. xiv, ep. 223.

(3) Sat. 10.

---

(1) L. II.

sionnelle. On rétablira la transpiration supprimée en les faisant rester dans une chambre chaude, en leur administrant les frictions avec l'huile, et en général tous les remèdes diaphorétiques. J'ai observé avec étonnement que chez ces ouvriers les pleurésies graves se terminaient par une sueur abondante sans crachats, même au commencement de la maladie; ce qui, selon moi, dépend de ce que, dans ces cas, la fièvre aiguë, accompagnée de la douleur du côté, a pour cause le resserrement des pores transpiratoires de la peau et non une diathèse vicieuse des humeurs; de sorte que ces pores ouverts, en laissant couler la sueur, guérissent et la fièvre et la douleur pleurétique par la résorption qui se fait de la matière qui s'était jetée sur la poitrine et qui cesse de s'y porter. Tant il est intéressant, suivant l'avis d'Hippocrate (1), d'avoir égard à l'occasion et à son principe.

J'ai vu quelquefois les mains des boulangers enflées et douloureuses, ils les ont tous d'une grosseur prodigieuse; ce qui vient de ce que le suc nourricier de la pâte qu'ils manient continuellement est pompé par les vaisseaux de la peau, et retenu dans la main d'où il ne peut facilement sortir à cause de la raideur et de la dureté des fibres de cette partie. Il suffit de voir leurs mains pour deviner leurs métiers, il n'y a aucun ouvrier mécanique qui les ait si volumineuses. « L'exercice, dit Avicenne, grandit un membre, » et plus d'un métier prouve la vérité de cette assertion; ils pourront se servir avec succès de lessive et de bon vin blanc pour s'y laver les mains. — Il y a encore une maladie particulière aux boulangers. Ils deviennent tous bancales en dehors, et leurs jambes ressemblent assez aux pattes des écrevisses et des lézards. Dans les pays en-deçà et au-delà du Pô, ils se servent d'une planche épaisse ou d'une table à trois pieds, sur laquelle est fixé un morceau de bois alongé de figure conique qui se meut en toute sorte de sens, et avec lequel ils frappent une grande masse de pâte qu'ils pétrissent en même temps avec les bras et les genoux, tandis qu'un autre ouvrier la retourne. C'est par cette manœuvre que leurs jambes se courbent en dehors, où l'articulation du genou oppose moins de résistance. Il n'y a aucun

remède à cette incommodité; car, malgré la vigueur de l'âge, ils deviennent bientôt bancales et finissent par boiter. — Ceux d'entre eux qui cuisent le pain sont les moins à plaindre; en effet, si la chaleur qu'ils éprouvent en mettant leurs pains au four et en les retirant leur cause des maux assez graves, surtout en été où ils sont tout en sueur, l'odeur du pain chaud compense leurs pertes, parce que le pain frais est un aliment très-analeptique; son odeur seule anime les esprits animaux (Wedelius (1) l'a dit du sel volatil des plantes), et Becher (2) préfère l'odeur du pain à la qualité roborante des perles (3).

J'ai observé que les boulangers sont plus souvent malades que les autres ouvriers, dans les villes très-peuplées, surtout où le pain coûte moins cher et où le petit peuple peut l'avoir à assez bon marché pour n'être pas obligé de le faire lui-même, comme dans les petits bourgs et dans les campagnes où chacun est son boulanger. Pline nous apprend (4) que les Romains n'eurent pas de boulangers jusqu'à l'année 580 de leur fondation, que les bourgeois cuisaient leurs pains eux-mêmes, et que cet ouvrage était

(1) C. iv.
(2) L. i, *Phys. subterr*.
(3) Anciennement on attribuait des vertus alexitères, alexipharmaques, cordiales, corroborantes, etc., à beaucoup de substances parfaitement inertes par elles-mêmes, et qui actuellement sont réduites aux terreux. Tels sont les bols, les pierres précieuses d'où on avait tiré principalement les cinq fragments précieux, le corail, le nacre, les perles, les bézoards, et plusieurs pierres fossiles, les bélemnites, les astroites, etc. On s'en servait alors dans toutes les maladies où il y avait de la malignité, dans la peste même, où ils passaient pour spécifiques. C'est sur une pareille opinion qu'est fondé l'électuaire nommé confection-Hyacinthe, à cause de la pierre précieuse qui entre dans sa composition, et à laquelle on attribuait la principale vertu de ce médicament. On poussait même la confiance en ces remèdes jusqu'à les porter en amulettes pendus au cou, appliqués sur l'épigastre, sur le poignet, etc. On peut voir ce qu'en ont dit MM. Cartheuser dans les chapitres *de amuletis*, *de terreis et terreo-gelatinosis*, et Clerc dans son Histoire naturelle de l'homme malade, t. i, p. 421, 22, 23.
(4) L. xiv, H. N., ç. xi.

(1) 4, In 2 Epid.

confié aux femmes; que Rome ensuite étant devenue très-peuplée, le métier de boulanger fut fait par des esclaves. Quand on aura de pareils ouvriers à guérir, de quelque maladie que ce soit, il sera bon de faire une sérieuse attention aux maux que leur métier fait naître. — Il ne sera pas hors de propos de traiter dans le même chapitre des maladies des meuniers blanchis par la poussière de la farine. Les particules des grains réduits en poudre remplissent tout le moulin, et ces ouvriers dont tout le corps est exposé à cette poussière, la reçoivent malgré eux par la bouche, les narines, les yeux et les oreilles. J'en ai vu devenir asthmatiques et hydropiques. Souvent, dans les efforts qu'ils font pour soulever et porter les sacs pleins de farine, ils se donnent des hernies par la rupture ou l'écartement des fibres du péritoine. Le bruit des roues, des meules et des eaux, qui frappe continuellement leur tympan, lui fait éprouver une tension trop forte, le désorganise et les rend presque tous sourds. — Il est encore bon de remarquer que les meuniers et les boulangers sont souvent attaqués de phthiriase ou de la maladie pédiculaire, en sorte que le peuple, pour plaisanter, appelle les poux des puces de meuniers. Cela vient-il de la malpropreté de ces ouvriers et de ce qu'ils dorment habillés, ou bien de ce que le mélange de la farine avec la crasse de leur peau favorise la production de ces insectes? ce phénomène n'est pas bien connu. Il n'en est pas moins vrai que les meuniers sont toujours escortés de cette armée; et si Daniel Heinsius avait connu ce fait, il aurait certainement donné un rang distingué à ces ouvriers dans son ouvrage apologétique sur les poux[1]. — Chez les anciens, ces ouvriers étaient sujets à des maladies plus graves que dans notre siècle. On ne connaissait pas alors les moulins que l'eau fait tourner en tombant dans des rigoles et en agitant des roues énormes. Il y a cependant, dans Palladius, quelques traces sur l'art de moudre les grains par l'eau. Voici ce qu'en dit cet ancien auteur[2] : « S'il y » a de l'eau, les boulangers doivent en- » treprendre les bains, afin qu'en faisant » construire des meules à eau ils rédui-

» sent les grains en farine par le secours » d'hommes ou d'animaux[1]. » — On se servait anciennement de meules pour mettre en poudre le froment : de notre temps, ces machines ne sont utiles que pour briser grossièrement les grains et pour les dépouiller de leurs enveloppes. Chez les anciens, on les faisait mouvoir par des bêtes de somme, des esclaves et des femmes; c'est de là qu'est venu le nom de MEULES A TOURNER A BRAS, parce qu'on était obligé d'employer toutes ses forces à ce travail qui faisait une espèce de supplice pour les criminels. Ainsi, dans Plaute, rien de si fréquent et de si mauvais augure pour les esclaves que le nom de meule. L. Apulée dit que, devenu âne, il avait été attaché à la meule les yeux bandés, de sorte que, suivant ses traces, il était entraîné par une erreur trompeuse. Nous lisons aussi, dans l'Écriture - Sainte, que les Philistins, après avoir crevé les yeux à Samson, l'ont condamné à tourner une meule qui, sans doute, était à bras. Ils avaient coutume de crever les yeux aux esclaves qu'ils occupaient à cet emploi pour les préserver du vertige.

Cet ouvrage des esclaves et des servantes était donc très-rude, et les conduisait bientôt au tombeau, en leur donnant des maladies dangereuses. C'est pour cela que Job[2], dans ses imprécations, s'écriait qu'il ne manquait à ses misères que de voir sa femme moudre pour un autre, c'est-à-dire, suivant Vatablus et d'autres interprètes, devenir une vile servante (quoiqu'il y en ait quelques - uns qui expliquent grossièrement et impudiquement ce passage). On peut voir à ce sujet August. Pfeiferus, Des antiquités hébraïques[3]. Chez les Romains, il y avait aussi une grande quantité de moulins, et chaque quartier de Rome en avait sa quantité déterminée, comme l'observe P. Victor[4]. Mais depuis que, partout où il y a assez d'eau, on a construit des moulins dont l'usage est plus avantageux, les autres moulins ne servent plus qu'à écraser et briser

---

(1) « Oratio de laudibus pediculi ad conscriptos mendicorum patres. »
(2) L. 1, c. XLII.

(1) » Quod si aquæ copia sit, fusuram balnearum debeant pistores suscipere, ut ibi formatis aquariis molis, sive animalium, sive hominum labore, frumenta frangantur. » Palladius, loc. cit.
(2) Cap. III.
(3) Cap. 1, de molind. hebr.
(4) De urbis regionibus.

les grains. La religion chrétienne ayant exclu de son sein tout esclavage, l'ouvrage des meuniers n'est plus si dur, ni si dangereux. Ces ouvriers doivent donc être guéris comme les boulangers, puisque leurs maux viennent aussi de la farine volatilisée et reçue par leur bouche. Si leurs fardeaux leur ont causé des hernies, ils se serviront de bandages : ils pourraient même, comme je l'ai conseillé avec succès, en porter toujours pour se préserver de cette maladie accidentelle.

Quant à la cure de la maladie pédiculaire, les meuniers doivent être très-propres et changer souvent de chemises. On leur administrera avec succès les lotions avec la décoction d'absynthe, des feuilles de pêcher, de centaurée, de staphisaigre, de lupins; le son arrosé de vinaigre, recommandé comme spécifique dans ce cas par Q. Serénus, et surtout les liniments, où il entrera un peu de mercure éteint et dissous dans la salive. On pourra aussi employer les linges dont les doreurs se servent pour essuyer leurs vases, après y avoir appliqué l'or (1).

---

(1) Quelques boulangers sont dans la coutume blâmable de jeter la braise allumée dans leurs caves pour l'y éteindre, et d'aller la chercher après. En y entrant, ils sont quelquefois suffoqués subitement par la vapeur du charbon qui s'y est amassée. Ce malheur est arrivé à Chartres chez un boulanger. Cinq personnes, dont deux étaient ses propres fils, furent suffoquées sans qu'on pût les faire revenir à la vie. Un boulanger trop hardi, qui voulut le lendemain retirer ces corps avec un croc, y périt aussi. On l'ouvrit ; on lui trouva les intestins distendus, rouges, enflammés; les poumons tachetés de marques noirâtres, et les muscles séparés de leurs voisins et de leurs attaches. De l'eau jetée dans la cave éteignit tout-à-fait la braise et absorba l'air fixe qui avait été la cause de la mort de ces six personnes. Cet usage est donc pernicieux, et doit être aboli parmi les boulangers; ils doivent prendre toutes les précautions possibles pour éviter les funestes effets de la vapeur de charbon, éteindre leur braise dans des grands vaisseaux de tôle fermés très-exactement, et ne les ouvrir qu'assez de temps après l'y avoir jetée, pour qu'elle soit entièrement éteinte.

On peut ranger avec les meuniers les perruquiers pour la nature des maladies que la poudre leur procure. En effet, les houppes qui la dispersent dans leurs

CHAPITRE XXII.

DES MALADIES DES AMIDONNIERS.

Ceux qui préparent l'amidon ont aussi des maladies particulières à craindre. Le travail de ces ouvriers est connu de tout le monde, parce qu'on se sert partout de cette substance pour blanchir les étoffes de fils et les cols. Dans nos pays, ce sont les moines qui préparent l'amidon et qui le vendent aux apothicaires. Pour le fabriquer, ils mettent, en été, du froment dans des vaisseaux de marbre, ils le laissent macérer dans l'eau jusqu'à la germination : alors un de leurs serviteurs le foule, comme on fait le raisin; et quoique ce travail se fasse en plein air, l'odeur qui s'élève de cette matière écumeuse est si forte, que celui qui la presse avec les pieds, et les servantes qui

---

boutiques, les met dans la nécessité de l'avaler avec la salive et de la respirer avec l'air atmosphérique. Il est assez commun de voir des perruquiers asthmatiques, surtout lorsqu'ils sont à un certain âge. On doit donc leur recommander les mêmes précautions dans leur travail qu'aux meuniers, et les mêmes soins, la même curation dans leurs maladies.

Quelquefois aussi cette poudre subtile, liée par la salive, forme des espèces de grumeaux qui s'engagent et s'arrêtent dans quelques recoins des vésicules pulmonaires, et qui, en irritant la membrane vésiculaire, causent de la toux, de la douleur, des picottements, s'y dessèchent, y acquièrent un certain degré de dureté, et produisent alors une espèce de concrétion. A cette époque, un exercice trop violent à pied ou à cheval, un chant long-temps continué ou trop aigu, le ris même peuvent procurer un crachement de sang assez violent : *hæmoptysis calculosa.* «On reconnaît cette » espèce, dit Sauvages, à la toux sèche et » violente, aux douleurs cruelles de poi- » trine, et au crachement de sang abon- » dant.» Les saignées réitérées, les fortes doses d'opiats, les juleps astringents, la diète blanche, le repos du corps et de l'esprit, sont, suivant ce médecin, les remèdes qui réussissent dans ces cas. Cette maladie est encore plus redoutable lorsqu'elle est produite par un corps étranger, un fragment de pierre, etc., qui s'est engagé dans les bronches. Les carriers, les statuaires, les marbriers, peuvent être sujets à cet accident. Nous en dirons quelque chose dans une note du chapitre vingt-quatre.

la ramassent, pour en tirer le suc qu'on doit dessécher au soleil, se plaignent de douleurs de tête, de difficultés de respirer, d'une toux très-importune ; et sont obligés de laisser là leur ouvrage de temps en temps pour ne pas en être suffoqués. J'ai fait moi-même cette observation et j'ai respiré cette odeur insupportable, et qui frappait mon nez comme un acide très-pénétrant. Il y a lieu de croire que l'acide volatil du froment, mis en mouvement par la fermentation, se sépare et se détache des autres principes, se répand en grande partie dans l'air, et produit les douleurs de tête, la difficulté de respirer et la toux; car rien n'est plus ennemi de la texture délicate des poumons et des parties membraneuses, qu'une exhalaison acide, telle que la fumée de soufre, ou de toute autre substance qui contient cette espèce de sel simple. — J'ai coutume d'avertir ces ouvriers de travailler dans des lieux vastes et bien ouverts à l'air. S'ils sont attaqués de quelques maux par leurs travaux, je leur administre l'huile d'amandes douces, les émulsions de semences de melon, la tisane d'orge, le bon vin, l'odeur de l'esprit de sel ammoniac, les eaux thériacales.

A cette occasion, qu'il me soit permis de rechercher la nature et le caractère de l'amidon, qui ne sont peut-être pas tels que les médecins le pensent; les anciens et les modernes s'accordent à dire, que cette substance tempère l'âcreté des humeurs, arrête les fluxions et guérit les ulcères. Pline (1) l'a recommandé dans le crachement de sang et dans la douleur de la vessie. Galien (2) lui donne beaucoup de louanges dans le flux de ventre, les inflammations de la trachée-artère, le larmoiement, et dans tous les cas où il faut amollir et adoucir des parties ulcérées. Vallesius (3), en exposant le fait d'Elisée qui, en jetant de la farine dans une bouteille où on avait fait cuire de la coloquinte, corrigea l'amertume que ce fruit y avait laissée, préfère l'amidon à tous les autres remèdes pour guérir la dysenterie, et émousser toute sorte d'âcreté; tous ceux qui ont écrit sur l'amidon ont pensé de même. — Cette opinion m'avait toujours semblé raisonnable,

non-seulement parce que l'amidon est fade et sans goût, et par conséquent très-propre à absorber les matières âcres et à guérir les maux dont il a été question, mais encore parce que je me persuadais que toute la substance âcre et acide que la fermentation y développe se dissipe dans l'air, et que l'eau emporte avec elle tout ce qui en peut rester, lorsqu'on l'expose aux rayons du soleil pour le dessécher (car, suivant Gorrœus (1), il faut le dessécher à un soleil très-ardent, de peur que le peu d'humidité qui y reste ne lui fasse contracter un goût acide); mais l'observation suivante, faite par les femmes, a beaucoup contribué à me faire regarder comme suspectes les bonnes qualités qu'on lui attribue. On se sert dans nos cantons de l'amidon dans presque toutes les maisons, et surtout chez les religieux, pour blanchir et empeser leurs habits afin que les plis en soient plus marqués et durent plus long-temps. Les femmes qui font cet ouvrage remarquent que les tuniques de fil qui ont été empesées pendant quelque temps sont bientôt usées et rongées; aussi, pour obvier à cet inconvénient lorsqu'elles sont sales, elles les lavent dans l'eau pour dissoudre l'amidon, et elles les gardent ainsi jusqu'à ce qu'elles les donnent aux blanchisseuses pour les nettoyer. Cette observation prouve que l'amidon a une certaine âcreté cachée, et qui ne se manifeste pas au goût. En effet, s'il corrode au bout de quelque temps les robes, les cols, et toute sorte de linges qu'on en imprègne, pourquoi l'administrer avec tant de confiance dans les maladies de la poitrine, l'âcreté du gosier, les dysenteries, et dans tous les cas, où, selon Galien (2), il faut amollir. Pline, quoique en le recommandant dans les maladies, comme nous l'avons dit ci-dessus, fait entrevoir qu'il avait quelque soupçon sur sa qualité : « L'amidon, dit-il (3), » affaiblit les yeux, et ne guérit pas, » comme l'on croit, la faim morbifique. » Les femmes sont donc louables d'avoir uni la gomme arabique à cette substance, puisque, suivant leur expérience, ce mélange corrode moins.

Il y a certainement beaucoup de substances dont on fait un usage journalier, et que l'on regarde comme innocentes,

(1) L. xxii, H. N., cap. xxv.
(2) De simp. Med. fac., 2 de comp. Med., 2 loc.
(3) De Philos. sacra, c. xxxvi.

(1) De fin. Med.
(2) L. xxii, c. v.
(3) Loc. cit.

parce qu'elles ne nuisent que peu à peu et très-lentement, jusqu'à ce que quelque circonstance ait démontré leur qualité nuisible cachée jusqu'alors. Ainsi beaucoup d'aliments qui semblent être de facile digestion, portent de mauvais sucs dans les vaisseaux. Aussi Avicenne a-t-il dit savamment (1) : « Celui qui digère » bien les mauvaises nourritures, ne doit » pas prendre le change et s'abuser ; peu » à peu elles accumulent dans son corps » des humeurs mauvaises qui font naître » des maladies et amènent souvent la » mort. » Galien (2), en examinant les qualités des aliments, a dit aussi : « Tan- » dis que nous n'y prenons pas garde, » nos vaisseaux s'emplissent de sucs per- » nicieux, qui, se corrompant à la pre- » mière attaque de putridité, allument » des fièvres malignes (3). »

_____

(1) 3 P., d. 2, c. vi.

(2) 2 De alim. fac., c. vi.

(3) On trouve, dans le Dictionnaire de santé, quelques moyens préservatifs et curatifs pour les maladies des amidonniers.

Afin d'éviter la vapeur acide qui s'élève de leurs travaux, ces ouvriers peuvent 1° entretenir des courants d'air rapides qui la dissipent, en pratiquant des fenêtres opposées; 2° se mettre au cou une espèce d'entonnoir de papier, dont le côté le plus large soit tourné vers la tête, afin de briser la direction de la vapeur qui vient frapper leur visage. Mais ce moyen me paraît insuffisant pour une vapeur aussi subtile; et il vaut beaucoup mieux, pour l'éviter le plus qu'il est possible, travailler dans des endroits vastes et bien aérés.

Si, malgré ces soins, ils sont menacés d'une suffocation prochaine, les auteurs du Dictionnaire de santé recommandent avec Hecquet de les frotter d'eau de Luce, d'eau thériacale; de leur faire avaler des cuillerées d'huile d'amandes douces pour calmer la toux quinteuse qui les tient alors. Ils prescrivent aussi le looch suivant : Prenez douze amandes douces pelées, battez-les dans un mortier, en y ajoutant par degrés d'eau commune quatre onces ; de gomme arabique, un scrupule ; de magnésie, un gros. Ajoutez ensuite, de sirop de guimauve, de diacode, de chacun une demi-once ; d'huile d'amandes douces, une once. On le donnera par cuillerée. Si le mal est moins grave, un bon verre de vin, un gros et demi de thériaque, tous les soirs suffiront. S'il est très-violent, une saignée di-

CHAPITRE XXIII.

DES MALADIES QUI ATTAQUENT LES BLUTEURS, SASSEURS ET MESUREURS DE GRAINS.

Tous les grains, et le froment surtout, ramassés dans des puits et des fosses comme en Toscane, ou conservés dans des greniers au-dessous de la couverture des maisons, comme dans les pays audeçà et au-delà du Pô, ont toujours une poudre fine qui leur est mêlée. Cette poussière est composée de celle que produisent les batteurs en grange, et d'une autre d'un plus mauvais caractère, qui se forme dans les grains lorsqu'ils sont conservés long-temps. Le sel volatil dont ils sont pleins les échauffe, les fait fermenter, pour peu qu'on les ait serrés un peu humides, et les réduit en poussière en très-peu de temps. Sans cet accident même, il se détache toujours des molécules ténues de leur enveloppe qui se dessèche et se sépare du froment. Ajoutez à cela la poussière carieuse, que font en les rongeant les teignes, les vers du blé (1), les charançons et les autres innuera la force de la toux. Après ces remèdes, on leur administrera les antiscorbutiques, et on terminera la cure par les pilules suivantes : Prenez, de savon d'Alicante, deux gros ; d'yeux d'écrevisses, un scrupule ; de safran de Mars apéritif, un demi-gros ; suffisante quantité de sirop d'absinthe. On fera des pilules du poids de six grains. Le malade en prendra douze par jour, en trois fois.

(1) Il y a dans Ramazzini le mot teredines; nous avons été embarrassés pour le traduire. Il veut dire quelquefois la carie des blés; mais ici il doit s'entendre d'une espèce d'insecte qui les ronge. Les charançons et les teignes sont, parmi cette classe d'animaux, les seuls ennemis des grains bien connus jusqu'à présent. Ramazzini aurait-il voulu parler de cette espèce de vers décrits par M. de Lalande, dans son Traité sur la manière de conserver les grains? Ces vers sont composés de huit anneaux; ils ont la tête armée de deux cornes rougeâtres, au milieu desquelles est une petite trompe; l'insecte en fait sortir des fils très-fins, avec lesquels il s'attache à tout ce qui l'environne; il se change en une espèce de moucheron à ailes argentées. Serait-ce plutôt la vrillette de la farine, que M. Geoffroy a décrite sous le nom de _byrrhus testaceus glaber, oculis nigris_, et qui est le _dermestes ferrugineus, oculis_

7.

sectes ennemis des grains, aussi bien que leurs excréments. Toutes les fois qu'il faut les bluter pour les donner à moudre, ou les mesurer dans les magasins où on les vend, les bluteurs et les mesureurs sont si incommodés de cette poussière, qu'après leur travail ils ont coutume de le détester, à cause des maux qu'il produit. En effet les molécules de cette poudre leur dessèchent la gorge et le palais, incrustent les cavités de leurs poumons et leur donnent une toux sèche et férine. Leurs yeux s'enflamment et pleurent, ils sont presque tous cachectiques, sujets à l'asthme, à l'hydropisie, et parviennent rarement à un âge avancé. Cette poudre est si âcre, qu'elle cause une démangeaison sur toute l'habitude du corps, telle que celle qu'on éprouve dans les éruptions cutanées et prurigineuses.

Étonné qu'un grain si salutaire que le froment formât une poussière si pernicieuse; j'ai soupçonné que cette poudre contenait des petits vers imperceptibles à nos yeux, que le blutage et le mesurage met en mouvement, disperse dans l'air, et qui, s'attachant à la peau, y produisent le prurit auquel ces ouvriers sont sujets. Le célèbre Antoine Lewenhœck (1) nous dit avoir observé au microscope des petits vers dans le blé, qu'il appelle avec raison *lupi*; il y a donc lieu de croire que ce sont ces animaux qui attaquent la peau des ouvriers dont nous nous occupons. — Il est encore aussi étonnant que le blé serré dans des lieux fermés, comme dans les caveaux d'Étrurie, puisse produire une exhalaison si nuisible, qu'elle suffit pour tuer sur-le-champ celui qui aurait l'imprudence d'y entrer pour tirer des grains, sans permettre auparavant à cette vapeur pernicieuse de se dissiper en lui donnant issue. C'est pour cela que P. Zacchias (2) pense qu'il serait nécessaire, pour la salubrité des villes, de défendre de bâtir près des puits à grains; d'ordonner qu'on détruisît ceux qui sont construits près des maisons, et qu'on en rebâtît en plein air et loin de l'habitation des hommes. Ainsi la république de Lucques a la sage coutume, comme je l'ai appris, de faire tirer le froment des magasins publics tous les ans au mois d'août, de le bluter et l'exposer pendant quelques jours aux rayons du soleil, et de le resserrer après cette opération. Par ce soin, ils garantissent leurs grains de la carie et de la corruption pendant plusieurs années, et contribuent aussi beaucoup à la santé des citoyens. — Théophraste (1) croit que le froment se réduit plus facilement en poussière, et se conserve moins long-temps que les autres grains, parce que les greniers où on le serre ont un crépi uni, fait avec du mortier : « Le froment, dit-il, s'é- » chauffe plus que les autres grains, parce » qu'il est chaud et sec, et que la couche » de chaux sur laquelle il pose entretient » sa chaleur. » C'est ainsi qu'il croit que le froment se gâte et se réduit en poussière. J.-C. Scaliger, son commentateur, n'approuve pas cette opinion : « Les sub- » stances chaudes et sèches, dit-il, loin » de disposer à la putréfaction, en ga- » rantissent. » Le froment, selon lui, devient pulvérulent, parce que le tas qu'on en fait n'a pas assez d'air, et que, suffoqué par cette mauvaise manœuvre, il s'échauffe et se putréfie. Mais cette raison n'est rien moins que satisfaisante: car l'expérience a démontré que le froment se conserve d'autant plus long-temps, qu'il est en plus grande quantité, pressé, tassé, sec, et qu'il n'est jamais agité. Il me paraît, à moi, que le froment se réduit facilement en poussière, et se conserve moins long-temps que les autres grains, parce qu'il contient plus d'esprit volatil et que son tissu intérieur est plus lâche et moins serré (2). — J'aurais bien d'autres questions à agiter sur cet objet, si je ne craignais de m'écarter trop loin du plan que je me suis proposé, et de m'en attirer le reproche. Il serait surtout bien intéressant de rechercher pourquoi l'ivraie, qui est probablement du froment dégénéré par les pluies trop abondantes du printemps (3), comme

---

rufis, du chevalier von Linné? On sait enfin que les tarrières, ou tarets, de M. Adanson, qui répondent au mot latin *teredines*, sont des espèces d'insectes, ou de vers rongeurs des digues et des vaisseaux; mais ils ne s'attachent qu'aux bois verts et aux planches sèches.

(1) *Arc. natur.*, ep. LXXI.

(2) Q. M. L., l. V, tit. 4, q. 7.

(1) L. IV, c. XVII, *de Hist. Plant.*

(2) Le froment serait-il plus aisé à fermenter, parce qu'il contient une plus grande quantité de matière glutineuse que les autres grains?

(3) L'ivraie, ou zizanie, n'est point une dégénérescence du froment. C'est une espèce particulière de plante bien connue et bien décrite actuellement. Les

nous l'avons éprouvé les années dernières, se conserve sain pendant vingt ans
et plus, tandis que le blé peut à peine
être gardé quatre ans sans se réduire
presque tout en poussière, et de savoir
si cela [vient de ce que l'ivraie est plus
dure et plus compacte, comme on le
prouve en la brisant et la moulant : ce
qui fait aussi que les autres fruits secs
et durs, les fèves, les pois, la vesce, se
conservent plus long-temps, ou plutôt
parce que les teignes et les vers détestent l'ivraie à cause de l'amertume qu'elle
leur offre.

Ces dernières années, les blés ayant
été attaqués du charbon, on a été obligé
de les laver soigneusement dans de
grands vases avec de l'eau très-pure, et
de les sécher aux rayons du soleil. Le
pain qu'on a fait avec ces blés lavés était
d'une blancheur éblouissante; c'est pourquoi il serait utile de laver et sasser le
blé, quoique très-sain, avant de le porter
au moulin (1). — Les ouvriers employés
à ce travail ont coutume de se garnir le
nez et la bouche avec des mouchoirs, pour
ne pas avaler la poussière qu'ils font voltiger, de se laver souvent la bouche et
les yeux avec de l'eau fraîche, et de se-
couer leurs habits; mais toutes ces précautions ne suffisent pas.—Il leur serait
très-utile de se baigner pour emporter la
poudre qui s'attache à leur peau et retient leur sueur; mais malheureusement
l'usage des bains, tombé en discrédit,

prive ces ouvriers d'un très-grand secours. Il ne faut pas s'imaginer que les
anciens fondateurs des villes et leurs lé-
gislateurs aient fait élever avec tant de
frais et de magnificence des bains publics
dans les villes et les bourgs, pour le luxe
seulement et la délicatesse de ces femmes
et de ces hommes oiseux qui portent partout leur suffisance, mais aussi pour l'a-
vantage des artisans, afin que ces hommes respectables pussent, à très peu de
frais, remédier à leur malpropreté habituelle, et en même temps refaire leurs
corps des lassitudes qu'ils ont éprouvées
dans leur ouvrage. Aussi l'on doit bien
en vouloir à ceux qui ont diffamé un
usage si utile. Les crimes impurs et multipliés qui ont été commis dans ces lieux
de pureté ont armé contre eux la religion chrétienne qui en a interdit l'u-
sage. — Quant aux maux que la carie des
blés occasionne à ces ouvriers, pour y
remédier, j'ai coutume de leur prescrire
les tisanes, les émulsions de semences
de melon, le petit-lait de vache, la décoction de mauve pour émousser l'âcreté
de la poussière corrosive. Lorsqu'ils sont
attaqués d'asthme, je leur donne les remèdes appropriés à ce mal; et dans toutes
leurs maladies, j'observe avec le plus
grand soin la partie qui est la plus faible,
et je fais tous mes efforts pour en détourner le principe délétère qui veut s'y porter (1).

Arabes la nommaient *zinzania;* Lobel
l'appelle *triticum temulentum,* à cause de
son action en quelque sorte enivrante:
c'est le *lolium gramineum spicatum caput
tentans,* de J. Bauh.; le *gramen loliacum
spica longiore,* de G. Bauh. et de Tour-
nefort; et le *lolium temulentum,* du chevalier von Linné. Son usage est dangereux; il donne des vertiges, des éblouissements, des maux de tête, des assoupissements, lorsqu'il en entre une certaine quantité dans le pain et dans la
bière: ce qui arrive quelquefois, parce
que cette plante croît parmi l'orge et le
blé.

(1) Pline nous apprend que, chez les
Romains, on séchait le grain au feu
avant de le mettre en poudre, parce qu'il
est plus salutaire après cette opération:
*Instituit far torrere, quoniam tostum cibo
salubrius esset.* Virgile, en indiquant au
laboureur les travaux auxquels il peut se
livrer pendant l'orage, a dit:

Nunc torrete igni fruges, nunc frangite saxo.

(1) La carie n'est pas la seule maladie
des grains, dont la poussière soit nuisible aux mesureurs et aux cribleurs de
grains. La coulure, le charbon, la nielle,
et surtout l'ergot du seigle, sont encore
plus redoutables. Tous les médecins savent les maux affreux qui ont désolé l'Or-
léanais, et qui ont été produits par l'ergot
dont le seigle de ces pays était rempli.—
On a fait, dans ces derniers temps, un
grand nombre d'expériences sur cette
maladie du seigle, qui heureusement a
attaqué très-rarement le froment. On
n'est point encore d'accord sur la nature
de cette excroissance. Les uns la regardent comme une simple extravasation
de sucs, produite par l'humidité excessive suivie d'un soleil brûlant; d'autres,
d'après les expériences de M. Tillet,
croient qu'elle est due à la piqûre d'un
insecte dont l'œuf, déposé dans le grain
ergoté, y subit toutes ses métamorphoses.
Quant à sa qualité nuisible, les expériences de MM. Model et Parmentier semblent avoir jeté quelque doute

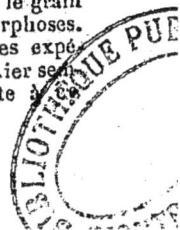

CHAPITRE XXIV.

DES MALADIES DES CARRIERS.

Les carriers, les statuaires, les tailleurs de pierre et les autres ouvriers de ce genre ont des maladies particulières dont nous devons aussi nous occuper. Ceux qui, dans les carrières, séparent les masses de marbre des rochers où elles tiennent, ceux qui les scient, qui les taillent et en font des statues et d'autres ouvrages, avalent souvent, en respirant, des fragments de pierre anguleux, pointus, qui sautent sous leurs marteaux; aussi sont-ils tourmentés de la toux, et quelques-uns d'entre eux deviennent-ils asthmatiques et phthisiques (1). Joignez

à cette cause la vapeur métallique qui s'exhale du marbre, des tufs et de certaines pierres, et qui attaque manifestement les narines et le cerveau : ainsi les carriers qui travaillent à la pierre de touche éprouvent tant de mal à la tête et à l'estomac par l'odeur désagréable qui s'en élève, qu'ils ont assez souvent des envies de vomir. On a trouvé dans

---

égard. Si les animaux qui n'en éprouvent aucun mauvais effet ne sont point une preuve suffisante pour son innocence, on ne peut refuser quelque confiance à un homme qui a le courage d'en manger, et à qui il ne fait point de mal. Il n'y a que des expériences ultérieures qui puissent dissiper tous les doutes et découvrir la vérité.

(1) A la fin du premier volume du Précis d'opérations de chirurgie, par M. le Blanc, on trouve un mémoire sur la formation du grès, et sur la phthisie qui attaque ceux qui taillent cette pierre; phthisie que ces ouvriers appellent *maladie du grès* ou *de saint Roch*. — L'auteur, après avoir expliqué la formation du grès par les principes de l'attraction, observe que les particules de cette pierre, qui pénètrent la substance du verre, doivent avec bien plus de facilité s'insinuer par les pores de ceux qui la travaillent. Mais est-il bien prouvé que les bouteilles de Sèvres, exposées à la poussière du grès, s'en remplissent au bout d'un certain temps, quoiqu'elles soient exactement bouchées? Ne faudrait-il pas, pour assurer ce fait, avoir recours à des expériences multipliées, et faites avec la plus grande exactitude? Et, quand même l'existence de ce phénomène serait incontestable, pourrait-on trouver quelque rapport entre le verre et la peau des ouvriers? Le premier est un corps passif, tandis que la peau jouit d'une sensibilité extrême, et d'un certain degré de contraction qui la rend susceptible de s'étendre ou de se resserrer. Ces deux propriétés suffisent sans doute pour prouver l'impossibilité de l'admission de la poussière du grès par les pores cutanés. C'est donc par la bouche des ouvriers que s'insinuent les particules subtiles de cette

pierre, et c'est par cette voie qu'elles pénètrent dans les poumons, l'estomac et les intestins, où elles font naître des obstructions, des inflammations, etc. — Ces ouvriers, suivant M. le Blanc, sont très-altérés dans leurs travaux, et boivent beaucoup. Ils sont sujets aux lassitudes et aux douleurs rhumatismales. La plupart sont attaqués de la *maladie de saint Roch* avant quarante ans; il y en a cependant quelques-uns parmi eux, mais en très-petit nombre, qui échappent à la phthisie, et qui vivent autant que les autres hommes. Les détails de cette maladie ont été donnés à l'auteur par M. Clozier, correspondant de l'Académie des sciences. Elle commence par une toux sèche qui dure quelques mois, les malades crachent ensuite; leurs crachats sont successivement blancs et savonneux, épais, sanguinolents et purulents. Ils ont beaucoup ou point d'oppression, de l'ardeur à la trachée-artère, la voix rauque, et une petite fièvre continue; le foie est dur, et ils y éprouvent un sentiment de pesanteur; le ventre est tendu. L'appétit se conserve jusqu'à ce que la diarrhée se déclare. Alors les crachats se suppriment, les cheveux et les poils tombent, le sommeil est perdu ou accompagné de sueurs abondantes; les malades sont maigres et semblables à des spectres, les jambes, les pieds et les mains leur enflent, et ils périssent peu de temps après l'apparition de cette enflure. Cette maladie dure six mois, un an, et quelquefois plusieurs années. — Nous ajouterons à ces détails, que les ouvriers qui taillent les masses énormes de grès qui se trouvent sur le chemin de Fontainebleau connaissent les dangers de ce travail, et que, pour s'en préserver, ils ont soin d'avoir le dos au vent, afin que le nuage de poussière très-ténue qui s'échappe lorsqu'ils brisent leur pierre, soit emporté par le courant d'air, et qu'ils en avalent le moins possible. Cette précaution est très-utile, et on ne saurait trop la recommander à tous les ouvriers qui sont exposés aux poussières pierreuses, tels que les marbriers, les statuaires, les sculpteurs, les tailleurs de pierres, etc.

les cadavres de ces ouvriers les poumons pleins de petits fragments de pierre. Diemerbroeck (1) rapporte des ouvertures de cadavres de tailleurs de pierre assez intéressantes. Il a trouvé dans leurs poumons des petits tas de sable; de sorte qu'en coupant la substance de ces viscères, il croyait porter son scalpel sur des graviers. Un sculpteur lui a rapporté que, quand ils coupent des pierres, il s'en échappe une poudre si subtile, qu'elle pénètre des vessies de bœuf attachées dans leurs ateliers; de sorte qu'au bout d'un an il a trouvé dans ces vessies une poignée de cette poussière, qui, disait-il, conduit peu à peu dans le tombeau les sculpteurs qui ne prennent pas assez de précautions dans leur ouvrage.

Plusieurs observations de médecins nous apprennent qu'on a trouvé quelquefois des pierres dans l'estomac et dans les boyaux de ces ouvriers; on ne peut en trouver une autre cause, que dans les particules pierreuses qui s'insinuent par la bouche, et s'accumulent peu à peu (2). On peut voir Olaüs Borrichius sur la production des pierres dans le petit monde. Il y a tout lieu de penser que les calculs ne se forment pas toujours par causes internes et par des sucs lapidifiques, mais qu'il s'en produit quelquefois par cause externe, sans que les viscères soient de la partie, ou y contri-

buent. Vedelius (1) a observé un semblable calcul chez la servante d'un marchand de chaux. Il dit avoir trouvé dans ses poumons une pierre formée, selon lui, par les particules de chaux qu'elle avait avalées. — Les bouchers trouvent fréquemment des pierres dans l'estomac et les intestins des bœufs (2). Ce fait renverse le sentiment d'Aristote qui a prétendu (3) que l'homme est le seul animal sujet au calcul, à moins que ce philosophe n'ait voulu parler que de la pierre des reins. Scaliger (4) assure avoir vu rendre par des chevaux des concrétions pierreuses, et il en conservait une dans son cabinet. On lit dans les auteurs beaucoup de choses sur la nature et les propriétés des calculs des chevaux qu'ils appellent hippolites, et nous devons les en croire sur leur bonne foi. Il me paraît très-vraisemblable que les bœufs et les chevaux, en traînant les charrettes l'été, dans des chemins pleins de poussière et d'argile, ramassent avec leur langue qui sort de leur bouche la poussière et les petits cailloux qu'ils rencontrent, et donnent ainsi naissance à des calculs dans leurs estomacs. — Pour chasser ces particules nuisibles, attachées à l'estomac et aux intestins de ces ouvriers, et qui peuvent, en s'amassant, former de vrais calculs, il faudra les purger et les faire vomir; et on les avertira surtout d'éviter,

---

(1) L. II; *Anat.*, c. XIII.

(2) Ces petits fragments de pierres, amassés dans les vésicules pulmonaires, se collent, s'agglutinent ensemble, et forment des calculs, comme l'a observé Diemerbroeck. Ces concrétions donnent naissance à la toux, aux hémoptysies (voyez la note à la fin du ch. XXI), et peuvent même occasionner des pleurésies, des péripneumonies dangereuses. M. Clozier a observé que les ouvriers qui taillent le grès sont plus sujets aux pleurésies et aux fluxions de poitrine, que les autres hommes exposés à des travaux rudes et violents. Ces maladies dégénèrent le plus souvent en phthisies longues, et qui conduisent les malades au tombeau. Il n'y a aucune guérison à espérer dans ces sortes de maladies, à moins que la toux ne fasse rendre ces calculs. Dans ce dernier cas, les balsamiques, le régime adoucissant et tempérant, l'air de la campagne, le lait et l'exercice peuvent guérir le malade, pourvu qu'il n'ait pas une disposition héréditaire à la phthisie.

(1) *Pathol. dogm.*, sect. II, c. IV.

(2) La formation de ces espèces de boolites n'est pas difficile à concevoir. Les bœufs, en parcourant des chemins secs et sablonneux, portent leur bouche sur le sol pour y chercher de la pâture; ils ramassent alors une assez grande quantité de sable qui, porté dans leurs estomacs avec leur salive, s'y colle, et forme des concrétions vraiment calculeuses. Telle est la manière dont Ramazzini explique la formation de ces pierres; mais il est une cause plus fréquente et plus inévitable. Souvent dans les pâturages secs et arides, les plantes, dont ces animaux se nourrissent, sont couvertes d'une poussière fine que le vent entraîne et dépose sur leurs feuilles; c'est une cause assez commune de ces espèces de pierre. Plus souvent ces boolites sont mêlées d'une certaine quantité de poils que l'animal ramasse en se léchant; on les nomme alors des égagropiles: leur tissu ressemble assez à celui d'un feutre

(3) Sect. X, probl. 40.

(4) Exerc. 123.

avec scrupule, les petits morceaux de pierre qui sautent de leurs ouvrages, afin de ne pas les avaler (1).

(1) Il n'est parlé, dans ce chapitre, que des maladies occasionnées par la poussière calcaire aux ouvriers qui la travaillent; mais il en est d'autres bien plus funestes et particulières aux carriers. Ramazzini paraît cependant avoir dit quelque chose de la cause de ces dernières, en parlant de l'odeur fétide qui incommode les ouvriers qui travaillent la pierre de touche; mais il n'a fait qu'indiquer ces maladies, et nous devons ajouter ici les travaux des modernes à ce sujet. — L'air lourd, épais, humide, et par conséquent peu élastique, qui règne dans les carrières, donne aux ouvriers qui y travaillent toutes les maladies qui naissent de la transpiration supprimée, tels que les rhumes, les catarrhes, le rhumatisme; l'impureté de cet élément ne peut fournir à leur sang ce principe actif et peut-être électrique dont il a besoin. Aussi ce fluide vital est-il, chez les carriers, vappide, faible, flegmatique, et donne-t-il naissance à des cachexies rebelles et qui sont souvent la cause de leur mort. Ces malheureux, qui sont presque toujours sous terre, mènent une vie languissante et périssent d'assez bonne heure. — Pour prévenir ces maux, voici les moyens proposés par M. Hecquet, et depuis par les auteurs du Dictionnaire de santé : 1° Ils ne descendront dans leur carrière que munis d'un sachet pendu à leur col, dans lequel seront deux gousses d'ail pilées avec un peu de camphre; 2° ils se frotteront le visage avec de l'eau-de-vie camphrée, ou du vin aromatique; le vinaigre pourrait suppléer à ces deux remèdes; 3° le tabac fumé, ou pris par le nez, leur convient à merveille. — Quelquefois, malgré ces soins, les carriers de constitution faible et délicate sont attaqués subitement de défaillances; alors on doit au plus tôt les mettre au lit, leur faire boire beaucoup d'infusion de petite sauge, ou de toute autre plante aromatique qu'on aura sous sa main, leur frotter tout le corps avec un linge imbibé de vin chaud et aromatisé, s'il est possible. On leur appliquera des ventouses sèches. On leur fera prendre un gros de confection d'hyacinthe, avec vingt-quatre grains de la poudre de la comtesse, dans un verre d'eau de chardon-bénit. Tous ces remèdes sont capables de ranimer la chaleur éteinte, d'exciter le mouvement ralenti des fluides, de remonter, pour ainsi dire, le ton affaibli des viscères, et de rétablir la

CHAPITRE XXV.

DES MALADIES DES BLANCHISSEUSES.

— Il m'est souvent arrivé de traiter des blanchisseuses de différentes maladies qu'elles avaient gagnées en faisant leur métier. Ces femmes toujours dans des lieux humides, ayant les pieds et les mains continuellement mouillés, deviennent en peu de temps cachectiques; et si elles vieillissent dans leur état, elles meurent hydropiques, comme je l'ai observé chez beaucoup d'entre elles. Elles sont aussi sujettes à des diminutions de règles qui leur donnent une quantité de maux, dont il ne faut pas être étonné; car si l'on voit souvent des femmes avoir sur-le-champ une suppression de règles, lorsqu'elles marchent imprudemment à pieds nus, ou qu'elles se lavent les jambes à l'eau froide pendant le temps de cet écoulement; à plus forte raison les blanchisseuses qui font leur métier de ces imprudences continuées, y doivent-elles être sujettes. L'atmosphère humide dans laquelle elles sont sans cesse, l'eau, où presque tout leur corps est plongé, contribuent encore à la naissance de ces incommodités. Les pores de leur peau

transpiration diminuée, ou même supprimée par l'air épais des carrières. La saignée ne paraît pas répondre aux indications que l'on a alors à remplir, et elle ne convient tout au plus qu'aux sujets très-pléthoriques. — Il est encore un accident plus terrible, et qui est commun aux carriers et à tous les ouvriers qui travaillent dans les profondeurs de la terre. Il s'élève quelquefois dans les souterrains, et surtout dans les carrières, des vapeurs meurtrières dont nous avons parlé au sujet des mineurs. Nous ne répéterons pas ce que nous avons dit à cet égard, nous avertirons seulement les carriers de prendre les mêmes précautions que les mineurs, d'avoir attention à leurs lampes, dont la lumière est d'autant plus faible que l'air est moins pur; d'entretenir des courants d'air, de brûler de la paille, et d'être prêts à remonter le plus vite possible au moindre danger. — Si quelqu'un d'eux avait été suffoqué, on lui administrera les remèdes que nous avons indiqués pour les mineurs, auxquels le même accident peut arriver. On les exposera à l'air, on les agitera, on leur fera respirer quelque liqueur spiritueuse, et on ranimera la circulation par tous les moyens déjà proposés.

bouchés par ce bain froid perpétuel, diminuent la transpiration, et, reportant dans leur sang des sucs visqueux et épais, donnent naissance à la cachexie, aux suppressions des règles, et à tous les maux qui en sont naturellement les suites. — D'autres malheurs accablent encore ces ouvrières. La lessive bouillante dont elles se servent, et à laquelle elles mêlent quelquefois de la chaux en place de cendres, répand des vapeurs funestes qui leur occasionnent de la toux et des difficultés de respirer. Grégoire Horstius [1] rapporte qu'une servante ayant penché la tête dans une chaudière pleine de lessive pour nettoyer du linge qui y était; et ayant reçu la fumée que répandait cette lessive, fut prise d'un serrement affreux de poitrine, qui la suffoqua au bout de sept jours de tourments inouïs. A l'ouverture de son cadavre, on trouva les poumons livides, et les bronches remplies de caroncules noires qui avaient intercepté le passage de l'air. Les vapeurs lixivielles que les blanchisseuses sont forcées de respirer, sont donc capables d'altérer la structure naturelle de leurs poumons, en les desséchant plus qu'ils ne doivent l'être, et en les empêchant ainsi de faire leurs fonctions. — En outre, les chemises et le linge imprégnés de mille saletés, de virus galeux, vérolique, de sang menstruel, leur fournit, quand elles les lavent, un mélange affreux de vapeurs nuisibles, qui affecte leur cerveau et leurs esprits animaux [2].

—Enfin l'âcreté de la lessive leur fait des gerçures aux mains qui sont quelquefois si considérables, que l'inflammation et la fièvre les accompagnent. — La médecine qui doit une reconnaissance à ces femmes dont la propreté est l'ouvrage, ne peut-elle pas les préserver de ces maux? Je leur conseille d'avoir beaucoup d'attention à mettre des hardes sèches, et à quitter celles qui sont mouillées aussitôt que leur ouvrage est fini; de se frotter le corps, de détourner le visage de la fumée de lessive chaude, d'oindre souvent leurs mains avec l'onguent rosat ou le beurre, d'éviter les aliments visqueux, et d'autres fautes de régime. Lorsqu'elles ont quelques maladies, comme des fièvres ou des catarrhes, les purgatifs puissants, les drastiques même leur conviennent, pour évacuer les humeurs épaisses et glaireuses qui tapissent leurs premières voies : on pourra employer aussi les antimoniaux, si leur maladie n'est pas aiguë, aussi bien que les désobstruants et les roborants propres à ranimer la chaleur naturelle, comme on les ordonne pour les cachectiques [1].

(1) Bonnet, *Sepulchr.*, vol. I, lib. II, sect. I.

(2) Le métier des blanchisseuses, considéré sous cet aspect, est sans contredit un des plus dangereux : elles peuvent en effet gagner toutes les maladies contagieuses, par le linge qu'elles manient, et qui contient une grande quantité de molécules exhalées du corps des malades. On croit communément que l'eau, et surtout la lessive, emportent les particules nuisibles attachées aux draps et aux chemises: Il n'est pas cependant très-démontré que tous les virus contagieux soient dissolubles dans ces substances. Qui sait si les miasmes varioliques, pestilentiels, etc., ne conservent pas leur nature dans le linge, quoique blanchi? Si l'on pouvait appuyer cette vérité de l'expérience, on sent de quelle conséquence il serait, dans des temps de peste par exemple, de ne pas faire blanchir le linge des malades avec celui des personnes saines. Quand cette idée serait dénuée de vraisemblance, il n'en serait pas moins certain que le métier des blanchisseuses peut être regardé, dans la société, comme un moyen de communication des maladies contagieuses; et qu'il serait très-utile que le linge des malades ne fût, dans aucune circonstance, blanchi et mêlé confusément avec celui des personnes en santé. Nous terminerons cette note par deux observations faites par les blanchisseuses, et qui peuvent donner quelque force à notre assertion. 1° Le linge imprégné de pus vérolique, d'écoulement gonorrhéique, agit manifestement sur la lessive, en diminue l'activité, et la fait tourner, suivant l'expression de ces ouvrières; 2° lorsqu'il y a quelque épingle laissée imprudemment dans le linge, les blanchisseuses se piquent fortement en le maniant, et ces piqûres leur occasionnent des panaris violents, quelquefois malins, et toujours longs à guérir.

(1) Les blanchisseuses doivent éviter l'application des corps gras sur les gerçures qui leur surviennent aux mains; elles ne les laveront qu'avec l'eau d'orge mondé. Si les douleurs étaient vives, elles les étuveraient avec du lait chaud, y laisseraient un linge mouillé de lait ou d'eau d'orge, ou enduit de crème bien

CHAPITRE XXVI.

DES MALADIES QUI ATTAQUENT LES LINIERS,
CHANVRIERS, ET CEUX QUI CARDENT LES
COCONS DE VERS A SOIE.

La nécessité des habits a presque été
la même pour l'homme que celle des
aliments dès le premier âge du monde,
lorsque nos premiers pères, ayant perdu
la tunique de la grâce, dont Dieu les
avait couverts, virent avec honte leur
nudité, et s'empressèrent de se la dérober à eux-mêmes. Pour satisfaire à ce
besoin, la nature bienfaisante nous a
fourni beaucoup de corps propres à nous
garantir des injures de l'air; tels sont la
laine, le lin, le chanvre, le coton, la
soie même, dont nous pourrions cependant aisément nous passer, puisqu'elle
ne sert qu'à cacher nos parties, et non
à les garantir. Ces matières, qui font la
base de nos vêtements, causent plusieurs
maux affreux à ceux qui les apprêtent.
Tout le monde connaît assez l'odeur infecte que répand en automne le chanvre ou le lin qui, rouit dans les eaux,
et dont l'exhalaison se porte même assez
loin. Les ouvriers qui cardent le lin et le
chanvre, afin qu'on puisse le filer et le
livrer aux tisserands pour fabriquer leurs
toiles, sont aussi tourmentés de maux

récente.—L'usage immodéré du vin, des
ragoûts épicés et salés, de tous les mets
échauffants, leur est très-pernicieux. —
Quelques-unes d'entre elles ont encore
d'autres accidents à craindre : ce sont
celles qui repassent le linge. La vapeur
du charbon qu'elles allument pour faire
chauffer leurs fers, peut les suffoquer,
surtout si elles travaillent dans des endroits clos et peu spacieux. Elles doivent donc ouvrir les fenêtres de ces
chambres, tenir leurs fourneaux éloignés
d'elles, et se parfumer de vinaigre. —
Tels sont les préceptes particuliers qui
avaient échappé à Ramazzini. Nous nous
sommes fait un devoir de les extraire du
Traité de M. Hecquet. Nous ajouterons
seulement une remarque sur le danger
que courent les repasseuses. Il nous
semble qu'il est beaucoup moindre qu'on
pourrait le croire, à cause du fer qu'elles
exposent sur le feu, et qui absorbe une
grande partie de l'air fixe dégagé des
charbons, comme l'ont prouvé les expériences des modernes, et comme Ramazzini l'avait lui-même entrevu. Nous aurons occasion de faire observer quelque
part ce passage de notre auteur.

particuliers. La poussière âcre et nuisible qui voltige des matières qu'ils manient, pénétrant par la bouche et le gosier dans les poumons, excite chez ces
ouvriers une toux continuelle, et les
conduit peu à peu à une affection asthmatique. — Les cardeurs de chanvre viennent des villes de France situées sur les
confins de l'Italie, et se dispersent en
troupes dans les pays en deçà et au-delà du Pô, au commencement de l'hiver, pour suppléer à nos ouvriers qui
ne savent pas très-bien ce métier. Au
premier coup-d'œil, ces hommes paraissent pâles et tout couverts de poussière
de chanvre; on les entend tousser et
respirer comme des asthmatiques. La rigueur de l'hiver, pendant lequel ils ont
le plus d'ouvrage, les obligeant de travailler dans des lieux fermés, ils avalent
malgré eux des particules fétides qui
s'échappent du chanvre gras qu'ils cardent, et qui, en altérant les esprits, et
obstruant les organes de la respiration,
leur donnent des maladies graves. En
outre ces particules qui se détachent du
lin et du chanvre, qui ont roui dans les
eaux stagnantes et corrompues et qui se
sont couverts de boue au fond des mares
où on les a plongés pour accélérer la
putréfaction qui leur est nécessaire, ces
particules, dis-je, sont virulentes, et
très-ennemies de la nature humaine (1).
Ces ouvriers disent que le lin leur fait
plus de mal que le chanvre; c'est probablement parce que la poudre que répand la première de ses substances végétales est plus fine, pénètre plus
facilement dans le réservoir des esprits
animaux, et les irrite davantage à se débarrasser de la matière nuisible qu'elle
y porte.

Il y a encore plus de danger pour
ceux qui cardent les gâteaux de fleuret
ou filoselle, ou les résidus des cocons
de vers à soie, pour en faire des espèces
de tissus plus employés par les habitants

---

(1) On trouve, dans Amatus Lusitanus,
une observation très-courte qui a du rapport à ce passage, et qui prouve le danger
de ces exhalaisons. Nous la rapporterons
en latin, pour n'en point altérer le sens.
« Qui cannas putidas evoluit villicus totus tumuit. Cœterum ut veneno affectus,
curatus fuit : expirant autem ex se cannæ
putidæ vaporem quemdam prorsus venenum sapientem. » Amat. Lusit., cent.
III, obs. 84.)

des villes, que ceux de soie, parce qu'ils coûtent moins cher. Quand les cocons de vers à soie, macérés dans l'eau bouillante, ont été dévidés et réduits en fils très-fins par des femmes (qui sont seules occupées à ce travail, comme si la nature n'avait formé la soie que pour leur usage), il ne reste plus que des filaments épais et grossiers, mêlés de certaines portions des cadavres des vers à soie. On en fait des espèces de gâteaux qu'on dessèche au soleil, et que les ouvriers cardent avec des outils très-déliés ; cet ouvrage leur donne une toux férine, une grande difficulté de respirer, et abrège leur vie. Tout le danger qui l'accompagne consiste dans ces molécules cadavéreuses des vers à soie, mêlées aux cocons, et que la carde fait voltiger. Je crois devoir faire remarquer ici, que les excréments de cet insecte en larve, quand il mange des feuilles de mûrier, mis en tas, et conservés ainsi pendant plusieurs jours jusqu'à leur putréfaction, répandent une odeur si infecte lorsqu'on les remue, qu'elle incommode tout le voisinage ; c'est pour cela que, dans quelques villes, il y a un Édit qui défend de jeter ces excréments dans les rues, et qui ordonne de les porter hors les enceintes de la ville. — Le ver à soie, ainsi que beaucoup d'autres insectes, comme plusieurs espèces de chenilles qui dépouillent des forêts entières de feuilles, et se cachent dans ces parties qu'elles plient à leur gré ; tous ces insectes, dis-je, ont donc je ne sais quoi de nuisible, une acrimonie corrosive très-ennemie des poumons. J'ai vu dans cette ville tous les membres d'une famille entière, qui avait amassé quelque bien à ce métier, mourir d'une phthisie, que les médecins attribuèrent à la profession qu'ils avaient toujours exercée. — Rien, selon moi, n'est plus propre à émousser cette acrimonie rongeante et ulcérante, que la diète lactée, que j'ai coutume de recommander avec soin à ces ouvriers. Je leur prescris aussi les bouillons de mauve, de violette, de chicorée, ou les sucs dépurés de ces plantes, et, lorsqu'il y a quelque danger dans leurs maladies, je leur conseille de laisser là leur métier, et d'en entreprendre un autre : car le gain qui détruit la santé ne peut être compté au nombre des biens (1).

(1) Les ouvertures de plusieurs cada-

CHAPITRE XXVII.

DES MALADIES DES BAIGNEURS.

Entre les édifices publics que Rome avait dans son sein, et qui se sentaient du luxe où la maîtresse du monde était

vres de chanvriers et de liniers, rapportées par Morgagni, *De sed. et caus. morb.*, ne peuvent laisser aucun doute sur les maladies de ces ouvriers ; et confirment les observations de Ramazzini. Dans cinq cadavres que Morgagni a ouverts, il a constamment trouvé les poumons enflammés, suppurés, gangrénés ; et toutes les parties de la poitrine sensiblement affectées. Il en a attribué la cause à la poussière âcre et nuisible que la carde fait voltiger. Nous rapporterons ici un seul exemple choisi parmi les cinq indiqués, et qui servira à prouver que les chanvriers et les liniers sont encore sujets à d'autres maladies que celles que Ramazzini leur a assignées : nous en tirerons des conséquences utiles à la santé de ces ouvriers. — Un cardeur de chanvre maigre et grand, très-sujet aux inflammations de poitrine à cause de son métier, après en avoir eu six ou sept différentes, les unes avec un vomissement de bile, les autres avec le délire, voyant que sa voix était enrouée, eut l'attention de choisir un chanvre moins sec, et de travailler loin de ses camarades avec plus de précautions qu'il n'avait fait jusqu'alors. Par ce moyen sa voix revint : mais un fardeau qu'il porta inconsidérément, lui donna la fièvre et une douleur poignante sous la mamelle droite. De l'huile d'amandes douces, deux saignées du bras ne firent rien ; sa respiration était gênée, il ne crachait point, il vomissait une bile verte. Le cinquième jour il fut frénétique, et crachait sur ceux qui l'approchaient. On le saigna du pied, et on lui mit un cataplasme sur la tête. Malgré ces secours, il eut des mouvements convulsifs, des soubresauts de tendons, avec une respiration plus facile, et plus de douleurs à ce qu'il disait ; cependant il poussait des cris de temps en temps, et lâchait sous lui. Enfin, son pouls s'affaiblit sans être inégal, et il mourut un peu après le septième jour de sa maladie. On lui trouva le poumon droit adhérent à la plèvre et au diaphragme par des membranes serrées, le gauche libre et sans adhérence ; mais le lobe supérieur de celui-ci resserré ; contenant du pus dans une espèce de tubercule, et l'inférieur rouge, dur ; pesant, parvenue, les bains étaient un de ceux qui étalaient le plus de magnificence. Les restes précieux de ces monuments, leurs ruines qu'on trouve actuellement dans le sein de la terre, peuvent faire juger de la grandeur de ces bâtiments. Ce n'était pas seulement à Rome, mais encore dans toutes les autres villes, dans les maisons des particuliers, dans les maisons de campagne, qu'on élevait des bains à très-grands frais. Sénèque, ce censeur austère des mœurs de son temps, en reprochant aux Romains le luxe qui les amollissait, a dit (1), « qu'on était » pauvre ou vil, lorsque les murs n'é- » taient pas couverts de cercles précieux; » si les marbres d'Alexandrie n'étaient » pas mêlés avec ceux de Numidie; si » les voûtes n'étaient pas cachées par » le verre; enfin, si l'eau ne coulait pas » par des robinets d'argent ». L'usage des bains est maintenant aboli : à peine saurait-on comment les anciens méde- cins se servaient eux-mêmes des bains ; à peine connaîtrions-nous la nomencla- ture de ces lieux, et leur structure, si les ténèbres n'avaient été dissipées par les ouvrages d'And. Baccius sur les bains, de Mercurialis sur la gymnasti- que, et de Sigonius sur l'ancien droit romain. Ces bains, construits par les empereurs pour les besoins du peuple dans chaque quartier, donnaient la li- berté aux hommes et aux femmes de se laver à peu de frais et tant qu'on vou- lait, ordinairement deux fois dans le jour. Chaque personne payait un *qua- drans* (2), comme nous l'apprend Ju- vénal, et les enfants s'y lavaient pour rien (3).

Une troupe nombreuse d'esclaves, mâ- les et femelles étaient occupés jour et nuit dans ces bains : on les appelait *bal- neatores, seu aquarioli*. Ces malheureux toujours dans les eaux, habitants des lieux humides et voûtés, occupés à laver les corps, tantôt à l'eau chaude, tantôt au bain tiède, tantôt au bain froid ; à nettoyer les sueurs, les malpropretés, et les anciens parfums, etc., devaient être, à ce qu'il semble, sujets à beau- coup de maladies, à la cachexie, à l'en- flure des jambes, aux ulcères, aux tu- meurs froides, et à l'anasarque. Luci- lius nous apprend dans ses vers quel était l'office de ces esclaves, et quels services ils rendaient (4). — Quoique les

épaissi, plein de pus; traces certaines d'une inflammation précédente. La plèvre était aussi enflammée, gorgée de sang, et se séparait très-facilement des côtes; le centre nerveux du diaphragme phlo- gosé, etc. — D'après ces faits anatomi- ques, Morgagni conclut avec Ramazzini, que les chanvriers doivent être sujets à la toux continuelle et à l'asthme, à cause de la poussière pernicieuse qu'ils respi- rent sans cesse. Il ajoute que la cause des maladies aiguës des poumons, aux- quelles ces ouvriers sont très-sujets, vient sans doute de leur sang appauvri et cor- rompu, qui leur donne aussi des mala- dies chroniques dont beaucoup d'entre eux meurent. Il ne balance pas à croire que le chanvrier dont il a rapporté l'his- toire, a dû le mauvais état de ses pou- mons au métier qu'il avait exercé, aux inflammations répétées qu'il lui avait at- tirées, et dont étaient venues sans doute, la maigreur, la lésion de la voix, etc. Enfin, il rapporte à la même cause la phthisie commençante, qui aurait sans doute fait périr cet ouvrier, si une ma- ladie aiguë ne l'eût enlevé avant que la première eût jeté de profondes racines. — Cet exemple effrayant, et qui se mul- tiplie souvent parmi ces ouvriers, doit les engager à prendre exactement toutes les précautions que Ramazzini a indi- quées, et surtout à travailler dans des lieux vastes; à avoir attention de se mettre le dos au vent, afin de ne pas avaler la poussière meurtrière du chanvre et du lin; à se laver souvent le visage et la bouche avec de l'eau et du vinaigre; à se purger ou se faire vomir de temps en temps, et toutes les fois que des nau- sées, des maux de tête, des pertes d'ap- pétit, des douleurs d'estomac les averti- ront du mauvais état de ce viscère. En- fin, ils doivent abandonner ce métier per- nicieux, si une toux fréquente, une mai- greur qui augmente de jour en jour, une chaleur âcre et sèche qui revient tous les soirs, des douleurs de poitrine et des étouffements les menacent d'une phthisie pulmonaire commençante. Il faut cepen- dant les avertir qu'avec les précautions indiquées, ils pourront éviter tous ces maux, et faire leur métier sans danger, surtout s'ils joignent à ces soins la so- briété et l'éloignement de tous les excès.

(1) Ep. 86.
(2) La quatrième partie de l'as ro- main.
(3) Nec pueri credunt nisi qui nondum ære lavantur.
　　　　　　　　Juven., sat. ii.
Aujourd'hui la jeunesse ne croit plus ces fadaises, si ce n'est les enfants qui ne paient point au bain.
(4) Scabor, suppilor, desquammor, pumicor, ornor, Expilor, pingor....

bains publics aient été abolis, soit avec la gymnastique pour laquelle ils étaient spécialement construits, soit parce que les anciens, comme pensent quelques auteurs, n'ayant pas de chemises de fil et ne se servant que d'habits de laine, avaient la peau plus sale, et par conséquent plus souvent besoin d'être lavés, il y a encore, dans les villes peuplées, quelques bains pour l'usage des valétudinaires, et pour ceux qui, pendant l'été, ont coutume de se baigner, afin d'entretenir la netteté et la propreté de leur peau. De notre temps, les personnes qui ont quelques maladies cutanées, comme la gale, les démangeaisons, la vérole, vont dans ces bains, ou étuves, où les baigneurs les lavent avec de l'eau tiède, et leur appliquent des ventouses sur tout le corps pour leur tirer un peu de sang : souvent même les malades se confient aux baigneurs, et se font ainsi laver, frotter et scarifier sans l'avis du médecin, qui pourtant devrait être seul capable de savoir si ces remèdes leur conviennent. J'ai souvent vu quelques-uns de ces imprudents s'exposer à un danger très-pressant et presqu'à la mort, par la grande quantité de sang évacué par ces ventouses ; quantité qui va quelquefois à trois ou quatre livres. Quelques-uns imaginent que le sang de la peau est d'une qualité bien inférieure à celui qu'on tire des veines plus considérables ; comme si le sang, évacué par les ventouses et qui sort par les petites artères cutanées, n'était pas plus vermeil que celui des veines, qui paraît toujours plus noir. Les baigneurs, comme je l'ai observé, sont pâles, tristes, bouffis, cachectiques, et tombent quelquefois dans les maladies qu'ils veulent guérir chez les autres.

Pour ne pas répéter ce que nous avons déjà dit de la cure de la cachexie, et des affections semblables qui attaquent les ouvriers, je n'en ajouterai rien ici, et je me contenterai de faire observer dorénavant les maladies auxquelles tel ou tel ouvrier est sujet. Je n'ai point envie, dans cet essai, de faire un traité complet de maladies, de décrire les méthodes curatives, et une longue suite de remèdes ; mais je ne veux que donner aux praticiens quelques avis, afin qu'ils puissent guérir plus facilement les artisans (1).

_____

(1) Le luxe de nos grandes villes est,

CHAPITRE XXVIII.

DES MALADIES DE CEUX QUI TRAVAILLENT DANS LES SALINES.

Pline a dit, avec beaucoup de savoir et d'éloquence (1), que rien n'était plus utile que le soleil et le sel ; on peut ajouter que rien n'est plus nécessaire. La nature, ou son divin architecte, prévoyant la nécessité du sel pour l'homme, a créé avec le monde un réservoir de sel

_____

à cet égard, au-dessous de celui de l'ancienne Rome. Les bains qui y sont établis n'ont pas de ces espèces de valets occupés aux ouvrages les plus vils, et qui auraient dû faire rougir ceux qui en étaient l'objet. Les hommes ou les femmes qui servent actuellement dans les bains de propreté, n'ont aucune maladie à redouter. — Quant aux étuvistes qui sont obligés de soigner les malades, et d'être à leurs côtés pour leur porter les secours nécessaires, ils ont des maladies particulières à craindre. L'air chaud, humide et peu élastique qu'ils respirent dans les étuves suffit pour altérer la santé même des plus robustes. En outre, les exhalaisons du corps des malades, dont l'eau se charge, et qu'elle communique en s'évaporant à l'atmosphère, les exposent à des maladies contagieuses, putrides et malignes. Le meilleur moyen de les éviter, c'est de quitter de temps en temps le malade, de respirer un air frais et pur, de se laver les mains de vinaigre, le visage avec du vin aromatique, et de respirer l'essence de jasmin.—S'ils sont attaqués d'étouffements et de difficultés de respirer au point de perdre connaissance, on les transportera hors de l'étuve, on les desserrera, on leur fera respirer du vinaigre, de l'alcali volatil, de l'eau de Luce ; on leur agitera les membres, on les frottera avec de la flanelle, on leur fera avaler de l'eau des Carmes, et on leur donnera le lavement suivant, prescrit par les auteurs du Dictionnaire de santé. Prenez de diaphænic, une once ; de cristal minéral, deux gros ; de vin émétique trouble, une once : faites fondre le tout dans de l'eau, et renouvelez le lavement de quatre en quatre heures, jusqu'à ce que la poitrine soit tout-à-fait dégagée. — Les baigneurs auront aussi attention de ne pas passer subitement d'un air très-chaud dans un air très-froid, afin d'éviter les maux graves que produit la suppression de la transpiration.

(1) L. xxxi, H. N., c. ix.

dans les mers, dont l'eau, par des canaux souterrains, s'élève jusqu'aux plus hautes montagnes, et fournit ensuite les fontaines et les sources salées. C'est là l'origine du sel gemme qu'on trouve cristallisé dans différents endroits de la terre, et que l'eau y a déposé en y passant, à moins qu'on ne veuille croire que Dieu ait formé avec la terre des montagnes de sel. Quant au sel artificiel dont on fait le plus d'usage, on le fabrique, en recevant l'eau de la mer dans des fosses et des marais salants, lorsqu'elle couvre ses rivages pendant le flux, et en la laissant évaporer aux rayons du soleil.

La ville de Cervia, située sur le bord de la mer Adriatique, et soumise autrefois à l'église de Ravenne, fournit du sel à presque toute l'Italie. J'aurais désiré pouvoir y faire un voyage, mais mes occupations ne me l'ont pas permis. J'ai eu soin de savoir ce que je désirais par un commerce de lettres, que le célèbre médecin J. Lanzonius de Ferrare a bien voulu entretenir avec moi; elles ne me sont pas arrivées assez tôt, pour que j'aie pu en placer les objets parmi les maladies des ouvriers qui travaillent les minéraux. C'est pourquoi je les ai mis en cet endroit. J'ai appris par ce médecin qui pratique à Cervia, que l'air de cette ville est rendu si actif par le mélange des particules salines, qu'il ronge le fer, le ramollit peu à peu, et le réduit en poussière; que les ouvriers y sont tous cachectiques, hydropiques, et ont, aux jambes, des plaies d'un très-mauvais caractère; qu'ils sont affamés et altérés au point qu'ils ne peuvent être rassasiés, ce qui rend, parmi eux, les morts subites assez fréquentes (1); que la manière de les guérir est différente, suivant les différents médecins qu'ils appellent; qu'il y a peu de remèdes à faire dans leurs maladies aiguës, toujours accompagnées d'une affection soporeuse; que ce symptôme est dû à la quantité de sel qui forme des montagnes énormes, que F. Leand. Albertus dit avoir vues avec beaucoup d'admiration (2). Il est naturel de croire qu'il s'élève de ces montagnes une grande quantité d'esprit de sel, qui sature l'air de ces lieux d'un acide corrosif, le rend capable d'attaquer le fer, et de disposer aussi à l'acide le sang de ces ouvriers, dont la nature est douce et bénigne; que c'est cette disposition qui donne naissance à la cachexie, aux hydropisies, aux ulcères des jambes, dont ils sont attaqués, et qui sont, de leur nature, entretenus par un acide prédominant.—On peut aussi rapporter avec beaucoup de raison, à cet acide qui aiguise le ferment de l'estomac, la cause de cette faim canine qui les tourmente. Cette faim, qu'Hippocrate a dit (1) être guérie par le vin, dans ses Aphorismes, doit sa naissance, suivant les anciens, à un acide contre nature contenu dans l'estomac; c'est pour cela qu'ils ordonnaient dans ce cas les vins forts et épais, les aliments gras, huileux, comme Galien l'a dit dans son commentaire sur le passage d'Hippocrate; remèdes qui tous sont capables d'émousser et de dulcifier cet acide, comme un esprit acide est dulcifié par l'esprit de vin. Leur soif doit être aussi attribuée aux exhalaisons salines qu'ils respirent, et à la cachexie séreuse qui leur est particulière, qui les conduit à l'hydropisie, et qui, dans cette dernière maladie, leur donne une soif perpétuelle.

Je ne sais pas si ces maux sont produits par le seul esprit de sel qu'ils avalent avec l'air, ou bien si l'air de la ville elle-même, qui passe pour très-malsain, n'y contribue pas pour beaucoup. Il est certain que Cervia est abandonnée par ses propres habitants; c'est pour cela que les papes ont accordé à tous ceux qui ne peuvent payer leurs dettes, la permission de s'y choisir un asile, et de ne pouvoir y être poursuivis par leurs créanciers; malgré ce privilége, ils paient un autre tribut à la nature, qui ne les en exempte pas. D'ailleurs dans d'autres endroits où on fabrique du sel, les maladies des ouvriers qui travaillent aux salines, et qu'on pourrait attribuer à l'esprit de sel, ne sont ni si terribles, ni si dangereuses qu'à Cervia. Venise, la reine de la mer Adriatique, jouit d'un ciel assez serein, et d'un air assez pur; la population y est très-nombreuse, malgré les exhalaisons de la mer qui l'environne de toute part. On peut voir à ce sujet l'ouvrage éloquent de L. Tosti, cé-

---

(1) Voyez une note, à la page 135 de l'Essai des effets de l'air sur le corps humain, par Arbuthnot, dans laquelle il est question d'une mine de sel fort étendue, près de Cracovie.

(2) *In descript. Cerviæ.*

---

(1) 2, aph. 22.

lèbre professeur de médecine à Venise. Dans la campagne de Plaisance, il y a des puits d'eau salée qui, évaporée au feu, fournit du sel que l'on réduit en grain par le mélange d'une certaine quantité de sang de bœuf. Les ouvriers en grand nombre qui travaillent dans cette ville, dont les salines sont un des revenus les plus considérables du trésor ducal, ne sont pas attaqués de maladies aussi redoutables que ceux de Cervia. — On peut croire malgré cela, que la fabrication du sel est dangereuse pour ceux qui y sont employés, et leur cause des maladies graves, non-seulement par les vapeurs nuisibles, mais encore par les travaux excessifs et pénibles qu'elle exige. On trouve dans Agricola (1) la liste des maux qui attaquent ces ouvriers. Cet historien métallurgique s'étend beaucoup sur cette matière ; il parle des différentes méthodes d'évaporer les eaux salées, de détourner celles de la mer dans des fosses ; il décrit le travail des ouvriers, et il fait observer que la chaleur excessive de leurs ateliers, les force à rester presque nus, et à ne couvrir que leur tête avec des chapeaux de paille, et les parties honteuses avec une espèce de bande. On doit donc ajouter aux maux déjà énoncés, ceux que doit produire un feu violent et long-temps continué, aussi bien que les chaleurs de l'été.

Je ne prétends pas nier que ce travail nuise infiniment à ces ouvriers, l'observation suivante suffirait pour me le prouver. Les boîtes dans lesquelles on nous apporte le sel de Cervia, pour être distribué dans tout le domaine de la maison d'Este, ont leurs parois à demi rongées. Il y a des fentes entre les briques qu'on ne peut attribuer qu'à l'esprit de sel qui attaque l'alcali de la chaux, et qui s'en sature (2) ; ce qui arrive de mê-

me lorsque, pour réduire le sel de Plaisance en grains, on y mêle du sang ou du fiel de bœuf, dont l'alcali est absorbé par l'acide marin. En outre ceux qui demeurent dans les boutiques publiques, et qui distribuent le sel, sont, pour la plupart, pâles, et ont une santé faible et chancelante. — Le sort de ces ouvriers est donc très à plaindre. Les lieux de l'Italie, où l'on prépare ce sel au moyen des fosses pratiquées sur le bord de la mer, n'offrent à leurs habitants qu'un air mal-sain, infecté par les vapeurs de l'eau salée et stagnante, et on ne voit aucun médecin y fixer sa demeure. Aussi ces malheureux, lorsqu'ils sont attaqués de maladies aiguës, périssent-ils faute de secours, ou tombent-ils dans des maladies de langueur, qui les mènent au tombeau. Des médecins appelés dans ces lieux, doivent agir avec beaucoup de précaution en traitant ces ouvriers, et surtout leur prescrire la saignée avec beaucoup de modération, parce que leur sang altéré par des vapeurs salines, et prêt à tomber en dissolution, fait naître, lors de son évacuation, des défaillances dangereuses, et aggrave le mal. Les purgatifs violents paraissent mieux leur convenir, parce qu'ils chassent l'humeur séreuse dont ils regorgent, et qu'ils corrigent l'acide de leurs humeurs par l'alcali, dont ces remèdes abondent presque tous. On leur donnera avec succès les vins forts, les aromates, tous les médicaments qui ont beaucoup de sel volatil, le tabac mâché ou en décoction, et tout ce qui peut en général émousser l'acide de leur sang. La propriété qu'a l'esprit de vin de dulcifier l'acide marin, doit servir de guide pour conduire au genre de remèdes qui conviennent aux maladies de ces ouvriers.

CHAPITRE XXIX.

DES MALADIES PROPRES AUX OUVRIERS QUI TRAVAILLENT DEBOUT.

Nous ne nous sommes occupés jusqu'à présent que des maladies des ouvriers, produites par la nature nuisible et per-

----

(1) L. XII, De re metal.
(2) Ce passage nous paraît plein d'obscurité. D'abord, on ne sait de quelle nature étaient les vaisseaux dans lesquels on envoyait le sel de Cervia. En outre, l'action de l'acide marin sur les briques ne peut s'expliquer par l'alcali de la chaux, puisque cette dernière terre ne sert point à la fabrication des briques, qui ne sont que de l'argile cuite. D'ailleurs, peut-on croire qu'il y a de l'acide marin non saturé dans le sel marin, quand on n'a aucune expérience pour le prouver, et quand tous les phénomènes

chimiques s'opposent à ce qu'on puisse l'admettre? Il paraît, d'après ces réflexions, qu'on ne peut pas conclure de ce fait, que le sel marin est nuisible aux ouvriers qui le travaillent.

nicieuse des substances qu'ils travaillent ; nous allons maintenant passer à celles qui naissent de causes différentes ; savoir d'une situation mauvaise des membres, de mouvements irréguliers du corps, comme il arrive à ces artisans qui travaillent sans cesse debout, assis, penchés, courbés, en courant, à cheval, ou dans toute autre situation gênante. Nous parlerons d'abord de ceux qui font leur ouvrage debout, tels que les ouvriers en bois, les menuisiers, les scieurs de long, les sculpteurs, les ouvriers en fer, les maçons, et beaucoup d'autres que je passerai sous silence, afin de ne pas donner ici une liste des différents artisans. Les métiers qui exigent que ceux qui les exercent soient debout les exposent principalement aux varices ; le mouvement tonique des muscles, toujours continué dans ces ouvriers, retarde le cours du sang artériel et veineux, le fait stagner dans les veines, dont les valvules le retiennent encore. Telle est l'origine de ce gonflement auquel on donne le nom de varices ; tout le monde peut éprouver sur soi-même combien la distention des muscles arrête le mouvement naturel du sang ; il suffit pour cela d'étendre le bras et de tâter son pouls. On le trouve alors très-petit ; les muscles des cuisses et des lombes étendus compriment donc les artères inférieures ; les resserrent et les empêchent de pousser le sang avec l'impétuosité que lui donne l'action alternative des mêmes organes dans le marcher. De là le sang qui passe des artères dans les veines ne recevant pas des premières assez de mouvement pour remonter vers la perpendiculaire, et manquant de la colonne qui le pousse par derrière dans l'état naturel, s'arrête et produit des varices dans les extrémités inférieures. Ainsi Juvénal a dit des prêtres, dont le devoir les obligeait de se tenir long-temps debout, pour interroger les entrailles des victimes : « Le prêtre risque de gagner des varices (1). » Autrefois se tenir debout et si ferme que personne ne pût vous déranger de place, était un genre d'exercice particulier à la milice romaine, comme nous l'apprend le savant Mercurialis (2) qui conjecture que C. Marius devint sujet aux varices, parce qu'il avait

coutume de rester debout à l'armée, comme il convient à un grand capitaine. Ainsi Vespasien, au rapport de Suétone, disait souvent qu'un empereur devait mourir debout. C. Marius, accoutumé à cette posture, se fit amputer ses varices, en se tenant sur la jambe qui n'était pas malade. Le premier des poètes latins nous peint son héros debout et appuyé sur sa lance, tandis que son médecin Japis est occupé à retirer le fer de sa blessure (1). Aulu-Gelle rapporte (2) « que » Socrate avait coutume de se tenir debout pendant un jour et une nuit, depuis le lever du soleil, jusqu'à ce que » cet astre eût quitté l'horizon, et y fût » revenu une seconde fois, dans les » mêmes attitudes, les mêmes impressions du visage, les yeux immobiles et » fixés sur le même objet, l'air pensif, » comme si son ame eût quitté son corps » pendant tout cet intervalle. » — Les métiers où il faut cette attitude, produisent des ulcères aux jambes, des faiblesses dans les articulations, des douleurs néphrétiques, et des pissements de sang, etc. J'ai vu beaucoup de domestiques, et même des gentilshommes à la cour d'Espagne où il n'y a aucun siége, se plaindre de douleurs de reins, qu'ils attribuaient avec raison à cette situation continuelle. En effet, le corps étant ainsi élevé, les fibres des muscles lombaires sont nécessairement en contraction, et les reins se ressentent de cet effort, à cause de leur voisinage ; le sang, ne circulant pas si librement, n'y dépose pas sa sérosité, et produit ainsi les accidents déjà mentionnés. — La faiblesse d'estomac est encore une suite de cette attitude ; en effet ce viscère est toujours pendant, ce qui n'arrive pas dans ceux qui sont assis et courbés, chez qui l'estomac s'appuie sur les intestins. C'est ainsi que dans toutes les douleurs de cet organe on courbe le corps en devant, on contracte ses genoux et ses cuisses. Bacon (3) remarque que les galériens, quoiqu'accablés de misère, sont assez gras et bien portants, parce qu'en ramant assis, ils exercent plus leurs membres que leur ventre et leur estomac. On peut rapporter cette observation aux tisserands, qui

---

(1) Varicosus fiet haruspex.
                                   Sat. VI.
(2) *In gymnastica*, I, VI, c. I.

(1) Stabat acerba fremens ingentem nixus in hastam
     Æneas,.....
                                   L. XII, Æneid.
(2) L. II, *Noct. att.*, c. I.
(3) *Hist. nat.*, cent. VIII.

exercent en même temps et leurs mains et leurs pieds. Tandis que leurs parties externes se meuvent, les internes se reposent ; et c'est ce qui fait qu'ils deviennent plus gras et mieux portants que ceux qui restent long-temps debout, ou qui se lassent à de longues marches. — Il me paraît très-important de rechercher pourquoi la station, quoique continuée moins long-temps que le marcher ou la course, fatigue davantage. On croit communément que cela vient du mouvement tonique de tous les muscles fléchisseurs et extenseurs, qui sont dans une continuelle contraction pour maintenir cette attitude. Le savant Borelli (1) renverse cette opinion, et démontre que, comme l'extension du bras se fait sans l'action des fléchisseurs, mais par celle seule des extenseurs, de même, dans la station, il n'y a que les extenseurs qui agissent, tandis que tous les fléchisseurs sont en repos. Cet ingénieux écrivain rend aussi raison de la grande lassitude qui suit la station, par l'action continuée de ces mêmes muscles : la nature, selon lui, est ranimée par des actions alternatives ; c'est pour cela que la marche ne lasse pas tant que la station, et que, dans cette dernière, on se lasse moins en se reposant alternativement sur chaque pied. Les animaux eux-mêmes confirment cette assertion. Les poulets se soutiennent quelquefois sur une patte et lèvent l'autre. Parmi les quadrupèdes, on voit les ânes arrêtés, lever de temps en temps une de leurs extrémités postérieures, et la poser sur l'étrier.

Ce n'est pas seulement dans les mouvements du corps, mais encore dans toutes les fonctions, que l'alternative de l'exercice et du repos est utile. En effet, si l'on regarde fixement un objet, si l'on entend long-temps le même son, si on mange les mêmes mets, si l'on respire souvent les mêmes odeurs, la nature, qui se plaît au changement et à l'alternative, se révolte, et ne peut s'y accoutumer sans être incommodée. Ainsi les Israélites, après avoir mangé long-temps la manne du ciel dans le désert, désiraient et souhaitaient avoir l'ail et les oignons de l'Égypte. C'est dans ce sens qu'Horace a dit : « Un joueur d'instru- » ments qui touche toujours la même » corde, excite les ris de ceux qui l'é-

» coutent (1) ». — Il faut donc, quand l'occasion s'en présentera, avertir les ouvriers qui travaillent debout de ne pas continuellement se tenir dans cette attitude, de s'asseoir, de se promener, ou de faire quelqu'autre exercice. Les remèdes qui guérissent la lassitude, qui rétablissent le ton des parties, leur seront salutaires ; tels que les frictions humides, les fomentations et les bains. Quant à la guérison des varices, des ulcères, des maladies des reins, des hernies, et des autres affections, on consultera les auteurs de pratique qui en ont traité. Mon intention n'est pas de détailler la guérison des maladies, et de répéter ce qui a déjà été dit, mais d'offrir aux praticiens éclairés le tableau des maladies qui affligent les artisans (2).

CHAPITRE XXX.

DES OUVRIERS SÉDENTAIRES, ET DE LEURS MALADIES.

Les ouvriers qui travaillent assis, comme les cordonniers et les tailleurs, ont leurs maladies particulières. Le nom latin, *sutores*, veut dire, ceux qui font des souliers. Martial s'est servi de cette expression, lorsqu'il a dit, au sujet d'un

---

(1) . . . . Et Citharœdus
Ridetur, chorda qui semper oberrat eadem,
De Art. Poët., vers. 356.

(2) Les ouvriers sédentaires sont aussi sujets à une espèce de varices situées à l'anus, que l'on nomme hémorrhoïdes. Ils se garderont bien de les faire passer, surtout si elles fluent. Une pareille suppression peut leur donner des maladies affreuses. D'ailleurs ce flux leur est très-nécessaire, il décharge tout le système mésentérique et hypogastrique, il les garantit des obstructions du ventre, du foie, de la rate, du mésentère et des reins. Ils auront soin même de se faire appliquer des sangsues à l'anus, pour rétablir le flux hémorrhoïdal, s'il était supprimé. —Il est étonnant que M. de Haen, qui a fait un traité sur ces maladies, n'ait pas compté parmi leurs causes la vie sédentaire. On peut le consulter avec fruit, pour s'instruire de la manière de les traiter, et de l'utilité dont elles sont dans presque toutes les circonstances. Les artisans trouveront de bons avis sur ces maladies, dans le Dictionnaire de santé, premier volume, art. *Hémorrhoïdes*.

---

(1) *De mot. animal.*, prop. 131.

cordonnier devenu si riche qu'il donna au peuple un spectacle de gladiateurs : « Muse, brisez mes chalumeaux, et déchirez mes papiers, si la profession de » cordonnier peut procurer tant de richesses à celui qui l'exerce (1) ». — Les *sarcinatores* sont proprement ceux qui cousent les habits, ou les tailleurs. Ces deux sortes d'ouvriers et tous ceux, soit hommes, soit femmes, qui travaillent à l'aiguille assis et le corps plié en deux, deviennent courbés, bossus, et leur tête est penchée comme s'ils cherchaient quelque chose par terre. Quant à leur dos, il est plutôt courbé que bossu, parce que les vertèbres proéminent toutes également. Lorsque ces ouvriers se penchent pour travailler, les ligaments externes des vertèbres sont distendus, s'endurcissent, et ne peuvent plus reprendre leur situation naturelle. Vedelius (2) a vu un cordonnier déjà âgé attaqué de cette maladie, qui était incurable parce qu'il l'avait négligée dans sa jeunesse. — Les tailleurs qui croisent les jambes en travaillant, sont sujets à un engourdissement dans les cuisses, à la douleur sciatique, et à devenir boiteux. Aussi Plaute a-t-il donné cette épithète à ces ouvriers (3). — C'est un spectacle fort plaisant que de voir, certaines fêtes de l'année, ces communautés de cordonniers et de tailleurs, aller en procession en bon ordre deux à deux, ou bien assister au convoi de quelqu'un de leurs confrères, et offrir une troupe de bossus, de courbés, de boiteux d'un côté et de l'autre, comme choisis exprès pour exciter les ris et les plaisanteries. — La gale, la pâleur du visage, et le mauvais état de tout le corps, attaquent encore tous ceux qui travaillent assis, surtout les tailleurs et les ouvrières à l'aiguille. Ces maladies naissent du défaut d'exercice : lorsque l'on reste dans l'inaction, le sang s'altère, les parties excrémentitielles restent dans le tissu de la peau, et change toute l'habitude du corps. Ils ont aussi le ventre plus relâché que les hommes qui s'exercent, et dont les excréments sont durs, jaunes, et en petite quantité, comme nous l'apprend Hippocrate (1). Ce médecin de Cos (2) raconte l'histoire de Cléotimus, tailleur, « qui ayant eu pendant long-temps le ventre relâché, fut pris de la » fièvre, et eut une tumeur tuberculeuse » vers le foie, qui se porta au bas du » ventre et occasionna une diarrhée. » Il parle (3) d'un autre malade restant dans une boutique de tailleur, qui rendit du sang par le nez, et éprouva un flux modéré par le ventre. — La vie sédentaire que mènent ces ouvriers, et les tailleurs surtout, produit donc une disposition vicieuse dans les organes, et une abondance dans les organes, et une abondance nuisible d'humeurs. Il n'en est pas de même des autres artisans qui, quoique assis, exercent leurs bras, leurs pieds, et tout leur corps à leur ouvrage, comme les potiers de terre, les tisserands, etc. Les mouvements qu'ils exécutent, chassent les impuretés de leur sang, et rendent leur santé plus robuste. La douleur des reins est encore une maladie particulière aux ouvriers assis. Ainsi Plaute a dit : « Les lombes devien- » nent douloureuses lorsqu'on reste assis » trop long-temps, ainsi que les yeux » par des regards trop fixes (4) ». — Je ne vois pas quelles précautions on peut recommander à ces artisans, puisque la cause occasionnelle de leurs maux subsiste toujours, et qu'ils sont forcés de pourvoir à leurs besoins et à ceux de leur famille. Un purgatif pris au printemps et en automne, peut empêcher qu'il ne s'amasse chez eux une si grande quantité d'humeurs, et les délivrer d'une partie des maladies qui les menacent. On doit les avertir de faire de l'exercice les jours de fête, et de compenser, par l'utilité d'un jour, le mal qu'ils contractent par un repos exact de plusieurs. Lorsqu'ils seront alités, à cause d'une des maladies détaillées ou de toute autre, il faudra évacuer les humeurs dont ils abondent, avoir une attention particulière aux parties que leur métier exerce, parce qu'il s'y fait très-aisément des dépôts. Il y a, sur cet objet, un endroit intéressant dans Hippocrate (5), où il parle de deux ouvriers

---

(1) Frangé leves calamos, et scinde, Thalia, libellos, Si dare sutori calceus ista potest.
L. n, ep. LXXV.

(2) *Pathol. dogm.*, sect. 1, c. 1.

(3) Quasi-claudus sutor
In Aulul., act 1.

(1) *Prorrhet.*

(2) 7 Epid., n. 60.

(3) 4 Epid., n. 9.

(4) « Lumbi sedendo, oculi spectando dolent. »

(5) 4 Epid., n. 27.

« qui travaillaient avec la main, et dont
» l'un pliait de l'osier ; tous deux tour-
» mentés de la toux, en furent guéris par
» une paralysie de la main ». Il ajoute,
« que ceux qui ont été à cheval, ou qui
» ont voyagé, sont sujets à la paralysie
» des lombes et des cuisses » : tant les
humeurs se portent facilement aux parties qui, par un exercice trop violent,
ont perdu leur fermeté et leur force (1).

_____

(1) Les ouvriers qui colorent les talons
pour les souliers de femme sont sujets à
des maladies particulières. Les couleurs
métalliques qu'ils emploient les exposent aux mêmes maux que les peintres,
les plombiers, les potiers de terre et
d'étain : savoir, aux coliques, aux tremblements et à la paralysie. Le traitement
qui leur convient est absolument le
même que celui qu'on emploie pour la
colique de plomb. — L'air fétide que répandent les cuirs dont se servent les cordonniers, leur donnent des nausées et
des difficultés de respirer. Ces maux doivent être traités comme ceux des corroyeurs. Pour les éviter, ils doivent ouvrir leurs portes et leurs fenêtres, et
donner un libre accès à l'air dans leurs
boutiques. — Pour prévenir les incommodités que font naître la situation gênante, et l'exercice trop violent de leurs
mains, qui leur donne des calus et des
panaris, ils les laveront dans de l'eau
chaude soir et matin, se promèneront
une heure avant de se coucher, et se frotteront tous les soirs les reins avec une
flanelle. Ces moyens répareront la tension trop forte des ligaments vertébraux,
et la lassitude des muscles dorsaux, ra-
nimeront la circulation ralentie dans les
reins, et empêcheront ainsi les maux qui
les menacent. — Les tailleurs doivent
exercer souvent leurs jambes, y faire des
frictions avec une flanelle, surtout s'ils y
sentent des engourdissements. Pour se
garantir de la courbure que leur posture
fait naître, ils pourront se servir du
baume suivant, dont on a trouvé la recette
dans le Dict. de santé. Prenez de la graisse
humaine, quatre onces ; des graisses
d'oie, de chapon, de chacune trois onces ;
de l'huile de laurier, deux onces ; des
feuilles de sauge, de marjolaine, de sureau, d'yèble, de calament, d'origan, de
lavande, de chaque une poignée : faites
cuire le tout jusqu'à consomption des
herbes ; coulez ensuite en exprimant ;
dissolvez dans l'expression du baume du
Pérou, une once ; de l'huile de pétrole,
de lavande, de chacune deux gros ; mêlez
pour un liniment, avec lequel il faut
frotter l'épine du dos.

CHAPITRE XXXI.

DES MALADIES DES FRIPIERS, DES CAR-DEURS DE MATELAS, ET DES CHIFFON-NIERS (1).

Les Juifs forment une nation qui n'a
pas sa pareille au monde ; sans avoir de
siége fixe, elle habite partout ; elle est
en même temps oisive et travailleuse ;
elle ne laboure ni ne sème, et cependant elle recueille. Les maladies de ces
hommes ne viennent pas, comme on le
pense communément, d'un vice inné,
ni de la mauvaise nourriture qu'ils prennent, mais bien plutôt des métiers qu'ils
embrassent. C'est à tort qu'on regarde la
puanteur comme naturelle et endémi-
que chez eux ; celle que répand le petit
peuple d'entre eux, est due à l'étroitesse
de leurs maisons, et à leur pauvreté ;
lorsqu'ils habitaient Jérusalem, il est
vraisemblable qu'ils y étaient propres et
parfumés ; puisque les odeurs y étaient
en très grande abondance. — Presque
tous les Juifs, et surtout le menu peuple
qui fait le plus grand nombre, exercent
des professions où il faut être assis.
Ils s'occupent, pour la plupart, à la couture, et raccommodent les vieux habits.
Leurs femmes et leurs filles gagnent
leur vie à l'aiguille ; elles ne savent ni
filer ni carder, ni faire des étoffes, ni
aucun autre art de Minerve, si ce n'est
la couture. Elles sont si adroites à ce
dernier métier, qu'elles font des vestes
de draps, de soie et de toute autre étoffe,
de manière qu'on n'aperçoit pas les
coutures. A Rome, on appelle ce talent
rinacciare. Elles font pour les jeunes
gens des habits de plusieurs morceaux
cousus ensemble, et vivent par cet artifice.

_____

(1) Ramazzini a intitulé ce chapitre,
des Maladies des Juifs, parce que ce sont
eux qui à Modène, à Padoue et dans
toute l'Italie, cardent les matelas, et ramassent les chiffons dans les rues pour
les vendre aux fabricants de papier. Nous
avons cru qu'il était à propos de substituer au mot Juifs, le nom des ouvriers
dont les maladies sont traitées dans ce
chapitre ; d'autant plus qu'à Paris, et
dans toute la France, les Juifs ne sont
pas employés à ces ouvrages serviles
comme en Italie, et qu'un pareil titre aurait pu tromper le lecteur.

Cet ouvrage exige une grande application des yeux ; aussi les Juives qui le font et jour et nuit, à la faible lueur d'une lampe sépulcrale et dont la mèche est très petite, éprouvent non-seulement les maux attachés à la vie sédentaire, mais encore sont sujettes par la suite du temps aux faiblesses de la vue, au point qu'à quarante ans elles deviennent louches et myopes. Si l'on ajoute à tout cela, que dans presque toutes les villes, les Juifs se logent ou plutôt se renferment dans des rues étroites, que les femmes, dans toutes les saisons, travaillent près de leurs fenêtres ouvertes, pour y voir plus clair, on trouvera aisément la cause des maladies de la tête qui les affligent, comme les céphalalgies, les douleurs de dents et d'oreilles, les enchifrenements, les enrouements, le mauvais état de leurs yeux ; ce qui rend beaucoup d'entre elles sourdes et chassieuses, comme il arrive aux tailleurs. — Les hommes occupés toute la journée dans leurs boutiques, à coudre assis, ou à attendre debout des chalands pour vendre leurs vieilles hardes, sont presque tous cachectiques, mélancoliques, hideux à voir, et souvent galeux. Il y a en effet très-peu d'entre eux, même des plus à leur aise, qui n'aient quelque maladie de la peau ; de sorte qu'on regarde ces affections comme héréditaires et naturelles à leurs individus, et qu'on les croit un reste, ou une dégénérescence, de l'éléphantiasis, qui les a autrefois endémiquement désolés.

Outre les ouvrages de couture, les Juifs ont coutume en Italie de refaire les matelas qui ont servi pendant quelques années, et dont la laine comprimée par le poids du corps est devenue trop dure ; pour cela il en frappent la laine avec des baguettes sur des claies d'osier, ils la secouent et les rendent ainsi plus mollets, et de meilleur coucher. Ce métier leur procure un gain assez considérable dans toutes les maisons de la ville ; mais en battant et cardant cette laine salie tant de fois par l'urine et les excréments, ils avalent beaucoup de poussière infecte qui leur donne plusieurs incommodités fâcheuses, une toux très-forte, des étouffements et des soulèvements d'estomac. J'ai connu beaucoup de ces ouvriers très-maltraités par ce travail, et réduits à un état de marasme incurable, qui avouaient l'origine de leur mal, et détestaient leur métier, comme la cause de leur mort. Je croirais volontiers que le danger de cette poussière vient plus des impuretés des corps qui ont couché sur ces matelas, que de l'ancienneté de la laine. On a coutume, lorsque quelqu'un est mort, et lorsqu'on lui a rendu les derniers devoirs, de donner à blanchir les chemises, les draps, et tout le linge qui a servi pendant la maladie, comme aussi de faire rebattre en plein air ses matelas par un Juif ; aussi ces hommes, de même que les fossoyeurs, avalent-ils dans leur ouvrage des molécules meurtrières, et sont-ils sujets à gagner en même temps quelques maladies des poumons. — Tout le monde connaît l'art ingénieux et étonnant de faire du papier avec des anciennes étoffes de lin et de chanvre, usées par le temps, ramollies par l'eau, putréfiées et battues. Cet art était inconnu aux anciens qui se servaient pour écrire de tablettes cirées, de peaux, ou des feuilles de l'arbre papyrus, qu'on leur apportait d'Égypte. Les Juifs qui, par l'appât du gain, ont coutume de louer, pour ainsi dire, les revenus publics, comme du temps de Juvénal (1), courent par la ville pour acheter ces chiffons à vil prix ; et quand ils en ont une grande quantité, ils les vendent à des cartiers. Rentrés chez eux avec leur paquet, ils le retournent et remuent avec attention, pour en séparer tout ce qui est de laine ou de soie, qu'ils rejettent comme inutile à la fabrication du papier (quoique dans les cabinets (2), on voit du papier de Chine, fait avec de la soie), et ils font un tas énorme de ces chiffons dans leurs boutiques. On ne saurait imaginer quelle odeur infecte et abominable s'exhale de ces ordures, lorsqu'ils les remuent, pour en remplir de grands sacs qu'ils font porter aux manufactures de papier.

Cet ouvrage malpropre leur donne des toux continuelles, des essoufflements, des nausées et des vertiges. Quoi en effet

---

(1) Sat. 3.

(2) Il y a dans le latin, *In musœo Septaliano*. Serait-ce un cabinet formé par Louis Septalius, médecin, né à Milan l'année 1550, et mort en 1630, dont nous avons plusieurs ouvrages très-recommandés ? Tels sont, entre autres, *Cautionum medicarum*, l. VII ; — *De nœvis* ; — *De peste* ; — *De morbis ex mucronata cartilagine evenientibus* ; — *De margaritis*, etc. Il a aussi commenté le livre d'Hippocrate, *De aëri., aq. et locis*. On ne peut avoir que des soupçons sur cet objet.

de plus sale et de plus horrible que ce monceau de toutes sortes d'ordures, de dépouilles d'hommes, de femmes, de cadavres même ! et quel spectacle plus révoltant que ces tombereaux chargés de ces débris de la pauvreté et de la misère humaine. — Il faut, malgré cela, tâcher de rendre ce métier le moins pernicieux qu'il est possible pour ces ouvriers. Rien n'est plus salutaire à ceux qui travaillent à la couture, que l'exercice pris de temps en temps ; rien n'est plus capable de lever les obstructions , d'augmenter et d'entretenir la chaleur naturelle, d'achever et d'aider les coctions, de provoquer la transpiration , et enfin de préserver des maladies de la peau. Je leur conseille donc de délasser leur corps par un exercice utile à leur santé, pendant quelques heures, et surtout aux femmes, de reposer un peu leurs mains, et de détourner leurs yeux de leur ouvrage , de peur que des maladies de ces organes ne les obligent à traîner par la suite une vie languissante et misérable. Ils pourront se purger souvent, mais doucement, avec l'électuaire lénitif, les pilules aloëtiques, la rhubarbe, et d'autres remèdes de cette classe, afin de ne pas laisser amasser dans leurs premières voie une si grande abondance d'humeurs. Je sais par expérience que la saignée ne leur est pas si utile que la purgation. En effet, après cette opération, leurs forces les abandonnent, parce que leur sang est épuisé et appauvri; d'ailleurs leur imagination contribue beaucoup à en rendre les effets pernicieux; elles croient fermement que la saignée perd la vue ; ce qui n'est peut-être pas dénué de toute vraisemblance. Les cautères aux bras ou aux jambes leur sont plus salutaires , par l'égoût qu'ils procurent à la nature pour évacuer peu à peu les humeurs impures, et elles s'y soumettent volontiers.—Quant à ceux qui ramassent les chiffons et qui cardent les matelas, il faut leur prescrire des remèdes plus actifs, qui évacuent plus promptement, soit par haut ou par bas, les particules nuisibles qu'ils ont avalées; ainsi les antimoniaux, les alexipharmaques propres à combattre les venins, leur conviendront mieux, comme le vinaigre thériacal, la thériaque, et d'autres de cette classe. Ils pourront encore , pour diminuer la quantité des molécules qu'ils avalent, et pour en corriger l'action nuisible, se boucher le visage et les narines avec un linge, et se gargariser avec de l'oxycrat, tandis qu'ils sont occupés à leur ouvrage (1).

(1) Pour joindre l'exemple et la preuve à l'assertion de Ramazzini sur les maladies des cardeurs de matelas, qui sont les plus dangereuses de celles dont il est question dans ce chapitre; et pour remplir la tâche que nous nous sommes prescrite, d'extraire de l'ouvrage de Morgagni ce qui a un rapport direct à notre objet, nous devons rapporter ici l'histoire d'un de ces ouvriers, que ce médecin a consignée dans son épître XVII, art. 23 et 24. — Un homme de cinquante ans, occupé à carder les matelas, se plaignit d'abord de respirer avec bruit et difficulté. Quelquefois il était pris d'un malaise insurmontable vers la région du cœur, cette anxiété finissait par une douleur des lombes très-vive : les artères de son cou battaient avec violence ; enfin, il cracha du sang, il eut la respiration difficile, troublée, et il mourut. Sa poitrine était remplie d'une humeur séreuse, semblable à la lavure de chair; la partie inférieure du poumon gauche, et un lobe du droit, étaient pleins d'un sang noirâtre qui s'y était épanché; le cœur était volumineux, mais sans polype. L'aorte, près du cœur, était dilatée, et formait un anévrisme dont les parois étaient parsemées d'écailles osseuses. Le cerveau mou et flasque contenait un peu de sérum; il y avait plus de cette humeur au principe de la moelle épinière, et fort peu dans les ventricules. On n'ouvrit point le ventre, à cause de l'odeur fétide qu'il répandait. Morgagni fait judicieusement remarquer que les poumons de cet ouvrier, affaiblis et lésés par la poussière de la laine qu'il cardait sans cesse, ont donné lieu à l'épanchement de sang qui s'y est fait, et qui a été en partie cause de sa mort. Il a donc reconnu avec Ramazzini cette poussière malfaisante capable de produire les plus grands maux.—A Paris, les cardeurs et cardeuses de matelas, qui y sont en grand nombre, sont tous maigres, pâles et faibles; mais nous avons eu de plus une occasion d'observer que ces ouvriers n'ont pas seulement à craindre la poussière de la laine, et les miasmes virulents déposés par la sueur et les excréments des malades. — Une de ces ouvrières cardait un matelas dont la laine était d'une couleur rouge noirâtre, surtout celle qui formait la première couche sous la toile : bientôt la poussière que ses cardes faisaient voltiger, et qu'elle évitait cependant le plus qu'elle pouvait, lui prit au nez et à la gorge (ce sont ses

CHAPITRE XXXII.

DES MALADIES DES COUREURS.

Dans l'antiquité où la gymnastique était en vigueur, la course était comptée parmi les exercices, tant de l'éducation que de la guerre; les enfants libres et les esclaves l'apprenaient dans des maisons d'éducation ; et, dans les jeux et les spectacles publics, une couronne était le prix de ceux qui arrivaient plus tôt à un but désigné. — La course les formait aussi pour la guerre, elle leur apprenait, comme disait Végéce, « à » se jeter avec plus d'impétuosité sur » l'ennemi, à s'emparer avec plus de » vitesse des postes avantageux, en pre-

---

expressions), elle toussa et éternua; l'odeur de cette laine lui parût plus mauvaise que celle qui s'exhale ordinairement de cette substance; enfin, des nausées violentes l'obligèrent de quitter son ouvrage, elle remonta chez elle, et vomit plusieurs fois de suite des matières noirâtres et filantes; elle but de l'huile qu'elle avait sous sa main, et continua de vomir. Nous eûmes occasion de la voir à cet instant, nous lui fîmes plusieurs questions, et étant enfin parvenus à savoir que le matelas qu'elle avait à carder appartenait à un fondeur, nous nous aperçûmes que ces accidents étaient dus à des molécules cuivreuses. En conséquence nous la fîmes vomir plusieurs fois, et nous lui conseillâmes, lorsque le vomissement fut apaisé, de boire du lait pendant plusieurs jours. A l'aide de ces moyens simples, elle vit cesser peu à peu ses nausées. Nous eûmes la curiosité d'examiner la laine de ce matelas, nous y trouvâmes en effet une poussière noire, rougeâtre, très-fine, et qui offrait des parcelles brillantes en la regardant d'une certaine manière. — Cet exemple, qui n'est sûrement pas le seul, et que les praticiens ont peut-être plus d'une fois observé, doit rendre les cardeurs de matelas plus circonspects. Ils auront soin d'éviter la poussière de la laine, en détournant le visage de dessus leurs cardes, en parlant le moins possible pendant qu'ils travaillent, et en ayant attention de se mettre contre une porte ou contre une fenêtre, ou le dos au vent, s'ils travaillent dans des cours, afin de faire disperser et porter loin d'eux ces molécules dangereuses. Le vinaigre leur fournira un préservatif très-bon pour se défendre des vapeurs nuisibles que répand la laine des matelas qui ont servi à des malades morts de maladies putrides, malignes, et surtout contagieuses.—Mais ces dangers ne sont pas seulement à craindre pour ces ouvriers, ils peuvent encore influer sur la santé des autres hommes. En effet, la laine imprégnée de différents virus, et qui est très-propre à les retenir, peut porter la contagion et propager une maladie. Il est donc très-important dans les constitutions putrides, malignes, et surtout pestilentielles, de ne pas faire servir les matelas des malades qui en sont morts, ou de prendre plus de précautions en les faisant refaire; c'est-à-dire d'en exposer la laine à des vapeurs capables de la désinfecter ou de changer la nature des miasmes qui y sont adhérents. Telles sont celles du soufre, du nitre, de la poudre à canon et de l'esprit de sel dégagé du sel marin par l'acide vitriolique. Les médecins ne peuvent qu'indiquer ces différentes précautions, et en démontrer l'utilité; c'est aux personnes chargées de l'administration publique, au gouvernement même, à pourvoir à leur exécution, et ce dernier peut lui seul faire plus de bien, dans ces circonstances, que tous les médecins réunis. —En général, la malignité des vapeurs ou des molécules qui s'échappent des substances animales en putréfaction est telle, qu'elles donnent naissance à des maladies terribles et souvent incurables. On trouve dans la Gazette de santé du jeudi 6 mars 1777 quelques détails sur une espèce de charbon malin, ou d'anthrax particulier aux cordiers-criniers, et aux chandeliers, qui n'est point rare à Paris. Cette maladie, qui est due aux vapeurs des suifs et des crins pourris, a attaqué, dans le courant de février 1777, quelques ouvriers qui ont ouvert et épluché sans précaution des ballots de crin tirés de Russie. Il est donc très-important de faire une attention scrupuleuse aux maladies des artisans, puisque les substances qu'ils travaillent peuvent entraîner avec elles, des pays d'où elles viennent, des miasmes contagieux capables de produire des maux redoutables par leur développement. Heureusement que le charbon des cordiers-criniers n'est point contagieux, ce qui le fait différer de l'anthrax pestilentiel. On doit, dans ces cas, exposer les marchandises suspectes au grand air et à la vapeur de quelque substance active, comme le soufre, la poudre à canon, l'acide marin, etc.; et les ouvriers qui les emploient doivent se laver souvent avec un mélange d'eau et de vinaigre.

» venant leurs adversaires, afin de pou-
» voir envelopper plus facilement les
» fuyards. » Cet exercice est encore pratiqué par les Turcs, et l'usage où ils
sont d'accoutumer leurs soldats à la
course est digne de beaucoup d'éloges.
Platon (1) voulait qu'on apprît aussi à
courir aux femmes, afin qu'elles pussent
porter les armes, et défendre leur pays.
Suivant Suétone, les princes, les empereurs et la noblesse de Rome avaient
leurs coureurs, qu'ils appelaient valets
de pieds (2). Dans notre siècle, cette
coutume est abolie : il n'y a que les seigneurs ou les gentilshommes qui aient
des domestiques, dont l'emploi est de
courir devant leur char et leurs chevaux,
ou de porter quelquefois des lettres et
d'en rapporter la réponse à leurs maîtres
avec le plus de vitesse possible. — Ces
hommes sont affligés de différentes maladies ; ils deviennent sujets aux hernies
et à l'asthme ainsi que les chevaux, qui,
à force de courir, deviennent poussifs :
quelquefois ils ont des hémoptysies ;
ainsi dans Plaute, l'esclave Achantion
se plaignant à Chrémès d'avoir trop
couru, et d'être si las qu'à peine pou-
vait-il respirer, lui dit : «Je me suis
» brisé quelques vaisseaux à votre ser-
» vice, et je crache le sang depuis long-
» temps » : son maître lui répond :
« Prends de la résine du miel d'Égypte,
» et tu seras guéri (3) ». C'est ainsi que
les anciens eux-mêmes ont recommandé
les résineux dans les maladies de la poitrine. Les coureurs deviennent maigres
et efflanqués, comme des chiens de
chasse, parce que les parties les plus
spiritueuses du sang et la lymphe nour-
ricière se dissipent avec la sueur. Ils
sont aussi tourmentés des maladies de
la tête. Aristote (4) demandait comment la course pouvait produire des
maladies de la tête, tandis que le mouvement porte ordinairement les humeurs excrémentitielles par en bas. La
cause de ce phénomène, sans parler de
ce qu'en ont dit Septalius et Guastavi-
nius, c'est que dans la course précipitée,
les vésicules pulmonaires distendues,

empêchent le retour du sang par la veine
cave, et l'arrêtent au-dessus du cœur ;
de façon que ne pouvant se porter avec
tant de liberté dans les vaisseaux des
poumons, il stagne dans la tête, et y
cause des maladies graves ; ce qui n'arrive pas dans une course modérée qui
au contraire pousse les humeurs par en
bas.

Les coureurs sont aussi sujets aux
maladies aiguës, aux pleurésies et aux
péripneumonies. Exposés aux vents et à
la pluie, et couverts d'habits légers,
souvent lorsqu'ils sont tout en sueur le
froid les saisit, bouche les pores de leur
peau, et leur donne des maladies mortelles principalement aux organes de la
respiration, qui sont les plus affectés et
les plus échauffés par la course ; ils
pissent quelquefois du sang par la rupture de quelque vénule des reins ; aussi
Celse (1), dans les maladies de ces viscères, défend-il expressément la course.
Les hernies leur viennent aussi très-facilement, parce que l'air trop resserré
et trop comprimé dilate ou rompt le péritoine ; de là Paule d'Egine (2) avertit
ceux qui ont des bubons et des hernies,
de ne point s'exercer à la course. — Il
est certain que, dans cet exercice, on
fait plus d'inspirations que d'expirations :
car, pour le continuer quelque temps,
il faut nécessairement retenir l'air dans
la cavité de la poitrine. En effet, quand
dans l'expiration les muscles de cette
cavité sont relâchés, on sent diminuer
ses forces ; mais lorsque le thorax est
dilaté, que les poumons sont distendus
par l'air, le ton des muscles et des fibres de tout le corps s'affermit et s'augmente ; si cependant la course est trop
précipitée et trop longue, les vésicules
pulmonaires gonflées d'air compriment
les vaisseaux, en diminuent le calibre,
et opposent ainsi un obstacle au sang
qui arrive aux poumons par les cavités
droites du cœur ; c'est là ce qui donne
naissance aux ruptures des vaisseaux et
au crachement de sang, comme Galien(3)
nous le fait observer ; c'est aussi ce qui
occasionne les asthmes, soit primitifs,
soit secondaires ou convulsifs qui attaquent les coureurs, en produisant l'épanchement d'un sérum âcre dans le tissu
des muscles intercostaux qui les irrite et

(1) 2 De legib.
(2) Pueros a pedibus.
(3) SERV. Tua causa rupi ramicem,
jam dudum sputo sanguinem.
CHREM. Resinam ex melle Ægyptiam
vorato, sanum feceris.
Men., act. I.
(4) Sect. V, probl. 9.

(1) L. VIII, c. IV.
(2) L. III, c. LIII.
(3) 6 Epid., t. II et VII, method.

les force à une contraction violente. « Je » suffoque et je ne puis respirer », dit un coureur dans Plaute (1). Ceux de notre temps, lorsqu'ils ont atteint leur quarantième année, sont reçus dans les hôpitaux publics comme vétérans. Quand je vois ces hommes essoufflés précéder en volant les chars et les chevaux de leurs maîtres, je me peins ceux dont a parlé Ætius Spartianus (2), et qui, par l'ordre de l'empereur Verus, avaient des ailes à leurs épaules, et portaient chacun le nom de quelque vent ; les nôtres ont des ailes, non aux épaules mais aux pieds. Voici comme s'explique Ætius à ce sujet : « Une des choses les » plus légères, c'est qu'il faisait sou- » vent mettre des ailes à ses coureurs » à l'exemple des passions, et qu'il » les appelait du nom des différents » vents ; l'un Borée, l'autre Notus, » celui-ci Aquilon, celui-là Circius, » et qu'il leur ordonnait de courir, sans » aucune espèce d'humanité et sans » repos. »

Les coureurs ont aussi la rate enflée ; le tissu lâche de cet organe permet au sang d'y arriver en plus grande abon- dance qu'il n'en sort, et d'y déposer une humeur séreuse qui, stagnant dans ses cavités, produit l'intumescence qu'on y observe ; c'est pour cela que Pline a dit (3), qu'on avait anciennement cou- tume de brûler la rate aux coureurs, pour que ce viscère ne les empêchât pas de courir. Plaute fait dire à l'esclave déjà cité : « Les jambes manquent à ce » coureur, et sa rate excite le trouble » dans sa machine (4) ». — Telles sont les maladies des coureurs auxquelles con- tribue encore l'intempérance dans la manière de vivre. Pour se préserver des hernies, un bandage peut leur suffire, pourvu qu'ils le portent avant que d'en être attaqués. Ils pourront réparer l'épuise- ment et leur maigreur par les aliments humectants, les frictions douces et hui- leuses, et les bains, quand leur loisir leur permettra d'en prendre. Tous ces remèdes préviennent aussi des obstruc- tions de la peau, produites par les sueurs auxquelles leurs courses les exposent.

Une saignée de temps en temps les pré- servera des ruptures de vaisseaux et des crachements de sang, et elle ne doit pas être non plus oubliée, lorsqu'ils sont attaqués de ces maladies, parce qu'aucun organe ne travaille plus et n'est plus faible dans les coureurs que les pou- mons. Hippocrate a dit (1) : « Le tra- » vail convient aux articulations, l'ali- » ment aux chairs, et le sommeil aux » viscères. » En effet, le mouvement renforce les articulations, le repos les fait languir et les affaiblit ; mais il n'en est pas de même des poumons qui s'é- chauffent et perdent leur vigueur natu- relle par une course violente.

Ce sont là les remèdes et les avis qui pourront entretenir la santé des coureurs ; mais comme ils n'appellent des médecins que lorsqu'ils sont forcés de cesser leur course et de rester au lit, dans ce cas il ne sera pas inutile de leur demander leur genre d'exercice. Quant à l'obstruction des viscères et de la rate surtout qui leur est particulière, on fera succéder aux désobstruants et aux martiaux une pro- menade modérée, qui peut même tenir lieu de remèdes. Ainsi dans Plaute (2), Lénon de Cappadoce se plaignant à Pa- linurus d'être serré par la rate, et lui di- sant : « J'ai la rate rompue », l'autre lui répond : « Marchez, cet exercice est très- » bon pour ce viscère. »

CHAPITRE XXXIII.

DES MALADIES DE CEUX QUI VONT SOUVENT A CHEVAL.

On peut mettre assez commodément dans la même classe ceux qui s'occupent du soin et de l'instruction des chevaux dans les manéges, ainsi que les cour- riers qui, pour les affaires publiques, changent souvent de chevaux, et por- tent les nouvelles dans différents endroits. Ils sont sujets, comme les coureurs, aux hernies, à l'asthme, et surtout aux douleurs sciatiques. Cette dernière ma- ladie était propre aux Scythes, comme nous l'apprend Hippocrate (3), parce qu'ils étaient continuellement à cheval ;

---

(1) Enecat me spiritus, vix differo anhelitum.
      Menæch., act. v.

(2) *In vita imperatoris Veri.*
(3) L. XI, c. XXXVII, H. N.
(4) Genua hunc cursorem defecerunt:
      Perit, seditionem facit lien.

(1) 5 In 6 epid.

(a) LEN. Lien disrupium est:
PALIN. Ambula, id lieni optimum est.
      Curcul., act. 2, scen. 1.

(3) *De aër., aq. et locis.*

ce qui les rendait en même temps impuissants. L'équitation continuelle occasionne aussi des ruptures de vaisseaux dans la poitrine, comme le remarque Baillou (1), et des maux de reins, au point que les écuyers pissent souvent du sang, et sont quelquefois attaqués de paralysie des lombes. « Ceux qui ont » été à cheval, ou qui ont voyagé, dit » Hippocrate (2), sont paralysés des lom-» bes et des cuisses. » Ils ont aussi des coupures à l'anus et des hémorrhoïdes, surtout lorsqu'ils montent des chevaux scabreux et à poil. Martial faisant allusion à ces maladies, a dit : « Chas-» seurs, ne montez vos chevaux qu'avec » l'attirail du coureur, afin de ne pas » vous blesser (3). » Je me souviens qu'un jeune écuyer élégant de notre manége, me vint voir un jour, et me dit en rougissant, et en attestant les dieux de son innocence, qu'il avait depuis long-temps une tumeur à l'anus; je le tranquillisai et l'avertis que ce mal ne devait faire naître aucun soupçon contre ses mœurs, mais qu'il venait de son exercice.

Il leur vient aussi aux fesses et au raphé des ulcères calleux, longs et difficiles à se cicatriser, aussi bien que des varices aux jambes. Hippocrate raconte à ce sujet (4) une histoire fort intéressante, que je rapporterai ici suivant le texte de Fœsius. « Un homme qui de-» meurait près la fontaine d'Eléalcis, eut » pendant six ans une maladie (5), pro-» duite par l'équitation, une tumeur aux » aines, une varice et des fluxions lon-» gues à la cuisse et aux articulations. » Hippocrate appelle donc hippurin une maladie causée par une longue équitation; savoir, un ulcère calleux aux fesses, comme le traduit Vallesius. Ce sont là les maux que les écuyers éprouvent aussi bien que ceux qui vont trop souvent à cheval; il n'est pas bien difficile d'en donner l'étymologie. La secousse qu'on éprouve renverse toute l'économie des solides et des fluides; tous les viscères sont agités par le mouvement « d'un » cheval lent et qui secoue beaucoup ceux » qui le montent (1); » ils se déplacent de leur situation naturelle; le sang est mu en tout sens, et son mouvement naturel est altéré. De ces effets de l'équitation suivent naturellement les fluxions et stagnations de sérum sur les articulations, les ruptures des vaisseaux dans les poumons, dans les reins, les ulcères et les varices aux jambes, à cause du retard du sang causé par l'action violente des muscles des jambes et des cuisses, que ceux qui vont à cheval sont obligés de mettre en jeu pour se tenir fermes. D'ailleurs, pour peu qu'on réfléchisse aux forces qu'il faut employer afin de se tenir sur un cheval qui court, ou de lui faire faire différents contours, ce qui demande nécessairement l'action tonique de presque tout le corps, et la contraction violente des muscles, on ne trouvera plus étonnant que les écuyers soient attaqués de toutes les maladies dont nous avons parlé.

Martianus, cet excellent commentateur d'Hippocrate, en traitant un certain passage où ce divin maître établit (2) quels effets produisent sur notre corps les courses longues, obliques, lentes, rétrogrades, circulaires, etc., explique très-bien pourquoi la course circulaire est si pernicieuse, en citant l'exemple des écuyers; voici ses propres paroles : «Dans la course circu-» laire, le corps est très-agité, parce que » quand un homme court en rond, la

---

(1) De fin. Med., p. 81.
(2) 4 Epid., n. 17.

(3) Stragula succinti venator sume veredi,
   Nam solet a nudo surgere ficus equo.
       L. xiv, ep. 86.

Nous ferons observer à cette occasion que l'abbé de Marolles a fait un contresens en traduisant le dernier vers. Il a dit : « Car le cheval se blesse d'ordinaire » quand on ne lui donne pas de selle. » C'est au contraire l'écuyer qui se blesse et non le cheval.

(4) 7 Epid., circa finem.
(5) Le mot hippurin, par lequel Hippocrate a désigné une maladie, est rangé par M. le Clerc dans les maladies de la cinquième classe, désignées par Hippocrate sans nom ni description, de sorte qu'on ne peut les reconnaître. « Telle est » encore celle qu'il nomme hippouris, » dit l'historien de la médecine, par où » l'on soupçonne qu'il marque une cer-» taine sorte de fluxion longue et opiniâ-

» tre, qui se jette sur les parties génitales » de ceux qui vont trop long-temps et » trop souvent à cheval, ou une faiblesse, » ou quelque autre incommodité de ces » mêmes parties, provenant de la même » cause. » Histoire de la Médecine, prem. part., l. iii, chap. xii, p. 175.

(1) Successatoris tetri tardique caballi
         Lucilius.

(2) 2 De diæt., vers. 416.

» masse et le poids de son corps, portant » sur un seul côté, l'affecte sensiblement » et fatigue beaucoup; aussi ce genre de » course est-il le plus capable d'épuiser le » corps. Les écuyers connaissent très-bien » ce phénomène, et ils savent que les che- » vaux fatiguent plus dans une course cir- » culaire d'une heure, que dans une » course droite de deux heures. En outre, » les courses dont nous parlons énervent » tant que l'homme le plus robuste ne » peut les souffrir pendant une demi- » heure. » Ceux qui font métier de former des chevaux, mettent tout leur soin et toute leur attention à les faire tourner en rond et sans fin, pour me servir de l'expression d'Hippocrate.

La stérilité et l'impuissance qu'Hippocrate, en citant les Scythes, dit être particulières à ceux qui vont assidûment à cheval, vient, à ce qu'il me semble, de ce que la force des lombes et des parties génitales se détruit et s'énerve par cette secousse continuelle (1). Aristote (2) paraît avoir pensé autrement, puisqu'il a écrit que ceux qui vont à cheval sont très-enclins à l'amour, à cause de la chaleur continuelle et du frottement des parties génitales, ce qui est vrai d'une équitation modérée, et lorsqu'on monte un cheval paisible et qui va régulièrement le pas ou l'amble. Il y a donc de grands maux qui suivent cette espèce d'exercice, surtout si l'on a un cheval scabreux et de course, *cursuarium*. (Cassiodore (3) se servait de cette expression pour désigner ceux qui montent les courriers, et que nous nommons chevaux de poste.) Le roi Théodoric défendit, par un édit, de faire porter plus de cent livres à ces chevaux, croyant qu'il était absurde d'opprimer par la charge un animal dont on exige en même temps de la vitesse.

Je ne nie pas qu'une équitation modérée et douce puisse être utile et servir quelquefois de remèdes dans la cure des maladies chroniques; Hippocrate et Avicenne nous en ont fait connaître les avantages. Le premier (4) nous apprend qu'elle échauffe, dessèche et exténue;

le second, qu'elle est propre à chasser les graviers des reins, et à exciter le flux d'urine. Parmi les modernes, Sydenham lui donne beaucoup de louanges dans les obstructions du foie et de la rate. Je me rappelle avoir guéri un jeune écuyer qui, après une fièvre aiguë, fut attaqué d'obstructions à la rate, et menacé d'hydropisie. Il reprit son métier par mon avis, malgré sa faiblesse et sa mauvaise mine, et il fut absolument rendu à la santé après un mois d'exercice (1). — On peut rapporter à la classe des écuyers les cochers dont le métier est pénible et difficile. Pour conduire leurs chevaux, il faut qu'ils aient les muscles du bras dans une distension tonique continuelle et qu'ils tiennent fortement les guides. S'ils ne s'acquittent pas bien de ces fonctions, les chevaux les entraînent, et, comme a dit Virgile (2) :

Leur guide les rappelle et se raidit en vain;
Leur rebelle fureur ne connaît plus le frein.

Chez les anciens, conduire des chevaux était un exercice très-estimé dans les jeux et dans les spectacles : les grands se faisaient un honneur de s'y livrer quelquefois; ainsi Néron, au rapport de Suétone, mena souvent des chevaux en public; ainsi Caligula, quand il conduisait un char, n'accordait qu'aux sénateurs la permission d'en conduire en même temps. Dans notre siècle, il y a plu-

_____

(1) Les Scythes, que l'exercice trop violent du cheval rendait stériles, ne le devenaient, suivant Hippocrate, que parce que leurs testicules, froissés par le cheval, n'étaient plus aptes à séparer la semence.
(2) L. iv, probl. 12.
(3) L. v, ep. 5.
(4) 2 *De diæt.*, n. 28.

(1) L'exercice du cheval est utile, surtout dans la phthisie pulmonaire commençante, et beaucoup de médecins le louent dans cette maladie. Le baron Van Swieten en fait un grand cas. On peut croire que le mouvement doux et répété qu'il excite agite le sang dans le poumon, détruit ainsi les obstructions, et déterge les petits ulcères qui s'y forment. En outre, l'air vif et renouvelé que l'on respire à la campagne, où l'on fait ordinairement cet exercice, la diversité des objets dont l'œil est frappé, le spectacle récréatif et merveilleux de la nature qui s'offre sans cesse, contribuent aussi pour beaucoup à ces bons effets. — Nous avons entendu dire qu'un médecin étranger ordonnait aux phthisiques de suivre à cheval les sillons formés par la charrue. Ce conseil a du rapport avec ce que Van Swieten a dit des bains de terre, et des exhalaisons qui s'en élèvent. *Comment. in aphoris. Boerh.*, t. iv, p. 89.

(2) . . . . . Et frustra retinacula tendens
Fertur equis auriga, neque audit currus habenas.
Vrin., Georg., l. i.

sieurs nobles qui prennent plaisir à bien mener un char. — Quant à la cure des maladies des écuyers et des courriers, je n'arrêterai pas mon lecteur sur cet objet, parce que tous les livres des praticiens contiennent des détails relatifs que l'on peut consulter au besoin : on aura seulement soin d'écarter la cause occasionnelle ; je me contenterai donc de rapporter simplement les précautions que je crois utiles à ces hommes. Ils doivent porter un bandage, de peur qu'une équitation trop forte ne leur produise une hernie, par le relâchement ou la rupture du péritoine. Quelques-uns ont une coutume salutaire, c'est d'avoir des étriers courts ; ils seront surtout très - utiles à ceux qui ont une hernie et qui sont forcés de monter à cheval de temps en temps : si l'on soupçonne une rupture de quelque vaisseau dans la poitrine, ou quelque maladie dans les reins et la vessie, il faut qu'ils quittent leur métier, parce que rien n'est si nuisible à ces maux que l'équitation. — Il y eut jadis un fameux écuyer, un vrai Messape, dompteur et maître de chevaux, nommé Louis Corbellus de la Mirandole, si renommé pour l'éducation et l'instruction des chevaux, qu'on le fit venir à la cour de Philippe IV, roi d'Espagne. Après avoir monté long-temps à cheval, il vomit beaucoup de sang; malgré tous les remèdes qu'on lui administra, il fut réduit en quelques mois dans un si triste état, qu'on attendait sa mort de jour en jour. Cet écuyer, je ne sais trop par quel instinct, quoiqu'il eût horreur de toute sorte d'aliments, dit qu'il avait envie de manger de la viande de porc. Après avoir été satisfait, il parut aller mieux ; et avec cette nourriture, principalement du cochon de lait bouilli, il prolongea sa vie de plus d'un an (1).

_____

(1) Les écuyers, les postillons, et tous ceux en général qui restent trop long-temps à cheval, sont sujets à avoir des écorchures à l'anus. M. de Sauvages a nommé cette maladie *proctalgia intertriginosa*; Sennert, l'*intertrigo ani*. Aurait-elle quelque rapport avec l'*hippuris* d'Hippocrate? Le premier de ces médecins conseille d'appliquer dessus du suif, de la graisse, de l'huile rosat, de l'eau rose. Les maquignons se servent du baume du Samaritain, du beurre, et de remèdes triviaux qui peuvent avoir le même succès. — Si ce n'est qu'une rougeur passagère, on peut appliquer dessus des feuilles

CHAPITRE XXXIV.

DES MALADIES DES PORTE-FAIX.

Dans les villes peuplées et surtout maritimes, comme Venise, le grand concours de monde de différents pays la quantité considérable de marchandises qui arrivent, exigent un grand nombre de porte-faix. Ils sont absolument nécessaires pour porter à bord les marchandises que les vaisseaux emportent, ou pour en retirer celles qu'ils ont apportées. Nous devons donc examiner les maladies de ces hommes bâtés, suivant l'expression de Plaute. Les poids énormes qu'ils portent sur leurs épaules leur en occasionnent plusieurs et d'assez dangereuses. L'action vigoureuse de tous leurs muscles, et surtout de ceux de la poitrine et du bas-ventre, qu'ils sont obligés de contracter violemment pour retenir l'air dans leurs poumons, rompt assez souvent quelque vaisseau dans ces organes. Un porte-faix, en chargeant sur ses épaules la masse qu'il doit porter, inspire d'abord beaucoup d'air, et ne l'expire que peu à peu et en petite quantité. Les vésicules pulmonaires, enflées prodigieusement, compriment les vaisseaux artériels et veineux, les empêchent de faire leur fonction comme il convient, et donnent ainsi naissance à des ruptures dans leur continuité. — La même cause, en détruisant l'action tonique des muscles de la poitrine, et viciant la structure des poumons, rend les porte-faix asthmatiques. J'ai plus d'une fois trouvé dans leurs cadavres ces viscères adhérents aux côtes, à cause de l'air qui les a gonflés trop long-temps. Ils ont aussi des varices énormes aux jambes, parce que le mouvement du sang vers les parties supérieures, retardé par les muscles des extrémités inférieures trop distendus, donne naissance à la dilatation des valvules veineuses. Au bout d'un certain temps ils deviennent tous bossus, par la fréquente flexion des vertèbres du dos qui entraînent tout le corps en devant. Quoiqu'ils ne connaissent pas les lois de la mécanique, la nature leur a appris qu'on porte plus facilement un poids sur les épaules, lorsque le corps est courbé, que lorsqu'il est droit. — Les hernies sont encore assez fréquentes chez

_____

d'aune vertes. Sauvages, *Erythema paratrima*, t. I, p. 501.

les porte-faix, parce que l'effort qu'ils font en retenant l'air rompt ou dilate leur péritoine. Fabrice de Hilden (1) rapporte l'histoire d'un charpentier qui, ayant levé de terre une masse énorme, fut attaqué subitement d'une chute de l'épiploon dans le scrotum, et mourut le septième jour. Félix Platerus nous apprend (2) qu'ils sont sujets à la phthisie, et il parle de carriers et d'autres artisans qui, en soulevant des fardeaux, crachèrent du sang à l'instant même. — Il y a, dans Hippocrate, une histoire assez semblable et digne d'être rapportée : « Un » homme, dit-il (3), voulant, par une » gageure, enlever de terre un âne, eut » sur-le-champ la fièvre ; il rendit du » sang les 3, 4, 7, 8 de sa maladie, et » enfin il fut jugé par un flux de ventre.» Ce porte-faix, se fiant trop sur sa force, fut pris de la fièvre ; et il y a tout lieu de croire que la cause occasionnelle de cette maladie fut l'effort qu'il fit pour soulever l'âne. Hippocrate ne dit pas par quelle partie il rendit du sang ; Wallesius, dans son Commentaire, pense que ce fut par les narines, et que sa fièvre fut guérie aussi bien que son ventre relâché par cette hémorrhagie. Il se fie sur cet aphorisme (4) : « Dès que le sang » coule abondamment par quelque partie » que ce soit, le ventre a coutume de se » relâcher. » Cependant Hippocrate, dans ses Epidémiques, a coutume d'ajouter ces mots, *e naribus*, des narines. Toutefois, de quelque partie que le sang ait coulé, il est certain que ces hommes sont très-sujets aux hémorrhagies, soit de la poitrine, des narines, ou des vaisseaux hémorrhoïdaux, maladies qui en entraînent de plus funestes après elles.

Telles sont donc les maladies des porte-faix que le praticien doit connaître pour agir comme il convient, lorsqu'ils en sont attaqués. Comme ils ont coutume de manger abondamment pour soutenir leurs forces (ainsi que font les athlètes), la saignée doit être un des remèdes les plus convenables, aussi bien que ceux qui nettoient l'estomac et ôtent la lassitude, comme les bains, les frictions et d'autres semblables ; pour les hernies auxquelles ils sont exposés, ils porteront un bandage par précaution, et ils évite-

ront de disputer entre eux lequel porte le fardeau le plus lourd, de peur que ces essais miloniens ne leur causent des accidents pareils à celui de l'âne soulevé par gageure. — Qu'il me soit permis de proposer ici un problème mécanique ; savoir, pourquoi les crocheteurs portent plus facilement un fardeau sur leurs épaules, courbés et penchés, que lorsqu'ils sont droits, quoique dans cette dernière attitude ils aient plus de force, moins de crainte de tomber, et qu'ils devraient plus aisément soutenir des fardeaux. Ainsi des colonnes ou des poutres posées perpendiculairement à l'horizon, soutiennent des masses énormes. Ainsi nos femmes de la campagne portent sur leur tête jusqu'à cent livres à la ville, et font plusieurs milles avec cette charge, en marchant toujours droites et prenant garde de ne pas pencher plus d'un côté que de l'autre, de peur de tomber ; cela vient-il de ce qu'un poids, dans la situation droite, presse la clavicule et plus dans le milieu que dans l'extrémité ; de sorte que cet os, assez faible d'ailleurs, peut se briser dans cette circonstance ; au lieu que quand le corps est courbé en devant, les fardeaux portant sur l'omoplate qui est un os grand, large et robuste, y causent moins de pression et ne risquent pas de le fracturer. Serait-ce, dis-je, par cette raison que les porte-faix marchent courbés pour porter leurs fardeaux avec plus de facilité et de sûreté ? Cela paraît assez vraisemblable : car un corps grave est soutenu avec moins de peine par toute la main que par un seul doigt, et une boule d'or d'une livre exerce plus de pression dans la paume de la main, qu'une boule de bois du même poids, parce que le volume de la première étant plus petit, elle exerce toute sa force sur moins de parties, que ne fait la boule de bois. Ainsi un fardeau posé sur l'épaule d'un porte-faix courbé est appuyé sur une région plus robuste, et supporté par plus de parties, que si le porte-faix était droit, soit que ce fardeau soit un corps solide comme du bois, ou flexible comme un sac de froment. Il est donc plus facile à porter dans cette attitude, et c'est pour cela que les crocheteurs, aussitôt qu'ils sont chargés, se ploient en devant et font proéminer en arrière le milieu de leur corps, afin que le centre de gravité soit dans l'axe de leur direction. A Venise et à Ferrare, j'ai vu ces hommes porter des sacs de blé ou d'autres fardeaux, non sur une

(1) Cent. i, obs. 72.
(2) Q. Pat., p. 5.
(3) 4 Epid., n. 15.
(4) 4 Aph., 27.

épaule comme ceux de notre pays, mais sur le cou et les vertèbres du dos; de sorte qu'ils appuient sur toutes ces régions; ils disent que de cette manière ils ont moins de peine que s'ils les portaient sur une seule épaule; ce qui est assez raisonnable, tant est vrai ce mot du poète : « Un poids porté avec adresse » paraît moins lourd qu'il ne l'est effec- » tivement (1). » Les femmes qui portent des fardeaux sur leur tête, sont forcées de marcher droites : car, si elles penchaient la tête, leur fardeau, appuyé sur cette partie posée hors de l'axe de leur corps, tomberait nécessairement. Avec cette précaution, elles vont gaîment et également avec de grands paniers sur leur tête, et étonnent ceux qui les voient. Leur fardeau, dans cette attitude, appuie directement sur le crâne dont la forme voûtée ajoute beaucoup à la force, et sur toute la colonne vertébrale (2).

_____

(1) Leve fit, quod bene fertur onus.

(2) Les travaux excessifs des porte-faix disposent leur sang aux maladies inflammatoires. Ils meurent souvent en très-peu de temps, de fièvres violentes accompagnées de quelque inflammation dans les viscères. Morgagni, qui nous rapporte sept histoires de maladies des porte-faix, nous apprend qu'ils sont sujets principalement à l'apoplexie sanguine. On peut voir, dans son epist. 3, art. 4, l'histoire d'un de ces hommes qui mourut subitement d'une semblable maladie; son cerveau contenait une assez grande quantité de sang épanché. La frénésie et le délire les attaquent aussi; l'article 6 de l'epist. 7 du même médecin peut en fournir un exemple frappant. — On ne saurait donc trop leur recommander la modération, d'éviter les excès en tout genre, et surtout de ménager leurs forces, dont ils ont tant besoin. Ils prendront aussi garde de ne pas négliger leurs maladies dans le commencement, et de ne les pas laisser ainsi devenir incurables, comme fit ce cocher dont Morgagni nous donne l'histoire, epist. 20, art. 2, et qui, ayant continué imprudemment son ouvrage, malgré les symptômes violents d'une péripneumonie qui l'accablait, ne se rendit à l'hôpital de Padoue que six jours après le commencement de sa maladie, et mourut en vingt-quatre heures. — Il est une autre classe d'hommes employés à porter des fardeaux, et qui ont des maux plus terribles à redouter : ce sont les porteurs d'eau. L'eau souvent

CHAPITRE XXXV.

DES MALADIES DES ATHLÈTES.

Quoique les révolutions des événements aient détruit beaucoup de coutumes anciennes, et qu'elles aient enveloppé dans leurs ruines les spectacles d'athlètes et de gladiateurs (qu'on appelait des jeux, comme si c'était un jeu ou un métier, d'offrir aux peuples des boucheries d'hommes), il m'a semblé qu'il serait utile de dire quelque chose des athlètes et de leurs maladies, pour faire connaître les soins et la sagacité des médecins anciens dans l'observation et la guérison des maladies des artisans; il n'y a personne, si nouveau qu'il soit en médecine, qui, pour peu qu'il ait mis le pied dans les écoles, n'ait entendu réciter cet oracle d'Hippocrate, «l'exté- » rieur des hommes qui font de l'exer- » cice, etc. » Passage dont la vraie explication a tant exercé d'esprits, a tant fait naître de commentaires auxquels il n'y a rien à ajouter depuis que le célèbre Tozzi, autrefois premier médecin du pape, a entrepris de traduire et d'expliquer les Aphorismes, suivant les opinions et les connaissances des modernes. — Il y avait anciennement un grand nombre d'athlètes et de lutteurs, à cause de la fréquence de ces sortes de jeux. Cet exercice n'était pas laissé aux esclaves seulement, puisque les enfants libres, les nobles mêmes s'y adonnaient, et avaient des maîtres particuliers pour

_____

très-froide et même glacée dont ils sont mouillés les expose à toutes les maladies que produit la transpiration supprimée. Pour les prévenir, ils auront soin de se bien couvrir et de se frotter le soir avec une flanelle en se couchant. Ce moyen simple et tant de fois recommandé par les anciens est très-efficace pour rétablir l'équilibre entre la transpiration et les autres fonctions, et remédier aux incommodités qu'occasionne la gêne de cette excrétion salutaire. — Les auteurs du Dictionnaire de santé avertissent de ne pas noyer ces hommes de boissons tièdes et relâchantes, qui affaibliraient considérablement le ton de leur estomac, de leurs fibres en général, et les feraient passer ainsi d'une extrémité à une autre; et conseillent dans leurs maladies l'eau aiguisée de vinaigre, et par la suite une boisson faite avec quatre cuillerées d'eau-de-vie dans une chopine d'eau.

l'apprendre. Ainsi dans Térence, Parmenion offrant à Thaïs un jeune homme, lui dit : « Examinez-le sur les sciences, » éprouvez-le sur les exercices de la » lutte, et sur la musique, je vous le » donne pour un garçon qui sait tout ce » que les jeunes gens de condition doi- » vent savoir (1). » Il s'offrait donc aux médecins de ces temps reculés de fréquentes occasions de guérir les athlètes. Leurs maladies ordinaires était des apoplexies, les syncopes cardiaques, les catarrhes suffocatifs, des ruptures de vaisseaux dans la poitrine, et des morts subites assez fréquentes, dont la cause principale était la grande abondance des humeurs, la distension des vaisseaux, le retard du sang, ou son arrêt total ; de là les interceptions des veines, suivant l'expression d'Hippocrate, la stagnation du sang, et la stase de toutes les humeurs qui entraîne nécessairement la mort subite après elle. Cet accident était d'autant plus fréquent parmi les athlètes, qu'après avoir resté dans l'inaction, et au sortir de repas somptueux et excessifs, ils passaient subitement au combat et à la lutte. « Il est plus dangereux, dit » Hippocrate (2), de passer du repos à » l'exercice, que de l'exercice au repos. » En effet, dans un travail violent, le sang s'échauffe, se raréfie beaucoup, et ne peut plus passer si facilement des artères dans les veines, ou plutôt revenir dans ces dernières aussi vite qu'il coule dans les artères, et surtout lorsque les vaisseaux en sont gonflés. — Hippocrate nous apprend dans l'histoire de Bians, quelle était la façon de vivre somptueuse des athlètes. Voici comme il s'exprime (3) : « Bians le lutteur, naturelle- » ment grand mangeur ; tomba dans une » affection cholérique, et rendit la bile » par haut et par bas, à cause de l'u- » sage qu'il faisait de la viande, surtout » de celle de porc, de vin odorant, de » gâteaux, et de sucreries faites avec le » miel, le concombre, le melon, le » lait, et la farine récemment séchée » au feu. »

Ainsi se remplissaient les athlètes, afin de se rendre forts et vigoureux. Aris-

tote (1) a dit que ces hommes n'avaient pas de proportion dans leurs formes, parce qu'ils ne savaient pas distribuer également les différents aliments dont ils se nourrissaient. Platon (2) les appelait avec raison, endormis, lâches, et sujets aux vertiges. — Galien a aussi dit du mal de l'art athlétique dans différents endroits de ses ouvrages (3), et il s'est assuré par sa propre expérience qu'il était nuisible à l'esprit et au corps. Il nous apprend (4), qu'à l'âge de trente ans, demeurant à Rome, poussé par la vaine gloire de passer pour un lutteur fort et habile, il se luxa l'épaule en s'exerçant dans l'arène. Il manqua mourir de cette maladie ; et suivant la description qu'il a faite de sa guérison, peu s'en fallut qu'il n'ait eu les ligaments distendus. Il fut obligé de se frotter pendant un jour et une nuit la partie luxée avec de l'huile chaude, et de rester couché tout nu sur une peau, à cause des chaleurs de la canicule. — Tout le monde connaît les secours que les anciens médecins ont fournis aux athlètes. La saignée était le principal remède qu'ils employaient, non pas pour que le corps pût se nourrir de nouveau après l'évacuation du sang, mais pour rétablir le mouvement de ce fluide qui, presque arrêté dans les vaisseaux pulmonaires et les artères carotides, pouvait leur causer une mort subite. Ils leur administraient aussi des purgatifs actifs, un régime très-doux et très-modéré, tant que la maladie donnait du relâche, et en général leur médecine sur cet objet était très-étendue, tant pour les préservatifs, que pour la cure, parce qu'ils avaient souvent de ces hommes à guérir. Les maîtres de lutte interdisaient aussi l'usage du plaisir de Vénus aux athlètes, de peur de les rendre faibles. En outre, ils avaient coutume de leur passer des anneaux aux parties de la génération (5). Ainsi Martial a dit du juif

---

(1) . . . . . . Fac periculum in litteris.
Fac in palæstra, in musicis ; quæ liberum
Scire æquum est adolescentem, solertem dabo.
In Eunucho.
(2) De rat. vict. in art., n. 24.
(3) 5 Epid., n. 27.

(1) 4 De gener. anim., c. III et VIII.
(2) 5 De Republ.
(3) Suasio ad bonas art., et I. ad Trasyb.
(4) Com. I, in lib. De artic.; n. 60.
(5) La manière de passer des anneaux au membre viril, pour empêcher les hommes de jouir des plaisirs de l'amour, n'était pas, à ce qu'il paraît, la seule manœuvre employée à cet effet chez les anciens. En voici une plus singulière dé-

Menophylus, « comme il luttait devant » le peuple, son anneau tomba dans l'a- » rène, et on s'aperçut qu'il était cir- » concis (1). » Cependant la trop grande abstinence du coït avec la nourriture forte et abondante qu'ils prenaient, les jetait quelquefois dans une torpeur extrême : alors, suivant Pline (2), on leur ôtait leur anneau, et on leur permettait de jouir du plaisir de l'amour qui leur rendait leur première gaieté, avec leur force : car, au rapport de Celse (3) « le » coït ne doit être ni trop désiré, ni trop » redouté. De temps en temps il donne » des forces, trop fréquent il en ôte »; ainsi Hippocrate a dit (4) : « Le travail, » le manger, la boisson, le sommeil, » l'amour, tout doit être fait avec mo- » dération.»

CHAPITRE XXXVI.

DES MALADIES DES OUVRIERS EN PETITS OBJETS.

Il y a des ouvriers qui travaillent des objets très-petits : tels sont les bijou- tiers, les horlogers, les peintres sur les pierres précieuses, et les écrivains, comme celui qui, suivant Tullius (5), mit toute l'Iliade d'Homère sur une petite peau, contenue dans une coquille

de noix. Outre les incommodités que cause la vie sédentaire, ces ouvriers sont encore affligés de myopie ou de cette affection des yeux assez connue, dans laquelle on est obligé d'approcher les objets tout près de l'œil pour les apercevoir ; aussi se servent-ils tous de lunettes pour travailler. Wedelius a fait mention de ces ouvriers (1) : il dit qu'ils sont sujets à la faiblesse de la vue, parce que les organes de cette fonction sont les plus exercés de tous dans leur travail. N'est-il pas possible de trouver une au- tre raison de ce phénomène dans les principes de l'optique? — Rien, selon moi, n'est plus propre à nous apprendre la manière dont se fait la vision, que la chambre obscure dans laquelle les objets extérieurs se peignent sur un linge blanc (découverte due à Platerus (2), et ensuite à Fortunatus Plempius dans son ophthalmographie). Lorsqu'il y a un verre convexe au trou de la chambre obscure, plus l'objet est près du trou, et plus il faut en éloigner le linge, afin que l'image de l'objet soit plus distincte; et plus l'objet est éloigné du verre, plus il faut approcher le linge du trou, sans quoi les images seraient confuses, parce que ce n'est que dans le point de la réunion des rayons que les images se peignent sur la rétine, comme avec un pinceau. Afin que l'œil vît mieux et plus distinc- tement les objets proches ou éloignés, et pour rendre sa structure encore plus ad- mirable, il était donc nécessaire qu'il fût mobile et capable de changer de fi- gure ; il fallait que la rétine ou le cris- tallin fussent locomobiles. Nous savons tous par expérience, que quand nous ne voyons pas assez distinctement des ob- jets éloignés, parce que leurs rayons, presque parallèles en entrant dans l'œil, se réunissent trop près avant de parve- nir à la rétine ; nous savons, dis-je, qu'en resserrant le globe de l'œil au moyen des muscles et des paupières, les corps que nous n'apercevions que con- fusément nous paraissent clairs et dis- tincts à cause du changement de figure que nous donnons à cet organe. — Les ouvriers en petits objets sont donc forcés, pour apercevoir distinctement leurs ouvrages, d'y fixer long-temps les yeux par une espèce de mouvement toni- que continu. Ainsi, malgré la propriété

crite dans Withof, *De castratis*, comment. prima, § 7; et que cet auteur a indiquée d'après Celse. Les hommes à qui on la faisait subir étaient appelés *infibulati*. On tirait d'abord le prépuce au-delà du gland qu'il recouvrait, on marquait deux points opposés avec de l'encre à sa face inté- rieure, on le lâchait, et si ces points ne tachaient point le gland, ils offraient le lieu où on devait passer l'anneau de chasteté. On y passait alors une aiguille enfilée, on la retirait en y laissant le fil, qu'on remuait tous les jours afin d'entre- tenir ouverts les trous faits par l'aiguille. Enfin, on y plaçait un anneau de cuivre ou d'argent, appelé *fibula*. Cette opéra- tion se pratiquait principalement sur les jeunes gens qu'on voulait garantir, dit Withof, des dangereux attraits des fem- mes publiques.

(1) Luderet in media, populo spectante, palæstra, Delapsa est misero fibula, verpus erat. Epig., l. VII.

(2) L. XXVIII, c. VI; H. N.
(3) L. I, c. I.
(4) 6 Epid.
(5) Vide Plin., l. VII, c. XXI.

(1) *Path. dogm.*, sect. II, c. X.
(2) L. IV, probl. 59.

qu'ils ont de les mouvoir pour mieux apercevoir les objets éloignés comme les proches, l'application et le mouvement tonique de ces organes font contracter à leur rétine une espèce de fermeté et de constance dans une seule situation. C'est de là que naît la difficulté de mouvoir cette membrane à leur gré pour mieux apercevoir les objets éloignés, et c'est là l'origine de la myopie qui les attaque presque tous.

En outre, tandis que les yeux sont fixés et constamment attachés sur le même objet, leurs humeurs s'épaississent, deviennent opaques, et leur vue s'éteint petit à petit. Ainsi, quoique la nature leur ait donné de très-bons yeux, ils deviennent myopes et louches. — Tels sont les malheurs que ces artistes retirent de leurs talents. Des ouvrages aussi beaux et aussi utiles que les pendules rendent la vue si faible, que les horlogers sont presque aveugles avant leur vieillesse. J'ai connu une femme juive dans cette ville qui avait tant d'adresse à enfiler des perles et à les placer avec ordre, qu'elle en cachait les défauts par l'arrangement, et qu'elle s'amassa beaucoup de biens à ce talent. A l'âge de quarante ans, ne pouvant trouver aucune espèce de lunettes qui lui rendît l'usage de ces yeux, elle abandonna son métier. — Il est difficile de trouver les moyens de remédier à ces maux. On ne peut, en effet, leur conseiller d'abandonner un talent qui les fait vivre, et la médecine ne fournit aucun remède propre à rendre aux yeux leur ancienne vigueur et leur mobilité, et à guérir un mal si invétéré. On craint d'employer les purgatifs, les saignées et les autres secours médicinaux pour des hommes qui, d'ailleurs, sont sains et vigoureux; on ne peut non plus accuser l'épaisseur et l'embarras des esprits, et tourmenter par des médicaments un organe qui est innocent de ce crime. — Outre l'usage des verres, il serait cependant utile à ces ouvriers de ne pas avoir toujours la tête penchée, et presque sur leur ouvrage; mais d'en écarter quelquefois les yeux, de les porter sur d'autres objets, et de laisser pendant quelques heures leurs travaux, pour délasser ces organes. On ne peut concevoir combien il est utile, pour entretenir la mobilité des membranes de l'œil et la fluidité des humeurs, de regarder différents objets de près, de loin, en droite ligne, obliquement, et de toutes les manières; par ces précautions, la structure natu-

relle de l'œil se conserve, la pupille se rétrécit ou se dilate, le cristallin se rapproche ou s'éloigne de la prunelle pour apercevoir les objets proches ou éloignés. Sans ce soin, l'œil, comme toutes les autres parties qu'on tient trop longtemps dans la même position, se raidirait et deviendrait incapable des mouvements qui lui sont propres. Cela s'observe aussi chez ceux qui sortent des prisons obscures après y avoir été long-temps enfermés. Il faut qu'ils s'habituent peu à peu à la lumière; leur pupille, qui a été long-temps dilatée dans les ténèbres, et dont l'élasticité a été un peu affaiblie, doit s'accoutumer peu à peu à se resserrer avec célérité, comme elle le faisait auparavant (1).

---

(1) La myopie, vue courte, ou vue de jeunes gens, est la maladie principale des ouvriers en petits objets. Ce vice dépend de ce que leur cornée est trop convexe, défaut qui leur vient, comme l'observe Ramazzini, de la nécessité où ils sont de fixer leurs yeux pour mieux voir leur ouvrage; ce qu'ils ne peuvent faire sans contracter les muscles du globe de l'œil, qui le tirent en arrière et font proéminer sa face antérieure au dehors. Quelquefois aussi c'est leur cristallin qui est trop convexe, et enfin cette maladie peut dépendre des humeurs de l'œil qui se sont épaissies, et qui réfrangent trop les rayons visuels, de sorte qu'ils se réunissent avant la rétine. Pour remédier à cette incommodité, la dioptrique doit venir au secours de la médecine. Les verres concaves des deux côtés, ou plans concaves, ont la propriété de faire diverger les rayons, et de les faire tomber sur l'œil, comme s'ils partaient d'un objet voisin de cet organe. Ils pourront se servir de ces verres, et en proportionner la concavité à leur myopie. Il y a des règles très-précises à cet égard; mais ces détails qui appartiennent entièrement à la dioptrique, ne peuvent être bien placés ici. Il suffira d'observer que plus un myope est obligé d'approcher un objet de son œil pour l'apercevoir distinctement, plus le verre dont il se servira doit avoir de concavité, afin de faire diverger davantage les rayons lumineux. On peut consulter Sauvages, qui donne les moyens exacts de s'assurer géométriquement, 1° du degré de la myopie d'un sujet; 2° du degré de la concavité du verre qui lui convient. *Nosolog.*, t. v, p. 133 et suiv.

CHAPITRE XXXVII.

DES MALADIES QUI ATTAQUENT LES MAÎTRES DE MUSIQUE, LES CHANTEURS, ET TOUS CEUX EN GÉNÉRAL QUI EXERCENT LEUR VOIX.

Il n'y a aucun exercice si salutaire et si peu nuisible qui ne puisse causer de grands maux, lorsqu'on en fait excès. Ce fait est connu des maîtres de musique, des chanteurs, des prédicateurs, des moines et des religieuses qui font retentir leurs temples des psaumes. Les avocats, les crieurs publics, les philosophes antagonistes qui disputent dans les écoles jusqu'à perdre haleine, et tous ceux qui font métier de parler ou de chanter, savent aussi combien cet exercice continuel est nuisible. Ils sont pour la plupart sujets aux hernies, si l'on en excepte les castrats, à qui on extirpe les testicules. La longue expiration qu'ils sont obligés de faire pour prolonger les sons ou pour réciter des discours, relâche les muscles du bas-ventre qui servent à la respiration, aussi bien que le péritoine, et facilitent par ce relâchement la production des hernies inguinales; ainsi les enfants sont attaqués de cette maladie à cause de leurs cris et de leurs gémissements. Fallope (1) l'a observée particulièrement chez les chanteurs et chez les moines. «Les chanteurs, » dit-il, qui ont la voix grave, ce qu'on » appelle basse-contre ou basse-taille, et » les moines sont, pour la plupart, atta- » qués de hernies par leur chant conti- » nuel qui demande une action violente » des muscles de l'abdomen. » Le savant Mercurialis remarque (2) que les anciens qui chantaient aussi, n'étaient pas sujets aux hernies comme nous, « parce qu'ils » prenaient fréquemment des bains, au » moyen desquels le péritoine, le scro- » tum et les tuniques propres des testi- » cules, humectés et ramollis, pouvaient » se dilater sans danger de rupture qui » est commune de notre temps. » En effet, j'ai observé que les religieuses sont attaquées de hernies plus fréquemment que les autres femmes; ce qu'il faut attribuer à leurs chants trop violents, aussi bien que celles qui arrivent aux moines. Le même auteur remarque « qu'une

» voix aiguë, une haute-contre ou un » fausset, produit des gonflements de la » tête, des palpitations aux tempes, des » pulsations du cerveau, des intumes- » cences des yeux, et des bruissements » d'oreilles. » Ces phénomènes ne s'observent pas chez ceux qui chantent d'une voix grave; et en effet, on a besoin d'une grande inspiration et de beaucoup d'air dans les poumons, pour pousser un son aigu et pour le soutenir. On peut s'en convaincre en chantant une gamme; car dès qu'on a atteint le son le plus aigu, il faut contracter tous les muscles de la poitrine et du bas-ventre; ce qui arrête et retarde le sang veineux, et donne naissance à la rougeur du visage, aux pulsations des tempes et à tous les symptômes énoncés ci-dessus. Aussi les enchifrenements et les enrouements sont fréquents chez les chanteurs de théâtres qui épuisent la lymphe des glandes salivaires. — J'ai connu à Modène la fameuse chanteuse Marguerite Salicola-Scevina qui, après avoir beaucoup chanté, fut prise d'un enrouement considérable auquel elle s'attend toutes les fois qu'elle exerce sa voix pendant long-temps. On ne peut concevoir la grande quantité de lymphe visqueuse que cette femme peut cracher en un instant selon sa volonté, quoiqu'elle jouisse d'ailleurs d'une santé parfaite, tant ses organes salivaires ont leurs ouvertures béantes; ce qui ne peut venir que de l'effort violent qu'elle fait en chantant. Elle m'a raconté que, lorsque sur la scène elle soutient un ton sans reprendre haleine pendant trop long-temps, elle est bientôt après attaquée de vertiges. Puis donc que le chant et le discours précipités et violents chargent la tête et la rendent lourde, c'est avec raison que les médecins, dans les douleurs de cette partie, et dans les différentes maladies, défendent de parler et de lire tout haut, exercices qui peuvent également nuire. — Je pense qu'aucun exercice n'est plus capable d'échauffer tout le corps que le chant. Après avoir parlé une heure, les prédicateurs sont tout en nage. Les poumons fatiguent plus pendant le chant, le discours et la lecture, que pendant la course, parce que la respiration doit être inégale dans ces premiers exercices, pour que la prononciation soit haute ou basse, suivant l'exigence des cas. Il n'est donc pas étonnant que ces artistes soient essoufflés et se rompent quelquefois un vaisseau dans la poitrine, comme je l'ai

---

(1) T. III, *De hernia*, c. XXI.
(2) L. VI, *Gym.*, c. V.

Ramazzini.   9

vu dernièrement chez un orateur célèbre, S. J., qui, dans la convalescence d'une maladie grave, ayant osé monter en chaire pour prononcer un panégyrique, vomit des flots de sang. Le même malheur est arrivé à un savant professeur de Padoue, qui avait coutume de faire des leçons publiques de plus d'une heure. — Il y a sur cet objet une excellente lettre de Pline (1), où cet auteur recommande à Paulinus, son affranchi, Zosime attaqué d'une hémoptysie et menacé de la phthisie pulmonaire. Ce Zosime savait différents arts, entr'autres, lire et réciter parfaitement. Ayant parlé un jour avec force et chaleur, il cracha du sang; et envoyé pour cette maladie en Egypte, il en revint rétabli, mais avec une petite toux qui indiquait des restes de l'ancien mal. Dans cet état, quoiqu'il eût pendant plusieurs jours modéré sa voix, il cracha encore une fois du sang; c'est à cette époque que Pline avertit Paulinus qu'il le reçoive et lui donne tous ses soins dans sa maison de campagne située à Fréjus, et dont l'air ne pouvait que lui être très-salutaire.—Je dois ici rapporter une précieuse sentence d'Hippocrate (2). « Tous ceux qui exercent leur voix, soit » à parler, à lire haut ou à chanter, agi- » tent leur esprit. » Le mot *animam* de ce passage ne signifie-t-il pas le sang? Dans le chant, toute la masse de ce flui- de est fortement agitée; d'ailleurs on pense communément que le sang est le siége de l'âme; il y a même certains au- teurs qui le regardent absolument comme l'âme du corps (3). Les musiciens avouent que le chant échauffe le sang; et qu'a- près un opéra, ils rendent quelquefois, au sortir de la scène, une urine sanglan- te. Hippocrate aurait-il voulu parler de l'air que nous expirons? Cette dernière interprétation me paraît plus vraisembla- ble, parce que la voix est de tous les exercices celui qui agite le plus les or- ganes de la respiration (4).

Les mêmes maux attaquent les joueurs de flûte et de tous les autres instruments à vent. La violente expiration qu'ils emploient pour faire résonner leurs in- struments leur en attire encore de plus graves, comme des ruptures de vais- seaux dans les poumons, et des crache- ments de sang subits. Diemerbroeck rap- porte, dans ses observations (1), une histoire digne de compassion d'un joueur de flûte qui, poussé d'un désir violent de surpasser ses confrères, se rompit un assez gros vaisseau du poumon, et expira au bout de deux heures en vomissant une grande quantité de sang. — Quant aux remèdes qui leur conviennent, pour prévenir ou pour guérir les hernies qui leur sont familières, ils doivent porter un bandage, et rejeter comme inutiles les médicaments qu'on leur vante; tels que les liniments, les onguents, les em- plâtres, etc. Les bains d'eau douce leur conserveront la voix ou en adouciront la rudesse, comme aussi la térébenthine de Chypre et le sirop qu'on prépare avec cette substance. Galien leur recom- mande par-dessus tout les bains (2): « Les musiciens, dit-il, qui ont forcé » leur voix, et qui ont besoin de s'en » servir, les joueurs de harpe, les pané- » gyristes, les acteurs tragiques ou co- » miques, doivent prendre beaucoup de » bains, et se nourrir d'aliments adou- » cissants et relâchants; » mais dès que leur poitrine est menacée de quelque ma- ladie, ce qui se reconnaît à une petite toux et à un changement du visage et de l'embonpoint, il faut leur conseiller d'a- bandonner leur état (3).

---

(1) *Obs. med.*, 56.
(2) 7 *De comp. med.*, 2 *loc.*, c. 1.
(3) Lancisi, Albertini et Morgagni nous ont laissé des observations de joueurs d'instruments à vent, attaqués d'ané- vrismes dont ils moururent, et dont ils ont attribué la cause à cette espèce d'exer- cice. Le dernier de ces médecins nous offre, dans l'épître xvii, art. 22, 23, 24, l'histoire d'un de ces artistes qui mourut subitement. On lui trouva un anévrisme considérable à la crosse de l'aorte, dont les parois contenaient des lames sembla- bles à du suif, et qui se recouvraient l'une l'autre à la manière des pelures d'oignon. — Duisingius et Fabricius ont vu des ulcères aux poumons, et des adhé- rences de ce viscère à la plèvre naître de cet exercice. — Les musiciens doivent donc jouer avec modération de leurs instruments, et tâcher d'y employer le moins d'efforts possible. Ils ne peuvent cependant éviter les commencements.

---

(1) L. v, ep. 19.
(2) *De diæta*, n. 26.
(3) Virgile a dit :
Purpuream vomit ille animam,....
Æneid., l. ix.
(4) Plaute a dit dans ce sens: *Fœtet anima uxoris meæ.* — L'haleine de ma femme est d'une odeur désagréable.

CHAPITRE XXXVIII.

DES MALADIES DES LABOUREURS.

Heureux le laboureur! Trop heureux, s'il sait l'être (*).

Telles sont les paroles du prince des poètes ; mais elles ne doivent s'entendre

Rarement ceux qui apprennent à jouer de la flûte, du basson, du hautbois, du serpent, et de tous les instruments à vent en général, sont exempts de douleurs à la poitrine et de crachement de sang. Plusieurs même se dégoûtent par cet accident, et ne veulent pas sacrifier leur santé à leur amusement. — Il est des maux moins graves qui attaquent quelquefois les musiciens, et dont nous devons les avertir ici. L'air humide et froid des soirées peut blesser les organes de la voix et de l'ouïe. Il y a des exemples de musiciens qui ont perdu la voix en s'y exposant et en chantant le soir en plein air ou sur les eaux. Quant à la lésion de l'ouïe, Sauvages rapporte deux faits assez singuliers et qui dépendaient de la relaxation du tympan. Deux musiciens, après avoir eu l'imprudence de respirer cet air qui leur est nuisible, entendaient deux sons au lieu d'un, ce qui détruisait l'harmonie. L'un d'eux fut obligé d'abandonner son instrument jusqu'à ce que la guérison d'un rhume l'eût débarrassé de cette maladie. Sauvages donne à cette maladie le nom de *paracusis duplicata*, la double ouïe. (Nosol., t. v, p. 194.) — Il faut aussi observer que la musique dégénère quelquefois en passion, et peut alors faire naître des maladies particulières. La musomanie a été observée par plusieurs médecins ; on peut cependant tirer parti de cette passion dans les maladies des musiciens. Louis Roger, médecin de Montpellier, a donné, en 1758, une dissertation *De vi soni et musices iatricha*, dans laquelle il a détaillé les différents secours que la musique peut fournir à la médecine. Ainsi le bruit d'un tambour a guéri une fièvre rémittente ; un concert a guéri un musicien d'une fièvre tierce, accompagnée de délire et d'insomnie ; un maître de danse d'Alais, nommé Masson, fut guéri d'une maladie aiguë par le son d'un violon. C'est à cause de ce rapport avec la guérison de la maladie causée par la tarentule, que Sauvages a mis la musomanie dans le genre du tarentisme. On peut voir, dans une dissertation de M. Nicolas sur la médecine morale, qui se trouve à la fin de son ouvrage intitulé : *Cri de la nature, etc.*, quelques faits qui ont rapport à cet objet.

(*) O fortunatos nimium sua si bona norint
Agricolas!

que des anciens laboureurs qui cultivaient leurs champs avec leurs bœufs, et non de ceux de notre temps, qui, labourant des terres qui ne sont pas à eux, ont à combattre et les fatigues de leur état et la pauvreté qui les accable. Les maladies qui tourmentent ceux de l'Italie, et surtout en-deçà et au-delà du Pô, sont les pleurésies, les péripneumonies, l'asthme, les coliques, les érysipèles, les ophthalmies, les esquinancies, les douleurs et la carie des dents, qui toutes reconnaissent pour causes occasionnelles l'air et la mauvaise nourriture. Dans les campagnes où ils travaillent, ils sont exposés aux intempéries de l'air, au vent du midi, à celui du nord ; ils ont à essuyer la pluie, la rosée du matin et les ardeurs du soleil. Ils sont baignés de sueurs ou transis de froid ; et malgré leur constitution robuste, ils ne peuvent supporter tant d'alternatives impunément. A ces causes se joint une nourriture très-mauvaise qui engendre un amas d'humeurs épaisses et glutineuses, d'où dépendent tous les maux qui les assiégent ; bientôt un mouvement fébrile excité dans leurs fluides fait stagner les humeurs visqueuses dans les vaisseaux de leurs poumons qui reçoivent tout le sang veineux ; aussi au commencement d'une maladie épidémique des poumons, ce sont eux sur qui elle donne, pour ainsi dire, le signal, et qu'elle moissonne les premiers, comme je l'ai plusieurs fois observé. De la même cause naissent les coliques, et l'affection hypochondriaque qu'ils appellent *il mal del padrone*, parce qu'elle a quelques caractères de la passion hystérique. Les aliments grossiers et visqueux déposent dans leurs premières voies une grande quantité de saburre pituiteuse et acide, d'où naît facilement l'irritation des intestins. — Les différents travaux de la campagne, suivant la diversité des pays et des saisons, font varier leurs maux. En hiver et au commencement du printemps, les maladies de la poitrine, les fluxions aux yeux, les esquinancies règnent parmi eux, et doivent leur naissance au sang épais et visqueux qui coule lentement dans ses canaux, et qui, stagnant dans différents endroits, y produit des inflammations. En effet, le sang qu'on leur tire dans ces circonstances est si épais, qu'il ressemble à de la cire par sa densité et sa couleur.

Il n'y a, je crois, aucun genre d'hommes chez qui le sang éprouve des chan-

-gements si subits que chez les labou-
-reurs ; épais et glutineux au printemps,
lorsqu'ils ont la moindre maladie au commencement de l'été, on le trouve fluide
et d'une couleur de rose animée. Il faut
donc que les travaux de la campagne
aient une singulière énergie, pour changer subitement la *crase* de leurs humeurs;
changement qui ne s'observe pas de même
dans les habitants des villes. — J'ai fait
sur les paysans de nos cantons et surtout
sur leurs enfants une observation assez
curieuse. Au mois de mars, vers l'équi-
noxe du printemps, les enfants de l'âge
de dix ans ou environ sont attaqués
d'une grande faiblesse de la vue ; ils ne
voient que très-peu pendant le jour, et
vont errants dans les campagnes comme
des aveugles, sans presque connaître leur
chemin; dès que la nuit approche, leur
vue revient un peu. Cette maladie cesse
sans aucun remède; et, environ vers le
milieu d'avril, leurs yeux reprennent
leurs fonctions. Ayant souvent eu occasion d'examiner les yeux de ces enfants,
j'ai vu leur prunelle extrêmement dilatée. C'est le mydriasis des auteurs, sur
la cause duquel ils ne sont pas d'accord
entre eux, comme on peut le voir dans
Sennert, Rivière et Platerus. — Gorrœus
dit (1) que cette maladie ne diffère pas
beaucoup de la paralysie de la prunelle.
Il me semble que les rayons du soleil
peuvent, dans le mois de mars, procurer
une fonte dans le cerveau et les nerfs
de la vision, qui détruit le ton de l'uvée
et la fait tomber sur elle-même. Les enfants de la campagne restent tout l'hiver
dans des étables chaudes et humides; ils
en sortent vers le printemps, et exposent
leur tête nue au soleil; alors il se fait
un écoulement d'humeurs, qui dilate la
pupille et rend la vue faible, à cause de
trop de rayons qui entrent dans l'œil.
Sur la fin d'avril, l'énergie de ces rayons
augmentée résout les humeurs épanchées
et remet la vue dans son premier état,
parce que la pupille se resserre et reprend sa première tension.

En été, les gens de la campagne sont
attaqués de fièvres ardentes, surtout
lorsqu'ils sont brûlés par les chaleurs du
lion. En automne, les flux dysentériques
les tourmentent, et sont produits par les
fruits et les erreurs de régime. C'est
dans cette saison qu'ils ont coutume de
faire rouir dans des mares le chanvre

et le lin. Les femmes occupées à retirer
hors de l'eau les paquets de chanvre, et
à les laver, sont obligées de se plonger
jusqu'au milieu du corps dans les étangs
et dans les lacs. Elles sont souvent prises
de maladies aiguës après cet ouvrage impur, et elles meurent très vite, à cause
du resserrement de la peau, de la suppression de la transpiration, et encore
plus de l'altération qu'éprouvent leurs
esprits animaux par la vapeur infecte qui
s'élève de ces eaux, et qui se répand
dans le voisinage. C'est avec bien de la
raison que les habitants des villes regardent ce temps pernicieux pour aller à la
campagne, parce que toutes les maisons
sont infectées de cette odeur exécrable.
Le père Kirker (1) regarde cette exhalaison comme capable de faire naître des
pestes dans les villes voisines. La virulence des vapeurs de l'eau où le chanvre
a roui, est assez démontrée par Schenckius dans ses observations, par Petrus à
Castro (2), Simon Pauli (3), et d'autres.
Les femmes hystériques savent d'ailleurs
quelle est la force et l'énergie des différentes odeurs. — Le peu de soins que les
laboureurs ont de leurs demeures contribue encore beaucoup à détruire leur
santé. Telle est, par exemple, la mauvaise coutume où ils sont d'amasser le
fumier pour les engrais devant leurs
étables, et même devant leurs maisons
qu'on pourrait appeler avec justice des
toits à porcs, et de les conserver pendant l'été comme par délices. Les exhalaisons fétides qui s'en élèvent en grande
abondance gâtent l'air qu'ils respirent.
Aussi Hésiode condamnait-il le fumage
des terres avec les excréments, pensant
qu'il fallait avoir plus à cœur la salubrité que la fertilité.

P. Zacchias remarque que les jardi-
niers sont souvent cachectiques et hydropiques ; forcés d'être continuellement
dans des jardins humides par l'arrose-
ment dont ils ont besoin, leur corps attire beaucoup d'humidité (4). Je me

(1) *Scrutin. pest.*, sect. I, § 1.
(2) L. VII, obs. 8, *de feb. puncticul.*
(3) *Quadripart. Bot.*
(4) Une observation constante faite par
beaucoup de médecins, et qui peut jeter
quelque jour sur la nature des fièvres,
c'est que dans tous les lieux humides,
bas, marécageux, voisins des rivières,
des étangs, des mares, les fièvres intermittentes sont très-communes et vraiment endémiques. Nous nous contente-

(1) *De fin. Med.*

souviens d'avoir guéri un maraîcheux paralytique, dont l'une des jambes n'avait plus de mouvement, mais était sensible, et dont l'autre avait perdu la sensibilité et conservait encore de la mobilité. La décoction de gayac et beaucoup d'autres remèdes le mirent en convalescence au bout de quelques années. — Voici une histoire que raconte Hippocrate(1): «Le malade qui habitait le jardin » de Déalcis ressentait depuis long- » temps une pesanteur de tête, une dou- » leur à la tempe droite, lorsqu'il fut » attaqué d'une forte fièvre à la suite de » quelque dérangement, et obligé de » garder le lit. » Galien, en cet endroit, se fâche contre Sabinus, qui pensait que le mot *horto* avait été ajouté au texte d'Hippocrate, comme si c'eût été la cause de la maladie; et il la rejette sur l'air des jardins, gâté par le fumage et les exhalaisons dangereuses des arbres, du buis, et des autres plantes semblables. — Ceux qui habitent au bord des plaines ont les mêmes maladies; ces lieux rendent, en effet, l'air insalubre par les mêmes causes. De là les jurisconsultes (2) ont décidé qu'il est possible d'intenter un procès à un voisin qui veut faire un pré d'un champ en friche. Aussi les cultivateurs des prés et les faucheurs de foin ont-ils des incommodités très-graves.

Quels sont les secours que la médecine peut donner à ces hommes dont l'utilité est si grande? Il serait ridicule de leur proposer des précautions préservatives puisqu'ils n'ont jamais recours au médecins pour cet objet, et que d'ailleurs ils n'observeraient pas ce qu'on leur prescrirait. Je me contenterai seulement de faire quelques remarques utiles pour la guérison de leurs maladies, lorsqu'on les a transportés dans les hôpitaux des villes, ou lorsque leur aisance leur permet de faire venir un médecin chez eux. D'abord, dans la pleurésie et dans les autres maladies de la poitrine, on aura

soin de ne pas prodiguer les saignées comme chez les habitants des villes; leurs corps épuisés par le travail s'affaissent facilement; leur sang est presque tout gélatineux, et contient peu d'esprits : lorsqu'on le fait couler à grands flots, leurs forces se dissipent aisément, et il ne leur en reste pas assez pour supporter la maladie, et pour qu'elle puisse se terminer par les crachats. Je sais que plusieurs médecins pensent qu'on peut saigner sans crainte lorsque le sang paraît épais, afin de lui procurer plus de mouvement. Cela leur est très-aisé à dire; mais qu'ils apprennent du savant Bellini (1) combien il faut de précautions pour opérer par la saignée une diminution du sang de la partie où il est amassé en trop grande quantité. Il est certain que ce fluide ne se meut pas dans ses canaux par lui-même, ou par la force de sa gravité, mais par l'effort violent des esprits poussés par l'action du cœur; c'est pour cela que, quand les esprits sont affaiblis, la saignée, loin de pouvoir augmenter le mouvement du sang, ne fait que le diminuer et le ralentir.

Baillou (2) recherche pourquoi les servantes et les domestiques, dont le corps est dur et robuste, et dont la santé est vigoureuse, sont plus accablés par les purgatifs et les saignées, que leurs maîtres qui sont plus faibles et plus délicats. Il croit que cela vient de ce que leurs corps durs, épais, distendus par des viscères robustes, résistent à l'action des purgatifs, et ne retirent pas une grande utilité des saignées; cela peut se rapporter aux gens de la campagne. Hippocrate décrit aussi (3) une certaine constitution où les femmes esclaves étaient attaquées de l'angine et en mouraient, ce qui n'arrivait point aux filles libres. Ce n'est donc pas seulement le tempérament du malade, mais encore sa manière de vivre, le métier qu'il exerce, qui doivent entrer pour beaucoup dans l'observation des maladies et dans leur traitement. — Il se commet donc beaucoup d'erreurs dans la guérison de ces hommes, parce que l'on s'imagine qu'en raison de leurs forces ils peuvent supporter des remèdes puissants plus facilement que les habitants des villes. J'ai souvent vu avec pitié des pauvres labou-

---

rons d'avoir indiqué ce fait, dont nous sommes très-sûr, sans vouloir en tirer aucune induction sur la cause de ces fièvres. Nous ferons seulement observer que cette cause une fois bien connue facilite et assure même le traitement qui convient à ces maladies.

(1) 5 epid., ægr. 5.
(2) L. *pratum. ff. de rer. et verb. signif.*
— Zacch., loc. cit., n. 14.

---

(1) *De sang mission.*, prop. 6.
(2) L. I, ep., p. 96.
(3) 7 In 6 epid.

reurs transportés dans les hôpitaux, confiés à des jeunes médecins à peine sortis
des écoles, qui les épuisent par les cathartiques violents et les saignées répétées, sans faire la moindre attention à
leur peu d'habitude à prendre des remèdes actifs, ni à la faiblesse produite par
leurs travaux excessifs. Aussi, ces malheureux aiment-ils mieux succomber à
leurs maux dans les étables, que de
périr à force de saignées et de purgatifs
dans des hôpitaux. Chaque année après
la moisson ces lieux publics sont pleins
de moissonneurs malades ; et il n'est pas
aisé de décider si la faux de la mort en
immole plus que la lancette du chirurgien. — J'ai souvent été étonné comment
beaucoup d'entre eux échappent aux
maladies aiguës qui les attaquent (je ne
dirai pas sans remèdes, car, dans ce cas,
je ne m'en étonnerais pas), mais en man-
geant beaucoup et plus qu'à leur ordinaire. En effet, dès que les paysans sont
malades, malgré la pauvreté dans laquelle
ils gémissent, leurs parents, leurs amis les
viennent voir en foule, leur apportent
des œufs, des poulets, et les mets qu'ils
en apprêtent, ou les guérissent ou les
délivrent plutôt d'une vie que la misère
leur rend à charge ; aussi a-t-on coutume
de dire dans notre pays que les gens de
la campagne vont à l'autre monde après
avoir été rassasiés et remplis de nourriture, tandis que les habitants des villes
meurent de faim et de jeûne au milieu
des tourments que les médecins leur font
éprouver.

Dès qu'ils entrent en convalescence,
ils reprennent leur premier train de vie,
et se bourrent d'ail, d'oignons, qui leur
tiennent lieu de mets succulents et ana-
leptiques. Je croirais volontiers que ces
substances âcres font l'office de médicaments, et que leur estomac et leur sang
tournant à l'acide après les travaux et les
fatigues de l'été, les oignons et l'ail,
comme tous les remèdes anti-scorbutiques, sont propres à dissoudre ce gluten
et à émousser cet acide. J'en ai connu
beaucoup qui, par l'usage de l'ail et des
oignons avec du bon vin, se sont guéris
au milieu de l'hiver des fièvres tierces
dont ils étaient attaqués. — Galien rapporte (1) l'histoire d'un paysan qui se
guérit de la colique de la manière suivante. Il se ceignit fortement, mangea
ensuite de l'ail avec du pain, continua

son travail pendant tout le jour, et fut
délivré de son mal. « C'est pourquoi, dit
» Galien, j'appelle l'ail la thériaque des
» paysans, et je pense que si on en in-
» terdisait l'usage aux Thraces, aux
» Gaulois, ou à ceux qui habitent les
» pays froids, on leur nuirait infiniment. »
Nos laboureurs ont un autre remède pour
la colique, ils prennent et pilent les
feuilles d'ivette (1), et ils en font un cataplasme avec des jaunes d'œufs, qu'ils
appliquent sur le ventre. — On trouve
dans Hippocrate une histoire assez curieuse (2) ; voici ses propres paroles :
« Il y a des situations qui soulagent.
» Ainsi, un homme qui travaillait l'osier
» étant attaqué de douleurs vives, se
» trouva mieux en s'appuyant fortement
» sur l'extrémité d'un bâton (3). » Hippocrate n'ayant pas indiqué le lieu de la
douleur, Galien, dans son commentaire,
pense que c'était la main. Vallesius
imagine que ce malade avait une colique,
et qu'il comprima avec le bout d'un
bâton le lieu de la douleur, où il avait un
sentiment pareil à celui que causerait
un croc de batelier enfoncé dans le ventre. Il dit que de telles douleurs diminuent
« par une compression forte ; par le
» mouvement du corps et le changement
» de figure, » moyens que la nature indique elle-même puisqu'on cherche à
se soulager en portant la main ou le
poing sur l'endroit douloureux, ce qui
empêche et la distension et l'élévation
de cet endroit. C'est ainsi qu'Hippocrate
recommandait la compression avec la
main dans les affections hystériques, afin
de contenir la matrice dans ses limites,
remède que j'ai éprouvé être très-bon,
et surpasser en qualité tous les médicaments hystériques.

Pour résumer surc   que nous avons

---

(1) L'ivette est une plante échauffante,
qui ne pourrait tout au plus convenir
que dans la colique venteuse. Elle serait
même très-dangereuse dans la colique
inflammatoire. Les auteurs de matière
médicale la rangent parmi les médicaments vulnéraires, céphaliques, hystériques, etc. Ils la recommandent dans le
rhumatisme, la paralysie, les affections
catarrhales, etc.

(2) 3 In 6 epid.

(3) « Figuræ magis allevantes ; velut
qui sarmenta manu nectebat et obtorque-
bat, præ doloribus decumbens, correpta
paxilli summa parte seipsum infixa inhæ-
rebat, melius habuit. »

---

1) 12 Met., c. 8.

dit assez au long de la guérison des laboureurs, l'expérience et la raison nous apprennent que leurs corps brisés par le travail et mal nourris sont épuisés par des saignées trop grandes et trop répétées, aussi bien que par des purgatifs trop réitérés, et qu'ils supportent plus facilement les vomitifs. Les ventouses scarifiées font des merveilles dans leurs fièvres continues, soit à cause de la confiance qu'ils y mettent, soit à cause d'une vertu qui nous est cachée. Les alexipharmaques qui leur conviennent, doivent être pris dans la classe des remèdes volatils. On imite en cela la nature qui les rend sujets aux sueurs copieuses en hiver et en été, comme cela s'observe chez les hommes qui font des exercices violents. Dès qu'ils ont vaincu la maladie et qu'ils sont entrés en convalescence, on doit leur permettre de retourner dans leurs chaumières, et de reprendre leur façon de vivre accoutumée, et se souvenir que Platon (1) se moquait avec raison du médecin Hérodicus qui voulait prescrire des règles diététiques aux ouvriers. — Telle est la méthode simple et précise dont je crois qu'on doit se servir pour traiter les habitants de la campagne, qui, sans cette cure accélérée, languissent et deviennent plus malades à force de médicaments (2).

_____

(1) 5 De Repub.
(2) La mauvaise nourriture et les changements subits de l'air sont deux causes puissantes qui, malgré la salubrité de la campagne, agissent sur ses habitants et les exposent à des maladies graves et souvent épidémiques. Ramazzini a décrit une fièvre tierce qui a attaqué les gens de la campagne en 1690, et qui ne s'est point répandue dans la ville de Modène. Ces épidémies ont leur caractère particulier, et c'est aux médecins qui sont à portée de les observer à en donner l'histoire. — Quant aux travaux de la campagne, ils sont de nature à incommoder peu les hommes qui s'y livrent. Il n'y a que le long et pénible exercice de certaines parties qui puisse les affecter. Ainsi les terrassiers, les vignerons, les moissonneurs, etc., qui sont obligés de se tenir sans cesse courbés, restent dans cette situation gênante lorsqu'ils sont parvenus à un certain âge. On voit souvent parmi ces ouvriers des vieillards pliés en deux et hors d'état de travailler. Lorsque ce mal est ancien, il n'y a absolument aucun remède à y apporter.

CHAPITRE XXXIX.

DES MALADIES DES PÊCHEURS.

Si les gens de la campagne qui labourent et ensemencent les terres font vivre les peuples en leur fournissant les biens de première nécessité, les pêcheurs, en épuisant les mers et les fleuves de

_____

Peut-être ces hommes pourraient-ils le prévenir en se courbant moins qu'ils ne font dans leurs travaux, en se redressant de temps en temps, et en se faisant tous les jours sur l'épine des frictions douces avec une flanelle imbibée d'huile récente. — Il en est de même des mains de ceux qui manient la bêche, la houe et tous les instruments du labourage. Leurs doigts deviennent peu à peu crochus, se raidissent dans cet état, de sorte qu'ils ne peuvent plus les redresser. Ces maux sont inévitables, et il n'y a que l'interruption et le repos dans leur ouvrage qui pourrait les en garantir. — Mais les gens de la campagne ont encore moins à craindre les maladies qui les attaquent que les abus qu'ils commettent ou qu'ils laissent commettre par des gens grossiers et sans connaissance auxquels ils donnent leur confiance. Il y a dans les provinces de ces hommes sans état qui, avec des certificats souvent falsifiés, vont guérissant ou plutôt tuant tout ce qu'ils rencontrent. Les remèdes incendiaires et âcres, qu'ils vendent cher aux malheureux paysans, rendent leurs moindres maladies mortelles; et le seul mérite de ces charlatans, c'est de promettre la guérison qu'ils ne tiennent pas. Il vaudrait mieux cent fois ne rien faire du tout que d'avoir recours à de pareils remèdes. — Lorsque les habitants des campagnes sont pris de fièvre ou de malaise, ils doivent faire diète, ou au moins diminuer beaucoup leurs aliments, boire de l'eau pure, ne pas s'étouffer sous les couvertures, ouvrir les fenêtres de leurs chambres, écarter la foule de leurs parents qui viennent, par leurs haleines, corrompre encore l'air malsain qu'ils respirent; ils doivent aussi, lorsque le voisinage le leur permet, appeler à leur secours des médecins, qui tous se font un devoir de visiter et de donner leurs soins aux malheureux comme aux riches. — Les curés, les syndics des villages, et tous les gens à portée de veiller à la conservation de leurs habitants, peuvent leur être très-utiles en écartant les charlatans et tous les guérisseurs sans titre, et en puisant dans l'_Avis au peuple_, leurs habitants, contribuent aussi à les nourrir et à orner leurs tables. Le continent seul ne suffirait pas pour alimenter une si grande quantité d'hommes, si la mer ne leur fournissait pas l'énorme quantité de poissons qu'elle nourrit dans son sein; c'est pour cela que les villes maritimes et les ports de mer souffrent moins des ravages de la misère, que les régions méditerranées. Il y a certains peuples ichtyophages qui ne vivent que de poissons; tels sont les habitants de la mer Rouge, qui font cuire les poissons sur des pierres échauffées par les rayons du soleil, et qui s'en nourrissent comme de pain. La médecine doit donc avoir autant de soin des pêcheurs que des laboureurs, lorsqu'ils sont attaqués de quelque maladie (ce qui leur arrive assez souvent), puisque, suivant Hippocrate, cet art doit ses secours à tous les hommes. Lorsqu'un médecin aura un pêcheur à guérir, il fera bien de repasser en lui-même les maux et les difficultés de ce métier, les vents qu'ils sont obligés d'essuyer, les froids rigoureux des hivers, et les chaleurs excessives de l'été qu'ils supportent : leur manière de se nourrir, leur genre de vie irrégulier, le travail qu'ils sont forcés de faire la nuit, tandis que les autres ouvriers se reposent des fatigues de leurs ouvrages de jour. Ainsi les apôtres se plaignaient au Sauveur du monde de n'avoir pris aucun poisson pendant la nuit. Le sort de ces hommes est donc digne de compassion. Souvent une petite nacelle fait toute leur demeure; et quand ils sont malades, ils se font transporter dans les hôpitaux, dont les médecins ne peuvent les guérir comme il convient, s'ils ne connaissent pas leur métier.

Leurs habits continuellement humides, les rendent sujets à toutes les maladies qui dépendent de transpiration supprimée, comme aux fièvres aiguës, aux pleurésies, péripneumonies, à la toux, la dyspnée, et aux autres maladies de la poitrine; les poissons les plus communs dont ils se nourrissent, réservant les plus rares et les plus chers pour la bouche des grands comme ce turbot dont parle Juvénal(1), leur donnent une apparence cachectique, et les font tomber dans l'hydropisie. « Les aliments faibles rendent la vie courte, » a dit Hippocrate(2), ou bien, suivant Vallesius, ne concourent pas à la prolonger; c'est pour cela que Levinius Lemnius (3) a écrit que, quand on mangeait du poisson, il fallait manger en proportion plus de pain, parce que la première de ces nourritures se putréfie très-vite. Leurs jambes sont aussi attaquées d'ulcères très-difficiles à guérir, à cause des lieux humides où ils habitent (4). Les ulcères des pêcheurs

---

de M. Tissot, et dans la *Médecine domestique* du docteur Buchan, traduite par M. Duplanil, des connaissances précieuses pour traiter eux-mêmes les malheureux qui périssent quelquefois faute de secours. — Il y a encore bien des préceptes à donner aux habitants de la campagne, mais que les bornes que nous nous sommes prescrites ne nous permettent pas de détailler ici. Nous terminerons cette note par deux avis importants. 1° Ils s'exposeront le moins qu'ils pourront aux chaleurs du soleil de peur de subir le sort de ces deux moissonneurs dont parle le baron Van Swieten, qui, pour avoir dormi nu-tête sur du foin à l'ardeur du soleil, moururent en vingt-quatre heures de temps d'une inflammation des membranes du cerveau. 2° Ils auront soin de ne pas boire de l'eau de source qui est très-froide lorsqu'ils se trouvent altérés par leurs travaux, mais d'attendre un peu et jusqu'à ce qu'ils aient moins chaud. De l'eau raisonnablement fraîche, avec un peu de vinaigre, est une boisson salutaire et qui les désaltérera très-bien.

(1) Satyr. 4.
(2) 5 In 6 épid., tex. 20.
(3) *De occ. nat. mirac.*, l. 11, c. xxi.
(4) Nous avons eu occasion de voir un exemple de cette vérité. Un de ces ouvriers qui tire le bois hors de l'eau, se blessa à la jambe qu'il tenait plongée dans l'eau avec une espèce de hache qui leur sert à séparer les bûches des trains. Le soir sa jambe s'enflamma, et il ne put le lendemain retourner à son ouvrage. Les cataplasmes, une saignée calmèrent pour l'instant les accidents; mais comme ils devinrent de plus en plus violents, on fut obligé de faire une incision à l'endroit blessé, on le traita méthodiquement et comme une plaie simple. Malgré tous les soins possibles, le mal ne s'adoucissait pas; et la plaie, loin de se cicatriser, fit des progrès, et se creusa des clapiers qu'on ouvrit. La pierre à cautère, appliquée à cette époque, procura une suppuration abondante et longue; enfin, au bout de plus de deux mois, l'ulcère se cicatrisa avec peine. Le malade, à l'instant où nous écrivons,

d'eau douce, de rivière et d'étang, sont très-différents de ceux qui attaquent les pêcheurs sur mer : ceux des premiers sont sales, dégénérant facilement en gangrène ; ceux des autres sont secs et livides, comme nous le fait remarquer Hippocrate[1], qui propose, pour la cure de ces ulcères, une fomentation d'eau salée. Ce passage avait besoin d'explication. En effet, il paraît d'abord peu conforme à la raison de se servir d'eau salée qui irrite par son âcreté, et ne peut qu'augmenter le flux des humeurs vers ces ulcères secs et livides. Mais Martianus démontre qu'Hippocrate a eu raison de prescrire ce remède, parce que les ulcères des pêcheurs en mer étant durs et secs, l'irritation produite à propos doit les conduire à la suppuration, le seul moyen de guérison dans ce cas-là. Galien fait à ce sujet la même remarque [2] : il faudra traiter autrement les ulcères de ceux qui pêchent dans les fleuves et les étangs ; les médicaments desséchants leur conviennent, puisque, suivant Hippocrate[3], « un ulcère sec est » plus près de la guérison qu'un humi-» de. » Les pêcheurs en mer ont aussi coutume d'avoir le ventre serré, quoiqu'ils soient plus grands mangeurs que ceux qui vivent sur terre. Van Helmont [4], qui a observé ce phénomène, en rapporte la cause à l'air imprégné de particules salines, qui aiguisent l'appétit et resserrent en même temps le ventre, et au mouvement des eaux qui renouvelle continuellement l'air, et augmente la fermentation du sang. Ainsi les lavements d'eau salée font rendre beaucoup de matière, mais occasionnent un desséchement après l'évacuation qu'ils procurent. On trouve dans Hippocrate[5]

un passage remarquable où il dit, « qu'on » se trompe sur les propriétés des eaux » salées, et qu'on les ignore absolument, » en disant qu'elles sont capables de lâ-» cher le ventre, puisqu'au contraire » elles produisent un effet opposé à ces » évacuations. » Combien donc sont éloignés des préceptes de notre divin maître ceux qui, lorsque le ventre est resserré, prescrivent des clystères âcres, et où le sel entre en grande quantité. Pour cette maladie des pêcheurs, il faut préférer les lavements émollients et huileux, les doux relâchants, et les purgatifs peu actifs.

Les pêcheurs sont encore sujets à l'engourdissement des bras et des pieds, lorsqu'ils prennent une torpille dans leurs filets ; la mer a ses animaux venimeux comme la terre, et Pline en a fait mention[1]. Si l'on en croit Dioscoride, Mathiole, Pline et quelques autres naturalistes, cette maladie ne se gagne pas seulement par le contact du poisson, mais encore par une vapeur venimeuse qui se communique au bras du pêcheur par sa ligne ou son javelot[2]. Mais Étienne Lorentinus a prouvé par un grand nombre d'expériences, que cet engourdissement n'est produit que par le contact immédiat de ce poisson et non de toutes les parties de son corps,

_____

(1) Hist. Nat., l. ix, c. 88.
(2) Cette propriété de la torpille, découverte depuis quelque temps dans un autre poisson, _l'anguille tremblante de Cayenne_, et qui existe peut-être dans plusieurs animaux, a beaucoup d'analogie avec les phénomènes produits par l'électricité. Cette espèce de commotion que la torpille donne lorsqu'on la touche, se fait encore ressentir avec plus de force par le contact de l'anguille tremblante ou électrique. Ses effets durent plus ou moins long-temps et sont plus ou moins vifs, suivant le degré de sensibilité et d'irritabilité du sujet qui la reçoit absolument comme dans la commotion électrique. Est-elle due, ainsi que cette dernière, à un fluide qui a ses propriétés et ses lois particulières? On assure que l'anguille tremblante, observée à Londres, a donné une étincelle avec la commotion. Nous connaissons un médecin naturaliste qui soupçonne que ces poissons respirent le fluide électrique. Il n'y a que des observations ultérieures et suivies qui puissent autoriser cette conjecture ingénieuse et d'ailleurs vraisemblable.

_____

marche encore difficilement, et sa jambe enfle tous les soirs. Il éprouve du mieux par des embrocations de gros vin avec des plantes aromatiques. On ne peut douter que la longueur de cette maladie n'ait été produite par l'eau bourbeuse et sale qui pénétra par la plaie, parce que le blessé eut l'imprudence et le courage de rester dans l'eau après sa blessure ; d'ailleurs le relâchement qu'un bain continuel et sale doit apporter dans toutes les fibres des jambes a dû aussi contribuer à la lenteur de cette cicatrisation.

(1) In lib. de humid. usu, n. 7.
(2) De simpl. Med. fac., l. i, c. vii.
(3) De ulcerib.
(4) Blev. hum., p. 56.
(5) De aerib., aq. et locis, n. 16.

mais seulement de certains muscles faits en forme de faulx. Sennert a traité assez au long de la qualité engourdissante de la torpille, et des remèdes qu'il convient d'employer lorsqu'on a touché ce poisson (1).

CHAPITRE XL.

DES MALADIES DES ARMÉES.

L'art militaire, qui dispute de rang et de noblesse avec les belles-lettres, aussi bien que du droit de faire passer le nom des hommes à la postérité, me paraît différer essentiellement des autres arts, en ce que ceux-ci s'occupent du soutien de la vie, et qu'il paraît institué pour en trancher le fil, ou pour en diminuer le cours. De notre temps, il n'y a assurément aucun genre de vie plus malheureux que celui des soldats soudoyés, soit dans les armées, soit dans les siéges, ou dans les quartiers d'hiver; la discipline militaire qui s'est relâchée sur l'entretien de la santé des soldats contribue beaucoup à leur malheur. Les tristes restes de ceux qui ont échappé au fer et au feu après les expéditions, ont souvent à craindre des maux encore plus formidables; et on a vu quelquefois le dixième d'une armée immolé par une maladie épidémique. De là la célébrité ou plutôt l'infamie de ces fièvres des camps et de plusieurs autres maladies mortelles et contagieuses. Telle est, entre autres, la fièvre de Hongrie qui s'est montrée pour la première fois en 1566, dans la guerre de Pannonie de l'empereur Maximilien II, contre Soliman, fièvre dont Sennert nous a donné une excellente description (1). Ce médecin la nomme fièvre militaire ou des camps, et en attribue la cause aux aliments de mauvaise qualité, aux eaux corrompues dont on a fait usage, aussi bien qu'aux veilles, aux travaux excessifs, aux intempéries de l'air, à la pluie, la chaleur, le froid, aux terreurs inopinées, et à mille autres maux semblables qui ne sont bien connus que de ceux qui en ont fait la funeste expérience. — Rien, selon moi, n'est plus capable de faire naître ces maladies, que la malpropreté et le peu d'ordre qui règnent dans les camps. Autrefois chez les Israélites, une loi divine défendait aux soldats de satisfaire aux besoins naturels dans leurs camps, et leur enjoignait de creuser à cet effet un trou dans un endroit écarté (2), et de recouvrir leurs

---

(1) Pour éviter les maux que procure l'humidité, Hecquet et les auteurs du Dictionnaire de santé conseillent aux mariniers et à tous les ouvriers qui travaillent sur l'eau ou dans l'eau même : 1° de se couvrir le mieux possible, de porter sur leurs habits une capote de toile cirée, et de garnir leurs jambes de bottines; 2° de changer de linge après leurs travaux, et de se faire des frictions devant le feu; 3° d'avoir dans leurs poches un mélange d'eau et d'eau-de-vie, un poisson de cette dernière sur une pinte d'eau, et d'en boire un coup sitôt qu'ils se sentent saisis de froid; 4° de prendre du tabac ou de le fumer afin de se garantir des mauvais effets de l'air épais et malsain qu'ils respirent sans cesse. — Ces hommes sont aussi exposés à périr dans l'élément qui les fait vivre. S'ils n'ont resté dans l'eau que quelques heures, on doit leur administrer les moyens suivants et espérer de les rendre à la vie. On doit les couvrir en sortant de l'eau, les approcher du feu par degrés, leur faire des frictions par tout le corps, leur faire respirer des eaux spiritueuses, de l'alcali volatil. On pourra introduire l'air dans leur trachée-artère de bouche à bouche, ou bien par le moyen d'un tuyau. On les couvrira de cendres ou de sable chaud, de fientes desséchées, de sel marin en poudre; et, lorsqu'ils auront donné des signes de vie, on aura recours aux saignées, on les fera vomir avec les potions émétisées, l'oxymel scillitique, et on finira la cure en soutenant la circulation, et ranimant les forces vitales par le vin et les cordiaux. Les boîtes fumigatoires déposées dans tous les corps-de-garde seront de la plus grande utilité dans ces cas malheureux. Ce secours nécessaire prouve que le gouvernement a les yeux ouverts sur la santé publique, et que sa sagesse ne laisse rien à désirer sur les besoins des citoyens. — On trouvera beaucoup de détails sur cet objet important dans les ouvrages que M. Pia a publiés sur les moyens de rappeler les noyés à la vie.

(1) Il y a aussi un traité particulier de Teichmeyer sur cette maladie, intitulé : *De morbo Hungarico, seu febre castrensi.* Jenæ, 1741.

(2) « Habebis locum extra castra ad quem egredieris ad requisita naturæ, et habebis paxillum cum armis tuis, cumque sederis per circuitum et egesta operies,

excréments de terre ; chaque soldat avait à son côté un bâton pointu pour cet usage. J'ai appris que cette loi était encore en vigueur parmi les Turcs, dont les armées sont entretenues avec la plus grande propreté. Je n'ai jamais pratiqué dans les camps, mais j'ai appris par des médecins des armées que dans ces lieux il règne une odeur si affreuse, que rien n'est comparable à sa fétidité ; il n'est donc pas étonnant qu'il y naisse des maladies particulières inconnues dans tout autre lieu, et qui demandent un traitement particulier : plusieurs savants médecins ont écrit sur ces maladies. Tels sont Mindererus qui a donné un Traité sur la médecine militaire ; Henri Screta qui a décrit une fièvre maligne des camps, et le savant Antoine Portius qui a fait un ouvrage sur la manière de conserver la santé des soldats dans les camps (1).

Je me figurais que la médecine des camps était bien différente de celle des villes; qu'elle n'avait pas de loi, et qu'on y prescrirait des remèdes avec une assurance qui tenait de la témérité. Je m'imaginais qu'à l'instar de la manière de vivre de ces lieux, l'art de guérir y devait être prompt; que l'occasion étant précipitée, l'expérience devait être funeste ; et qu'enfin un médecin ne pouvait pas faire tout le bien qu'il désirerait, à cause des hasards et des événements inopinés, aussi bien que du changement fréquent de campement; ce qui doit empêcher les malades eux-mêmes de s'y prêter. Mais le célèbre George Erricus Barsntorff, premier médecin du duc d'Hanovre, m'a appris, lorsqu'il vint à Modène, que la médecine des camps n'était pas si grossière ni si inexacte qu'on le croit communément, parce que les princes et généraux d'armées, pour leur bien et celui de leurs soldats, paient à grands frais des médecins habiles et se munissent d'un assortiment complet de remèdes. Ainsi dans la guerre de Troie le célèbre Machaon secourait les Grecs. Ce médecin savant, Barsntorff, qui

a assisté en Hongrie les troupes de Brunswick et de Lunebourg dans cinq camps différents, m'a appris beaucoup de faits intéressants, que je me fais un devoir de publier ici, et dont je lui dois l'hommage.

Outre les blessures qui sont les récompenses des militaires, toutes les maladies des camps peuvent se rapporter à deux principes, suivant l'illustre médecin, à qui je dois ces détails; savoir, à la fièvre maligne et à la dysenterie, dont elles ne sont que des acolytes, et dont elles reconnaissent l'empire. Il en rapporte la cause prochaine et immédiate à un miasme virulent, reçu dans la masse du sang et combiné avec ce fluide, et la cause occasionnelle à la longueur du campement dans le même lieu, aux cadavres des hommes et des animaux, et à leurs excréments qu'on n'enterre pas, et qui sont capables de corrompre l'air par les exhalaisons pernicieuses, et de porter la mort dans le foyer de la vie. Il attribue cette malignité à un acide impur volatil et très-actif qui détruit et altère la nature des esprits et des humeurs par un mouvement de fermentation qu'il y excite. Il dit que les fièvres malignes commencent ordinairement vers la fin de l'été, et qu'elles sont suivies de céphalalgies, de délires, de convulsions, de flux colliquatifs, comme la cause l'est de ses effets. Il a observé qu'elles abandonnent les camps et battent en retraite dès que les nuits commencent à être froides, parce que le soleil s'éloignant, l'air se resserre, concentre en un foyer particulier les vapeurs fétides, et fait cesser la malignité en même temps que ces vapeurs se dissipent, et que l'acide solaire diminue d'activité.

C'est donc dans l'air corrompu et infecté qu'est semé ce germe de malignité qui produit et entretient la fièvre des camps; de sorte que, s'il y a quelques maladies à qui le quid divinum d'Hippocrate convient, ce sont assurément les fièvres des camps qui le méritent (1). On peut

---

quo relevatus est; Deus enim ambulat in medio castrorum. »
Deuteron., c. XXIII.

(1) Plusieurs autres médecins avaient écrit sur les maladies des armées avant ceux que Ramazzini cite. Voyez la note à la fin de ce chapitre. Il paraît qu'il a choisi ces trois auteurs de préférence, et qu'il les a indiqués comme les meilleurs de son temps.

(1) C'est encore une question de savoir si l'air contient des molécules contagieuses, et s'il suffit seul pour donner des maladies de cette nature à des hommes sains d'ailleurs. Il y a cependant quelques maladies dans lesquelles il est prouvé que l'air ne fait rien pour leur production ; telles sont, par exemple, la vérole, la rage, et la petite vérole. M. Paulet, qui a donné une histoire très-complète de cette dernière maladie,

dire la même chose des remèdes qu'on y emploie. Hippocrate nous apprend lui-même que les maladies où il reconnaissait ce quelque chose de divin, devaient leur naissance à l'air (1) ; ce père de la médecine attribue le principe des maladies au ciel et à l'air, et appelait cet élément l'auteur et le maître des événements qui arrivent à nos corps. Van Helmont (2) a entendu par ce *divinum*, la propriété admirable de son ferment. Le célèbre Barsntorff remarque qu'Hippocrate, dans son livre des maladies (3) appelle ανεπιτηδειαν le principe des maladies dû au ciel, et qu'il s'est servi du même mot dans son livre de la Médecine ancienne (4) pour désigner une humeur acide opposée à une douce ; ce qui démontre qu'on peut expliquer convenablement la contagion prise de l'air par un acide volatil. — Les symptômes précurseurs de ces fièvres sont un trouble, un ennui de la vie et de soi-même, que les malades éprouvent un ou deux frissons légers, indices certains du mias-

prouve dans son dernier ouvrage, *Le seul préservatif de la petite vérole*, que l'air seul ne peut la communiquer, et que le virus qui lui donne naissance est d'une nature fixe, et doit être porté en substance dans nos humeurs pour produire ses effets. Mais doit-on conclure de là que la contagion de toutes les autres maladies réside de même dans des molécules fixes qui ne peuvent être volatilisées? Ne peut-il pas se faire que les miasmes virulents soient assez subtiles pour voltiger dans l'air, et être portés par ce fluide dans notre corps, qu'il pénètre si facilement et en si grande quantité? Le pus variolique, par exemple, desséché et réduit en poussière, donne la petite vérole, pris par le nez comme du tabac. Ne peut-on pas concevoir que des molécules de cette poussière peuvent être assez ténues pour être suspendues dans l'air, et obéir à ses différentes impulsions? On ne peut encore rien établir de certain à cet égard. Il y a, il est vrai, de fortes présomptions pour la puissance de l'air dans les maladies contagieuses, d'une nature très-maligne, comme la peste: cependant l'on manque de preuves décisives, et l'on ne peut encore combattre victorieusement l'opinion de ceux qui regardent l'air comme innocent dans tous ces cas.

(1) *De flat.*, n. 4.
(2) *In ign. hosp.*
(3) L. IV, n. 26.
(4) *N. ultim.*

me virulent qu'on a contracté. Ceux qui l'accompagnent sont l'insomnie, le délire, une grande chaleur, des anxiétés dans les entrailles, une envie de dormir accablante, des douleurs de tête, et souvent des sueurs jusqu'à l'état de la maladie.

Il faut avoir la plus grande attention, suivant notre auteur, à la présence ou à l'absence de cette sueur, pour porter un pronostic assuré sur la suite de la maladie. Le pouls grand qui l'accompagne même dès le commencement donne une espérance certaine de salut, malgré les symptômes dangereux qui tourmentent le malade ; tandis que ceux dont la maladie paraît plus douce et qui n'ont point de sueur meurent sans qu'on s'y attende. Il ne faut pas non plus s'inquiéter tant si elle ne paraît pas dans les jours critiques, puisque Hippocrate nous apprend que toute sueur est bonne, lorsqu'elle rend la maladie moins grave.

Quant à leur cure, il atteste que la saignée y fut presque toujours funeste et qu'il s'en est scrupuleusement abstenu. Après un ou deux frissons, avant que de laisser le miasme venimeux pénétrer plus avant dans les organes vitaux, il administrait un alexipharmaque volatil, tel que la teinture bézoardique de Vedelius avec l'esprit de corne de cerf rectifié. Ensuite il passait à un cardiaque plus doux, tel que la poudre de contrayerva, la corne de cerf, le sel de vipère, administré toutes les six heures, jusqu'à ce que la sueur coulât abondamment. Alors il agissait moins, diminuait peu à peu la dose et la fréquence du remède, se gardait bien de lâcher le ventre, à moins que la nécessité ne l'y contraignît, parce qu'il avait remarqué qu'un flux de ventre diminuait la sueur et la transpiration ; au contraire il entretenait ces deux dernières excrétions par une décoction d'avoine et de scorsonère, par la corne de cerf râpée, et d'autres remèdes semblables; les vésicatoires aux bras et aux jambes lui ont constamment paru avoir du succès dans trois circonstances; savoir: dans l'assoupissement, les douleurs de tête, et dans les pétéchies cachées sous la peau.

Il pense qu'il faut traiter de même la dysenterie des armées, donner dans le commencement deux ou trois fois les mêmes bézoardiques, mêler à petite dose des opiats, pour arrêter le cours des humeurs vers le ventre, et ouvrir un chemin aux sueurs en relâchant les fibres nerveuses par les couvertures appliquées sur les malades, et en mettant sur le nombril une croûte de pain trempée dans de l'esprit de vin chaud. Quand la sueur coulait suivant ses vœux, si le malade avait besoin de purgation, il leur donnait une poudre laxative composée de rhubarbe, de corail rouge, de corne de cerf dans un bouillon; et ce remède, deux ou trois fois répété, a souvent guéri la maladie, en y ajoutant, s'il en était besoin, un stomachique pour réveiller l'appétit.

Pour apaiser les douleurs de colique, il recommande beaucoup les remèdes nervins, carminatifs, mêlés aux opiats, comme la mixture polychreste décrite par Vedelius dans son Opiologie, et les sachets parégoriques composés avec les fleurs de camomille, les semences de lin, le son et le sel. Lorsque le flux de ventre dure trop long-temps, il a éprouvé des effets salutaires des absorbants et des styptiques; tels sont les remèdes qui lui ont réussi dans les maladies des armées, dont il a banni la saignée.

Quant aux maladies de solution de continuité, ou aux blessures, le médecin célèbre dont je tiens ces détails a une observation bien intéressante; c'est que dans les blessures, même les plus légères, et qui ne comportent aucun danger par elles mêmes, il y a quelque chose de malin et qui est propre aux camps. Il a vu, dans les siéges qui durent long-temps, les blessures d'armes à feu les moins graves, surtout celles qui sont accompagnées de contusions et siégent à la tête, être très-difficiles à guérir, devenir mortelles par l'inflammation et la gangrène qui y surviennent et couvrir de honte les chirurgiens au lieu de la gloire qu'ils méritaient par leurs soins assidus. On a même été jusqu'à soupçonner quelquefois les ennemis d'avoir empoisonné leurs balles, mais des déserteurs ayant instruit que les blessures des assiégés avaient le même sort, à cause de la malignité que l'air leur communique, on éleva plusieurs doutes sur ce soupçon, et on guérit plus heureusement les blessures en donnant intérieurement des remèdes bezoardiques et absorbants avec des vulnéraires céphaliques, en appliquant sur la partie blessée des médicaments appropriés à la nature de cette partie, en injectant avec une seringue dans les blessures la décoction d'absynthe, de scorsonère, de rhuë mêlée avec le miel, et en mêlant au digestif ordinaire l'huile de millepertuis, le baume du Pérou, et les remèdes semblables.

L'illustre Barsntorff, excellent observateur en tout genre, m'a appris aussi un fait bien curieux sur une maladie qu'il a vue fréquemment dans les camps, et qu'il m'a dit attaquer non-seulement les simples soldats, mais encore les officiers; c'est un désir ardent et pressant de revoir sa patrie et sa famille, appelé en allemand das Heimwehe, et qui est presque toujours très-dangereux. En effet, les guerriers qui en sont attaqués périssent ou d'une maladie qui leur survient; ou dans le carnage, et à peine, dit notre observateur, de cent en échappe-t-il un, ce qui a donné lieu à ce proverbe qu'on dit dans les camps :

Qui cherche son pays, ne trouve que la mort.

Il dit avoir connu des hommes d'une assez bonne naissance, et d'ailleurs courageux, frappés comme d'un coup de foudre à la simple annonce d'une expédition, se mettre subitement dans l'esprit qu'ils y seraient tués, et être si certains de périr dans le combat prochain, que le jour d'avant ils disaient adieu à leurs amis, distribuaient leurs richesses, et pourvoyaient à leur sépulture, après quoi ils ne survivaient pas à la bataille qui se donnait. — Cette maladie de l'esprit auquel une terreur réfléchie peint continuellement l'image de la mort, ne peut se guérir que par une impression contraire, une amulette qui ranime la confiance du malade, et qu'on lui fait porter à temps et avant que le mal n'ait jeté de trop profondes racines. Une espèce de cachet ou de sceau quelconque qu'on leur fait porter avec mystère rétablit le cours des esprits enchaînés par crainte, et détruit l'idée de mort dont ils étaient frappés. — Il y a tout lieu de croire que cet effet n'a pas lieu à cause d'une vertu particulière attachée à ce médicament mystérieux; mais que, comme la force de l'imagination et l'image de la mort toujours présente à leur esprit, abat leurs forces, la même puissance peut détruire cette image et cette frayeur par la qualité du talisman auquel ils croient, quoique vraiment il n'en ait aucune. On trouve dans les différents écrivains beaucoup de choses sur les amulettes, et en général ils ne leur attribuent aucune vertu physique, que celle que peut procurer la crédulité de l'esprit qui cherche à se tromper, tant est vrai ce que Sénèque a dit, que certaines maladies se guérissent par fraude. Ici peut se rapporter un passage de Descartes sur la force de l'imagination, où il regarde comme un grand remède la distraction de l'âme, de l'idée où elle est attachée. En effet, « si quelqu'un, dit-il, se livre » tout entier aux tragédies qu'il voit re- » présenter, la crainte et la frayeur s'em- » pareront de lui, ses soupirs réitérés » marqueront la détresse de son âme, » son cœur et ses fibres se contracteront, » la circulation se ralentira, et il se for- » mera des obstructions dans son foie et » dans sa rate; au contraire, si un ma- » lade écarte de son esprit l'image de » son mal, s'il ne se représente que des » objets gais et réjouissants, il s'ouvrira » ainsi un chemin à la santé. »

Je finirai ces détails par un fait bien singulier, que m'a communiqué le médecin à qui je dois ce chapitre. Il a observé qu'après les combats, les cadavres qui sont restés sur le champ de bataille, et qui sont dépouillés de leurs habits, ont tous les parties génitales enflées, distendues, et comme préparées à l'acte de la génération; que les femmes même qui ont été tuées, ont la vulve raide, gonflée, et dans une certaine érection. Cela vient-il de ce que les soldats qui vont au combat, animés d'un courage presque furieux, poussent tous leurs esprits et leur sang hors de leur corps pour renverser leurs ennemis, et renversés eux-mêmes, ont leurs parties de la génération dans un état convulsif par les esprits qui y sont renfermés, ainsi que dans leur visage qui, même après leur mort, inspire encore la rage et la terreur. Il y a assurément une grande différence entre le visage d'un homme mort dans son lit d'une maladie aiguë ou chronique, et celui d'un homme mort violemment, et encore plus d'un soldat qui meurt aux champs de Mars. Valère Maxime rapporte, qu'à la journée de Canne, un soldat romain mutilé, et ne pouvant tenir ses armes, se jeta sur la tête d'un Numide qui voulait le dépouiller, le défigura en lui mordant le nez et les oreilles, et mourut au milieu de cette vengeance.

Tels sont les faits que j'ai cru devoir rapporter, tant pour l'usage de ceux qui feront la médecine dans les armées, que pour ceux qui pratiquent dans les villes et les bourgs. En effet, quand la guerre ravage les provinces et les empires, souvent les troupes vont passer leur quartier d'hiver dans les villes, et les médecins ont alors à traiter des maladies particulières aux soldats. Ces dernières années, les troupes allemandes ayant passé l'hiver dans nos cantons, j'ai eu occasion d'observer les fièvres et les dysenteries décrites dans les auteurs, et je sais qu'il est mort beaucoup de militaires distingués, par la faute de leurs médecins qui, ne connaissant pas la médecine des armées, et le genre de leurs maladies, leur ont administré des remèdes à contre-temps, comme les saignées et les purgatifs violents, et ont oublié ou méconnu la principale indication qui est de corriger le miasme malin et actif, et de le chasser par les pores transpiratoires. Il faut donc suivre la méthode que j'ai indiquée pour ces maladies, et en croire l'expérience qui doit prononcer en pareil cas. Toutes les fois que l'occasion de les traiter se présentera, on consultera avec fruit Mindererus, Screta et Portius. Van Helmont (1) fait en outre mention d'une fièvre qui parcourt toutes ses périodes sans aucun sentiment de chaleur, et qu'il nomme fièvre des camps. Il y a quelque détail sur cette maladie dans Graaff (2), Bontekoë (3), Etmuller (4), et quelques autres. Je terminerai ce chapitre en faisant observer que tous les auteurs qui ont traité de ces maladies, en ont unanimement attribué la cause à un acide volatil, corrosif, sauvage et arsénical, et qu'il faut corriger, émousser ce venin, et surtout le chasser dans les glandes cutanées par l'usage des sels volatils (5).

(1) De feb., c. 1.
(2) De suc. pancr.
(3) 2 Diatrib., De feb.
(4) 3, t. 1, c. XVII, De feb.
(5) Beaucoup de médecins avaient écrit sur la santé des soldats et sur les maladies des armées, avant que Ramazzini eût donné son traité des maladies des artisans au public. Outre Screta, Mindererus et Portius qu'il cite avec éloge, il y en a une foule d'autres, dont voici les plus connus rangés par ordre chronologique :
Ambroise Paré : *Manière de traiter les plaies faites par arquebuses, flèches*. Paris, 1551, in-8.
Ant. Schneberger : *De bona militum valetudine conservanda*. Cracoviæ, 1564, in-8.
Léon. Botall. : *De vulner. sclopetorum curandis*. Lugd., 1565, in-12.
Joubert : *Traité des arquebusades*. Lyon, 1574, in-12.
Jos. Quercetan : *Sclopetarius de curand. vulneribus quæ sclopet. et simil. tormentor. ictibus acciderunt, liber cum antidotario*

(Suite des notes.)

spagyrico adversus eosdem ictus. Lugd., 1600.

Fab. Hildanus : *De combustionibus libellus.* Basil., 1607, in-8.

Ejusd. : *De vulnere sclopetario.* Oppenheim, 1614, in-8, fig.

Mart. Dickelius : *Antidotarium militariæ.* Jenæ, 1027, in-12.

J.-Nic. Pechlin : *De vulner. sclopetorum in genere.* Kil., 1674, in-4.

Georg. Francus : *De feb. militum diætetica.* Francof, 1674, in-4.

J.-Val. Willius : *De morbis castrensibus internis.* Hafniæ, 1676, in-4.

Léon Tassin : *Chirurgie militaire.* Paris, 1688.

Georg.-Ern. Stahl : *De curationibus castrensibus.* Halæ, 1711.

La plus grande partie de ces ouvrages, il est vrai, appartient plutôt à la chirurgie qu'à la médecine militaire, puisque, sur treize auteurs cités, il n'y en a que quatre qui aient parlé des maladies internes.—Depuis Ramazzini, il a paru un grand nombre de traités sur la médecine des armées. Nous n'en citerons que quelques-uns.

De milit. valet. tuenda, Ant.-Mich. Alberti. Halæ, 1729, in-4. *De præservatione morb. militar.* 1745, in-4.

La Médecine d'armée, par Meyserey. Paris, 1754, 3 vol. in-12.

Recueils d'observations de médecine des hôpitaux militaires, avec des formules à l'usage des hôpitaux des armées, par M. Richard de Hautesierck. Paris, 1766, 2 vol. in-4.

Observations sur les maladies des armées, traduites de l'anglais du docteur Pringle. Paris, 1771, 2 vol. in-12.

Description abrégée des maladies qui règnent le plus communément dans les armées, par M. Van Swieten. Paris, 1761, in-16.

Médecine d'armée, etc., par M. Monro, traduction de l'anglais par M. le Bègue de Presle, docteur-régent de la Faculté de médecine de Paris, censeur royal. Ce dernier médecin a beaucoup ajouté au travail du docteur anglais. Ces additions sont, 1° un discours préliminaire très-étendu sur les moyens de conserver la santé des soldats en temps de guerre, et sur l'établissement et l'administration des hôpitaux militaires; 2° une liste de tous les ouvrages sur la médecine des armées, dont nous avons extrait celle que nous présentons dans cette note; 3° un supplément à chaque chapitre, dans lequel il expose la doctrine de MM. Pringle et Van Swieten, avec les observations qui lui sont particulières. Ces additions considérables rendent cet ouvrage un des

plus complets qu'il y ait sur cette matière. — Enfin, M. Colombier, docteur régent de la Faculté de médecine en l'Université de Paris, et censeur de notre Essai, s'est beaucoup occupé de ce travail. On a de lui deux ouvrages sur cet objet, qui peuvent être très-utiles à ceux qui pratiquent dans les armées : savoir, le *Code de médecine militaire,* en cinq volumes in-12, et l'*Hygiène militaire.* — La chirurgie des armées a beaucoup fait de progrès depuis le commencement de notre siècle. On a vu paraître successivement beaucoup de traités sur les plaies d'armes à feu; trois d'entre eux surtout ont la réputation la mieux méritée.

1° *Traité ou Réflexions tirées de la pratique sur les plaies d'armes à feu,* par M. le Dran. Paris, 1752, in-12.

2° *Dissertatio de vulneribus machinarum ignivomarum, a Laurent.* Heister. Helmstad, 1744, in-4.

3° *Traité des plaies d'armes à feu,* par M. Ravaton. Paris, en 1750, in-12, et 1768, in-8.

Nous avons indiqué les principales sources où l'on peut puiser des connaissances sur la médecine et la chirurgie des armées. Nous avons donné une liste abrégée de quelques ouvrages rangés par ordre chronologique. Telle est la tâche que nous nous étions imposée, parce que nous avons cru qu'il était inutile de s'appesantir sur les objets traités par les plus grands maîtres, et auxquels il n'y a rien à ajouter.

CHAPITRE XLI (1).

DES MALADIES DES IMPRIMEURS.

Les anciens, privés de l'imprimerie, faisaient copier leurs ouvrages à la main. Cet art, que le quatrième siècle a vu éclore, a peut-être fait plus de mal que de bien aux hommes. Lorsqu'après sa découverte on en fit usage, des milliers

(1) Ce chapitre, dans les différentes éditions de Ramazzini, est le premier du supplément qu'il a ajouté à sa diatribe en 1713. Nous avons cru qu'il était de notre devoir 1° de retrancher ce titre séparé de Supplément et de mettre les douze chapitres qui y sont contenus à la suite des précédents, afin que l'ordre soit plus exact et présente une suite de faits enchaînés méthodiquement ; 2° d'avertir le lecteur de ce léger changement, qui ne fait aucun tort au texte, afin d'éviter tout reproche et de ne point manquer à l'exactitude que nous avons promise.

d'hommes perdirent tout d'un coup l'avantage de gagner leur vie et celle de leurs familles ; les moines se ressentirent eux-mêmes de sa mauvaise influence, et se virent enlever le gain honnête qu'ils faisaient en copiant des livres après leurs offices. L'imprimerie n'a pas encore pa·sé dans la Turquie, et Cornelius Magnus de Parme, fameux voyageur de l'Orient, rapporte que le bruit s'étant répandu dans Constantinople qu'on parlait au divan d'introduire cet art en Turquie, peu s'en fallut qu'il ne s'élevât une sédition ; il y a beaucoup de choses à dire pour et contre l'imprimerie. On lit dans les nouveautés du Parnasse de Traj. Bocalinus, que l'inventeur de l'imprimerie étant entré avec magnificence au Parnasse, pour prendre place parmi les gens de lettres, on le chassa comme le corrupteur des beaux arts. Mais c'est assez nous occuper de l'historique de cet art ; nous devons passer aux maladies auxquelles sont exposés les imprimeurs, et qui nous intéressent particulièrement.

Il y a deux classes d'ouvriers parmi les imprimeurs. Les uns, nommés compositeurs, choisissent les lettres dans leurs cassetins, et forment les mots par leur arrangement, ou bien ils les replacent lorsque l'on ne se sert plus de la planche. Ce dernier ouvrage est le plus ordinaire. Ceux qui travaillent à la presse sont deux qui ont une occupation différente. L'un imprègne d'encre des tampons de peau remplis de crins, et en frotte les planches d'imprimerie ; l'autre avec sa main droite meut la partie supérieure de la presse, et appuie fortement dessus ; de sorte qu'en un instant tous les caractères des planches se tracent sur le papier. Ils répètent cette manœuvre jusqu'à ce qu'ils aient tiré autant d'exemplaires qu'il leur en faut. Cette découverte serait bien ingénieuse et bien utile, si elle ne servait qu'à transmettre aux hommes les livres des vrais savants, et non de ceux qui cherchent à tromper le public. Les compositeurs sont d'abord sujets aux maladies qu'occasionne la vie sédentaire. Les ouvriers occupés à la presse sont exposés aux maux de la vie stationnaire et laborieuse. Leur ouvrage en effet agite tout leur corps, ils sont souvent accablés de fatigues ; et parvenus à un âge un peu avancé, ils sont forcés de quitter leur métier. Les compositeurs ont en outre un autre malheur à craindre ; leurs yeux sans cesse atta

chés sur les caractères noirs, s'affaiblissent peu à peu, et ils ont naturellement les organes mal constitués, ils deviennent sujets à la faiblesse de la vue, aux gouttes sereines, et aux autres maladies des yeux. J'ai connu deux frères imprimeurs qui avaient naturellement des yeux grands et saillants, et qui furent contraints d'abandonner l'imprimerie, pour ne pas devenir tout-à-fait aveugles. Je me souviens qu'un jour ayant resté environ quatre heures dans un atelier d'imprimerie, pour corriger un de mes ouvrages, j'eus long-temps devant les yeux, après en être sorti, les images des presses que j'avais regardées avec attention, et que les songes me représentèrent toute la nuit. La vue continuelle des caractères, soit en les composant, soit en les brisant, affaiblit donc et énerve le ton des membranes et des fibres de l'œil, et surtout de la prunelle ; ce qui rend les imprimeurs sujets aux maladies des yeux. Ils disent eux-mêmes, qu'après avoir travaillé toute la journée, en sortant de leurs ateliers, ils ont devant les yeux l'image de leurs caractères pendant plusieurs heures, et quelquefois même pendant toute la nuit, image qui ne se détruit que par les autres objets multipliés qui se présentent à eux.

Outre les maladies des yeux, ils en ont encore d'autres à redouter, telles que des fièvres continues, des pleurésies, des péripneumonies, et d'autres maladies de la poitrine. En hiver, après avoir travaillé tout le jour dans des ateliers fermés et chauds ; pour faire sécher leurs feuilles d'impression, ils s'exposent subitement et sans précautions à l'air froid qui bouche les pores de la peau, arrête la transpiration et donne naissance aux maladies énoncées ci-dessus. Ce sont surtout les ouvriers qui travaillent à la presse qui sont attaqués de ces maladies, parce que l'effort excessif de leurs bras et de tout leur corps ayant provoqué la sueur, ils sortent témérairement de leurs ateliers, et vont au-devant du mal. —Quant aux secours que la médecine peut donner à ces ministres de la république littéraire, je ne vois pas quel préservatif on peut leur indiquer, si ce n'est de les avertir de travailler avec modération, de se dérober à leur ouvrage quelques heures par jour, et d'avoir soin de ne sortir l'hiver de leurs ateliers qu'enveloppés dans un manteau. Les lunettes seront utiles aux compositeurs pour conserver la force de leurs yeux ; ils feront bien de détourner la vue de temps en temps de leur ouvrage, de les frotter avec la main, pour exciter le mouvement languissant de leurs esprits, de les laver avec l'eau d'euphraise, de violette, et d'autres semblables. Dans leurs maladies aiguës, on les traitera avec les remèdes appropriés à chacune d'elles ; mais pour les guérir avec plus de succès, il sera utile au médecin d'être instruit du métier de son malade (1).

___

(1) Les auteurs du Dictionnaire de santé ajoutent aux maladies décrites par Ramazzini les tremblements, les descentes, les hydropisies et les ulcères aux jambes, qui attaquent ceux des imprimeurs qui travaillent à la presse. Il serait à souhaiter, selon eux, pour leur santé, qu'ils travaillassent alternativement à la casse et à la presse. Ils recommandent aux pressiers de se frotter soir et matin les bras avec l'huile d'olives, d'éviter les excès du vin et de la fatigue. — Ceux qui travaillent à la casse, ou les compositeurs, sont sujets à certaines maladies particulières. Quelques-uns d'entre eux ont une coutume qui peut leur être funeste, c'est de mettre dans leur bouche les caractères dont ils se servent pour la composition. A la longue du temps il peut s'amasser dans leurs intestins une assez grande quantité de particules de plomb pour leur donner la colique que ce métal a coutume de produire. Il est donc très-important de les avertir du danger qu'ils courent en se livrant à une pareille habitude. — Nous devons encore leur mettre sous les yeux l'accident arrivé à un compositeur, et rapporté par M. Gardane, page 43 de son Commentaire sur Stockhusen. Cet ouvrier, en travaillant malgré une blessure qu'il s'était faite au pouce, perdit la main à la suite d'un ulcère qui s'y forma, et qui fut dû sans doute à l'irritation produite par le mélange métallique qui constitue les caractères. M. Gardane demande si le régule d'antimoine est nuisible aux plaies ? Mais ne pourrait-on pas soupçonner le plomb d'avoir part à cet accident ? Ou bien serait-il produit par l'alliage de ces deux substances métalliques, le plomb et le régule d'antimoine ? Quelle que soit la cause de ce malheur, les compositeurs doivent éviter avec le plus grand soin de travailler lorsqu'ils ont une blessure à la main, ou du moins ils auront l'attention de défendre exactement la partie blessée du

CHAPITRE XLII.

DES MALADIES DES ÉCRIVAINS ET DES COPISTES.

Les anciens avaient plus d'écrivains et de copistes que de notre temps, à cause de l'imprimerie qui leur manquait ; tout le monde sait qu'avant cette découverte, il y avait, dans chaque ville et dans les bourgs, beaucoup d'hommes qui se soutenaient, eux et leurs familles, en copiant des ouvrages. Rosinus prouve assez au long que les écrivains étaient esclaves ou affranchis. Par le mot *notarii*, je n'entends pas ces hommes qui, parmi nous, font les actes et les testaments ; mais ceux qui, autrefois, avaient le talent d'écrire très-vite au moyen de certaines notes d'où leur est venu le nom qu'on leur donnait ; ainsi Pline, au rapport de son neveu, qui a écrit sa vie, avait coutume, lorsqu'il voyageait, d'avoir à son côté un écrivain muni d'un livre et de tablettes. L'hiver, les mains de cet écrivain étaient couvertes de gants, afin que la rigueur de cette saison ne dérobât aucun temps à ses études. Parmi nous, ces hommes qu'on nommait *notarii*, sont remplacés par les secrétaires, les greffiers et les commis, qui, chez les magistrats, dans les boutiques des marchands, et aux cours des princes, sont payés pour tenir les livres et les registres. Ce sont donc des maladies de ces artistes dont nous devons nous occuper. Il y a trois causes, en général, qui font naître ces maladies : premièrement l'usage où ils sont d'être continuellement assis. La seconde cause, c'est le mouvement perpétuel, et toujours le même de la main ; la troisième enfin, l'attention de l'esprit, qui est nécessaire pour qu'ils ne fassent point d'erreurs, et pour qu'ils ne trompent pas ceux qui les emploient en faisant l'addition, la soustraction, et toutes les règles de l'arithmétique. Les maux auxquels leur vie sédentaire les rend sujets sont : les obstructions du foie, de la rate, les crudités d'estomac, la faiblesse des jambes, une stase du sang veineux, et un extérieur cachectique. En un mot, ils sont privés des avantages que procure un exercice modéré : quand ils voudraient

___

contact des caractères en la couvrant d'un linge blanc et d'un doigt de gant par dessus le linge.

en jouir, leur état les en empêche, parce que, pour gagner leur vie, ils sont forcés d'écrire depuis le matin jusqu'au soir. La nécessité où ils sont aussi de tenir sans cesse la plume, et de la mouvoir pour écrire, lasse leur main, et même tout leur bras, à cause de la tension continuelle et presque tonique des muscles et des tendons ; ce qui fait qu'au bout d'un certain temps, leur main droite perd toute sa force. J'ai connu un écrivain encore vivant, qui, toute sa vie, a continuellement écrit, et qui y a gagné du bien ; il s'est plaint d'abord d'une grande lassitude dans tout le bras, qui résista à toutes sortes de remèdes, et qui se termina par la paralysie complète de cette extrémité. Pour obvier à ce malheur, il s'accoutuma à écrire de la main gauche ; mais après quelque temps, elle fut attaquée de la même maladie.

Ce qui fait le plus de mal à ces artistes, c'est la contention d'esprit qu'ils sont obligés d'employer à leur ouvrage. La tension des fibres du cerveau et des nerfs produit peu à peu l'atonie de ces parties. De là les migraines, les enchifrenements, les enrouements, les fluxions sur les yeux, qui sont d'ailleurs affaiblis par l'aspect continuel du papier blanc. Ces maux, surtout, sont fréquents aux calculateurs, qui sont employés au service des marchands. Il faut mettre aussi dans le même rang les secrétaires des grands seigneurs, dont il leur est très-difficile de saisir l'esprit. Quand ils écrivent leurs lettres, ils mettent leur imagination à la torture, tant à cause de la multiplicité des objets que par la difficulté de les traiter au gré des grands auxquels ils sont attachés, et qui veulent souvent laisser en balance et embarrasser ceux auxquels ils écrivent. Aussi ceux qui font ce travail le détestent-ils souvent aussi bien que la gêne de la cour.

Quels secours la médecine peut-elle apporter aux maux de ces hommes? D'abord, pour se préserver des incommodités de la vie sédentaire, ils feront un exercice modéré les jours de fête, après l'office divin. Les frictions leur seront aussi utiles. Ce remède a des qualités opposées suivant son administration. Celse a dit (1) : « Une friction forte endurcit » le corps, une douce l'amollit, une » multipliée le diminue, et une modérée

» le remplit. » Ce passage appartient à Hippocrate (1). S'il y a des signes d'obstruction commençante dans les viscères, il sera bon de leur administrer de temps en temps les apéritifs, et de les purger au printemps et à l'automne. Quant à la lassitude du bras et de la main droite, on pourra faire des frictions modérées avec l'huile d'amandes douces, à laquelle on ajoutera une petite quantité d'eau-de-vie pour renforcer ces organes. En hiver, de peur que leurs mains ne souffrent trop du froid, ils doivent porter des gants épais. Pour préserver la tête des maux qui la menacent, on recommande tous les remèdes céphaliques ; ceux surtout qui contiennent du sel volatil, comme l'esprit de sel ammoniac dont la seule odeur dissipe l'assoupissement. On pourra aussi, pour purger la tête des humeurs qu'elle contient, administrer, de temps en temps, les pilules de J. Craton, les masticatoires et les ptarmiques, qui chassent au dehors les humeurs séreuses : entre les masticatoires, on pourra choisir le tabac, dont l'usage modéré peut leur être très-utile. On leur entretiendra le ventre libre avec des aliments doux et tempérants, ou avec des clystères, si les aliments ne suffisent pas. Hippocrate nous apprend (2) que la paresse du ventre trouble tous les organes, surcharge les vaisseaux de sucs impurs, et épuise le cerveau. (3).

___

(1) L. II, c. XIV.

(1) *De chir. offic.*, n. 11.
(2) 5 In 6 Epid.
(3) Les maux qui attaquent les écrivains sont encore plus redoutables lorsqu'ils sont produits par des écritures difficiles à déchiffrer. — Pour prévenir les maladies qui menacent leurs yeux, ils porteront de bonne heure des conserves, ils se frotteront soir et matin les yeux avec de l'eau et de l'eau-de-vie, et ils ne travailleront à la lumière que munis d'un défensif de taffetas vert, ou même, s'ils le peuvent, dans un lieu tapissé tout en vert. — Quant à la paralysie des mains, pour s'en garantir, ils se les laveront soir et matin avec du vin aromatique, ou une eau spiritueuse quelconque. On trouve dans le *Dictionnaire de santé* une pommade composée de vin, de beurre frais, de sauge, de romarin et d'hyssope, dont ils peuvent se frotter les mains deux ou trois fois par jour avec succès. Le repos et la modération dans leur travail leur sera aussi d'un grand secours.

CHAPITRE XLIII.

DES MALADIES DES CONFISEURS.

On a coutume, tant pour l'ornement des tables que pour d'autres usages, de confire avec le sucre différentes semences, telles que les amandes, les pistaches, les pignons, les fenouilles, la coriandre et le santonicum, aussi bien que les fruits encore verts. Ces préparations, agréables pour ceux qui en usent, produisent de grands maux aux ouvriers qui les font. On met les fruits et les semences dans une bassine de laiton, suspendue par une chaîne de métal, et sous laquelle est un réchaud rempli de charbons allumés. Le sucre liquide tombe goutte à goutte du robinet d'un vaisseau suspendu à une certaine hauteur sur la bassine. A Venise, où on fait beaucoup de dragées, deux garçons, et un seul dans d'autres endroits, agitent cette bassine, et par ce balancement les semences et les fruits se couvrent d'une couche de sucre. Ces garçons occupés tout le jour à ce travail, le visage sur la bassine, respirent l'air chaud et les vapeurs qui s'en élèvent, et gagnent ainsi très-facilement des maladies graves, comme des douleurs de tête, d'yeux, et des étouffements très-violents.

Trois causes principales nuisent à ces ouvriers : la vapeur du charbon qui brûle, l'odeur de la bassine échauffée, et enfin le sucre lui-même. Le charbon est un produit du feu, enfant noir du père le plus lumineux, dont on peut plus admirer que connaître la nature. « Qu'y » a-t-il dans les charbons, s'écriait saint » Augustin (1)? N'est-il pas étonnant » que faible comme il est, au point de » céder au moindre coup, et d'être réduit » en poudre par une pression assez » modérée, il ait cependant assez de » force pour résister à tous les agents » les plus actifs, à la faulx du temps » même, comme le prouvent ceux qui » le posent pour limite, afin d'empêcher » les disputes et de prévenir les procès? » Mais ce qu'il y a encore de plus étonnant, c'est cette qualité pestilentielle qui tue en un moment, si on ne lui ouvre une issue libre dans l'atmosphère : qualité inconnue et cachée jusqu'à cette heure, et d'autant plus surprenante que de la braise, allumée

dans un lieu clos, ne produit pas le même effet (1). On a beaucoup d'exemples de cette force suffocative. Van Helmont (2) nous a laissé l'histoire des maux que lui causa la vapeur des charbons. Au milieu de l'hiver, étant renfermé et travaillant dans une petite chambre, une poêle de charbon qu'on lui apporta le frappa si vivement qu'il eut à peine la force de sortir de son cabinet et qu'il tomba par terre à demi mort. Il accuse de cet effet un certain gaz sauvage caché dans le charbon, produit par un soufre inflammable qui y est contenu. La bassine où sont les dragées a les inconvénients du cuivre, car le laiton est fait de ce métal et de la pierre calaminaire. Ce vaisseau échauffé répand une vapeur acide que les confiseurs avalent. Enfin, le sucre fondu qu'on verse sur les semences exhale des vapeurs corrosives d'autant plus âcres, que celui dont ils se servent pour faire leurs dragées est blanc et purifié à l'eau de chaux. Comme on ne sert les dragées qu'à la fin du repas, elles donneraient plus de dégoût que d'appétit aux convives rassasiés, si leur blancheur ne les séduisait pas. Toutes ces

---

(1) La braise produit quelquefois des effets aussi funestes que le charbon. Il y en a plusieurs exemples. Il n'est d'ailleurs pas étonnant que sa vapeur ne soit pas aussi constamment meurtrière que celle du charbon ; la théorie de l'air fixe explique très-bien ce phénomène. Le charbon est du bois qu'on a éteint avant qu'il ait fini de brûler tout-à-fait. La braise est du charbon déjà brûlé, ou du bois qui a brûlé plus long-temps que celui avec lequel on fait le charbon. Dans le premier cas, on renferme toutes les vapeurs que le feu commençait à volatiliser ; ces vapeurs rentrent dans le charbon et se dissipent lorsqu'on l'enflamme de nouveau. C'est à cette volatilisation secondaire que sont dus les effets pernicieux que le charbon produit. La braise ne contient presque plus d'air fixe, et, si elle a été étouffée à propos, elle n'en rend que peu lorsqu'on l'allume, et n'altère presque pas l'air qui l'environne. C'est aussi à l'absence de l'air fixe de la braise qu'est due la promptitude avec laquelle elle brûle et se réduit en cendre, tandis que le charbon a besoin d'un temps plus long et d'un embrasement plus violent pour passer dans l'état purement terreux ou salino-terreux.

---

(1) *De Civit. Dei*, l. XXI, cap. IV.

(2) *In Jure Duumviratus.*

exhalaisons mêlées ensemble sont donc capables d'affecter dangereusement le cerveau, les yeux, et surtout la poitrine des confiseurs. Leur tête est douloureuse, leurs yeux sont picotés et irrités par les vapeurs ignées comme par des épingles, ils s'enflamment et rougissent. La respiration est aussi blessée par l'air saturé de particules âcres, qu'ils avalent en travaillant. Entre les précautions qu'on peut indiquer à ces ouvriers, ils doivent d'abord choisir, autant qu'il leur est possible, un endroit ouvert et vaste, afin que les vapeurs nuisibles se dissipent plus facilement. Secondement, interrompre leur travail pendant quelques heures, pour respirer un air frais, se laver le visage avec de l'eau fraîche, et se gargariser avec de l'eau et du vinaigre. Pour corriger la malignité des charbons, je dois leur proposer un moyen employé par tous les ouvriers qui, l'hiver, sont forcés de brûler du charbon dans leurs boutiques : c'est de mettre entre les charbons un morceau de fer qui, selon eux, corrige la virulence des vapeurs ; on pourrait, peut-être dire que ces vapeurs exercent leur action sur le fer, ou que le fer lui-même les absorbe (1).

CHAPITRE XLIV.

DES MALADIES DES TISSERANDS.

L'utilité et la nécessité de l'art des tisserands est si grande, qu'aucun homme

(1) N'est-ce pas là avoir deviné l'absorption de l'air fixe par les métaux qui se calcinent? Quoique Ramazzini n'ait pas spécifié la substance qui s'exhale du charbon, il n'a pas moins soupçonné que le fer chauffé l'absorbait et empêchait ses mauvais effets. Les ouvriers, qui, suivant lui, emploient cette manœuvre, ne sont-ils pas les premiers auteurs de cette découverte? Non, sans doute, l'honneur doit en rester à M. Lavoisier, qui a tant répandu de lumières sur la doctrine de l'air fixe, et qui a soumis au calcul la quantité donnée de cet air qu'absorbent les métaux dans leur calcination. Il y a bien loin de la manœuvre grossière des ouvriers et du soupçon vague de Ramazzini à ces expériences exactes et précieuses qui demandent un opérateur habile pour leur exécution, et un génie vraiment chimique pour les conséquences qu'on peut en tirer.

ne peut se passer de leurs ouvrages pour cacher sa nudité. Nous ne devons cependant pas nous plaindre de la nature, quoiqu'elle ait donné aux oiseaux des plumes, et des poils aux quadrupèdes, pour se défendre des injures de l'air, puisque notre intelligence et notre main nous suffisent, et que par leurs moyens l'homme se fabrique différentes étoffes, qui non-seulement le couvrent, mais ajoutent encore à la beauté de sa forme. L'art de faire des tissus était autrefois confié presque uniquement aux femmes : les dames nobles même ne dédaignaient pas de s'en occuper; ainsi Pénélope, en l'absence de son époux, se dérobait aux poursuites de ses amants en faisant de la toile. Virgile nous apprend aussi qu'Énée, aux funérailles de Pallas, se fit apporter deux robes enrichies d'or, que Didon avait tissues de ses propres mains (1). Maintenant ce métier est exercé par des hommes et des femmes du peuple, et les dames de condition savent tout au plus broder à l'aiguille. Octavius Ferrarius, dans l'excellent Traité qu'il a fait sur les vêtements (2), décrit deux méthodes de tisser : l'une très-ancienne, dans laquelle les femmes debout travaillaient en haut; l'autre où assises elles travaillaient en bas. Cette dernière, suivant lui, est due aux Égyptiens, qui poussaient la trame en bas, ou la conduisaient vers leur poitrine. Actuellement les femmes travaillent assises, mais de manière qu'elles paraissent debout. Cet ouvrage est assurément très-pénible; tout le corps, les deux mains, les bras, les pieds, le dos y sont exercés, et il n'y a aucune partie qui n'y contribue. Les femmes de la campagne, quand l'hiver interrompt leurs travaux rustiques, font de la toile avec du fil de chanvre ou de lin dans les étables : les jeunes filles surtout, avant de se marier, s'y occupent; souvent elles n'apportent que ce métier pour dot à leurs maris, et il est honteux parmi elles de ne pas le savoir. Les femmes grosses surtout se ressentent des incommodités que ce métier procure; elles font souvent et très-facilement des fausses-couches qui sont suivies de maladies très-dangereuses. Il faut donc qu'elles soient robustes et de forte stature pour faire ce travail, sans quoi la fatigue les affai-

(1) . . . . . Quas illi, lœta laborum, ipsa suis quondam manibus Sidonia Dido Fecerat, et tenui telas discreverat auro.
.Æneid., l. xj.

(2) De re vestiaria.

blit, et elles sont forcées de le laisser à un certain âge. Cependant outre le gain qu'elles y font, elles ont encore l'avantage de voir couler leurs règles avec abondance et facilité; rarement elles éprouvent des suppressions et au contraire elles sont plus exposées à avoir des espèces de pertes, si elles travaillent avec trop d'activité : aussi, lorsque quelques jeunes filles viennent me consulter pour des suppressions, ou des retours irréguliers de règles, je les renvoie aux femmes des tisserands plutôt qu'aux médecins. Les femmes avides de gain, à peine après avoir mangé, retournent dans leurs ateliers, et font le plus grand tort à l'estomac et à la digestion par le mouvement violent du roton qu'elles tirent vers leur poitrine. Cet exercice trouble le mouvement fermentatif des aliments, pousse le chyle imparfait dans ses canaux, et le force de remplir les vaisseaux sanguins de crudités. Les tisserands-drapiers; s'ils ne sont robustes et bien musclés, ont coutume d'être tourmentés d'une lassitude excessive des bras, du dos et des pieds. Pour faire le tissu du drap, deux hommes aux bouts du métier lancent la navette avec la trame l'un après l'autre, et tirent avec force le peigne vers leurs poitrines. En outre, les tisserands-drapiers ont d'autres maux que ceux qui travaillent le lin, le chanvre, la soie, à cause de la substance qu'ils manient. En effet, la laine imprégnée d'huile fétide répand des vapeurs très-désagréables dans leur atelier : aussi sentent-ils une odeur infecte, et ont-ils l'haleine puante, les yeux rouges, comme tous les ouvriers qui manient la même substance.

Pour prévenir ces maux, les tisserands devraient modérer leurs travaux, et se souvenir du proverbe RIEN DE TROP. Afin de guérir leur lassitude, ils feront des frictions légères sur les bras et sur les jambes avec l'huile d'amandes douces. Les drapiers surtout auront soin de s'entretenir très-propres, de changer d'habits, et d'en avoir de propres les fêtes ; de se laver les mains, les bras et les jambes avec du vin chaud.

Il y a en outre, dans les ateliers des tisserands, des ouvriers occupés à tondre les draps avec de grands ciseaux : ce sont les tondeurs de draps. Ce travail est très-pénible pour leurs bras et leurs mains surtout : aussi le médecin doit-il y faire attention, et apporter les mêmes remèdes à leurs maux qu'à ceux des tisserands (1).

---

(1) Nous devons avertir ici, d'après le

CHAPITRE XLV.

DES MALADIES AUXQUELLES SONT SUJETS LES OUVRIERS EN CUIVRE.

Parmi les métaux que l'industrie des hommes a su arracher du sein de la terre où ils sont enfouis, le fer et le cuivre sont les plus usités et sont par cela même plus utiles que l'or et l'argent. Aussi les habitants du Mexique, où la nature a fait naître l'or et l'argent en abondance, portaient-ils envie aux Européens qui venaient les combattre, en voyant le fer dont ils étaient armés. Dans l'antiquité, on en faisait aussi un usage très-étendu, puisque Athénée nous apprend que Platon et Lycurgue avaient choisi le cuivre et le fer pour suffire aux besoins de leurs républiques, de sorte que leurs monnaies n'étaient faites que de cuivre ; usage d'où est venu le mot latin *Ærarii* (1). Nous devons donc nous occuper des maladies des ouvriers qui se servent de ce métal dans leurs boutiques, et non de ceux qui le tirent des mines, dont nous avons fait mention dans le premier chapitre de notre Essai, qui traite des maladies des mineurs. Dans chaque ville comme à Venise, les chaudronniers sont tous rassemblés dans un faubourg, occupés tout le jour à battre et à forger leur cuivre, et à le planer pour en faire différents ustensiles ; leurs marteaux font tant de bruit, qu'ils sont obligés d'être relégués à part et écartés de tous les autres ouvriers. Assis par terre et le dos courbé, ils battent le cuivre d'abord avec des maillets, puis avec des marteaux pour lui donner le degré de ductilité nécessaire. Le bruit continuel qu'ils font affecte leurs oreilles et toute leur tête ; aussi ont-ils tous l'ouïe dure et deviennent-ils tout-à-fait sourds dans leur vieillesse. Leur tympan, frappé sans cesse par ce bruit, perd la tension qui lui est propre ; et l'air intérieur, toujours repoussé latéralement, affaiblit et dérange les organes immédiats

---

Dictionnaire de santé, que les tisserands, les drapiers, les mousseliniers, et tous les ouvriers de ce genre supportent difficilement les saignées, et qu'elles leur sont contraires. Les aliments nourrissants leur conviennent à merveille ; ils doivent éviter avec soin les liqueurs et les excès en tout genre.

(1) Le mot latin *Ærarii* répond dans notre langue à ceux de financiers, trésoriers, caissiers, receveurs, etc.

de l'oreille : il leur arrive la même chose qu'aux habitants du Nil en Égypte, qui deviennent sourds par le fracas de l'eau de ce fleuve impétueux. Leur attitude courbée les rend aussi bossus par la suite du temps : les batteurs d'or sont exposés aux mêmes maladies.

Outre ces maux des oreilles et de la tête, leurs poumons et leur estomac souffrent encore de leur métier. En frappant le cuivre à coups de marteaux, il s'en élève des miasmes qui pénètrent dans leur estomac et leurs poumons, comme ils le disent eux mêmes. Les médicaments que le cuivre fournit, tels que la fleur, l'écaille du cuivre, le vert-de-gris, sont tous émétiques et corrosifs. Les chaudronniers éprouvent cette vertu rongeante et exsiccative, en en avalant avec l'air qu'ils respirent. Je leur ai demandé si ces vapeurs cuivreuses leur faisaient mal aux yeux, ils m'ont répondu que non ; et cela est conforme à ce qu'a dit Macrobe, « que » dans les mines de cuivre les yeux des » mineurs se guérissent, lorsqu'ils sont » chassieux. » Aussi a-t-on coutume de préparer avec le cuivre des collyres très-utiles par leur activité.

Ces maladies ne peuvent guère être prévenues. Toutefois ils feront bien de se boucher les oreilles de coton, pour que le bruit en affecte moins les organes intérieurs, et ils pourront verser dans celles qui sont malades de l'huile d'amandes douces. Pour corriger l'âcreté qui affecte les poumons, à cause des vapeurs reçues avec l'air, on emploiera avec succès les émulsions d'amandes, de semences de melon, de courge, dans l'eau de violette, d'orge, et d'autres remèdes semblables ; le petit-lait de vache, et les aliments préparés avec le lait. Si l'ouvrier est d'un tempérament sec et aride, et sujet aux maux de poitrine, il n'y a point d'autre remède que de quitter son métier et d'en embrasser un autre ; le grain, en effet, est très-mauvais, lorsqu'il conduit à une mort prompte. Quand un chaudronnier aura une maladie aiguë, le médecin tirera un avantage de la connaissance de sa profession ; car, dans les fièvres aiguës, souvent le malade a des tintements ou des bruissements d'oreilles. Le médecin, dans ce cas, n'en tirera pas, avec Hippocrate, un si mauvais présage, parce que ces ouvriers ont naturellement l'oreille plus délicate, plus faible, et que des sons peuvent très-facilement s'y faire entendre dans leurs maladies. Il fera aussi attention, dans les affections de poi-

trine, de faire beaucoup boire d'émulsion déjà indiquée à ces ouvriers, afin que le feu de la fièvre n'augmente pas la sécheresse de leurs poumons (1).

CHAPITRE XLVI.

DES MALADIES DES OUVRIERS EN BOIS (2).

Après les grains, la nature n'a rien donné de plus utile à l'homme que les arbres et les forêts. Pline a dit (3) : « C'est » aux arbres que les hommes doivent leur » premier aliment, l'ombre de leurs ca- » vernes, etc. » Après la découverte de la scie, les arbres coupés en planches fournirent des matériaux aux maisons, et servirent à beaucoup d'autres usages. Il y a apparence qu'autrefois Lyon était bâti en bois, puisque cette ville ayant été toute brûlée en une nuit, au rapport de Sénèque, les paysans qui y venaient le matin pour y vendre leurs denrées, ignorant cet incendie malgré leur voisinage, et ne la voyant plus devant eux, furent interdits et ne surent ce qu'elle était devenue. « Ainsi, dit le philosophe en gé- » missant sur les événements humains, » ainsi une antique forêt peut en un ins- » tant être réduite en cendres. » De notre temps, dans les pays septentrionaux, il y a des villes toutes bâties en bois comme Moszka. On y trouve de vastes maga-

---

(1) Le cuivre et le plomb sont les deux métaux les plus employés dans les besoins de la vie, et cependant les plus dangereux, et ceux qui portent le plus d'atteintes à la santé. Mille exemples funestes en ont prouvé les mauvais effets; on a vu des maisons entières empoisonnées par le vert-de-gris. Toute une famille, au rapport de M. le baron Van Swieten, fut attaquée de la colique de Poitou pour avoir bu de l'eau qui avait séjourné dans des vaisseaux de plomb. — S'il est des cas où la médecine doit éclairer le gouvernement et agir de concert avec lui pour le bien du peuple, c'est assurément celui dont il s'agit ici. Le seul moyen de prévenir les malheurs auxquels on est journellement exposé, serait de proscrire absolument ces deux métaux des usages domestiques.

(2) Ramazzini traite dans ce chapitre des maladies des scieurs de bois, des charpentiers, des charrons, des tonneliers, des tourneurs, etc.

(3) In Praef., l. xii.

-sins qui contiennent des maisons toutes faites et de différentes grandeurs, pour contenter ceux qui veulent en acheter, de sorte qu'en peu de jours on peut avoir une maison toute prête à habiter dans le lieu où on la désire.

Les ouvriers en bois font plusieurs classes. Les uns construisent des chars, les autres des tonneaux et des cuves, d'autres sont occupés à la fabrique des vaisseaux. Il en est qui sculptent des bordures de tableaux et de glaces qu'on dore ensuite. Tous ces métiers sont pénibles et fatiguent ceux qui les exercent ; cependant ceux de tous qui en sont le plus maltraités, sont les scieurs de planches. Pour cet ouvrage, ils posent des arbres carrés sur deux tréteaux : l'un des ouvriers monté dessus et le pied posé sur chacun de ces tréteaux, l'autre placé dessous, tirent ensemble la scie, en suivant des lignes tracées avec de la pierre rouge. Hippocrate a élégamment décrit cette manœuvre dans son premier livre sur la diète. « Ainsi, dit-il, des ouvriers qui » scient le bois, l'un tire la scie, l'autre » la pousse. Celui qui est en bas entraîne » l'autre qui doit céder à proportion ; car » si cet accord n'a pas lieu, l'ouvrage » ne va pas comme il convient. » L'ouvrier en haut a plus de peine que celui d'en bas, parce qu'il est obligé de tirer à lui la scie qui est assez lourde. Mais celui qui est dessous les tréteaux éprouve une incommodité très-grande, par la poudre de bois qui lui tombe dans les yeux et dans la bouche ; ce qui lui donne et de la rougeur et de la douleur dans ces organes, et l'oblige de clignoter continuellement.

Ceux qui travaillent au tour, et qui se servent de buis, d'olivier, de térébinthe et d'autres bois semblables, éprouvent aussi des maux assez graves dans cet ouvrage. Ils sont, en effet, obligés de tenir leurs mains et leurs bras dans un effort continuel, afin d'appuyer et de retenir le ciseau comme il convient, pour qu'il n'emporte que ce qu'il faut du bois, et de remuer continuellement leur pied droit, pour agiter en différents sens le bois qu'ils travaillent. Le mouvement de rotation du tour attaque aussi leurs yeux, qu'ils ont sans cesse fixés sur leur ouvrage, et fait naître dans les esprits et dans les humeurs un mouvement de vertige. La substance que travaillent ces ouvriers ne leur cause aucune espèce de maladie, si ce n'est le bois de cyprès, dont l'odeur forte donne un mal de tête à quelques uns d'entre eux.

On ne peut conseiller à ces ouvriers de préservatifs, que le travail modéré et sans excès, de peur que le désir du gain ne leur occasionne des maladies, et ne les empêche de travailler pendant longtemps. Ils pourront faire usage des frictions douces avec l'huile, ainsi que tous les ouvriers qui sont exposés à la fatigue. Pour faire moins souffrir leurs yeux, ils quitteront de temps en temps leur ouvrage ; s'ils sont rouges et douloureux, ils les laveront aves des adoucissants, tels que l'eau d'orge, de violette, et le lait de femme. Lorsqu'ils sont attaqués de maladies aiguës par une cause quelconque, le médecin, en leur administrant des remèdes actifs, prendra les précautions que nous avons recommandées pour tous les ouvriers en général, dont les forces sont épuisées par le travail.

CHAPITRE XLVII.

DES MALADIES DE CEUX QUI AIGUISENT AU GRÈS LES RASOIRS ET LES LANCETTES.

Il y a, selon moi, peu de métiers qui ne nuisent plus ou moins aux ouvriers qui les exercent. Qui pourrait croire, par exemple, que ceux qui aiguisent à une petite meule de grès les rasoirs et les lancettes affaiblissent leurs yeux à cet ouvrage ? L'expérience prononce sur cette assertion, et la raison d'ailleurs en fait cesser le merveilleux. En effet, comme ces ouvriers sont obligés d'avoir sans cesse les yeux attachés sur la meule, qui tourne avec une rapidité extrême, la force de ces organes se perd nécessairement, et la vision s'affaiblit peu à peu, comme on l'observe chez les ouvriers en petits objets. Après avoir travaillé tout le jour, ils ont ordinairement des vertiges, surtout ceux qui ont la tête faible ; et, après leur ouvrage, l'agitation de la meule est toujours présente à leur esprit. Il est probable que cette cause externe et occasionnelle agite les humeurs de l'œil, et principalement l'aqueuse qui est très-mobile par elle-même ; qu'elle excite un mouvement irrégulier dans les esprits animaux, et qu'elle altère ainsi l'économie naturelle de l'œil. Il y a dans notre ville un ouvrier fort adroit à ce métier, et qui y fait un gain considérable. Quelquefois il éprouve de la rougeur dans les yeux et des ophthalmies, qu'il attribue avec raison à son ouvrage.

J'ai vu aussi plusieurs autres ouvriers pareils qui tous se plaignaient de maux d'yeux. Ce qui leur est le plus pénible, c'est le mouvement qu'ils sont obligés de communiquer avec le pied à une grande roue de bois qui fait mouvoir en même temps la petite ; mais plusieurs d'entre eux s'évitent cette peine en faisant tourner leur grande roue par des enfants. Cependant leurs mains et leurs bras qu'ils emploient à aiguiser se fatiguent prodigieusement, mais ce sont surtout leurs yeux qui sont le plus vivement affectés. Il n'y a que la modération dans leur travail et une intermission de quelques heures qui puissent les préserver de ces maux ; ils doivent faire plus de cas de la santé que du gain. Afin de ne pas ennuyer nos lecteurs par des répétitions, nous nous contenterons de dire qu'on leur prescrira les remèdes que nous avons indiqués pour tous les ouvriers qui travaillent en petits objets (1).

CHAPITRE XLVIII.

DES MALADIES DES BRIQUETIERS.

Il paraît assez vraisemblable que les premiers hommes n'ont point eu de maisons, « lorsque les cavernes leur ser- » vaient de retraites, qu'ils y fixaient » leurs dieux Lares, et qu'ils s'y enfer-

---

(1) Les accidents des ouvriers qui repassent à la meule seront d'autant plus graves, que les efforts qu'ils feront et les outils qu'ils auront à repasser seront plus grands. Alors il peut naître de ce travail violent des tremblements avec convulsions, comme M. Boucher a eu occasion de l'observer chez un ouvrier qui repassait de grandes cisailles à tondre les draps. Ce médecin regarde l'ouvrage de ces artisans comme une électrisation naturelle qui fait éprouver à leurs nerfs une commotion générale à laquelle succède une sorte d'atonie. Dans ce cas, voici la cure qui a réussi à M. Boucher. Un régime humectant et émollient dans les commencements, des apozèmes acidules pour lâcher le ventre, ensuite une poudre anti-spasmodique, dont nous nous faisons un devoir d'insérer ici la composition. Prenez : de quinquina, une demi-once ; de cascarille, de safran de Mars apéritif et de succin, de chacun deux gros ; de cannelle, un gros. Le tout, pulvérisé et partagé en vingt-deux doses

» maient avec leurs troupeaux (1). » D'abord, pour se procurer une habitation plus commode, ils ont construit des cabanes avec le chaume et les roseaux ; bientôt ils se sont formé des maisons un peu plus solides avec les cailloux et les pierres tendres que leur a fournis la nature : ainsi l'on en voit encore dans les montagnes, qui sont bâties de cailloux liés ensemble avec la terre glaise, et couvertes de larges pierres. Dans les lieux plats et dans les plaines, où il n'y a pas de carrières, on a peu à peu imaginé de former des briques avec de l'argile, de les dessécher au soleil, et de les cuire dans des fours, enfin d'en bâtir des maisons dont la forme et la solidité l'ont de beaucoup emporté sur les premières. Comme les ouvriers qui font les briques forment une classe particulière d'artisans, connue sous le nom de briquetiers, et comme leur métier est nécessaire tant pour réparer des maisons anciennes que pour en bâtir de nouvelles, il est de notre devoir de rechercher les maladies qui leur sont propres. Nous ne nous occuperons pas ici à décrire les manœuvres employées dans la fabrication des briques ; elles sont assez connues, puisque les ateliers des briquetiers sont très-communs au dehors de toutes les villes. Cet ouvrage est un des plus pénibles. Les Israélites, dans leur esclavage en Égypte, étaient condamnés à faire des briques et n'avaient pour consolation que de l'ail et des oignons pour nourriture. Ces ouvriers occupés au soleil à former l'argile en briques, à les dessécher à l'air, et enfin à les cuire dans des fours pour les durcir, endurcissent en même temps et dessèchent leurs fibres. Ils sont très-disposés aux maladies aiguës, aux fièvres malignes et inflammatoires ; forcés par état d'être exposés à toutes les injures de l'air, aux fraîcheurs du matin, aux rayons brûlants du midi et au froid des soirées, et souvent aux pluies ; nourris très-mal, avec du pain bis, de l'ail, des oignons, du vin gâté,

---

dont le malade prendra deux par jour, une le matin, et l'autre le soir. — Il serait bien précieux pour la médecine que les bons praticiens eussent consigné leurs observations sur les maladies des artisans, comme a fait M. Boucher, *Journal de Médecine.*

(1) . . . . Cum frigida parvas
Præberet spelunca domos, ignemque laremque,
Et pecus et dominos communi clauderet umbra.

ils ne peuvent échapper à ces maladies, et il est même étonnant qu'ils puissent soutenir un ouvrage si pénible pendant plusieurs mois. Leurs fièvres sont presque toujours accompagnées du délire ; s'ils en réchappent, ils tombent bientôt dans des maladies chroniques, telles que les fièvres quartes, la cachexie et l'hydropisie. Dès que ces ouvriers, pour la plupart paysans, sont pris de la fièvre, ils retournent dans leurs chaumières, se confient aux soins de la nature, ou vont dans des hôpitaux et y sont traités, comme les autres, par les remèdes accoutumés, les purgatifs et la saignée, parce que les médecins ignorent leur profession, et ne savent point qu'ils sont épuisés et affaiblis par un travail excessif.

Ces malheureux trouveraient un grand secours dans les bains d'eau douce, au commencement de leur fièvre : ce remède, en lavant leur peau, l'humecterait, en dilaterait les pores, et ouvrirait un passage au feu fébrile. Mais malheureusement l'usage des bains est aboli, et nous sommes privés d'un remède dont les anciens médecins faisaient le plus grand cas. A Rome autrefois les bains étaient ouverts publiquement ; les ouvriers, après avoir travaillé tout le jour, y allaient le soir pour se laver et se refaire de leurs fatigues ; aussi étaient-ils moins sujets aux maladies que les ouvriers de notre siècle. Ni le sexe, ni l'âge, ni la condition n'excluait personne des bains. Les femmes et les filles y allaient dans les premiers temps de l'Église naissante, comme nous l'apprend saint Jérôme dans une lettre à Eustochius, où il l'avertit que dans le bain, qui convient pour entretenir la propreté et la santé, une fille ne doit point se voir nue. Peut-être aurait-il désiré que les filles se fussent baignées dans des lieux très-clos et où la lumière n'eût pas pénétré, ou bien pendant la nuit. En effet, de son temps, la construction des bains était devenue un objet de luxe très-considérable. On peut lire sur cet objet Sénèque (1), dans sa description de la maison de campagne de Scipion. « Après la conquête d'Afrique, ce général, la terreur de Carthage, retiré à Linterne, se plongeait dans le bain lorsqu'il était fatigué des travaux rustiques ; mais il ne se livrait pas tous les jours à cet exercice,

» puisque, suivant ceux qui ont écrit sur » les anciennes mœurs de cette ville, ses » habitants se lavaient tous les jours les » bras et les jambes, pour en ôter la mal-» propreté que l'ouvrage y avait amassée, » et ils ne se baignaient entièrement » que les Nundinales (1). » Le bain serait donc très-utile, tant pour entretenir la santé que pour guérir les maladies des briquetiers qui sont toujours dans la fange. Mais malheureusement la religion, plus occupée du salut des âmes que de la santé des corps, a défendu et laissé abolir petit à petit l'usage des bains, et a privé la médecine d'un secours dont elle connaît si bien l'efficacité dans presque toutes les maladies.

CHAPITRE XLIX.

DES MALADIES DES CUREURS DE PUITS.

Si l'ardeur du soleil et des fours brûle les briquetiers, l'éloignement de cet astre, le froid, et la trop grande humidité que les cureurs de puits sont obligés de supporter, font le tourment de ces malheureux ouvriers. En hiver et au printemps la terre fournissant abondamment l'eau dont on a besoin, ce n'est que l'été qu'on emploie ces ouvriers, quand l'avant-chien et le lion répandent le feu sur la terre, parce que cette saison est la plus convenable pour creuser de nouveaux puits, ou curer les anciens. On sent assez le danger d'un pareil travail, puisque ces ouvriers sont forcés de passer alternativement du chaud au froid, et du sec à l'humide. Le séjour trop long dans un lieu froid, la fraîcheur et l'humidité des eaux qui coulent de toutes parts, agissent sur leur peau, arrêtent la transpiration, ou font naître des fièvres aiguës de mauvais caractère. Ajoutons à ces causes l'exhalaison nuisible et affreuse que répandent les puits, surtout ceux des collines et des montagnes remplies de soufre, de nitre, et d'autres substances minérales qui en altèrent les eaux.

(1) Epist. 89.

(1) C'étaient des foires qui arrivaient tous les neuf jours. Les gens de la campagne ne travaillaient pas ces jours-là, et ils apportaient à la ville leurs denrées. Voyez les articles NUNDINA, dans Calepin ; et NUNDINALES, dans le Dictionnaire encyclopédique.

Dans les lieux bas et dans les plaines, il n'y a pas le même inconvénient : cependant tous les puits ont une mauvaise odeur particulière, d'où est venu leur nom latin (1). Cette vapeur fétide doit nécessairement altérer les esprits animaux, dont la nature est éthérée et subtile. On peut aussi ranger avec les cureurs de puits ceux qui nettoient les égouts, et en ôtent les immondices dont les eaux des pluies les ont remplis, en tombant par les gouttières et les tuyaux des maisons. Cet ouvrage est assez commun à Venise, surtout en été : les malheureux obligés de nettoyer et de balayer ces lieux infects en sont aussi maltraités que les cureurs de puits.

Je dois, à cette occasion, parler de nos puits de la campagne de Modène, d'où découle une espèce de pétréole si blanc et si pur, que tous ceux de l'Europe ne l'égalent pas. Au sommet de l'Apennin, il y a une montagne nommée *Festinus*, éloignée de la ville d'environ vingt mille pas, dont la cime offre une plateforme, percée de plusieurs puits anciens ou nouveaux, d'où on tire le pétréole qui nage sur les eaux. Ces puits sont très profonds et n'ont été fabriqués qu'au ciseau et au marteau, parce que toute la montagne est une roche, ce qui fait nommer le pétréole par les habitants, huile de rocher. Lorsqu'on construit un puits nouveau, les ouvriers sont infectés par la mauvaise odeur qui se répand même dans l'air voisin ; car je me souviens qu'en allant visiter ces puits, je fus frappé de cette odeur à la distance d'un mille (2). Quelquefois il arrive qu'un ouvrier, en piochant, ouvre quelque veine de pétréole, d'où il en sort sur-le-champ une grande quantité : alors il crie

qu'on le remonte promptement avec une corde, pour n'être pas suffoqué, et on le retire respirant avec peine ; il y en a eu même parmi eux qui ont péri par cet accident. J'ai fait imprimer une lettre sur le pétréole du mont Festinus, adressée à l'abbé Dom Félix Vi.li, professeur et intendant du jardin de botanique de Padoue. J'y ai joint une nouvelle édition d'un traité sur le pétréole du mont Zibinius, de F. l'Arioste, manuscrit trouvé par Oligerus Jacobæus dans la Bibliothèque royale de Copenhague, et qu'il a fait lui-même imprimer dans cette ville (I). On obtient cette espèce de pétréole en creusant à peu de profondeur. Dans une vallée profonde se trouve une petite fosse, où le pétréole nage sur l'eau, mais il est coloré et bien inférieur à celui du mont Festinus, qui est blanc, et dont l'odeur n'est pas si désagréable. Il y a à Modène d'autres ouvriers qui creusent les puits au milieu de l'hiver et non en été. Mais ces

---

(1) *Puteus*, de *putidus*.

(2) Dans un petit traité de Ramazzini sur le pétréole du mont Zibinius, dont nous allons parler dans la note suivante, on lit une phrase qui confirme ce qu'il avance sur l'odeur de ce bitume. « Odorem autem adeo gravem exhalant hæ petrolei scaptensulæ, ut in illis diutius immoranti graves capitis dolores suboriantur ; hinc per æstatem, ob partium volatilium promptam diffusionem, petrolei collectio operarias non parum infestat, quod hieme non sic evenit : quin procul ab ipsis fontibus ad integrum fere stadium petrolei odor tam manifeste percipitur, ut pro ductore esse possit ad locum unde emanat. » Tom. I, p. 255.

(1) Cette dissertation en forme de lettre, datée du 15 juin 1698, est insérée dans le premier volume des œuvres de Ramazzini, édit. de Londres. Elle a environ dix pages. L'auteur y décrit le mont Zibinius, les lieux qui y sont situés et qui fournissent le pétréole, la manœuvre que les habitants emploient pour le retirer et qui est assez semblable à celle dont les chimistes se servent pour séparer une huile essentielle de l'eau sur laquelle elle nage. Dans ce détail il ajoute aux connaissances données par l'Arioste sur les sources du pétréole, sur les volcans qui en sont voisins, et sur l'état de leurs cratères. Il cite quelques auteurs qui ont parlé de la vertu de cette huile minérale, tels que Fernel, Fallope, Baccius, Matthiole, Cæsalpin, Schroderus, Sylvius Deleboë, Ettmuller, etc. Il passe à l'origine et à la formation du pétréole de Modène, qu'il regarde comme le produit d'une distillation faite par le feu des volcans ; et qu'il croit être dégénéré depuis l'Arioste. Il le recommande néanmoins dans les entorses, les douleurs chroniques de goutte, les affections hystériques à la dose de quelques gouttes, les vers, les ulcères invétérés, et la gale. Il dit avoir cherché en vain sur le mont Zibinius une plante nommée *fumana*, que Fr. l'Arioste assure y avoir trouvée. Il finit en indiquant les sources de pétréole, situées sur le mont Festinus, et en donnant quelques détails sur sa nature et son analyse chimique.

derniers sont bien différents des autres ; l'eau en est vive, pure et très-claire, comme je l'ai dit dans mon Traité physico-hydrostatique sur la source des fontaines de Modène, dont je viens de faire une nouvelle édition à Padoue, parce qu'il n'y avait plus d'exemplaires de la première, et que les savants la désiraient avec empressement. Il serait trop long de rapporter ici la manière dont ces puits sont construits ; je ferai seulement observer qu'il y a différents lits de terre ; qu'après plusieurs couches de craie et d'argile on en trouve une de cailloux très-fins. Lorsque les ouvriers y sont arrivés, ils se regardent comme à la fin de leur ouvrage. En effet, on entend bientôt le bruit d'une eau courante ; alors, attachés aux côtés du puits, ils percent la couche sablonneuse à deux ou trois coudées de profondeur, et il s'en élève subitement une si grande quantité d'eau, que l'ouvrier, assis sur les côtés de la tarrière, est quelquefois au milieu de l'eau avant qu'on ait eu le temps de le retirer. En un instant le puits s'emplit, et l'eau coule après sans aucune interruption à la surface de la terre. J'ai fait beaucoup d'observations intéressantes sur la fouille des terres pour la formation de ces puits ; telles sont, par exemple, celles de grands arbres enfouis à cette profondeur, d'os énormes, et d'autres substances dont j'ai fait mention dans mon ouvrage sur cet objet (1).

_____

(1) Le premier chapitre du traité de Ramazzini sur la source des fontaines de Modène, offre quelques observations sur des arbres et d'autres corps enfouis dans la terre. Il paraît que le terroir de Modène a été renouvelé, puisqu'on trouve dans la profondeur de la terre des forêts entières, des maisons, des boutiques avec différents ustensiles de fer. Lorsque les ouvriers qui y creusaient les puits rencontraient un arbre, il s'en élevait une exhalaison très-infecte, et les fragments de végétaux tirés hors de la terre étaient d'abord mous et humides, et se durcissaient ensuite comme le corail. « Raro autem excavantur hi putei, quin passim variæ arborum species occurrant, facile enim dignoscuntur, quales sunt quercus, nuces, ulmi, fraxini.... Ligna vero quæ frustulatim à fossoribus cæduntur satis mollia sunt, ubi autem aeri exposita fuerint, non secus ac corallia, duritiem adsciscunt.... Haud minus curiosa ac scitu digna in ipsa puteorum fossione occur-

Ce travail est pénible et très dangereux en été : les exhalaisons qui s'en élèvent et le froid rigoureux qui règne dans ces puits empêchent les ouvriers d'y travailler. En hiver, ils sont obligés de rester pendant près d'un mois dans ces lieux chauds comme une étuve : la chaleur qui y est concentrée et qui ne peut s'évaporer, les flambeaux allumés et que la vapeur éteindrait dans l'été, le travail excessif auquel ils se livrent, les mettent tout en sueur, et les exposent aux maux que produit la lésion de la transpiration. Les maladies qui les attaquent ordinairement sont celles de la poitrine, telles que les fluxions et les inflammations, etc. La plupart sont cachectiques, à cause de leur mauvaise nourriture et de leur pauvreté ; ils ont le visage blême et livide, et, parvenus à peine à quarante ou cinquante ans, ils sont forcés de quitter leur métier avec la vie : telle est la fin de leur misère. Un médecin instruit, et qui connaîtra leur métier, trouvera facilement la méthode qu'on doit employer dans leurs maladies lentes ou aiguës. Il saura qu'il faut rétablir la transpiration arrêtée par l'humidité et la puanteur des lieux infects où ils travaillent, corriger et évacuer les humeurs vicieuses, et réparer les forces de la nature affaiblie. Il emploiera, avec succès, les frictions répétées sur tout le corps, l'onction d'Aëtius, les ventouses sèches, le bain des jambes et des bras dans du bon vin, dans lequel on aura mis infuser des feuilles de sauge, de lavande, des fleurs de romarin, et d'autres substances aromatiques. Il leur ordonnera des ventouses scarifiées au dos, remède qui est familier à ceux qui font beaucoup d'exercice. Il épargnera leur sang, il préférera à la saignée l'application des sangsues aux veines hémorrhoïdales, et il aura soin de ne les purger que légèrement

_____

runt ; primo quidem a soli superficie usque ad pedes 14 circiter nonnisi cæmenta et antiqua urbis vestigia apparent ; in tali enim profunditate viarum strata ex silicio lapide, artificum tabernæ, pavimenta ædium et opera tessellata passim observantur...... Identidem multis cochlearum testis est refertum (stratum cretaceum). Inventa quoque sunt in summa horum puteorum profunditate ossa magna, carbones, silices, ac ferri frustula. » (Bernard. Ramazz., De font. Mutin. admir. scaturigine, cap. I, tom. I, p. 180, 191, 192.)

et à plusieurs reprises, pour ne pas abattre leurs forces, en se souvenant de ce précepte d'Hippocrate(1) : « Une purga- » tion violente nuit aux mouvements » critiques chez ceux qui sont mal nour- » ris (2). »

CHAPITRE L.

DES MALADIES DES MATELOTS ET DES RAMEURS.

De tous les arts qui contribuent au bonheur des peuples et à l'entretien du commerce, la navigation est celui qui a le plus d'utilité. C'est elle qui joint l'Orient avec l'Occident, le Nord au Midi, et qui rend communes à différents pays les richesses que chacun d'eux produit en particulier. Cet art, un des plus anciens, est si estimé, que ses inventeurs ont eu les honneurs réservés aux dieux; ainsi les Argonautes, qui pénétrèrent jusqu'à Colchos, furent comptés au rang des demi-dieux, et leur vaisseau Argos fut placé au ciel par les poètes. Que mériteraient donc ces navigateurs de notre siècle, qui, passant les colonnes d'Hercule, ont porté leurs flottes armées jusqu'au Pérou? La navigation, conduite à la perfection, a démontré l'existence des antipodes. Nous devons donc nous oc-cuper des maux qui assiègent les navigateurs, ou plutôt rechercher quelles sont les maladies qui les épargnent. Nous ne parlerons pas de ces hommes que le commerce transporte sur les vaisseaux dans les différentes contrées, et qui y restent dans l'oisiveté, mais de ces matelots qui sont jour et nuit en travail. Toutes les maladies aiguës, pour le dire en un mot, les attaquent. Leur genre de vie, les misères qu'ils essuient sur ce perfide élément, sont telles qu'il n'y a aucune maladie aiguë qui n'épuise sa fureur sur ces malheureux. Les chroniques les assaillent aussi; mais elles leur durent moins long-temps qu'aux ouvriers sur terre, parce qu'un vaisseau n'est pas un séjour propre à les nourrir.

Avant la découverte de l'aimant la navigation était beaucoup plus difficile que de notre temps, puisque les pilotes étaient contraints d'avoir toute la nuit les yeux fixés sur la petite ourse, pour connaître leur chemin; ainsi Virgile a peint Palinure, pilote de la flotte des Troyens, qui fixé sur le gouvernail de son vaisseau, et interrogeant sans cesse les astres, tomba dans la mer pris d'un sommeil pareil à celui que produit l'eau du Léthé. Mais depuis la découverte de la propriété de l'aimant, un pilote ne craignant plus rien des troupes aérées, tran-

---

(1) Sect. II, aphor. 56.

(2) Plusieurs exemples ont prouvé l'existence et le danger de ces exhalaisons singulières qui s'élèvent dans les puits, même après qu'ils sont creusés. — Avant l'édition de 1713 du traité de Ramazzini, dans laquelle il a donné son supplément, il arriva un malheur affreux de ce genre dont il aurait pu tirer parti. Ce fait est inséré dans les Mémoires de l'Académie, année 1701. A Rennes, en Bretagne, un maçon laissa tomber son marteau dans un puits. Un manœuvre qui y descendit pour le retirer fut suffoqué avant d'avoir atteint la surface de l'eau. Deux autres éprouvèrent le même sort. Un quatrième, qu'on y descendit, cria qu'on le retirât, ce qu'on fit avant qu'il ait eu le temps d'être suffoqué. Il dit avoir senti une chaleur dévorante dans les entrailles, et il mourut trois jours après, On y descendit aussi un chien, qui cria étant arrivé près de l'eau; on lui jeta de l'eau sur le corps, et il en revint, Les trois hommes morts dans le puits n'offrirent rien à la dissection qui pût apprendre la cause de leur mort. L'eau de ce puits était cependant bonne à boire et ne faisait aucun mal. — En 1761, il est arrivé un accident semblable, mais plus terrible encore, à Bergen, en Norwège. Ce fait est dû au docteur Hannæus. Une servante, voulant puiser de l'eau dans un puits qui avait été fermé anciennement et ouvert depuis peu, remonta promptement, se sentant suffoquée par une vapeur fétide et chaude qui s'en élevait. Une autre servante, plus hardie, descendit plus avant, et tomba morte. Le maître et deux voisins, qui voulurent se secourir mutuellement, furent suffoqués de même. — Des événements aussi effrayants font souffrir sur le sort des ouvriers qui s'occupent à creuser et à curer les puits. Ils doivent être tout prêts à fuir à la moindre apparence du danger; ils peuvent de plus prendre toutes les autres précautions que nous avons déjà recommandées contre l'action de toutes les vapeurs nuisibles que la terre exhale. (Voyez la note à la fin du premier chapitre.)

quille et la boussole en main, conduit son vaisseau au milieu de la nuit, et le mène où il veut sur les flots plus facilement qu'un homme ne se conduirait sur terre au milieu des ténèbres.

Les navigateurs exposés aux injures du ciel, de la mer et des vents, et à mille autres incommodités attachées à leur art, sont sujets à toutes les maladies aiguës, comme je l'ai déjà dit, prinpalement aux fièvres malignes et inflammatoires; mais ils n'en sont pas long-temps malades : car elles se terminent promptement, et se jugent très-vite ou par une crise heureuse, ou par la mort. Les préceptes de la médecine y sont de peu de valeur, et il faut, suivant Celse, leur prescrire des remèdes avec une certaine témérité, comme on a coutume de faire dans le fort d'une tempête. Les patrons des vaisseaux ont pour usage de porter avec eux des drogues, et d'avoir un médecin pour l'équipage : ils auront donc soin de faire provision des remèdes thériacaux et bézoardiques principalement, afin de chasser les humeurs corrompues au dehors par les conduits de la sueur. On les donnera aussi à une dose beaucoup plus forte que l'on ne fait sur terre, parce que les gens de mer se nourrissent bien différemment, et que leurs maladies sont d'un plus mauvais caractère. Thomas Bartholin (1) assure qu'il faut prescrire aux marins les remèdes les plus actifs, tant purgatifs, que diaphorétiques, diurétiques et autres, si l'on veut en avoir du succès. J. de Vigo, chirurgien du pape Jules II, a fait un chapitre particulier (2) sur les fièvres des gens de mer, dans lequel il conseille les remèdes puissants. En effet, il est naturel d'imaginer que, chez ces malades, la nourriture visqueuse, la chair salée, le biscuit de mer à demi carié, l'eau putréfiée, ont rendu leurs humeurs capables de résister aux remèdes ordinaires. Quoique ces deux médecins n'aient entendu parler que des hommes qui voyagent sur mer pour leur intérêt, les précautions médicinales qu'ils ont indiquées n'en sont pas moins convenables aux matelots et à tous les ouvriers en général qui vivent sur mer.

Il est encore un autre ordre de marins qui ont des maux bien plus redoutables,

ce sont les rameurs qui, rangés sur leur banc, exposés aux vents, aux tempêtes et aux pluies, sont forcés de résister à force de rames aux fureurs des flots et des vents, pour éviter une grêle de coups qui les accableraient, s'ils négligeaient un seul instant leur travail. Les maladies aiguës qui les attaquent les délivrent bientôt en leur ôtant la vie. Il est cependant étonnant que beaucoup d'entre eux, malgré les fatigues qui les accablent le jour et la nuit, soient gras et colorés. Verulamius (1) apporte pour raison de ce phénomène : « Qu'étant con-
» tinuellement assis, leur estomac est
» soutenu, tandis que ce viscère pend
» chez les ouvriers qui travaillent de-
» bout, et chez ceux qui marchent sou-
» vent. Il en déduit qu'il faut, pour pro-
» longer la vie, choisir les exercices qui
» agitent plus les membres que l'esto-
» mac ou l'abdomen, telle que ceux de
» ramer assis, ou de faire agir la scie dans
» la même attitude. »

Les vaisseaux sont souvent ravagés par des maladies épidémiques, soit que le germe ait été apporté du dehors, soit qu'elles aient pris naissance de la mauvaise nourriture, et surtout des eaux corrompues, aussi bien que du grand nombre d'hommes rassemblés dans un vaisseau, et dont la plupart voyagent sur mer pour la première fois, et des terreurs fréquentes causées par les tempêtes. Toutes ces causes peuvent faire naître des maladies malignes et pestilentielles, dont le germe se répand et se communique à tous les hommes de l'équipage. Dans ce malheur, il n'y a point de fuite à espérer, tous sont dans le même vaisseau; ils ont à leurs côtés des mourants, et voient dans l'élément auquel ils se sont confiés leur tombeau commun. Un homme sage n'a rien autre chose à faire en cette circonstance malheureuse, qu'à mettre son espérance et sa vie entre les mains du souverain arbitre des êtres; cependant il ne négligera pas les remèdes thériacaux que chacun porte avec soi pour une longue navigation.

Il y a encore d'autres maladies moins dangereuses, il est vrai, mais aussi incommodes que les précédentes, qui attaquent les navigateurs. Ils ont d'abord le ventre resserré, à cause de leur mauvaise nourriture, du biscuit que Pline

---

(1) Bonnet, de Med. Sept., tom. I, J. VIII, p. 4, sect. 2, c. IX.
(2) L. IX, ch. IV, de add.

(1) In syl. syl., cent. 8, exp. 738.

recommande dans les cours de ventre, et des viandes fumées et salées. Van Helmont (1) attribue ce vice à l'air de la mer et au mouvement des flots. En effet, les marins étant plus voraces que ceux qui vivent sur terre, et rendant moins d'excrément, il est nécessaire, dit ce médecin, qu'il se dissipe beaucoup de substance par l'insensible transpiration ; ce qui rend le ventre paresseux ; car Hippocrate a dit : « Quand la peau est relâchée, le ventre est resserré. » J'aimerais cependant mieux ne rien faire à ce vice, que de le détruire avec des purgatifs violents qui ne peuvent que l'augmenter, lorsque leur première action est passée. On ne peut non plus proposer les lavements aux matelots, puisqu'ils manquent et d'instruments et de matière propre à constituer ces remèdes (2). Ils sont aussi sujets à des veilles opiniâtres. Les soins qu'ils sont obligés de prendre de tout l'équipage, ne leur laissent pas le temps de dormir, si ce n'est dans une bonasse, à laquelle ils ne se fient pas encore trop, et dont ils prévoient toujours l'incertitude. La crasse que la transpiration amasse sur leur peau les rend sujets aux démangeaisons ; le lieu où ils vivent ne leur permet pas d'entretenir leur corps propre ; souvent ils n'ont pas assez d'eau pour se laver les mains et le visage, et encore moins leurs chemises ;

(1) *Blas. hum.*, n. 56.
(2) « Quando clysterium usum naves non agnoscunt, nec aptam materiam habent. » Le docteur Rouppe (*De morb. navigant.*, p. 55), fait observer qu'on donne peu de lavements aux matelots malades à cause de la difficulté de les leur administrer sur les hamacs. Quant à la matière des lavements, que Ramazzini a dit manquer aux navigateurs, il a sans doute voulu parler de l'eau douce. Maintenant cette difficulté est presque entièrement vaincue depuis qu'on a trouvé les moyens de conserver l'eau douce dans les vaisseaux et de dessaler celle de la mer. On ne saurait trop recommander l'usage fréquent des lavements aux marins, dont le ventre est ordinairement très-resserré, et qui doivent l'entretenir libre s'ils veulent se préserver des maux que ce vice entraîne après lui. S'ils en ont besoin lorsqu'ils sont malades, il faut les faire enlever du hamac et prendre garde qu'ils ne gagnent du froid. Ce précepte est donné par le docteur Rouppe, *loc. cit.*

ce qui leur donne une énorme quantité de poux. Les punaises sont aussi en si grande quantité dans les vaisseaux, qu'ils ne peuvent se préserver de leurs morsures. Ces insectes répandent une odeur si désagréable, qu'elle fait naître les nausées et le vomissement, conjointement avec le mouvement du vaisseau. En outre, les rameurs qui, pour la plupart, marchent nu-pieds, ont aux jambes des ulcères livides et secs, parce qu'ils sont produits par une eau salée, comme nous en avons observé aux pêcheurs sur mer. Nous renvoyons aussi pour leur cure à ce que nous avons dit au sujet de ces derniers. Enfin, ils sont tourmentés de violents maux de tête, et surtout dans les voyages aux Indes orientales et occidentales, en passant les zônes tempérées et la torride. Le ciel et les astres nouveaux qu'ils voient, l'ombre située tantôt à droite, tantôt à gauche, lorsqu'ils passent sous la ligne équinoxiale, leur occasionnent la céphalalgie, avec un trouble de tout le corps et de l'esprit.

Les navigateurs et les matelots, nés sous un astre malheureux, vieillissent rarement au milieu de tant de maux, aussi bien que ceux qui habitent dans les camps : telles sont les principales choses que je me suis proposé de dire sur les maladies des gens de mer, et des remèdes qui peuvent leur porter du secours. Je conseille de lire sur cet objet le livre du savant Glauber, intitulé : *Consolation des navigateurs* (1).

(1) La santé des navigateurs est un objet qui doit intéresser beaucoup les médecins qui pratiquent dans les vaisseaux. L'air humide et malsain, les aliments salés, l'eau gâtée dont ils se servent, sont des sources fécondes des maux qui les attaquent. MM. Deslandes et Halles se sont occupés des moyens de prévenir la putréfaction de l'eau douce qu'on emporte dans des tonneaux. Quelques gouttes d'huile de vitriol par pinte, et à peu près une once trente-huit grains de cette liqueur par muid d'eau sont suffisantes, suivant eux, pour empêcher qu'elle ne se gâte. M. Halles a donné aussi les moyens de garantir le biscuit des insectes qui le rongent. C'est la vapeur du soufre reçue par des trous pratiqués au fond des tonneaux pleins de cette provision. Le docteur Huxham a fait une petite dissertation, intitulée : *Nautarum, in cursibus exploratoriis et itineri-*

CHAPITRE LI.

DES MALADIES DES CHASSEURS.

L'Écriture sainte nous apprend que la chasse fut en usage dès les premiers âges du monde, après la faute de notre premier père, puisqu'on y lit que Lamech, grand chasseur et inventeur de beaucoup d'arts, tua par mégarde Caïn d'un coup de flèche. Il paraît vraisemblable que dans ces temps recu-

---

bus, sanitatem conservandi methodus. *Huxhami opera*, t. III, p. 86. — Après avoir rapporté en peu de mots la cause du scorbut qui les attaque à l'air humide et salin, au vice des aliments corrompus, à la bière gâtée; après en avoir indiqué très-brièvement les symptômes, il remarque que cette maladie se guérit par les acides, la diète végétale et acescente, les oranges, les citrons, les vins; qu'elle attaque moins les capitaines qui se munissent de cidre, de citrons, d'aliments frais, et il croit qu'il est possible d'établir un régime pareil pour tout l'équipage. Voici ce qu'il prescrit à cet effet : 1° faire une provision nécessaire de cidre qui ait au moins trois mois, le filtrer avant de le boire, s'en servir quand même il tournerait à l'aigre, en donner au moins une mesure par jour aux matelots, outre la bière et l'eau ; 2° leur faire user du vinaigre, surtout si la viande commence à se pourrir; 3° faire nettoyer et laver souvent le vaisseau, et l'arroser de vinaigre, en renouveler l'air par la machine de Sutton, ou le ventilateur de M. Halles ; 4° emporter en automne une provision de pommes entourées de flanelle dans des caisses, ou bien, si l'on ne peut en avoir, ou si cela est trop difficile, prendre un mélange de rhum et d'acide de citron, appelé *shrub* en anglais, beaucoup plus salutaire que l'eau-de-vie dont on fait un excès dans les vaisseaux ; 5° corriger l'eau gâtée avec l'élixir de vitriol ou le vinaigre. Tels sont les préceptes que renferme la dissertation du docteur Huxham, et que nous nous sommes fait un devoir de transmettre aux navigateurs. — Le docteur Rouppe, dans la quatrième partie de son ouvrage, où il s'occupe des moyens de conserver la santé des navigateurs, recommande : 1° l'usage des légumes, du sinapi, des oignons, du vinaigre, pour assaisonner la viande ; 2° le renouvellement de l'air à la manière de M. Duhamel du Monceau, qu'il préfère à la machine de Sutton; 3° l'entretien de la propreté dans les habits, que l'on peut obtenir, suivant lui, 1° en veillant à ce que chaque homme d'un vaisseau soit muni de tous les vêtements qu'il est nécessaire d'avoir, et dont il donne une liste exacte; 2° en assujettissant chaque matelot à entretenir avec le plus grand soin ses habits, et à être toujours prêt pour la visite de leurs supérieurs ; 3° en établissant dans chaque chambrée un inspecteur particulier dont l'occupation serait de visiter les matelots et de veiller à la propreté de leurs habits. Ce dernier conseil est dû à M. Duhamel. — Quelquefois, dans des voyages que les inconstances des temps ont prolongés, l'eau manque ainsi que la terre qui pourrait en fournir ; c'est dans cette circonstance que les marins ressentent toute l'utilité de la découverte précieuse de dessaler l'eau de la mer et de la rendre aussi douce que celle des fleuves et des sources. Le meilleur moyen qu'on ait employé jusqu'à présent pour cet effet est la distillation. (Voyez *Manière de dessaler l'eau de mer*, par M. Poissonnier.) — Les maladies des navigateurs sont fréquentes, rebelles et difficiles à guérir. Le mauvais état de leurs humeurs, entretenu par les aliments souvent corrompus dont ils font usage, contribue pour beaucoup à les rendre telles, et les travaux excessifs que la navigation exige ajoutent encore à cette cause et en augmente l'énergie. Nous n'avons rien de plus complet jusqu'à ce jour sur les maladies des gens de mer que le traité du docteur Rouppe, *De morbis navigantium liber unus; Lugd. Batavorum, apud Theod. Haak*, 1764. Ce médecin divise son ouvrage en quatre parties. — Dans la première, il parle des maladies qui attaquent les matelots dans la Hollande : telles sont les fièvres inflammatoires, la fausse péripneumonie, les fièvres intermittentes, catarrhales, les tumeurs au cou, et l'épilepsie. On sent assez que ces maladies des *gens de mer dans leur patrie* doivent être différentes suivant la température des régions qu'ils habitent. On ne peut donc rien établir de général à cet égard, et chaque médecin doit faire relativement à son pays ce que le docteur Rouppe a fait pour la Hollande. — La seconde partie de cet ouvrage est destinée aux maladies produites par la navigation et qui attaquent les matelots en mer. L'auteur divise cette partie en deux chapitres. — Le premier offre les maladies qu'on observe chez les marins lorsque le vaisseau va d'un pays froid dans un pays chaud. On y trouve le détail de lés, avant que la charrue sillonnât les champs, et que les blés dorassent les campagnes, la chasse était le moyen dont se servaient les hommes sauvages qui habitèrent les premiers notre terre, pour se procurer la nourriture; et que cet art, après la construction des villes et la réunion des hommes en société, est devenu un de leurs amusements, e même une de leurs études. De notre temps, tout le monde n'a plus la liberté de chasser comme dans l'antiquité; les princes et les grands seigneurs seuls ont fait construire des bois séparés pour y nourrir des bêtes fauves qui, à l'abri des traits de tous les autres chasseurs, sont

---

toutes les causes qui peuvent donner naissance à ces maux; tels sont l'air de la mer qui a différentes qualités, les vapeurs qui s'exhalent des vaisseaux, la construction diverse de ces derniers, le travail excessif, la mauvaise nourriture, les excès dans le travail et la boisson, le peu d'ordre qui règne quelquefois parmi les marins, le défaut de l'air non-renouvelé, l'eau corrompue et fétide, enfin la trop grande quantité d'hommes réunis dans un trop petit espace. — Dans le second chapitre, le docteur Rouppe expose les maladies qui attaquent les gens de mer lorsqu'ils passent d'un pays chaud dans un froid; le rhumatisme, le scorbut, la diarrhée et la dysenterie, sont les maux que produit cette espèce de navigation. La première de ces maladies n'offre rien de particulier chez les marins, et on la guérit comme chez les autres hommes. Le scorbut de mer est si terrible, qu'on a cru devoir en faire une espèce distincte, et le séparer de celui de terre. Le docteur Lind prouve cependant, dans son troisième chapitre (Traité du scorbut, etc. Paris, 1771), que ces deux espèces ne diffèrent point l'une de l'autre, et qu'on les combat victorieusement par les mêmes remèdes. On a beaucoup écrit sur cette maladie, et il n'y a aucun médecin qui ne connaisse les moyens employés avec succès pour la guérir. Nous n'ajouterons donc rien sur cet objet, et nous nous contenterons de faire observer que le docteur Rouppe, dans la section où il traite du scorbut, est d'accord avec Lind, qu'il paraît avoir suivi avec exactitude, quoiqu'il soit moins long que lui. La diarrhée est commune sur mer en automne; elle dégénère presque toujours en dysenterie, et devient contagieuse. La cure de ces maladies consiste, suivant notre auteur, 1° à entretenir une transpiration abondante au moyen des couvertures et des vases pleins d'eau chaude mis aux pieds et aux côtés des malades; 2° à saigner ceux des malades qui sont pléthoriques; 3° à évacuer le levain putride des premières voies avec l'ipécacuanha ou avec la rhubarbe et quelques grains de nitre; 4° à envelopper, adoucir et dissoudre l'humeur âcre qui irrite les intestins, avec les décoctions d'orge, de réglisse, de guimauve, les bouillons de poulet, l'huile d'amandes douces, les émulsions, les lavements émollients. Enfin, le camphre et le nitre, la thériaque, le diascordium, les fomentations émollientes, le simarouba offrent aussi des secours qu'on peut employer avec succès. — Dans la troisième partie de son traité, le docteur Rouppe donne l'histoire des maladies qui attaquent les gens de mer dans les ports et les pays étrangers. — Le premier chapitre comprend celles qu'on observe dans les pays froids; ce sont: 1° les fièvres intermittentes, quotidiennes, tierces et doubles tierces (on y voit très-rarement des fièvres quartes); 2° deux espèces de fièvres continues rémittentes, que l'auteur décrit assez au long, savoir: la fièvre humorale dépuratoire ou la sinoque simple des anciens, et la fièvre critique ou sinoque putride. — Dans le deuxième chapitre, on trouve le détail des maladies produites par la chaleur excessive de certains pays. Cette cause donne naissance aux douleurs rebelles, aux boutons, au dragonneau, aux fièvres bilieuses, ardentes, putrides et exanthématiques. Ces dernières sont quelquefois épidémiques parmi les marins. Notre auteur en décrit une de cette espèce qui a régné, en 1760, sur des matelots hollandais nouvellement débarqués dans l'île Curaçao. Les remèdes qu'il recommande dans les différentes maladies dont il s'occupe dans cette troisième partie n'ont rien de particulier, et sa pratique est absolument celle que tous les médecins suivent en pareil cas. Quant au régime des malades dans les pays chauds, il est très-essentiel d'avoir attention à la qualité des aliments qu'on leur donne, de leur défendre la viande et les bouillons, et de ne leur permettre que l'usage des végétaux farineux pour nourriture, et d'un peu de vin, de bière, et de sucre pour assaisonnement. — Enfin, la quatrième partie concerne les moyens de conserver la santé des gens de mer. Nous en avons donné un court extrait avant l'énoncé des maladies, et nous ne répéterons pas ce que nous avons dit à ce sujet.

destinées uniquement à leurs plaisirs. Mon objet est de m'occuper des maladies de ceux qui font métier de la chasse. Les seigneurs ont parmi leurs domestiques des piqueurs et des fauconniers qui ne sont occupés qu'à fournir la table de leurs maîtres du gibier et des oiseaux qu'ils tuent. Il y a encore d'autres hommes qui chassent toute l'année, portent leur gibier aux marchés publics des villes, et retirent un grand profit de ces riches oiseux qui ne désirent que les mets recherchés et rares. Ce métier, louable en lui-même, peut rapporter un gain considérable à ceux qui le font, sans qu'on doive leur en faire un crime : car on ne saurait croire combien de peines, de fatigues et de veilles il leur en coûte pour se procurer ces animaux rares ; souvent après avoir couru sans relâche tout un jour, ils n'ont rien pris, et quelquefois, ce qui est encore plus affreux, en poursuivant des bêtes fauves, ils gagnent des maladies plus redoutables que les animaux qu'ils chassent. C'est principalement des maladies auxquelles ces malheureux sont si fréquemment sujets, que nous nous occuperons. Quelquefois aussi les princes eux-mêmes et tous ceux qui se livrent à cet exercice avec trop d'ardeur, ne sont pas exempts de ces maux. Les historiens rapportent beaucoup de faits de seigneurs tués par les bêtes fauves, ou qui ont succombé à la fatigue de la chasse. Il est bien étonnant que cet exercice plaise à tous les hommes, au point que ni la chaleur, ni le froid, ni les fatigues ne les épouvantent, qu'ils oublient les soins de leur maison, qu'ils passent les nuits à la belle étoile, et délaissent leurs tendres épouses (1).

Je ne prétends cependant pas désapprouver l'usage de la chasse qui par elle-même est salutaire, peut guérir beaucoup de maladies chroniques, et en prévenir de très-dangereuses, puisque, s'il en faut croire Rhazes, des chasseurs furent les seuls hommes préservés dans une constitution pestilentielle (2). La chasse exerce toutes les parties du corps,

milieu d'elles, qui voient ou touchent les malades, qui habitent la même maison qu'eux, qui respirent le même air, etc. L'exercice violent serait-il aussi un préservatif ou un défensif contre l'action des miasmes pestilentiels, en portant à la peau les humeurs dont le mouvement accéléré s'oppose à l'intromission des molécules contagieuses ? C'est sous ce point de vue qu'on a conseillé les remèdes sudorifiques, tels que les thériacaux, les aromatiques, les alexipharmaques, les cardiaques, etc. Telle est donc la raison pour laquelle les chasseurs dont parle Rhazes ont été préservés. — Ramazzini a déjà donné plusieurs exemples d'artisans préservés dans les pestes. Nous ferons observer, pour résumer sur cet article, qu'il semble exister trois moyens préservatifs contre les maladies pestilentielles et contagieuses, constatés par l'observation des différents ouvriers dont la profession les met à l'abri de ces maladies. 1o D'éviter la contagion en s'éloignant des malades et de tout ce qui les approche. C'est ainsi que les ouvriers logés au dehors des villes, *extra urbis pomœria*, ont souvent été préservés, chez les Romains et chez les Grecs, des maladies qui ravageaient leurs habitants. 2o De faire un exercice assez violent et assez continué pour entretenir la peau moite. Par ce moyen, les humeurs agitées et portées vers la circonférence se fraient une route par les pores de la peau, et la direction de leur mouvement s'oppose sans cesse à ce que les molécules contagieuses pénètrent dans l'intérieur des vaisseaux cutanés. En outre, la sueur qui baigne la peau dissout les miasmes qui s'y arrêtent, les emporte par son évaporation, ou peut-être les dénature entièrement par son mélange. C'est pour cela que les gens de la campagne sont moins attaqués de maladies pestilentielles que ceux de la ville, et que ces maladies font moins de progrès parmi les premiers. 3o Le troisième moyen de se garantir de la contagion est le plus singulier et le plus difficile à concevoir. Beaucoup d'ouvriers dont les ateliers répandent des exhalaisons fétides, sont assez constamment préservés des maladies pestilentielles ; tels sont les corroyeurs, les vidangeurs. Quelques médecins ayant réfléchi sur ce phénomène, ont proposé de répandre des excréments dans les rues des villes où règne la peste. Ces vapeurs fétides seraient-elles d'une nature opposée à celle des miasmes pestilentiels, et les détruiraient-elles par leur mélange ?

---

(1) . . . . . . Manet sub Jove frigido
Venator, teneræ conjugis immemor.
Horat., od. 1, lib. 1.

(2) Ce phénomène peut avoir eu lieu sans qu'on doive s'en étonner. Des chasseurs, plus souvent dans les bois que dans les villes, ne sont pas exposés à la contagion comme ceux qui restent au

suivant Galien (1). En effet, un chasseur est forcé de marcher, de courir, de sauter, de se tenir debout, courbé, de pousser des cris, enfin d'exercer tous ses organes, tant vers le soir que pendant la nuit, en hiver, sous un ciel nébuleux et agité par les vents, leur corps souffre et se lasse, il s'y prépare plusieurs maladies, et surtout chez celui qui en fait métier, parce qu'il n'a aucun jour de repos dans l'année, et qu'il est obligé de chasser au milieu de l'été dans les ardeurs de la canicule, comme dans l'hiver, lorsque les campagnes sont couvertes de neige; alors, comme a dit Virgile de l'habitant de la campagne :

Il tend des rêts aux cerfs, prend l'oiseau dans un piége ;
Ou presse un lièvre agile, ou, la fronde à la main,
Fait siffler un caillou qui terrasse le daim (2).

Autrefois la chasse était bien plus pénible que de notre temps : un chasseur était armé d'un arc, d'un carquois et de flèches qui l'incommodaient beaucoup ; il fallait des bras très-forts pour tendre leur arc : actuellement à ces instruments lourds et fatigants, ont succédé les fusils, dans la chasse à terre, au vol, et et l'onde même ne met pas à l'abri de l'action foudroyante de la poudre à canon, les habitants muets qu'elle nourrit dans son sein.

Ou bien, doit-on attribuer simplement leur effet à la barrière qu'elles opposent aux particules contagieuses? Cette dernière façon de considérer leur action est celle de beaucoup de médecins. Cependant on peut concevoir qu'il doit exister un correctif des miasmes pestilentiels, et on est même en droit de soupçonner que les pestes ne cessent que lorsque ce correctif a détruit leur germe; car on ne voit pas d'ailleurs comment une maladie qui se propage si facilement et si vite, pourrait s'éteindre sans cette cause. Si cette dernière, aperçue, peut jamais être constatée, ce sera, sans doute, par l'observation multipliée des différents artisans préservés ou attaqués de la contagion, et par la comparaison de la nature de leurs travaux avec celle de la maladie. Nous nous proposons de recueillir dans les auteurs qui ont écrit sur toutes les pestes observées jusqu'à nos jours, les différents faits qui ont rapport à ces idées, et nous nous ferons un devoir d'offrir ce travail au public lorsque l'occasion s'en présentera.

(1) De tuend. val.

(2) Gruibus pedicas et retia ponere cervis,
Auritosque sequi lepores, et figere damas.

Comme les chasseurs de profession ne peuvent apporter de modération dans leur métier, ainsi que tous les autres ouvriers des villes, puisque leur vie dépend de leur travail, ils sont ordinairement attaqués de différentes maladies aiguës, suivant les saisons de l'année. Ainsi en été, leur bile rendue très-âcre par les rayons brûlants du soleil, la soif et la faim qu'ils souffrent, et les erreurs qu'ils commettent, les rendent sujets aux fièvres ardentes, aux choléra secs et à la dysenterie. Le froid rigoureux de l'hiver bouchant les pores de leur peau arrosée d'une petite sueur, leur donne des maladies de poitrine, telles que des pleurésies et des péripneumonies. Ils sont aussi tourmentés de violents maux de tête, parce que cette partie est la plus exposée aux intempéries de l'air, à l'action du froid et de la chaleur : enfin les sauts et les mouvements irréguliers et trop vifs qu'ils font en poursuivant les animaux qu'ils chassent, leur donnent assez souvent des hernies.

Un médecin expérimenté sait assez les remèdes qui conviennent à ces maladies; lorsqu'il aura un chasseur à traiter, il fera attention que les forces d'un pareil malade sont très affaiblies par épuisement, plutôt que par des humeurs de mauvaise qualité; il ordonnera en conséquence avec précaution les remèdes actifs, il saura que ces hommes ne supportent pas facilement les saignées répétées, ainsi que les purgatifs violents, et qu'ils diffèrent surtout beaucoup de ceux que l'exercice a fortifiés, dont parle Hippocrate : car la chasse est une espèce d'exercice qui, loin de fortifier le corps, l'atténue et rend les chasseurs aussi maigres que leurs chiens. Aussi Galien a-t-il dit que les chasseurs doivent être durs et secs, et que dans leurs maladies, il ne faut pas les réduire à une diète trop exacte, de peur d'abattre davantage leurs forces languissantes. En effet, il est nécessaire que ceux qui embrassent l'état de chasseur, soient d'une constitution robuste, sinon ils s'épuisent bientôt et sont exposés à beaucoup de maladies. Il y a dans Hippocrate (1), un passage remarquable sur cet objet, qui est conçu en ces termes : « Un eunuque devint hydropique par la chasse et la course. » Ce n'est donc pas aux eunuques ni aux castrats que la chasse est convenable, mais

(1) 7 Epid., n. 58.

seulement aux tempéraments robustes. Il faut donc traiter les chasseurs avec précaution, avoir surtout en vue d'adoucir leurs humeurs en portant à la peau les plus âcres, et en leur donnant dans leurs maladies aiguës, des diaphorétiques principalement, puisqu'ils sont si habitués à la sueur. Les anciens médecins employaient à cet effet les bains, dont l'usage est maintenant aboli : si cependant un froid subit leur a donné la fièvre, en resserrant leurs pores cutanés, on pourra avoir recours avec confiance à ce remède; mais quand une maladie aiguë les a jetés dans une affection chronique, surtout dans des fièvres quartes rebelles, il ne faut employer ni les désobstruants, ni le quinquina lui-même, mais les renvoyer à leur profession qui, exercée modérément, peut les guérir, et leur faire ainsi recouvrer la santé par la cause même qui les en a privés.

Telle est la médecine des chasseurs qui peut convenir à ceux qui prennent les oiseaux. Quoique ces derniers aient moins à souffrir, cependant comme ils sont obligés de parcourir les campagnes et les forêts en automne, saison où les oiseaux sont en plus grande quantité, le travail excessif et fatigant, la sueur arrêtée par la fraîcheur des soirées, leur occasionnent des fièvres tierces et quartes. Lorsqu'en octobre les oiseleurs s'occupent à prendre au filet des alouettes et des cailles, ils sont souvent attaqués de maladies aiguës. Chez ce dernier genre de chasse est très-familier. Tous les matins les oiseleurs tendent leurs filets, et y font venir par leur voix trompeuse, les cailles qui sont cachées dans les roseaux. Il y a encore plus de danger pour ceux qui, occupés à prendre des oiseaux aquatiques, passent les jours et les nuits dans de petites nacelles au milieu des vallées et des étangs pendant les rigueurs de l'hiver. Beaucoup d'entre eux gagnent des fièvres malignes, des cachexies et souvent des hydropisies, par les exhalaisons nuisibles de ces lieux, et par l'air humide qu'ils y respirent.

CHAPITRE LII.

DES MALADIES DES SAVONNIERS.

L'histoire nous apprend que les anciens se servaient du savon pour détacher les habits de laine et de lin. On lit dans l'histoire naturelle de Pline, que cette substance est de l'invention des Gaulois, peuple également dévoué à l'élégance et à la propreté. Voici ce qu'il en dit (1) : « Cette substance, dont la découverte » est due aux Gaulois, est composée de » suif et de cendre. Le meilleur savon » est fait avec du suif de mouton et de » chèvre; il est ou liquide ou épais : chez » les Allemands, l'un et l'autre est plus » employé par les hommes que par les » femmes. » Galien, dans son traité des médicaments simples, et dans plusieurs autres endroits de ses ouvrages, fait mention du savon; il dit qu'on le fait avec la chaux, la lessive, le suif de bouc, de bœuf ou de chèvre, et qu'il a la propriété d'enlever les taches. Il y a donc une grande analogie entre le savon des anciens et le nôtre. Les premiers mêlaient à la lessive de chaux ou des cendres, le suif de différents animaux. De notre temps, au lieu de suif on emploie l'huile. On recommande surtout le savon de Venise, qu'on envoie même en très-grande quantité dans les pays éloignés. Il serait trop long de rapporter ici la manière de faire le savon, qui est très-curieuse et moins pénible qu'on le pense communément : on le compose avec trois substance, la chaux vive, la cendre et l'huile. Les manufacturiers ont la chaux nouvelle et très-bonne des montagnes voisines; ils font venir la cendre de très-loin, ou de l'Espagne, ou d'Alexandrie en Égypte. Les ouvriers préfèrent celle qui vient en monceaux de l'Espagne à Venise. Je n'ai pu m'instruire avec quelle plante on prépare cette cendre, et je suis très-porté à croire que c'est avec celles qui croissent au bord de la mer. Ils commencent par délayer la chaux en l'agitant dans l'eau, souvent ils se servent à cet effet d'eau salée, lorsque l'eau douce leur manque. Ils mêlent ensuite à cette chaux étendue d'eau, la cendre qu'ils ont fait passer auparavant sous la meule. Ils ajoutent de l'eau, s'il est nécessaire, afin de favoriser le mélange, jusqu'à ce que toute la masse se réduise en grains, et qu'elle acquière un certain liant. Ils mettent ce mélange dans des fosses creusées exprès; ils y versent de l'eau qui dissout peu à peu les particules âcres et salées qu'il contient, et coule par des canaux particuliers dans d'autres fosses qui lui servent de réser-

_____

(1) L. XXVIII, cap. XII.

11.

voirs. Ils continuent d'en verser de nouvelle, jusqu'à ce que cette eau ait acquis une âcreté presqu'égale à celle de l'eau forte. Dès qu'ils en ont préparé autant qu'il leur en faut, ils en mettent une certaine quantité dans de vastes chaudières de cuivre, en ayant soin de ne les pas remplir tout-à-fait. Ils les exposent à un feu très-violent, et l'évaporent pendant un jour entier, après lequel temps ils y ajoutent de l'huile d'olive dans une proportion telle que l'huile récente soit à cette lessive, comme un et demi est à huit. On augmente un peu cette dose si l'huile est ancienne. Ensuite ils continuent d'évaporer le mélange à un feu plus doux; et toutes les six heures, ils transvasent cette liqueur dans d'autres chaudières, en en laissant une certaine quantité dans la première, dans laquelle ils remettent de leur lessive; et en répétant cette manœuvre, ils ont grand soin d'observer toutes les six heures, si la matière commence à s'épaissir : alors ils la retirent des chaudières, et la versent sur le sol d'un lieu ouvert à l'air, où elle devient concrète et capable d'être coupée en morceaux. Telle est la manière dont ont fabriqué le savon de Venise, si fameux dans toute l'Europe.

Ces ouvriers ne sont point incommodés par la substance qu'ils emploient, et malgré les particules âcres qu'ils respirent avec l'air, ils n'en éprouvent aucun mal, ni à leur poitrine, ni à aucune autre partie. Ils sont sains, robustes et bien colorés. Comme ils marchent nus pieds, ces parties s'excorient, ainsi que toutes celles que touche leur lessive. La seule incommodité qu'ils aient à craindre, c'est le travail excessif, la chaleur trop vive à laquelle ils sont exposés jour et nuit, et la nécessité où ils sont de sortir de temps en temps de leurs ateliers brûlants, pour respirer un air frais. Ces ouvriers continuellement en habits d'été, même au milieu de l'hiver, s'exposent à l'air froid qui supprime à l'instant même leur transpiration, et les jette dans des fièvres aiguës et des maladies de poitrine, telles que les pleurésies et les péripneumonies ; les erreurs de régime qu'ils commettent, ajoutent encore à leurs maux. Brûlés et desséchés par le feu de leurs ateliers, ils vont dans des cabarets où ils se noient dans le vin. Je ne puis rien leur conseiller de mieux, que de faire un travail modéré, de se couvrir d'habits chauds, et de garantir exactement leur tête, lorsqu'en hiver ils sortent de leurs ateliers qui sont de vraies étuves. Lorsqu'ils sont attaqués de maladies aiguës, on les guérira avec des saignées promptes et répétées, et en général avec tous les remèdes qui conviennent aux fièvres ardentes.

Ce travail du savon sert beaucoup à expliquer la nature des remèdes auxquels on attribue une vertu savonneuse ; c'est-à-dire, capable de nettoyer le corps, et de le priver des humeurs sales qui l'altèrent. En effet, cette qualité consiste principalement dans des parties alcalines et lixivielles, tempérées par le mélange d'une substance huileuse; et comme dans le savon l'huile est mêlée à la liqueur lixivielle, ainsi dans les médicaments savonneux, la sage nature a mis une substance huileuse pour modérer les parties âcres, et pour en adoucir l'action. Ainsi la saponaire qui, macérée dans l'eau, mousse comme le savon, est composée de parties grasses qui modèrent et adoucissent les molécules acrimonieuses, et détruisent les mal-propretés produites par le mal vénérien, lorsqu'on administre cette plante seule ou mêlée avec d'autres remèdes de la même nature. Ainsi le gayac, cet alexipharmaque si vanté dans la même maladie, contient beaucoup de parties âcres masquées par une substance huileuse. C'est donc l'huile qui a la propriété, par sa douceur, de tempérer l'acrimonie, d'en émousser les traits. On a donc raison de dire qu'elle corrige également l'âcreté des acides et des alcalis. Hippocrate, dans le choléra-morbus, recommande l'huile préférablement à tous les autres remèdes. « Donnez, dit-il, de l'huile, afin de tranquilliser le malade, et de lui lâcher le ventre (1). » Cette substance est également propre à adoucir l'âcreté acide. Ainsi le soufre qui contient beaucoup d'acide, n'a point le goût de ce sel, parce qu'une substance grasse et inflammable le masque. L'huile d'olive ne nuit donc à aucune substance, mais communique à tout sa bonté et sa douceur ; tant il est vrai que rien n'est vraiment bon, s'il n'a la propriété de communiquer sa bonté à d'autres corps.

_____

(1) 4 Acut.

_____

FIN DE RAMAZZINI.

RŒDERERI ET WAGLERI

TRACTATUS

DE

MORBO MUCOSO,

DENUO RECUSUS

Annexâque Præfatione de Trichuridibus, novo vermium genere; editus ab Henrico Augusto Wrisberg, Professore medico et anatomico Goettingensi.

(SUIVI DE LA TRADUCTION FRANÇAISE.)

HENR. AUG. WRISBERG

PRÆFATIO

CONTINENS SIMUL DESCRIPTIONEM

TRICHURIDUM.

§ I. Ut desideriis et precibus multorum satisfacerem eruditorum, librum doctum et utilem de *Morbo mucoso*, quem olim beati viri Roedererus et Waglerus evulgarunt, cujusque exemplaria planè deficiunt, denuò in publicum emitto. Novâ illum commendatione non egere, mecum omnes existimabunt, qui de veritate convicti sunt, ut in botanicâ et historiâ naturali in genere, *Monographiæ* magnam utilitatem præstant, ità in praxi medicâ *speciales morborum descriptiones* ad amplificandam scientiam plurimùm conferre : perfectissimis autem et ornatissimis morborum monographiis, hanc de morbo mucoso accensendam esse, palàm profiteor.

§ II. Cùm egregium hoc opus originem suam conjuncto Roedereri studio, doctrinæ ingenioque, et Wagleri industriæ debeat, multiplicis eruditionis et observationum cum curâ ex cadaveribus collectarum divitias comprehensurum esse quilibet sibi persuadere poterat. Spem nos minimè fefellisse, ex lectione libri ipsius patet.

§ III. Vix enim, Sydenhamianis et Huxhamianis exceptis, legere possumus apud recentiores meliorem epidemiarum onsiderationem, quoad causarum diver-

sitates, temporum, subjectorum varietates, incrementi et declinationis periodos, aeris cœlique temperiei vicissitudines et influxum. *Differentiam benè pinxerunt epidemici et contagiosi;* cùm illud absque omni cum ægrotis commercio morbum accendere, hoc, solo contactu miasma suum propagare soleat. Quibus prudenter annumerarunt morborum mediam quamdam classem, quibus gignendis et producendis præter epidemicum aeris, contagii quoque specifici vis requiritur.

Magnâ cum satisfactione animadvertimus epidemiarum sequelas, uniusque epidemici morbi in alium transmutationem, quam tam luculenter in transitu dysenteriæ prægressæ in morbum mucosum sequentem ostendit b. Roedererus. Laborabant enim omnes infimi ventris labe multiplici; oriebantur ferè cunctæ ex intermittentibus variæ indolis; utplurimùm incipiebant ex prægressâ diarrhæâ, ubivis aderat primarum viarum saburra, bilis corrupta, et mira acrimonia virulenta; comitabantur utrumque morbum symptomata catarrhalia; communis quoque fuit transitus in morbos lentos et q. f. a.

Summum quoque pathologici ingeni

anatomicâ corporis cognitione expoliti acumen prodeunt, quæ de morbi mucosi duplici legimus transitu, in *mutatam lymphæ et gelatinæ labem, et in singulare pulmonum vitium aliamque destructionem.* Uti enim præcipuus morbi descripti genius in universali pituitæ, frequentiùs abdominalis, corruptione consistit, hinc ea præprimis loca affecit, quibus natura ad parandos illos humores utitur.

§ IV. Paucis tantùm lectores attentos reddam ad laudabilem et omnibus practicis medicis summôperè commendandam methodum et normam, indicationes formandi, et remedia seligendi, à quâ Præceptor optimus b. Rœdererus nunquàm deflectere solebat, et cujus b. Waglerus in totâ Sect. II. tantâ cum solertiâ mentionem fecit. Utinàm multi recentiorum medicorum, qui specificis adcò delectantur remediis, simili prudentiâ et cautelis incederent! Sed jam promissam *Trichuridum*, novi vermium intestinalium generis, descriptionem alibi (1) jam à me traditam, paucisque additionibus auctam exhibiturus sum.

- § V. Inter recentioris ævi inventa, quæ et historiæ naturalis, et medicinæ practicæ campum amplificant, meritò hanc trichuridum historiam pertinere, ibique non infimum locum occupare eò magis putamus, quò ille morbus memorabilior, qui piè defuncto Rœdererо inventionis occasionem suppeditavit (2).

_____

(1) *Satura observationum de animalculis infusoriis.* Gœtting., 1765, p. 6.

(2) Parùm quidem quamvis interesse videatur scire, quâ ratione, quibusve sub conditionibus et quo primo inventore res quædam nova cum orbe erudito communicatur, non supervacaneum me suscepturum esse laborem tanto magis existimo, si de tempore inventionis, et modo quo *primæ trichurides* visæ sunt, quædam adjicio, cum partim varia à variis erronea in scriptis tradita sint, *trichurides primas in intestinis militis præsidiarii* Gallorum conspectas esse, partim hi vermes tanquàm præcipuum morbi mucosi symptoma habiti fuerint, qui tamen in ferè omnibus hominibus, quin aliis animantibus inveniuntur, ubi morbi mucosi

Universa singularis hujus vermis illustratio, et scriptis et iconibus exarata, ipsique regiæ societati scientiarum Gœttingensi d. 3 octob. 1761. in consessu communicata, prouti indices (*Gœttingische gelehrte Anz.* 1761. 25. St. p.

_____

nullum adest vestigium. Antè annum 1760 trichurides nemini innotuisse, res penè certa est, nam licet b. Vogelius, in *Prœl. de cogn. et curand. præcip. corp. hum. Affect.*, p. 649, not. e, suspicatus sit, Wilh. Fabricium Hildanum easdem jam vidisse, cuilibet tamen hos *lumbricellos aciculares* cum trichuridibus comparanti, diversitas facilè apparebit. Mediâ hyeme 1760-61, studiosorum aliquis in theatro anatomico præparatione valvulæ coli puellæ quinquennis occupatus, ex improviso vulnusculum cæco intestino, frequentissimâ in cadaveribus trichuridum sede, inflixerat, prodibant tunc cum aquâ, ligatum intestinorum frustulum replente, et residuis excrementorum partibus, *teneri vermiculi*, quos ego tunc cum aliis studiosis simul præsens ad consuetos intestinorum hospites non referri posse putabam, alii, inter quos etiam b. *Waglerus* tunc temporis prosector, pro ascaridibus, naturali formâ forsan majoribus, alii adeò pro junioribus lumbricis venditabant. Ridendo et per jocum dicta in serium convertendo, in rem ipsam accuratiori certè scrutinio dignam, nulla ampliùs dirigebatur attentio. Cùm aliquot diebus elapsis dissensus noster ad aures b. Rœdereri pervenisset, cupidus in perspiciendâ controversiæ nostræ et vermium speciei naturâ, frustulum ipsum infantilis intestini allatum incidebatur, et glomer utriusque speciei multis veris ascaridibus remixtus intestino exemptus in spiritu frumenti asservatus est. Paulò post ostendebantur hi vermiculi excellentiss. Buttnero nostro, qui, cùm ille Rœdererо assentiretur, novum intestinorum hospitem esse, his vermiculis ob caudam filiformem nomen *Trichuridum* convenire credidit, et reverà condidit. Ab illo tempore, accedente imprimis epidemiâ mucosâ, omnium cadaverum intestina sollicitè perscrutata sunt, et factum inde est, ut b. Rœdererus, novitate rei ductus forsan nimis liberaliter crederet, mucosæ epidemiæ adscribendum esse ut trichurides tam copiosè in cadaveribus inveniantur, quæ certissimè ante illam epidemiam inveniri potuissent, et nunc etiam in omnibus ferè cadaveribus inveniuntur.

243.) testantur, ut hanc quoque ob causam satis doleri nequeat, nimis præmaturâ illustris auctoris morte, impeditam utilissimi sanè operis publicationem fuisse. Non possum itaque non illa hic inserere spolia, quorum ex mellifluo præceptoris optimi ore recordor, cùm maxima harum observationum microscopicarum pars, me præsente in theatro anat. conscripta fuerit. Annorum 1760 et 1761 erat, nisi omnia me fallunt epidemia, quæ propter verminosum omnium morborum habitum, cum universali muci corruptelâ celebris fuit, ipsius morbi peculiaris conditio tractationi cuidam opportunitatem administravit, quâ, et observationum candore, et judicii acumine, vix datur celebrior : amicissimi WAGLERI *de Morbo mucoso commentationem* intelligo, qui hunc morbum incomparabili solertiâ descripsit. Cadaverum sectiones inter alias memorabiles res, hanc quartam intestinalium vermium speciem ostendebant, quorum apud celeb. WAGLERUM l. c. pag. 41, vel novæ edit. p. 61, tab. III, fig. 4, a. b. mentio facta est.

§ VI. Primi quos vidi, una cum duobus lumbricis, fragmentis radicis liquiritiæ involuti, in duodeno inveniebantur (1).

_____

(1) Ne verba hæc iniquam patiantur interpretationem, sententiam meam exactiùs explicaturus sum. Si omnes, quas quotannis circà trichurides institui observationes, diligenter confero, asserere possum, non in solo cæco nidulari trichurides, sed in toto intestinorum tractu sedem figere solere, frequentissimè autem, elotis intestinis, in cæco inveniri. In pluribus cadaveribus, cujuscumque ferè ætatis, nam in biennibus illas vidi infantibus, universum intestinorum tractum secundùm longitudinem aperui, et sub tali encheiresi *primas trichurides in duodeno* deprehendi, et sic porrò in reliquâ tenuium parte, jejuno, inquam, ileoque, nunquàm autem in ventriculo. Sub spurcis his omninò disquisitionibus bis tamen mihi contigit cernere trichurides aliquas tunicæ villosæ ilei adhærentes; aliæ ope illius extremitatis quam caput vulgo appellant et quæ proboscide in spiralibus instruitur, in-

1º Duplex primo adspectu illorum exterior erat habitus. Alii enim corpus habebant in veram lineam spiralem (1) convolutum, cochlearum instar, alii leviter solummodò incurvum.

2º Corpus intermedium modicè crassum distinguitur, et terminatur in suis extremitatibus proboscide prominente, et tenuissima cauda, quæ diversimodo magis, minùsve curvatur.

3º Maxima crassities corporis tertiam circiter lineæ partem æquat. Corporis longitudo ad 7. lin., caudæ solius verò ad 15. lin. accedit. Sensim corpus in caudam pariter ac versus vaginam attenuatur.

4º Proboscis ex parte internâ sive inferiori capitis prodit, et parumper incurvatur : oculo nudo examinata, tenuis filamenti instar apparet (2), sub micros-

_____

testino adhærebant, caudâ verò liberè fluitante, in aliis utraque extremitas tunicis intestini infixa erat; in curvis trichuridibus cum utrâque extremitate adhærentibus fortem nexum deprehendi, volsellâ sub modicâ vi adhibitâ vix solubilem. Plerùmque proboscidem osculo glandulæ cujusdam peverianæ, aut folliculi mucosi immersam vidi, capitula caudæ alibi, licet interdùm his orificiis etiam applicita cernerentur. Consentit sanè hæc observata adhæsio cum eleganti animadversione viri illustris Dni. Pallas, in *Nov. comment. Academ. scient. Petropol.*, vol. XIX, p. 450, licet ego meis lentibus « Talem marginem, divergentibus uncinulis instar oris tæniæ cucurbitinæ et hydatigenæ coronatum, » cernere et invenire in filamentosâ trichuridum extremitate non potuerim, qualem ibidem tab. x, fig. 6, A. delineavit. Sed summus ille observator, cujus amplissimam doctrinam, ingeniique acumen admodùm veneror, alio in loco *Neue Hordische Beyträge*, t. I, p. 112, ipse confessus est, differre suum vermem, quem *Tænia spirillum* vocavit, a trichuridibus nostris.

(1) In spiram planam contracta dicit b. a Linné *Mantissa II*, p. 543.

(2) Vidit et delineavit proboscidem clariss. Werner, in *Vermium intestinal. præcipue tæniæ hum. brevi expositione.* Lips., 1782, p. 85, tab. VII, fig. 138, 139, 140, 141, item celeb. Bloch, in *Abhandlung von Erzengung der Eingeweidwuer-*

copio autem (ad quem usum pariter compositum anglican adhibuimus) ipsa proboscis à novâ aliâ quâdam parte distinguitur, quæ proboscide amplior, et brevior, hanc vaginæ instar ambit, extrà quam pars proboscidis prominet. Vagina latitudinem $\frac{2}{7}$ partium, proboscis eminens $\frac{3}{7}$ habent. Interim tamen pro diversitate subjecti, et hæc quoque admodùm variabilis crassities invenitur, ità ut in aliis multò crassior sit vagina, et præcipuè putredinis mutationes hanc insigniter augere videntur crassitiem, versùs extremitatem à capite remotam, quæ mutatio quodammodò similitudinem tubæ efficit; eædem quoque ratione longitudinis aberrationes valent. In trichuridibus spiralibus, ad quartam circiter longitudinis vaginalis partem, proboscis prominet, cùm è contrario (quantùm certì de hâc re adhuc mihi constat) in nullo specimine trichuridum incurvarum proboscidem eminentem viderim. Unicè apertura adest, quæ in exiguum canalem terminatur, an forsan in omnibus incurvis trichuridibus proboscis retrahi possit? Pars vaginæ ad latus proboscidis producta, sub microscopio pellucet; ipsa proboscis, quæ in quibusdam subjectis intrà vaginam absconditur, sub hoc vaginæ peplo, obscura esse videtur. In quibusdam exiguum tuberculum origini vaginæ insidet, non in omnibus illud vidi.

5º Proboscis ex vaginâ magis minùsve exseri potest. Vagina verò, quò brevior eò crassior, quò longior eò angustior. Cavum proboscidis usquè ad apicem detegi nequit.

6º Proboscis continuatur in obscurum canalem intrà ipsum vermem reconditum, qui in trunco vermis parumper latescit, lineamque cavam vermis sequitur, in ulteriori progressu denuò extenuatur, iterùmque latescit.

---

mer. Berlin, 1782, tab. VII, fig. 9. Perlectâ clar. Werneri descriptione, quâ proboscidis summam extremitatem hirsutam esse asseruit, repetii observationes meas, nullam verò hirsutiem animadverti.

7º Totius vermis substantia sub microscopio eleganter granulata, quasi omnis ex minimis ejusdem magnitudinis, ferè uti in polypis, corpusculis confecta, apparet. Per longitudinem totam vermis conspiciuntur striæ transversæ, quæ procul dubio, si ratiocinari fas est, nihil aliud sunt quam musculi transversi animalculum constringentes, eò meliùs distincti si modicè trichuris exsiccabatur.

8º Per omnem extensionem corporis longitudinalem, canalis decurrit albus spiralis, materie quâdam albissimâ, non pellucente plenus. Spiræ disponuntur ferè uti in vasis spermaticis humanis, una lamina alteri quasi apponitur, ut perfectè corporibus pampiniformibus similes sint. Initium lineæ minùs curvum est, ex ipso capite f. parte anteriore vermis paululùm incurva; structura eodem ferè modo comparata esse videtur uti in lumbricis. (Sæpiùs, pro insolitâ beati præceptoris ergà discipulos suos benignitate, quâ et contrarias illorum assumebat benevolâ mente sententias, de verâ horum canalium determinatione certoque illorum usu, verba fecimus : alia sæpiùs cogitabat, et vidit fortassis quædam, quæ, quibus præcocis sui ingenii recessus occlusi erant, aliis non patebant, recensebimus ea, quæ me repititis vicibus vidisse certus scio.) Canalis nempè aderat albus serpentinus spermaticus sine dubio, vario modo convolutus et circà canalem alterum, quem pro alimentari Rœdererus agnoscit, vario ordine ductus. Dirigitur magis versùs alterum vermis planum. In regione capitis continuari videtur in ovarium f. receptaculum amplius, magis pellucens, quod in opposito plano juxtà totam ferè vermis longitudinem, rectilineum excurrit, et denuò in canalem mutatur, spermatico paulò ampliorem, qui per longitudinem 2. lin. parùm serpentinus est. Ubi in corpore descendit illud receptaculum, sensìm amplius fit, eò verò angustius, quò magis ad spiralem accedit directionem. Hæc ultima quoque pars magis pellucet quàm canalis spermaticus, illaque materia alba minùs plena refertaque est. Tandem versùs concavum

vermis marginem curvatur, et in superficiem distincto hiatu parùm contracta
patet. Non patet solùm, sed tuberculum
ad ambitum aperturæ prominet distinctum, et speciem duorum labiorum refert,
si à latere illud tuberculum adspicitur.
Apertura hæc ab initio caudæ lineam et
ampliùs circiter distat. Conveniens cum
simili in lumbricis canalis structura, par-
tesque contentæ, generationis munera
huic ductui adscribere jubent. Extrema
pars hujus canalis ad alterum vermis
planum est, ad alterum verò alimentaris
canalis habitat, ità ut sibi quasi incum-
bant. Apertura non est exactè in partis
concavæ medio, sed versùs illud planum
dirigitur, in quo canalis generationis
descendit, hinc sub microscopio unicè
in illo latere videtur. Apertura canalis
generationis in verme recenti, cum canali alimentari quasi confunditur, ità ut
unus alterum tegat : in exsiccato autem
verme, contractis partibus, propior ad
marginem concavum est canalis alimentaris, multùm tennior, magis in medio
vermis canalis generationis. In verme
recenti colore non distinguuntur, nisi
quod obscurior sit canalis alimentaris,
in sicco canalis generationis argenteus
quasi est atque pellucens, fuscus est canalis alimentaris, minùsque pellucet. Partes itaque generationis variis in sedibus
canali alimentari circumponuntur, ut
quasi illas perforari videantur.

§ VII. 9º Successivè partes contentas
examinavimus. Perscindebatur receptaculum, et innumera ovula fluminis instar
profluunt. Servant figuram canalis, et distinctè innatant liquori cuidam tenaci,
qui omnia juncta conservat. Eadem ovulorum quantitas in trichuridibus invenitur ac in lumbricis, in receptaculo æquè
quàm in canali spirali, et canalis spiralis
ferè eamdem crassitiem habet ac receptaculum.

10º In ovulis distinguitur cavum, substantiâ crassâ, obscurâ plenum, et ambitus pellucens. Quandò ovula exsiccantur,
substantia pellucens perit, et moles unicè
residua manet opaca.

11º Manifestè ovula inveniebantur in
extremo canalis generationis, qui terminatur in aperturam lateralem cum labiis,
quin ex ipso orificio ovula exprimere potuimus. Parùm versùs illam aperturam
hic canalis contrahitur, et eleganter ab
ipsâ vermis substantiâ distinguitur, imò
factâ in verme incisione, exprimitur, ubi
etiam substantia canalis satis crassa, et
canalis, et cavum inclusum distinctè apparent.

12º Trichurides incurvæ perscissæ nihil ovulorum exhibebant, unicè massa
quædam tenax mucosa minimo gradu ve-
sicularis. An itaque mares sint (1), et
proboscide penis instar utantur? nùm in
rectis apertura posterior vulva sit? nùm
in his ideò loco proboscidis exiguum
quoddam tuberculum ad caput promi-
neat?

13º Canalis alimentaris, alter ille ductus cujus mentionem fecimus, spiralis
non est, sed respectu vermis, rectus, sequitur nempè partem concavam vermis,
in medio crassissimus, distinctus, et
massâ nigrâ plenus. Certissimè ex proboscide continuatur. Infrà aperturam canalis generationis desinit in saccum cæcum, in quibusdam sedibus ipso canali
tantillùm ampliorem. In quibusdam speciminibus, imò in plurimis, vidi ad ipsum
illum finem notabilem maculam nigram,
et in viciniâ lineam transversam ejusdem
coloris, quibus in nonnullis accedebant
adhuc corpuscula quædam nigricantia.
An anus, an excrementa? Hæc sæpiùs
repetita observatio nos ulteriùs convicit,
maculam nigram esse orificium ani in
altero plano positum, et lineam nigram
transversam procul dubio eodem pertinere vel aliquid excrementorum esse.

14º Prouti canalis alimentaris partem
concavam vermis sequitur, ità partem
convexam receptaculum respicit, in tenuem canalem caput versùs excurrens.

_____

(1) Conjecturam hanc assensu magni,
indefessi et oculatissimi naturalium rerum scrutatoris confirmatam lego in illustris Mulleri, *Abh. van Thieren in den
Eeingeweiden der Thiere in des Naturforschers*, t. XII, p. 182.

Medium locum occupat canalis serpentinus descriptus.

15° Inter serpentinum canalem, et receptaculum, medius alius est canalis nodosus, materieque albidâ plenissimus. Ascendit usquè ad apicem capitis, rursùs descendit, et in ductum serpentinum reflectitur, ulteriùsque in canalem receptaculi. Undè autem oriatur hic serpentinus canalis, an ex capite? hoc determinari nequit; videtur originem suam ibi habere, sine continuatione ex alio, et fortassis in vermis parte inferiore in nodosum continuatur.

In genere notandum est, in capite illos canales admodùm convolutos esse, unumque quasi corpus efficere subobscurum, sub microscopio non pellucens.

16° Ex regione, ubi est finis canalis alimentaris oriri videtur alius canalis, qui in caudam descendit, ad apicem ejus usquè. Cauda hunc unicum canalem complectitur, ambitus illius lævis non est, sed asper, ac si irregularis quædam materies inhæreret. Ad canalem generationis non pertinere videtur, siquidem in pluribus subjectis materiem contentam examinavimus, et ne vestigium quidem ovulorum detegere potuimus. An illa materies irregularis satisque pellucens, liquor quidam nutritius sit ex canali alimentari natus, et quasi in intestinum productus? In quibusdam dictus canalis teres et spiralis inventus est.

17° in caudâ siccâ rursùs medium quoddam cavum f. canalem distinctè observavimus. Num sit peculiaris canalis? an cavum caudæ?

18° Finis caudæ totus acutus est, itâ tamen, ut duæ lineæ caudæ ad acumen excurrant. Extremus apex cum rotundo tuberculo terminatur (1).

(1) Dubitatur an filiformis trichuridum spiralium et curvarum extremitas caudâ animalis sit, et illustris Pallas constanter asserit in *Heuen Hordischen Beytrœgen*, r. i, p. 112, esse hanc filiformem vermis partem extenuatum et in angustissimum finem protractum animalculi capitulum quo intestinis sese affigeret: Magni viri sententiam intellexisse videtur clariss.

§ 8. Hæc nunc ea sunt, quæ præsentiâ meâ, teste coram b. Rœdererero, circà memorabilia hæc animalcula observavi, et ex annotatiunculis hausi, plura, melioraque unà cum iconibus, vel ex ipsis auctoris posthumis, vel ex dilectissimi et celebri WAGLERI, professoris et medici Brunsvicensis felicissimi, erudito tractatu expectanda sunt. Publici intererat, ut paulò uberior vermis cujusdam descriptio ederetur, qui aliis quoque in Germaniæ provinciis, eodemque in morbo observatus erat. Huc pertinet relatio à Waglero meo mihi suppeditata, cui ab initio anni 1763, ex principatu Waldeckensi, et historiæ morborum et trichuridum specimina transmissa fuerunt.

§ 9. Cùm quatuor et ultra annorum lustra elapsa sint, ex quo tempore primùm has trichuridum descriptiones eruditis exhibui, et quotanis in similibus

Werner cùm in egregio libro suo, p. 86, contrarium asserat, et « Ne minimam » quidem organicæ structuræ suspicio- » nem in illâ parte adesse, crassiorem » verò vasculosam fabricam ostendere » statuat. Non adeò facile est litem componere, cùm difficile dictu sit, quales functiones nostra animalcula ope unius alteriusque extremitatis exerceant, nùm alimentum ope crassioris partis attrahant, vel mediante extremitate angustiore, tenuiore et longiore id fiat. Repetitis observationibus, certus scio per filamentosam trichuridum extremitatem excurrere angustissimum canalem in apice talem in modum finitum, qualem in ascaridibus cernimus, cùm prætereà evidentissimè viderim (p. 17) trichurides ope hujus extremitatis pariter intestinis adhæsisse, et sagacissimus Rœdererus. (In *Gœtting. Anz.*, l. c., p. 245) jam suspicatus sit « *Der Wurm durch. suche mit dem Schwanze (wie mit einem Ruessel) die Excremente, und sauge mit der Spitze das Duenneste der Nahrung in sie* » sententia illustris Pallas mihi probabilior facta est. Multùm verò lucis spargere poterunt super totam hanc controversiam solidissimæ et verissimæ observationes viri vener. Gœtze quas in opere desideratissimo *Naturgeschichte der Eingeweidewuermer* cum publico communicabit, judicio magni hujus viri, veri in hâc lite judicis competentis, totam rem lubenter committo.

vermibus tùm ex cadaveribus desumptis, tùm à vivis hominibus elisis easdem observationes repetii, veritatem annotationum mearum ubique talem in modum confirmatam vidi, ut nihil magni momenti vel ad augendum vel ad mutandum addere nunc possim. Redeunt ferè omnia ad paucas quasdam conclusiones.

1. Sunt certissimè duæ à se invicem differentes trichuridum species, quarum *spirales* semper proboscide instructæ sunt in nullo individuo carente, modicè *curvatæ* autem nunquàm talem ostendunt (1).

2. Multùm sanè difficultatis parit examen extremi apicis in proboscide trichuridum spiralium, oculis præstandum; nam in omnibus speciminibus proboscis talem in modum versùs proprium vermis corpus directa est, ut cum eodem quasi coalita videatur.

3. Licet singulas trichurides utriusque speciei intestinis infixas viderim, sæpè tamen in cadaveribus glomeratim lumbricis et ascaridibus remixtæ et implicitæ inveniuntur : sæpè deprehendi glomeres ex 15, 20, 24 trichuridibus constantes, quarum longissimæ caudæ tam arctè erant implicitæ, ut uno verme prehenso, totus glomus suspensus teneretur. In genere miram possident in suis partibus tenacitatem, instrumento enim cujuscumque indolis et naturæ si excipiuntur, non facilè à parte, cui applicatæ fuerunt, solvuntur. Sæpè quidem contigit, ut varia alia filamenta excrementitiis particulis immixta essent, quæ, si paulò curatiùs observabantur, pro trichuridum, putredine correptarum, caudis nuncupandæ erant, tam vietæ et maceratæ evaserunt, ut in ipsâ aquâ, aut spiritu arrepta sese sustinere non potuerint.

4. Ratione spirarum etiam aliquid differentiæ occurrit, vidi enim tales, uni-

cam modò spiram formantes, alias in duas usque ad tres spiras cum dimidiâ contortas notavi. Respectu magnitudinis autem non adeò differunt, plerùmque æqualis longitudinis et crassitiei esse solent, pauxillò minores interdùm inveniuntur : sive in hominibus adultis sive in tenellis infantibus examinentur perindè est.

§ 10. Ex multitudine observationum descriptarum quas, uti dictum est, de die in diem collegi, unicam modò adjicere lubet de curvarum specie desumptam, cùm partìm unam alteramque particulam interioris structuræ benè determinet, parùm probet, in tenellis infantibus trichurides pariter inveniri.

Desumptæ erant trichurides ex cadavere infantis 2 ann. phthisi pulmonali extincti, d. 30 nov. 1777. Per 3 dies in aquâ purissimâ fontanâ asservabantur, ut flavus color, quo, dùm in jejuno inter excrementa copiosa bile remixta latuissent benè elueretur. Inspiciebantur d. 2 dec. h. 6 vesp. Usus speculo reflectente, candelâ illuminato, observavi in trichuride rectâ sequentia momenta.

1. Caput in rotundum quoddam extremum terminabatur, uncini in modum aliquantisper incurvum, quæ incurvatio modicam spiræ directionem sequitur, sine ullo proboscidis atque vaginæ proboscidem includentis vestigio.

2. Quod si plenâ luce usus sum, duplex substantiæ vermis diversitas apparet, alia pellucet, alia opaca est.

a. Opaca substantiæ pars in rotundo capitulo incipit, illius dimidiam partem occupans, sensìm latescendo in concavâ vermis parte progreditur, ut ferè integri vermis latitudinem adimpleat, fit denuò arctior, rursùs latior redditur, variisque dein convolutionibus et undulationibus per vermem descendit, in angustiore vermis canale successivè arctatur, et tenui quodam nigricante filamento per caudam vermis decurrit, atque in mediâ circiter caudæ longitudine imperceptibili fine desinit.

b. Pellucida, quæ tamen propriè non pellucet, sed respectu prioris minùs

---

(1) Agnovit hanc veritatem, sive illam ex aliorum auctoritate, sive ex propriâ observatione sibi cognitam reddiderit, ex relatione non patet, eruditus auctor clariss. Happ, in *Diss. de vermium historia.* Lips., 1780, p. 22.

opaca est, margines vermis occupat, tam concavum quàm convexum, hâc quidem ratione, ut ibi sit latior, ubi opaca angustior, et vice versâ; maxima verò caudæ pars ejusdem conditionis est.

3. Substantia pellucida sub plenâ speculi luce ex minimis corpusculis atque punctis organicis in unum corpus concretis composita esse videtur; de naturâ substantiæ opacæ nihil determinari potuit propter eamdem opacitatem.

4. Lucem dein ità moderavimus ut reflecteretur quidem, integer verò candelæ radius seu tota candelæ imago non ad objectum accedat, in umbrâ potiùs objectum constitutum maneret, leniter tantummodò, ab inferioribus illuminatum, nunc distinctè apparet, obscuram vermis partem esse viscus quoddam, ab initio, nempè ab ejus ex capite origine, per aliquam vermis longitudinem rectâ viâ sine omni incisurâ et undulatione progressum, in latiore corpusculi vermis parte in spiralem canalem vel corpus, nam vacuum canalem esse tunc videre non poteram, abire, qui factis contorsionibus proximè sibi vicinis, usquè ad illum locum properat, ubi vermis tenerior fieri, et in caudam abire incipit; brevi ab ultimâ spirâ desinit rursùs in rectum quoddam extremum, non verò hoc spirale intestinum in caudam continuatur.

5. Præter descriptam hanc partem spiralem, in concavo vermis margine proximè ad latus decurrit alia quædam stria seu linea omnium opacissima et nigerrima, non adeò lata quàm præcedens intestinum spirale. Hæc incipit in mediâ circiter capitis et colli parte, fusco suo colore per partem opacam non spiralem mediam decurrit; ubi opaca verò pars spiralis fieri incipit, ibi ad marginem concavum applicatur, eumdemque legit, usquè demùm in caudâ in longam, tenuem, opacam striam terminetur.

CAR. GOTTL. WAGLERI

PRÆFATIO.

L. B. S.

Ad explorandum et describendum omnem morborum epidemicorum ambitum singulorum labores vix sufficere, qui ipse unquàm ejus rei periculum fecit, facilè largietur : tanta enim rerum multitudo est, ut vix observantium societas illis exhauriendis par sit. Licet etiam plures junctis viribus laborum satagant, nisi ad unius magistri ectypum fuerint formati, vel, si ità loqui fas sit, ab uno eodemque archæo impellantur et coerceantur, ob varias diversorum sententias et vires, à scopo divergunt. Quid impedit, quominùs Hippocraticarum observationum divitias ex selectiorum etiam discipulorum, quibus suam quasi ipsius animam inspiravit, symbolis repetamus.

Contigit et mihi felici, postquàm aliquot annos ROEDERERO magistro usus fueram, quæ semper in votis erat, fausta sors, ut selectiori etiam discipulorum numero accenserer, qui artis clinicæ studio, ipso auspice, operam dabant, atque ipsi sodales inter ægrorum cubilia discurrebant. Additis deinceps in theatro anatomico, dùm prosectoris munere triennium et quod suprà est, fungebar, laboribus, arctioribus vinculis coaluerunt animi, adeò, ut abhinc temporis nihil ferè in exercendâ arte ageretur, quin ipsi à manu essem, vel comes associarer.

Eâ imprimis periodo, quâ belli diris calamitatibus premebamur, largam cognitionis messem præbuit singularis morbus epidemicus, cujus indagandi cupido

præ reliquis occupavit illustrem ROEDERERUM, antesignanum nostrum et ducem. Ad mentem præceptoris, quæ in illâ constitutione epidemicâ agebantur, litteris sedulò mandata ipsoque censore notata et emendata, ingenuè singuli ejusdem selectioris numeri discipuli invicem communicabamus ; eâ quidem lege, ut sua cuique essent negotia, fructus autem ex diversis laboribus communis. Promeruit potissimùm indefessâ observandi solertiâ optimus *Stormius*, patriæ suæ redditus, Holbeccæ medicus provincialis clarissimus, cujus assiduitati magnum historiarum morbi numerum debemus. Dissectionis provincia mihi ità demandata est, ut frequentissimus in theatro anatomico labor, quidam passìm per urbem, ill. ROEDERERI auspiciis, fuerit, reliquo etiam temporis praxi dicato.

Argumenti præstantiâ captus, cupidine flagravi, res in istâ epidemiâ à nobis gestas publicæ censuræ subjiciendi. Ità desideriis, pro more suo, annuit ill. ROEDERERUS, ut ex singulari in me favore non observationes tantum, omnes, sed vel ipsas icones æri incidendas humanissimè mecum communicaverit; eo quidem consilio, ut quos ipsi, negotiis obruto, tempestivè satis divulgare non liceret, labores mixtos, saltem ipso censore et moderatore digererem. Atque adeò, quâ potui fide, ad mentem ejus regulasque pathologicas omnia concinnavi et ex ingenti observationum cumulo qualecumque hoc opusculum, extruxi. Nihil ex meis accessit, nisi priùs ab ipso acceptum probatumque fuerit.

Ad easdem leges composita est, quæ sequentis anni constitutionem epidemicam explicat, suavissimi tunc temporis commilitonis, clarissimi *Hensleri* tentaminum et observationum de morbo varioloso satura, nuper speciminis inauguralis loco hic ventilata. Laudi mihi dûco atque honori, quòd tanti nominis vir, quem ipse, ob singularem planè in me amorem, alterum patrem veneror, illustris ROEDERERUS non dedignatus sit, et hunc ingenii foetum avità comitate adoptare suumque renuntiare.

Liquet autem vel ex hoc qualicumque specimine, quanta ad cognoscendam morborum indolem, ad rimanda intima humani corporis ægroti penetralia, et vel ad ipsam morborum therapiam eruendam, subsidia suppeditet anatome : profectò enim, nisi dissecandorum cadaverum ubertas fuisset, intima morbi mucosi natura adhucdùm nos lateret ; altissimis tenebris abscondita mansissent morbi characteres, hepatis acini, canalis alimentaris ratio singularis, folliculi mucosi, vermium sedes et effectus, mortis causæ, etc.

Quanti ad praxim medicam, ab opprobriis vulgi vindicandam, intersit, ut ex ipsâ rerum naturâ potiùs, magno et nunquam exhauriendo thesauro, eruamus artis fundamenta, quàm invitâ naturâ, ex hypothesibus artem condamus; præclarè testantur Côi nostri effata, quæ ex ipso potiùs naturæ fonte, quàm ex librorum rivulis hausit.

Si quid illustris ROEDERERI dogmatibus pathologicis et clinicis inest utilis et novi, id profectò felici praxeos cum anatome connubio, et ardori, pauperum non minùs latebras, quàm divitum domicilia visendi, tribuendum esse, vel ipse fatebitur. Persuasus enim, corporum demortuorum scrutinio, accensâ veluti luce, omnem de machinâ corporis humani labefactatâ cognitionem mirum in modum collustrari; neque ipsum, neque suos unquàm tædet fastidiosi aliis negotii, qui parùm curiosi remum ducunt, ut didicerunt, et ne molles manus conspurcentur, naresque offendantur, eunt, quà itur, non quà eundum est.

Quo minùs diffusè collectis aliorum observationibus (quem defectum aliquandò junctâ operâ supplebimus) immorarer; quoque magis ipsarum rerum distinctè describendarum, quàm compti sermonis apparatus sollicitus fuerim, temporis et instituti ratio voluit. Scrib. in Georg. Aug. d. X. Dec. CIƆIƆCCLXII.

TRACTATUS

DE

MORBO MUCOSO.

SECTIO I.

MORBI MUCOSI GENERALIORA.

I. *Epidemiarum generalis ratio.*

Miræ sunt naturæ operationes, abdita atria, immensus rerum campus, limitato intellectu non emetiendus. Facilè tamen persuademus omnia ad certas et perpetuas fieri leges, nihilque in totâ rerum naturâ casu quodam fortuito, et citrà suas causas contingere. Sed quantillùm in hoc amplissimo spatio exhausit cognitio humana! Quot adhuc altissimis tenebris obvelata, sibi soli intellecta, natura nobis occultat! Quantus morborum numerus, quorum causæ, proxima æquè ac remota, abditæ, in tantâ rerum caligine procul dubio nos semper latebunt! Utplurimùm ultrà effectus vix sapimus. Satis præstitimus, si quandò subactum ingenium indefessâ observatione et longâ experientiâ eò eluctatur, ut eruat methodum, humani corporis affectus morbosos declinandi atque tollendi.

Quotannis ferè unam vel alteram constitutionem epidemicam, suis quamlibet legibus adstrictam, animadvertimus: tanta verò unius ejusdemque morbi, pro diversitate causarum, temporum, subjectorum, interdum est varietas, quâ non ipse solùm diversas facies induit, sed

variè varios afficit, ut vel sagacissimus observator ægrè ex tantâ diversitatum multitudine sese expediat. Cuilibet etiam morbo epidemico, sive certo cuidam anni tempori adstrictus sit, sive pluribus tempestatibus aptus, sua sunt, tùm ratione totius constitutionis, tùm singulorum ægrorum, incrementi ac declinationis tempora. Anni quidem tempestatum earumdemque vicissitudinum magna vis est ad condendum, fovendum, vel destruendum seminium quoddam morbosum epidemicum: quænam autem aeris dispositio atque mutatio ipsum apparatum producant, et quænam pro singulis epidemiarum varietatibus causarum concurrentium diversitas requiratur, ignoramus. Non semper eadem aeris, cœlique temperies, eædemque vicissitudines, certi cujusdam generis morbi primordia evolvunt, eamdemque ægritudinis speciem producunt. Singulare atque incognitum, ϑεῖον quoddam pontus, in aere diffusum, epidemicam morbis notam imprimat, necesse est.

Differt quidem epidemicum à contagioso, duplicemque morborum classem format. Altera solius epidemici efficacia dimanat, citrà commercii cum ægrotis, aut contagii concursum: altera sine epidemici cujusdam connubio soli contagio debetur, nec impetit, nisi quos teligit miasma. Mediæ indolis sunt morbi, ad quorum generationem, præter epidemicum aeris, requiritur vis contagii specifici; licet et solum contagium receptum morbo suscitando nonnunquàm sufficiat. Multis tamen morbis epidemicis commune est, ut nati, aliquandiù puriori indole, ferè sporadicè grassentur; adolescentes verò cum ægrotantium effluviis verum contagium diffundant : ex epidemici itaque et contagiosi connubio, duplicem naturam induunt, auctâ ferocitate plures simul aggrediuntur, atque ingentem interdùm sub vigore stragem edunt. Per actionem tandem tempestatis minùs aptæ, incognitam aeris mutationem, et nexum causarum mutatum, sensìm contagii nervus obtunditur, atque vis epidemici infringitur. Pauciores itaque corripit epidemia, indolemque vel penitùs exuit, vel aliqua sui vestigia relinquit.

Adeò lento tractu morbi epidemici integras interdùm regiones pervagantur, ut presso quasi pede eorum vestigia legere et consectari nobis liceat. Neque verò ventorum iter, aut lineam quamdam rectam, sed alios tramites, nondùm satis extricabiles, lineamque obliquam sequuntur, factis interdùm in progressu saltibus.

Pro indole epidemici, contagii, subjectorum, et causarum faventium adversantiumve, differunt morborum sequelæ. Alii pejus habent, quin jugulantur; alii melius morbum sustinent; penitùs immunes manent alii. Corpus enim humanum non omni tempore atque promiscuè pronum est ad suscipiendum aut fovendum virus epidemicum et contagiosum : sed modò nullum planè fomitem alit, atque omnem vim auræ pestiferæ contagiive respuit; modò, licet hoc ipsum fuerit susceptum, per habitum quemdam, morbo adversum, vim deleteriam frangit.

Porrò observatur epidemici morbi in alium, prioris naturæ plùs minùs participem, transitus. Quamvis etiam emortuam constitutionem epidemicam popularium morborum induciæ sequantur, vix à prioris indole discolor præcedentem excipit. Utplurimùm ferè morbus epidemicus, exuviis quasi depositis, vel ipse sub novâ larvæ specie viget; vel sobolem, sui non planè dissimilem, relinquit. Celebris hoc nomine est epidemicorum facilè princeps, morbus dysentericus, qui victimarum sub brevi imperio strage

non satis exsatiatus, parente vitiosiorem prolem progignit.

II. *Epidemia dysenterica.*

Indè ab augusto ad novembrem anni 1760 in populum grassabatur dysenteria. Augusto nimirùm nata, latiùsque indè dispersa, septembri atque octobris initio plures cùm trucidasset, brumali tempore, vi paulatìm fractâ, pauciores aggressa est; tandemque, appetente novembri, indolem genuinam exuit. Mitiora ejus auspicia successu temporis, pro more, in dirissima symptomata et multam hominum stragem evecta sunt. Multi cum febre leviùs habebant, nonnulli graviùs decumbebant, aliique chronico modo afficiebantur. Primo mense perpauci succubuerunt : postquàm verò morbus paulò adoleverat, plurimos interemit : et sub ipso tandem epidemiæ statu et declinatione, multi demùm, dudùm ægrotantes, inter recens prostratorum numerum, occubuerunt. Alios nimirùm acuto, alios lento modo jugulavit. Ita miser agricola d. 10 nov. demùm, post quàm per integros tres menses variâ sorte cum morbo conflixerat, phthisico modo interiit. Neque morbus illis pepercit, qui fructus horæos non degustaverant. Febris vel tota, memorabilis saltem, desiderabatur : vel nonnisi post aliqua præliminaria chronica accendebatur : pauci mox cum febre ægrotabant. Ex febris autem connubio triplex morbi indoles fuit notata : etenim vel tantummodò erratica quædam levior, vel vera acuta, vel quod frequentissimum, malignitate plùs minùs stipata febris, jungebatur. Quò quis distinctiori frigore correptus, lectum statìm petiit, cum pulsu frequenti, pleno, forti, eò minùs insidiosæ oppressionis periculum subit : quò autem symptomatum syrma numero ac vehementiâ majus sensìm, ex levioribus initiis, augmentum cepit, eò simul rerum facies successivè in pejorem vertebatur. In graviori specie, subdolo et tecto initio febris invasit : modò ex prægressâ aliquandiù diarrhœa, modò cum variis simulacris catarrhalibus, inflammatione faucium et tussi, ægrum tandem adorta est.

In leviori malo, sanabili, crebræ quidem alvi dejectiones, plùs minùs sanguinolentæ, cum languore, appetitu primis diebus prostrato, siti, tenesmis et ventris torminibus. Sensìm tamen versus tempus criticum hæc omnia sedatiora fiunt, pulsus elevatur, et crisis subindè per sedimentum lateritium, multo farinaceo insidente, contingit, pedesque sub finem parùm inflantur. Cruor è venâ tractus ægrè effluit, et multo sero demersa placenta, sine crustâ inflammatoriâ, coccinea splendet, parte inferiori atra. Exacerbationes sunt vespertinæ. Lingua sicca, rubra, aspera, muco tecta, sensim humida, purior atque pallidior. *Rebellius* verò *malum* longè pejora symptomata comitantur. Statim nempè vires franguntur, prosternitur appetentia ciborum, urget sitis, frequenti ad desidendum stimulo lacescitur æger, junguntur borborygmi, tormina, dolores atroces in imo ventre, et inter tenesmos dejiciuntur excrementa tenuia, sanguine permixta, quin sincerus sanguis; modò exsanguia, biliosa, mucosa, plùs minùs putrida atque fœtentia. Dolent præterea fauces siccæ, quin exulcerantur. Lingua rubra, aspera, sicca, in sulcos finditur veluti exulceratos, muco albo, flavo aut purulento tegitur, atque papillis elevatis obsidetur: sensim tumida atque obscurè rubra exulceratur quasi, et nonnisi ægrè exseritur. Pulsus frequens, parvus, impeditus, debilis; quin celer, mollis, intermittens; versùs morbi occasum tactum prorsùs subterfugit. Floret facies. Accedunt interdùm dolores punctorii in thorace, sed minùs constantes. Urina pauca redditur, subpellucida, crassa, pinguis, flava, sine nubeculâ et sedimento. Ingravescente morbo, interdùm jam die quinto, inflammantur genitalia cum regione ani; sensim inter atrocissimos sub dejectionibus alvinis et urinæ missione cruciatus, excoriantur, exulcerantur, et tandem fiunt gangrænosa. Alia insuper pessimæ notæ symptomata in priorum satellitium trahuntur, satis constantia : ut cardialgiæ, anxietates præcordiorum, hypochondria tactu dolentia, nausea, vomituritio, internus abdominis æstus cum calore externo; status etiam soporosus, et imi ventris tympanitica inflatio. Expallescit, quò magis ad occasum vergit morbus, facies, quin subitò in hippocraticam mutatur. Excrementa fœtentia, nigra, clanculùm effluunt, admixto interdùm lumbrico. Respiratio, hactenùs sub morbi decursum bona, fit brevis, sonora, anxia, profunda, intermittens, cum debilitate atque frequentiâ; vox verò rauca, obscura, debilis, interrupta. Inter patentem oris rictum eminent dentes squalidi, utrìmque sicci. Subsiliunt tendines, convelluntur artus, imprimis

superiores; et tandem ineluctabilis mors scenam claudit.

Plerique, quibus in *lentam febrem* protrahitur morbus, pereunt. Universum ipsis corpus admodùm languet et extenuatur, atque oculis multùm retractis nasoque acuminato, ossa ubivis protuberant. Squalidâ crustâ obvestiuntur membra, abdomen tympaniticè inflatum dolet. Lingua squalida, subfusca, sicca; dentes humidi. Passim maculæ nigræ, exanthematicæ, gangrænosæ, cuti profondè inhærent. Ulcera in regione ossis sacri et trochanterum enata, gangrænoso modo exsiccantur, et eschará siccâ teguntur. Sitim, ob deglutiendi difficultatem et faucium dolorem, restinguere nequeunt, atque potulenta propinata vel cum stertore repelluntur, vel lapsu sonoro decidunt. Copiosa alvi excreta pessimè fœtent. Vix memorabilia in toto morbi decursu sunt deliria, modicíque sopores. Respiratione demùm anxiâ, profundâ, sublimi reddita, expirant. Alii morbo diutiùs protracto, et in pulmones mali parte translatâ, inter insidiosas salutis inducias, consueto modo phthisico pereunt.

In *curatione* vomitoriis, venæ sectione, si id opus est, rhabarbarinis, demulcentibus, mannatis præcipuæ, oleosis, antiputredinosis, et opiatis, pugnatum; non neglectis clysmatibus, et addito suo tempore corticis peruviani extracto. Vitrum antimonii ceratum spem fefellit, atque semper ferè præcordiorum anxietates, et alvi dejectiones novo stimulo adauxit.

Eadem ferè in *cadaveribus phænomena* deprehendimus, ac à BONETO [1], PRINGLIO [2], aliisque describuntur. Scilicet diù à morte corpus caluit, citòque obortâ putredine insignem fœtorem sparsit. Intestina multùm inflammata, passim gangrænosa; et quò à ventriculo erant remotiora, eò majori in gradu depravata. Tunica villosa tenuium, veluti arte anatomicâ injecta, vasculis pictis distincta, copiosissimis punctis, parvisque areolis nigris conspersa. Superficies interna crassorum lacera, inæqualis, igne quasi combusta, obscurè rubra, quin nigricans. Alternæ areæ colliculosæ, duræ, nigræ, cum mediis valleculis et sulcis depressioribus, veluti erosis, subpurulentis,

---

(1) Cf. Bonet, Sepulcret. lib. III, sect. XI.

(2) Pringle, Observations, P. III, p. 244 seqq. Edit. germ. p. 281-295.

illam obsident; atque superficies ità ferè comparata est, ac si qua pars inflammata aut combusta, à nimiâ tensione demùm dehisceret, et è latere suo in colliculos, escharis similes, corrugaretur, mediis sulcis sauciis in parte lacerâ relictis. Rarò in crassis lumbricus unus vel alter hospitatur, idemque emaciatus, flaccidus, parvus, conquassatus. Tenuia nihil vermium recondunt, atque tunica interna licet inflammata, tamen continua est. Hepar striis lividis variegatum est,. et superficies concava cum margine dextro penitùs cœrulea, nigricat. Substantia interna vitii conspicui expers est. Lien et reliqua viscera labe notabili carent. Bilis homogenea, viridis, modicè mucosa. Pancreas multùm induratum. Nihil extravasati liquoris in abdomine et thorace, parùm in pericardio. Pulmones anteriores cinerei, sani; posteriores sanguine inflati. Cor parvum, durum, veluti constrictum, vasis coronariis turgidis.

Mense ineunte novembri, febres dysentericæ successivè degenerarunt, et passim tantummodò lentæ quædam phthisicæ, cum diarrhœâ purulentâ, colliquativâ admixtis nonnunquam sanguinis vestigiis, ex dysenteriâ prægressâ residuæ manserunt. Latiùs præterea diffusa quædam diarrhœa chronica multos etiam detinuit. Ob varias verò causas, modò curatiùs evolvendas, ipsa *constitutio dysenterica* genuina, per insensibiles ferè gradus et mediante illâ diarrhœâ chronicâ, *novam degeneremque prolem genuit.* Superstes quidem fuisse videtur idem contagiosum dysentericum in aere: sed tempestate alendæ dysenteriæ genuinæ non ampliùs congruâ, vel ipsum mutatum est, vel corporum dispositio, aliter nunc afficiendorum. Ità morbi species mutata est.

III. *Status aeris et tempestatum* (1), *indè à mense julio* 1760 *ad usquè septembrem* 1761.

Mens. jul. 1760.

Barom. } Sum. Alt. { 29,76 } Min. Alt. { 29,34.
Therm. } { 81-88 } { 56-54.

Mercurius barometricus per tres series successivè relabitur, dùm bis adscende-

rat: thermometricus multis diebus, mane et vesperi, inter 70 et 77; aliis inter 60 et 66; aliis deniquè inter 54 et 62 substiterat.

Blandè spirant venti °.". Auspicanti Aquiloni per intermedios succedit O. et S. O. Post N. W. et S. W. cum subsequente per intervalla W. alterni. Rursùs ex W. revertuntur flabra ad N. Post aliquot dies redeunt ad S. O. dein S. W. cum N. O. mutuo flatu ad finem.

Paucissimi dies sereni. Post tempus nubilo serenum, d. 4. fulmina cum pluviâ copiosâ. Mixta dein tempestas obtinet, magis obscura, interspersis pluries pluviis. A die 10 quædam induciæ, rarò tamen serenæ. D. 17 rursùs pluvia. Indè à postero die simpliciter mixta tempestas. A die 24 obscurè nubilum cœlum, subindè pluviosum.

M. Aug. Bar. } S. A. { 29,70 } M. A. { 29,29.
Th. } { 82-89 } { 60-58.

Mitia ventorum flabra, non ultrà" evecta. Regnat per totum ferè mensem S. W. Die 12-18 S. W. et N. W. alternis vicibus. A die 22 S. O. et S. sequenti die succedit N. W. postero rursùs S. O. postridiè N. Indè rursùs S. W.

Cœlum per totum mensem ferè semper obscurum, nubibus tectum, et frequentes pluviæ. Vix dies unus et alter per intervalla serenus. D. 5 et 9 tonitrua, sed mitiora et ultima anni.

M. Sept. Bar. } S. A. { 30,00 } M. A. { 29,21.
Th. } { 75-79 } { 55-21.

Primum imperium penes N. W. indè à d. 4 divisum Boreas cum Euro imperium habet. Solus dein d. 8 Eurus: d. 11 vicissim cum Euro regit Aquilo: d. 16 rursùs S. O. quem d. 21 ad finem usquè mensis excipit S. W. Mitius ventorum regnum, vix ultra' ascendit, saltem" non excedit.

Eadem primis diebus cœli temperies, quæ prioris mensis fine. D. 5 ad 9, post nubila, cœlum serenum, indè ad d. 19 mixta ex nubilo et sereno est tempestas.

---

(1) Ex annalibus piè devenerandi senis, excell. Hollmanni, præceptoris et fautoris mei, cui permulta alia debeo deprompta hæc exhibeo. — Barometri

scala, Anglis accepta, ità se habet, ut prior numerus pollices, alter lineas et centesimales referat. — Scala thermometrica Fahrenheitiana est. Duplex numerus varios extremi adscensus et descensus gradus denotat, inter quos reliqui medii fuere. — Ventorum gradus exprimunt signa, quorum mitissimum aeris motum, '" procellam vehementissimam indicat.

Abhìnc rursùs obscura, pluviosa, per omnem ferè decursum nubila.

M. Oct. Bar. } S. A. { 29,94 } M. A. { 28,60.
Th. { sub init. } 73-76 } { 44-42.

D. 3 succedit N. W'-" mox S. O', d. 6 rursùs S. W'-", quem d. 8 excepit S" et eâdem die W""-"". Sequuntur mutuò S. O'. S. W'. N. W'. Post, d. 15 N'. Nova vicissitudo S. W°-" N. W'-" W'. S. W°-". Die 30 N'. et N. O' ad finem.

Tempestas varia. Incipit nubila, per intervalla serena. A d. 6 obscura, nubila, admodùm pluviosa, rarò nebulosa, sub finem mixta.

M. Nov. Bar. } S. A. { 29,95 } M. A. { 28,71.
Th. } 46.58 } { 32-28.

Sub initium S. W°-" d. 9 S. O°-' à d. 13 ad 26 mutuò regnant S. W. et N. W°-". Dein alterni N.- N. O. S. O°-'.

Mensis primordia obscura cum nive et pluviis. D. 5-16 obscura, nubila, interdùm nebulosa, tempestas, cum raro intervallo sereno. Hinc rursùs, per vicissitudines, multùm pluviosa. D. 25 post nivem, biduum pluviosa, fine variè obscuro.

M. Dec. Bar. } S. A. { 29,83 } M. A. { 28,54.
Th. } { 48-56 } { 35-31.

Venti inconstantes, varii. Obtinet primis diebus S. W'-". Die 4 W" N. W", mox subsequente S' et statim O', quem d. 6 excipit N'-". Abhìnc ferè per omne reliquum tempus S. W'-", deniquè N. W' et S. W'-"'.

Auspicia obscura, perquàm pluviosa. Die 6, post nives, induciæ obscuræ. D. 9-11 tempestas nivosa. Nubilam d. 17-23 obscura sequitur, pluviis et nive intercalaribus. Post, dies reliqui nubili, pluviâ rariori, sine nive decurrunt.

M. Jan. Bar. } S. A. { 30,27 } M. A. { 28,82.
1761 Th. } { 50-53 } { 20-14.

Venti utplurimùm intrà °-" subsistunt. Auspicatur S. W. d. 6 succedit N. W. Abhìnc cum prioribus alterni N. O. et S. O. Posterior demùm à die 20 solus ad finem.

Initium obscurum, pluviis et aliquoties nebulis distinctum, rarò serenum. D. 12 succedit tempestas nivosa, per intervalla serena et rursùs obscura. Post d. 19 pluviis et nive expers decurrit, subindè obscura, cæterùm mixta.

M. Febr. Bar. } S. A. { 30,10 } M. A. { 29,08.
Th. } { 55-55 } { 31-29.

Per totum ferè mensem laxioribus habenis fremunt venti, ex W. et huic

vicinis combinati, vario furoris discrimine'."".

Cœlum rarissimè serenum. Ad medium mensem usquè varia vicissitudo, frequens pluvia, et per intervalla multæ nives. Posteà subindè pluviæ.

M. Mart. Bar. } S. A. { 30,09 } M. A. { 29,11.
Th. } { 60-64 } { 41-39.

Primùm alterni N. W. et S. W'-" obtinent. Die 9 N. et O'. Porrò S. O' cum N' mutuo flatu. Sequitur d. 21 S. W': post aliquot dies rursùs S. O'-" cum N. O' alternatìm.

Minùs nubila tempestas, ac priori mense, sub initium parùm pluviosa: dein sparsìm tantùm pluviæ et semel nebula.

M. April. Bar. } S. A. { 30,11 } M. A. { 28,95.
Th. } { 70-73 } { 41-40.

Primùm N. O', favoniis"-" semel interceptus. Post, d. 5 S. O'-': d. 10 N. W'-"'. Abhìnc S. W'-" et N. W' alterni. Miscentur dein flabra N°. S. O'. N, W'. A die 22, N et N. O'-" obtinent. Absolvunt reliquum spatium O' N. W. et S. W'-".

Initia mixta sequitur frons cœli serena: post diem 9 pluvia, grando, nives. Reliqua tempestas, nubilo serena, d. 21 semel tonitru, eoque primo, intercipitur.

M. Maio Bar. } S. A. { 29,91 } M. A. { 29,14.
Th. } { 81-85 } { 52-48.

Incipit S W'-" cum mutuo N. W. qui à die 4 solus °-', 8vo vertitur ad S. O°-' et O°. Rursùs N. W°-" et S. W°-" alternis d. 14 succedit N. W. °-" solus. Mutuo à die 17 flatu spirantes S. O°- et S. W°-"' excipit d. 26 N. O°'-. Finiunt demùm O'-" et S°.

Cœlum rarò serenum. Sub initium mixta tempestas, cum rarâ pluviâ. D. 10 mite cum pluviâ tonitru: posthac tempus nubilum est, d. 13 pluviosum, cum subsequente per omnem ferè mensem obscurâ cœli fronte, sparsis subindè à die 17 pluviis. Post diem 21 rariorem pluviam d. 23, 26, 27 frequens cum fulguribus tonitru, aliquoties siccum, compensat.

M. Jun. Bar. } S. A. { 29,79 } M. A. { 29,21.
Th. } { 84-85 } { 45-53.

Blanda ventorum flabra utplurimùm infra'-" acquiescunt. Continuatus S°-' post se trahit N. W'-" S. O' et S. W. Indè à die 3 mitis N. O. post 6 N. W'-" d. 11 redit. Mox sequuntur S. O. S. W.

et N. W o-' alterni. D. 21-25 N. o-" solus occupat. Abhinc seriem faciunt S.
Oo-' N. Oo-", cum solo demùm Oa-', à d.
29 ad 3 sequioris mensis protracto.

· Fiunt auspicia ex obscurâ cœli fronte,
inter fulgura vehementia cum tonitru et
pluviis. Nubilam tempestatem dein d. 7
iterùm excipiunt pluviæ frequentes, et d.
12, 14, 15 tonitrua. Sequitur obscura
temperies, subindè pluviosa : post d. 20
mixta sensìm serena, d 23 et 28 tonitru
intercepta ad finem decurrit.

M. Jul. Bar. } S. A. { 29,76 } M. A. { 2},27,
Th. }   { 85-86 }   { 61-60.

· Post N. W'-" d. 6 succedit S. W'-";
cum illo eodem impetu per omnem mensis
decursum alternus.

Mixta initia sicca cum tonitru post d.
3 transeunt in tempestatem pluviosam,
à d. 6 nubilam et obscuram vicissìm,
quæ d. 12 tonitru cum pluviâ copiosâ intercipitur, udisque d. 18, 24, 25 intervallis d. 26 adjungitur tonitru. Solo d. 28
obtinet sudum, subsequitur varius mensis
finis.

M. Aug. Bar. } S. A. { 29,90 } M. A. { 29,35.
Th. }   { 84-86 }   { 52-61.

· Mite est ventorum regnum. Auspicanti N. Wo-' per intervalla succedunt
O. et S. O. Elapso die 10 sequuntur N.
O cum S. Oo-' S. W'-" et S. Posteà
à d. 17. N. W?-" N. Oo-," et S. Wo-'
regnant alterni. Redux d. 29 Oo-' cum
subsequente N. Wo-" agmen tandem
claudunt.

Captis initiis udis, cum variâ cœli
fronte, rarò serenâ, interspersis aliquoties pluviis, mensis decurrit. Diem 16
distinguit tonitru cum pluviâ copiosâ.
Vicissim d. 24 fulgura notantur absque
tonitru : et d. 28 cœlum tonat cum densi
nimbi lapsu.

M. Sept. Bar. } S. A. { 29,88 } M. A. { 29,24,
Th. }   { 85-87 }   { 54-52.

Protractum ex præc. mense N. Wo-'
mox abrogat Aquilo-a-', cui d. 4 subjungitur S. Wo-' ad diem 21 persistens, in-
tercepto tamen, d. 6 per No-', et d. 19
per N. et Oo-' intercalares ejus imperio.
Sequitur cum vicinis N. Oo' quem ceden-
tem d. 26 excipit Oo-", cum subsequente
demùm d. 30 No'.

Varia sub initium frons cœli d. 7 serena
fit : d. 10 post fulgura sine fulmine, rursùs obscura. Miscentur dein nubilis, ob-
scuris et nebulosis serena intervalla rariora. Post ultimum die 11, cum pluviâ,

anni tonitru, sequuntur die 13 nebula
densa, et d. 14, 16, 19, 30 pluviosa tempestas (1).

IV. *Constitutionis epidemicæ singularis
ratio, cum morbis cognatis et coævis,
inde à mense julio* 1760 *ad hiemem*
1761-62 *usquè.*

Jam medio julio 1760, *febres intermittentes*, modò benignæ et regulares,
modò malignitate stipatæ et larvâ conti-
nuarum tectæ, notabantur.

Longè frequentiores atque majori vehementiâ grassabantur mense augusto,
simplices, duplices febres, præcipuè ex
intermittente continuæ, et potissimùm
quotidianæ malignæ, diversimodo solutæ.
Aliæ præterea vario modo irregulares,
quotidianæ, tertianæ, interdùm adeò rebelles, ut nec ipso specifico domari potuerint. Haud rarò transierunt in morbos
lentos, aliquoties in hydropem lethalem. Satis frequens *hydrops*, maximè
inter vetulas, ex morbo chronico progres-
so. Passìm *dysenteria* caput extulit, sed
sporadicè tantùm et milior. Frequentia etiam tormina et alvi profluvium
ipsis : febribus intermittentibus juncta
fuerunt. Multi etiam vel sine febre memorabili, vel cum solâ ephemerâ, *colicis
doloribus*, iisque passìm dirissimis, vexa-
bantur.

- Subsequente septembri, *inter infantes*
frequens fuit *tussis* sicca abdominalis,
ferina, cum diarrhœâ mucosâ. Interdùm jungebantur sputunr cruentum, dolor in thorace, et præcordiorum oppressio, quin excrementa sanguine tincta.
Ulcera et scabies semper ante morbum
exaruerunt. Continuatur intermittens.
Semel etiam, sub initium mensis, ter-
tiana regularis critico modo peripneu-
moniam malignam excepit; et in aliis,
dentium dolores intermittenti adjunge-
bantur. Posteà successivè, inter rariores
intermittentes, increvit dysenteria fero-
cior, et latius in dies dispersa, ex prægressâ per aliquot hebdormades diarhæâ,
vel in infantibus ex simulacris catarrha-

(1) Præter necessitatem superior tabula ad mensem usquè septembrem anni
1761 deducta est. Sed gratam lectori
operam fecisse putamus, quoniam in
Dissert. ill. Hensleri de *Morbo varioloso*
(p. 19) à mense octobri status aeris des-
cribitur. Ita sine hiatu tabula a mense
julio 1760 usquè ad mensem malum 1762
continuatur, cum morborum notitiâ.

libus faucium et tussi incipiens, et in sequiorem mensem protracta.

Porrò mense octobri una vel altera *ephemera* plurium dierum, tumore labii oris et odontalgiâ, vel relapsu in aliam diariam soluta, quæ typum hemitritæum non obscurè expressit. Imprimìs hoc mense inter infantes lactentes multùm sæviit *intertrigo* quædam, ferè universum corpus occupans, *cum exulcerationibus cutis*, præcipuè in regione ossium ischii. Aliis infantibus junioribus *scabies* fuit *lethalis* per tussim ferinam, spasmum maxillæ inferioris et epilepsiam. Plurimos hoc mense trucidavit malum dysentericum, etiam dudùm decumbentes.

Sequenti mense novembri, frequens adhuc *intertrigo cum aphthis* in linguâ, et exulcerationibus in regione ossium ischii. Pergit hydrops. Phthisi etiam pulmonali sese associant vesiculæ parvæ aphthodes in ore et faucibus, tumor pedum hydropicus, diarrhæa continua, facies hippocratica. Sensìm evanescit hoc mense *epidemia dysenterica*, vel potiùs transitu facto, *degenerat* in epidemiam *mucosam*. Versus mensis finem jam multùm *verminant* ægri. Plurimi tamen leviùs habent, atque perpauci succumbunt. Una vel altera *acuta soporosa* eodem mense notata fuit, indolis mucosæ particeps.

Sub finem anni jam latiùs divagatur mucosum epidemicum, multosque interimit; morbis chronicis etiam sese adsociat, et suî characterem ipsis imprimit. Hydrops nonnullis hoc mense fatalis fuit. Semel *febrem abortivam* acutam observavimus. Infantibus intertrigo et capitis achores adhuc infesti, junctis torminibus et borborygmis. Semel quoque *phthisis infantilis ulcerosa externa* lethalis observata fuit, cum pedum tumore œdematoso, ophthalmiâ serosâ, pediculis, vermibus intestinorum, diarrhæâ demùm sanguineâ et prolapsu ani.

Primus anni 1761 *mensis* magis favet funesto malo mucoso. Exasperatur verminosum. Frequens etiam symptoma est *gingivarum dolor cum aphthis*. Folliculi mucosi ventriculi et intestinorum eleganter conspicui sunt in cadaveribus; hepar acinosum; superficies intestinorum crassorum escharis tegitur, ut in dysentericis. Ipsa intestinorum substantia crassa deprehenditur, et propter inflammationem plane singularem, villosæ imprimìs, per reliquas tunicas transparentem, colorem cœrulescentem intestina referunt. Febris mucosa acuta inter-

dùm cum typo hemitritæo decurrit: haud rarò in speciem malignam *biliosam vel putridam* adscendit, præcipuè in nosocomio castrensi (1). Semel hoc mense *intertriginem gangrænosam*, hydropi et vermibus junctam, notavimus. Aliquoties observata est *ophthalmia gravis, serosa, cum gingivarum dolore et vacillantibus dentibus*: semel *rhachitis cum phthisi abdominali*, glandularum lymphaticarum scirrhis et copiosis *vermibus* intestinorum. Generatìm infantes rhachitici pejùs habuerunt. Multos etiam *infantes* nunc adoritur *febris mucosa lenta*; ità ut primi evadant, sequiores ferè omnes succumbant.

Mense februario *febris mucosæ sævitia* perquàm augetur; interdùm relapsu critico transit in morbum inflammatorium benignum. Plurimos tamen trucidat, tùm gangrænâ abdominali, tùm metastasi scirrhosâ vel purulentâ in pulmones et alia viscera. *Admodùm verminat* in nosocomiis; sæpè etiam *in biliosam, quin putridam* vertitur. Rariores nùnc apparent folliculi; frequentior lien magnus, et alia inflammationis abdominalis signa se produnt. Delentur quoque hepatis acini. Aliquandò morbus mucosus transit in ophthalmiam. Infantes præcipuè infestat *febris verminosa lenta, omnibus* ferè post unum alterumve mensem *lethalis*.

Subsequente martio *morbus mucosus in petechizantem evehitur*, junctis deliriis furiosis et soporibus. Solvitur interdùm mucosum et aphthosum per crisin in sanguinis gelatinam. Subinde *multum inflammatorii* cum morbo mucoso combinatur. In cadaveribus inflammationes gangrænosæ, cordisque polypi sunt frequentes. Grassatur nunc *icterus*, in quem non rarò morbus mucosus critico modo transit.

Mense aprili mucosum et verminosum præcipuè inter infantes adhuc obtinent, et multos lento modo jugulant. Icteri epidemia crescit. Circà hoc temporis *copiosæ rursùs intermittentes* vernales occurrunt, variæ indolis, utplurimùm tamen benignæ.

Subsequente maio *febris mucosa, ea-*

---

(1) Similis ferè morbi facies fuit in viciniâ: magis tamen biliosus passim erat morbus, rarioribus vermibus junctis. Valdè etiam sæviit simili symptomatum tramite Cassellis, in celebri potissimùm nosocomio castrensi.

demque recidiva, *in veram intermitten-*
t-m transit. Subindè inter simulacra
pleuritica primum stadium decurrit ; et
tota febris typum hemitritæum æmulatur.

Æstate demùm successivè *evanescit*
epidemia mucosa et verminosa, *transitu*
in aliam (1), tandem *variolosam*, facto.
Vestigia tamen quædam diù residua manent, tùm in morborum decursu, tùm in
cadaveribus (2).

Appetente autumno *redit intermitten-*
tium cohors; in universum verò pejoris
indolis sunt, quàm vernales; multoties
malignæ, soporosæ. Quædam per lar-
giores potûs vinosi haustus in veram putridam pessimam degenerarunt. *Una*, jam
augusto exorta, *in phrenitidem* malignam longam, ad medium octobrem protractam, *transit.*

Subsequente hieme 1761-62 *variolæ*,
et in nosocomio castrensi, quin etiam
passìm per urbem, *pleuritides et perip-*
neumoniæ celebres fuere. Idem prælc-
reà adhuc fuit abdominis status, ac priori
hieme. Satis frequentes trichurides,
lumbrici, intestinorum substantia crassa,
cœrulescens, villosa peculiari modo inflammata, tunica muscularis in canali
alimentari detersa, vix conspicua, quin
quædam adhuc folliculorum mucosorum
vestigia nonnunquàm fuerunt notata.

V. *Dysenteriæ et morbi mucosi*
cognatio.

Congruunt quamplurima in utroque
morbo phænomena. Laborant omnes ex
abdomine, morbo nempè intestinorum
proprio. Eadem utriusque est origo ex
intermittentium epidemià, eo saltem discrimine, quod dysenteria genitricem
proximè excipiat; morbus mucosus ex
dysenterià nascatur. Utrinquè quoque
symptomatum analogia mutuam prodit
similitudinem. Utplurimùm incipiunt ex
præpgressà diarrhæà : urgent in utroque
morbo nausea, vomituritio, sitis, borborygmi, frequens ad desidendum stimulus,
tormina ventris. Dysenteriam æmulatur
febris mucosa dejectionibus mucosis,
biliosis, putridis, quin interdùm inter
tenesmos cruentis. Utrinquè primarum
viarum saburra, bilis corrupta, et mira
quædam contentorum in intestinis obtinet acrimonia virulenta. Similis est
ratio linguæ, muco tectæ, quin exulce-

ratæ, cum conspicuis simul papillis. Subindè afficiuntur fauces, præcipuè versùs
mortem. Comitantur utrumque morbum
simulacra catarrhalia, pleuritica, præcordiorum anxietates, status soporosus :
subsiliunt tendines, convelluntur demùm artus. Verminat interdùm et ipsa
dysenteria. Communis quoque est transitus in morbum lentum, multis nomi-
bus analogum. Iisdem sæpè crisibus solvitur uterque morbus : æmulatur subindè
uterque genitricem intermittentem tumore œdematoso pedum : pronus etiam
est ad crises mucosas et ulcerosas, præcipuè in regione ossis sacri et trochante-
rùm. Sæpenumerò inflammantur intestina,
interdùm eroduntur, exulcerantur. Infesta
utrique est gangræna interna. Haud rarò
crisis decumbit ad pulmones. Cadaverum
saltem analoga est ratio quoad permulta
phænomena. Inflammata villosa, escharæ
etiam gangrænosæ in superficie internâ
crassorum, hepatis livores, pancreas durum, et infarctum pulmonum parenchyma, utrobiquè occurrunt. Arguit deniquè utriusque morbi affinitatem analoga
medendi methodus.

VI. *Cognatio dysenteriæ et morbi mu-*
cosi cum febribus intermittentibus.

Febrium abdominalium radix æstimari
potest *febris intermittens*, ex quâ omnes
reliquæ ad ipsas pessimas malignas, tanquàm corruptæ et *degeneres proles*, pro-
germinant. Omnibus unus idemque fons
communis, idemque exemplar esse videtur : sed pro causarum determinantium,
maximè aeris, diversitate, modò intermittens ad regulam formata; modò quævis
irregularis, modò alia quælibet maligna,
oritur (1); quid? quod in ipso decursu,
tùm totius epidemiæ, tùm singulorum
interdùm individuorum, sæpius à priori
tramite decedit, et speciem mutat.

Ipsa epidemia à nobis describenda lu-
culentissimo hujus rei documento est ;
manifestò enim ex præpgressà intermittente originem traxit, licet morbi facies
ab intermittentium indole adeò deflexe-
rit, ut formâ longè diversam putaveris,
nisi transitu et totâ serie probè obser-
vatis, quælibet sobolis species suî originem prodidisset. Varia autem monstrant, morbum dysentericum esse dege-

---

(1) Cf. n. 10 infrà.
(2) V. Diss. de morbo varioloso, p. 20.

(1) Vid. Præsid. Progr. de Febr. ex
intermitt. contin. Gott., 1760, p. 2 et
12 seqq.

nerem intermittentis prolem; et prouti *dysenteria febris intermittentis filia*, ità subsequens *epidemia mucosa illius matris neptis*, quasi salutari meretur. Grassabantur enim præcedentibus mensibus, augusto præcipuè et septembri, veræ intermittentes ad usquè ipsum epidemiæ dysentericæ et seqnioris mucosæ ortum : quin sub initium novæ constitutionis passim adhuc una vel altera intermittens, vario modo jam depravata, frequenti diarrhæâ stipata, et à formâ deflectens, transitum fecit. Manifesta imprimìs est febris intermittentis analogia cum morbo dysenterico, ex observatione non adeò infrequenti, quâ tempore autumni cortice superata intermittens, critico modo enatâ dysenteriâ solvitur (1). Eadem utrique morbo competit crisis imperfecta : nec planè infrequens est, dysenteriam transire in diarrhæam chronicam, cum notabili pedum tumore œdematoso. Febris intermittens qualiscumque prægressa, benè soluta, omnium præstantissimum contrà dysenteriam æquè ac febrem mucosam fuit præsidium. Immunes etiam ab utroque morbo manserunt, licet fructus horæos immensâ copiâ devoraverint, quibus nulla ad intermittentes dispositio fuit, et quibus febriculæ nocturnæ magis fuerunt domesticæ. E contrariò in præcipiti erant multùm dispositi ad concipiendas intermittentes (2). Intermittens,

licet dysenteria subindè solvatur, nunquàm tamen in morbum mucosum, seriorem videlicet, transiit. Vicissìm raro in casu dysenteria, congruis tempestate et remediis, critico modo ad intermittentis indolem rediit :. idem et ratione morbi mucosi, appetente demùm vere, contigit. Quibus in locis rara occurrit intermittens, ut in montanis, Hercyniæ etc. utplurimùm frequentiores sunt dysenteriæ, eòque simul pejores.

Arcent quoque utrumque morbum scabies et affectus cutanei, perindè ac febrem intermittentem, quibus affectibus monticolæ multùm sunt obnoxii. Nec non maxima, ratione sedis atque causarum, matris cum utrâque sobole est cognatio. Omnes sunt ex classe morborum abdominalium : utrobiquè concurrunt epidemicum ex aere, habitus quidam morbosus viscerum imi ventris connatus vel acquisitus, collectæ in primis viis impuritates, atque earumdem, hepatis imprimis, obstructio mucosa. Major autem miasmatis epidemici in canalem alimentarem est efficacia in malo dysenterico, quàm in reliquis. Distat etiam morbus dysentericus et mucosus ab intermittente majori irritabilitatis primarum viarum gradu, atque notabiliori bilis vitio. Porrò febris mucosa ab intermittente discrepat, quod majorem muci ubertatem, pejores obstructiones et muci stagnationes foveat, quàm simplex intermittens : reliqua momenta fermè conveniunt.

Magnam imprimìs morbi mucosi convenientiam ratione symptomatum deprehendimus cum febribus intermittentibus proximè prægressis et subsecutis. Peperit primarum viarum saburra in utroque morbo nauseam, vomitum, saporem perversum. Utrique etiam familiaria fuerunt appetentia ciborum abolita; vomitus mucosi, tùm symptomatici, tùm critici ; frequentes alvi dejectiones; præcordiorum anxietates; dolores pectoris pungentes; sitis; lingua muco tecta; oris et gingivarum affectiones; ardor interdùm urinæ; atque morbi, per ulcuscula labiorum, oris, solutio etc. Major symptomatum cognatio fuit in febre intermittente re-

---

(1) Memorabilis est observatio hùc trahenda, quòd hoc anno multi febre intermittente et dysenteriâ simul laborarint, sine verâ intermittente dysentericâ. In vico vicino (Mengershausen), epidemicè grassata est febris intermittens sola, ut quinque et ultrà in eâdem domo laborarent : in alio vico, paulò remotiori, montibus vicinis cincto (Maentzen), eodem tempore sola dysenteria sæviit multosque jugulavit. In alio denique vico inter priores medio (Iühnde), uterque morbus rarissimus fuit, et semel dysenteria, post obortum frigus, critico modo in febrem intermittentem quotidianam fuit transmutata. Sub primo paroxysmo aliquot alvi dejectiones cum torminibus notabantur; sequentes paroxysmi frigore initiali carebant. Sub febris accessu levis ardor in regione umbilici et cordis palpitatio aderant. Mox singulos paroxysmos comitabatur sudor profusissimus per totam noctem protractus. Alvus per plures dies constipata erat.

(2) Dysenteriæ cum febre intermittente analogiam ulterius illustrant pericula cl. Saalmanni, egregii olim Præsidis discipuli, qui in hâc ipsâ epidemiâ dysentericâ felicissimè usus est largioribus etiam dosibus salis ammoniaci, notissimi in febribus intermittentibus specifici. (Cf. Commercium inter ill. Werlhofium et cl. Saalmannum, de Dysenteriâ 1761. *Monast.* Westph., 1762, t. IV, p. 8, 13.)

belli, corticem eludente: diarrhæa nempe copiosa est, spontanea, mucosa cum torminibus vehementibus, borborygmis, tenesmis; quin ipse corticis usus diarrhæam suscitavit: dolores adsunt abdominales; tussis rauca, sicca, rebellis; sitis; lingua mucosa; tumores oedematosi pedum et faciei; lumbrici alvo redditi; virium fractura. Quin ipsi sopores et phrenitis febres intermittentes aliquoties sunt comitati. Et utrique morbo facilis in icterum transitus erat.

Prioribus aliæ adhuc notæ cognitionis morbi mucosi cum febribus intermittentibus accedunt, ex febris atque totius epidemiæ mucosæ decursu petitæ. Haud raro febris mucosa intermittentium imaginem utcumque typo hemitritæo expressit. In nonnullis ægris, febre mucosâ soporosâ detentis, pulsûs frequentia ad veram quamdam febris intermissionem periodicam est delapsa. Magnam quoque analogiam semper notavimus inter febrem mucosam perniciosam et febrem intermittentem, quæ dicitur maligna; eademque multis nominibus utriusque est relatio ad sui generis febrem simplicem et benignam. Appropinquante vere, vitio illo, quod indolem intermittentis obfuscaverat, sensìm subacto, ipsa febris mucosa critico modo in veram intermittentem fuit commutata. Et senescente demùm epidemiâ mucosâ, jam primo vere rursùs veræ febres intermittentes comparuerunt, atque eâdem ratione, quâ divulgata fuit intermittens, febris mucosæ frequentia decrevit, donec demùm prorsùs cessaverit.

Febrem intermittentem generatim et reliquarum febrium abdominalium, quin pessimarum malignarum foecundam matrem esse, suprà jam dictum est. Admodùm proclives sunt, præ reliquis hominibus, ad concipiendas febres malignas, quibus ad febres intermittentes est dispositio eminens. Postquàm enim intermittens, imprimìs malè soluta aut intempestivè suppressa, jam aliquoties per intervalla rediit; pessima demùm maligna loco intermittentis consuetæ, solet accendi. Ipsa quoque febris intermittentis, autumnalis præcipuè, indoles regularis, causæ externæ impulsu, ut potu spirituoso, eò interdùm subvertitur et depravatur, ut in pessimam malignam, biliosam vel putridam, transeat. Haud raro itaque eodem tempore, quo intermittens grassatur, quidam ex vitio diætæ vel privatâ quâdem labe, in pessimas malignas incidunt. Prætereà, si curatiùs

attendamus, in quâlibet malignâ aliquid intermittentis, vel typum quemdam hemitritæum, notamus, tectæ originis manifestum indicium. Transit intermittentium epidemia quolibet ferè anno in varii generis malignas, quæ rursùs cedunt, dùm accedente vere indoles intermittentium resuscitatur. Virtute eximiâ, utrobiquè specificâ, pollet corticis peruviani usus omni intermittentium prosapiæ accommodatus, dummodò ritè adhibeatur. Est enim remedium febrifugum præstantissimum, si tempore intercalari et sub paroxysmorum intervallis propinaveris: sub ipso autem febris impetu, et in omni febre ab intermittentium genio alienâ; ut ut etiam falsis simulacris veram intermittentem, præter pulsum, primâ specie æmuletur; cane et angue magis fugiendus est cortex. Abstinendum etiam à crudiori corticis usu est, quò obscuriora sunt febris intervalla, et quò magis hæc intermittentium naturam exuit.

VII. *Morbi mucosi cognatio cum scorbuto.*

Nec minùs luculenta sunt indicia, quæ alteram morbi mucosi originem, veluti ex adulterio mali scorbutici derivant; quocum nempè magna morbi mucosi affinitas atque phænomenorum est analogia. Hujus generis imprimìs sunt aphthæ oris, lingua et gingivæ tumidulæ, dolentes, atque ulcera aphthosa; quibus omnibus ab indole intermittentis, sui genitricis, longè discrepat. Scorbuticum etiam redolent tumor et dolor articulorum; quin aliquoties capsulas articulares, sedulò perlustratas, præcipuè in glandularum Haversianarum sede, verè inflammatas deprehendimus. Ex ejusdem vitii connubio ortum trahunt exanthemata petechialia et puris ichorosi proventus.

Magis scorbutici consortium testatur vulnerum, quovis modo inflictorum (1), vel in ipso corpore apparenter sano, difficilis consolidatio. Non solùm in nosocomiis, sed in honoratioribus quoque, omni licet curâ adhibitâ, durante hâc epidemiâ mucosâ, vix ulla operatio chirurgica prosperè successit; sed semper aliquid adversi accidit. Eadem et aliorum vulnerum ratio est, licet levissima

---

(1) Vid. sect. III, Observ. de Partu cæsareo.

fuerint. Per magnetismum quasi attrahunt epidemicum ex aere, brevi temporis spatio perit laudabilis vulneris indoles, pervertuntur humores, suscitatur ipse morbus mucosus, modò acutus, modò lentior; quilibet autem cum vulnere perniciosus. Pus mali moris, crudum, tenue, acre fundunt vulnera, conglutinationem diù repudiant, aut quàm facillimè denuò dehiscunt. Ex gravitate vulneris et citissimâ humorum colliquatione gangræna nascitur, atque corpus brevi temporis spatio exhauritur; et ex levioribus vulneribus ulcera saltem fistulosa nascuntur, quorum pure, tanquàm fermento quodam, laudabilis humorum miscela solvitur, et ità colliquescit, ut corpus, lentâ consumptione humoribus defraudatum, et morbo confectum, demùm succumbat.

Eadem quoque fuit causarum ratio, quæ aliàs scorbutum excitant: tempestas nempè humida, et cum ligni defectu, aer frigidus; potus aquæ impuræ; exhalationes putridæ; immundities, cum olerum et victûs vegetabilis penuriâ. Præcipuè in nosocomio castrensi, præter panem similagineum, nihil ex regno vegetabili ægris, nisi haustulus vini; sed solæ carnes et ex iis parata juscula porrigebantur. Multi etiam præ mœrore et torpore otio se dabant.

VIII. Morbi mucosi causæ.

Primariam morbi mucosi causam, epidemicam nempè aeris constitutionem, è longinquo repetendam esse, jam ex affinitate hujus mali cum febribus intermittentibus, atque morbi mucosi æquè ac dysenteriæ prægressæ, ex communi radice, origine, per se liquet. Longo interdùm, simplici licet, apparatu natura utitur, et eminùs quasi corpora disponit, antequàm suspicari nobis liceat, quorsùm tendat. Ex eodem fonte epidemico primi febris intermittentis, mali dysenterici, morbique mucosi rivuli fluunt. Idem procul dubio vitium epidemicum morborum quamdam seriem trahit, quorum diversæ notæ à causarum junctarum diversâ virtute finguntur. Forsan etiam ipsum illud epidemicum incognitum per diù protractas causas physicas, inter quas aer procul dubio eminet, ità mutatur, ut varios effectus edat. Forsan utrumque accidit.

Universalium causarum altera referri potest ad tempestatem humidam. Indè enim à mense julio ad usquè epidemiæ mucosæ nativitatem rarò cœlum serenum fuit, utplurimùm nubilum, obscurum, pluviosum. Aliquoties etiam Eurus et Aquilo, septembri imprimìs, symbolam suam contulerunt. Suppresso itaque transpirationis negotio, per commercium imi ventris cum cute, et alterius ad alterum relatione, non potuit non abdomen affici et ad hujus generis morbos disponi. Successit deinceps et humida hiems. Præter notabiles caloris et frigoris vicissitudines, vitium procul dubio æstati provectiori proprium dysenteriam facit; siquidem aliis anni temporibus similes vicissitudines dysenteriam non excitant. Cùm primùm tempestas brumalis dysenteriæ minùs favet, epidemicum dysentericum nisi penitùs destruatur, saltem infringitur et indole mutatur. Est itaque actio composita ex epidemico dysenterico et tempestate oppidò scorbuticâ, cum reliquarum causarum adminiculo, ex quâ sequentes morbi procreantur: subindè verò epidemia sequior per transitum quemdam alius morbi derivatur: quod et in nostrâ epidemiâ sensìm degenere semper notatum est. Pergit etiam illa sequior epidemia, donec mutata aeris temperies novusque causarum apparatus ità speciem mutent, quin totam, per lentum virtutis lapsum, destruant, ut vel in novâ epidemiâ sera adhuc ejus vestigia appareant. Memorabile epidemia, quam describimus, mucosa, exemplum est.

Qui ex viscerum vitio variâ valetudine chronicâ, sine salubri febricularum nocturnarum crisi, frequentes laborarunt; præcipuè qui ad febres intermittentes, indèque natos morbos proniores erant, mucosum morbum faciliùs admittebant, ità ut primi decumbentes ferè omnes privati istius habitûs conscios se confiterentur. Quænam verò momenta istum corporis habitum faciant, an simpliciter torpor quidam viscerum imi ventris, labes quædam hepatis? an aliquid privati in intimis nervorum recessibus? de eo non satis constat. Multis ista dispositio fuit naturalis: alii illius hactenùs expertes, ex diù protractis causis occasionalibus variis, vel prægresso quodam morbo, eumdem tandem habitum contraxerunt. Hinc in epidemiæ decursu multos, acquisito demùm habitu corporis ad morbum disponente, invasit epidemicum malum, quibus nunquàm anteà febris intermittens aut alius morbus congener contigerat.

Causarum occasionalium ingentem

turbam enumerare, nimis prolixum foret. Exponam igitur quæ præ reliquis efficacia eminent. Principem locum inter remotiores merentur pessimi tunc temporis *diætæ errores.* Calamitate enim bellicâ pressi incolæ, ærumnis obruti, copiis et lixis gallicis, numero saltem 8,000 in urbe collocatis, adeò coarctabantur, ut miseram inopemque vitam colentes, sæpiùs omnem suî curam negligerent. Vescebantur, quo poterant, victu aspero, tenui, farinoso, facilè parabili, et si ità loqui fas sit, extemporali. Proletariorum plurimi egestate ad incitas redacti, solo ferè solano esculento alioque victûs crassi et obstruentis genere utcumquè sese exsatiabant: quin honoratioribus interdùm nec egregia nimis, nec consueta parabantur fercula, iis imprimìs mensibus, novembri ac decembri, quibus, animus meminisse calamitatum horret! urbs copiis cincta et occlusa tenebatur. Dispensabantur militi præsidiario carnes, ob salis penuriam, malè conditæ, putrescentes, sordidæ, non raro cœno conspurcatæ. Nec tristem illam sortem, ferè universalem, cives semper eluctari poterant: nisi enim esurire vellent, famem depellere carnibus corruptis cogebantur. Rara quoque obsonia et salubris victus, vegetabilis, velut bellaria quædam divitum æstimabantur. Largiori haustu misera plebs, quamdiù suppeditabat, vinum sublimatum vilioris notæ, quo pellerent edaces ærumnas, ingurgitavit. Cerevisia, in tali rerum angustiâ non ampliùs parabili, diù carebant incolæ omnes ac singuli, et ne hæc calamitas sola esset, superstes pro restinguendâ siti aqua pluviis turbida atque collectis sordibus imprægnata erat. Obscœnæ enim et stercorosæ aquæ, ex magnis posticulorum post singulas domos fimetis, in immensos acervos fastigiatis, et collectis ibidem circa fontes privatos ex fimetis volutabris, in terram sensim depluentes, fontes conspurcarunt. Nec sordes expurgare, jumentorum defectu, licebat.

Stratæ equorum stercoribus (numerosus erat miles equestris) viæ publicæ utrinquè sepiebantur excrementis humanis, in omni platearum angulo et recessu ità exaggeratis, ut commune sterquilinium referrent. Quare ex tantâ sparsi lotii et stercorum, copiosâ pluviâ colliquefactorum, superficie oppidò major vis exhalationum adscendebat, quàm si in latrinas stercora fuissent collecta. Circâ penuaria et horrea castrensia atque in itineribus urbis celebrioribus

sparsi fœni straminisque contriti et putridi copia, veluti latè expansum fimetum constituit. In viis publicis propè urbem disseminata equorum cadavera mephitim acuebant. Multis adeoque aer, multâ jam humiditate vappidus, variique generis exhalationibus immundis inquinatus, in pestiferum contagiorum vehiculum degeneravit. Ut militi, hospiti nunc primario, cederent, multi incolarum in cœno et tenebris volvebantur.

Ligni inopiâ in dies invalescente, plures algebant pauperes, in latibula ædium frigida, tenebricosa et humida extrusi, victu coctivo carentes. Incolarum reliqui emptis precariò à milite hoste ligni sarcinulis et manipulis, utcumquè foco prospiciebant. Lucrum facit, quod potest, præsidiarius miles; fovetur destructis ex industriâ tiguriis et ædificiis : et quibus ipse non eget, ligna civibus vendit. Exsul illa plebecula latebras accensis prunis, utcumquè dùm calefacere studet, tetris vaporibus replet, torpidaque membra relaxat.

Constipati etiam cum milite in angusta et conspurcata habitacula aliorum cœtus, et indè in aere incluso collecti vapores, calefactis ultrà modum cubiculis, aeris salutarem indolem et elaterem ità enervarunt, ut contagium lubenter foveret. Locuples morbosi seminii promptuarium erat nosocomium castrense, magnâ semper ægrotantium frequentiâ stipatum neque ventilatore munitum. Sedulò potiùs opera navabatur, quò minùs cum aere infecto simul per rimam quamdam elaberetur calor. Nec per urbem defuit ægrotantium celebritas, et multæ, pauperum potissimùm, domus, totidem ferè nosodochiorum ærumnas complectebantur.

Aliæ causarum occasionalium corpus ad morbum præparatum, facto veluti ultimo impulsu, demùm prosternunt. Sunt vehementiores animi affectus, ira, terror, mœror, etc., quibus morbum hactenùs latentem, febris saltem expertem, subitò accensum aut exasperatum, aliquoties notavimus. Porrò commercium cum ægrotis morbum sæpenumerò cum aliis communicavit. Hinc plerosque sensùm ejusdem domûs incolas invasit, et subindè, si quis alteri decumbenti aliquandiù adstiterat, contagium ex unâ domo in alteram transtulit. In nosocomio castrensi ægrotantium omnes ac singuli, ex quocumque morbo etiam laboraverint, morbi epidemici miasmate polluebantur: et per medentium, administrorum, visentium cum aliis commercium, latiùs in dies morbus per urbem diffundebatur. Si quis forsan illâ tempestate cum chronico quodam morbo ; præcipuè abdominali, conflictaretur, diffusum miasma, tanquàm fomite quodam in visceribus nato, attraxit in majorem ipsius morbi perniciem. Vulnera etiam, tùm recentia, tùm antiqua, haustum simili virtute virus cum massâ humorum communicarunt.

Velut in omni morbo, ità pariter in mucoso, collectæ et diù protractæ causæ occasionales veram demùm disponentem produxerunt. Per concursum plurium causarum factum est, ut sordidæ et vilioris conditionis homines longè faciliores morbo prehenderentur, et in omnes sensìm domesticos malum grassaretur. Solum miasma sine aculeo est in corpore inepto, et in causarum occasionalium parcimoniâ. Horum expertes, velut nos ipsi, à morbo immunes mansere, licet quotidiè inter ægros et defunctorum cadavera fuerint versati.

IX. *Morbi mucosi natura et formæ.*

Transitus febrium intermittentium in epidemiam dysentericam, atque hujus deinceps in morbum mucosum, facilè cuilibet persuadet, morbo mucoso aliquam cum illis esse analogiam ; licet ipsius imaginis particulæ successu temporis detergantur. Symptomata morbi essentialia, et visa in dissectis cadaveribus phænomena, naturam et characteres morbi ulteriùs manifestant, cum successivis formis et in alias epidemias lapsibus.

Uberior quidem in cunctis folliculis *muci secretio* in hoc morbo observatur, quæ verò in canalem alimentarem, debiliorem videlicet ex variis (conf. num. præc.) causis et magis irritabilem, præ reliquis congeritur. Hinc non solùm ventriculi et intestinorum, tenuium imprìmis, faciem internam obvestit magna vis muci viscidi, spissi, tenacis, ægrè abstergendi, sed subtùs etiam conspiciuntur folliculi, muco stagnante pleni, innumeri, disseminati, in totidem capitula elevati. Sæpiùs in conspectum veniunt istæ muci lacunæ in ventriculo et duodeno (1); rariùs in reliquo tenuium tractu ; rarò etiam in asperâ arteriâ et uteri vaginâ. Vix in ventriculo et tenui intestino corporis sani folliculi isti sine arte deteguntur in reliquis canalibus, licet foraminula quædam conspiciantur, ipsi tamen folliculi muco turgere non solent. Totum *hepatis parenchyma* semper distinctè *acinosum est* (1). Neque illi acini in corpore sano conspiciuntur, sed homogeneum ubivis hepatis est parenchyma ; quo autem vitiato, non potest non secretio bilis simul depravari et in mucoso morbo perverti. Præcipuè virtus ejus saponacea admixto muco corrumpi videtur, iners, blanda nimis, atque insipida fieri. Similia cæterùm mala inducit, quæ bilis penuria. Pancreas etiam non sine vitio est. Ubi hæc vitia occurrunt, *morbus simpliciter est mucosus.*

Ab *aere* in canalem alimentarem nati hominis liberè *admisso* peccantes humores agitantur, et ulteriùs pervertuntur; novam etiam corruptelam malè, in morboso ventriculo, cocti cibi addunt. Ità sentina paratur, vermibus fovendis, nutriendis, augendis, aptissima; et adultus *morbus* fit *verminosus.*

Cùm ad generationem vermium non sola matrix vel nidus, sed liberior acris accessus requiratur, manifestum est, hunc morbum simpliciter sine vermibus mucosum esse, quamdiù omnis aeri in canalem alimentarem accessus denegatur. Vidimus etiam fœminas utero gerentes laborasse morbo mucoso; cum vermibus utriusque generis, fœtum autem simpliciter mucoso puro, licet satis manifesto. Si unquàm sanè in fœtu, cujus mater morbum epidemicum, vermium abundantem, cum ipso fœtu in utero communicavit, et quæ ipsa hoc morbo succubuit, vermes connatos exspectaveris : sed frustra (2). Vix itaque connatos in fœtu dari vermes Hippocrati (3) credimus.

Uberioris, tenuioris, acrioris atque morbosæ *bilis* in primas vias *congestio* puriorem morbi indolem mutat. Parciori simul muco, ac in morbo mucoso puriori, simulque tenuiori, et minùs tenaci, affluit canalis alimentaris; adeòque ab acrimoniâ rodente minùs munitur. Confluit utiquè in hâc etiam specie morbi uberior in primas vias mucus, ac in cor-

---

(1) Vid. Icones ventriculi et duodeni, tab. 1 et 11.

(1) Vid. Icones de hepatis acinis, tab. 111, fig. 1.
(2) Vid. sect. 111, Dissectio puerperæ et fœtûs recens nati.
(3) Cf. Hippocr. de Morbis, lib. 1v, sect. v, lin. 18 sqq.

pore sano : sed eâ lege abundat bilis, ut canalis alimentaris pars, ductu choledocho superior, muco ; altera inferior, copiosâ bile mucum superante, conspurcetur. Est itaque quædam hujus morbi ad partes relatio : quoad ventriculum enim, partemque duodeni priorem *morbus* est mucosus; quoad reliqua intestina, *ex biliosâ et mucoso compositus*. Hoc quidem bilis vitium sine notabili putredine est, quod tamen, auctâ per gradus corruptelâ, sub morbi finem, cùm hic in perniciem tendit, morbi putridi naturæ propiùs est.

Sicubi verò major corruptelæ vis est, et *bilis* natura, indè ab initio morbi, vel sub incrementum, itâ pervertitur, ut, in primis viis *veram putredinem* concipiat, quâ nervi opprimuntur, et humores ad εκλυσιν ruunt : mucosa morbi indoles sensìm, cum hepatis acinis et folliculis mucosis omnibus ac singulis, maximam partem evanescit, destruitur vermium nidus, et pauci, qui residui manent, flaccidi et emaciati conteruntur; atque *ex putridâ et mucosâ indole morbus* componitur.

Sub incrementum tanquàm symptoma accessorium, satisque blandum, quin aliquoties criticum et ægro salutare, *inflammatoria indoles* jungebatur : epidemiâ verò senescente frequentior, constantior, et quodammodò essentialis facta est. Multùm tunc temporis morbi indoles mucosa decrevit, et jam eò ventum erat, ut vitium à fluido mucoso per transitum quemdam ad nobilius fluidum, gelatinosum, transferretur. Minuebantur sensìm muci atque bilis secretio et congestio, eâ quidem ratione, ut nobilioris fluidi, gelatinosi, separationi accessisset, quod illis subtrahebatur vitii. Cùm autem per epidemiæ naturam multùm adhuc tùm fureret indoles putrida, *morbus* quidem inflammatorius fiebat, sed maligno modo, *ex inflammatorio, resolutorio* (sit venia vocibus) *et* quibusdam *mucosi vestigiis residuis mixtus*. Tunc præcipuè siccitas pelvis, cum pertinaci interdùm alvi obstructione, simulque nisus in caput atque deliriorum soporumque satellitium, notata sunt. Prona etiam fuit morbi indoles ad expellendas *petechias*.

X. *Morbi mucosi transitus duplex*.

Uti morbus in *singulis ægris* per omnem epidemiæ decursum, itâ nota etiam epidemia per varios gradus *transiit ex*

mucoso in gelatinosum. Haud rarò in uno vel altero individuo utriusque vitii connubium ex simulacris pleuriticis et reliquo inflammationum satellitio notatum est. Aliquoties etiam crisis in sanguinis gelatinam contigit, mutati morbi mucosi in inflammatorium benignum beneficio. Simplicissima quidem morbi mucosi crisis, excretio nempè mucosa, sæpenumerò per ulteriorem muci coctionem indolis gelatinosæ particeps, speciem puris secreti retulit. Frequentissimè quoque crisis in veram suppurationem, tùm externam, tùm internam, abiit; qui quidem folliculorum mucosorum error et in aliis morbis non infrequens est. Sic omnis phthiseos purulentæ primordia procul dubio ex uberiore muci in suas cryptas congestione repeti possunt, quæ in veram consumptionem adolescunt, quandò eadem muci organa plerasque sanguinis gelatinosas partes fluidumque nutritium alliciunt, et in ipsa tandem ulcera excoquunt. Febris mucosa, longa potissimum, semper ferè vitium cum fluido nutritio communicavit, adeò grave, ut ægri, ex consumptione mucosi æquè ac gelatinosi fluidi, phthisico modo exstinguerentur. Pro variâ autem coctione atque utriusque fluidi corruptelæ diversitate, modò vera suppuratio, modò scirrhi interni, glandularum lymphaticarum obstructio, œdemata pedum, atque ipse hydrops sunt enata. Quò nobilius enim fluidum est, quod corpori subtrahitur, vel in partem quamdam congeritur, eò majus indè detrimentum proficiscitur. Medium inter mucosum et gelatinosum vitium esse videntur glandularum lymphaticarum farctura, scirrhi viscerum interni, atque ulcera aphthosa. Propiùs verò abest vitium à gelatinoso, ubi fluidum, quod succi nutritii plurimùm comprehendit, in telam cellulosam vel corporis cavâ decumbit, variâ hydropis specie, atque reliquo corpori subtrahitur.

Memorabilior est *ipsius epidemiæ ex mucosâ* indole *in lymphaticam indèque gelatinosam transitus*. Jam mense februario 1761, qui et aliàs ex suâ naturâ pleuriticos morbos alere consuevit, morbus mucosus ab indole propriâ subindè degeneravit in morbum inflammationis participem; quin aliquoties in verum inflammatorium est mutatus. Sensìm sequioribus mensibus frequens inflammatorii maligni connubium, cum siccitate pelvis, nisu sanguinis in caput, atque exanthemate petechiali fuit. Subsequente æstate pedetentim mucosum evanuit, atque epidemiæ indoles ferè simpliciter lymphatica evasit, infantibus potissimùm infesta. Intùmuerunt glandulæ lymphaticæ colli, bronchiales, mesaraïcæ et inguinales. Utplurimùm inanis fuit cicutæ ad resolvendos illos tumores adeò laudata virtus : plures potiùs atrophiâ, phthisi scrofulosâ, scirrhosâ, alii nervosâ(1), pauci ulcerosâ, perierunt. Passìm etiam scabies et alii cutis affectus fuere solemnes. Hactenùs igitur degeneratæ epidemiæ indoles lymphatica cruda. Sub initium hiemis 1761 lento pede deniquè in aliam, primâ specie longè diversam, transiit, nimirùm variolosam. Sed profectò et morbus variolosus à lymphaticis parùm distat, atque ab illâ cacochymiâ succi nutritii crudiore, modo descriptâ, eò tantùm nomine discrepat, quòd variolosi morbi indoles sit magis cocta. Ex indole etiam morbi lymphatici crudi quasdam quasi prædas variolosus morbus sustulit : vitium frequenter decubuit ad glandulas lymphaticas, coctione ægrè subigendum, dùm coquens febris, lentior solitâ, multis propter difficilem suppurationem funesta essęt (2).

---

(1) Cf. Prgr. de Phthisi infantum nervosa, p. 4.

(2) Vid. Diss. de Morbo varioloso, p. 23, l. v.

In cadaveribus, cum glandulis lymphaticis multùm obstructis, eadem ferè in hepate atque reliquo abdomine observata sunt, quæ in prægressâ epidemiâ mucosâ.

Alius morbi mucosi transitus mali sedem magis respicit. Similis cæterùm ejusdem est relatio tùm ad singulos ægros, tùm ad ipsius epidemiæ tramitem. Morbus mucosus, licet ex suâ naturâ idiopathicus abdominalis sit, pro more tamen morborum abdominalium, pulmones subindè in consensum trahit; quia haud rarò vitium critico modo in pulmones migrat, atque adeò ægri, ex pulmonum farcturâ, peripneumonico modo moriuntur. Pulmones enim præ reliquis visceribus laxo parenchymate morbosam congestionem fovent. Quoties autem vitium imi ventris in pulmones transplantatur, gelatinosam congestionem factam esse observavimus. Hinc glandularum bronchialium vel ipsius pulmonis farcturæ cruda coctaque, sputa cocta purulenta, pulmonum scirrhi et ulcera. In aliis morbus pertinaciter manet abdominalis, atque tunc, nisi crisi externâ solvatur, in morbo acuto, gangræna abdominalis ægrum pessundat; in longo scirrhus, hydrops, etc.

Ipsa epidemia serò transiit partim in externum morbum purulentum, variolas; partim in inflammatorium thoracicum, pleuritidem et peripneumcniam

SECTIO II.

MORBI MUCOSI SPECIES.

I. *Synopsis.*

Latissimōs hæc constitutio morbosa limites extendit. Non eos solos miasmate suo contaminaverat, qui evidentia factæ infectionis signa ex valetudine labefactatâ cognoverunt ; sed diù etiam in corpore latuit morbus adeò tectus, ut sine suscepti contagii suspicione, perfectè sanus videretur homo. Sensìm sensìmque apparenter sani quasdam affectiones, ad statum epidemicum pertinentes, sunt experti : vel causâ quâdam occasionali paulò graviore accedente, latentis miasmatis suscepti actio subitò interdùm eò exarsit, ut gravissimus, ut lethalis morbus exindè sequeretur.

Plures, a levissimo ád summum, *gradus* recensere, nimis esset prolixum ; quare morbum, si ad febrem conjunctam simùl respicimus, in *quatuor species primárias* distingui posse putamus; quarum levior sæpè in vicinam pejorem transiit, solaque pejorum salus ex reditu in mitiorem sperari potuit.

Prima *species* hujus morbi *chronica* duplici modo sese manifestat : vel enim nulla penitùs symptomatibus chronicis junctæ cujusdam febris notabilis vestigia notantur : vel febriculis variis, nocturnis, ephemeris, anomalis est distincta.

In alterâ hujus morbi *specie* febris *acuta* accenditur, quæ ipsa variæ indolis est : modò enim simpliciter acuta (1),

utcumquè benigna ; modò plus minùs, malignitatis atque biliosarum, putrida rum et inflammatoriarum naturæ particeps est.

Tertiam *speciem*, *lentam* tantisper latiori sensu vocabimus, duplici notâ distinctam : etenim vel ab initio continua longa in veram lentam phthisicam transit; vel leviora mox symptomata in aliis ad sanitatem usquè manserunt, in aliis sensìm ingravescentia, in veram lentam consumptoriam abierunt.

Sub quartâ demùm *specie, accessoriâ*, illam complectimur, quæ aliis affectionibus primariis juncta characterem suum imprimit. Cæteroquin hæc posterior species, ratione febris, ad quamdam priorum semper referri potest. Affectiones illæ primariæ sunt graviditas (morbus tunc vel cum ipso embryone in utero communicatur) ; vulnera; morbi chronici varii, ferè omnes ; quin morbi acuti constitutionis epidemicæ subsequentis, etc. De quibus omnibus ac singulis sigillatìm nunc erit dicendum.

II. *Prima morbi mucosi species chronica.*

Quos prima hujus morbi species adoritur, lecto non adfixi, muniis suis utcumquè vacant. Desiderium ciborum ità mutatur atque minuitur, ut quidem appetant, sed adsumpta vel degustata mox fastidiant, atque post epulas nauseam et pressionem in epigastrio percipiant. Aliis quoque tempore matutino jejunus stomachus nauseam parit cum vomendi conatu. Quidam aliquamdiù levi diarrhæâ, plùs minùs mucosâ, albâ, suâ sponte rursùs cessante, quæ interdùm redit per intervalla, iterùmque cessat, affliguntur. Multi tussiculâ quâdam siccâ abdominali vexantur. Aliis unum vel alterum ulcusculum aphthosum in ore aut linguâ, cum febriculis, modò ephemerâ, modò nocturnis vel anomalis, utcumquè criticum subnascitur, dolentibus ut plurimùm simul gingivis.

Quamplurimis quoque vermes ore

---

(1) Ità quidem apud nós. Retulit autem vir fide dignus, præsens tunc temporis testis, morbum in nosocomiis castrensibus Oxendorfi et Rinbeccæ ad Dimalam mensibus decembri et januario acutissimum fuisse, et ferè pestilentialem. Subito vehementi capitis circâ frontem præcipuè dolore perculsi ægri, statim in deliria furiosa immergebantur, plurimis intrà diem 4-7 funesta. Pauciores ex diutiùs protracto morbo evaserunt. Semel modò in nostrâ epidemiâ ephemeram mucosam, sive acutissimam, sanatam observavìmus. Cf. Histor. viii.

æquè ac alvo excluduntur, sine ullo notabili morbo prægresso, *exitum vermium per os* subindè præcedunt et comitantur nausea, titillatio quædam cardiæ et œsophagi ; tussicula, conatus vomendi, cum notabili quâdam anxietate. Copia quoque salivæ tenuis tùm temporis cum sensatione quâdam molestâ in ore colligitur, atque inter nauseam ore effluit vel rejicitur : quæ tamen omnia, postquàm vermis fuit extractus, leniuntur atque evanescunt. Subindè quoque et sine juncto vomitu vermes suâ sponte inter nauseam et salivæ aquosæ affluxum, ex stomacho in fauces adscensum moliuntur, atque cum horrore et indignatione quâdam digitis arrepti, ulteriùs expediuntur ac projiciuntur.

Parili etiam ratione *per alvum* subindè vermes eliminantur, modò solitarii, modò in fasciculos sibi invicem implicati, aut in glomera collecti. Ut plurimùm simul cum excrementis vermes excernuntur *mortui*, rarò *vivi*. Sed haud rarò etiam vivi cum vellicatione et irritatione alvi, quâ datâ portâ, exitum moliuntur; prorepunt quadantenùs, interdùm subsistunt aut sese recipere tentant, donec prehensi, non sine quâdam resistentiâ ulteriùs protrahantur. Interdùm ex proprio conamine hospitium deserunt : nonnunquàm etiam ab assumpto quodam evacuante aut anthelmintico expelluntur.

Duo imprimis vermium genera notavimus : alterum *lumbricorum* vulgarium; alterum verò memorabile genus novum, ad nostra usquè tempora, quantùm constat, nemini cognitum, nec uspiam anteà descriptum. Sollicitè *Praeses* hunc novum corporis humani hospitem examinavit, atque ob caudam capillarem, nomine *trichuridum* descripsit, adjectis, circà animalculi œconomiam, observationibus microscopicis et iconibus (1). Primas trichurides ramentis comestæ et non penitùs subactæ radicis liquiritiæ inhærentes, in intestino cœco, dissecti in theatro anatomico cadaveris militis cujusdam ex nosocomio castrensi allati, offendimus. Duplex hujus animalculi *species* tùm in hoc, tùm in aliis quamplurimis cadaveribus, ablata nobis est : altera *recta*, ascaridibus, si caudam et molem excipias, non adeò dissimilis, cæteroquin alba, flaccida ; altera autem *curva*, in lineam

spiralem contorta, magis cinerea, rigida, elastica. Utriusque imaginem, sicuti non armato oculo conspicitur, æri insculptam, exhibet. Tab. III. fig. 4.

Quantùm ex ingenti numero dissectorum cadaverum nobis constat, junctis simul observationibus clinicis, trichurides in cœco nidulantur, nunquàm crassorum canalem transgressæ. Enecantur quidem, emolliuntur, macerantur et conquassantur, excrementorum flumine in reliquum crassorum tractum proripiuntur, atque hoc modo, quoties morbus putridus fit, excluduntur ; quin interdùm critico modo suâ sponte elabuntur : at verò nunquam per Bauhini valvulam in ileum se recipiunt ; quare ne semel quidem ore quasdam redditas, vel in tenuium canali in cadaveribus latentes, observavimus.

E contrariò lumbrici intestina tenuia, et præ reliquis jejuni et ilei tractum, sibi hospitium eligunt. Interdùm tamen accidit, ut novis forsan illecebris invitati, ventriculum versùs alliciantur, illas appetentes adscendendo, in duodeno aut ipso ventriculo aliquamdiù oberrent, donec vel per os abscedant, vel rursùs inferiora versùs repellantur. Quoniam intestina crassa neque aptum lumbricis domicilium, excrementis nempè duris et lædentibus conspurcata, neque laudabile alimentum præbent, illis fastidiuntur : quapropter eadem non nisi solitarios lumbricos, emortuos, flaccidos, emaciatos, quin conquassatos et in frusta contritos recipiunt. Magis capiuntur pulte tenuium chymosâ, admixtâ simul pro condimento saburrâ mucosâ et bile modicè corrupta. Ventriculum etiam, qui sine bile, solâ materiâ chymosâ et muco abundat, non nisi per errorem petunt. Neque in duodeno resident, in quo bilis nondùm cum reliquis contentis est subacta. Forsan etiam vitium quoddam succi pancreatici symbolam ad paranda lumbricorum bellaria confert.

Vario quidem modo corpori noxam inferunt vermes, non autem morsu aut vellicatione, rictu videlicet et organis mordentibus privati. Ut plurimùm per fallaciam causæ, vermibus omnem saburræ, in quâ vivunt, atque ipsius morbi tribuere solent effectum. Nocent ferè simplici irritatione, quâ, cùm aliquid adversi contingit, vehementer jactato corpore ad inflammationes disponunt. Vix sanè vermes intestina, morbo illæsa, perforabunt : sed facilè, quàm illa exulcerata et morbo confecta sunt, sine pro-

---

(1) Cf. *Gotting. Gel. Enzeig. Ct.* 25, 1761.

Rœderer et Wagler.

prio impetu expelluntur. Emortui etiam et contriti vermes putredinem contentorum in intestinis augent. Ubi nimiâ copiâ adsunt, humores absorbent; nutrimento corpus defraudant; haud rarò in magna glomera sibi invicem impliciti, canalem alimentarem obstruunt; occupatam sedem perpetuâ expansione debilitant, atque inflammationi ansam præbent. Infantibus cæterùm plethoricis pauciores hospites intestinales reverà emolumento sunt, modestâ consumptione superfluum nutrimentum, corpori noxium subtracturi.

Prior hujus morbi species per se nunquàm anceps vel funesta est, sed ex solo in acutum morbum transitu. Donec febris accesserit, chronico modo malum perseverat, medicamentis illudens. Est enim et huic morbo perpetua illa lex, quâ, nisi factâ quâdam coctione, quæ sine febre fieri nequit, non debellatur. Medicamentis aliquid causæ secundariæ, non autem primaria, labes nempè nervorum, subigitur. Morbi obstructionum omnes diù latitare, tandem verò eò ingravescere possunt, ut febris accendatur, prioris mali chronici crisis atque medela. Accenditur autem vel sine aliâ causâ manifestâ, solo naturæ vigore; vel vitii interni augmento; vel causæ novæ impulsu. Febris agitatione obstructa viscera reserantur et secretionum æquilibrium restituitur : aut si labes vinci nequit, cuncta turbantur et pervertuntur.

Parvæ febres, morbi primarii veluti appendices, minùs conspicuæ, ut plurimùm negliguntur. Sunt istæ febriculæ ex abdomine symptomaticæ; modò nocturnæ et matutinæ, aliquot horarum spatio adstrictæ; modò ephemeræ, anomalæ, erraticæ. Nisi uno impetu vitium subegerint, redeunt, donec coctione factâ, crisi qualicumque, conspicua tamen, morbus solvatur. Quid ? quod, sub majori vitio frequentiores accessiones ad ipsam febrim acutam evehuntur.

Laudabiles autem naturæ per febrim conatus in morbis etiam chronicis notamus. Perpetuam valetudinariorum, quin omnium hominum, medicinam paravit febrem natura; parvas imprimìs nocturnas, matutinas, aliasque symptomaticas. Nec ipsa sani hominis, ebrii, aut nimio motu defatigati, corporis integritas aliâ lege restituitur. Sufflaminant labem, corpori quomodocumquè illatam; morbi chronici singulos impetus non uno modo sublevant aut tollunt, atque sanitatem tantisper redimunt, donec nova causa,

aut vitii interni augmentum, febrem denuò lacessat.

Pro varietate subjectorum et morbi, solvuntur : catarrho qualicumque, pustulis, aphthis, furunculis, ulcusculis, gingivarum dolore, dentium mucoso squalore, labiorum siccorum fissuris, copioso sebo palpebrarum auriumve cerumine cum meatûs auditorii pruritu, exanthematibus chronicis, scabie, diarrhæâ, urinæ sedimento, sudore matutino, aurium tinnitu, facie et oculis tumidulis cum levi rubore, morositate, iracundiâ, aliisque ad nervos metastasibus levioribus, vel criticâ excretione, observatori sollicito manifestâ. Vix centesimus quisque ad illas febriculas earumdemque signa atque affectus satis animadvertit.

Si tamen paulò curatiùs attendimus, varia signa illam luculenter denotant. Immediatè ante accessum vigere videtur valetudo cum insolitâ quâdam animi hilaritate et alacritate. Cibi, licet avidè appetantur, ventriculo ponderis et tensionis sensu, cum levioribus ructibus et abdomine inflato, molesti sunt. Alvus aliquamdiù segnis vel clausa est. Circâ vesperam insolita, inter oscitationes et in artubus inferioribus palpitationis (1) fibrarum sensum, formicationis similem, obrepit, cum oculorum siccitate, vel interdùm lacrymarum stillicidio, somnolentia. Haud rarò etiam leves horripilationes percipiuntur. Blandus et facilis somni accessus est, turbati dein variis phantasmatibus atque insomniis, itâ ut interdùm cum pavore attoniti, vel pollutione concussi, evigilent. Nonnullis, noctu imprimìs, artus dolent, stragulorum impatientes, cum venis turgescentibus. Sequitur calor febrilis cum pulsu pleno, frequenti, capitis pondere atque pulsatione, palpitatione cordis, siti, faucium siccitate, agrypniâ, inquietudine, jactitatione corporis et stragulorum; mox cum emissis flatibus sudor, imprimis inter femora copiosus, comitatur febris æstum. Subsequente die tumidior et gravis est lingua, lata, humida, albicans; cum levi palpitatione cordis, capitis pondere, ore sicco, et quodam stupore; succedunt oscitationes et pandiculationes, illacrymatione junctâ, sitis et corporis lassitudo, quæ instante excretione alvinâ augetur, factâ levatur. Copiosa etiam et frequens urina pellucida, cum levi horripilatione, redditur.

---

(1) Cf. Roger, De perpetuâ fibrarum muscularium palpitatione, Gœtt., 1760.

In leviori febricularum specie somnum levem et blandum non turbatum, præcedit levissima horripilatio, sequitur sub somno per totam noctem levis mador. Multo mane sponte expergefactis cum agrypniâ placidus sudor erumpit, reficiens. Post excretionem alvinam, sine residuo lassitudinis aut stuporis sensu, valetudo, tenso rursùs organi animalis elastro, instauratur.

Frequentissima febricularum nocturnarum species, lucubrantibus præcipuè familiaris, in matutinum tempus protrahitur. Somnum negligentes, præ aliis, ad seram noctem alacres esse solent. Pedum algori jungitur agrypnia, cum levissimo, à palpitantibus fibris, aurium susurru; nec somnus priùs obrepit, quàm pedes rursus calore naturali foveantur. Subsequentem levem, sub somno non reficiente, calorem comitatur blandus mador. Claro demùm mane expergefacti, cum capitis levissimo dolore, morosi, languidi, temulenti, stupidi, invitâ Minervâ negotia obeunt. Lingua ad medium ferè diem usquè gravis; torpida lata, humida, tota albet. Blando potu, lacte diluto, torpentes nervi ità demulcentur, ut sensìm resipiant. Missam interdiù urinam serosam interdùm sequitur sedimentum lacteum, fundum petens, cujus superficiem tegit cuticula pinguis, versicolor, cohærens. Ut plurimùm tamen sola subsidet nubecula.

Agile cæteroquin et animarum prodigum id genus hominum esse solet, acutioris ingenii, ad meditationes proclive, otiique impatiens (1). Medium tenere non omnibus horis sapiunt : modò enim morosi et mœsti sunt; modò, novâ præcipuè morbi periodo instante, ultrà modum alacres.

Nisi sudore vel alvi dejectione vitium solvatur, series quædam febricularum, simili tramite decurrentium, subsequitur, donec pustulis, labio exulcerato, furunculo, catarrho, vel aliâ quâlicumque crisi morbus dissipetur.

Frequentiores contingunt febriculæ nocturnæ, quibus cum vitiis abdominalibus supprimitur transpiratio. Hinc potissimùm celebres sunt, quoties tempestatem calidam frigida excepit, flante præcipuè simul Euro vel Boreâ.

(1) Mobilitas procul dubio nervosi systematis facit, ut omnium frequentissimæ apud infantes febriculæ nocturnæ observentur ; sed sine corporis postridiè lassitudine.

Quantùm in conservandâ valetudine medico intersit, et hoc nomine naturæ se præbere ministrum atque sollicitum observatorem, dici vix potest. Id sanè certissimâ experientiâ est comprobatum, cutem externam cum abdomine in perpetuo esse commercio. Vitia viscerum imi ventris solvuntur excretione criticâ ad superficiem corporis factâ; et hâc perperàm suppressâ, pessimè vicissim afficitur abdomen. Hinc nihil præstantiùs præoccupat febres, imprimìs malignas, quàm febriculæ illæ nocturnæ benè solutæ et fotæ. Foventur autem tranquillâ requie matutinâ, et malè his febriculis vexati ut dormitores increpantur : malè juniores salutari naturæ crisi indormientes, ad ingenii culturam, cum corporis fracturâ, aguntur. Nihil magis ad febres abdominales, easdemque pessimas, disponit, quàm neglecti sudores matutini, et in universum turbatæ illarum febricularum crises.

Quantùm emolumenti febriculæ illæ, et crisis illarum cutanea in morbis chronicis afferant, in nostrâ epidemiâ præcipuè notavimus. Inter potentissima naturæ præsidia primum locum sibi vindicabant, præter febrem intermittentem regularem benè solutam, scabies, herpes, aliæque cutis affectiones. Immunes etiam manserunt, quibus domesticæ erant febriculæ nocturnæ, sudores matutini, pustulæ passìm in corpore per intervalla efflorescentes, sudores perpetui critici alarum, pedum, fonticuli, etc. Dummodò salutares naturæ effectus sedulò fovebant, tuti ab infectione erant; quin securi in nosocomiis versari atque morbo epidemico defunctorum cadavera pro arbitrio rimari poterant. Multi neglectis his præsidiis, suscipiendo et evolvendo contagio ansam præbuerunt.

Solvitur subindè hæc *prior morbi mucosi species* excretione quâdam mucosâ vel purulentâ criticâ : cujus generis sunt molesta diarrhæa mucosa, tussicula humida cum muci rejectione, vomitus mucosus, fluor albus, catarrhus narium vel qualiscumque alius. Efflorescunt passìm in corpore pustulæ, intertrigo, vel quidquam ulcusculi aut exanthematis : exulcerantur labia oris vel gingivæ, tument vel aphthis obsidentur os internum, lingua, gingivæ. Ipsa quoque vermium excretio inter crises erat, sive ore aut vomitu, sive per alvum inter excrementa mucosa prodierint. Quoties febriculis ulteriùs excoquitur materia morbifica, sequuntur sudores nocturni, matutini;

præcipitatur urinæ turbidæ, limosæ, sedimentum catarrhale, mucosum, etc. Tumor quoque œdematosus circà malleolos ad hujus morbi crises potest referri; qui sæpè post expulsos vermes subsidet. Subindè malum critico modo transiit in icterum, tunc temporis frequentem. Quin, cùm in speciem mucosam acutam evehitur, ipsum febris incendium critico quasi modo contingit.

In debellando hoc malo eò operam navandam censemus, quò mucus resolutus evacuetur, nova congestio ad primas vias arceatur, atque vis morbi ad superficiem corporis determinetur. Vermibus expellendis quocumque modo prospiciendum, atque subacto morbo, robur viscerum imi ventris restituendum erit.

Non sine ægri levamine adhibita sunt vomitoria, præcipuè per epicrasin data, Non solùm mucum congestum extricarunt, sed suhindè etiam vermes. Hoc nomine tamen præ reliquis eminent, quæ nauseâ magis, quàm stimulo agunt. Solvunt mucum stagnantem, collectum diluunt, acrimoniam humorum, in primis viis hæsitatium, obvolvunt, et lento demùm conamine, excitatâ nauseâ, per blandum serumque vomitum eliminant, simulque leniter et citrà molestias alvum ducunt. Emetica stimulantia ventriculum, conquassando, debilitant, adeòque ad spasmos et uberiorem muci metastasin disponunt.

Ubi nulla febris vel parva tantùm juncta est, mercurius, vivus præcipuè, saccharo subactus, egregiâ virtute resolvente et anthelminticâ omnibus reliquis præstitit. Utroque etiam nomine proficuus fuit camphoræ usus, præcipuè cum mercurii dulcis connubio. Amarorum efficaciam in expellendis vermibus frustrà expectavimus. Accensâ febre, cane ac angue magis fugienda sunt mercurialia, quorum tunc usum nunquàm impunè ferunt ægri, sed indè notabilem virium jacturam malumque cum febre insigniter exasperatum experiuntur.

Generatim omnes ac singulæ hujus morbi species sibi vindicant curam dysenteriæ analogam. Semper cum successu usi sumus demulcentibus, mannatis, cum oleosorum et anodyni connubio.

Specifico, mucum in hoc morbo congestum resolvente, destituimur: nec quidquam tentaminis, metastasin illam compescendi, et suo remedio alia corporis emunctoria versùs determinandi, ex voto successit Spem fefellerunt salia resolventia, sine omni emolumento pro-

pinata: alia generosiora, ut kermes minerale, minùs proficua fuere. Soli camphoræ hoc nomine aliqua virtus tribui potest, spasmos sopienti, atque sudores nocturnos movendo, commendabili.

Quoties chronicus morbus febrili vicinior est, quædam suprà expositis graviora symptomata sese associant, atque febris jam imminentis prodromum faciunt. Auctâ diarrhæâ, integras hebdomades interdùm, quin menses protractâ, haud rarò dejiciuntur immixti sanguinis vestigia, iterùmque mucosa simpliciter et alba. Pondere veluti appenso languent artus, manus æquè ac pedes; nascitur tumor circâ malleolos; accedit aut intenditur tussis abdominalis sicca; junguntur dolores imi ventris, præcipuæ in hypogastrio; ingravescit nausea cum vomitu, post epulas imprimis, spontaneo; saporem depravatum, vappidum, amarulentum excipit sitis; dolent gengivæ tumidulæ et aphthis obsitæ, tandemque vera febris accenditur.

III. *Secunda species febrilis.*

Rarissimè secunda hujus morbi species simul et semel hominem adoritur, quem ut plurimùm præliminaria chronica è longinquo quasi disponunt, donec vel per transitum quemdam, rariori in casu per saltum, additâ causæ cujusdam occasionalis scintillâ, ut animi pathemate, irâ, mœrore, terrore, etc. febris incendium suscitetur. Similibus, sed vehementioribus, symptomatibus, quibus tota species prior, et hujus stadium præliminare chronicum absolvitur. Quædam insuper rariora accedunt; monstruorum nempè suppressio, atque suâ sponte ab initio morbi recedens hernia: diarrhæam chronicam suppressam excipiunt anxietates, sæpè recurrentes, difficilis respiratio, oppressiones ventriculi, et post vomitus spontaneos ac nauseam grave frigus, morbi gravissimi, quin febris acutissimæ futuræ index.

Vehementia febris tàm ratione ad primum paroxysmum, quàm ad totum decursum, semper ferè fuit in proportione frigoris initialis; ità ut mite frigus vel solum horrorem quemdam exceperit modesta febris, quandòque ex syrmate magis ephemerarum et nocturnarum composita, quàm continua. Quæ verò subdolo magis initio, alternis horroribus æstuque fugaci distincto, aggreditur, de malignitate suspecta est.

Duplex febris indoles notata est: *benigna, maligna.*

Et ipsa benigna multùm inter se discrepat, typo æquè ac symptomatum serie. Alia regularis continua est, alia intermittenti regulari similis; alia erratica magis, ex febricularum ephemerarum et nocturnarum syrmate ferè composita; quin interdùm nova febris primariam excepit per modum recidivæ criticæ. Certo typo adstrictæ febris exacerbationes æquabiles vespertinæ, quotidianæ, regulari tramite decurrunt. In malignâ subindè alternæ exacerbationes graviores typum hemitritæum æmulantur.

· Benigna in plerisque diebus 7mo, 11mo, 14to, profligatur; altera pro compositionis et malignitatis gradu, ad diem 20-21 protrahitur. Rarò crisi perfectâ, sæpissimè imperfectâ quâdam, vel pluribus levantibus, solvitur, mirâ quâdam varietate diversis.

IV. *Febris mucosa, benigna.*

Gravi ut plurimùm horrore similique frigore incessit; junctis interdùm nauseâ et vomitu spontaneo : erraticæ febris primordia sæpiùs fiunt ex horripilationibus æstuque fugaci. Ut singulæ exacerbationes, ità primus impetus, maxime die declinante vel ipso vesperi incidit. (Rarò nova febris periodus ex frigore matutino ortum traxit.) Sequitur per noctem æstus validus, frigori prægresso saltem proportionatus, cum intensâ siti et capitis dolore, potissimùm syncipitis, pro morbi indole, plus minùs manifesto vel tecto. Ciborum appetentia, nisi jam aliquandiù siluerit, saltem nunc prosternitur. In plerisque ægris juniori morbo perpetuus vomendi conatus, cum alvo clausâ; rarò sudores, profusi, rarissimè circà superiora, notantur; rarò etiam parca sanguinis vestigia micant. Statim jungitur tussis abdominalis sicca et spastica, mitior magisve exasperata. A vomitorii exhibitis, notabilis semper muci copia eliditur, bile plùs minùs, quin interdùm lumbricis, remixta. Sanguis forsan missus per arcum et cum clangore delabitur è venâ : placentæ superficies tenui, albâ vel cœruleâ et semipellucidâ crustâ pleuriticâ tegitur et interdùm sine sero splendet : pro inflammationis junctæ vario gradu, plethorici imprimis, excruciantur doloribus pectoris pungentibus, cum tussi invalescentibus; quibus simulacris pleureticis haud rarò adjunguntur præcordiorum anxietates, difficilis respiratio, hypochondria dolentia. Jactatur corpus, minuuntur vires, labascit mens

depressa, morosa, inquieta. Aliis, in somnolentiam demersis, varia sub somno phantasmata obversantur : alios deliriorum turbæ exagitant inter anxietates auctas. In acutissimâ et multùm vigente febre, pro diarrhæâ succenturiatus sudor profunditur, cum artuum dolore. In aliis tertio quartove demùm die ab exhibitis laxantibus alvus tacescitur, et indè nata atque in decursum morbi protracta diarrhæa, remedii veluti continuatus effectus esse videtur. Alii statim ab initio febris levioris, quin sub ipso jam prodromo chronico, diarrhæâ laborarunt. Ab initio materia excreta mucosa est; morbo adolescente, haud rarò simul sanguinolenta; in ulteriori progressu magis biliosâ. Rarò spumantia cum impetu eliduntur excrementa; quin, ubi in perverso morbo ad mortem vergit, sanguine remixta, putrida, fœtidissima. Dejectiones alvinas subindè comitantur tenesmi, dolores abdominis gravissimi colici, præcipuè in regione coli transversi urgentes. Haud rarò ægri adeò vehementem pressionem sentiunt, ac si validè stringeretur intestinum. Excrementis subindè admixti sunt utriusque generis vermes. Raro in casu ructus infestant. Blandior et modesta diarrhæa, torminum expers, interdùm cum euphoriâ ægri adest.

Plethoricis per totum morbi decursum facies florida est, cum extremorum interdùm rubore. Durum inflatum, tactuque dolens abdomen familiare magis infantibus, quàm adultis est. Idem valet de narium pruritu. Haud rarò dolent pedes, rariùs tument; ubi leve in infantibus morbi initium est, pedum tumor interdùm statim ab accessu febris elevatur. Satis constans symptoma est, et huic morbo ferè specificum, excoriatio oris interni, quâ tumidula lingua et gingivæ aphthis dolentibus obsidentur. Os cum faucibus magnâ muci copiâ conspurcatum est, sub majori febris æstu siccum : nonnullis collecti in larynge muci copia stertorem sub respiratione excitavit. Sapor oris depravatus, subindè amarulentus : lingua subsicca, pallida, alba, splendens, muco crasso, albo, squalido obducta, ad radicem flava, subfusca, limbo et apice utplurimùm rubris. In infantibus magis, quàm in adultis, fœminisque magis quàm viris, papillæ linguæ fungosæ, elevatæ, rubræ, inter mucum prominent. Haud rarò etiam lingua et superficies oris internâ, apthis tectæ, summâ cum ægri molestiâ et cruciatu utcumquè exulcerantur. Vox subindè querula, vel circà dolores est. Flava, rubra, crassa, sub initium morbi nisi morbus pejoris indolis fuerit, sine sedimento urina est; à quarto indè die turbida, limosa, cum sedimento mucoso cinereo, catarrhali, albo, levi, ramentoso, admixto interdùm parco lateritio, cum circulo ad vitri parietes. Quidam cum insigni ardore et difficultate, aliquandiù protractà, urinam faciunt, quæ pallida et cruda sub frigoribus redditur. Pulsum, in hoc morbo varium, ægrè determinamus. Plethoricis, et quandiù inflammatorium prævalet, necnon in puriore ac benigniore morbo, plenus est, plùs minùs durus, cum frequentiâ. Sensìm verò decrescit plenitudo æquè ac magnitudo pulsûs, quò magis inflammatoria morbi indoles in resolutionem transit. Hâc itaque ratione minor sensìm fit pulsus, magis contractus, ac impeditus, frequentiâ cæterùm manente. Urgentibus symptomatibus multùm spasticis, sub delirio, parvus fit ac debilis, quin interdùm tactum penè fugit : post rursus tenuis, frequens, durus. Crisi appropinquante elevatur, plenus, liberior, quà duritiem et impetum blandus et quasi emollitus, cum modestâ frequentiâ. Ingravescente diarrhæâ et symptomatibus abdominalibus auctis, celer, frequens, contractus, duriusculus, inæqualis, irregularis, quin intermittens, tangitur.

Per crisin licet completam quam rarissimè febris solvatur, vix tamen alia tot excretionibus criticis (1) imperfectis dissipatur, quarum aliæ levant, aliæ successivè morbum solvunt. In quamplurimis ægris variæ crises imperfectæ aut junctæ, aut sese excipientes, morbum profligarunt. Frequentiâ præ reliquis eminent sudores nocturni et matutini, termino vario, d. 9, 11. 14. 17. sub somno prorumpentes, acidum nonnunquàm redolentes, raro simul juncto pedum circâ malleolos et levi tumore œdematoso. Vomitus itidem mucosi, muco puriori aut bile remixto, sive spontanei, sive stimulo lacessiti, dummodò tempus et reliqua signa congruant. Urinæ etiam sedimentum subindè laudabilem crisin et fecit, et indicavit, album, leve, pauco lateritio admixto; album et mucosum cohærens, limitibus distinctum, et pondere specifico, d. 7. 9. 11; ramentosum,

flavum d. 22 ; interdùm alternis diebus catarrhale; raro rubellum; nonnunquàm innatat cuticula pinguis versicolor. Porrò aphthæ oris et linguæ, licet specificum tantùm hujus morbi symptoma videantur, haud raro tamen, præcipuè in ulcuscula vera aphthosa transmutatæ, ad criticas mutationes referri debent, quæ interdùm jam indè à die 4to ad 14, et ultrà subsistunt. Simili ratione huc trahi potest, qui 7mo die, aut simul cum aphthis oboritur, gingivarum tumor. Aliæ etiam insuper huic morbo familiares sunt crises purulentæ, ut pustulæ d. 11. in oris labiis efflorescentes, et quæ passim ad corporis superficiem emergunt, pectore imprimis et brachiis, pustulæ inflammatæ, purulentæ, d. 6. 11. 21. 23, apparituræ, interdùm veri furunculi speciem referentes. Nec non pustulas scabiosas d. 14, observavimus, et purpuracea exanthemata. Rariori in casu simul accedunt exulcerationes in regione ossis sacri et trochanterum majorum d. 17, 19, quas præcedere solet metastasis ad aures internas, cum susurru perpetuo, et audiendi facultate abolitâ, mentisque stupore, ex quibus illa die 7mo jam notabatur, et sequente exulceratione solvebatur.

Aliquoties diarrhæâ mucosâ morbum solutum iri d. 7, visum est. Ad crises mucosas, præter sedimentum in urinâ, diarrhæam et vomitus, pertinet etiam muci cocti per tussim, nunc levatam et humidam rejectio, d. 9, 11. Expelluntur critico modo d. 7, utriusque generis vermes cum excrementis alvinis. Facta etiam aliquoties d. 7 crisis est in ipsam sanguinis gelatinam; juncto simul mammarum tumore, in puerperâ. Forsan sputi cruenti et hæmorrhagiæ narium, parca licet, vestigia d. 10, non minùs ad critica naturæ molimina sunt referenda.

Non planè infrequens est, post 7, vel 11mum diem, critico relapsu febrem iterùm accendi. Tunc utplurimùm recidiva d. 4 levatur diarrhæâ aut sanguinis aliquot unciarum è naribus stillicidio; d. 7mo sedimento lacteo urinæ, et d. 17mo demùm pedum tumore morbus solvitur.

Multoties etiam febricula quædam lenta morbi maximam partem soluti reliquias, ulteriùs excoctas, expellit.

Transit quandoquè morbus critico modo in alium quemdam, cum variâ, pro morbi succenturiati discrimine, ægri sorte. Semel febris mucosa, priori

---

(1) Utriusque febris primariæ, tàm benignæ, quàm malignæ, crises junctim hìc recensentur.

relapsu in similem resuscitata, altero in veram intermittentem quotidianam, obortis d. 7 horripilationibus vagis, transiit, sueto more solutam. Epidemiâ senescente, non infrequens fuit transitus in icterum, tunc temporis grassantem, modò universalem, modò particularem. Varia quoque alia mala chronica post se reliquit, artuum dolores ac tremores, raucitatem, oris tumores et abscessus, ophthalmiam, pedum œdemata leviora, quin verum ascithem lethalem peperit.

Benignam morbi indolem denotant variæ muci, vel purioris, vel cocti excretiones, symptomata aphthosa modica, typi quædam cum intermittentibus similitudo, lingua mucosa, levior pedum tumor, et quæ aliis benignis in genere competunt. Pulsus celer, durus et frequens, præcipuè cum absentiâ signorum malorum, periculum non portendit; siquidem huic morbo iste pulsus habitus perquàm familiaris est. Quò magis biliosâ putridâque indole hæc altera morbi mucosi species, et antiquâ viscerum labe æger caret, eò feliciores omnes ferè evadunt. Latente verò labe quâdam internâ, à puriore mucosâ et benigniore sub initium indole morbus in biliosam, putridamque naturam declinat, et ancipiti in loco est eventus. In magnâ ægrorum celebritate et nosocomiis, ut omnis morbus epidemicus multùm exasperatur, in majori periculo versantur singuli.

Quibus externa crisis non contingit, interna, mala semper, ulcere scirrhove pulmonum, aut congestione quâ lam peripneumonicâ, vel formatâ intestinorum gangrænâ, acuto lentove modo pereunt.

Exitum illum fatalem præsagiunt aliquot dies ante mortem exasperati ultrà modum abdominis dolores pertinaces, cum brevioribus intervallis lucidis. Valdè intenditur in aliis tussis. Diarrhœa sensìm fit colliquativa, excrementa cum impetu expelluntur, aut citra voluntatem defluunt, spumantia, biliosa, putrida, in quibusdam sanguinolenta, fœtidissima, quoniam nunc febris veram malignam putridam æmulatur, cum summâ virium fracturâ. Factâ demùm gangrænâ, dolores quidem sopiuntur, sed sine ægri euphoriâ. Post deliria inquieta per aliquandiù ad sese redeunt alii : sopore alii sepeliuntur delirante, taciturno. Diffluunt soluti humores sudoribus frigidis, aliisque excretionibus colliquativis. Quibusdam lumbricus unus et alter

sponte effluit. Ubi ad pulmones decumbit funestum malum, ipsi congestâ materiâ passìm infarciuntur, colligitur in bronchiis mucus, ab oppressis naturæ viribus non amplius elidendus. Suboritur stertor et tandem eâdem ferè ratione, ac in peripneumoniâ malignâ, placidè tamen omnes, vinculis exsolvuntur. Rarum istum eventum funestum inter cives notavimus, quando benigna initio morbi indoles, propter externarum causarum insidias, in malignam degeneravit.

Iisdem ferè armis ac in priori specie, sed levioribus, pugnandum, simulque febris habenda est ratio. Major vis obstructionis et acrimoniæ primas vias lacessit, spasmos intendit, crasin humorum inquinat ac destruit. Tempestivè itaque collectæ impuritates quovis modo, sed blandè et citrà canalis alimentaris noxam, per epicrasin magis, quàm vehementiori impetu, vomitoriis laxantibus educi, alterantibus corrigi, stimulique obtundi debent. Alvo primis diebus clausæ, semper cum euphoriâ ægri dicantur laxantia leniora, salina, demulcentibus mannatis præcipuè juncta. Urgente verò diarrhœâ, à laxantibus, saltem salinis, abstinemus. Neque promiscuæ, neque frequenti, V. *Sni* locus est. Damno enim ægri vena secatur in morbis abdominalibus, nisi morbi indoles inflammata, congestiones in thoracem, ægrique habitus plethoricus sub initium et incrementum morbi unam vel alteram V. *Sem* suadeant. Semper tamen indicatio ex ipso pulsu, non autem ex quovis dolore, anxietatibus, aliisve fallacibus signis, petatur. Rarò sub morbi vigorem aut decrementum, crisi in sanguinis gelatinam factâ, sanguinis missio indicatur. Primarum viarum obstructiones mucosas optimè solvit, febris beneficio, ipsa natura medicatrix, cujus molimina ad ægri salutem dirigere conatur medicus', naturæ hoc nomine moderator. Ad compescendam, et à primis viis alia corporis emunctoria versùs declinandam, metastasin mucosam, proficua sunt, quæ contentorum in primis viis stimulum obvolvunt, spasmos et irritabilitatem demulcent, blandèque ad cutem pellunt. Cujus generis ferè sunt dicata dysenteriæ remedia, vomitoria, laxantia mitiora, mannata, cum demulcentibus et anodynis. Singulari, non satis laudandâ, efficaciâ pollet laxantium cum opiatis connubium. Virtute junctâ seseque vicissìm corrigente, sopiunt spasmos, mucum sine stimuli noxâ ejiciunt, atque adeò ad faciliorem versùs cutem progressum disponunt.

Magni facienda sunt, urgente imprimis diarrhæâ, quæ nauseam excitando, simul demulcent. Ut in dysenteriâ, ità et in hoc malo analogo, dici vix potest, quantùm emolumenti à remediis nauseosis possit exspectari. Compescunt, superiora versùs revellendo, motum peristalticum nimis intensum, et contrariâ quâdam actione ad debitum æquilibrium revocant. Nec quidquam in genere nauseosis (1) atque emeticis lenioribus præstantius est, ubicumquè diarrhæa vel alia quævis congestio morbosa, egregiâ revulsione, à partibus inferioribus est infringenda. Præ reliquis hoc nomine eminent vegetabiles succi, qui stimulo carent et solvunt, remedia nempe mannata, oleosa, addito tantillo ipecacuanhæ, sive in formâ pulveris, sive, quod præstat, ejusdem decocto.

Rheum, nisi refractâ dosi pro nauseâ exhibeatur, vel aliis addatur, sine fructu porrigitur: remedia enim bili analoga facilè naturæ bilis depravatæ assimilantur, adeòque saburram biliosam, huic morbo faventem, augent. *Atquè adeò malè panchrestum nostri ævi remedium laudatur, et ægrorum cubicula rhabarbaro resonant.*

Neque conducunt resolventia salina: neque similia metallica, ut antimonialia, mercurialia, etc. Scorbutici enim mali adulterio adeò intenditur illorum vis, ut nimiâ solvendi efficaciâ non mucum, sed reliquos simul humores aggrediantur, nervos abdominis, qui debilitati ab omni stimulo læduntur, vellicando offendat, novamque in partes debiles congestionem alliciant. Præmissis evacuantibus, non solùm singulari virtute vermes pellit camphora (2), obstructiones egregiè solvit, sed spasmos, vomitum imprimis spontaneum, nervosum, in absorbentium præcipuè vel emulsionum connubio, demulcendo, versùs corporis peripheriam determinat, et tempore critico sudores pellit. Multùm ad bonum morbi eventum confert, si dierum criticorum habitâ ra-

tione, molimina naturæ modestè juvamus, pro re natâ et indicatione, vomitoriis, alvum ducentibus, aut diaphoreticis.

Pessimè consulitur huic morbo methodo antiphlogisticâ. Stimulo lædunt nitrosa cum sale ammoniacali (1), et omnia illa mala procreant, quæ salia resolventia. Modestè et suspensâ manu adhibita, perindè ac præstantissimum antiphlogisticum, V. S., utcumquè concedi possunt sub primo febris stadio, multùm inflammatorio : aliàs utriusque usus penitùs proscribendus est. Exsulant et alterius antiphlogisticorum classis remedia, acida, imprimis mineralia; nisi quidem multum biliosi ac putridi fuerit conjunctum. Mucus indè crassior, spissior et tenacior, ægriùs folliculis extricatur turgentibus.

Anthelminticis quoque cautissimè mercandum est : quoties saburra biliosa, vermium nidus, suâ methodo expurgata est, suâ sponte vermes, etiam sine anthelminticis, abscedunt. Numquàm, simulatque febris accensa est, impunè utimur mercurialibus : febris enim connubio, illorum vis resolvens ita exaltari videtur, ut vires magis prosternantur, totaque morbi indoles pervertatur. Neque amara intempestivè in usum vocari possunt. Ante morbi vigorem nimiùm calefaciunt; et, velut rheum, saburram biliosam, vermium nidum, locupletant. In decremento autem morbi, ubi jam multum vilii, factâ coctione, subactum est, egregiè amara vermes pellendo agunt: reddito enim primis viis robore, digestionem laudabilem promovent.

Maturis ægrum vesicatoriis frustrà vexamus, quæ videlicet nisum in resolutionem intendunt; quin, licet optimum pus eliciant, ægrum non servant : seriora verò naturæ in suppurationem progressus juvant.

Multùm levaminis afferunt clysteres lenientes, demulcentes, abstergentes, in morbo potissimùm vehementiori, anxietatibus stipato, vomituque spontaneo.

Quis fructus ab usu extracti corticis peruviani sperari possit, hujus morbi cum febribus intermittentibus cognatio, tecta quidem et non nisi attento morborum scrutatori cognita, subindicavit, ipsis dein tentaminibus comprobatus. Quò magis febris, post intervalla discernenda.

---

(1) Quàm malè sibi optant ægri, qui grata semper medicamina exposcunt, malèque medentur medici, nimis faciles, famæ magis et peræ, quàm ægrorum saluti prospicientes!

(2) Cf. Prange, Diss. de camphoræ virtute anthelmint. Gœtting., 1759, p. 19 sqq.

---

(1) Proficuum solummodò fuit sal ammoniacum, quoties febris mucosa intermittentis veram indolem typo expressit.

sudoriqus nocturnis per impetus intercipiebatur ; eò magis proficuum fuit divinum illud remedium , quoad ejus fieri licuit , temporibus remissionum propinatum. Laudabilem etiam effectum præstitit in arcendâ coctione malâ, gangrænosâ , et in promovendâ crisi suppuratoriâ. Sub morbi decremento ex ejusdem vel solius, vel alii extracto amaro addito usu , primarum viarum vigor restauratur, atque promotâ transpiratione insensibili, residua œdemata aliæque morbi reliquiæ dissipantur. Morbo multùm declinante, corticis sensìm sufficit decoctum cum extracti amari connubio ; vel si quid obstructionis residuæ metuimus, addito sale quodam medio.

Partibus debilitatis , finito tandem morbo , optimè consulitur miscelâ quâdam ex æqualibus partibus Essentiæ corticis aurantiorum, Elixirii Proprietatis Paracelsi, et dimidiâ parte liquoris mineralis anodyni Hoffmanni : vel cortice in substantiâ cum limaturæ martis connubio datâ : aquis medicatis martialibus, et hujus generis aliis.

V. Febris mucosa recidiva.

Morbum quandoquè relabi , haud infrequens est. Semper ferè, ipsâ prægressâ febre primariâ , pejoris indolis fuit febris recidivans (si relapsum intermittentem exceperis), quin interdùm jam postridiè in nosocomiis ægrum jugulavit. Malo nempè omine morbus relabitur ex vitio viscerum antiquo , ægrè solvendo, v. g. scirrho ; aliove. Ita , prior licet febris aliquandiù cessaverit , cum sanitatis restitutæ apparente specie , vitium tamen nervorum , ex parte quidem à priore febre mutatum , sed in corpore adhuc latens, neque crisi manifestâ expulsum , novas turbas movet. Quoties autem, sine gravi viscerum labe, morbus excretione criticâ neque solvitur , neque in alium mutatur ; ipse cum criticâ benignitate relabitur : neque quisquam, ante crisin factam convalescens, salvus est. Citiùs seriùsve ignis sopitus et cineribus veluti obrutus , quâ datâ portâ , in apertas flammas erumpit, et vana sanitatis , apparenter tantùm restauratæ, spes præter opinionem sæpè concidit.

Observatum etiam in hoc morbo est , magnam errorum diætæ esse efficaciam ; quin vel felici in casu, quo febris prægressâ crisi quâdam jam maximam partem fuit sublata. Aliquoties morbum jam subactum, iterùmque revocatum observavimus , cùm æger , durante adhuc , sed nondùm penitùs absolutâ crisi , lautiori et ad restaurandas vires, exquisitiori victui nimis inhiavit. Perquàm facilè enim , addito corruptelæ reliquiis victu multùm nutriente et calefaciente, novæ impuritates parantur ; plethora cum inflammationis in sanguine vitio nascitur (quæ in quibusdam quarto à relapsu die narium hæmorrhagiâ levatur), cui ferendæ debile corpus est impar ; bilis vitium denuo exardescit , cujus novâ congestione morbus reducitur,

Aliis , imprimis propter vires priori morbo exhaustas, debiloque nutrimento non suffultas, sine verâ sanguinis inflammatione , in biliosam putridamque indolem morbus corrumpitur, cum subsequente interdùm lentâ corporis consumptione.

Memorabilis in intestinis restituendis series observatur. Quo tempore suo officio ventriculus jam defungitur, debilia sunt tenuia intestina , et cùm hæc convalescunt, reliquiæ morbi in crassis morantur. Velut autem sensìm , cum sanitate, primarum viarum integritas redit, residui etiam à morbo vermes ventriculi viciniam fugiunt , et in intestinorum ultima se recipiunt, antequàm corpus convalescens prorsus deserunt. Novis autem illecebris oblatis , inediâ jam confecti hospites afficiuntur, avidè parata fercula appetunt , denuò duodenum et ventriculum versùs adscendunt, atque adeò omnia mala in pristinum statum relabuntur.

VI. Febris mucosa acuta maligna.

Altera febris mucosæ species biliosa simul est putridaque, atque adeò benignâ impurior. Utraque quidem abdominalis, et hoc nomine ad malignitatem prona est ; altera verò species per eminentiam mucosa maligna dici meretur. Limites utriusque, prouti generatìm in morbis, variis speciebus intermediis adeò obfuscantur, ut subindè, transitu ex priori in alteram facto , confluant. Facilè tamen distinguuntur extremi hujus scalæ gradus. Non differunt essentiâ; sed gradu, vitiorum complexione, pernicie et symptomatibus. Semper et hæc posterior graviores caussas , sive inquilinæ, sive externæ illæ fuerint, sequitur. Simile ferè discrimen inter utramque febris mucosæ speciem intercedit , quo febris intermittens regularis et simplex ab intermittente malignâ perniciosâ distat : atque eodem jure mucosâ malignâ degener et

corrupta mucosæ proles nuncupari meretur; vel, si mavis, *mucosam acutam*
vocabis, *in majorem perniciem exalta-
tam.*

Quæ inter utramque speciem medium
locum occupat, utriusque indolis particeps, vermibus maximè favet; non in-
conditè itaque *febrem acutam verminosam* vocaveris.

Simili quoque epidemiæ tramite, quo
febris intermittens maligna, et hæc mucosa perniciosa caput tunc demùm extulit, cùm illius genitrix mitior jam
per aliquamdiù grassata et decessum mo-
lita, sparsìm tantùm prædatum adhuc
decurrebat.

Castra tempestivè iis in locis posuit,
quibus spurcitie accommodatam et con-
gruam sibi sedem offenderat, et ubi victimarum copia in prompta erat. Loca magno ægrorum confluxu squalida, qualia
sunt nosodochia, prima occupavit; quin
ex uno nosocomio, aliquot milliaria dis-
sito, in alterum transplantata est : quarè
morbi castrensis jura nactus est morbus.
Exindè populabatur per urbem; pauperum tabernas et sordida plebeiorum cubilia pulsabat, tandemque in reliquum
populum diffusa ruebat. Nec parcebat,
trucidandi aviditate et sævitiâ sensìm
auctâ, qui in nosocomiis sæpè versaban-
tur, et inter ægros discurrebant, medentibus, administris. Magis præ aliis in
præcipiti erant, quibus dispositio domes-
tica fuit ad concipiendas febres intermittentes, vel è longinquo, ob labem hepatis,
ad febres malignas. Neminem incessit,
qui autumno proximè prægresso febre
intermittente qualicumque, benè solutâ,
laboraverat. Semper adoriebatur adultos,
rarò ætate juniores, nunquàm infantes.
Memorabile etiam est, quod frequentiùs
viris, quàm fœminis, malum funestum
fuerit.

Primum quidem stadium aliquid inflammatæ indolis sæpè sibi adjungit, quæ
sensìm, factâ coctione, solvitur nimis in
putridam. Vermibus hæc maligna species
non-favet, maximè post morbi vigorem,
ob febrilem procul dubio calorem et putredinem : semper tamen, si qui adsunt
vermes, morbum longè pejorem reddunt,
qui in primo stadio, febris impatientes,
irritando nocent; in altero autem destructi, putredinis illuviem augent.

Certis limitibus febris ambitus non cir-
cumscribitur. Utplurimùm forma acutâ
ad diem 14, quin 21, protrahitur; quo
tempore per crisin qualemcumque ex
parte soluta, in febrem lentam frequenter

transit, quâ morbi reliquiæ successivè
exturbantur. Incerto termino febris illa
lenta ad morbi diem 30, quin ultrà, continuatur, atque incœptam coctionem cri-
ticam ulteriùs absolvit, donec cum valetudine in gratiam redeat æger. Alios tempestivè jugulat, plurimos circà diem 9—
14 vel 21.

Anceps in omni ægro et summo periculo stipatus est eventus. Multi ægrorum, potissimùm in nosocomiis, in quibus
hæc species frequentior erat, succumbe-
bant; ex morbo videlicet composito. Nisi,
præterlapso imprimis stadio inflammatorio, ad prioris speciei indolem mucosam
simplicem reducatur, putredo abdominalis omni adhibitâ curâ quantocyùs com-
pescatur, et crisis qualiscumque salutaris
promoveatur, vehementia morbi ad deliria pertinacissima, furiosa, vel sopores
gravissimos, nullis excitantibus supera-
biles, extollitur, et tunc ferè semper,
factâ coctione malâ, natura pessundatur.
Duplici modo ægrum jugulat. Alios inflammatio et gangræna abdominalis,
modò citissima, modò lentior opprimit :
in aliis verò ad pulmones decumbit funestum malum, quos obstructione crudâ,
sanguinolentâ, gangrænosâ, vel subitò,
vel interdùm paulò magis coctâ, mucosâ,
scirrhosâ, quin purulentâ, lentiori quodam apparatu consumit. In quamplurimis
utramque vitium ità copulatur, ut peripneumonicorum mors funestum ex abdomine malum sequatur.

Periculum exanthemata neque tollunt,
neque augent. Multi sine ullo petechia-
rum vestigio : alii petechiis optimè efflorescentibus, quin à morte adhuc conspicuis, è medio tolluntur.

In universum hanc regulam constantem notavimus : speciem benignam solo
ferè transitu in hanc alteram putridam
fieri funestam, et vicissìm speciem hanc
perniciosam non nisi per reditum ad purioris normam in ægri salutem corrigi.

Lentè etiam ægri perierunt, quibus
antiqua viscerum labes, vel nutrimentum ex præconcepto relapsùs metu de-
tractum fuit, scirrho vel ulcere interno,
aut externo ampliori et maligno, viribus
exhaustis, vel hydrope, vel phtisi pulmonali, aliàve consumptione.

Generatim adhuc notasse juvabit, in
maligno morbo desiderari aphthas et tumores pedum, linguæ atque oris, quæ
mucoso simplici competunt : sed graves
artuum dolores ipsi proprii sunt.

Minùs conspicua sunt præliminaria
chronica, ac in priori specie; quin inter-

dùm nulla penitùs symptomata morbosa præcedunt. Nihil vel parùm mucosi et rarissimè diarrhææ quædam vestigia observantur: et si qua scena morbosa chronica notatur, longè breviori spatio, ac in priore specie, quin brevissimo, absolvitur. Cæterùm symptomatum ratione proprior abest à prodromo febrium malignarum consueto. Præcipuum ferè symptoma est lassitudo cum pondere artuum. Simul depravata vel abolita ciborum appetentia, animique mœror, febrem brevi tunc temporis intervallo apparituram præcedunt; eòque pejorem, quò mitior primis diebus et magis tecta est.

A: *Febris mucosa, acuta, maligna, biliosa, putrida, soporosa.*

Subdolo semper initio incessit. Alios primâ die horripilationibus, subindè repetitis, vesperi demùm accedente calore; alios vicissitudine quâdam horripilationum et æstûs fugacis, adoritur. Quid? quod, qui sani in lectum se recipiunt, noctu cum vehementissimâ febre expergefiunt, arteriarum capitis pulsu et siti. Prosternitur appetitus. Debiles sunt; et lassi primis quidem diebus interdiù titubantes adhuc obambulant, muniis verò obeundis præ mœrore et tædio non vacant. Alternis diebus, vel quâlibet vesperâ, febrem rursùs sentiunt, lectumque quærunt: à die demùm 4 lectum non descrunt. Junguntur vehemens capitis dolor cùm vigiliis, intensa sitis, sapor oris amarus, ructus nidorosi, pressiones in abdomine, post vomitum excitatum cum ructibus cessantes, nausea cum vomendi conatibus et vomitu spontaneo, quo rejicitur materia mucosa, cum paucâ bile remixta. Franguntur vires. Haud rarò simul adsunt dolores artuum satis vehementes, noctu graviores, et veluti à conquassatis partibus nati, laxantibus mitigati, cum spasmis lumborum per intervalla ingravescentibus. Primis diebus alvus utplurimùm clausa est: quarè in imo ventre rarò dolores, borborygmi et tormina urgent; mitiores saltem vel nulli, quò magis artus dolent. De nocte multùm agitantur phantasmatibus. Utcumquè, sed crisi præcipitatâ, morbus quarto die paulisper levatur, hæmorrhagiâ narium, diarrhæâ, urinæ sedimento, sed posthâc graviori impetu symptomata recrudescunt.

Capitis dolor abhinc vertiginem sibi adsociat, cum levi à vomitu levamine. Quibusdam levis diarrhæa, sed citrà dolores, rarò sudoribus intercipitur: die 6 utplurimùm rursùs aliquot unciæ sanguinis ex naribus stillant. Circà eumdem morbi diem prima deliriorum vestigia, inter sudores interdùm satis profusos notantur. Interdùm quidem somnus redit, sed minùs reficit, anxiis insomniis et phantasmatibus turbatus. Efflorescunt in nonnullis petechiæ rubræ, rotundæ, rosaceæ, instar macularum à pulicum morsu, ad brachia, collum, thoracem, crura. Superstes adhuc capitis pondus et vertiginem, sed paulò mitiorem, septimo die excipit aurium susurrus, cum audiendi difficultate. Respiratio frequens, anxia, impedita. Quibus diarrhæa frequens est, nulla efflorescunt exanthemata. Interdùm unus vel alter lumbricus alvo redditur. Excrementa haud rarò biliosa, fœtentia, cum impetu expelluntur. Quâ periodo in aliis exanthemata erumpunt, in reliquis etiam non maculatis gelidiuscula sunt extrema superiora, cum ægrorum sensatione quâdam levissimi frigoris. Floret aliis facies cum oris labiis per omnem morbi decursum: alii imminente malo eventu, sub deliriis præcipuè, expallescunt. Per vomitum ventriculus extricatur fuscis et viridibus. Noctes inter phantasmata insomnes et inquietas agunt. Vox querula, debilis, quibusdam humilis est. Morbo increscente vires ulteriùs franguntur. In aliis post capitis et artuum dolores vehementes, sitim, vigilias et insomnia delira, nono demùm die accedit diarrhæa frequens, cum virium notabili decremento. Urget tussis sicca, viribus pro elidendo muco deficientibus; sitis etiam, cum perpetuâ faucium siccitate. Percipiunt interdùm circà hoc tempus levissimi frigoris sensum, ità ut stragulis sollicitè sese obvolvant. Dentes squalidi sunt et fusci: superiores sicci. A die 9 in quibusdam frequentiâ multùm increscit alvi profluvium cum virium decremento, et artuum superiorum sub motu tremore. Sedatur circà diem 11 diarrhæa, vel penitùs in aliis siccatur, morbusque tunc temporis, audiendi facultate magis depravatâ, ad surditatem et stuporem usquè; diarrhæâ mucosâ, criticâ, cum euphoriâ ægri modicè superstite; vel tussiculâ humidâ, stertentis laryngis strepitu et expectoratione; sedimento lacteo urinæ; pustulis aliquot efflorescentibus, aliâve crisi quâlicumque imperfectâ, multùm levatur, aut utcumquè solvitur: in aliis, quæ substiterat diarrhæa, critica refluit modicè, et simpliciter mucosa. Redit placidior somnus, et tantillum restauratur ciborum appetentia. Sin minus hujus periodi molimina critica morbo solvendo sufficiant, coctio in subsequens stadium criticum differtur, protrahuntur symptomata, quin graviora fiunt.

Capitis nempè pondus manet, augetur per intervalla sitis, pergit respiratio frequens, brevis, impedita, cum stertentis laryngis strepitu, lacrymæ interdùm stillant invito ægro, sordibus obvestiuntur artus, sedantur alvi dejectiones, nec amplius putridum et biliosum redolent. Nisi alvi expressa sanorum similia fiant, modica diarrhæa superest, mucosa, minùs molesta. Noctes fiunt placidiores, et rarò insomniis turbulentis intercipitur quies. Redduntur inter excrementa lumbrici pauci et emortui, humidior fit tussicula. Circà 11mum demùm diem pustulæ quædam purulentæ efferuntur, exulcerationes in regione ossis sacri, trochanterum, etc. Ex situ supino, nunc æger devolvitur in alterutrum latus. Urina dejicit sedimentum leve, flavum copiosum : pergit modesta diarrhæa mucosa, sensìm minuta : et febris indoles acutà sensìm transit in lentæ speciem, quâ ulteriùs residua morbosa evertere natura conatur. Inde à d. 21mo omnia mitescunt. Producitur coctio lenta, et superato morbo sui magis compos factus æger, nunc demùm cum gratà quàdam perceptione sentit, se gravi morbo laborasse. Inter bonam suppurationem sensìm redeunt vires, cum ciborum appetentiâ.

Signa et phænomena reliqua, pro subjectorum et morbi indolis varietate, diversa sunt. Sanguis è venâ tractus sub initium (d. 4.) morbi, maculis inflammatis, cinereis tegitur; tantillum seri secedit, pars inferior placentæ ex massulis coccineis et nigro cruore diffluente mixta est. Successu temporis, si vena iterùm secatur, sanguis ægrè et guttatìm ad membrum depluit, placenta, sine crustâ inflammatoriâ et sero, patinæ arctè adhæret, et superficies coccinea splendet. Si ob metastasin ad pulmones tertiùm vena secatur, cruor sine sero passìm modicâ crustâ renatâ tegitur. *Sitis* inde ab initio morbi, ad crisin usquè intensa, sub incremento, siccitate oris et faucium junctâ, protrahitur; morbo decrescente mitescit. Urget subinde *tussis sicca*, satis frequens, cum defectu virium mucum rejicientium; tempore critico, circà d. 11. 14. 17,

humidior fit et levior cum expectoratione.

Lingua inde à tertio die alba, sicca, aspera, squalida, cum maculâ fuscâ ad radicem, sensìm ad apicem et limbos ruberrima, dorso sicco, fusco, nigro; post d. 9, humida, muco flavescente obducta, sordida, cum sulcis profundis; crisi factâ; pallidior, humida, pura fit. In aliis sub soporibus primùm quidem humida, lata, alba cum maculâ fuscâ, muco squalida; sensìm verò tremula, sicca, fusca, globosa, ultrà dentes siccos, squalidos, fuscos, exseri nequit.

Pulsus primis diebus plenus, durus, frequens; post parvus, duriusculus cum frequentiâ, interdùm debilis. Crisin versùs plenitudo augetur inter modestam duritiem et frequentiam : sub diarrhæâ criticâ parvus, duriusculus, modicè frequens. Quibus sopores minantur, quinto circiter die, pulsus fit celer, durus, non frequens; per intervalla rursùs plenus, rarus, non celer, impeditus; rursùs frequens, crepitans, duriusculus. Sensìm modicè plenus et durus; per vicissitudines iterùm rarus, impeditus; rursùs durus cum frequentiâ. Sequentibus diebus pleniusculus, durus, inæqualis, intermittens, non frequens. Cùm crisis instat, plenior, liberior, frequentior ac mollior fit; cùm in malam partem vergit, rursùs extenuatur impeditus, cum duritie : debilis demùm per longa intervalla intermittit. Quoties metastasis in pulmones contingit, pulsus plenus, frequens, modicè undosus, thoracicus redditur. Deliria furiosa præcedit et comitatur pulsus debilis, diffluens, vacuus, ac si, medio arteriæ vacuo, utrinquè molle sanguinis flumen tangeretur.

Cùm pernicies metui debet, urina quarto die obscura, flava, limosa, cum sedimento albo, mucoso, et circulo ad marginem, sensìm recrudescit, et seposita, posterodiedemùm interdùm turbatur cum sedimento parco, furfuraceo et circulo. Tandem tenuis, cruda, flava, non ampliùs turbata, cum dispersis ac suspensis nubeculis; rursùs per intervalla turbida parùm, sub finem citrà voluntatem effluit.

Simili ferè, sed graviori, ac suprà descriptus est, apparatu morbi, ægrum malà coctione trucidaturi, primum stadium decurrit : sed inde à nono die pessima symptomata periculum interdunt. Evanescit susurrus aurium, et redditur audiendi facultas. Diffluunt corporis superiora sudoribus, et vires adeò infringuntur, ut immobilis situ supino æger decumbat. Excrementa fusca in lectum defluunt, borborygmis non infrequentibus junctis. Tremunt artus superiores, et lingua globosa ponè dentes subsistit tremula. Inter sopores leniter convelluntur artus superiores, respiratio cum stertente muco, inæqualis, et difficilis fit. Caligant oculi impuri, sanie sordidi, immoti, torvi. Facies fit tumidula. Pulsus modò plenus, soporosus est; modò parvus, impeditus et intermittens. Subsiliunt tendines. Licet interdùm circà diem 11 rursùs quædam spes affulgeat, lingua humida fiat, in alterutrum latus æger devolvatur, et symptomatum vehementia paulò cedat : postero tamen die omnia recidunt, et in situm supinum æger relabitur. Evigilans suî vix conscius est, et totum corpus gravitate et inertiâ quâdam opprimitur. Cum facie et labiis floridis, quibusdam sub stadio soporoso tument venæ, cum arteriarum pulsu molli et soporoso. Redeunt d. 12 sopores, convelluntur artus superiores, potissimùm maxilla inferior. Laboriose spiritum ducunt profundum, tremit lingua fusca, sicca, non ultrà dentes exserenda; et licet vesicatoriorum ulcera optimè fluant, omnia tamen symptomata ingravescunt. Recrudescit urina, convelluntur cum superioribus nunc quoque inferiora. Gravissimo sopore sepultus æger, nullis excitantibus experfieri potest. Aboletur linguæ usus : sub soporibus obscura et humili voce quædam obmurmurat, et dùm linguam exserere aut loqui tentat, convellitur maxilla. Post potulenta difficulter et parcè deglutita, excitatur singultus. Urina etiam inscio ægro fluit. Pulsus durus et impeditus extenuatur : respiratio frequens, brevis, magisque strepens ità sublimis fit, ut nonnisi scapulis elevatis spiritum ducere æger queat : tandemque d. utplurimùm 9. 14. linguæ usu prorsùs deleto, potulenta cum tussi repelluntur. Dejicit vestimenta, manus sæpè ante faciem volutat, ac si quid venaretur, lectumque et stragula carpendo prehendit. Extenuatur pulsus debilis, et per longa intervalla penitùs silet : subsiliunt tendines, et vehementiùs convelluntur artus. Situ supino æger confectus decumbit, attractis genubus, rictu hiante, oculis apertis, torvis, immobilibus. Tumet etiam facies. Augetur sensìm strepitus congesti in larynge muci et peripneumonicorum morte moritur. Neque ante, neque post obitum, notabilis fuit abdominis inflatio tympanitica; saltem longè minor ac in dysentericis esse solebat.

Febris mucosa, acuta, maligna, inflammatoria.

Erant etiam, quibus morbus sine diarrhæâ decurrebat; inflammatæ magis, quàm putridæ indolis particeps; quid? quod obstructione pertinaci alvus interdùm præcludebatur. Nulli vermes redditi, et parùm mucosi junctum fuit. Initiis, aut febre subdolâ et tectâ, aut ex horrore et æstu, captis, vox perpetìm querula est. Post unam vel alteram narium hæmorrhagiam modicam, circà sextum diem efflorescunt petechiæ copiosæ, per omnem ferè morbum constantes, quin à morte adhùc superstites. Postridiè, die nempè septimo, in aliis metastasi in pulmones et abhinc largâ expectoratione, juncto simul aurium susurru et graviori sensìm auditu, morbus levatur, atque deliria per aliquandiù suspenduntur, vel ad diem 12 usquè. Alii, beneficio illo naturæ destituti, eodem die adeò furunt, ut magnos clamores edant, et sese suffurari, vel domum, ut aiunt, recipere tentent. Sensìm placati ægri tacitè delirant, et manus lavare intendunt; demùm inter sopores lectum carpunt, stupidi sunt, querulâ voce cessante. Catarrho tunc morbus levatur, screatu, tussi nariumque fluxu, mucosis, et post aliquam alvi segnitiem, dolore extremorum arthritico, quibus et olim familiaris et hæreditarius fuit, circà d. 18 morbus pedetentìm dissipatur.

In leviori malo, post vomitus spontaneos et in pectore puncturas, enata sexto die deliria, inter anxietates et alvi segnitiem, sensìm ad maximum furorem evehuntur : nulla tamen efflorescunt exanthemata. Excitato deìn vomitu, eliduntur materia fusca mucosa, et vermes; quibus emissis, mala sensìm componuntur. Contingit demùm indè à 11mo die larga cum tussi crebriori expectoratio mucosa, quâ brevi temporis spatio sanitas restituitur.

In aliis, quibus vena non fuit secta, post pertinacissimam alvi obstructionem, 7 integros dies protractam, ad partem quamdam ex antiquâ labe imbellicam, pelvim et genitalia, decubuit funestum malum, atque, urgente ultimis diebus intensissimâ siti, horrendam imi ventris et pelvis inflammationem, cum sanguine multùm extravasato, intestinorum crassorum et musculorum gangrænâ, excita-

vit. Pridiè ante mortem, d. 12-14 se-
cutam, aliquid cruoris per anum se-
cessit.

Non adeò in speciei perniciosæ curatione in censum venit mucosum. Indicationes potiùs referuntur ad analogiam
febrium malignarum; habitâ simul originis, cognationis, et junctæ inflammationis ratione. Facilè autem medicationis
intuitu in triplex stadium morbus dispes-
citur; inflammationis, resolutionis, et
criseos; quibus omnibus aliquid mucosi
junctum est.

Sub initium haud malè primis viis
prospicitur vomitorio, interdùm repetito;
quo impuritates expellantur, muci et
bilis depravatæ sentina auferatur, atque
factâ commotione pars obstructionis solvatur. Alvus, primis diebus clausa utplurimùm, laxantibus antiphlogisticis,
salino-mannatis, aperitur; et pro ratione
inflammationis junctæ primum stadium
unâ vel alterâ V. *Sne*, diluentibus, atque,
refractâ dosi propinatis, resolventibus
antiphlogisticis, salino-nitrosis, cum
acidi cujusdam vegetabilis, pro restin-
guenda siti, connubio, transigitur; indicatione pro V. *Sne* semper ex pulsu
petitâ. Si morbi natura mucosæ indolis
majori in gradu particeps est, evacuantia
etiam abdominalia in progressu multùm
levaminis afferunt. Postquàm vomitu
materia mucosa, bilis corrupta et vermes,
projecti sunt, pressiones sæpè atque præcordiorum anxietates levatas, quin prorsùs sufflaminatas, vidimus. Quò magis
verò putredo abdominalis sese evolvit;
eò cautiùs mercandum est evacuantibus,
et resolventibus, tàndemque penitùs
abstinendum : nihil enim efficaciùs disponit ad humorum colliquationem, quàm
istiusmodi remedia. Maximâ imprimìs
hoc nomine opus est cautione in admi-
nistrandâ V. *Sne*; nisi quidem vires
et humorum ubertatem, pro morbo su-
perando necessarias(1), præcerpere atque
symptomata putrida summoperè inten-
dere velis.

Stadium putridum neque resolventia
fert, cujuscumque generis fuerint, neque
evacuantia aut antiphlogistica salina, sed
quæ humores diffluentes incrassant atque
compingunt. Optimè præ reliquis omni-

bus nisus illos in resolutionem compescunt potus acidulatus, et acida mineralia,
multùm dulci medicamine, ob mucosam
morbi indolem, temperata atque diluta.
Præclarum subindè præstitit usum man-
nati cujusdam cum prioribus connubium.
Fractâ dein ex parte putredinis vehementiâ, sensim pro re natâ, subjungitur
lene anodynum. Egregium in aliis et
longè efficacissimum acidi mineralis,
mannæ, et opiati miscela remedium exhibet, ad compescendam et corrigendam
putredinem biliosam abdominalem, spasmos atque dolores demulcendos, et metastasin illam morbosam in primas vias
infringendam.

Pellendis exanthematibus, forsàn hæ-
sitantibus, nihil præstantius est, nisi alvi
profluvium putridum, vel alia colliquatio
ab ejus usu absterreat, quàm MRa simplex, aut ipsa camphora, suspensâ manu
et in connubio anodyni, exhibita. Mira
etiam hoc nomine interdùm vomitoriorum est efficacia; imprimìs, ubi primarum viarum impuritatibus et indè exci-
tatis spasmis naturæ molimina opprimuntur, aut corporis commotione, tanquàm
stimulo, opus est.

Alvo obstructæ, quæ in progressu
morbi non adeò timenda, quin potiùs
utplurimùm proficua est, magis clysmate, quàm laxantibus, succurrimus.
Stadio putrido transacto, non malè vesicatoria in usum vocantur, ut naturæ via
ad moliendam crisin sternatur, aut arti-
ficialis quædam substituatur : præmatura
nocent, seriora parùm juvant.

Versùs stadium criticum, et per omnem reliquum morbi decursum, mira
quædam, specifica, et non satis laudanda
corticis peruviani in extracto est efficacia.
Alvum blandè constipat, nervos et
partes debilitatas reficit, putredinem et
malam coctionem gangrænosam compes-
cit, atque crisin salutarem, imprimìs
purulentam, mirâ quâdam virtute pro-
movet (1). Mucus criticè congestus in
primas vias et laryngem, optimè ejicitur
vomitorio aut laxante, habitâ temporis
critici ratione. Sicubi metastasis critica
magis in pulmones vergit, expectoratio
blandè promoveatur, addito prioribus liquiritiæ extracto, non neglectis revellen-
tibus externis, et alvum modestè ducentibus. Reliqua ad normam prioris speciei
componantur.

---

(1) Cf. Venerandi senis nostri, ut in
ordine suo, ità in utràque arte Apollinari
primarii G.-G. Richteri dissertatio, de
coctionum præsidiis evacuantium usu
eversis. 1758.

---

(1) Cf. sagacissimi Dehaen; Rat. me-
dend, in nosocom.

Ubi multùm eminet per totum morbum inflammatio, sine memorabili putridi miscelâ; cura ad methodum antipleuriticam dirigatur, V. *Sbus*, evacuantibus antiphlogisticis, nitrosis, camphoratis, aliisque resolventibus, non neglectis tamen, quæ mucosi connubio debentur.

Generatìm morbo diversimodo mixto, et mixta medendi methodus accommodari debet.

Victus semper sit blandus, et demulcens, primis stadiis pauper et vegetabilis. Sæpiùs enim notatum est, vel à solis carnium jusculis omnia pejora reddi, febrem exasperari, atque saburram putridam manifestò augeri; quin sunt, qui præ fastidio omnem victum animalem tunc abhorrent. Decrescénte autem morbo, quæ blandè nutriunt, atque ab imbecilli adhùc ventriculo facilè subiguntur, non solùm pedetentìm concedenda sunt; sed utplurimùm ipse usus postulat, ut exhaustum et confectum corpus nutrientibus reficiatur, et humorum dispendium resarciatur. Quid? quod si per strictam nimìs diætam naturæ molimina critica his subsidiis destituuntur, nec humorum massa novo subindè chyli blandi affluxu demulcetur; laudabilis crasis, licet ex voto natura hùc usquè superaverit morbum, denuò dissolvitur, salutaris coctio subvertitur, saltem ità differtur, ut vel nullâ crisi subsequente, æger relabatur, vel sequioris notæ crisis lento naturæ conamine succedat, et diù protractâ valetudine, serò demùm redeat corporis vigor. Multoties et ad tœdium usquè vidimus, miserorum sortem lugentes, ex malè intellectis regulis diæteticis, pessimè ægrorum saluti fuisse prospectum. Ex solâ enim nutritionis penuriâ multi convalescentium perierunt, minùs strictâ diætâ certissimè servandi. Colligit utcumquè natura, per varios relapsus, vires, victu non suffultas, et periciendæ crisi laudabili non suffecturas, novam febrem accendit, novis moliminibus morbi reliquias expellere conatur, utplurimùm tamen scopo excidit, dùm auctâ semper medentium circumspectione, ægris languentibus nutrimenta deducuntur. Tandem post varia tentamina succumbit natura, et morbo ac fame confectis phthisico modo est pereundum. Multùm accelerat triste illud fatum vulnus aut ulcus junctum, quò citiùs, puris malè cocti profluvio, exhausti obeunt. Pauci, ventriculo magis, quàm medentibus obtemperantes, dum clanculùm sibi prospiciebant, feliciter evaserunt.

VII. *Tertia morbi mucosi species, lenta.*

Quam sensu latiori *lentam* nuncupavimus, morbi mucosi species solos ferè prehendit infantes inter 2 et 14 annum versantes. Aggreditur potissimùm illos, qui sub initium hiemis scabie, nunc suppressâ, laborarunt. Leve et sanabile in aliis est; in aliis leve etiam primâ specie malum, aucto pedetentìm periculo, blanditias largè compensat.

Mitiori semper febri juncta est *species lenta levior*, quin interdùm sine notabili febre decurrit; neque certo typo adstringitur febricula, sed erratica per intervalla exacerbatur, iterùmque supprimitur. Quæ sanè chronici morbi mucosi febrisque benignæ in adultis ratio est ad febrem mucosam, malignam; ea pariter observatur inter leviorem morbum lentum, mucosum in infantibus, atque longam febrem perniciosam. Symptomata, si vehementia excipiatur, eadem sunt in leviori specie lentâ, graviorique; sed hanc notabilis febris comitatur.

Leviùs habent pusiones lactentes et, quod memorabile est, aphtharum et vermium abscedentium expertes manent: mitióra etiam symptomata, simpliciter ferè chronica, experiuntur infantes adultiores, quibus externa quædam crisis perpetua, morbi vim infringens, uti ophthalmia, contingit.

Auspicatur morbus, si qua febricula observatur, leviori frigore, appetitu inordinato, per intervalla planè abolito, ità ut petita dùm porriguntur, fastidiant, ubera tamen lubenter sugant. In aliis constans per omnem morbum manet ciborum appetentia. In plerisque indè ab initio per omnem morbum abdomen est inflatum cum duritie, atque subindè, cum intensâ siti, sapor amarus, frequens diarrhæa mucosa, et ab assumpto cibo pressiones in abdomine urgent, juncto in quibusdam æstu febrili, cum capitis dolore. In quibusdam, dùm morbus junior est, prodeunt vermes. Haud rarò in morbi decursu interdiù accedunt horripilationes, æstusque fugaces, cum capitis dolore, per intervalla exasperato; interdùm etiam novum frigus cum insequente calore. Linguam utplurimùm obsident aphthæ, atque cum magno cruciatu exulcerantur gingivæ dolentes, junctâ linguæ excoriatione. Subindè pruriunt nares, rubet facies, citrà voluntatem destillant lacrymæ, atque pavoribus turbatur somnus. Remediis vomitu exturbatur materia mucosa, cum admixtâ interdùm bile paucâ. Accedit etiam tussis, cum pusionis inquietudine, et æstu febrili exasperatâ. Nihil simulacrorum pleuriticorum adest, neque artuum dolores, neque vomitus spontaneus, neque sudores urgent. Cessat versùs stadium criticum diarrhæa, redit sensìm appetitus, et in pusionibus lactentibus enato pedum circà malleolos et tarsum tumore œdematoso; apud alios pustulis scabiosis cum ambitu rubente, tertiâ vel quartâ demùm hebdomade morbus dissipatur.

Lingua glabra, rubra, subsicca, pura, versùs radicem muco albo tegitur; deìn contracta, acuta, glabra corii instar, evadit; rursùs lata, glabra, pallidè rubra, pura, humida. Pulsus plenus est, duriusculus, modicè frequens; sensìm parvus, modicè celer, frequens. Urina pauca, flava, subpellucida, cum nubeculâ, et circulo; deinceps turbida, sedimentum ex albo rubellum dejicit; sub finem copiosa redditur, cum sedimento mucoso, levi.

Aliis, sine febre initiali, saltem ab ægris notatâ, aliquandiù alvus fluit, quâ denuò exsiccata, inflammantur cum palpebris tumentibus oculi, multùm seri tenuis fundunt, sensìm spissioris et in speciem puris mutati. Soluta iterùm fluxaque alvus cum vagante circà umbilicum dolore ophthalmiam mitigat. Indurescit inflatum abdomen, et suscitatur tussicula, successu temporis sedatior, cum muco in faucibus collecto. Largior etiam aphtharum seges latè proserpit. Accenditur post aliquot hebdomades notabilis febricula, ephemera vel nocturna, quàm excipit una vel altera pustula cum ophthalmiæ incremento, tardioreque alvo. Sensìm, cum variis diarrhææ vicissitudinibus, abscedit vis trichuridum, et dolent gingivæ. Sopitis demùm ab lominis doloribus, diarrhæa aliquandiù continuatur, donec aliquoties hactenùs exasperata ophthalmia, elapsâ sectâ hebdomade, cum ipso morbo cedat.

Analoga, in curatione cum primâ et secundâ morbi mucosi specie, medendi methodus servanda est; ex superioribus petenda, non neglectâ simul, quæ febri debetur, cautione. Proficua fuere in lento infantum, sine notabili febre, malo, mercurialia, imprimìs mercurius dulcis in connubio rhei et camphoræ; vivus etiam sacchato subactus, vel in tenerioribus æthiops quidam cum syrupi laxantis miscelâ. Alia anthelminlica ex amarorum classe, ut santonici semen, conserva absinthii, etc., sine additamento mercurii, effectum utplurimùm denegârunt. Generatìm vermes raro in casu obtemperarunt remediis; sæpiùs, critico molimine expulsi, corpus deseruerunt citrà ullum anthelminticum adhibitum.

Vomitum lacessivimus electuario vel decocto ex ipecacuanhâ cum syrupo cichorei, vel mannato, oxymelle squillitico, aut, tenellorum palato indulgentes, syrupo emetico; remediis per epicrasin propinatis.

Ciendæ alvo modò laxans quoddam demulcens, mannatum, modò emulsionem jalappinam aut ipsum rheum, in morbo videlicet minùs bilioso, variâ formâ cum successu accommodavimus.

Camphoratorum, præcipuè infringendo mercurio adjectorum, vel in formâ emulsionum administratorum, et in hâc morbi specie eximia fuit efficacia.

Spem fefellerunt resolventia salina, kermes minerale, et hujus generis alia, stimulo lædentia. Febris accensa sibi utcumquè vindicavit methodum febri mucosæ analogam.

Funestus maximè morbus erat animo dejectis, morosis, taciturnis, pauperibus, malè nutritis, in humidum et sordidum locum congestis, et ad phthisin aptis. Duplici modo sese prodit. In priori specie notabilior et distinctior est febris continua longa, sive coctrix; distinctiores induciæ inter hanc mediæ et sequentem febrem lentam, sive phthisicam, quæ ipsa frigore suo notatur. In posteriori specie subdola febris longa est, et leviores induciæ, quæ breviorem febrem phthisicam, sine frigore natam, à longâ sejungunt. Hæc altera in illis potissimùm observata est, quibus ex repressâ scabie fœdatum erat viscus. Dùm natura, tandem prostrata, eluctari variis crisibus conatur, in plures hebdomades, quin menses, morbus protrahitur. Qui pereunt, phthisicorum morte, utplurimùm circà 8vam, 11mam vel 12mam hebdomadem, existinguuntur.

Stadium chronicum initiale simile est prodromo chronico febris mucosæ suprà descripto. Labascit appetitus, cum pressione in ventriculo ab assumtis cibis: interdùm avidè appetunt, acceptosque cibos statim fastidiunt. Sæpiùs quoque ab ingestis excitatur vomitus.

Adoritur ulplurimùm *continua longa*
frigore vespertino, triduum, quin ultra,
repetito; interdùm et sine notabili frigore. Prosternitur appetitus; dolet sub
initium caput, indè per omnem morbum
indolens; sitis autem intensa, rarò re-
mittens, morbi perpetua comes est. Frigent pedes, vomitu ejiciuntur lumbrici,
orthostadios præcipuè ægros nausea et
vomitus infestat. Alternis diebus interdùm leviùs habent, sine regulâ et typo
constante. Accedit dein tussicula abdominalis varia, sicca, per intervalla, imprimìs appropinquante morte, exasperata. Ingravescunt in imo ventre dolores,
sensim inflatur abdomen cum duritie,
subsequitur diarrhæa, et sæpiùs cum
excrementis prodeunt vermes. Multùm
algent ægri, atque de debilitate et corporis ad motum inertiâ querantur. Licet
per intervalla extrà lectum versantur,
extenuatum tamen corpus semper propè
fornacem sedentes fovent. Tempore incerto, aliis haud ità procul ab initio,
aliis demùm aliquot hebdomades ante
mortem, intumescunt pedes, primùm
circà malleolos et tarsum, tumore per
intervalla paulò subsidente, versùs mortem aucto, et in cadaveribus adhùc superstite, œdematoso. Subindè in progressu morbi, incertâ tamen periodo,
horroribus et frigore febrili corripiuntur,
et licet ad contactum caleant membra,
de frigore tamen querelas fundunt ægri.
Indè à primis horroribus sensim notabiliter emaciatur corpus cum virium eâ
jacturâ, ut post aliquod tempus lecto ampliùs carere nequeant. Neque capitis
dolor, neque æstus notabilis algoribus
succedit. Nihil ex tineâ et coryzâ emolumenti proficiscitur : tussis quoque,
aliquandò humida, rursùs exarescit.
Post aliquot horrores, frigora, diarrhæam et imi ventris dolores tantisper
sedatiores, exoritur oris, dentium et
gingivarum dolor cum salivæ profluvio :
efflorescunt aphthæ in linguâ et omni
oris interni superficie; quæ auctæ sensim numero latiores fiunt; dehiscunt,
obscurè flavescentes, nonnullæ in ulcera
profunda degenerant, simulque lingua
aliquandò muco tegitur crasso, flavescente. Aphthis sese associant cruciatus
atque dolores pungentes, lancinantes in
ore, noctu imprimis ingravescentes,
cum subsequente oris interni excoriatione, quin veris ulceribus (1). Viget in

nonnullis appetitus, sed oris dolor mas-
ticationem velat. Intumescunt aliis, circà
quintam morbi hebdomadem, simul ge-
næ, et os aperire nequeunt, tumore post
octiduum rursùs dissipato. Læsa tumore
isto respiratio fit profunda, vox multùm
querula. Prodeunt cum excrementis lumbrici, atque inter suppurationem ulcerum aphthosorum parùm subsidet abdomen. Redeunt per intervalla imi ventris
dolores, sine diarrhæâ junctâ. Ab aliis,
inter excrementa mollia et flava redduntur glebulæ pingues, veram pinguedinem
mentientes. Frigent ægri, dùm è lecto
surgunt, tremunt, atque præ debilitate
semetipsos sustinere nequeunt. Inter ulcera, aphthæ magnæ gingivas quoque
atque palatum occupant. Obortâ oris
hæmorrhagiâ, postridiè reduce, ex gingivis profluens sanguis in thrombos ex-
trahendos coit. Abhinc oris dolor paulò
levatur. Ab umbilico magis inferiora versùs descendunt imi ventris dolores, abdomine simul duro, ad contactum dolente.
Sopiuntur, post excretos diarrhæâ et vomitu vermes, dolores, subsidens abdomen
emollitur, evanescit pedum tumor. Per
intervalla, post quasdam inducias, rursùs
exasperantur oris dolores, cum tenuis salivæ effluxu.

Redit indè melioris valetudinis spes,
elevatur pulsus; cessant per intervalla
diarrhæa et sitis, avidè appetunt cibos,
viresque utcumquè restaurantur, quin
noctu contingit unus alterve sudor copiosus : sed brevi rursùs omnia conci-
dunt. Obortâ enim *frigore aliquoties
repetito*, cum subsequente calore, facie
floridâ et siti, vel intermixtis æstubus
fugacibus, abdomen denuò inflatur, dolore simul acerbô reduce : rursùs intumescunt pedes, tactu dolentes, et subitò
prorsùs aboletur appetitus. Indurescit
imûs venter, redit bulimia, abscedunt
inter alvi dejectiones frequentes lumbri-
brici, extenuatur pulsus, prosternuntur
vires. In aliis, aliquot hebdomades ante
mortem, faciem, potissimùm circà pal-
pebras, occupat tumor cachecticus, interdùm parùm subsidens, ad finem usque constans. Redeunt aphthæ, ità ut
linguam exserere præ dolore nequeant.

Quòd si itaque nimiùm proserpunt, paratum in illis fermentum carcinodes per
circulum in massam sanguinis recipitur,
et ad lentam humorum resolutionem
cum reliquis causis suam etiam symbolam confert.

_____

(1) Natura aphtharum carcinodes est.
Rœderer et Wagler.

Valdè extenuatur corpus, viribus prorsùs sufflaminatis. Spontè effluunt excrementa fusca, et inter *diarrhœam frequentem* cum tenesmis *prolabitur anus.* Soporosi, rictu aperto, dentibus siccis, et facie hippocraticâ, supini decumbentes attrahunt genua. Collabitur demùm, quin introrsùm *contrahitur abdomen.* Maximâ difficultate spiritum, per longa intervalla intermittentem, ducunt, juncto simul, à muci in larynge collecti vi, strepitu. Post artuum superiorum maxillæque convulsiones, tandem exsolvuntur.

Dolores in abdomine, ut in febre acutâ, vagantur, præcipuè in regione coli transversi, leves sunt initio et obtusi; in progressu morbi, et sub tussi, multùm exasperantur, atque diutiùs protrahuntur; semper ferè dejectiones alvinas præcedunt, interdùm cum borborygmis. Cæterùm quædam illorum cum doloribus oris est vicissitudo. *Vermes* vario tempore prodeunt : sæpiùs suâ sponte, aut cum dejectione alvinâ; interdùm vomitu aut sub tussiculâ vehementiori.

Pulsus parvus et durus est, per omnem morbi decursum ferè frequens. Rarò frequentia per intervalla desideratur. Subindè quoque, primo præsertim stadio et versùs morbi finem, celer cum frequentiâ et duritie. Raro intervallo plenus fit; sed brevi rursùs extenuatur, sensìm debilis ac tenuis cum modicâ frequentiâ ad finem decurrit. Præter aphthas et ulcera, *lingua* ferè semper glabra, pallidè rubra, pura, humida, laxa ; in quibusdam subsicca, ad radicem alba, vel muco crasso flavescente obducta deprehenditur; versùs finem pone dentes subsistit. Subindè etiam papillæ fungosæ sunt conspicuæ. *Urina* tenuis est, aquosa, citrina, sensìm rubella, crassa, subpellucida, ferè semper cruda.

In alterâ specie statìm ab initio adest diarrhæa cum abdominis inflatione ac duritie, dolore et torminibus. Protinùs etiam jungitur tussicula abdominalis sicca, pedumque dolentium tumor. Sæpiùs quidem ægros adoritur frigus vespertinum, sed levior externâ specie febris sequitur. Deficit appetitus, impetit nausea. Vomitoria exturbant materiam mucosam, tenacem, bile demùm remixtam, in progressu morbi obscurè flavam, mucosam, biliosam, tenacem, crassam, immixtis subindè lumbricis. Sopiuntur per intervalla abdominis dolores et ipsa diarrhæa. Accenditur sitis, per omnem morbum ferè constans. Viribus oppressis sensìm extenuatur corpus. Effertur oris tumor cum salivæ effluxu et loquelâ ac deglutitione impeditis. Dolent simul gingivæ, ut præ dolore nec os claudere, nec linguam exserere possint. Obsidentur labia interna aphthis confluentibus : sensìm pars commutatur in magnum ulcus, liquorem graveolentem fundens, cum sapore depravato. Parùm nonnunquàm subsidet oris pedumque tumor. Noctes sæpiùs inquietæ, insomnes. Micat interdùm ciborum, tenuium imprimìs appetentia; sæpè tamen nausea cum vomitu spontaneo, et in situ erectâ vertigines adsunt cum vomendi conatu. A meridie, sed rarissimè, dolor quidam capitis sentitur. Tussis interdùm humida fit, et vis muci rejicitur; brevi tamen rursùs exsiccatur. Dolores in imo ventre circà umbilicum graviores semper cum borborygmis præcedunt diarrhæam mucosam frequentem ; postmodùm cum excrementis merus secedit sanguis. Interdiù somnolenti sæpè et parùm sudant. Frequens urget tussis; increbrescit diarrhæa sanguinolenta ; emaciatur corpus, tument pedes; molle tamen evadit abdomen. Rarò de nocte accenditur calor cum siti et inquietudine. Inter summam virium fracturam et adspectum hippocraticum, diarrhæa fit fœtidissima, excrementis magno cum impetu expulsis.

Licet paulò vegetior adspectus cum rubore genarum redeat, diarrhæa cesset, et ægri appetentia paulò resipiscat : brevi tamen omnia relabuntur. Facies expallescit in hippocraticam, redit diarrhæa putrida cum doloribus et tussi. Respiratio fit frequens, profunda ; pulsus celer, multùm frequens, adeò debilis ut tactum ferè fugiat; lacrymantur oculi. Sub tussi in dies frequentiori et graviori, strepitus muci in larynge, et pectoris dolores pungentes, junctâ simul respiratione difficili, stertorosâ, sensìm intermittente, sublimi. Abolentur loquela et deglutitie; et supini decumbentes ægri, attractis genubus inter varias corporis convulsiones, octavâ ut plurimùm hebdomade, animam efflant.

Pulsus parvus, duriusculus, utplurimùm tenuis et frequens; rarò per intervalla fit pleniusculus. Celeritas et durities est inconstans. Morbo provectiori, pulsus admodùm extenuatur, successivè fit debilissimus, celer, durus ; sub finem multùm frequens. Rarò sub morbi decursum frequentia desideratur.

Lingua pallidè rubra, lata, humida, tenui muco albo tecta; sensìm versùs radicem sicca, albescens, rursùs muco tecta; deìn pura, cum papillis elevatis rubris. Posteà contracta, pallida, parùm flavescens, humida, pura; sub finem tota expallescit, cæterum glabra, pura.

Urina flava s. rubella, pellucida, utplurimùm cruda; sensìm rubra, pauca; raró crassa, opaca; raró etiam cum nubeculâ tenui dispersâ.

Aliis sæpè pruriunt nares. Abdomen molle manet, neque inflatur: nec aphtharum quidquam se prodit. Tussis cæterùm et diarrhæa frequens, subindè cum lumbricis. Junguntur interdùm lumborum dolores et sitis intensa. Tussis interdùm humida cum coryzâ. Haud raró queruli sunt ægri, somnolenti. Per intervalla dolores imi ventris ingravescunt. Subindè spontè migrant lumbrici. Viribus demùm exhaustis, tussi frequenti et diarrhæâ, circà octava morbi hebdomadem, urgente subitò alvi stimulo, inter manus administri, aut alio modo, corpore non convulso, placidè expirant. Cætera ferè ut in specie præcedente.

Plenior solet esse pulsus, ac in prioribus lentæ speciebus, minor tamen frequentia aut celeritas jungitur. Sub finem pulsus fit tenuis, celer et frequens. In aliis interdùm multùm frequens, plenus et durus, versùs mortem debilis fit cum celeritate atque frequentiâ. Pallidè rubra lingua versùs radicem muco obscurè flavo tegitur; sensìm humida, glabra, ut antè, mucosa; sub finem contracta, rubra, pura.

Symptomata quidem descriptæ *speciei gravioris* ad phthisicam morbi indolem nos ducunt; obstinacia, quæ omnibus remediis illudit; corporis extenuatio; phænomena in cadaveribus obvia. Scorbuti adulterium palàm faciunt symptomata gingivarum aphthosa, hæmorrhagiæ, ulcera maligna, dolores artuum, exanthemata extremitatum inferiorum, à morte adhùc conspicua. Cum humoribus autem mucosis simul peccant corporis nobiliora fluida. Pervertitur imprimis laudabilis indoles fluidi nutritii, excitatur motus intestinus, fermentationi (si ità vocare fas est) analogus, qui per resolutionem lentam corpori nutrimentum subtrahit. Fluido quidem mucoso corpus defraudatur per uberrimas excretiones mucosas; gelatinoso nutriente per vermes, ulcera, congestiones criticas, scirrhosas, purulentas, ipsamque lympham, in telam cellulosam et corporis cava collectam. Ità fit, ut cadaverum primæ viæ et pulmones muco affluant, folliculi mucosi turgeant, vermes utriusque generis copiosi, imprimis lumbricorum glomera, observentur; porrò viscerum farctura cruda, scirrhorum variorum congeries in abdomine et thorace, puris secreti in abdominis vestigia, atque vesiculæ et sacci, pure plùs minùs cocto turgidi in pulmonibus, nec non gangrænæ lentæ internæ, maximè ad tunicam villosam phænomena. Major etiam vis morbis est, quòd nota atque consueta remedia anthelmintica, resolventia, quin ipsa demulcentia et anodyna malum potiùs augeant, quàm infringunt.

In *malo* verò *sanabili* vitium in solis fluidis mucosis subsistit, remediisque obtemperat. Quod si forsàn nobiliora fluida simul inficit, saltem mitiùs illa habet, neque viscera, anteà pura, lædit. Ità victrix natura post laudabilem coctionem viciosos humores corpore expellit.

VIII. *Quarta morbi mucosi species accessoria.*

Est etiam morbi mucosi quædam species *accessoria*, quæ aliis affectionibus primariis characteres suos impertit, Fomitis instar suscipiendo morbo mucoso favent graviditas, puerperium, et vulnera. Morbi etiam chronici omnes ac singuli in naturam epidemiæ formantur: præ reliquis vitia hepatis, lienis et pulmonum inveterata; frequentissimè hydrops, morbi phthisici, lues venerea. Haud raró quoque miasma epidemicum sese adsociavit malo hysterico, hypochondriaco, affectionibus colicis, et rhachitidi; quid quod omnis ferè morbus plùs minùs ex epidemiæ spoliis aliquid reportavit, licet ex suâ naturâ à statu epidemico longè alienus fuerit. Non solùm varia symptomata adulterina in ejusmodi morbi primarii decursu, sed evidentiùs defunctorum sectiones epidemici consortium testabantur. Longè majori periculo stipatus semper fuit morbus ejusmodi compositus, præ simplici sive primario; quin varii morbi, per se sanabiles, per epidemici mucosi connubium eò fuerunt perversi atque rebelles, ut vel acuto modo ægrum è medio sustulerint, vel in phthisin lethalem degeneraverint. Translata deniquè ultima morbi mucosi vestigia sunt ad ipsos morbos acutos subsequentis constitutionis variolosæ (1) et pleuriticæ.

In graviditate morbi mucosi connubium multis termino incerto, excitavit abortum aut partum præmaturum. Accensâ nempe, post varios horrores, febre magnâ, oborti sunt dolores capitis, dorsi, extremitatum et hypochondriorum cum anxietatibus circâ præcordia; ardor quoque vehemens in abdomine, vomitu spontaneo interdum juncto. Semper sitis intensissima atque perpetua ursit. Post debiles dein ad partum dolores, die 6 vel 9no morbi, fœtus citrà difficultatem fuit exclusus. Inde secutum est satellitium symptomatum, ex morbo abdominali mucoso et uteri inflammatione compositum. Paucæ evaserunt. Utplurimum gangræna abdominali, intestinorum uterive, brevi à partu perierunt. In defunctorum cadaveribus, diù calentibus et citissimâ putredine inflatis, lumbricorum, interdum trichuridum copiam in intestinis deprehendimus. Vis muci viscidi ægre abstergendi et pertinaciter adhærentis, obduxit ventriculi superficiem internam. Intestina multâ bile conspurcata et villi tenuium flavedine non abstergendâ imbuti erant. Mollis utplurimùm lien, immensæ interdùm molis; molle etiam hepar acinosum, et copiosa bilis crassa in cystide felleâ. Multum inflammationis gangrænosæ occupat ventriculum, mesenterium, et intestina cœrulescentia, passim constricta.

Memorabile est, ipsum fœtum, mortuum semper, morbi matris esse participem. Adsunt enim inflammationes abdominales, stricturæ intestinorum, hepar distinctè acinosum, livore variegatum; materiæ mucosæ ingens vis ventriculo et intestinorum canali pertinaciter adhæret; superficies interna omnisque villosa intense inflammata, copiosissimis folliculis mucosis prominulis, in duodeno præcipuè, conspersa, eò rarioribus, quò pars à duodeno est remotior.

In quibusdam unâ cum graviditate adfuit morbus quidam chronicus cum accedente demùm mucoso. Quare symptomata æquè ac ipsa in cadaveribus phænomena ex triplici istâ affectione composita apparuere. Calculi præcipuè bronchiales, scirrhi, exulcerationes et concrementa calculosa in ipsâ pulmonum substantiâ; glandulæ bronchiales depra-

válæ, nigræ, induratæ; glandula thyroeidea strumosa, vesiculis gelatinosis, scatens; aliaque vitia chronica sunt oblata.

In puerperio morbi mucosi miscela manifestabatur aphthis copiosis mamillarum et dolentibus, symptomatibus pleuriticis, siti, diarrhæâ, tumore mammarum, pedum œdemate dolente ad abdomen usque adscendente, et in ischiadicum malum transeunte.

Vulnerati, quovis modo, omnes ferè, licet anteà fuerint sanissimi, ex mucosi epidemici connubio citius lentiusve succubuerunt. Pro gravitate vulneris accenditur febris acuta, ex inflammatione paratur pus mali moris, fœtens, ichorosum; sequitur gangræna, juncto simul symptomatum febris mucosæ acutæ malignæ, plus minùs biliosæ; inflammatoriæ, putridæ, satellitio. Eructant vermes, ejiciunt mucum bile remixtum, nascitur aurium susurrus; tussis abdominalis, et quæ sunt reliqua. Licet interdùm ex febre eluctentur; vulnera tamen aperta manent, denuò miasma ex acre attrahunt, atque adeo per plures relapsus in febrem lentam morbus degenerat. Haud rarò etiam febris inde ab initio lentam indolem redolet, mucosæ lentæ analogam. Accedunt tussis abdominalis, dolores in imo ventre adeo atroces, præcipuè in regione coli transversi, ut subinde præ cruciatu exclament, frequens ad desidendum stimulus, excernitur materia mucosa, biliosa, sub finem putrida, quin interdùm cruenta, admixtis utriusque generis vermibus. Nec rarò jungitur tumor pedum œdematosus. Marcescit corpus. Sopitos demùm dolores abdominales excipit sopor, et lento modo factâ gangrænâ in imo ventre, vel farcturâ pulmonum ægri jugulantur. Eadem ferè sors fuit præfectorum in urbe ex vulneribus ægrotantium, ac militis gregarii in nosocomiis. Non temerè quisquam vel leve quoddam vulnus, per se in corpore sano facilè coaliturum, sive ex infortunio, sive operatoris manu inflictum, sustinuit, quin accedente febre mucosâ in discrimine vitæ fuerit versatus. Puris enim indole malignâ vulneris conglutinatio impeditur, atque pus malè coctum veluti fermentum est, quo miasma contagiosum ad omnes humores transvehitur, laudabilis et vegetus vulneris habitus perit, humorum crasis ita destruitur, ut tandem in colliquationem ruant. Sub operatione, aut ex venâ sectâ profluit tenuis sanguis, ingratè ruber, leviter fuscus; laudabili indole

---

(1) Vid. infrà Dissertationem de morbo variolòso.

gelatinosâ, glutine et consistentiâ destitutus, diffluens; justò dilutior. Ægrè coit in placentam multo sero circumfusam, tenui crustâ inflammatoriâ tectam. Ipsa vulnuscula phlebotomo inflicta ægrè consolidantur, et post plures dies madida labia vulnusculi adhuc dehiscunt.

Maximo præ reliquis periculo stipata sunt vulnera abdominalia; magnam enim vim seri sanguinolenti fundunt, cum insequente citissimâ gangrænâ atque humorum resolutione. Acceditur nempè febris inflammatoria abdominalis, cum artuum dolore, tussi parùm mucosâ et siti, inflatur abdomen et dolet, agitatur spiritus, oboritur singultus, vomituritio, sudores circà superiora, deliria cum querimoniis anxiis. Lingua tremula, alba obsita est conspicuis papillis albis. Hebescunt sensus, tinniunt aures, vox querula est, rauca et velox; adspectus fit pallidus, hippocraticus. Pulsus, sub initium plenus et frequens, extenuatur cum debilitate perpetìm increscente. Dispergitur odor gangrænosus in conclavi; crescit abdominis elevatio; respiratio fit anhela, profunda, suspiriosa, velox; cum vehementiâ cubile commutare desiderant ægri; ungulis abradunt sordes, aut semel iterùmve manus lavant. Caligant sub finem inter sudores colliquativos oculi torvi, effluunt excrementa; perit calor naturalis extremorum et abdominis, levissimè demùm convulsi; vel saltem corpore exporrecti, placidè expirant.

Quæ hydropi sese adsociant morbi mucosi vestigia, propiùs accedunt ad indolem febris mucosæ lentæ; quin interdùm ex morbo mucoso prægresso originem critico modo trahit hydrops. Postquàm enim per plures hebdomades fluxu ventris laborarunt, diarrhæam subsistentem excipit hydrops utriusque generis, primùm faciem, dein abdomen, tandemque pedes occupans, Passìm, inter consueta hydropis symptomata, tussim, sitim, debilitatem, appetitum prostratum, etc. excoriatur cutis, ad modum intertriginis gangrænosæ, et aqua copiosa, subpurulenta, acris, undequaquè exsudat, corpore ubivis ad contactum levissimum dolente. Redit demùm diarrhæa, atque inter excrementa prodeunt vermes. In aliis junguntur tussis spastica, vehemens, dolores in abdomine, lingua muco obducta, papillis albis elevatis obsita, frigora matutina et tumor, qui ex inflatione partium inferiorum incipiens, sensìm versùs superiora adscendit. Flaccescunt sub finem partes œdematosæ, tumore in solis pedibus superstite. Deglutiendi facultate tandem penitùs abolità, atque aborto fœtore cadaveroso, exsolvuntur. In cadaveribus plurimi lumbrici, hepar acinosum, villosa ventriculi inflammata facilè abstergenda, materia mucosa biliosa in intestinis tenuibus, ipsaque folliculorum mucosorum vestigia, morbi mucosi connubium satis arguunt.

Phthisi pulmonali præter reliqua symptomata thoracica consueta accesserunt per morbi mucosi connubium tumor pedum œdematosus, splendens, dolens, exanthemata scabiosa sicca, vesiculæ parvæ aphthodes in ore et faucibus, labium oris exulceratum, atque perpetuus fluxus ventris gelatinosus, colliquativus, nec non profusi per intervalla sudores. — Affectionem quoque colicam hypochondriacis familiarem comitatur mucosum. Pressionis dolorem sentiunt in directione coli transversi, qui redit aliquoties per paroxysmos et demùm excretione alvinâ mucosâ dissipatur. Morbum solutum excipit catarrhus, ante morbum suppressus. — Malum etiam hystericum interdùm comitem sibi adjungit morbum mucosum, cujus miscela cognoscitur ex siti magnâ, diarrhœâ frequenti, continuâ, cum torminibus ventris et animi deliquiis, vomitu bilioso amaro, doloribus colicis, lingua mucosâ, excoriatâ, pustulis aphthosis flavescentibus obsitâ, atque tussiculâ siccâ abdominali. — Plures supersunt morbi chronici variæ indolis, in naturam epidemici mucosi formati, v. g. palpitatio cordis, aliaque mala, tùm sanata, tùm funesta; quorum idea ex subnexis in Sect. III, cadaverum dissectionibus ex parte peti potest. — Memorabile est, malum venereum ex mucosi connubio factum esse perquàm rebelle, nullis planè remediis domandum, tandemque per phthisin nervosam, febri mucosæ hecticæ non dissimilem, lethale. Spem fefellerunt usu alias hoc malo probata remedia; mercuriala aliaque, quovis modo adhibita; neque laudabilis ulcerum suppuratio impetrari, neque ptyalismus bonæ notæ ullo modo excitari potuit. Omnia potiùs cruda manebant, atque in resolutionem humorum lentam tendebant, donec demùm, post varia tentamina critica, natura succubuerit.

SECTIO III.

MORBI MUCOSI HISTORIÆ.

Speciei primæ chronicæ et secundæ febrilis.

Subjungimus historiarum manipulum, ut morbi mucosi varia natura ex aliquot ægrorum speciminibus atque cadaverum scrutinio cognoscatur. Ordinem tractationis secuti, primas exhibemus benigni morbi historias, transitu sensim ad malignum, lentum et accessorium facto. Longè quidem majorem observationum numerum res in istâ constitutione epidemicâ à nobis gestæ atque conscriptæ complectuntur : tantâ autem in rerum ægrorumque multitudine fieri nequibat, ut omnium ac singulorum ægrotantium historiæ nominibus omnibus integræ et exactissimè delineatæ colligi potuerint ; neque lectorum interest, similia repeti : ex totâ observationum sarcinâ selectas tantùm et ad illustrandam morbi imaginem præ reliquis facientes historias enarravimus. Nec mancas tamen et minùs completas perdidimus ; ex collatis enim omnibus ac singulis, non neglectis vel ipsis historiarum fragmentis, concinnatam excoximus morbi notitiam generalem, suprà traditam. — Cadaverum quidem sectionibus pro illustrandâ morbi mucosi specie acutâ nosmetipsi ex propriâ praxi destituimur ; largè tamen hunc defectum compensant dissectorum in theatro anatomico, passìmque per urbem, pauperum militumque cadavera, quorum historias omnes ac singulas, veluti tabulam ex naufragiò, subnectimus.

HISTORIA I.

Febris mucosa benigna.

(Morbus chronicus in febrem mucosam benignam evectus.)

Fœmina, 40 annos nata, per tres hebdomades *diarrhœâ* laboraverat *excrementis* sub initium *sanguine remixtis*; post usum rhei simpliciter *mucosis*, al-

bis. Morbum juniorem comitabatur *febris vespertina* cum ardore et incontinentiâ urinæ. *Vermes* ανω και κατω, vel antè morbum manifestum, aliquoties reddidit. — *D.* 10. *Jan.* jejunus ventriculus *nauseâ* et *conatu vomendi* cum *tussi siccâ* : repletus nauseâ et *pressione in abdomine* cum insequente statim alvi dejectione multùm delassante, afficitur. Cibos quidem, inter *perpetuam sitim*, cum sapore depravato, appetit ; sed *assumpta mox fastidit. Dolent* cum ponderis sensu *extrema*, et parùm *intumescunt inferiora circà malleolos.* Pulsus parvus, parùm frequens ; *lingua pallidè* rubra, humida, glabra, tenui *muco albo tecta* : somnus non turbatus. — *D.* 11. *Jan.* Emeticum *materiæ mucosæ* copiam absque bile *vomitu* et *similia κατω,* cum symptomatum levamine expulit. Post usum rhei cum mercurii dulcis connubio *diarrhœam mucosam* blandam, fuscam, cum *doloribus in imo ventre,* in posterum diem continuatam, demùm cessantem, excipit *tumentium gingivarum dolor.* Ingratus nuper sapor nunc in sitim mutatur. Urinam parcam limosam, cum circulo ad marginem vitri et *sedimento* copioso albo *mucoso,* sequitur largior tenuis aquosæ excretio. Pulsûs plenioris, duriusculi frequentia desideratur. — *D.* 14 *Jan.* Vespertinæ horripilationes cum *frigore febrili* et intermixtis *æstubus fugacibus,* uberiori urinæ excretione et insomniis anxiis, per totam noctem protrahuntur. Cum alvi segnitie postero die *abdomen tumidum et durum* fit. Intumescunt ad crura usquè *pedes,* et partes oris internas intumentes obsident *aphthæ.* Viribus defraudata multùm alget. Urina flava et cruda est, cum pauco sedimento, levi, mucoso. *Pulsus celer, durus, tenuis* Propinatam emulsionem camphoratam noctu inter insomnia anxia et pavores lenis *mador* sequitur.

Subsidet abdominis tumor, lubrica alvus fusca excernit, et propter auctam superiore nocte transpirationem, urinæ copia minuitur. *Tumentis* in dextro latere *oris dolor, palati et gingivarum aphthæ* solidorum petitorum deglutitionem repudiant. Redit sapor depravatus sine siti. Multùm debilitata, de *dolore lumborum paralytico* quasi, conqueritur. Pulsus extenuatur cum celeritate, duritie et modicâ frequentiâ.

Aucto *oris* interni *exulcerati, excoriati* et tumentis dolore et aphtharum ampliorum largiore segete stratâ, reliqua mala ità palliantur, ut, licet solida appetat, eadem tamen præ dolore deglutire nequeat, de morte loquatur meticulosa, inter perpetuas leviorum deliriorum larvas. Pulsus sine frequentiâ est; urina crassa, flava, subpellucida, nubeculam parvam divulsam demittit. Camphorata auctâ dosi continuantur. — *Doloribus oris lancinantibus*, per intervalla gravioribus, similes in capite, cum vigiliarum vexationibus junguntur. Animus magis compositus denuò spem vitæ alit. Virium robore reddito, per intervalla exsurgere lecto potest. Subinde titillationis in faucibus sensum percipit, veluti à verme exitum moliente. *Tussi* multùm vexatur. manè siccâ, interdiù parùm mucosâ. Sitis expers, benè appetit. Alvus clausa : paucum sedimentum album, mucosum, leve in urinâ est : pulsus tenuis, parvus, durus, modicè celer et frequens. Propinata singulis horis ex cochleari emulsio amygdalina, ex aquæ libra, amygdalarum integrâ unciâ et seminis papaveris albi dimidiâ, cum camphoræ drachmâ dimidiâ, saccharo edulcoratâ, placidum sine pavoribus et insomniis somnum cum *sudore* duxit. — Dolor exulceratorum labiorum et gingivarum simpliciter nunc pungit. Pergit tussis sicca. Rursus appetenti evanescunt pedum tumor, artuum dolor, abdominisque inflatio et durities. Pulsus, cum modicâ frequentiâ, plenior fit ac mollior. Urina admodum turbida *sedimentum mucosum, ramentosum*, leve, rubellum, cum coronâ ad marginem offert. Inter somnum quietum *noctu* diffluit *sudor*. — Prioribus adjungitur *intensa sitis*. Pulsus parvus ac mollis sine celeritate atque frequentiâ est. Vesperi *horrorem vehementem*, per aliquot horas continuatum, excipit æstus cum modico calore et capitis dolore. Nox, cum febre, inquieta sine sudore decurrit. — *Dolor oris, durante febris impetu quiescens*, manè sub qualemcumque febris quietem, rediit. Post vomito-

rium, et alvum indè sæpiùs solutam, ægra repetit lectum : viget cum siti appetitus ; sentit ægra debilitatem, lingua humida, ad apicem pallidè rubra, muco albo tegitur : pulsus parvus, debilis, modicè celer et frequens est. Cum somno placido *sudat*.

Pergit oris dolor, et cum residuâ pedum debilitate ac gravitate redeunt vires. Prodiit *ex ore lumbricus vivus*, cujus exitum prægressæ nausea et anxietates, hospite foràs emisso, cessarunt. Cum modicâ siti, fame et fastidio alternis, appetitus inordinatus est. Pulsus parvus, debilis, non frequens : urina flava, turbida, dejicit *sedimentum copiosum, mucosum*, ex albo rubrum. Ex continuato camphoratorum usu *sudore* universali, *acidum spirante*, corpus noctu, inter somnum turbatum, diffluxit.

Sedatior nunc oris dolor et appetitus modicus atque regularis est, somnusque quietus. Pulsus parvus, non durus, vesperi fit modicè frequens. Urina hesternæ similis. *Lingua* lata, humida, *crasso muco albo tegitur*.

Subsidet oris tumor, aphthis persistentibus : crescunt vires ; manent tamen pedum debilitas atque lumborum à motu dolor.

Excitantur ab assumpto cibo glutinoso, cum pressione in ventriculo, vomendi conatus. Cum valetudine nunc in gratiam redit atque obambulat, et præter aphthas, per intervalla graviùs dolentes, omnia ad regulam formantur ; quarè solum præbium rhei singulis vesperis repetitum est.

Sedato sensìm oris dolore, cibos solidiores rursùs degustat, et accedente *levi diarrhœâ* morbi reliquiæ eliminantur.

1. Eximium morbi mucosi cum febriculis benignis specimen est ; cujus *præliminaria chronica* simul *morbi mucosi chronici exemplar* præbent.

2. Accensa febris in febriculas nocturnas sejungitur : magna, d. 7, velut febris vigor, sequitur ephemera, quam rursùs nocturnæ excipiunt.

3. Per varias crises imperfectas, inter quas eminet oris tumentis et dolentis exulceratio aphthodes, morbus utcumquè levatur.

4. Post febrem ephemeram, vermis et muci excretione sudoreque copioso tota vis morbi cicurata, atque oriortâ demùm, elapso die 14. diarrhæâ mucosâ, morbi reliquiæ pedetentìm ejectæ sunt.

5. Quæ tempore critico unum vel altrum diem serior (d. 9. 15). contingit excretio critica, procul dubio ità comparata est, ut justo quidem criseos termino (elapso d. 7. 14.) coctio fuerit absoluta : ad expellendam verò materiem morbi coctam, post aliquam febris remissionem, nova quædam exacerbatio levis, levissimo quandoquè frigore distincta, requiratur, prioris paroxysmi adhuc protracti veluti appendix; donec demùm, finito hoc modo naturæ apparatu, postridiè ipsa excretio critica perficiatur. Idem sæpè in ephemeris phænomenon observavimus.

6. *Originem et cognitionem morbi mucosi cum febre intermittente*, præter suprà recensita (*Sect.* I, n° VI.) ulteriùs illustrant sequentia.

Dolor lumborum paralyticus utrique morbo commune et ferè proprium symptoma est.

Dolor periodicus, maximè *dentium* et oris, ut omnis fortè morbus intermittens, ex intermittente febre, tanquàm fœcundâ quâdam radice, progerminat. Haud rarò ipsis febribus intermittentibus, autumnalibus præcipuè et in ephemeras degenerantibus, sese adsociat dentium dolor (*Sect.* I. n° IV. Octobr.). Sæpenumerò etiam febris intermittens, remediis intempestivis, vel à nascente hieme, ex regulari tramite ità deturbatur, ut, febrili naturâ penitùs oblitteratâ, solus superstes *morbus intermittens* residuo quodam symptomate nervoso, periodico, rebelli, quale præcipuè odontalgia, otalgia, cephalalgia, etc., ægrum detineat; quod verò symptoma nervosum sub levi calore febrili, utcumquè adhuc apud quosdam suâ periodo vigente, mitescit, et interdùm serò demùm accensâ quâdam acutâ totum sanatur. Esse illius caloris periodum dolore seriorem, huncque febrili frigori substitui, solertes observatores non ignorant. In mucoso etiam morbo oris dolor sub calore febrili siluit. (d. 8.)

Frequentissimè febris intermittens *solvitur ulcusculis labiorum*, ad quorum naturam quàm proximè accedit crisis morbo mucoso familiaris, *oris* nimirùm tumentis et dolentis *exulceratio aphthodes*. Utrique morbo sudores, *singularum accessionum crises*, familiares sunt.

Typus utut erraticus irregularis, intermittens tamen, et morbum mucosum veram prolem *intermittentis febris* esse indicat. Hinc interdùm alternis binis die-

bus vertigia quædam critica notata sunt. Adeò quandoquè febris intermittentis indoles in mucoso morbo extenuatur, ut solæ, post diem ἄπυρον accessiones vespertinæ nocturnas febriculas referrent, chronico etiam morbo mucoso amicæ. Est profectò benigna febris mucosa febris ex intermittente in febriculas nocturnas depressa; sive series febricularum nocturnarum in veram indolem intermittentem evecta.

Haud rarò, post aliquas inducias, exnato, per naturæ beneficium et benignam morbi indolem, novo frigore notabili, febris denuò accensa modò morbi materiem digessit, modò digestam expulit.

Novum frigus notabile requirit prægressam quamdam intermissionem, sive naturæ quietem; quâ non concessâ, ad indolem perniciosam evehitur morbus, (Cf. et Histor. XIII et XIV.)

Quò magis in universum febris cujuscumque abdominalis decursus in accessiones distinctas, cum intervallis, saltem utcumquè, lucidis, discerpitur; eò benignior ejus indoles ad veram intermittentis naturam propiùs accedit : è contrario, dùm singulæ febris intermittentis degeneris accessiones ad majorem vim evehuntur, et sine mediis intervallis ad se invicem appropinquant aut verè confluunt, ipsa febris indoles transit in acutam, continuam, malignam, putridam. Ità morbus mucosus, symptomatum et febris remissione, novisque cum frigore accessionibus et crisibus particularibus, distinctus, eatenùs benignus; ab istâ verò intermittentium benignitate (1) declinans, malignus fuit atque periculo plenus.

Duæ in universum ratione epidemiæ poni *intermittentium ab indole regulari declinationes* possunt, altera *æstiva*, altera *hiemalis.* Deflectit autem intermittens regularis vernalis, propter fervidam et siccam æstatis tempestatem, cum frigoris nocturni vicissitudine, in febrem *intermittentem perniciosam.* Redit autumno utcumquè regularis indoles. Tempestate denuò brumali, intermit-

─────────────

(1) Maximoperè optandum, quin orandum esset ut præcipites medici tandem aliquandò in cognoscendo intermittentium beneficio saperent, neque perpetuo, intempestivo et inconsulto corticis usu medicinam ab ipso creatore datam, intermittentem febrem repudiarent.

tentes in *malignas mucosas* et *catar-*
rhales pervertuntur. Tandem per continuatum epidemiæ fluxum, veris beneficio
benigna intermittentium indoles resuscitatur.

HISTORIA II.

Febris mucosa benigna infantis.

PUELLA II annorum
D. 15. *Jan.* post *horrorem* et *frigus*
vespertinum, cum subsequente capitis dolore et intensâ *siti*, lectum petiit.

Jejunam nausea, atque cum sapore
amaro et ructibus nidorosis, conatus vomendi vexant. Alget ægra, et appetitu
orba, sitim restinguere conatur. Somnus
satis quietus est.

Manet cum siti intensâ depravatus
oris sapor. Ab aeris frigidi contactu statìm oriuntur horripilationes, neque dolor capitis, neque notabilis calor febrilis
sequitur. Accedit cum pulsu frequenti,
duriusculo, *alvi profluvium.*

Vomitorio ex ipecacuanhæ gr. viij.
præbiolo, ter repetito, excutitur materia
mucosa, bile demùm remixta, et ablato
indè sapore amaro, mitescit sitis. Adest
cum pulsu parvo, modicè frequenti,
lingua pallidè rubra, modicè humida,
pura.

Somnus, sine payoribus, inquietus
est, cessat diarrhæâ, *pruriunt* subindè
nares, et cum siti modicâ viget appetitus. Lingua et pulsus non mutati.
Morbo opitulati sumus mixto, ex tartari
solubilis et salis ammoniacalis æqualibus
partibus, pulvere per epicrasin dato.
Placidum de nocte cepit somnum.

Prodierunt inter excrementa lubrica
duo *lumbrici*, et titillationis sensus fauces subindè ad *screatum* irritat. Cibos
appetit ægra, sed solidorum masticatio,
sine aphthis, gingivarum dolorem movet : lecto recubat, parùm debilis, et
sine doloris sensu, multùm sitit. Pulsus
parvus, duriusculus est, cum modicâ frequentiâ; *urina turbida lactea*, cum circulo. Nox ferè insomnis fuit.

Lassa decumbit, et præter sitim ab
assumptis pulveribus subindè *nauseam*
cum vomendi conatu sentit. Augetur
cum alvo clausâ, et lingua rubrâ, pu-
râ, subsiccâ, gingivarum dolor. Circâ
vesperam pulveribus salinis substituitur
camphora, saccharo subacta, ità ut singulas doses ingrediantur camphoræ gr.
iv.

Gingivarum et palati dolor per intervalla, sine aphtharum consortio, ingra-

vescit. Redit subindè in faucibus titillatio, veluti à verme prodituro. Viget cum
siti magnâ appetitus, clausa manet alvus,
et pulsu parvo, modicè celeri et frequenti; jungitur lingua *humida*, pallidè
rubra, tenui muco albo, atque *papillis*
rubris, *elevatis*, distincta.

Lecto interdiù caret. Emulsio jalappina ex resinæ gr. iij. mitiorem effectum
edidit. Urina pauca, pellucida, citrina,
cum circulo ad marginem, seposita serò
dejecit sedimentum paucum, album, leve. Peractâ placidâ nocte, manè *multùm*
sudavit.

Reiterantur pulveres camphorati, ex
camphoræ gr. iij cum sacchari gr. xv.
parati, omni bihorio repetiti. Remisit
oris dolor, urget appetitus, obambulat
ægra, et cum pulsu parvo, modicè frequenti, notatur lingua pallidè rubra,
pura, modicè humida, papillis rubris
deletis. Redit de nocte *copiosus sudor.*

Restaurantur vires, avidèque convalescens appetit cibos. Alvus benè respondet, et in urinâ pellucidâ flavâ, sine
circulo, magna vis *sedimenti albi mu-*
cosi cohærentis præcipitatur. Neque abdominis, neque pedum tumor fuit notatus.

Urina pellucida, citrina, sine nubeculâ et sedimento est, et ex voto ægra
convaluit.

1. Est species præcedenti similis; siquidem non tàm febris continuæ tramite
decurrit, quàm ex febricularum nocturnarum serie componitur.

2. Quæ quidem species benigna magis
familiaris est infantibus, fœminis, corpore debilioribus, quàm adultis, viris,
et, vel ex sexu sequiori, corporis robore
vigentibus. Non temerè aliquis febre
mucosâ benignâ (vel simplici, vel cum
symptomatibus aphthosis) et discerptâ
in nocturnam seriem laboravit, nisi quidem multùm effœminatus et teneriori
nervorum systemate instructus fuerit.
Sexu et corporis vigore potiores (1), pro
diverso gradu, proniores fuere ad febrem mucosam acutam malignam. Te-
neros, labe quâdam viscerum pressos
et jugulandos, non acuta, sed longa,
cum suâ phthisi, febris jugulavit (2); car-
ne viribusque valentes acuta, vel indè
nata phthisis.

3. Melioris semper indolis et ab inter-

---

(1) Cf. Hist. IX, X.
(2) Cf. Infrà ad speciem accessoriam,
lues venerea lethalis.

mittentium benignitate minùs remota fuit sine aphthis simplex mucosa benigna; in lentam verò speciem, propter symptomatum similitudinem, transitum fecit febris mucosa, aphthis, torminibus, etc. aucta. (Vid. Histor. præc.)

4. Vim morbi, ad bonam intermittentem indolem utcumquè emendati, hoc casu indè à d. 10 fregit copiosus sudor, postridiè redux.

5. Urina mutata in morbo mucoso ut-plurimùm futuræ criseos potiùs indicium, quàm ipsa critica est excretio.

HISTORIA III.

Febris mucosa benigna infantis, cum typo tertiano.

D. 11 *Jan.* 1761. Puellam, 7 annos natam, vesperi adoritur capitis dolor, sequitur æstus magnus cum sudore universali.

Lecto per intervalla incumbit, junctis, cum capitis dolore, *siti* intensâ et appetitûs defectu.

Lectum non deserit, atque prioribus sese adsociant ingens calor cum *tussiculâ siccâ.*

Valdè *dolent pedes*, *vomitu* rejiciuntur ingesta, *inflatur* cum duritie *abdomen*, atque inter continuatum capitis dolorem et æstum sine sudore, exasperata cum pulsu pleno, multùm frequenti, tussi sicca secum trahit *pungentem in pectore dolorem.*

Terrent sub somno *pavores*, soluta tandem alvus duriora reddit, *dolent* cum capite *artus*, urgent æstus et sitis, superstite simul sub tussi abdominis atque thoracis dolore pungente. Pulsus frequens et duriusculus est : urina flava cum sparsâ nubeculâ.

Lacessitus emetico ventriculus per vomitum dolentem exturbat *materiæ mucosæ* copiam, cum admixtâ parcâ bile, lenitis simul, post parcum sudorem, capitis dolore et æstu.

Quinquiès, à repetito remedio, excitato vomitu eliditur vis muci viridescentis. Subsequitur parùm somni cum quâdam ciborum appetentiâ. Ad priorem normam *exasperatur* circà vesperam *febris* cum reliquis symptomatibus. Parùm emollitur abdominis tumor, succedente nunc, cum *tumidâ linguâ interni oris dolentis excoriatione.* Administrata est emulsio camphorata.

Manet, cum æstu et capitis dolore parùm sopitis, sitis abdominisque tumor.

Micat appetitus, et vires colligens ægra è lecto surgere valet. Inter continuatum camphoræ usum, in linguâ tumidâ, rubrâ, crasso versùs radicem muco flavescente obductâ, efflorescunt *aphthæ.* Nox quieta est et cum parco somno *profusus sudor.*

Convalescere visa, post ingestum parcum cibum, denuò *lectum petere cogitur.* Ità intenditur capitis et membrorum dolor, ut ne contactum quidem ferant, dolente simul sub tussi exasperatâ abdomine. Urina rubra sine circulo dejicit aliquid sedimenti mucosi, albi, cohærentis. Post usum camphoræ noctu rursùs, cum somno satis quieto, *copioso sudore* diffluit.

Octiès ab emulsione jalappinâ soluta *alvus merè mucosa* reddit. Penitùs cessit capitis dolor, et ex parte etiam artuum dolores et sitis. Cum pulsu parvo, celeri, modicè frequenti, mollius fit abdomen tumens : atque aphtharum absentiam compensant *elevatæ* inter mucum linguæ *papillæ fungosæ* rubræ, cum *gingivarum dolore.* Redit ciborum appetentia. Ingestis aliquot præbiis miscelæ, ex unâ parte liquoris terræ foliatæ tartari cum tincturæ rosarum dimidiâ, placida nox sudorem in capite particularem movet.

Omnia nunc meliora. Urina flava cum coronâ turbatur, et subsidet *sedimenti mucosi*, albi, furfuracei, copia. Somnus sine sudore quietus est.

Sedato oris dolore, benè appetit. Cum multâ siti manente, inter usum remedii continuatum, subsidet molliti abdominis tumor. Versùs vesperam *horror et frigus* incessit, in alteram horam protractum, cum obrepente sub frigoris finem somno. Evigilans *calet* et *sitit.* Missa frigoris tempore urina citrina, tenuis, pellucida est, cum tenui nubeculâ subsidente.

Lecto interdiù facilè caret, præ algore tamen ponè fornacem reptat. Viget appetitus, alvus clausa est, pruriunt nares, et in linguâ pallidâ ex muco eminent papillæ. Nova *febricula vespertina* manè expellit *sudorem.*

Denuò expavescit sub somno atque dolore capitis et abdominis, cum frequentibus ventris torminibus et borborygmis, conquesta, junctâ simul siti, *in lectum se recipit.* Sola tenuia appetit. Urina tenuis, citrina, cruda. Lingua rubra, humida, pura est, cum papillis in limbo. Noctem placidam neque febricula, neque sudores, turbant.

Ipecacuanhæ, cum syrupi cichorei

connubio, præbium exturbavit *materiam mucosam ex flavo viridem.* Extrà lectum hodiè versata de *dolore pedum lancinante* querelas jactat. Pulsus parvus, duriusculus et frequens est cum renatâ plenitudine. Præter auctos pedum dolores, nox præcedenti similis fuit.

Redit hodiè per intervalla dolor in imo ventre. Linguæ rubræ dorsum obvestit tenue muci albi stratum. Urina à præcedenti non differt. Medicamenta nunc recusat.

Sub somno quieto *copiosum* ægra fundit *sudorem*; urina subpellucida, flavescens, cruda manet. Reliqua omnia ad frugem redeunt et sanitas restauratur.

1. Species mucosæ est, intermittentis indolis particeps, cum obscuriori, quàm in regulari intermittente esse solet, ob anni tempus minùs aptum, typo tertiano ad diem 10 usquè.

2. Facta interìm est crisis aliqua imperfecta, per aphthas, sudorem et oris dolorem.

3. Febris d. 12 relapsa, cum typo utcumquè quotidiano morbi reliquias cum sudoribus expulit.

HISTORIA IV.

Febris mucosa acuta recidiva in febrem intermittentem quotidianam transiens.

FOEMINA, 38 annos nata, ante hebdomadem quasi à febre mucosâ acutâ convaluerat; bis passa erat venæsectionem et pluribus trichuridibus à laxante liberata. Gestata anteà hernia sub initium morbi spontè sese receperat. Diarrhæâ deinceps laboravit ægra usquè ad

D. 30. april. quo obortum *grave frigus* excepit æstus cum magno capitis dolore.

Debilitatem magnam comitantur *artuum,* pedum præcipuè, *dolores.* Urgent etiam *dolores in imo ventre,* magis quidem prementes, quàm acuti; *diarrhæa* quoque frequens cum tenesmo et *excrementis mucosis.* Inquieta, raro fruitur somno, ore sub illo hiante : destituitur appetitu; cum *magnâ siti* parùm tantùm quiet caput; dolore dolet afficiuntur oculi, junctâ simul palpebrarum gravitate. Lingua tota alba, subsicca, lata est, *pulsus* debilis, parvus, *rarus, sine duritie.* Singulis horis devorat parvum cochlear linctûs, quem ingrediuntur mannæ depuratæ duæ unciæ, olei lini recèns expressi una uncia, cum sacchari dimidiâ.

Secuti sine vomitu conatus diarrhæam cum tenesmo mitigant. Perseverat, inter artuum dolores, ægræ debilitas cum molestâ et gravi *in regione ventriculi colique transversi pressione,* ità ut dolores è dextro latere in sinistrum progrediantur. Pulsus plenior, rarus, sine duritie est; lingua sicca, contracta, globosa, alba, versùs radicem flavescit. Sumptum ipecacuanhæ cum tartari stibiati stimulo, præbiolum sexiès saltem citato *vomitu* eliminavit *materiam* merè mucosam cum remixtâ bile.

Notabile indè morbi levamen sentit ægra ; remisit pressio in epigastrio, mitior urget sitis, et citrà diarrhæam semel tantùm ægra alvum deposuit. Cum somni reficientis desiderio de lassitudine magnâ conqueritur, speciem dormientis habet quieta decumbens, et quandò quis illam alloquitur, ex somno veluti expergefacta demùm respondet. Pulsus simul rarus est, æqualis, non durus. *Linguam* modicè albam in omni ambitu, contractam, humidam, ipsa ægra a:peram sentit. Sub somno inquieto copiam *sudoris* fundit. Solutorum, ex aquæ ferventis octo unciis, arcani duplicati (uncia dimidia), *gummi ammoniaci et saponis veneti* (ana drachma una), singulis horis ingeritur cochlear.

Cessarunt cum ipsâ diarrhæâ *tumiduli* citrà duritiem *abdominis* dolores; grave caput non nisi vesperi dolet ; gravitate pedum superstite, minuitur debilitas, ut vel extrà lectum ægra versetur ; pulsus parvus duritie atque frequentiâ caret, et cum linguæ descriptæ laxiori habitu notatur in urinâ tenui, aquosâ, pallidâ, clarâ, paucum sedimentum lacteum sine circulo. Continuatur usus remedii heri præscripti.

Inter valetudinis blanda simulacra, appetitum exspectatura ægra obambulat, dolorumque, præter pedum gravitatem, expers. Lingua alba, contracta, humida est; urina præcedenti similis. Continuatur ejusdem medicamenti usus.

Post vagas *horripilationes matutinas* cum dolore pedum et spasmis lumborum, accedit modicus æstus cum dolore capitis juncto. Uterque sub vesperam cedit reversis in imo ventre doloribus et pressioni in epigastrio. Pulsus vesperi pleniusculus est sine frequentiâ et duritie.

Manè, horâ 9. *novum frigus* febrile accessit, cum spasmorum dorsi, dolorum pedum, artuumque trèmoris sodalitio. Insequentem calorem comitantur capitis dolor, et cum magnâ anxietate præcordiorum oppressio. Pulsus sub frigore tactui ferè subterfugit; tempore caloris modicè plenus est, non adeò frequens. Vesperi remittit calor. Subjungitur pulvis, per epicrasin capiendus, ex salis mirabilis Glauberi unciâ dimidiâ cum ammoniacalis puri drachmis duabus totidemque sacchari, conflatus.

Horâ 10 matutinâ, solæ, sine notabili frigore, *pandiculationes* et *oscitationes* redeunt, quas excipit modicus calor cum capitis dolore, absque sudore. Præ dolore pedum lassa ægra per totum diem lecto recubat. Urina tenuis, citrina, pellucida, nubeculam mucosam dejicit. Protrahitur pulveris usus.

Obortum circà horam 9 modicum *frigus*, post dimidiæ horæ spatium *æstui intenso* et capitis dolori gravativo cedit, ità ut calor inter *sudores profusos* per totum ferè diem protrahatur. Cum pulsu parvo, duriusculo, modicè tantùm frequenti, lingua notatur alba; humida, ad margines rubra. Continuatur elapso paroxysmo pulvis salinus.

Decimâ rursùs horâ matutinâ *leve frigus* impetit ægram, cum subsequente modico calore: nec tamen blandior paroxysmi indoles impedit quominùs extrà lectum possit versari. In urinâ tenui, aquosâ, leviter flavescente subsidet *sedimentum album et grave*. Pulsus parvus et durinsculus frequentiâ caret. Reiteratur pulvis salinus (d. 9.)

Manè horâ 9 rediit dimidiæ horulæ *frigus vix notabile*, successit modicus calor absque notabili capitis dolore, per totum diem protractus. Abhinc sine paroxysmi reditu ægra sensìm convaluit.

1. Prouti in affectione colicâ, etc. ab expansis intestinis hernia spastico modo propellitur; ità imminente morbo acuto à spasmis initialibus hernia sese recipere potest, dùm in frigore febrili omnia contrahuntur.

2. Totus hujus morbi bis recidivantis decursus naturæ quiete et repetito relapsu, alternis, indolem intermittentem jam luculenter manifestat; ità ut in tres veluti impetus discerpatur, quorum tertius curatorius iterùm complectitur plures intermissiones vel accessiones minores (1), ad normam febris intermittentis quotidianæ regularis decurrentes.

_____

(1) Quin interdùm singuli paroxysmi quotidiani denuò discerpuntur in aliquot

3. Multis ex intermittentium genere degeneribus morbis, febribus imprimìs abdominalibus malignis, commune est, ut vel naturæ beneficio, vel artis operâ, in naturam veræ intermittentis prosperè emendentur, postquàm vis morbi primarii eatenùs fracta fuit, ut ex malignâ indole in meliorem cedat. (Cf. Sect. I. No VI. not.)

4. Ità vel ex hoc specimine patet hinos illos paroxysmos priores magnos eatenùs emendasse morbi degeneris indolem, ut subactâ malignitate, vis morbi residua soli intermittenti regulari fovendæ adhuc par esset, quâ demùm morbi reliquiæ ulteriùs excoctæ expellebantur. (Cf. Sect. II. No V.)

5. Quò magis intermittens febris distat ab indole perniciosâ et malignâ, eò minùs indiget cortice, et v. v. Ità febres intermittentes regulares, vernales præcipuè, ut forsàn omnis intermittens non perniciosa, aliis remediis tutioribus, e. g. soli salium protracto usui, obtemperant et demùm sine omni cortice cedunt, dummodò expectemus donec naturæ per febrim conatibus ipsa morbi causa fuerit sublata.

6. Simile salibus remedium exhibent saponacea, venetus imprimìs sapo, variis etiam morbis ex intermittente degeneribus, ut hydropi, calculo vesicali, ictero etc. egregiè accommodatus.

7. Supprimitur quidem cortice febris, sed causa morbi non tollitur. Quare etiam in perniciosis, post superatum à febre imminens periculum, semper refugiendum est ad resolventium usum.

8. Prouti blanda aeris temperies hiemalis in genere favet febribus mucosis, ità mitior sensìm tempore vernali aeris vicissitudo maturè resuscitat veras intermittentes. Sic vel in hâc ipsâ epidemiâ mucosâ jam sub finem februarii et martii initium, quasdam intermittentes, licèt raras, notavimus. Facilè enim adoriebatur intermittens eos, in quibus, præter tempestatem lenem, simul concurrebant conditiones in progr. de febr. intermitt. cont. (§ 15. α) allatæ. Quin, licèt rarissima sit vera intermittens hiemalis,

_____

accessiones minores. Ità in morbo epidemico mucoso catarrhali et subpleuritico, hieme 1762-63, grassante, tres ejusmodi accessiones et ultrà eodem die notavimus, capto à symptomatibus spasticis initio, subsequente æstu et tandem sudore, terminatas.

interdùm tamen occurrit, quandò dispositi diù temperato aere, sine notabili frigoris et caloris vicissitudine, ob vitæ genus sedentarium fruuntur. Ità quotidianam regularem hâc ipsâ hieme, licèt frigus intensissimum ureret, experiebatur, primis januarii diebus, puerpera, quæ plures menses in hypocausto temperato latuerat. Et forsàn hæc ipsa conditio multùm confert ad emendandas et in intermittentem naturam convertendas malignas.

9. A multis adeò laudatus gummi ammoniaci usus procul dubio latet in principio nauseoso, multis nominibus efficacissimo. (Vid. Sect. II.)

HISTORIA V.

Febris mucosa acuta, quæ sanata iterùm relabitur in morbum inflammatorium benignum.

Virgo nobilis 20 et ultrà annos nata, postquàm per aliquot hebdomades diarrhæâ laboraverat.

D. 24 febr. Frigore corripitur cum insequenti calore. Venæ sectio neque sanguinis vitium indicavit, neque emeticum ventriculi. Nox inquieta.

Lectum non deserit. Adsunt diarrhæa, magnus æstus cum intensâ siti atque perpetuâ corporis agitatione. Lingua acuta, subsicca, modicè albet. Occurritur emulsione nitratâ, et sub noctem diarrhæa parùm compescitur potiunculâ, ex acido vegetabili, extracto quodam amaro et leni opiato paratâ, cum plácidæ noctis successu.

Satis quieta est et multùm sitit. Nulli *dolores* urgent, præterquàm *capitis* in regione frontis, cui junguntur leviora *phantasmata*, quorum tamen conscia est ægra : quæ quidem phantasmata et subsequentibus noctibus sæpiùs redeunt. *Screatu* multùm *muci* rejicitur. Sanguis, iterùm è venâ missus, cum copioso sero, *crustâ inflammatoriâ* cœruleâ tegitur. Continuatur per noctem emulsio nitrata. Spontaneo de nocte vomitu eructatur materia biliosâ, atque resuscitatur diarrhæa.

Manè anxietates, inquietudo, debilitas : quæ mala à meridie sensim componuntur, et residua tantùm manet cum sapore amaro debilitas. Extenuatur pulsus impeditus, frequentior. Administrata potio acidula noctem satis bonam aliquotiès ructibus et vomitu turbavit.

Manè cuncta meliora sunt, et minùs querimoniarum fundit ægra, dùm hactenùs perpetìm querula fuit. Continuantur cum modicâ diarrhæâ *dolores in regione ventriculi et coli transversi*. Pulsus liberior est minùsque frequens ; urina modicè rubra, opaca, cum parcissimo sedimento furfuraceo. Circà meridiem, sine frigore, modicè augetur calor : vesperi sedatior pulsus ad rhythmos naturales ferè redit. Propinatus per epicrasin linctus demulcens, ex mannæ liquidæ tribus unciis, syrupi berberum duabus, et olei amygdalini dulcis unâ unciâ, cum adjectis laudani liquidi Sydenhami duobus scrupulis, paratus ; subindè *vomitus biliosos, seros, non defatigantes*, levantes potiùs movit.

Omnia emendata notavimus, sine caloris circà meridiem notabili augmento. Inter modicam sitim ægra nunc rursùs appetere cibos. Efflorescunt in facie quædam *pustulæ* minores, et in radio dextro *furunculus*. Vesperi brachio dextro admovetur vesicatorium. Continuatur linctus cum eodem successu.

Manè *urina* tota *turbida*, cum submerso *sedimento lacteo ramentoso*, opaca, serum lactis crassius refert. Subjunximus potiunculam, ex aquæ menth. ℥, v. quatuor unciis, terræ foliatæ tartari binis drachmis, cum *extracti corticis peruviani* unius, et laudani liquidi Sydenhami dimidiâ drachmæ connubio ; adjectâ simul syrupi aurantiorum sesquiunciâ, confectam. Nihil querimoniarum superest ; neque virium dejectio. *Pulsus* ferè naturalis, tantillùm frequens ; sub vesperam *elevatus, pleniusculus* redditur. *Dolent* cum difficultate deglutitionis *fauces*, et screatu adhuc *vis muci* rejicitur. Benè suppurat vesicatorii ulcus, et noctu succedit placidus somnus.

Emendatur deglutitio, pergit urinæ indoles critica, cessarunt diarrhæa et imi ventris dolor ; mitescit, cum pulsu bono ferè naturali, sitis ; et lacte puro vesci ægra conatur. Reiteratæ potionis usus protrahitur.

Sedimento urinæ, sanguinisque è naribus delapsi et screatu excreti parcis vestigiis morbus sensim dissipatur.

Benè valet. Affatìm assumpserat succoladæ haustus repetitos, solanum esculentum, aliaque.

Postero die sub vesperam sine notabili frigore relabitur, cùm pulsu pleno frequenti junguntur major ac in nupero morbo calor, inquietudo, præcordiorum stricturæ, nox inquieta.

Exhibitum tempore remissionis matutino vomitorium, ex ipecacuanhæ g. xv. cum tartari emetici gr. j. stimulo, quater vomitum civit. Novus circà meridiem febris impetus accedit; *eliciuntur sub vesperam* decem quasi *sanguinis* unciæ, sero et *crustâ inflammatoriâ* tecti; quo facto pulsus mollitus parùm subsidet. Post noctem inquietam, eodem tramite cum intenso calore febris exacerbata redit: quarè è venâ, circà vesperam iterùm sectâ, extrahitur sanguis *cum crustâ pleuriticâ auctâ.* Adhibetur simul potio antiphlogistica, ex soluti in aquæ cichorii unciis octo, nitri puri binis drachmis, et admixtis syrupi emulsivi duabus unciis, cujus potionis singulis horis capiuntur duo cochlearia. Urina *turbida, lactea* est; redeunt stricturæ faucium; continuatur nisus in vomitum; screatu multum muci eliditur, et inter *tussiculam* nox inquieta ruit.

Accedente noctu diarrhæâ, calor solvitur. Urina, ut herì lactea est; pulsus abdominalis multùm frequens cum quâdam mollitie. Manè succedit *hæmorrhagia narium* aliquot unciarum, pergit tamen nisus in vomitum. Subjungitur miscela, ad normam præcedentis potionis capienda, soluti in aquæ menthæ s. v. unciis quatuor tartari corticis peruviani unius et dimidiæ drachmæ, cum admixtis elixirii proprietatis Paracelsi drachmâ unâ, laudani liquidi Sydenhami granis xij, adjectis syrupi balsamici duabus unciis. Vesperi *tertium* administratur *venæ sectio*, eademque, ac in nuperâ, cruoris indoles inflammata deprehenditur. Urina flava, obscura, sine sedimento manet.

Quietior ægra est, ac herì. Magnas utrique brachio admota vesicatoria contraxerunt vesicas. *Elevatæ* sunt in linguâ rubrâ *papillæ fungosæ*, minùs conspicuis pyramidalibus. Ob pulsum plenum, modicè frequentem, in usum revocata est emulsio nitrata (d. 14): et exasperatâ post meridiem febre cum *deliriis loquacibus* junctis, quartâ vice sanguis è venâ trahitur, ad sex septemve uncias, cujus indoles minùs inflammata fuit ac prioris. Nisum vomendi sedatum excipit levis diarrhæa, et sedili insidens ægra subindè leviori in gradu animo linquitur. Præter caput gravatum, nihil doloris; nisi quidem levissimus interdùm, alvi excretionem præcedens, observatur. Sæpè cum screatu aliquid sanguinis immixti rejicitur: urina à præcedente non differt.

Post noctem satis placidam, valetudo parùm emendata est, sitis mitior, cum urinæ *sedimento lacteo.* Præter tenesmum, nihil diarrhææ superest: atque cum pulsu frequenti, pleniusculo, sequuntur per noctem inquietam phantasmata.

Desideratur urinæ (ut d. 15) sedimentum, pulsus modicè tenuis, debilis et frequens est, sudant corporis superiora, et ægra de debilitate et siccitate linguæ conqueritur. Succedit nox bona.

Notabiliter decrescit morbus, redit ciborum appetentia, et sine febre notabili superstite denuò præcipitatur urinæ *sedimentum lacteum ramentosum.*

Subjungitur remedium ex aquæ menthæ s. v. unciis sex, liquoris terræ foliatæ tartari et syrupi aurantiorum ana sesquiunciâ cum extracti corticis peruviani duabus drachmis, ad prioris normam capiendum.

Succedenti demùm *pedum tumori œdematoso* occurritur parato ex corticum peruviani unciâ unâ, aurantiorum drachmâ unâ cum tartari solubilis duabus drachmis, et balsami copaivæ drachmâ unâ, pulvere, omni bihorio per dimidia cochlearia capiendo.

Reiteratur idem pulvis et præter pedum tumores, sensìm evanescentes optimè convaluit ægra.

1. Turbata erroribus diætæ, crisis, diutiùs protrahenda, elapso die 11mo in augmentum coagulumque gelatinæ sanguinis determinatur cum morbi secundarii inflammatorii sequelâ. Ejusmodi autem morbos ex aliis criticos nasci, aliàs etiam observavimus. (Cf. Sect. II; n° V.)

2. Decurrit sueto tramite morbus sanguineus sine inflammatione locali, V, Sbus, nitrosis et hæmorrhagiâ spontaneâ levatus.

3. Solvitur sensìm præcipitatâ *alternis diebus* urinâ, et enato demùm *pedum* tumore, quibus nominibus naturam morbi mucosi intermittentis aliquandiù latentem, simili eventu denuò patefecit. Monemus in transitu, tumorem pedum œdematosum ferè esse signum characteristicum morbi cujuscumque ex intermittente degeneris. (Cf. Sect. I.)

4. Vel ex hoc casu apparet, quanta sit virtus vomitoriorum per solam nauseam sine stimulo agentium et epicrasin exhibitorum (d. 5.). (Cf. Sect. II.)

HISTORIA VI.

Febris mucosa, erratica cum simulacris
pleuriticis.

D. 4. May.

Puerum 12 annorum, postquàm aliquandiù cum diarrhæâ conflixerat, quartâ à meridie horâ *cum horrore grave frigus* impetit, quod post aliquot horas excipit æstus ingens cum intensâ *siti*, utroque symptomate per totam noctem protracto.

Succedunt *dolor in imo ventre*, præcipuè in regione hepatis, et anxietates: à meridie post aliquot *vomitus spontaneos* magnus æstus, ut vestimenta rejiceret, cum modico *capitis dolore*, intensâ siti et *sapore amarulento*. Inter pulsum frequentem, durum, modicè plenum, sub tussi *dolorem in pectoris latere* dextro sentit. Lingua alba muco albo crasso tegitur. Ipecacuanhæ scrupulus cum tartari emetici unius grani stimulo, bis tantùm excitato *vomitu*, multam vim *materiæ mucosæ*, ab admixtâ bile *fuscè viridescentis* cum *lumbrico*, exturbavit. Quo facto quietior de nocte per intervalla cepit somnum.

Laxans, ex pulpæ tamarindorum unciâ, mannæ dimidiâ, et salis cathartici quartâ unciæ parte, in multo vehiculo solutis, effectum denegavit. Mitiores quidem in imo ventre sunt dolores; cessavit etiam dolor capitis: sed sub *tussi auctâ* ingravescunt *dolores in thorace pungentes*. A meridie extrà lectum versatus multùm sitit, appetitu non prorsùs abolito. Pulsus frequens, modicè plenus, parùm emollitur, *linguam* albam, humidam, priorem paucæ distinguunt *papillæ fungosæ conspicuæ*.

Post leve unius horæ *frigus matutinum*, laboribus suis vacavit.

Altero quoque manè extrà lectum versatus benè valet. Primâ verò à meridie horâ dimidiæ horæ *frigus* æstus ingens secutus est, cum siti, capitis dolore, et exacerbatis sub *tussi frequenti doloribus thoracis pungentibus*, *sputoque* parùm *cruento*. Pulsus durus, frequens, plenus et æqualis.

Per integrum diem, sine frigore, continuatur æstus, sitis magna, tussisque exacerbata cum largiori sanguinis sputo; exasperato simul, sub inspiratione brevi, pectoris dolore. *Elicitus*, ob pulsum frequentem, durum, plenum, *è venâ sanguis* copiosum serum et crustam inflammatoriam cineream crassam exhibuit.

Propinatus est per epicrasin ex salis mirabilis Glauberi dimidiâ unciâ, duabus drachmis nitri totidemque facchari mixtus pulvis.

Levati pectoris dolores pungentes tantùm sub *tussi*, frequenter urgente, parùm *humidâ*, non cruentâ, supersunt. Pergit æstus magnus cum siti, sine capitis dolore. A repetito laxante nuperiori alvus biduum clausa, subsequente demùm die solvitur. *Linguæ rubræ*, humidæ, *mucosæ*, jungitur pulsùs duriusculi, modicè pleni, frequentia.

Modesti sub tussi mitiori supersunt dolores. Pulsus manè parvus, durus, celer, modicè frequens, sub vesperam fit frequens, durus cum quâdam plenitudine. Ante meridiem extrà lectum versatur æger, cibosque appetit; pomeridianis horis multùm sitit.

Silet omnis dolor, redit successivè vigor; et *muco crassiori*, cum tussi sedatâ reddito, morbus dissipatur.

1. Specimen morbi mucosi est, quod transitum facit ex mucoso in subsequens variolosum. (Cf. Sect. I.)

2. Et in aliis ægris, ad variolas non dispositis, easve jam olim passis, notavimus sub miasmate epidemico varioloso frequentia symptomata pleuritica aliaque cognata mala.

3. Febri intermittenti pleuriticæ similis est; sputum enim cruentum, ut in ipsâ pleuritide, in diem 5tum; tussi humidâ cum expectoratione, morbum successivè solvente, in dies 7mum et 9num cadit.

4. Patet ex hoc casu, quanta sit vomitoriorum in morbo juniori virtus.

5. V. *Sem* indicatam nec in tenerâ ætate reformidandam esse, plures alii casus nos docuerunt.

HISTORIA VII.

Febris mucosa benigna cum exanthematibus purpuraceis.

Fœmina, 30 quasi annorum, aliquandiù inappetentiâ ciborum, post ingesta vomitu spontaneo, cum admixtis *vermibus*, nec non *diarrhœâ* laboravit.

D. 25 Mart. Vesperi obortum *horrorem* cum *frigore levi* sequebatur æstus magnus.

Postero die per intervalla incerta varias notavit horripilationes, cum calore pedissequo, tumentium artuum *exanthemata* leviora, *purpuracea*, rubra, quæ ab æstu remittente rursùs evanescunt.

Desierunt vomendi conatus, neque fractæ à morbo sunt vires. Urgent verò per intervalla, cum respiratione frequenti et brevi, *dolores* pungentes *thoracis*, nec non dolores in abdomine *colici*, subindè graviores, cum intensâ siti, capitis vehementi dolore, et sapore oris amaro. Adest quidem, cum pulsu pleno et multùm frequenti, alvi fluxus, sed modestus. Lingua alba et sicca est. *Missus* è venâ *sanguis* cum impetu prosilit; et in primâ patinâ cruor copioso sero circumfusus tenui crustâ pleuriticâ tegitur.

Propinatâ per epicrasin ipecacuanhæ dimidiâ drachmâ deciès et ultrà vomitum civit, quocum etiam *lumbricus* abcessit. Cessarunt à meridie in imo ventre dolores : pergit cephalalgia, sed moderatior. Aucto sub vesperam calore, vehementer *pruriunt manus ac pedes*, quibus scalptis, *cutis* quidem *rubescit*, nihil verò exanthematum elicitur. Emendata respiratio citrà dolores perficitur : atque nunc cum recens natâ *tussi* rariori tantùm *pungit dolor in hypochondriis dextris*. Inter alvi segnitiem, lingua pallidè rubra, humida, papillis elevatis, albis atque simul cum oris superficie internâ, *aphthis* flavescentibus obsita est.

Mane circa horam septimam *magnum cum frigore horrorem* excepit similis æstus. Frequens ac celer, sub æstu febrili, spiritus à *collecto in larynge muco* impeditur : *auctâ* cum *tussi* in imo ventre dolores, ad medium diem usquè protracti, post alvi dejectionem evanuerunt. Cum pulsu pleniusculo, frequenti et duro, post pruritum, dùm scaberentur manus ac pedes, iterum proliciebantur *exanthemata*, prioribus similia, sine notabili sudore juncto. Lingua tempore caloris sicca, alba, cum maculâ flavescente : vesperi, inter pulsum parvum, ferè naturalem, sine frequentiâ, humida fit, simpliciter alba. Aphthis persistentibus sese adsociat *gingivarum dolor*. In urinâ rebellâ pellucidâ, demergitur nubecula crassa, mucosa. Administratum per epicrasin laxans salinum cum mannæ connubio, sæpiùs de nocte alvum duxit.

Successit morbi levamen. Desierunt dolores in imo ventre et sapor amarus; modesto capitis dolore, modicâ siti, et debilitatis perceptione residuis. Redit quoque, cum pulsu parvo, parùm frequenti, ac linguâ humidâ, albâ, aphthis obsessâ, appetitus. Post mixti, ex æqualibus partibus salis ammoniaci et mirabilis Glauberi pulveris usum, extrâ lectum

versatur ægra, diarrhææ dolorumque expers. Incressit aphtharum in linguâ omnique oris interni ambitu seges; et humidæ pallidæque linguæ radicem nunc obvertit tenuis mucus flavescens. Pulsus parvus est, sine frequentiâ atque duritie. Continuatur pulvis salinus.

In lecto rursùs detinetur, *accensâ* iterùm *siti* cum parvo capitis dolore. Præter aphthas constantes *in oris labiis* efflorescunt *pustulæ*, cum pulsu pleno, duriusculo, frequenti; versùs vesperam cum euphoriâ ægrotantis ad naturales rhythmos revertente.

Præter doloris capitis et debilitatis vestigia quædam residua, extrâ lectum versata ægra nihil ægritudinis sentit.

Persistentes aphthæ subindè graves dolores lancinantes procreant. Cæterùm convalescens appetit, beneque valet.

1. Pertinet hic casus rarior ad speciem febris mucosæ benignæ cum quâdam inflammatione. (Cf. Sect. I.)

2. Læsa citrà anxietates respiratio, inter reliqua signa, eruptura bonæ indolis exanthemata præsagit, præcipuè simul junctis horroribus, instantis criseos nuntiis.

3. Febris typus, ob hiatum d. 2-6, determinari nequit; erraticam tamen indolem redolet.

4. Memorabilis est, observatuque rara, matutina febris d. 8 exacerbatio.

5. Æquè insolita est morbi, quarto indè à febris relapsu die, per labia exulcerata solutio, simulque cognationis cum intermittentibus index.

6. Reliqua symptomata morbi mucosi normam sequuntur.

7. Egregiè etiam opitulamur simulacris pleuriticis, infantum præcipuè, succenturiato oxymellis remedio ex mannâ solutâ atque syrupo quodam acidulo cum succi citri connubio, qui, tanquàm succus vegetabilis recens, vitio scorbutico juncto optimè medetur; atque palato minùs adversatur.

HISTORIA VIII.

Febris mucosa ephemera, sive acutissima.

Juvenis 23 annorum diarrhæâ per aliquod tempus laboravit, quam cessantem exceperunt frequentes *anxietates*, *pressionis* in regione *ventriculi sensus* cum spirandi difficultate.

D. 11 febr. Circà vesperam *vomitu spontaneo* vexatus; subsequentes dies sine notabili morbo inter anxietates sæpè recurrentes cum appetitu protracto et alvo clausâ, transegit.

D. 15 febr. Vesperi post nauseam et vomitum spontaneum secutus est *horror* cum *gravi frigore.* Indè nox inquieta cum intenso calore, atque sudoribus, circâ superiora præcipuè, profusis.

Superest cutis quidam mador et inter-diù multùm dormienti varia sub somno observantur phantasmata. Cum viribus prostratis et facie mutatâ, multas de *do-loribus artuum* querelas jactat per lon-gum tempus morbo laborasse sibi visus.

Valdè simul *dolet* universum, potissi-mùm circà frontem, *caput;* cum oris sic-citate urget *intensa sitis,* et inter auctas ab ingestis potulentis anxietates se in-flari putat. *Clausa* manet *alvus;* lingua lata, pallidè rubra, tenui muco albo tecta est; pulsus parvus, celer et rarus. Post *emeticum,* ex ipecacuanhæ scrupulo et tartari emetici grano cum salis cathartici drachmis duabus, semel excitato vomitu multam *materiem mucosam* cum admixtâ bile rejecit. Nox inquieta, insomnis.

Capta emulsio jalappina, sæpiùs *al-vum,* ingestusque à meridie potus caffee *vomitum* civit. Vesperi ventriculi vacui sensus est, cibos tamen non appetentis. Superest moderatus capitis in vertice dolor, et minùs nunc oppressæ vires sunt, ut jam lecto exsurgere valeat.

Extrà lectum versatur. Inter usum de-cocti radicis gentianæ, cum lactis anati-câ portione redit corporis appetitûsque vigor.

1. Rarissimè febris mucosa in ephe-meræ sive acutissimæ formam evecta est (1).

2. Diarrhæam sive naturâ, sive arte (malè) suppressam excipiunt anxietates et gravia symptomata alia.

3. Æstus febrilis utplurimùm est in ratione frigoris prægressi.

4. Alvum stipatam semper in hoc morbo comitantur artuum dolores quos demùm citiùs seriùsve alvi profluvium, vel spontaneum, vel medicamento mo-tum, solvit.

5. Magni momenti ad debellandum morbum fuit crisis succenturiata, quâ vomitu æquè ac alvo expulsa est muci biliosi copia.

_____

(1) Vid. suprà, nota sect. ii, p. 192.

HISTORIA IX.

Febris mucosa acuta continua, cum malignitate.

Virgo 20 annos nata, plethorica, ro-busta, sorori febre malignâ laboranti per aliquandiù adstiterat.

D. 27 nov. Toto die cum lassitudine *horripilationes* repetitas sensit, quas ves-peri excepit calor.

Ipecacuanhæ præbium ter vomitum biliosum movit. A meridie sapori ingrato, vapido, sese adsociat dolor capitis ad frontem cum pulsu pleno, frequenti. Lingua ad limbum depressa est, dorsum jugi longitudinalis instar elevatum, mo-dicè albet. E sectâ sub vesperam *venâ* sanguis ab initio ad finem usquè, per arcum quidem, moderato tamen et in-constanti impetu, profluit, et cum clan-gore delabitur. Splendet, sine omni sero, cruoris placenta; tenui, albâ et semi-pellucidâ crustâ tecta. Transparent par-væ massulæ floridæ: cruor tamen sub crustâ non diffluit. Propinatum est omni bihorio *nitri puri* præbiolum. De nocte per intervalla ægra gavisa est somno satis quieto.

Benè respondet alvus, *florens facies* et artus, albet cum pulsu moderato lin-gua. Vesperi cum sapore vapido capitis-que dolore, lingua ad apicem et limbos rubet, dorso albo subflavo. *Iterùm ob* pulsum plenum, multùm frequentem *se-catur* in cubito *vena,* eademque san-guinis indoles notatur, nisi quòd *crusta inflammatoria* crassior atque tenacior sit, quàm heri; limbus placentæ floridus, auctaque massularum floridarum copia; parcior vero cruor, obscurior in fundo, admixto parco sero diffluat. Cæterùm quamdam virium jacturam fecit ægra, inter insomnia per intervalla quievit, semelque de nocte alvum posuit lubri-cam.

Protrahitur nitri usus. Linguam non mutatam comitatur pulsus frequens, ple-niusculus, tussicula, et intensa, sine ca-pitis dolore, *sitis.* Urina turbida, limosa, solutum in lacte lutum quasi refert; vitri parietes crusta cœrulea obfuscat et *sedi-mentum* crassum compactum, limosum demittit. Cedit circà vesperam pulsûs multùm frequentis plenitudo atque cum borborygmis *aliquoties fluxit alvus.* Con-fectam ex aquæ cerasorum nigrorum un-ciis octo, syrupi berberum duabus unciis cum aceti sambucini unciâ et spiritûs vitrioli guttis xxv, potionem, singulis horis per dimidias cupulas sumit, cujus usum sequitur nox satis placida, alvi profluvio non turbata.

Eadem adhuc linguæ ratio est, pulsus frequens parùm contrahitur, pergit tussicula, et in urinâ opacâ, flavâ, cum circulo, submergitur sedimentum parcum, subflavum, ramentosum. Reiteratur potio cum spiritûs vitrioli guttis xxx. Semel tantùm hoc mane alvum dejecit ægra; nox sequens, insomnis, decurrit sine alvi stimulo.

Redeunt capitis dolores, increscit tussicula sicca et inter modicam virium dejectionem universum corpus interdiù citrà ægrotantis euphoriam, sudat. Lingua, alba in dorso, et pulsus ut nuper notata fuere. Urina jumentosa cum circulo post aliquot horas demisit sedimentum lacteum copiosum. Cum siti notabili semel tantùm alvus laxa fuit. Noctu parcus; et sine sudore, somnus.

Laxans, ex salis cathartici amari sesquiunciâ, cum extracti aloes gummosi gr. viij connubio, in aquæ ferventis unciis sex factâ solutione, semel tantùm alvum civit, et simul cum excrementis *lumbricum* pepulit. Urina flava duplici *sedimento* distincta est, superiori lacteo; et graviori *mucoso*, cinereo, cohærènte, in fundo. Lingua non mutata manet ut nuper, et cum pulsu parum frequenti et parvo, intensa sitis urget, sine sudorum sodalitio. Post noctem inquietam accepit aliquid emulsionis jalappinæ. Inter levia quædam tormina secuta est alvus copiosa, sine omni verme. Debilis ægræ tormina et alvi profluvium cremoribus sopita sunt. Querula est, licet nihil dolorum sentiat. In linguæ albæ, subflavæ dorso conspiciuntur *papillæ rubræ*. Pergit, cum pulsu frequenti, parùm debili, faciei, modicè collapsæ, rubor. Substitit alvi profluvium et noctem per intervalla comitatur quies.

Cum modicâ siti, mens dejecta, anxia, querula est, pulsus debilis, parvus, modicè frequens, linguæ, ad apicem et limbum rubræ, dorsum subfuscum, impurum. Urinam flavam distinguit copia sedimenti levis, lactei, crusta cœrulea ad vitri parietes, et cuticula pinguis, tenuis, versicolor in superficie. Ventum est ad *extractum corticis* peruviani, cujus drachmas duas in aquæ cerasorum unciis octo, additâ syrupi berberum unciâ unâ solutas, ad prioris potionis normam propinavimus. Accessit cum *anxietatibus* et modicâ inquietudine *levissimi frigoris* sensus, ità ut per totum diem

stragulis sollicitè sese obvolveret. Gelidiuscula sunt tactu externo extrema superiora, pedes naturali calore foti. Præter dorsum impurum, fuscum, intensè rubet lingua. Alvus constipata manet, et nox transigitur insomniis, inter querelas de caloris defectu.

Extrema rursùs calent, sed cum pulsûs debilis modicâ frequentiâ superest animi dejecti imbecillitas. Ipecacuanhæ scrupulus cum unius grani tartari stibiati stimulo sexies vomitum biliosum excitavit, alvi segnitie pertinaciter manente. Secuta est nox quieta.

Paulò melius habet ægra, modicè sitit, nihilque dolores uspiam in corpore sentit, præterquàm capitis quoddam pondus. Mens dejecta est, vox querula, facies rubra, alvus clausa, pulsus debilis, vix frequens. Turbida et limosa urina obfuscat vitri parietes. Linguæ apex et limbus rubri; dorsi pars anterior alba; radix, cum dentibus ipsis, squalida, subfusca. Reiteratur potio cum extracto corticis d. 9). Vesperi cum linguâ humidâ, minùs fuscâ, augetur pulsus parvi frequentia. Florida sunt cum facie extrema superiora, et inter alvi segnitiem effloruerunt in pectore duæ *pustulæ* coniformes. Alvum, clysmate semel solutam, nox quieta secuta est.

Lingua ad apicem rubra, humida fit, dorsum album, impurum et asperum, maculâ fuscâ sensim evanescente. Urina, pulsus, etc., ut heri notata. Salis cathartici amari uncia cum extracti aloes aquosi gr. viij in aquæ ferventis unciis quinque soluta, cum additamento quodam syrupi rosarum solutivi ter alvum duxit. Noctem placidam dein sæpiùs turbavit diarrhæa *mucosa*.

Cum faciei rubore, pulsus parvus, debilis et modicè frequens est, sub vesperam ejus debilitas minuitur. Urina parca, turbida, limosa, vesperi flava cum sedimento albo farinoso. Administratur ad priorum normam capienda potio ex aquis cerasorum et menthæ s. v. ana unciis quatuor in quibus dissolvuntur extractorum corticis peruviani drachmæ duæ, et cascarillæ scrupuli duo, additis syrupi berberum duabus unciis. Bis tantùm alvus fluxit. Pergit gravari capitis sensus, et nova utrinquè ad linguæ radicem stria fusca apparet.

Prioribus sese adjungit lacrymatio spontanea.

Bis hodiè, cum borborygmis, ægra alvum dejecit. Vox perpetim querula est, ut ait, præ debilitate. *Duplex* iterùm in urinâ *sedimentum* notatur, copiosum se-mipellucidum *mucosum* (v. d. 7) in fundo ; cui insidet levius *lacteum.*

Ter cum ægræ euphoriâ, vomitum mucosum civit ipecacuanhæ dimidia drachma cum tartari emetici stimulo. Rubet facies, depluunt invitâ ægrâ la-crymæ, et linguæ, ad apicem et margi-nes rubræ, in dorso albæ, stria fusca ad radicem augetur. Cum pulsu multùm frequenti, parvo, denuò accenditur sitis, et inter tormina ventris sequuntur tres alvi lubricæ dejectiones pulposæ cum admixto muco. Urina turbida, flava, de-jicit leve sedimentum subflavum.

Cum alvo clausâ idem manet sympto-matum satellitium.

Propinatum laxans, ex salis Sedlicen-cis et mannæ æquali unciæ unius mis-celâ in aquæ ferventis unciis quinque soluta, cum adjectâ pulveris rhei drachmâ dimidiâ, frequens alvi dejectio secuta est. Urinæ indoles descripta manet, et cum pulsu modicè frequenti, parvo, paucæ lacrymæ destillant.

Inter modestum alvi fluxum, reliquis signis mitioribus, valetudo sensim emen-datur. Rubet semper facies et vix quid-quam in urinâ, linguâ et pulsu mutatio-nis observatur. Continuatur, reiteratæ postero die, potionis, cum extracto cor-ticis, usus.

Humida fit lingua, modicè alba, cum dorsi fusci squalore. Decrescit pulsûs parùm elevati frequentia, et non ampliùs præcipitatur urina flava. Convalescens rursùs appetere, acetaria potissimùm, et vires recuperare. Subjungitur, singulis horis per semicupulas ingerendum corti-cis peruviani decoctum, cum quartæ par-tis syrupi aurantiorum connubio.

Inter cujus usum continuatum denuò subsidet in urinâ flavâ sedimenti flavi copia, et cum alvo naturali restauratur valetudo.

1. Præ aliis miasmate contagioso fa-cilè corripiuntur mœrore quodam affecti : Quâ quidem ex causâ, et contagii vici-niâ, omnis quandoquè familia eumdem successivè morbum experitur.

2. Citrâ omnem interdùm inflamma-tionem localem in febribus acutis adest sanguinis crusta pleuritica, ex pulsu co-gnoscenda, et cum optimo successu se-mel iterùmve secatur vena.

3. Sanguini sic inflammato, donec alvus fluat, conducunt salia antiphlogis-tica. Factâ autem crisi quâdam præcipi-tatâ (d. 4), stadii inflammatorii transacti et resolutionis imminentis indice, salinis

non malè substituuntur antiputredinosa et diffluentes humores compingentia, acida præcipuè mineralia.

4. Sensus quidam, sine vero dolore, ingratus ac molestus, nervis videlicet materiâ morbidâ, coctione subigendâ, obrutis, querulos facit ægros (d. 8. 15).

5. Corruptam intermittentium natu-ram peruvianus cortex, ejusque extrac-tum, emendat atque per intervalla su-bindè et frigora discerpit (d. 9).

6. Frigus cum alvo stipatâ et anxietate (d. 9) latens qualecumque exanthema vel futuram suppurationem, denunciat (d. 11).

7. Somnus, pulsûs quædam fortitudo, lingua fusca et alvus stipata optima sunt coctionis signa. Tacitè enim natura opus suum perficit, ità ut sine somno bona et laudabilis coctio fieri nequeat.

8. Intensus linguæ rubor atque papillæ eminentes floridæ verminosum sympto-mata, et in febre mucosâ continuâ acutâ analogon aphtharum sunt. Idem valet de nimiâ linguæ sensibilitate. Cedit etiam hoc symptoma, vermibus foràs emissis. Cf. hist. sq. d. 14 et 16.)

9. Sedimentum urinæ merè mucosum procul dubio ex lacunis mucosis urethræ et reliqui urinæ itineris critico modo egeritur. Turgere enim et harum par-tium folliculos muco congesto, subindè notavimus (Cf. Sect. 1, n° IX); quale etiam vaginæ uterinæ elegans specimen exsculptum videre est in ill. PRÆSID. *iconibus de utero humano,* tab. VIII.

HISTORIA X.

Febris acuta, mucosa, biliosa, sanata

Virgo 20 annos nata, *plethorica et corporis robore vigens, intermittentes in primâ juventute passa* et menstruum fluxum ritè, præter ultimos menses, ex-perta, post aliquot dierum lassitudinem et auctam sensim artuum gravitatem,

D. 16 *nov.* notabili sub vesperam *fri-gore* febrili licèt corripiatur, nihil ap-petat, venâmque in pede d. 19 nov. se-cari curet, suis tamen negotiis utcumque vacat.

D. 20 *nov.* Lectum demùm petiit. Emeticum sexiès vomitum biliosum ci-vit, alvo simul naturali modo respon-dente. Cum *capitis* ad frontem *dolore floret facies* et inter modicam virium prostrationem augetur *sitis,* imprimìs de nocte. Linguæ parùm trementis dorsum siccum et muco albo tectum est. Madet levi sudore corpus, mox cessante. Pulsus plenus et frequens modicèque tardus est. Somnus siti alvique quatuor dejectionibus, sine dolore juncto, turbatur.

Aucto febris æstu, respiratio brevis et frequens fit; lingua squalida, subfusca, sicca, ad apicem obscurè rubra. Accedunt levis *tussicula sicca*, sitis intensa, cum *frequenti ad desidendum stimulo*. Urina limosa multùm sedimenti albi et ramentosi dejicit atque circulum relinquit. In usum vocantur acida vegetabilia cum mineralis parco connubio. Sub somnum satis quietum sequitur *sudor* universalis.

Evanuit capitis dolor; sed *dolent* cum *fractis viribus artus*, ac si fustibus essent conquassati. Licèt hodiè multùm sudaverit, sexiès tamen fluxit alvus. Auctæ sub vesperam pulsûs, interdiù parùm contracti, frequentia et plenitudo, post sectam in cubito venam pauxillùm minuuntur. Depluit sine saltu, modò guttatim, modò lento rivulo, sanguis; in placentam coit splendentem sine omni sero, crustâ inflammatoriâ crassâ, albâ, semipellucidâ, tectam. Subtùs transparent parvæ cruoris massulæ rubræ, crustæ parùm adhærentes, partim in cruore tenui natantes. Lingua multùm squalida, subfusca; cæteroquin, velut urina, ut heri manet. Sæpiùs de nocte insomni et *phantasmatibus* interpolatâ, reddidit *excrementa flava* et fœtida, atque multo *sudore* maduit.

Manè appetit acetaria, augetur *tussicula parùm humida*, gelidiuscula sunt extrema superiora, atque *excrementa fœtida* quatuor dejectionibus *cum impetu* propelluntur. Continuatur mixturæ acidulæ usus, ex aquæ cerasorum nigrorum unciis octo, syrupi berberum duabus unciis, additis aceti sambucini unciâ et spiritûs vitrioli guttis XLV compositæ. Sedatiores sudores nunc excipit *aurium*, veluti à molendinâ; *susurrus*. Vires fractas adhùc dùm comitantur respiratio frequens et impedita, faciei rubor et modica sitis. Pulsus frequens et pleniusculus est cum modicâ duritie. Urina vesperi ferè semper parciori copiâ redditur opaca, flava, cum circulo ad marginem et sedimento copioso albo, lactis coagulati simili; iterùm crasso, ramentoso, levi. Nox inquieta agitur sine sudore, urgente octiès diarrhæâ.

Paulò liberior est respiratio. Licèt extremitates calore naturali rursùs foveantur, ægra tamen stragulis sollicitè corpus obtegit. Lingua sensim magis albescit, humida fit et acuta; cum maculâ impurâ et subfuscâ ad radicem. Urinæ et pulsûs, si à duritie recesseris, eadem adhùc ratio est. Semel tantùm interdiù alvum posuit fluidam : nox verò neque sudore, neque alvi profluvio interrupta est; cæterùm præcedenti nocti similis.

Cum pulsu modicè frequente, modò pleniusculo, modò contractiore et impedito, *levatur aurium susurrus*. Lingua maximam partem alba est : urina opaca, crassa, cum circulo et sedimento subflavo. Modica superest respirationis frequentia. Vesperi tamen cuncta *symptomata in pejus vertuntur*. Sexiès interdiù reddidit *excrementa* fœtentia, spumantia, fusca, *putrida*. (Suo genio indulgens ægra, rursùs, ut jàm aliquoties, *carnium juscula* ingesserat.) Cum virium fracturæ augmento augit respiratio frequens et multùm impedita, ità ut præ anxietate artus jactitet. Vix potulenta poscit. Linguæ acutæ apex et limbus obscurè rubent, dorso sicco, sordido, subfusco. Dentium superiores sicci, inferiores modicè humidi sunt. Pulsûs inconstantis et impediti frequentia augetur : et in urinâ flavâ, pellucidâ, cum tenui nubeculâ in fundo dispersâ, desideratur circulus. In continuatâ mixturâ, jam octiès exhibitâ, hodiè spiritûs vitrioli guttulæ ad XXXV evehuntur. Inquieta quater de nocte alvum dejecit.

Laxatur rursùs, cum levi tamen tremore, lingua; redit quoque urinæ opacæ et modicè rubræ circulus ad marginem cum circumscriptâ nubeculâ ad fundum; parùm emendatur respiratio, auriumque susurrus nunc penitùs ferè cessat. Ob saporem mixturæ, ægræ palato nimis austerùm dentibusque inimicum, guttulæ XV acidi mineralis subtrahuntur. Sitis expers ægra acetaria appetit. Gelidiuscula fiunt, dùm exseruntur, membra. Urina vesperi reddita clara et flava est cum nubeculâ : pulsus vix frequens, impeditus, ratione impetûs inconstans et parùm undosus. Ter interdiù, quater noctù per intervalla placida, alvum posuit.

Post decimam mixturæ portionem, stragulis semper ad collum objectâ ægra continuat de sapore mixturæ austero querelas. Indè dedimus aliquas remediorum inducias. Lingua extenuata, lata, multùm humida est cum dorsi squalore : urina opaca, crassa, turbida, vitri parietes obfuscat atque nubeculam dejicit. Pulsus durus, impetu inconstans, sine notabili frequentiâ est. Florida semper manet facies : cùm parùm impeditâ respiratione, sine sudore, pergit etiam *tussicula* nunc *humidior*. Silet interdiù alvi profluvium, de nocte verò somnus, per intervalla placidus, siti, et quinquiès diarrhæâ, turbatur.

Resuscitatam sitim comitantur *audiendi facultas depravata*, respiratio impedita et modicè frequens, cum pulsu duriusculo, inæquali et modicè frequente. *Papillis* obscurè *rubris*, in apice elevatis atque fissuris in dorso transversis nunc distinguitur *lingua* lata, rubra, glabra, sicca. Urina flava et pellucida nubeculam habet. Noctu, per intervalla quieta, quinquiès dejecta sunt *excrementa mucosa*, non ampliùs putrida.

Propinavimus nunc potionem ex aquæ menthæ s. v. unciis octo et syrupi berberum duabus paratam, additâ *extracti corticis peruviani* unciâ dimidiâ, singulis horis per dimidias cupulas capiendam. Detersis omnibus papillis, linguam latam, lævem, rubram, humidam obducit *mucus*. Cum siti auctâ, *audiendi difficultas ad stuporem usquè* ingravescit. Sub respiratione notatur levis, à muco collecto *strepitus laryngeus*, atque in urinâ tenui et pellucidâ sparsæ sunt ubivis nubeculæ exiguæ. Satis quietam transegit noctem, alvo semel tantùm solutâ.

Pergit cum faciei rubore, siti, auditûs hebetudine et stupore, auctis, respirationis brevis et pulsûs duriusculi moderata frequentia, *sordibusque* sensim *obvestiuntur artus*. De medicamenti sapore nimis aromatico ægra querimonias fundit, atque adeò nimiam linguæ sensibilitatem indicat. Tenuem fecit urinam pallidè flavam, præter particulas minimas, pulverulentas, innatantes, pellucidam, nubeculâ destitutam. Ter interdiù soluta alvus est; sexiès de nocte diarrhæa mucosa somnum intercepit.

Sparsæ in urinâ nebeculæ, semel alvus soluta, pulsus pleniusculus vix frequens, et per noctem minùs placidam quinque alvi dejectiones sunt notatæ. Reliqua cum præcedentibus diebus congruunt. Tertiùm reiteratur potio.

Manè duos *lumbricos emortuos* inter excrementa alvina ejecit. Perseverant respiratio frequens et brevis, sitis, tussicula humida et stupor, cum pulsu frequenti, parùm debili, sub vesperam pleno. *Vomitorio* ex ipecacuanhâ, cum tartari emetici stimulo, quinquiès respondit effectus. Lingua humida, muco albo et maculâ subfuscâ notata, hodiè

minùs rubet. Cæterùm priora symptomata residua manent. Inter insomnia turbulenta et diarrhæam quinquiès citam, parùm de nocte dormivit.

Manè *salis cathartici* amari uncia, cum IV granis extracti, aloes in aquæ s. q. soluta, pluriès alvum duxit. Minuuntur stupor, audiendi difficultas, pulsûsque pleni et molliusculi frequentia. Cum siti auctâ, liberior fit respiratio et purior lingua. Urinam reddidit cerevisiæ secundariæ similem, flavam et opacam.

Laxans salinum iterùm cum successu exhibitum est. Urget sitis cum acetariorum desiderio et audiendi difficultate, quibus nunc quoquè junguntur *moderati sapores*. Indè per aliquot dies *cutis* in regione *ossis sacri exulcerata*, escharâ nigrâ tegitur. Ægra, *hactenùs supina*, nunc præ dolore istius loci *in latus devolvitur*. Lingua lata, rubra, modicè sicca atque tranversìm fissa est; urina flava et opaca; pulsus minor et debilior ac heri. Sequuntur de nocte frequentes alvi dejectiones.

Abhinc bis repetitæ mixturæ refrigerantis supra descriptæ, cum acidi mineralis guttis XXX, moderata præbia sumpsit. Præter *ulcus* in regione ossis sacri, pus tenue fundens, aliud novum *in regione trochanteris majoris*, escharâ tectum, notatur, cum margine leviter inflammato. Inter symptomata leviora, lingua humida sordibus tegitur, cum pulsu parùm debili et molliusculo. Quinquiès, ut in præcedenti nocte, somnum diarrhæa intercepit.

Ingravescente audiendi labe, *surda* ferè, saltem admodùm *stupida* est ægra. Bene suppurant ulcera et cum pulsûs debilis modicâ frequentiâ constans manet faciei rubor. Tenuis et subopaca redditur urina. Squalida, mucosa et subsicca lingua, maculâ fuscâ superstite et fissuris calloso margine circumscriptis notata, à meridie denuò humescit. Quater vomitum civit exhibitum emeticum, subsequente per noctem, cum pulsu frequenti, sexiès diarrhæa.

Cum levatâ auditûs labe pulsuque tenui et parvo, manè semel alvus soluta est. Linguam siccam cum maculâ fuscâ obvestit squalida crusta. Urina parca, saturatè flava, crassa et opaca est. Cùm ambitu inflammato multùm dolet locus exulceratus et in veram foveam excavatur, in cujus mediâ parte nudâ disseminatæ conspiciuntur papillæ cutaneæ. Post exhibitam, ex soluti in aquæ distillatæ unciis octo, extractorum corticis peruviani duabus drachmis et cascarillæ totidem scrupulis, cum adjecto syrupo papaveris rhœados, paratam potionem, melius vesperi habet ægra. Cessavit nempe diarrhæa, *lingua humidior* facta est et cum pulsu pleniusculo, frequenti, effloruerunt aliquot *pustulæ* in brachio et alterutro crure, inter quas etiam *furunculus.* Repetitur potio sine cascarillæ extracto. Semel de nocte parùm quieta alvum posuit.

Dorsum linguæ humidæ, asperæ, modicè albæ, impurum est, deletis maximam partem cum maculâ fuscâ fissuris. Vix notabilis superest audiendi labes. Cum pulsûs sub vesperam pleni, modicâ frequentiâ, ad frugem quoquè redeunt respiratio et *ciborum appetentia.* Urina subopaca exiguis flocculis dispersis parùm turbatur et inter quartum iteratæ potionis usum, semel interdiù totidemque de nocte fluxit alvus.

Pellucida urina levem nubeculam dejicit. Inter pulsûs pleniusculi et fortis modestam frequentiam, cum alvo clausâ, *pustulæ* illæ fiunt *purulentæ*, variolis minoribus similes. Benè appetit ægra et nunc demùm, debilitata quidem, cum grato quodam levamine sentit se morbo laborasse. Lingua humida, alba, eminentibus in parte posteriori papillis aspera est. Subjungitur corticis peruviani decoctum.

Cum pulsu pleno, molli, modicè frequente et alvo naturali, denuò transversìm finditur lingua parùm tremula, fissuris postridiè rursùs deletis.

Subsidet in urinâ opacâ, cum circulo ad marginem, nubecula crassa, et inter constantem faciei ruborem usumque decocti continuatum benè suppurant ulcera spontanea.

Succedit cum siti et inter priora signa, in ulcere præcipuè femoris, bona puris coctio, et interdiù extrà lectum versata ægra cum valetudine sensìm in gratiam redit.

1. Ob corporis vigorem et robur universale, febris, ut in historiâ præcedente, evecta est in acutam, continuam.

2. Mensium obstructio sæpè comitatur vitium quoddam abdominale, ideòque morbo epidemico suscipiendo favet.

3. Sub initium morbi sudores cum præmaturo urinæ sedimento et frequente simul diarrhæâ, sensìm biliosâ, tanquàm crises præcipitatæ, morbi malignitatem manifestant ejusdemque diuturnitatem præsagiunt.

4. Melioris notæ fuere crises imperfectæ et levantes per tussiculam humidam, metastasin ad nervos auditûs (d. 7), cum subsequentibus (d. 12) diarrhæâ mucosâ (d. 13), stertente in laryuge muco et (d. 13, 14) stupore; quorsùm et vermium excretio (d. 16) referri potest. Multùm quoquè levaminis tulerunt crises artificiales, vomitorio et laxantibus (d. 16 sqq.) factæ. Facilè tamen, emendata sensìm coctione, reliquis præstantiâ et laude eminent naturæ in suppurationem molimina (d. 18, 19, 21, 23).

5. Aurium susurrus cum hebetudine auditûs et stupore in febribus malignis diuturnitatis signum atque bonum malæ causæ sunt indicium : vices enim deliriorum soporumve gerunt, atque, tanquàm metastasis congener, illa symptomata modò avertunt, modò vicissìm solvunt. Hinc quoquè in abdominis nervos præmaturè translata rursùs illâ metastasi, symptomata nervosa statìm recrudescunt, sensus cum delirio acuuntur vel sopore opprimuntur, atque suspensâ nunc, vel prorsùs sufflamminatâ, qualicumque coctione, jam inceptâ, humores in resolutionem ruunt. (Cf. Hist. xiii, xiv.)

6. Apprimè in febribus malignis victu animali augetur putredo abdominalis : facilè enim in naturam saburræ putridæ adsimilantur ex regno animali ingesta. Adeòque malè à nonnullis ante subactam putredinem in febribus malignis, ex præconceptâ opinione falsâque theoriâ, administrantur carnium, ad suffulciendas vires, juscula : tantùm enim abest, ut vires hinc restaurentur; ut potiùs novâ putredinis colluvie magis protinùs pessundentur.

7. Levissimus frigoris gradus (d. 11) instantis criseos imperfectæ, tussis nempè humidæ et metastaseos in nervos revertentis, nuncius est.

8. Collectæ circà d. 14 in cute sordes criticis excretionibus febrium malignarum accensendæ sunt.

9. Ob residuæ putredinis, ex alvi profluvio frequentiori et bilioso dignoscendæ, indicia, serò iterum revertendum fuit (d. 19) ad acidorum usum.

10. Transacto stadio morbi acuto, notabile ejus indè à d. 21 decrementum et linguæ mutatio cum reliquo decursu certissimè indicant, residuam per aliquandiù febrem non nisi meram lentam esse, continuata puris in ulceribus spontaneis et pustulis coctione, corticis extracto et decocto adjutâ, salutarem.

HISTORIA XI.

Febris mucosa acuta, ex malignâ intermittens.

JUVENIS 20 annos natus, qui ante triennium *febre intermittente* laboraverat,

D. 17 *dec.* cùm vesperi ex appetitûs defectu morbi initium notasset, postero die *horrores* demùm cum dolore capitis leviore sensit.

Post conatum vomendi et *vomitum biliosum, doloribus in imo ventre* sese adsociat *diarrhœa mucosa, sanguine remixta* et in crastinum diem protracta.

Appetitum prostratum comitatur *sitis.* Vesperi post usum mixturæ, ex aquæ distillatæ unciis sex, syrupi berberum duabus unciis et spiritûs vitrioli guttis XXX paratæ et quâlibet horâ per dimidias cupulas propinatæ, moderatior diarrhæa sine remixto sanguine continuatur. Lassus sine capitis dolore, extrà lectum adhûc versatur atque *cum ardore et difficultate reddit urinam* turbidam et limosam. Pulsus celer, contractus et duriusculus est, cum modicâ frequentiâ.

Adeò intenditur *alvi stimulus,* ut quâlibet ferè dimidiâ horâ inter *tenesmos* et *ventris dolores cum impetu dejiciantur excrementa parca, liquida, mucosa, viridia, nigricantia, fœtida et cruenta,* Virium decremento junguntur animi inquieti morositas, pedum dolor, et per intervalla *puncturæ in thorace. Linguæ* latæ, *pallidè rubræ,* dorsum obducitur tenui *muco albo,* sicco, versùs radicem flavescente, *cum papillis* acutis et *prominulis.* Pulsus ab hesterno non discrepat. Pergunt, cum *siti intensâ* et appetitu deficiente, *aucta mingendi difficultas et ardor :* atque in urinâ turbidâ, limosâ et flavâ præcipitatur sedimentum paucum, mucosum, ramentosum et album. Continuatur à meridie, quam malè æger ante meridiem seposuerat, mixtura cum guttarum XL acidi mineralis connubio. Noctem multùm inquietam sequitur.

Diarrhœa sedatior. Licèt autem per integras horas alvus non dejiciatur, *stimulo* tamen et *tenesmis* sæpiùs *ad desidendum* æger adeò lacessitur, ut per quadrantes horæ in sellâ interdùm remoretur : sine torminibus tamen et doloris in imo ventre sensu redduntur *excrementa parcissima, alba et mucosa.* Lecto æger non nisi per intervalla in-

cumbit. Linguæ eadem adhûc ratio est, nisi quòd mucus in dorso auctus magis nunc flavescat. Parcè et cum difficultate excernitur urina, multùm turbida, hesternæ cæteroquin similis, sedimento tamen tardè admodùm subsidente. Pulsus parvus, duriusculus et inæqualis; sub vesperam plenus, frequens et inæqualis est, cum modicâ duritie. In usum nunc vocavimus, singulis horis per bina cochlearia sumendam miscelam, ex aquæ menthæ s. v. unciis sex, syrupi aurantiorum duabus unciis, cum *extractorum corticis peruviani* unciâ dimidiâ et centaurii minoris drachmâ unâ. Clysmate simul, ex cremore avenaceo, alvo cum successu prospectum est. Tranquillo somno refectus æger noctu *multùm sudavit.*

Inter mitiores tenesmos ter tantùm per totum diem alvo dejecit excrementa pauca et mucosa. Urina uberior, cum quodam ardore residuo missa, rubella, circuli expers, parùm turbida, vim *sedimenti* levis, *mucosi,* lactei et ramentosi demittit. Parvus modicèque frequens pulsus, sine celeritate et duritie parùm inæqualis, sub vesperam abit in parvum, frequentem et duriusculum. Lingua novam mutationem non subiit. Insomniis agitatus æger *sudore universali* et profuso, sub somno diffluxit.

Alvus citra notabiles tenesmos fluxit ut herì; nec præter ructus et dolorem quemdam in hypochondrio sinistro, indè à meridie planè sopitum, quidquam incommodi æger in abdomine sentit. Redeunt, cum modicâ siti superstite, appetitus et vires, ità ut horis pomeridianis æger obambulare queat. Parvus, mollis et sine frequentiâ inæqualis pulsus, quin intermittens; vesperi fit frequens, plenus et regularis, cum quâdam duritie junctâ. Largiori copiâ et cum mitiori ardore mittitur urina flava, parùm turbida et limosa, cum copioso sedimento, hesterno simili. Linguam latam, pallidè rubram, humidam et puram destituit papillæ conspicuæ. Noctu aliquotiès diarrhæâ, nullis autem insomniis turbatur somnus *cum sudore.*

Modestè fluit alvus mucosa et cuncta emendantur. Supersunt sine sapore perverso ructus, post ingesta solidiora pressio quædam in imo ventre, levisque ardor urinæ copiosæ, rubellæ et priori similis. Pulsus plenus, duriusculus et cum modicâ frequentiâ parùm inæqualis est. Linguæ ratio eadem manet. Continuatum hactenùs remedium (d. 5) sub·

vesperam quartâ vice reiteratur. Sequitur cum somno placidio *copiosus sudor*.

Aliquot dejectionibus cum tenesmo pauca tantùm excernuntur mucosa. Ex voto appetit æger, et licèt sudoribus parùm debilitatus, extrà lectum versatur. Contrahitur lingua ad apicem et limbos rubra, humida, cum crasso dorsi muco flavescente. Inter modicam frequentiam acceleratur pulsus parvus, contractus et duriusculus. Urina à præcedente non discrepat. Frequens de nocte, sine tenesmo et post placida somni intervalla fluit alvus.

Diarrhæa penitùs se habet, ac heri. Multùm viget appetitus et lecto æger nunc facilè caret. Dùm mingit, residuo urinæ leviori ardori dolor quidam adjungitur in hypochondrio dextro, juxtà cristam ossis ilium. Subsidet in urinâ copiosâ, flavâ et subpellucidâ, multa vis *sedimenti albi* et *levis*, admixto simul pauco *lateritio*. Cum pulsu pleno, duriusculo et sine frequentiâ æquali, adest lingua pallidè rubra et humida, tenui muco albo tecta. Subjunximus demùm abdominale medicamentum ex duabus essentiæ aurantiorum drachmis, liquoris mineralis anodyni Hoffmanni unâ drachmâ totidemque elixirii proprietatis Paracelsi, paratum, singulis horis per 50 guttulas capiendum.

Citrà diarrhæam interdùm *sincerum mucum* reddit alvus. Cum pulsu frequenti, naturali cæterùm, vires cum appetitûs vigore restaurantur. Superest levis ardoris sub urinæ missione sensus, cujus, simul cum linguâ, eadem indoles est, ac heri.

Manet hesterna alvi ratio; nisi quòd flatus, borborygmi et ab ingestis pressio in epigastrio notentur. Linguæ latæ radix obducitur muco tenui et flavescente. Extenuatur pulsus celer cum modicâ frequentiâ : et in urinâ copiosâ flavâ et subpellucidâ, sola nubecula tenuis demergitur. Reiteratur miscela d. 10 præscripta.

Continuatur modesta et parca *muci per alvum excretio* cum ægri euphoriâ : lingua humida fit, pulsusque, præter modicam celeritatem, naturalis.

Alvus naturalis est ; vigent, cum pulsu pleno et parùm frequente, vires et appetitus, atque enato levi *circà malleolos tumore*, morbi reliquiæ per *sudores sub somnum* è corpore proscribuntur.

1. Egregium febris mucosæ specimen excrementis sanguinolentis, dein mucosis,

tenesmis atque in imo ventre doloribus etc., et memorabili urinæ ardore, affinitatem mali cum dysenteriâ genitrice manifestissimam facit.

2. Neque obscuriorem morbi mucosi cum intermittentibus cognationem ex intermissionibus quotidianis, pulsûs typicè mutati rhythmis, post singulos paroxysmos sudoribus nocturnis, et, post corticis efficaciam, secuto demùm pedum tumore cognoscimus.

3. Domilâ medicamentis putredine abdominali, febris indoles, in malignam ex proprio genio evehenda, ità emendata est, ut propriùs sensìm ad intermittentium naturam accesserit. (Cf. Hist. IV. n° 8.)

4. Non multa et semper mutata, sed propria et frequenter repetita remedia, morbos sanant. Parùm cognoscit morbum, qui ad quemlibet adventum, etiam ægro non viso, mox formulam, ex serie suâ memoriter habitam, scribit : incipientem morbum cognovit medicus, qui primum medicamentum cum ægri euphoriâ diù protrahere potest.

HISTORIA XII.

Febris mucosa acuta, inflammatoria.

Femina, 34 annos nata,

D. 19 mart. vesperi *magno horrore* corripitur, quem noctu cum potulentorum, *vomitu* excitato, rejectione et *intensâ siti*, excipiebat æstus sine sudore.

Inter *pectoris dolores pungentes* parca apparuere *sanguinis menstrui vestigia :* postero die secatur vena et sexto demùm oboriuntur *deliria*, sub initium placidiora.

Exacerbantur sub vesperam *deliria*, noctu *gravissima*, ità ut valdè suspicax ægra lecto exsiliat. Junctæ *anxietates* simul adeò evehuntur, ut sui non amplius conscia, vestimenta rejiciat manibusque admotis *præcordia* subindè *scalpat*. Neque notabiles in imo ventre dolores sentit, neque potulenta petit ; oblatis tamen avidè sese ingurgitat. Pulsus admodùm debilis, tenuis et frequens, tactum ferè subterfugit : *respiratio impedita*, brevis et frequens est, cum *stertente in larynge muco : alvus* hactenùs *semel tantùm soluta*. Ob saporem perversum potùs cremoracei amaritiem increpat ægra. Horâ à meridie quartâ, ipecacuanhæ scrupulus, addito tartari emetici gr. j. et salis cathartici drachmæ unius stimulo, quinquiès excitato *vomitu* parciori, exturbavit *materiam fuscam* et *mucosam* sine alvi dejectione.

Mane, cum pulsu pleniore et liberiore, melius habet ægra : pergunt tamen cum loquelâ obscurâ et respiratione brevi, frequente et sine stertore juncto impeditâ, anxietates. Propinati per epicrasin laxantis, ex salis Sedlicensis duabus unciis, mannæ Calabrinæ unciâ et aloes violatæ gr. vj. in aquæ ferventis unciis octo factâ solutione, prima cupula dimidia *vomitu* evocavit duos *lumbricos* magnos, *quibus expulsis anxietates cessarunt.* Delira tamen adhùc est ægra, propriosque digitos perpetìm tractat. Sumpto negligentiùs remedio, alvus manet præclusa.

Inter mitiora deliria ægra placatur : multùm tamen *impedita* manet *respiratio*, ità ut *erecta semper in lecto sedere cogatur.* Pulsus tenuis, frequens et durus est : lingua crassa, alba et subsicca : alvus semel hodiè soluta. Sumptis uno alterove remedii præbiolo, ejus usum protrahere recusat. Quieta ægra noctu tres horas dormivit atque sub somnum purum sudavit.

Cuncta emendata sunt : respiratio bona, loquela clara, alvus soluta, et cum pulsu pleniore, molli et parùm frequente, lingua pallidè rubra, humida et pura. *Tussi* crebriore *vis muci* excernitur. A meridie infestat vertigo.

Jam extrà lectum versatur ægra, appetit et cum modestâ *tussi mucum* ex voto *rejicit.*

1. Manca licèt sit hæc morbi mucosi historia, magnam tamen ejusdem cum morbis thoracicis inflammatoriis similitudinem produnt dolores in pectore pungentes, difficilis respiratio, collectus in larynge mucus et consueta demùm expectoratio critica.

2. Inflammatoriam hujus morbi indolem ex pertinaci alvi obstructione, epidemiæ decursu (1), vitii circâ hanc anni tempestatem ex fluido mucoso in gelatinosum transitu (2) aliarumque observationum analogia (3) perspectam habemus.

3. Ex magno horrore initiali atque insidiosarum blanditiarum sub initium morbi (4) absentiâ, docemur hanc febrem malignitatis esse expertem. Ut

(1) Cf. sect. i, p. 177.
(2) Cf. ib., p. 178.
(3) Cf. infrà sect. ead. xi.
(4) Cf. sect. ii.

plurimùm quidem morbi epidemici tempore vernali exuunt malignitatem ; sed non statìm eorumdem vehementiam.

4. Pessima in morbis acutis signa nonnisi ex sodalitio reliquorum signorum atque ipsius morbi indole æstimanda sunt. Ità hypochondria cum deliriis, anxietatibus aut saporibus dolentia gravem quidem in visceribus illius regionis congestionem, pressionem aut inflammationem indicant : in morbis tamen peripneumonicis et sine malignitate inflammatoriis illa symptomata ineluctabile fatum non portendunt ; sed laudabili coctione et salutari crisi, expectoratione potissimùm aliâve excretione, haud rarò feliciter solvuntur. Interdùm etiam merè symptomatica illa mala à cruditatibus primarum viarum, vermibus aut spasmis oriuntur ; quibus ablatis, nisi penitùs sufflamminentur, multùm sanè levantur.

5. Abscedentes d. 9. lumbrici, procul dubio critico modo d. 7. jam extincti, biduum emortui exitumque exspectaturi latitarunt, donec stimulus pellens accesserit. (Cf. Hist. i, n. 5.)

6. Paucioribus remediis opus est, quotiès suo ipsius conamine bonam crisin molitur natura, optima morborum medicatrix : generosiora et plura requiruntur, quò magis illa à salutari tramite aberrat.

HISTORIA XIII.

Febris mucosa soporosa, sanata.

Vir 40 annos natus, annis proximè præterlapsis aliquotiès ex febre acutâ inflammatoriâ laboraverat, V. *S*-bus semper levatâ, qualem etiam proximâ prægressâ æstate eluctatus erat.

D. 24 nov. A meridie lassitudinem insolitam et levem capitis dolorem sensit. Vesperi *horrore magno* et *frigore* perculsus lectum petiit, noctemque cum æstu et siti intensâ transegit,

Emeticum nauseam tantùm cum vomendi conatu excitavit ; sequente nocte alvum duxit.

Vesperi cum capitis dolore exacerbatur febris, prosternitur appetitus, *intensâ siti* acidorum desiderium movetur et inter modicam lassitudinem *anxietatibus opprimuntur præcordia. Lingua* lata, humida et *squalida muco albo nitente*, et versùs radicem flavescente, tegitur. Pulsus plenus, magnus, duriusculus et modicè frequens V. *Sem* suadet. Cum impetu et clangore primùm, arcu facto, sanguis in patinam delabitur ; impetu autem sensim fracto ad membrum depluit. Animo delinquitur æger, in lectum tamen repositus reficitur. Primæ patellæ placenta, cum musculis cinereis et inflammatis in superficie limboque coccineo, pauco sero flavo tegitur : in alterâ patellâ, placenta crustæ inflammatæ expers, coccinea, cum parco sero, patinæ passim adhæret.

Ante meridiem levatus æger, dolore capitis et præcordiorum oppressione immunis, tantillùm appetit lectoque carere potest. Horâ à meridie primâ, cum oppressione præcordiorum et lassitudine impetit *intensum frigus*, per aliquot horas protractum. Sequitur indè à superioribus inferiora versùs descendens æstus magnus, per totam noctem perseverans, cum dolore capitis, intensâ siti alternisque horripilationibus junctis. Linguæ ratio non mutata est; pulsus verò parùm contractus, frequens et duriusculus. Singulis horis cupulæ præbium sumpsit miscelæ, paratæ ex solutis, in aquæ ferventis duabus unciis, tartari solubilis drachmis duabus et nitri puri unâ drachmâ, additis oxymellis simplicis unciis sex.

Manè, cum æstu mitigato et appetitu prostrato, pergunt capitis dolor et magna sitis. A meridie, post alvum solutam, cum ipso capitis dolore ingravescunt calor et appressorum præcordiorum molestia. *Finditur linguæ*, ad apicem et limbum humidæ et rubræ, *dorsum* siccum, *muco albo* et versùs radicem *flavescente tectum*. *Urina* limosa, cum circulo ad marginem, dejicit *sedimentum album et leve*. Continuatur potio. Per noctem inquietam protractum æstum tandem excipit *sudor universalis et profusus*.

Manè præter abolitum appetitum et gravem *capitis dolorem soporosum*, omnia mitiora sunt. Crescunt, cum corporis lassitudine auctâ, *linguæ fissuræ*, nunc *dolentes*. Pulsùs pleni et duriusculi modica frequentia à meridie parùm augetur. *Media adscendit* in urinâ crassâ, rubrâ et pellucente tenuis *nubecula*. Reiterati remedii usus continuatur.

Graves tempore matutino præcordiorum oppressiones interdiù parùm remittunt ; sed cum lassitudine adeò intenditur capitis dolor, ut ipse æger de *pulsationis arteriarum capitis sensu* conqueratur et per intervalla *soporosus* jaceat. Linguæ limbus humidus muco albo, crasso et nitente; dorsum siccum squalore subfusco et flavo tegitur, cum fissu-

rarum dolentium augmento. *Pulsus* plenus, durus, *rarus* et impeditus, sub vesperam paulò frequentior fit. Urina flava, leviter rubella, pellucida, pinguis et crassa, tenuem nubeculam fovet, ad medium vitri adscendentem. Circà meridiem porrigebantur. resinæ jalappæ grana vij. in emulsione, quibus apprimè expurgata fuit alvus. Vesperi sellæ perforatæ immoratus æger animo linquebatur, in lectum verò repositus brevi resipuit.

Anxietates circà præcordia mitiores comitatur sedatior capitis dolor : atque soporum expers æger de magnâ, pedum præcipuè, lassitudine querelas fundit. Lingua ut heri squalida est : pulsus plenus, duriusculus et rarus, vesperi parùm frequentior fit simulque liberior : urina flava, pinguis et parùm turbida sedimento caret. Administrati omni bihorio pulveris, ex ipecacuanbæ gr. x. cum tartari stibiati gr. j. stimulo, tria præbia *vomitu* ter excitato exturbarunt multam vim *materiæ mucosæ, fuscæ et biliosæ*. De nocte frequens et copiosa sequebatur diarrhæa cum *excrementis fœtidis*.

Pergit alvi profluvium atque cum magno capitis dolore et siti intensâ redeunt *sopores* modici. Ideò singulis horis per cupulas propinata est emulsio ex amygdalarum dulcium drachmis sex, aquæ scordii librâ unâ et *camphoræ* gr. xxv, cum sacchari unciâ edulcorata. Inter insomnia de bello et militibus per totam noctem ferè somnum cepit.

Sopitam diarrhæam nunc excipit *sudor universalis*. Capitis licèt dolor paulò emendetur et minuatur præcordiorum tensio, vires tamen non crescunt. Lingua squalida, lata et fusca est, ad apicem et limbum alba, sulcis mirificè incisa : pulsus plenus, tardus et duriusculus : urina pellucida et modicè flava. Reiteratur emulsio. Noctem moderatiorem, insomniis tamen turbatam, sequitur *sudor* cum

Aurium susurru, pedum gravitate et virium defectu. Præter modestam sitim, neque calor neque frigus notabile adest. Bene respondet alvus : lingua et pulsus hesternis similes sunt : *urina* flava et modicè turbida dejicit *sedimentum album, furfuraceum*. Per dimidias cupulas singulis horis dedimus in aquæ cerasorum unciis octo soluti extracti corticis Peruviani duas drachmas, cum syrupi berberum sesquiunciâ. Nox, præter insomnia, satis placida fuit.

Manè, sine capitis dolore juncto, *sur-*

ditas quædam notatur, cum pedum gravitate. Non amplius sitit æger, neque
sudat, atque per intervalla extrà lectum
nunc versari tentat. Alvus naturalis est :
pulsus tardus, rarus et pleniusculus;
lingua ut hactenùs; *urina* modicè flava
cum *sedimento albo* et *furfuraceo.* Nox
bona sine insomniis decurrit.

Sumpta manè emulsio cum sex granis
resinæ jalappæ deciès alvum duxit. Simul cum surditate cessarunt capitis pondus et gravitas pedum, ità ut bilaris æger
jam extrà lectum versari possit. Lingua
humida, modicè alba, minori in gradu
squalida est, cum maculâ fuscâ perma-
nènte; *urina* ferè aquea et pellucida,
cum parco *sedimento albo* et *furfuraceo;* pulsus plenus et mollis. Noctu somnum profundum cepit æger.

Extrà lectum obambulat. Lingua et
pulsus se habent ut heri. *Urina* flava est
cum *sedimento albo.* Singulis horis per
dimidias cupulas æger nunc capere potionem ex aquæ menthæ s. v. unciis octo,
tartari vitriolati unciâ dimidiâ, extracti
centaurii minoris drachmis duabus et syrupi corticum aurantiorum unciâ.

Circà vesperam *notabile frigus* post
se traxit noctem admodùm inquietam.
Lingua alba, humida cum maculâ fuscâ
est; urina aquosa cum nubeculâ.

Novum sub vesperam *frigus* capitis
dolore excipitur. Alvus clausa est, nox
sequens inquieta.

Cum *ingenti capitis dolore* et pedum
lassitudine, post intercalarem febris re-
quiem, *lectum* sub meridiem *rursùs petiit.* Lingua humida, alba, fusca, crasso
muco obducitur : urina flava et cruda
est : pulsus plenus, rarus et celer. Successivè propinata potio ex solutis in aquæ
ferventis librâ unâ salis Sedlicensis duabus unciis et mannæ unciâ unâ cum
æquali portione pulpæ tamarindorum,
effectum planè denegavit, ità ut alvus,
urgente circà vesperam ingente calore,
vel applicati clysmatis (ex cremore avenaceo cum oleo lini et sale communi) stimulo semel tantùm ducta fuerit.

Cessavit pedum gravitas et mitior superest capitis dolor. Linguæ albæ et humidæ macula fusca constans manet, cum
pulsu pleniusculo et celeri, atque urinâ
flavâ, crudâ et totâ pellucidâ. Emulsio
jalappina (d. 15.) sexiès alvum civit. Nox
sequens bona.

Cum appetentiâ ciborum redeunt vires et æger convalescit.

t. Est varietas quædam rarior febris
mucosæ benignæ, quæ obscuro modo

typum utcumquè quartanarium sequitur.

2. Quædam febris primariæ similitudo
est cum prodromo febris mucosæ benignæ. Initio à leviori accessione facto,
die 6° gravior febris accendebatur, cujus decrementum d. 7° declinante incipit
atque ad finem alterius septenarii protrahitur : quo termino (d. 13) crisis quædam in nervos, per aurium susurrum et
surditatem contigit, quæ mitiori febris
relapsu per accessiones nocturnas in abdomen transfertur, arte, propinato nimirùm laxante, expedienda. Elapso d. 18.
oborta nova recidiva levior sanans, utcumquè quotidiana, morbi reliquias ulteriùs expulit.

3. Ordo remediorum morbi stadiis ità
accommodatus est, ut, præmissis gene-
ralioribus, camphorata versùs tempus
criticum, cortex sub crisin inceptam,
evacuantia ad expediendam crisin abdominalem, atque sub finem criseos ad restaurandas vires sal medium cum extracto
amaro, fuerint adhibita.

4. A viribus instauratis demùm, post
prægressam quamdam naturæ quietem et
speciem intermissionis, novum frigus febris sanantis accessit.

5. Soporosum ex hepatis labe peculiari consensuale symptoma, ejusdemque
latentis index est.

6. Nunquàm ex pulsu simpliciter pleno petenda est ad V. *Sem* indicatio, nisi
simul junctæ sint quædam ejusdem frequentia et fortitudo, indolis sanguinis
gelatinosæ indices. Noxiæ proindè, uti
generatim in omni morbo nervoso, ità
præcipuè in febribus soporosis sunt V.
Ses largæ aut repetitæ : parca enim, si
qua adsunt, inflammati sanguinis vestigia brevi utplurimùm temporis spatio
penitùs evanescunt. (1).

7. Conducunt præcipuè in soporosis
multa evacuantia abdominalia, quæ semper indicantur à squalidâ sine humidate
linguâ, siti, capitis vehementi dolore
cum insidiosâ arteriarum pulsatione, et
à pulsu soporoso.

8. Ægrorum sortis habenda ratio atque
pro pauperibus medicaminum faciendus
est selectus, minori pretio parabilis.

---

(1) De Mutato in morbis sanguine Cf.
Cl. Stormii, Diff. de rubro sanguinis calore. Hafn., 1762, § 53, p. 46 sq.

HISTORIA XIV.

Febris mucosa soporosa lethalis.

Vir 37 annos natus, ante morbum hœmorrhoidibus mucosis laboraverat.

D. 28 mart. Vesperi *horror* et *frigus* cum insequente calore magno et capitis dolore impetit; quare ex suo ipsius arbitrio aliquot piperis grana cum spiritûs frumenti haustulo sumit.

· Multùm conqueritur de *doloribus artuum*, *spasmis lumborum*, per intervalla exacerbatis et in dorsum adscendentibus, quibus junguntur sapor amarus, *magna sitis* cum *intenso capitis dolore* et appetitu per omnem morbum prostrato. Nulli cum alvo clausâ in imo ventre percipiuntur dolores. Pulsus pleniusculus, durus, frequens et inæqualis est : lingua sicca, lata, aspera, squalida, cum maculâ amplâ et fuscâ ad radicem. Propinatum emeticum *vomitu* copioso multam vim *materiæ mucosæ*, cum admixtâ paucâ bile, exturbavit; semel quoquè alvum duxit. Præ doloribus artuum verò planè insomnem æger transegit noctem.

· Pergunt cum *linguæ fuscæ siccitate* artuum dolores et intensa sitis ; atque inter mitiores capitis dolores pulsus plenus est, junctâ duritie et frequentiâ. Sequitur *vertigo*, ità ut situm corporis erectum æger ferre nequeat. Post alvi, à medicamento laxante, frequentes dejectiones, dolores artuum mitiores fiunt, et præter urgentem perpetuò sitim, versùs vesperam multùm levatur morbus. Administratâ vesperi V. *Sone* elicitur sanguis cum cinereis maculis in superficie; parco sero tectæ placentæ pars inferior atra est, immixtis massulis coccineis. Somnus de nocte, simul atque oculos claudit æger, *phantasmatibus* multùm turbatur.

· Sopitis artuum doloribus, mitiores lumborum spasmi urgent, atque cum *cephalalgiâ vertiginosâ* et siti ingente subindè junguntur *leves in imo ventre dolores.* Augetur linguæ humidæ macula, sensim magis fusca. *Pulsus* horâ 9 matutinâ celer, durus, non frequens; post horæ spatium fit plenus, *rarus* et impeditus, sine celeritate junctâ. Abhinc multùm remisit capitis dolor vertiginosus. Urina crassa, turbida, opaca, non præcipitatur. Dein *pulsum* multùm frequentem, *crepitantem*, duriusculum comitantur *sudor* atque *deliria*, sub quibus æger optimè se valere et in cellâ sudatoriâ sedere, ait. Noctu multùm dormivit,

somno tamen non reficiente et continuis phantasmatibus turbato.

Manè inter deliria placidiora paulò quietior de magnâ lassitudine conqueritur. *Linguæ*, ad apicem et margines ruberrimæ, superficies fusca, *nigra et sicca :* pulsus impeditus, modicè plenus et durus est; urina cruda, obscurè flava, cum tenui nubeculâ ad fundum; altero demùm die turbida facta, cum circulo ad marginem, parcum sedimentum album, furfuraceum exhibet. Contingit sub vesperam *hæmorrhagia narium* satis larga, aliquot unciarum saltem, et leviori capitis dolori vertiginoso sese associat gravis *aurium susurrus.* Pulsus frequens, duriusculus, liberior, nox tamen multùm inquieta est et insomnis.

Placatior quidem manè æger leviori capitis dolore affligitur; circa meridiem verò cum aurium susurru per intervalla aucto, et cephalalgiâ rursùs ingravescit. Pulsus *manè* plenus, impeditus, *rarus;* sub vesperam plenus, durus et *modicè frequens :* lingua humida, squalida est: cum persistente maculâ nigrâ : urina cruda; leviter rubella, pellucida, cum tenui nubeculâ ad fundum, altero die turbida. Sequitur nox inquieta et sub diluculo parcus somnus, phantasmatibus interruptus.

Continuatur capitis dolor cum majori sensim virium dispendio. Pulsus modicè frequens, durus, pleniusculus, inæqualis intermittit; urina, hesternæ similis, postridiè non turbatur; et humidæ linguæ superficies fusca adaugetur. *Vomitu* à medicamine bis edito, rejecit *materiam fuscam* viridem; atque, oborto modico alvi profluvio, reddidit excrementa mollia, fusca. Circà meridiem prorupit *copiosus circà superiora sudor,* et sub vesperam adeò increvit virium fractura, ut excrementa ægro conscio in lectum effluxerint, dùm præ debilitate surgere ipsi non licuerit. Pulsus pleniusculus, et inæqualis, sæpiùs intermittit. Nox præcedenti similis est.

Per summam virium fracturam *immobilis* atque supinus *jacet* æger; *caligant oculi*, excrementa in lectum demittuntur. In urinâ, crudâ, flavâ, pellucidâ, cum tenui nubeculâ sparsa, serò demùm præcipitatur parcum sedimentum furfuraceum, nec tamen urina indè turbatur. Lingua tremula, humida et fusca, difficulter exseritur. Pulsus modicè plenus (soporosus), non frequens, impeditus; vesperi sine frequentiâ liberior, parùm elevatur. Parùm sub vesperam componuntur mala, et sine excrementorum profluvio frequentes observantur borborygmi. Nox inquieta decurrit.

Manè cum respiratione stertente et inæquali, in *sopore decumbentis artus superiores* leviter *convelluntur;* spontè tamen evigilat. Crescit pulsûs impediti, inæqualis et duri, debilitas. Linguæ siccæ, fuscæ, globosæ apex ultrà dentes exseri nequit; dùm difficultate ducitur spiritus, oculi immoti ac torvi sunt, faciesque tumidula. Redditur *urina* tenuior, *cruda*, flava, cum nubeculâ dispersâ, postridiè haud turbata. A meridie pulsus plenior et liberior est; vesperi horâ 9 parvus, impeditus, et inter *subsultus tendinum* intermittens; post horulæ lapsum autem rursùs componitur. Borborygmi potissimùm ab adsumptis potulentis revocantur; excrementa tamen haud amplius in lectum effluunt. Nox paulò placidior est, ægro subindè soporibus sepulto, qui nunc ex situ supino in utrumque latus revolvitur.

Sine notabili sopore manè benè dormit et citrà difficultatem expergiscitur, sui tamen vix conscius. *Facies* sub somno leviter madet, *subtumida*, præcipuè in oculorum ambitu : pulsus plenior, liberior, frequentior et mollior est, ac heri ; et linguam fuscam, humidam, ad margines rubram, in apice fissam, sine difficultate exserere potest æger; turbidamque statìm fecit urinam, veluti pulverulentam, obscurè flavam, tantillùm rubellam, ulteriùs non turbatam. Totâ ferè die dormivit et inter leves *artuum* superiorum sub somno *convulsiones*, spiritus lentus, minùs stertens est, ac heri : noctu verò *in perpetuo sopore* æger decubuit.

Toto die soporibus oppressus, per intervalla expergefactus, sui vix conscius obstupescit, protinùsque in soporem relabitur. *Convelluntur* interdùm artus, maximè *maxilla inferior*, junctis simul respiratione frequente, profundâ, laboriosâ, et tendinum crebriori subsultu. Lingua tremula, fusca, sicca, in limbo rubra, exserenda ponè dentes subsistit. Pulsus plenus, durus et impeditus est : urina obscurè flava, parùm turbida, cum *nubeculâ ad superficiem hærente.*

Non temerè evigilat æger graviori sopore sepultus; excitari tamen potest : obmurmurat interdùm, veluti locuturus. Sæpè convelluntur *artus* etiam *inferiores*, et cùm linguam difficilem et gravem exserere aut loqui tentat, maxilla quoque inferior. Ob *læsam deglutitionem*

parùm quâdam vice potulentorum delabitur, cum subsequente *singultu.* Præter excrementa obscurè flava, mollia, indè à nocte præcedente, et nunc etiam interdiù, in lectum effluit urina. Lingua non mutata, pulsus pleniusculus, tenuior, ac heri, durus et impeditus tangitur.

Post mediam noctem respiratio frequentior, brevis et magis stertorosa fuit, adeò, ut motus in larynge mucus exaudiri potuerit. Manè usu linguæ et deglutitione abolitis, *potulenta ore rursùs effluunt.* Circà meridiem *spirituum sublimem*, non nisi scapulis elevatis expediendum, ducit, ore simul hiante, oculisque torvis, apertis et immobilibus. Supinus jacet, *genubus elevatis* et vestimentis disjectis. Extenuatus ac debilis pulsus interdùm per longa intervalla silet; crebrò subsiliunt tendines, frequentius et majori cum vehementiâ convelluntur artus; spontè effluit urina, cujus pauca excepta flava est, turbida, sine nubeculâ, nec ampliùs turbata. Horâ demùm à meridie quartâ vinculis solutus æger obiit.

1. Ad illos morbos pertinet hic casus, qui ex suâ ipsorum natura insanabiles sunt et ob pessimum latens vitium statìm initio variis ex nervosorum genere signis sinistrum eventum minantur.

2. Extremitatum præcipuè sub initium morbi dolores graviores; sive diuturnitatem tantùm, sive celeriorem perniciem præsagiunt, pessimum sémper signum præbent : certissimè enim præcipitatam criseos speciem nisumque humorum in resolutionem denotant. Interdùm ipsum morbi incendium jam è longinquo, præcedunt; quorsùm imprimìs pertinet vulnerum olim inflictorum recrudescens dolor periodicus, per intervalla typica ingravescens rursùsque intermittens, morbi imminentis maligni, utplurimùm lethalis, præcursor.

3. Quod ad præcedentem historiam (n. 5.) de soporibus dictum est, id perindè valet de vertigine, cognato videlicèt soporibus malo ipsisque subindè juncto.

4. Dolores lumborum, sopores, vertigo, borborygmi cum doloribus in imo ventre, pulsuum rhythmi toties mutati, facies tumida, etc., satis indicant, et hanc soporosam pessimum ex intermittentium radice esse surculum.

5. Datur etiam ex eodem genere morbus intermittens vertiginosus, chronicæ magis indolis; qui modo uno paroxysmo magno, plùs minùs protracto, absolvi-

tur, statoque anni tempore denuò rever-
titur; modò per typum quemdam, febris
intermittentis simillimum, per plures
accessiones intervallis alternis lucidis
redit, atque, vel cum, vel sine cephalalgiâ aut soporibus junctis decurrit.
Uterque morbus utplurimùm ex malè
sanatâ, vel intempestivo corticis usu
olim suppressâ febre intermittente, et
oborto abhinc hepatis peculiari vitio
originem trahit: et, si quandò per emendata quocumque modo vitia illa contige-
rit, accensâ rursùs febre ex intermittentium classe, solvitur.

6. Malo semper omine, nisi quidem
aliâ crisi succenturiatâ vitium subigatur,
incepta in febribus malignis molimina
critica rursùs evanescunt, neque adeò
impunè suspenditur aurium ille susurrus
metastaticus. Intempestivè enim sufila-
minatæ crises vel nisum quemdam in
resolutionem, vel vires ad perficiendum
naturæ opus laudabile non suffecturas
indicant: quarè malâ coctione in perniciem tendit morbus.

7. Pari modo in febribus malignis, ex
intermittentium radice degeneribus, requie illâ naturæ non concessâ, nullum
sanantis febris frigus sequitur, atque
omnia potiùs in detrimentum ruunt.

8. Oculorum caligo et corporis op-
pressi rigor summam virium et humorum
resolutionem atque gangrænam ante
portas indicant, saporibus ulteriùs pro-
serpentem.

9. Pessimum indè à d. 11 signorum
exaggeratorum satellitium ineluctabile
semper fatum portendunt.

FEBRE MUCOSA ACUTA

DEFUNCTORUM.

SECTIO I.

D. 10. *Jan.* 1761. *Vir* 28 *annos natus.*

Abdomen.

1. *Habitus corporis* externus succulentus et sanus est.
2. Notabilis *seri in cavo abdominis* copia.
3. Dives pinguedine est *omentum* cum mesenterio et appendicibus coli.
4. *Glandulæ mesaraïcæ* copiosæ magnæ, duriusculæ sunt; aliæ pallidè fuscæ, aliæ rubellæ..
5. Modica *hepatis* duriusculi moles est. Quâ parte aeri libero expositum fuit hepar, rubellum : in parte tectâ pallidè fuscum est ; circà vesiculam felleam pollicis latitudine obscurè viride. Omnis ejus superficies, ut ipsum et parenchyma incisum, elegantissimè *acinosa* sunt.
6. Externa *vesiculæ felleæ* superficies intensè viridis, interna obscura est. Totam vesiculam replet *bilis* crassa, *mucosa*, ex obscurè viridi fusca, tantillùm heterogenea.
7. *Lien magnus*, cœruleo-fuscus, in margine insculptas habet incisuras.
8. *Pancreas* durum.
9. Externa *ventriculi* superficies inflammata est, rubet ipsa substantia, conspicuis tantùm vasis majoribus. Continet ventriculus modicam *materiæ mucosæ*, tenuis, fuscæ, heterogeneæ, copiam. Crassa est ipsa ventriculi substantia ; tunica musculosa rubra, crassa ; nervea tenax, alba ; *villosa* admodùm *crassa*, variegata, propè curvaturam minorem in superficie posteriore pallidè fusca.
10. Disseminatæ in eâdem sede conspiciuntur copiosæ pustulæ albæ, primâ specie aphthosæ : reverà tamen sunt *folli-*

culi mucosi latiores, *complanati* sive compressi ; qui ferè singuli exiguâ aperturâ, mediâ, conspicuâ, in cavum ventriculi hiant. Ad eumdem locum passìm exigua *frusta membranàcea* aspera, impurè alba, friabilia, superficiei internæ adhærent, quæ affusâ aquâ facilè absterguntur. (Similes laminæ abrasæ reperiri solent ad partes corporis aphthis obsitas). Nihil aliud esse videntur, quàm epidermidis tenerrimæ, villosam obvestientis, laminæ abrasæ : quarè in hâc sede etiam minùs crassa villosa, villi minùs conspicui, atque folliculi distinctiores, veluti nudati, deprehenduntur. Paulò inferiori loco, intensè rubente, parciores sunt folliculi. Fundus ventriculi in omni curvaturâ majori plurimis rugis elevatis, retis instar dispositis, tegitur. Crassior ibidem villosa, non abrasa, magis tumet. Copiosi etiam in omni ferè superficie internâ ventriculi disseminati *folliculi mucosi*, prioribus *minùs compressi*, materià cinereâ et spissâ pleni, observantur ; ità tamen, ut eorum latitudo crassitiem superet. Globosi, parùm complanati, lenticulares, non prominuli, rotundo margine circumscribuntur, et in omnibus ferè comparet foveola in medio hemisphærio, cavum ventriculi respiciente ; in quibusdam tamen parùm excentrica est foveola. Quoad figuram conveniunt cum folliculis mucosis linguæ, nisi quòd illis minores sint atque minori etiam aperturâ præditi. Singulorum folliculorum hemisphærium externum insculptæ in tunicam nerveam foveolæ respondet ; internum parùm eminet in cavum ventriculi. Moles diversa est : alii ultrà lineam lati, multi lineam æquant, plurimi infrà lineam subsistunt. Confertìm præcipuè locantur in viciniâ pylori minùs rugosâ ; adeò quidem stipati, ut alter-alterum contingat, quin subindè plures quasi confluant. Rariores sunt in reliquo ventriculo ; multi etiam, minores, in dorso rugarum ; unus vel alter ipsum pylori marginem occupat ; nulli in foveis mediis notantur.

11. Magna quoque rugarum copia *in duodeno* occurrit. Utcumquè parallelo situ dispositæ *rugæ* seu valvulæ duodenales, à pyloro aversæ, remotiorem duodeni partem respiciunt. Ad partem ejus pyloro proximam et inter illius rugas, tàm in dorso, quàm in mediis intervallis, *plurimi folliculi* inflati eminent, quorum multi, præcipuè pyloro propiores, in longitudinem quamdam exporriguntur; alii simpliciter protuberant. Admodùm distincta sunt orificia, plurima puncto nigro notata. Ità quidem diriguntur folliculi elongati, ut aversus à pyloro apex, cum insculptâ mediâ aperturâ, respiciat duodenum. Instar papillarum prominentium ex tunicâ villosâ dependent, atque præcipuè valvularum dependentium marginem sequuntur.

Pars superficiei internæ canalis alimentaris vesiculæ felleæ obversa, cis et ultrà pylorum, colore fusco viridi imbuta est; ibidemque tunica musculosa multùm inflata, folliculis multùm prominentibus obsita; reliqua pars vicina pallidè fusca, rubra est.

12. *Intestina è cinereo cœruli coloris* sunt : licèt autem vasa turgeant, intestina tamen quoad superficiem externam tantùm obscuro modo inflammata observantur.

13. In *tenuibus* aliquot passìm *vermes* latitant. Pars *ilei*, 6. poll. longa, in partem vicinam revoluta est, ità ut in thecâ ambiente recondita lateat, propè quem *intestini volvulum* hospitatur *vermium nidus*, saltem 4-5 lumbricorum.

Vicinam cystidi felleæ duodeni partem distinguit ampla macula ex viridi fusca.

14. Intestinorum *tenuium villosa* cinereo rubella, minùs flocculenta ac in statu naturali esse solet.

15-16. *Crassorum tunica interna* crassa, tumens, è fusco rubra, aspera, rugosa, *escharis tecta*, per omnem ferè canalem propemodùm comparata est, ac in dysentericis esse consuevit ; nisi quòd integra, continua, et nondùm fissa sit.

Thorax.

18. In utroque *thoracis cavo* aliquid

seri repertum est. Pleura diaphragmatis pictis vasculis abundat.

19. *Pulmonum* superficies anterior utrinquè *laciniis* tenuibus laxè, posterior arctiùs quidem, sed ob *gelatinam*, in telam cellulosam nectentem effusam, minùs pertinaciter *cum pleurâ cohæret.*

20. Utriusque pulmonis pars anterior collapsa, spongiosa, laxa, levis, pallidè livida seu cinerea est; posterior et major inflata, turgida, inflammata, obscurè livida sive ex cœruleo rubra, passìm scirrhosa, minimis ad superficiem vasculis pictis. Pars superficiei concavæ et marginis inferioris pulmonis dextri aspera, veluti *sabulo* conspersa est.

21. Ad mediam, posteriorem et inferiorem *pulmonis dextri* partem, parenchymati passìm inhæret congesta materia cruda, totidem *scirrhos* variæ molis, cinereos, albos, duros, referens; ex quorum dissectâ parte *pus semicoctum* exprimi potest.

22. *Pulmonis sinistri* in genere eadem ratio est ac dextri; minores tamen et rariores sunt istæ *farcturæ.*

23. *Vasa pulmonalia* utriusque generis cruore modicè turgent.

24. *Glandulas bronchiales* magnas, nigras, multùm induratas, notavimus.

25. Ad bifurcationem tracheæ *calculus bronchialis* 6-7 lin. longus, 4 lin. crassus; alius ejusdem molis in prioris viciniâ; porrò alius, major, irregularis, ponè vasa pulmonalia locatur. Singuli suâ quisque cystide, pertinaciter adhærente, sunt inclusi : substantia aspera, tophacea, ex albo leviter cinerea, fragilis et friabilis est. Aliquot etiam minores *calculi* passìm *in ipsâ substantiâ* pulmonis sinistri et glandulâ unâ vel alterâ bronchiali hærent.

26. *In tracheâ* resectâ et *bronchiis vis* muci spumantis, tenacis, ex albo cinerei, collecta reperitur.

27. *Pericardium liquoris* rubelli, leviter sanguinolenti cochlear unum vel alterum recondit.

28. In *cordis*, cæteroquin sani, utroque ventriculo, *polypus*, ex cruore et substantiâ albâ tenaci conflatus, hæret, in suam arteriam utrinquè exporrectus.

1. Vel ex solo cadavere, diversis et suis quælibet morbi mucosi species phænomenis dignoscitur.

2. In universum speciem acutam à lentâ distinguit corpus adhuc succulentum, non emaciatum; accessoriam à

morbo mucoso simplici, labes antiqua visceris cujusdam vel qualecumque affectionis primariæ vestigium.

3. In *specie simpliciter acutâ*, plus minùs biliosa sequentia notantur. Hepatis non resoluti, neque indurati aut notabiliter inflati substantia distinctè acinosa est, neque color à naturali multùm discrepat. Lien mole, colore et parenchymatis habitu parùm differt à sano; nisi quòd modicè inflatus atque paulò obscurioris coloris sit. Semper quidem in canali alimentari tàm externæ, quàm internæ inflammationis notæ observantur; minori tamen in gradu quàm in specie inflammatoriâ; majori quàm in lentâ. Adsunt passim ventriculi aut reliqui canalis strituræ spasticæ; interdùm tenuium volvuli. Stricta sedes vel penitùs exsanguis, vel reliquis saltem pallidior est. Intestina collapsa colorem peculiarem cœrulescentem referunt, ob singularem villosæ inflammationem, per exteriores tunicas pallidas transparentem; quâ sede verò ab aere incarcerato expansa fuerunt intestina, pallida sunt, subpellucida, multùm extenuata, haud inflammata, neque cœruleo colore imbuta. Ventriculus multo muco tenaci et adhærente scatet : duodenum cum reliquo tenuium canali, muco obducta, materiam biliosam recondunt : crassa pulpam excrementitiam. Utplurimùm adest notabilis in intestinis tenuibus lumbricorum, tàm singularium, quàm collectorum, copia : minùs tamen et rariùs sibi invicem implicantur in artificiosè quasi contexta glomera, ac in specie lentâ : cæteroquin magni, rubelli, rigidi, recentes, benè nutriti ac elastici sunt. Subindè quoque in crassis, cœco præsertìm, occurrunt trichurides succulentæ et rigidæ. Folliculi mucosi ventriculi, duodeni, quin interdùm jejuni et ilei, muco turgentes in colliculos eminent. Ad valvulam Baubini, in cœco et appendice vermiformi sæpiùs notatur larga folliculorum sui generis, confertim in amplas areas collectorum, nunquàm tamen in colliculos elevatorum, seges; ità ut totidem punctis obscurioribus, suo nempè quisque orificio, distinguantur. Vasa sanguifera majora, iliaca, mesaraïca, vena cava, etc., cruore modicè turgent.

Rara tamen avis est species acuta purior ex cadavere distincta; utplurimùm enim, licèt aliquandiù simplex fuerit mucosa, sub finem morbi sese adsociant reliquarum specierum, putridæ et inflammatoriæ, phænomena.

4. *Speciem acutam malignam putridam* distinguunt citatior corporis, præcipuè abdominis. nisus in putredinem; viscera resoluta; substantia hepatis atque lienis friabilis et facilè dilaceranda; facilisque membranarum à viscerum parenchymate secessus cum turpi illorum colore. Ipsum parenchyma fovet soluti aeris bullulas. Vasa majora, præter parcum cruorem resolutum, spumantem. medique aeris soluti columnas, ferè vacua sunt. O!ei instar diffluit pinguedo innatatque soluto cruori. Deliquescit mucus, delentur cum hepatis acinis folliculi mucosi eorumdemque orificia, ità ut vix quædam vestigia fungosa in tunicâ villosâ supersint. Curvaturam minorem ventriculi apicemque cœcum fœdat gangræna; villosam verò adspersæ tetri et obscurioris coloris maculæ gangrænosæ et vera ecchymomata. Simili vitio passim depravata intestina tenuia, recondunt putrilaginem tenuem, fœtidissimam, cum admixtis, sed rarioribus, lumbricis parvis, emaciatis, flaccidis, resolutis; crassa inter liquamen putridum contritos et destructos lumbricos, parcasque trichurides flaccidas.

5. *Species inflammatoria* dignoscitur musculis floridioribus; interdùm rubro exanthematum in superficie corporis stigmate adhùc superstite, atque in universum tùm canalis alimentaris, tùm aliorum viscerum majori inflammatione. Turget vasorum systema cruoris congelati copiâ etcongestâ simul in cordis cavis aliisque receptaculis majoribus, in polypi speciem, materiâ sanguinis gelatinosâ. Viscera, à congesto sanguine inflata, lien præcipuè, molem naturalem multùm excedunt, atque quâ parte liberiori aeri copia est, ab ejus contactu, sicut et ipse cruor, floridum vel coccineum colorem contrahunt. Canalem alimentarem conspurcant intensa inflammatio et in crassorum tractu gangræna cita, quin verus sphacelus. Villosa ventriculi et intestinorum tenuium, præter folliculorum vestigia, distinguitur adspersis maculis et punctis gangrænosis, in aere libero ad suaviter rubrum colorem efflorescentibus; crassorum, excrementa indurata, sicca, globulosa continentium; superficies interna passim areis escharoticis tegitur.

6. De diagnosi speciei lenfæ et accessoriæ ex cadavere infrà suo quoquè loco dicetur.

7. Vario modo diversarum specierum phænomena interdùm ità combinantur in

cadavere, ut mediam quamdam speciem compositam referant, et nonnisi ex hujus vel illius phænomeni gradu dijudicandum sit, ad quamnam speciem proximè accedat. Quid? quòd quædam subindè morbi mucosi ad partes est relatio; ità ut in diversis partibus diversarum specierum phænomena observentur.

8. Tunicam muscularem totius canalis alimentaris in omni morbi mucosi specie tenuem, subgelatinosam, arrosam veluti tectâ quâdam acrimoniâ, et, præter loca inflammata, pallidam atque adeò solutam sèmper deprehendimus, ut per omnem hujus epidemiæ decursum ne semel quidem illam in theatro anatomico ritè ostendi copia fuerit.

9. Peculiaris tunicæ villosæ in hoc morbo inflammatio potiùs ab irritatione quâdam, quàm ab impellente sanguine oriri videtur. In omni enim hujus morbi specie semper villosæ tumentis et resolutæ vascula minorum generum sanguinis plena sunt; licèt vasa mesaraica vacua reperiantur. Illam verò tunicæ villosæ irritationem et resolutionem magis ab acrimoniâ quâdam rodente, dysentericæ analogâ, et bilis corruptæ stimulo, quàm à vermibus, repetendam esse, utriusque morbi cognatio et æquabilis ferè·per omnem intestinorum tractum inflammationis ratio, arguunt. Si qua autem à vermibus irritatio simul accedit, externa quoque inflammatio eâ in sede sese adsociat: quarè circà lumbricorum nidos non solùm villosa, sed tota intestini substantia inflammata tumet, vasis majoribus simul repletis.

10. Magnam quidem morbo mucoso cognationem esse cum morbis nervosis, symptomatum in morbi decursu atque phænomenorum in cadavere analogia luculenter docent (1): qualia sunt stricta per longum tractum intestina, stricturæ annulares, volvuli; ventriculi in angustum farcimen contractio et hinc oriundæ rugæ internæ habitusque villosæ fungosus. Suam tamen symbolam ad excitandos augendosque spasmos et inæquales intestinorum contradictiones etiam confert illa, ab acrimoniâ superficiem internam rodente, irritatio; nec non vermibus hoc nomine aliqua vis esse potest; licèt ipsi semper in parte quâdam laxiori, nunquàm in sede strictâ, reperiantur. Laxatis demùm spasmis, pars debilitata,

(1) Cf. III. Rœdereri, Progr. de phthisi nervosâ.

vel aere recepto ultrà modum expansa extenuatur; vel admodùm proclivis est ad suscipiendam inflammationem fovendosque vermes.

SECTIO II.

D. 3 Febr. Miles.

Abdomen.

1. Corpus adhùc benè nutritum est.
2. Multùm *seri* effusi *in abdominis cavo.*
5. *Hepar acinosum* se habet ut in *Sect. I.*
6. *Vesicula fellœa* flava, bile turget, et partes vicinas flavedine conspurcavit.
7. *Lien* uti in præc. Sect.
9-10. *Ventriculus* vacuus, ad curvaturam minorem leviter inflammatus. Tunica villosa crassa, rugosa, *fungosis* veluti *papillis* obsita, folliculis mucosis conspicuis caret. Omnis ventriculi superficies interna, præter partem inflammatam, ex cinereo leviter cœrulea est; rugarum dorsum rubrum, inflammatum.
12. *Intestina tenuia* inflammata, materiâ biliosâ, flavâ, pultaceâ, modicè repleta sunt: *Crassorum* tractus vacuus, constrictus, non inflammatus quoad vasa majora.

Thorax.

18. *Thoracis cavum* utrinquè multo *sero* scatet.
19-21. *Pulmo dexter* ubivis ferè, vel ad ipsum sternum pleuræ adhæret; in parte inferiore spongiosus, laxus ad superiorem et mediam durus et inflatus. Ex incisâ ibidem et pressâ substantiâ undiquè *pus coctum* exsudat: et in apice superiore latet *saccus purulentus*, pure benè cocto plenus.
22. Liber et sine labe est *pulmo sinister.*
27. *Pericardium multùm liquoris* recondit.
28. *Cor* durum est: ventriculus dexter parùm crustæ inflammatoriæ, sinister parcum cruorem continet.
1. Seri in cava corporis effusi collectio duplicis generis est: modò enim ipsius morbi, modò mortis lentæ effectus. Prior critica est, sed mala, ulceribus et scirrhis internis utplurimùm juncta. In-

terdùm tamen, nisi viscera nimis læsa
fuerint, effusus liquor per vasa resor-
bentia recipitur, atque, pro variâ ejus
indole, aliqua sui vestigia, veluti crassioris partis, vasculorum resorbentium
oscula ægrè subeuntis, sedimentum variâ formâ ad cavorum parietes relinquit.
Modò excrescentias verrucosas, irregulares ; modò crustam asperam, parietes
et viscerum superficies sabulo veluti
conspersos, mediamve crustam gelatinosam hoc sedimentum refert : modò,
glutinis instar, in laminas et lacinias
aliave vincula coit, quibus vicinæ partes præternaturali nexu conferruminantur.

2. Hepatis acini non soli morbo mucoso, sed hydropi etiam et cognatis utrique morbis competunt. Ex vitiatæ bilis
in vasis secernentibus stagnatione procul
dubio oriuntur; ità ut pars crassior bilis,
sedimenti instar, remoretur et in acinos
illos colligatur; pars verò tenuior in
ductus biliarios percoletur et excernatur.
Hinc in ejusmodi morbis bilis cysticæ et
excretæ consistentia utplurimùm in relatione acinorum solet esse diversa. Quò
notabiliores acini et quò major indè hepatis obstructi durities ; eò tenuior bilis
et à laudabili crasi magis aliena observatur; et vice versâ.

3. Quodvis corporis humani fluidum,
dùm vitium cepit, et reliquos humores
in consensum trahere eosque , tanquàm
fermentum quoddam , in sui ipsius naturam convertere solet. Ità in morbo
mucoso, quandiù muci vitium prævalet,
indolis mucosæ particeps bilis vappida
ad hepatis obstructionem acinosque for-
mandos symbolam suam confert. Similis
obstructio hepatis et primarum viarum,
maximam partem mucosa, procul dubio
in febribus intermittentibus obtinet. In
specie morbi mucosi hiliosâ vicissìm,
tàm quantitate, quàm qualitate , bilis
vitium eminet. Hinc acrioris et uberioris
bilis stimulo in tenue liquamen resolvitur mucus stagnans, bilis transsudantis
rore vicinæ partes polluuntur, illius flumine conspurcatur villosa , lacessitur alvus, atque reliquorum humorum crasis
laudabilis sufflaminatur.

4. Duplicis indolis sunt papillæ fungosæ ad tunicam villosam ventriculi et
duodeni. Altera species, ex residuis passìm orificiorum vestigiis dignoscenda ,
colliculos refert, à folliculis, nunc ex-
pressis, superstites : altera, sicut et
ipsæ rugæ ad superficiem internam ventriculi, simpliciter ex laxioris villosæ

corrugatione enascitur, dùm tunicæ
exteriores spasticè stringuntur. (Vid.
Tab. I.)

5. Vitia pulmonum, apicem superiorem occupantia, utplurimùm ex antiquâ
labe chronicâ originem trahunt ; acce-
dentem verò morbum acutum, per crisin
malam , lethalem reddunt. Ad laudabilem enim coctionem et crisin requiritur
viscerum integritas. Nec temerè vitium,
ex præsenti morbo acuto in pulmones
translatum, alterutrum tantùm latus afficit, sed plùs minùs utrumque simul ;
nisi quidem ex prægresso morbo chronico, pars alterutrius pulmonis læsa,
suscipiendæ materiæ criticæ aptior facta
fuerit.

SECTIO III.

D. 20. Janv. Vir 28 annorum.

Abdomen.

1. *Corpus modicè extenuatum*, abdomen collapsum , atque cum cute rigidâ
sunt papillæ in superficie abdominis et
brachiorum elevatæ. Leviter tumet caput
ab *effusâ in cellulosam gelatinâ.*

2. *In abdominis* pelvisque *cavo* modica tantùm *seri effusi* quantitas notatur.

3. *Omentum* contractum et modicè
emaciatum est.

4. *Glandulæ mesaraïcæ* magnæ et ci-
nereæ; in mesocolo sinistro et imo magnæ, duræ, *inflammatæ*, obscurè rubræ,
in aere libero, perindè ac lien, colorem
floridum (1) adipiscuntur.

5. *Hepar* ut in Sect. I. *acinosum*,
magnum, ingravè rubellum est; *pars
inferior lobi dextri ad utramque superficiem è fusco nigricans.* Incisum in
eâdem sede parenchyma ejusdem coloris
est, et *quò propiùs margini, eò quidem
obscurioris.* Substantia hepatis interna
pariter acinosa notatur; minùs tamen
distincti sunt acini, quàm in Sect. I.
Circà vesiculam felleam fusco-flavum
est parenchyma, in partibus remotio-
ribus fuscum. Lobi sinistri pars extima

---

(1) Cf. Optimi Stormii, Diss. de rubro
sanguinis colore. Hafn., 1762. — It. ill.
Rœdereri, Progr. de infantibus in partu
suffocat. observat. Gœtt., 1760, p. 20,
n. 5.

in latam et extenuatam laciniam duram, exsanguem, scirrhosam excurrit.

6. *Vesiculam felleam* pallidè flavam replet bilis tenuis, è flavo rubella. Interna vesiculæ superficies è fusco flava est, ejusdemque villosa retis instar disposita. Vicina cystidi intestina maculis biliosis polluta notavimus.

7. *Lien magnus*, tumens, obscurè cœruleus, multùm incisus, 7½ poll. longus, 4 poll. latus, 2 poll. crassus; quâ parte aeri libero expositus fuit, colorem floridum contraxit (1). Substantia interna modicè resoluta et friabilis est.

8. *Pancreas* durum, acinosum, è cinereo leviter rubellum.

9. *Ventriculi et* omenti vasa cruore referta sunt; curvatura parva inflammata. Modicè repletus est ventriculus liquore tenui, decocti avenæ simili : nullo tamen muco crassa et tumens villosa obducitur. Fundum occupant plurimæ rugæ; curvaturam parvam, in superficie etiam internâ, inflammatio.

10. Nihil folliculorum conspicitur, sed cuncta rugarum intervalla obsident *papillæ fungosæ*, versùs curvaturam minorem et pylorum sensìm minores minùsque elevatæ. Ipsi rugarum dorso villosa, sine papillis, æquabiliter supertensâ est.

11. Incisi *duodeni* superficiem internam tenuis *mucus* subfuscus obvestit. Plures quidem juxtà pylorum conspiciuntur aperturæ, ad instar foraminulorum; ipsi tamen folliculi non comparent: in parte remotiori neque folliculi, neque orificia reperiuntur. Villosa propè pylorum ex flavo rubella sive subfusca est; pars sequior pallidè rubra; remotior ex flavo subfusca.

12. *Intestina* tenuia pallida, passìm aere modicè inflata sunt, reliqua pars collapsa. In aliquot sedibus inflammatis hospitantur *lumbrici*. Colon transversum vacuum et constrictum est, dextrum propè ad hepar inflammatum, sinistrum cum intestino recto vacua, collapsa, pallida sunt.

13-14. Intestinum jejunum comprehendit liquorem tenuem, rubellum, putrilaginosum, *glebulis albis majoribus mucosis vel ramentosis* remixtum, qui acrem et volatilem fœtorem dispergit. Plurimi etiam immiscentur lumbrici variæ molis. Ad initium *ilei* reperitur

materia mucosa cinerea; in ulteriori progressu tenuis, rubella, sensìm spissior, flavescens, plurimis lumbricis et flocculis albis remixta; tota demùm flava et spissa. *Lumbrici* 42 in tenuibus fuere.

15. Contenta in *cœco* et *coli* dextri initio materia tenuis, subflava, leviter fusca est, *flocculis albis* variegata. Hæret ad camdem sedem *lumbricus* solitarius emaciatus, flaccidus, cum *trichuridum* in liquore contento fluctuantium copiâ. Alius sequitur in loco remotiore lumbricus, prioris similis. Elegantissima ad cœci et coli dextri superficiem internam conspiciuntur vasculorum minorum retia, cum tunicâ villosâ crassâ, cinereâ et parùm *cærulescentibus rugis*.

16. Sensìm ad *coli sinistri* superficiem internam *escharæ* (1) parvæ observantur, sub initium rariores, successivè magis stipatæ, donec demùm in viciniâ recti et ani, crassiores omnem ferè superficiem occupent. Cruenta, gangrænosa, è fusco rubra, dura, aspera, tumens, fissa, lacera, veluti exulcerata deprehenditur in sede eschararum tunica intestinorum interna. Per aliquot dies in aquam demersâ illâ coli et recti parte depravatâ, et extracto hoc modo cruore, superficies escharotica non amplius cruenta, sed pallida et subfusca est. Aspera et inæqualis ad quamlibet escharam intestini superficies plurimis *colliculis* et papillis irregularibus, *verrucosis* quasi, obsidetur. Quâ crustâ scalpelli ope abrasâ, pars subjacens cruenta, hispida, sanguine effuso vel ecchymomatibus tumet. Sub microscopio in escharis deteguntur fissuræ, ut intestinis dysentericorum (2), sanguine coagulato repletæ.

17. Ex resectâ propè diaphragma *venâ cavâ* vis *cruoris fluidi* et nigricantis profunditur.

Thorax.

18. *Cavum thoracis* sinistrum seri rubelli, leviter sanguinolenti copiam; dextrum parca tantùm vestigia continet.

19-20. *Pulmo sinister* liber est; *dexter* leviter, veluti per suctionem, pleuræ adhæret. *Media inter pleuram et pulmonem* dextrum est *membrana* inorganica, *crustæ pleuriticæ similis*, quæ, va-

---

(1) Vid. l. c.

(1) Cf. sect. ead. 1.
(1) Conf., sect. 1.

riâ crassitie, ferè totum pulmonem cum diaphragmate obvestit et cum quâdam facilitate *deglubi potest*. Vascula minima in superficie pulmonum elegantissimè turgent.

21. Omnis superficies *pulmonis dextri* variegata est ex acinis sive areolis rubris cum ambitu nigro. Turget substantia inflata, ponderosa, spumosa. Materiâ peregrinâ, crudâ, scirrhosâ infarctum pulmonis posterioris parenchyma, friabile, in aquam demersum subsidet; et ex illis sedibus obstructis *pus semicoctum* exprimi potest : pars antica, cum apice superiori, simpliciter multùm inflammata est.

22. Omnis *pulmo sinistri lateris* multùm quidem inflatus, ejusdem cum priori coloris, minùs tamen obscuri, tumet : elastica tamen sub forfice substantia, spumosa, spongiosa, non scirrhosa, in aquâ natat.

23. *Vasa pulmonalia* multo cruore repleta sunt.

24-25. Ad omnem bifurcationis tracheæ ambitum; passìm etiam circà vasa pulmonalia, *scirrhorum congeries* ludit, quorum alii ex ipsis *glandulis bronchialibus* magnis, induratis, subfuscis, sunt enati; alii, nigricantes, intùs inspersam materiam tophaceam fovent; omnes in unum glomer coaluerunt; quidam nucem juglandem mole æquant: reliqui minores sunt.

26. *Tunica* interna *bronchiorum* inflammata est.

27. Retia vasculosa *pericardii* benè repleta conspiciuntur : ipsum pericardium *liquore* rubello et pellucido plenum.

28. *Cor* modicâ pinguedine tegitur. In sinu anteriore latet *polypus* tenax, albus, cruore circumfusus : sinus posterior cum ventriculo et aortâ, in ramos divisâ, multo cruore crasso et nigricante scatent.

29. In superficie internâ *œsophagi* comparent vascula picta.

30. *Fauces* in universum, radix linguæ, epiglottis, uvula cum tonsillis, enormiter inflammatæ sunt, quin gangrænosæ; atque ex tonsillis et folliculis vis muci spissioris exprimi potest. *Linguæ* dorsum crustâ tenui, albâ, mucosâ tegitur.

31. *Glandulæ coli* conglobatæ duræ, è fusco rubræ, tumidæ, inflammatæ sunt. Hæret quoque ad apicem thoracis dextri superiorem glandula indurata, nuce avellanâ altero tanto major, è fusco cinereâ, cum nucleis tophaceis.

32. *Salivales glandulæ* duræ et acinosæ sunt.

33. *Gandula thyroidea* obscurè rubra, dura, per omnem substantiam inflammata.

1. Glandularum conglobatarum habitus mutatus corruptelam à fluido mucoso jam ex parte in fluidum gelatinosum translatam indicat. In simplici enim morbo mucoso peculiaris glandularum lymphaticarum labes non observatur : in morbo autem composito, vel ex indole mucosâ in aliam degenere, variè etiam afficiuntur illæ glandulæ. Si peripneumonicæ indolis particeps fit morbus, omne glandularum conglobatarum systema inflammatur (4. 31. 33.) et præcipuè bronchiales atque thoracicæ inflatæ (24. 25.) infarciuntur materiâ crudâ, critico modo hùc congestâ. Si in lentam consumptionem declinat, glandulæ illæ sine notabili inflammatione obstruuntur congestâ in scirrhi speciem materiâ nutritiâ, crudâ, tophaceâ, cum nucleo sicco, vel calculoso aut plùs minùs purulento (1).

2. Varia in cadavere phænomena; morbo mucoso familiaria, à perpetuo pressionis statu repetenda sunt. Hùc præcipuè pertinent ad marginem inferiorem hepatis ejusque superficiem concavam, bilumque lienis, livores gangrænosi, cum inflammatis ventriculi curvaturâ minori, duodeno et, quâ parte hepati vicino expansum apprimitur, colo. Pressione autem debilitatæ partes inflammationes et ipsam gangrænam facillimè admittunt. Hìnc quoque ex causis facilè nunc eruendis, frequens est in morbo mucoso genitalium internorum in sexu sequiori inflammatio gangrænosa.

3. Perversum in hoc morbo pancreatis (8) et reliquarum glandularum salivalium habitum ex parenchymatis acinosi duritie; læsam illarum secretionem ex ipsius morbi naturâ et denegato in lue venereâ ptyalismo (2), cognoscimus.

4. Flocculi et glebulæ albæ, ramentosæ (n. 13-15.), nihil aliud sunt, quàm muci spissioris abstersi et maximam partem in tenue liquamen (9) soluti reliquiæ.

5. Intestinorum crassorum escharæ

---

(1) Cf. sect. 1; n. 10, p. 190 et 191.
(2) Sect. 11, p. 197. It., sect. 111, Obs. de lue venereâ lethali.

(16) fauciumque (30) et œsophagi (29) adeò intensa inflammatio, certissima morbi ex malo dysenterico degeneris documenta sunt, et impressum morbo mucoso à sui genitrice characterem produnt. Quibus phænomenis in decursu morbi etiam respondet suum cuique symptoma, utrique morbo commune (1), profluvium alvi sanguinolentum atque difficilis illa, præcipuè versùs mortem, potulentorum deglutitio; veluti hydrophobiæ, morbis acutis adeò familiaris, species.

6. Quò magis morbus mucosus sensìm degeneravit in peripneumonicum, eò crassiorem et tenaciorem inter pulmones et pleuram notavimus crustam illam integerrimam (19-20), gelatinosam, coriaceam, pelli pleuriticæ simillimam : quid? quod in subsequentis hiemis 1761-62. peripneumoniâ epidemicâ, in puris secreti, spissati et compactioris speciem, ex coctam illam materiem deprehendimus.

7. Farctum atque à materiâ crudâ peregrinâ, critico modo hùc congestâ, inflatum parenchyma pulmonum, cum reliquis in thorace phænomenis, (19-23, 26-28) morbi mucosi cum catarrhalibus et peripneumonicis cognationem luculenter prodit. Utplurimùm illa farctura partem pulmonum posticam et inferiorem, rarò superiorem, nunquàm ferè anticam; occupat; omnes vesiculas aereas vel replet, vel comprimit, atque parenchymatis pondus specificum ità auget, ut interdùm, vel cum annexâ parte laxiore, in aquam demersus pulmo fundum petat. Pars obstructa flatûm per bronchia intrusum non admittit, sine lateris resistentiâ et strepitu discinditur, atque ex segmentis rigidis, è cruento et inflammato parenchymate maculisque albis vel cinereis, variegatis passìm, puris plùs minùs cocti primordia quædam exprimi possunt. Plerique citiùs jugulantur peripneumonicorum morte, quàm in verum pus materia congesta excocta fuerit. Qui lentè pereunt, formato ulcere pulmonum denascuntur.

(1) Cf. sect. I, n. 5, p. 184.

SECTIO IV.

D. 16. Mart. Vir 37 annos natus.

Abdomen.

1. *Corpus non emaciatum; abdomen inflatum*, molle, cedens, leviter cœrulescens; *pedes* parùm *œdematosi* sunt.

2. Ingens *liquoris* sanguinolenti *copia in abdominis cavo* effusa est.

3. *Omentum* flaccidum, resolutum; mesenterium emaciatum; vasa cruore turgent.

5. *Hepatis* substantia *acinosa* est; superficies concava cum marginibus obscurè livet, ità ut livor aliquot lineas in ipsum parenchyma descendat; reliquum parenchyma è rubello fuscum notavimus. Facilè secedit membrana communis, quin :

6. Tota *vesicula fellea* suâ sponte ab hepate solvitur, pallida, crassa; modicè repleta bile tenui, rubello flavâ. Interna cystidis superficies pallidè flava est.

7. *Lienis magni*, inflati, lividi, ad marginem incisi, substantia interna resoluta, mollis, friabilis, obscurè et ingratè rubella, *maculis exiguis albis, purulentis*, distinguitur.

9. 10. *Ventriculi* in medio constricti apex cæcus cum cardiâ gangrænosa sunt. Media inter tunicas cellulosa passìm aere resoluto elevatur. *Villosa* passìm nigra, gangrænosa; cæterùm sine folliculis distinctis, *fungosa* deprehenditur.

11. *Duodenum* cum *jejuno* inflammatum est. In prioris superficie internâ rariores, in posteriori copiosiores conspiciuntur *folliculi mucosi*.

12. Utriusque generis *intestina* aere inflata, in universum turgidis cruore vasis picta, quibusdam in locis gangrænosa sunt. *Colon* dextrum et transversum aere turgent, sinistrum strictum est.

13. 14. *Tenuia* continent materiam primùm *mucosam*, pallidam, heterogeneam; in *ileo* parùm flavescentem; cum *lumbricis* sex, magnis, *rigidis*, solitariis. Totius canalis villosa inflammata vasculis cruore turgidis dives est : passìm etiam vera, à ruptis veluti vasculorum extremis, *ecchymomata* immiscentur.

15. 16. In *cæco* residet *materia atra*, leviter cinerea, fluida. Tunica interna

inflammata, vasorum arbusculis cruore refertis distincta. Sine admixtis trichuridibus spissior sensìm *nigriorque* in *colo* fit materia contenta. *S. romanum* passìm aliquid pulmenti excrementitii recondit, cum levioribus ad superficiem internam inflammationis signis.

17. Resecta *vena cava* multùm cruoris fluidi eructat.

Thorax.

18. *Cavum thoracis* sinistrum liquoris tenuis, obscurè rubri saltem decem uncias; oppositi lateris cavum parcam tantùm copiam, comprehendit.

19. *Pulmo sinister* liber est; modicè inflatus, maculisque nigris notatus; *dexter* pertinaciter cum pleurâ cohæret, sanguine magis inflatus atque priori obscurior.

20-26. Neque ulcera neque scirrhos fovet pulmonum substantia.

27. In *pericardio* adest aliquid *seri rubicundi.*

28. In *cordis magni, modicè flaccidi et resoluti,* utroque ventriculo, cum pauco cruore, parvus hæret polypus. Sinus cum valvulis cordis gangrænâ depravati et nigricantes sunt; mitrales ex parte ossefactæ.

· 1. Plurima citissimæ resolutionis humorum phænomena continet hæc sectio, quorum causa procul dubio ex vitio cordis locali et antiquâ lienis labe repetenda est.

2. In tali casu per gangrænam acutam citiùs acceleratur fatum, ac humores difflari, acini hepatis et folliculorum seges deleri, lumbrici flaccescere, aut coctio quædam materiæ morbificæ contingere, potuerint (1).

3. Abdominis, à resoluto in intestinis, vinculisque in visceribus liberato aere, inflatio (tympanites vulgò spuria, sed sola), nisus in citam putredinem, liquoris sanguinolenti in cavâ corporis effusio, ecchymomata, extravasatus in intestinorum canalem cruor resolutus, sarctura pulmonum gangrænosa, etc., citissimæ resolutionis sunt effectus, et non nisi morbum crudissimum sequuntur.

(1) Cf. Epicr., ad sect. 1, n. 4, 5, 7.

SECTIO V.

D. 25. Jan. Vir 34 annorum.

Abdomen.

1. *Corpus* procerum, torosum, *quadratum* est, musculis sanis instructum : abdomen planum.

* In medio abdomine $1\frac{1}{2}$ pollicem suprà umbilicum sub cute tangitur tumor oblongus, compressus, $1\frac{1}{4}$ poll. longus, 1 poll. latus. Nihil ad eamdem sedem cicatricis in cute conspicitur; quâ incisâ, collecta ibidem pinguedo indurata tumorem elevavit. Separato à partibus subjacentibus tumore, et incisâ juxtà longitudinem lineâ albâ, in conspectum venit hiatus transversus, tendineus, crassus, validus, cum lævi margine, 9 lin. longus, qui mediâ in lineâ albâ incipit, eamque dextro in latere paulò transcendit. Radix tumoris, postquàm annulum istum transiit, inter peritonæum et reliqua abdominis integumenta sursùm excurrit, explanatur in stratum latiusculum pingue, adhæsionem ligamenti hepatis suspensorii sequitur atque sensìm extenuata demùm evanescit. Ligamentum hepatis teres multis fimbriis pinguibus, complanatis, appendicibus coli similibus, instructum est.

2. Parca tantùm *seri in abdominis cavo* sunt vestigia.

3. *Omentum* utrumque crassum, obesum; majus longè dependet, lienis apicem involvit, ipsique adhæret. Ipsa ejusdem *pinguedo arida, dura,* tactu quasi *arenosa* est.

* Instar laciniæ tenuis acuminatæ omento inhæret *hepar parvum succenturiatum,* 10 lin. longum, $5\frac{1}{2}$ latum, 2 crassum, ejusdem cum hepate primorio substantiæ. Convexa ejus superficies è fusco rubra, plana, omento adnata, livida est.

Mesenterium crassum, laxum, pingue, elongatum longè dependet.

4. *Glandulæ mesaraicæ* parciores, pallidæ, minùs conspicuæ sunt.

5. *Magnum,* fuscum, ad marginem inferiorem et superficiem concavam lividum, *hepar* quàm *levissimè,* si paulò curatiùs inspicitur, præsertim ad superficiem concavam *acinosum* est. *Molem naturalem longè superat lobus dexter,* crassus, inflatus, tumens: sinister extenuatus in parte superiori in tenuem laciniam excurrit, ad cujus superficiem

concavam rami vasorum magni, crassi, albi, immediatè sub membranâ communi conspiciuntur. Lobulus innominatus pariter *in laciniam prismaticam dependentem* excurrit. Ad superficiem hepatis concavam membrana externa à livido et resoluto parenchymatè facilè secedit. Lobi dextri acini, ob resolutum parenchyma, majores, ac in lobo sinistro; magis à se invicem distant. Immediatè sub membranâ communi ad superficiem convexam lobi dextri locatur *cystis* pellucens 5 lin. longa, 4 lata : incisa liquorem rubellum et pellucentem effundit; in fundo, qui dimidium pollicem à superficie distat, *pus coctum* continet.

6. Marginem hepatis longè transcendit *vesicula* fellea ampla, expansa, variegata maculis è fusco rubris inflammatis, albis et viridescentibus. Juxtà marginem colli vesiculæ et ductum choledochum *copiosa* adest *pinguedo. Bilis* copiosa, è fusco rubella, *heterogenea;* interna cystidis superficies obscurè fulva est.

7. *Lien maximus*, 9 poll. longus, 6 latus, 2 ½ crassus. Apex superior crassus, latus; ad superficiem convexam longè *incisus;* inferior angustus, extenuatus, profundâ utrinquè incisurâ notatus est. Quâ partem superficiem convexam lividam tetigit aer, florida deprenditur : superficies concava maculis nigris et albis variegata. Dùm pars florida denuò contegitur, et ab aeris accessu munitur, color coccineus evanescit, et viciscìm pars obscura, aeri exposita, efflorescit (1). Membrana lienis facilè deglubitur : ipsum parenchyma molle, resolutum, et gangrænosum est.

8. *Pancreatis* substantiam rubellam et modicè *duram* notavimus.

9. *Ventriculus* laxus et collapsus est. Curvatura minor, apex cæcus, pylorus, œsophagus et duodenum valdè inflammata sunt. Recondit ventriculus materiam parcam, tenuem, rubellam, heterogeneam; versùs pylorum subfuscam, et muco permixtam.

10. *Œsophagus* constrictus, rugis longitudinalibus distinguitur, et circà ejusdem insertionem plurimis *folliculis mucosis* tumentibus. Villosa ad curvaturam parvam et apicem cæcum rubra et in-

flammata; versùs curvaturam magnam sensim magis cærulescens deprehenditur cum maculis albis subtùs conspicuis. Tenuis simul in his sedibus est villosa : versùs pylorum magis fungosa fit, cum residuis passìm in eminentiis fungosis folliculorum orificiis. Interna *ventriculi* superficies, ob laxiorem ejus habitum, minùs rugosa est, ac in aliis cadaveribus, atque folliculorum vestigia obscuriora ægrè dignoscuntur.

11. *In duodeno*, leviori in gradu inflammato, materia parca, tenuis, cinerea, mucosa notatur; et indè ab initio tunica villosa villis ex albo cinereis et rubellis instructa est, in reliquo tenuium tractu pedetentìm obscurioribus.

12. *Intestina* laxa, collapsa, passìm modicè repleta sunt. In *tenuibus* cinereis et leviter inflammatis, passìm lumbricus tangitur. *Crassorum* tractus vacuus et, præter strictum colon sinistrum, collapsus est. Colon dextrum, quâ parte hepar respicit, valdè inflammatum.

13, 14. In mediâ *jejuni* parte hospitantur duo *lumbrici*, et in loco paulò remotiori alius solitarius. Eadem materia tenuis, cinerea (n. 11,), omnem penè canalem tenuium ferè simpliciter obducit; in *ileo* paulò uberior fit simulque tenuior.

15. Similis etiam materia parca in *coli* tractu reperitur, cui in *cæco* et *colo dextro* plurimæ immiscentur *trichurides*, in colo transverso parciores, nullæ in sinistro.

16. Cœci et coli dextri *villosa* ex cinereo *cærulea*, crassa, inflammata, vasculis minimis picta est. In reliquo crassorum canali, licet vascula æquè plena sint, villosa minùs inflata nec adeò cærulea est.

* Juxtà pylorum plurimi *folliculi mucosi* conspiciuntur, *non prominuli*, sed potiùs collapsi et ex solis orificiis notabiles. Sensìm in continuato duodeno magis elevantur valvulæ, in quarum dorso rariores ludunt *folliculi in* totidem *capitula eminentes;* plures enim tumentes, duriusculi, elongati, prominuli, foveas medias occupant (1) et ad mediam ultimamque duodeni partem sensìm rariores fiunt, simulque majores : quia tenuior sensìm seges illorum, in capitula quidem elevatorum, non autem orificiis notatorum, in jejuno (**), tenuissima in ileo, tandemque nulla, strata est.

** In fine ilei, ad omnem superficiem valvulæ Bauhini, in toto canali appendicis vermiformis, in cœco et sub ipsum

---

(1) Eamdem mutationem, præter lienem, subeunt lobus dexter hepatis et pars ventriculi inflammata. Cf. not. ad sect. III.

coli dextri initium copiosissimi conspiciuntur *folliculicoagmentati, in capitula non elevati*, sed simpliciter orificiis nigricantibus, confertim, congregatis, distincti. Ipsâ quidem specie à folliculis ventriculi et tenuium discrepant; licèt enim sæpè in hoc morbo (aliisque, sed obscuriores) observati sint, ne semel tamen elevatos aut prominulos, utut prioribus longè stipatiores, et materiâ mucosâ obscurè cinereâ refertos, vidimus.

*** Passim in superficie intestinorum tenuium internâ *arcas* quasdam, intestini canalem sequentes, variæ magnitudinis, e. g. aliquot pollices longas, dimidium latas, plurimis *stigmatibus* exiguis, obscurioribus, stipatis, notatas, in hoc et compluribus aliis cadaveribus vidimus. Ità autem comparata est illa foveolarum seges, ac si in illarum sede villosæ particulæ essent decerptæ aut exesæ.

17. Magna cruoris copia venas iliacas replet. Pariter ex resectâ suprà hepar *venâ cavâ* cruoris nigricantis et tenacis thrombos extraximus.

Thorax.

18. In utroque *thoracis cavo* modica liquoris rubelli copia notata est.

19. Pulmo dexter *mediis* aliquot *laciniis* cum parte pleuræ anteriori leviter *cohæret;* sinister liber est.

20. 22. *Pulmones* ampli, modicè inflammati, cæterùm sani sunt. Pars inferior utriusque pulmonis colore saturatior; substantia ibidem inflata, humoribus congestis turgida, ponderosa est. Vesiculæ aereæ per omnem pulmonis substantiam permagnæ, elegantissimè conspicuæ; ad partem obstructam immissum flatum nequaquàm recipiunt.

23. *Vena cava superior* cum suis ramis cruore coagulato turget; modica etiam cruoris copia in *aortâ* descendente latet. Omnis vasorum arteriosorum superficies externa vasculis turgidis, retis instar dispositis, picta deprehenditur. Cruor ex quovis vase extractus, aeris accessu colorem coccineum(1) nanciscitur.

24-26. *Glandulæ bronchiales* ad bifurcationem tracheæ justo majores, fuscæ, induratæ sunt.

27. Crassum *pinguedinis stratum* omnem ferè *pericardii* superficiem cingit.

28. *Cor* magnum, robustum, validum, sanum, modicâ pinguedine tegitur. In utroque sinu et ventriculo dextro enormis copia cruoris coagulati hæret.

1. Allatæ (ad Sect. I.) notæ distinctivæ indicant hanc sectionem referri posse ad speciem febris mucosæ malignæ inflammatoriæ, ità tamen, ut per antiquam, ex lobi sinistri habitu peculiari, præcipuè manifestam, hepatis labem, simul cum specie accessoriâ confluat.

2. Justo uberiorem corporis et singularem partium obesitatem semper ex suo hepatis vitio enasci, multæ aliæ, honoratiorum etiam, sectiones nos docuerunt. Præter notabilem vel in universi hepatis, vel alterutrius lobi, duritiem, in corpore obeso, bilis à naturali indole plùs minùs degener, heterogenea, interdùm quasi purulenta, quin veri ex illo sedimento enati calculi fellei, observantur. Congesta perpetim critico modo in universam cellulosam pinguedo arida esse solet, dura et acinosa; haud rarò partibus oleosis orba, sicca, arenosa, flava, crocea. In majori obesitatis gradu omne ferè corporis nutrimentum, cum reliquarum partium consumptione et hebetudine, per morbosam pinguedinis secretionem, ità derivatur in telam cellulosam, ut cujuslibet acini durioris cellula sensim in cystidis densioris speciem simul expandatur; atque adeò et hæc consumptionis species morbis phthisicis accenseri mereatur. Nisi aliâ crisi per intervalla solvatur hepatis vitium, admodùm proclives sunt obesi homines ad varii generis febres malignas, quarum periculum facili humorum resolutione adipisque diffluentis ubertate multùm intenditur. Subitò in obesiorem mutatus corporis habitus latentis vitii incrementum prodit, morbumque imminentem prænunciat. Proni etiam sunt ventrosi homines ad pessimos ex febre intermittente degeneres morbos; febrem imprimìs perniciosam apoplecticam ipsamque apoplexiam, cum citissimâ humorum resolutione.

3. Hepatis et lienis incisuræ præternaturales (n. 7.), laciniæ (n. 5.), loborum et figuræ disproportio, atque inflatio particularis (n. 5.), appendices vel globuli similis substantiæ à primario viscere disjuncti, et in universum succenturiatum alterutri viscus exiguum (n. 3.), debilitatem quamdam harum partium indicant, utplurimùm connatam (haud rarò enim jam in embryonibus et recèns natis observantur), ad futuros morbos et vitia localia (n. 5.) disponentem.

---

(1) Cf. not. ad sect. III.

4. Hernia ventralis spuria procul dubio repetenda est à connato ad lineam albam hiatu exiguo, alternis contentorum abdominis pressionibus sensim dilatato.

5. Folliculorum mucosorum in intestinis tenuibus (16. *) à crassorum cryptis (16. **) differentia pendere videtur à diversis, pro varietate partium, structurâ, dispositione ductûsque excretorii habitu. Reliquis magis constantes atque citrà morbum mucosum subindè etiam conspicuæ esse solent cryptæ mucosæ ad ilei extremum (1), valvulam Bauhini, in appendice vermiformi, ipsiusque coli initio.

6. Rariores in hoc morbo notatu sunt œsophagi (n. 10.), asperæ arteriæ et genitalium (2) folliculi mucosi turgentes; rarissimè simul cum illis, videlicet serioribus, in capitula eminent lacunæ ventriculi.

SECTIO VI.

D. 26. Jan. Miles ex nosocomio.

Abdomen.

1. Corporis satis quadrati habitus externus sanus est : *musculos* verò, *pallidiores*, licèt validos, *circumfundit* modica *gelatinæ copia*, in capitis cellulosâ subcutaneâ præcipuè notabilis.

2. Aliquid *seri* in abdominis pelvisque cavis effusum est.

3. *Omentum* sanum, elegans rete repræsentat. *Mesenterium* autem flaccidum, passìm inflammatum, ingratè flavescens, turgentibus va-is sanguiferis pictum notatur.

4. *Glandulæ mesaraicæ* copiosæ, è fusco rubellæ, duriusculæ, et obstructæ sunt.

5. *Hepar*, mole maximum, ex rubro leviter cæruleum, ad superficiem concavam obscurè *livet*, ità ut livor aliquot lineas in ipsam etiam substantiam sese immergat. In parenchymatis modicè resoluti medio quædam *acinorum vestigia*

et maculam nigricantem reticularem vidimus, diametri 5 linearum, ortam à sanguine in ipsum parenchyma effuso.

6. *Vesicula fellea* abscondita latet in telâ cellulosâ, quâ mediante *cum partibus vicinis* pertinaciter coaluit. Longè intrà hepatis marginem subsistit *pallidæ* vesiculæ, fuscâ et subtenui bile modicè repletæ, fundus.

7. *Lien maximus*, 8 $\frac{1}{2}$ poll. longus, 5 $\frac{1}{4}$ latus et 3 saltem crassus, obscurè lividus, mollis, resolutus atque friabilis est.

8. *Pancreas* magnum et durum.

9. Turgent vasa majora *ventriculi* in angustissimum farcimen contracti; curvatura parva cum pyloro modicè inflammata sunt, totaque superficies interna, apprimè rugosa, *copioso nuco* cinereo, subfusco, *ægrè abstergendo* oblinitur. In aquâ jugiter concussum iterùmque lotum et aeri libero expositum ventriculum obvestit *cuticula versicolor*, muci videlicet residui exsicca superficies. Ventriculi villosa in dorso rugarum rubra et inflammata ; in mediis foveis pallidè cinerea est. Apicem in vicinia pylori cinereâ obsident *papillæ fungosæ*.

10. 11. Omne *duodenum* inflammatum, è fusco rubrum, præter duos *lumbricos maximos*, muci spissi, obscurè fusci, flocculis albis et caseosis, veluti *vermiculis* remixti, copiam recondit. Initium duodeni occupant folliculi mucosi, elevati, pleni, in rugis obscurè rubris copiosissimi; parciores in foveis mediis. Reliqua duodeni pars cœrulescens sive è cinereo subfusca, folliculis caret.

12. *Intestina tenuia* passìm modicè repleta, intensè inflammata à vasculis turgentibus rubent. *Pars tenuium*, 2 poll. longa *in vicinam inserta*, veluti in thecâ stringente latet. *Crassa* sine labe conspicua sunt. Altiori loco hæret *colon dextrum*, pertinaciter atque arctissimè cum superficie inferiore lobi dextri hepatis coalitum : *sinistrum* et intestinum *rectum* scybalis coctis modicè replentur.

13. *Jejunum* per omnem ejus tractum multam *vim materiæ mucosæ* tenacis, subfuscæ, et filamentis albis remixtæ comprehendit, quæ ipsi tunicæ villosæ subfuscæ et leviter rubellæ adhæret. Ipsum intestinum inflammatum, et vasa ejusdem affatim repleta sunt.

14. Obscurior simulque parcior in *ileo* evadit contenta materia mucosa ; levior inflammatio ipsam substantiam occupat; villosa verò, *pigmento flavo*, non abster-

---

(1) Cf. I.-G. Peyeri, Opuscula, cap. I, De glandulis intestinorum. It. Boneti, Sepulchretum, l. III, sect. x, obs. 4, in schol. It., sect. vi, n. 16.

(2) Cf. infrà, folliculorum vaginæ elegantissimè repletorum descriptio.

gendo, ubivis imbuta, inflammatione caret.

15. *Cæcum* vix adest. In *colo dextro* autem, propè ad insertionem ilei, congeries ramentorum radicis cujusdam, liquiritiæ grosso modo conquassatæ similis, excrementis subfluidis remixtorum latent : quibus fibris ligneis, aquâ abtersis ingens vermiculorum (1) (*trichuridum*) copia inhæret, qui singuli ferè caudâ suâ capillari pendent ex illis fragmentis ipsisque implicantur.

16. *Coli villosa* ad illam sedem crassa, leviter cœrulea, striis cœruleis passìm distinctioribus ; vascula minorum generum elegantissimè repleta, veluti picta, atque *folliculi mucosi* copiosi, magni, repleti, *haud prominuli*, passìm *circulo è fusco rubro circumscripti*, passìm sine illo ambitu *puncto nigro* ad aperturam simpliciter notati, conspiciuntur. Tunica villosa appendicis vermiformis subfusca, stipatioribus folliculis dives est (2).

Nullæ in reliquo crassorum canali inter scybala reperiuntur trichurides. Villosa perindè ac in colo dextro ; minori tamen in gradu, depravata est.

17. Vacuæ sunt arteriæ abdominales ; *vena cava* autem, emulgentes et iliacæ in maximum diametrum expansæ cruore farciuntur, atque ad renis dextri hilum varix ex emulgente dependet. Maximum cruoris copiam eructat resecta suprà hepar vena cava, magnusque per aperturam in sinu cordis dextro conspicitur *polypus*, crustæ inflammatoriæ simillimus. Turgent quoque peritonæi vasa, præcipuè ad diaphragmatis, in latere dextro inflammati, posticam sedem.

Thorax.

18. Parùm *liquoris* extravasati *in cavis thoracis* deprehendimus.

19. 20. Teneris laciniis mediis *cum pleurâ* et diaphragmate *cohærent pulmones*, sanguine parùm inflati, dextri præcipuè lobus inferior : salis tamen spongiosi sunt, rubri, passìm lividi, cum dissectæ substantiæ obscurè rubræ spumoso habitu.

23. *Aorta* et *vasa pulmonalia* multum cruoris complectuntur.

24. 25. Præter paucas *glandulas bronchiales* nigras, ad bifurcatam tracheam, magnum *scirrhum* notavimus,

cujus substantia caseosa, subtophacea, alba exsiccationis ope in calculi speciem induratur, 1 ¼ poll. long. et 9 lin. lat.

26. *Laryngi* et *bronchiis* crassis, rigidis, induratis, ad superficiem internam notabiliter inflammatis, *vis muci* inhæret.

27. Parùm inflammatum *pericardium* parcam *liquoris* copiam continet.

28. Cruore turgent *cordis* vasa coronaria ; ventriculus posterior vacuus est, anterior verò cum cruore *polypum* fovet.

30. 31. *Pharynx* et *fauces* multùm inflammatæ sunt ; *æsophagus* copioso muco oblinitus.

1. Eximium sectionis specimen naturam hujus morbi miramque ejus ad partes relationem distinctissimè monstrat : plurimi enim morbi mucosi compositi characteres, evidentissimis in hoc cadavere phænomenis exprimuntur (1). Ità antiquam hepatis labem manifestat insolitus vesiculæ felleæ habitus et nexus ; recentiorum acinorum vestigia residua. Mucosam indolem produnt ingens muci in canalem alimentarem, ductu choledocho superiorem, congestio, et color intestinorum lividiusculus ; biliosam, villosæ pigmentum ; verminosam, hospites ; inflammatoriam, inflata viscera (n. 5. 7.) cum reliquis notis suprà traditis (ad sect. I.) ; nervosam, ventriculi strictura cum tenuium volvulo. Transitum vitii ex mucoso in gelatinosum et utriusque affinitatem cognoscimus ex glandularum conglobatarum (n. 4. 24.) corruptelâ et gelatinæ in cellulosam depositione (n. 1) ; cognationem cum malo dysenterico ex inflammatis faucibus (n. 30) ; et jam longinquo analogiam quamdam hujus morbi cum subsequentis hiemis morbo thoracico, in hoc et multis aliis cadaveribus observata in thorace phenomena indicant.

2. Vermiculi albi (n. 10. 11.) certissimè nihil aliud sunt, quàm muci, stagnatione inspissati et contracto fortiter ventriculo ex suis sinibus demùm expressi, filamenta, cum reliquo muco magis jam attenuato, sensìm distemperanda ; quales etiam vermiculos in aliis morbis exhibito vomitorio evocatos sæpiùs notavimus.

3. Armato oculo investigatam folliculorum mucosorum, ambitu livido cir-

---

(1) Cf. sect. II.
(2) Cf. sect. præc., n. 16.

(1) Cf. sect. I, n. 9.

cumscriptorum (n. 16.), membranam exiguis ecchymomatibus circumfusam; puncto nigro notatorum, gangrænoso modo inflammatam deprehendimus.

SECTIO VII.

D. 7. Febr. Miles in nosocomio denatus et dissectus.

Vesicatorium in cervice aluit, et pridiè antè mortem aliquot lumbricos ore reddidit, non quidem vomitu, sed spontè adscendentes et ab administris è faucibus extractos.

Abdomen.

1. Habitus corporis externus *modicè emaciatus* est, abdomen complanatum: et,

2. Modica *seri* quantitas *in abdomine.*

3. *Omentum* extenuatum, flaccidum, fuscum, resolutum, omnisque pinguedinis expers notavimus: *mesenterium* laxum, tenue, modicè emaciatum et elongatum. Turgent utriusque vasa majora cruore.

4. *Mesenterii glandulæ* magnæ, è fusco rubellæ, duriusculæ, obstructæ, et inflammatæ sunt.

5. *Hepatis*, non nisi *obscuro modo acinosi*, superficies convexa è fusco rubra est; nigricant concava et margines, cum quâdam parenchymatis resolutione.

Ad superficiem et in ipso parenchymate passim locantur *globuli albi*, pisiformes, materiâ crudâ *scirrhosa* repleti.

6. *Vesicula fellea* flava, ampla et plena est.

7. Plurimi in *liene* magno et crasso, ad superficiem è livido fusco, disseminatur *scirrhi albi*, globosi, pisorum mole; alii ad superficiem; alii in parenchymate resoluto.

8. 9. *Ventriculus* non inflammatus, pylorum versùs constrictus, in apice cæco laxiori recondit materiam tenuem, decocti avenæ similem, flocculis albis remixtam. *Villosa* tenuis est, veluti detersa, sine inflammatione notabili, ad partem constrictam rugosa.

10. Eleganter quidem conspicuæ sunt ventriculi *lacunæ mucosæ*, non autem prominulæ.

Intestina tenuia per omnem ferè tractum multùm inflammata, passim modicè repleta, passim vacua et constricta sunt:

colon dextrum aere inflatum, transversum modicè expansum; cæterùm sine notabili inflammatione externâ.

11. 13. 15. In *duodeno* et *jejuno* multa vis materiæ flavæ, tenuis, mucosæ, passim viscidæ, passim ex fusco viridescentis, cum duobus ad mediam jejuni partem *lumbricis*, reconditur; similis in ileo materia cum lumbrico solitario. Villosa, ut in aliis cadaveribus, inflammata, et leviter cœrulea est.

16. Plurimæ in *cæco*, colo dextro, et transversi initio nidulantur *trichurides*, atque villosæ cœruleæ vascula minima turgent. Reliquus crassorum canalis scatet materiâ tenui et pallidè flavescente.

* Propè appendicem vermiformem in mesocolo observatur *scirrhus* globosus, nucis avellanæ magnitudine, cum nucleo interno pallidè cinereo, arido, duro.

1. Ad speciem morbi mucosi lentam jam propiùs accedunt observata (1. 2. 3. 4.) phænomena.

2. Morbi deleterii naturam etiam exprimunt critica materiæ crudæ et scirrhosæ in hepar, lienem et mesocolon congestio, atque glandularum lymphaticarum corruptela (1).

3. Solutum viscerum parenchyma (5. 7. 8. 9.), tenuis in canali alimentari saburra biliosa, et paucorum lumbricorum spontaneus abscessus, putredinis abdominalis, et lentæ, per diarrhæam colliquativam, humorum resolutionis, lumbricos fugantis, sunt indicia.

SECTIO VIII.

D. 9. Febr. Miles in nosocomio dissectus.

Abdomen.

1. *Macilentum* et morbo confectum est *corpus*, abdomen sine putredinis signis collapsum.

2. Parùm *liquoris* effusi in abdominis cavo.

3. 4. *Omentum* emaciatum, resolutum, flaccidum: *mesenterii* extenuati *glandulæ* minùs notabiles observantur.

5. *Hepar* paulò majoris molis, modicè induratum, et *obscurè acinosum* est, ad

---

(1) Conf., sect. II.

superficiem convexam fuscum, ad inferiorem passìm obscurè lividum.

* Inciso haud procul à vesiculâ fellcâ
lobo dextro, liquor tenuis et aquosus
cum impetu prorumpit, ex latente ibidem in ipso parenchymate *tumore cysticô*, qui ad superficiem hepatis convexam nudâ sui tegminis albi, crassi et
duri parte, distinguitur.

Complectitur ille tumor magnam in
communi alveo inclusarum *hydatum
congeriem :* in ipso autem tumoris cavo
nihil fluidi notavimus. Videtur itaquè
liquorem sub incisione tumoris profusum
ex dissectâ hydatide majori originem
traxisse.

Variæ molis sunt illæ vesiculæ: maxima ovum gallinaceum æquat; reliquæ
in progressione quâdam minores; minimæ pisiformes, et lineares sunt. Majorum figura oblonga, minorum globosa
est. Omnes ac singulæ tenui liquore
aquoso et pellucente turgent, cui immiscentur flocculi minimi, albi, opaci, fundum petentes.

Duplici tunicâ majores sunt instructæ,
externâ nempè crassâ, opacâ, molli, friabili, et albicante; atque internâ longè
teneriori et pellucidâ, quæ cum priori
nexu leviori cohæret. Externa illa levi
attritu in plures alias lamellas albicantes
et friabiles potest resolvi. In minoribus
vesiculis duplex involucrum distingui
nequit, sed tota quælibet vesicula vitri
instar pellucet. Simul atque majoris cujusdam hydatidis involucrum inciditur,
multo elatere segmenta protinùs extrorsùm revolvuntur, et interna vesiculæ
superficies, quàm levissimè aspera, comparet.

Omnes ferè ac singulæ, minores præcipuè vesiculæ pellucidæ, in superficie
externâ maculam quamdam crassiorem,
opacam, et irregularem ostendunt, quâ
vel inter semetipsas, vel cum involucro
communi, ex totidem pedunculis tenerioribus pependisse videntur.

Remotis ex sacco communi hydatidibus,
residuum manet concrementum membranaceum, album, molle, flaccidum,
semigelatinosum et friabile, ex quo forsan suo quælibet pedunculo pependere.

Propè illud concrementum hospitatur
lumbricus parvus, tenuis, rubellus, lævis, rigidus et durus.

Aliquot vesicularum ad superficiem
maculâ unâ vel alterâ flavâ, biliosâ, antiquâ conspurcatæ sunt.

Ipsa cystis communis irregularis et utcumque sphærica est; superficies interna

passìm depressa, passìm colliculis distincta, ità tamen ut foveis majoribus majores respondeant vesiculæ incumbentes.
Aspera cæteroquin et inæqualis, passìm
è cinereo albicans, passìm adspersis maculis flavis polluta, sacci superficies ad
partem inferiorem crustâ quâdam crassâ,
induratâ, excrementitiâ, inorganicâ, subtophaceâ et ex sedimento veluti enatâ
tegitur, quæ cum ipso sacco pertinaciter
cohæret.

Varia orificia obscurè in ipsum sacci
cavum hiant; sed quorsùm illi canales
vergant, non inveni.

Qui superficiem hepatis convexam respicit sacci paries externus in eâdem sede
saltem 1-2 lin. crassus, multùm induratus, mediæ inter cartilaginem et ligamentum naturæ substantiam crassæ cujusdam et senio induratæ aortæ æmulatur; reliqui parietis crassities varia est.
Hepatis membrana communis, suprà
aream illam nudam licèt continuari videatur, cum ipso tamen sacci involucro
ità cohæret, ut nullâ arte separari possit.

Ductus hepaticus, amplus, haud procul ab insertione in choledochum resectus fuerat; quarè non constat, an in illum
saccum fuerit apertus, nec ne. Vero tamen simile est et maculis hydatidum flavis quoque respondet, lumbricum in
sacco repertum hâc viâ (1) ex duodeno
in hepar irrepsisse.

6. *Vesicula fellea* pallida bilem parcam, è fusco rubellam et parùm heterogeneam continet.

7. *Lien* parùm tumens ingrati coloris,
ex livido et maculis pallidis facilè dilacerari potest.

8. Durum *pancreas*, cæterùm naturale
est.

9-11. *Ventriculus*, primâ specie sanus, parùm materiæ tenuis, ptisanæ similis, continet. Villosam, rugosam, parùm
extenuatam, flocculentam et fungosam
vidimus. Neque in ventriculo, neque
duodeno reliquoque tenuium canali, folliculi conspiciuntur.

12. *Intestina* cinerea sunt, collapsa,
passìm modicè repleta : tenuia per longum tractum inflammata; *crassorum* initium aere expansum, pars vicina arctissimè constricta, reliqua laxa et collapsa
est.

11, 13, 14. *Duo* in intestino *jejuno*
adsunt volvuli, haud procul à se invicem
remoti. Pars inserta alba, constricta, ex

---

(1) Conf., sect. XIII.

sanguis, saltem 6 poll. longa, in thecâ partis vicinæ inflammatâ et laxâ latet. Intestina tenuia continent materiam tenuem, leviter mucosam, primùm pallidam, in progressu obscuriorem, subfuscam, spissam, cum adjectis, diversis in sedibus, *sex lumbricis* solitariis. Villosa intensè inflammata, plurima *puncta rubra* adspersa habet.

15, 16. In colo dextro inter materiam tenuem subviscidam, mucosobiliosam, ex fusco flavam, multæ nidulantur *trichurides.* Parùm illius materiæ, sine trichuridibus, in colo transverso et reliquis crassis observatur. Tunica villosa cœci, coli dextri, nec non ultima pars ilei cum valvulâ Bauhini, crassa, inflata, rubra et multùm inflammata sunt. Plurimi etiam ad insertionem ilei, in cœco et appendice vermiformi, punctis nigris distinguuntur folliculi. Appendicis non inflammatæ canalis parùm muci crassi continet.

18-22. *Pulmones* undiquè *cum pleura* coaluerunt atque substantia modicè spongiosa digitis facilè dilaceratur.

28. *Cor* parvum multam vim cruoris tenacis coagulati in sinu dextro fovet.

1. Singulare et maximè memorabile morbi mucosi specimen est, ob lumbricum in excavati hepatis cuniculo repertum et eminentia præ reliquis phænomena nervosa (12, 11, 14).

2. Sæpè sanè in phthisi nervosâ, dysenteriâ, et morbis verminosis mutuum intestinorum tenuium ingressum, perperàm *volvulum* dictum, quin plures in eodem cadavere, vidimus, sine juncto unquàm per morbi decursum vomitu stercoroso. Adeòque non ex omni spasmo aut volvulo statim oritur inversus motus peristalticus, ileusve morbus. In alio cadavere, post hydropem phthisi abdominali, sine stercoris per os rejectione, mense julio 1761 denati viri; alvo à scirrho pelvis jam per longum temporis spatium adeò obseratâ, ut ne cannulam pro applicando clystere aut tenuem stylum admitteret; potiùs cuncta intestina crassa ad scirrhi sedem usquè, ab aere excrementisque incarceratis, in amplissimum volumen expansa notavimus, cum residuis morbi mucosi vestigiis.

3. Animalium parasiti in morbido alius animalis corpore, ut plantæ parasiticæ et insectorum fœtura in morbidis vegetabilibus, inveniunt, quo pascantur. Vegetum valensque corpus utriusque generis hospites adventitios aut penitùs arcet,

aut receptos mox respuit. (Cf. sect. ix, n. 7.)

4. Uti in vegetabilibus læsa partium à verme nidulante structura vario modo, semper tamen juxtà certas vegetationis regulas, ità mutatur, ut fovendo hospiti aptum cum nutrimento habitaculum aut nidum præbeat : ità et in animalium viscera deposita animalcula eodem hospitalitatis beneficio fruuntur. Susceptam in hepar fasciolam includit formata cystis; acarum scabiosum (vulgare in montibus Saxoniæ malum) cutis pustula; lumbricum, cupediis allectum, in loculamenti speciem excavatum hepatis parenchyma.

5. Quâ viâ ex intestinorum canali in hepatis diverticulum demersus sit iste lumbricus, annexa hoc scopo sectio xiii, ulterius illustratur.

6. Læsa viscerum vasculosorum substantia subindè vegetationis in modum, per errorem quasi naturæ, abit in congeriem hydatidum vel in racemi speciem excrescit. Ità sublato per morbum inter embryonem in utero et placentam circulo, hæc, tanquàm planta parasitica legem vegetationis simpliciorum sequitur atque in sic dictam molam vesicularem, ex innumeris hydatidibus, suo quælibet pedunculo pendentibus, conflatum mutatur. Simili ferè modo in morbis interdùm generantur ad ovaria et tubas, ad plexum choroideum aliasque partes, hydatides. Eamdem mutationem subiit faucium hepatis in hoc casu parenchyma. Nùm verò sublatâ resistentiâ, solæ visceris cellulæ, nùm ipsa vasorum extrema in hydatides formata fuerint, de eo non satis constat.

7. Diù satis remoratum esse in suo carcere lumbricum, ex ipso loculamenti habitu patet. Crassa et inorganica parietes obvestiens crusta procul dubio partim à destructo parenchymate et exsudantis per vasorum lamina humoris sedimento, partim ab excrementis lumbrici sen'im compactis, enata est. Licèt, ob pabuli forsan penuriam, parvus mansit captivus lumbricus, illum tamen ad morbi finem usquè vitam traxisse, ex suâ rigiditate vividoque colore colligimus.

8. Aliquot alios in hepate humano inventorum vermium casus videre licet in Boneti Sepulcret. Libr. III. Sect. XXI, obs. IV, § 30.

SECTIO IX.

D. 3. Febr. Juvenis 19 annos natus ex nosocomio castrensi.

Abdomen.

1. *Emaciati corporis* abdomen collapsum et vidirescens est : *pallent à circumfusâ gelatinâ musculi.*

2. Modica *liquoris* copia, libræ unius quasi, *in abdomine* effusa est. Valdè fœtent abdominis viscera.

3. *Omentum*, cum emaciatis coli appendicibus, se habet, ut in Sect. VII.

4. *Mesenterii* emaciati *glandulæ* inflatæ atque justo majores sunt.

5. *Hepar* mediæ molis, sine acinis conspicuis, ad omnem superficiem lividum et *maculis nigris* ità notatum est, ut eo profundiùs in ipsam substantiam livor descendat, quò pars margini est proprior. Dispersorum, in reliquo hepatis parenchymate pallide fusco *vasorum sanguiferorum majorum parietes comitatur circulus è livido fuscus :* ad superficiem verò lobi sinistri , in tenuem laciniam terminati, sub ipsâ membranâ communi nudi conspiciuntur rami majores albi, crassi et tenaces (Cf. Sect. V.), sine circumfuso circulo livido.

6. *Vesicula fellea* ampla et repleta pallidè flavet : atque in *bile* tenui, flavâ et *heterogenea* subsident massulæ solidæ; intensè flavæ et curcumæ radicis similes.

7. *Lien* triangularis modicè inflatus , et obscurè cœruleus est.

8. *Pancreas* duriusculum.

9. 10. *Ventriculi* curvaturam parvam et apicem cœcum, nigricantia , ità fœdat *gangræna*, ut vel in ipsam cellulosam, pancreas ambientem, inflammatio producatur. Passim in ventriculo, *saburram* tenuem, fuscam et *putridam* continente, comparant *folliculorum* non elevatorum, si duos tresve in pylori vicinià excipias, *aperturæ :* et ad fundi superficiem internam multæ efferuntur *rugæ*, cum villosâ tenui et leviter fungosâ. Partis inflammatæ substantia, præcipuè in superficie internâ, crassior, resoluta et verè gangrænosa est.

11. Tota *duodeni* superficies interna plurimis *punctulis nigris* adspersa est, in reliquo canali sensim rarioribus tandemque nullis. *Pigmento bilioso* flavet *rugarum* duodenalium dorsum ; in me-

diis verò valvularum intervallis exigui disseminantur *folliculi.*

12. *Intestina tenuia* collapsa , turpique colore pallidè cinereo squalida sunt. Arctissimâ coli transversi, aere turgidi , in medio *stricturâ* omnis aeri recessus præcluditur, similemque sedem strictam ad coli sinistri curvaturam superiorem notavimus.

13, 14. *In jejuno* materiam heterogeneam , paulò spissiorem, ex pallido flavescentem, cum inhærente lumbrico, dein viridem , viscidam et meconii similem, rursùsque pallidè cineream ; in *ileo* tenuiorem et flavam, deprehendimus.

15, 16. Crassiuscula in *cæco* et *colo* dextro est materia spumosa , putrida , et viridis cum admixtis paucis *trichuridibus*; in medio colo transverso parcior cum *lumbrico*, spissior et obscurè viridis in sinistro.

Thorax.

18. Scatet utrinquè seri rubri et copiosi *putrilagine thoracis* cavum.

19, 22. *Pulmonum sinister*, cæteroquin sanus, tenuibus laciniis cum pleurâ cohæret : arctiùs et pertinaciùs cum illâ coaluit *dextri apex superior*, durus, *inflatus*, et à congestâ in illam sedem *materia* cinereâ, semicoctâ et *subpurulentâ*, ponderosus. Ejusdem lateris lobus inferior satis spongiosus et sanus est.

27. Modicam *liquoris* putridi, *obscurè rubri* et *opaci* copiam complectitur *pericardium.*

28. *Cordis flaccidi* sinus posterior cruore turget ; ventriculus autem uterque tenacem et in suam arteriam exporrectum polypum recondit, quorum dexter cruori circumfuso, sinister vacuo ventriculo inhæret.

Caput.

35. *Capillitium* obsidet pediculorum agmen ; bregma dextrum *tumor* subcutaneus *gelatinosus.*

36. *Ex sinu* longitudinali longus protrahitur *polypus.*

37. Copiosas , inter duræ matris præcipuè laminas, vidimus *glandulas Pacchioni.*

38. Sine verâ inflammatione, turgida cruore sunt *cerebri vasa :*

39. Neque in plexu choroideo notantur inflammationis signa. Fluctuat in *cerebri ventriculis* serum pallidum.

1. Ex corporis marcore, glandularum conglobatarum habitu inflato n. 4.; effusâ circà musculos et suprà calvariam gelatinâ, puris coquendi in alterutro pulmone vestigiis, pediculis in capillitio, etc., colligimus, morbum primarium lentum sub finem demùm evectum esse ad indolem acutam, cum humorum per diarrhæam biliosam dissolutione putridâ et inflammatione gangrænosâ.

2. Integumentorum abdominis color viridescens, turpis et squalidus in cadavere recenti viscerum resolutorum, cum intolerabili fœtore, habitus; flaccida cordis substantia, profugus in intestinis lumbricus, in cavâ corporis effusi liquoris turbidi feculenti et opaci obscurus color, etc., ex gangrænosâ et singulari humorum resolutione repetenda phænomena, prægressam virium ex morbi malignitate prostrationem et vehementem corporis in citissimam putredinem nisum indicant.

3. Nec planè infrequens est in morbis putridis globulorum sanguinis gangrænosi, per vasorum parietes transfusorum, in ecchymomatis, ramos ambientis et comitantis, speciem, collectio : atque hinc derivandus fuscus circà vasorum canalem dissectum circulus. (n. 5.)

4. Aliam, ab extravasato per vasculorum minimorum extrema sanguine gangrænoso ortam, ecchymomatum speciem exhibent adspersa villosæ puncta nigra. Recens istiusmodi ecchymosis in aere libero colorem floridum nanciscitur (Cf. Sect. X) paulò vetustior nigra manet, donec resolutus sanguis in fuscum partis colorem æquabiliorem diffluat.

5. Sic quoque, extravasati in corporis cava liquoris crassi (n. 2.) color rubicundus et sanguinolentus, certissimè ab exsudantibus simul cum parte serosâ cruoris globulis, originem trahit.

6. Ad pessimas crises, ob fluidi nobilitatem, referenda est in morbis malignis gelatine fluidique lymphatici in cavâ corporis et telam cellulosam, partium imprimìs superiorum, depositio. (Cf. Sect. I. n. X.) Mobilis illa gelatina, pro cadaveris situ mutato, in cellulosâ, ex proprio pondere, sensim in partem situ inferiorem descendere solet.

7. Ad critica phænomena referimus pediculos; sanum videlicet corpus fugientes et nonnisi in morboso degentes. Hinc in morbis, præcipuè infantum, factâ nempè ad corporis peripheriam crisi, pediculorum fœturæ favente, bono interdùm omine gignuntur et cri-

sin inceptam irritando rodendoque promovent. Ità quoque morbus venereus, fractâ per crisin cutaneam contagii suscepti virulentiâ, pediculos inguinales alit.

8. Glandulæ Pacchioni eminentiæ fungosæ vel verrucosæ, potiùs critico modo forsan enatæ, quàm veræ glandulæ esse videntur. Sæpiùs enim, præsertùm in corpore sano, penitùs desiderantur; in cadavere autem morbido, sine ordine, numero et sede determinatis, modò ad duræ matris superficiem externam, modò inter illius laminas interdùm sejunctas, vel per destructæ externæ foramina eminentes, modò in ipso sinu sagittali glandulas illas vidimus.

SECTIO X.

D. 28. *jan.* Miles in nosocomio castrensi paucos antè mortem dies à morbo mucoso convaluerat et extrà lectum versatus erat : eodem verò morbo recidivante postridiè jugulabatur.

Abdomen.

1. *Corpus non emaciatum* est; *abdomen tumidum.*

2. *Sero* effuso abundat *imi ventris cavum.*

3. *Omentum* contractum turpique, ex flavo viridescente, colore imbutum est.

4. *Mesenterium* laxum, elongatum et bile conspurcatum *glandulas* duras, solito majores, rubellas et obstructas comprehendit.

5. Ex rubro leviter cœruleum *hepar*, sine acinis, molle et modicè resolutum, ad superficiem concavam livet.

6. Modicam *bilis* flavæ copiam complectitur *cystis fellea*, cum partibus vicinis conglutinata.

7. *Lien maximus* è cœruleo fuscus et resolutus est.

8. *Pancreas* durum et acinosum.

9. *Ventriculi* superficies interna multùm rugosa, in dorso rugarum inflammata et florida, villis veluti coccineis conspersa est, ità ut tot ferè *striæ floridæ,* quot rugæ elevatæ conspicerentur.

10. Passìm in pylori viciniâ, duodeno præcipuè, *folliculorum orificia* plurimæque, à tunicâ villosâ formatæ, *eminentiæ fungosæ* observantur. *Materiæ mucosæ,* biliosæ et tenacis copiâ tegitur

interna ventriculi superficies; quâ remo-
tâ, magna *vis muci* viscidi, spissioris,
lenti et ægrè ex rugarum intervallis abstergendi, in conspectum venit.

11-14. Aere multùm expansa et æquabiliter ferè inflammata sunt *intestina.*
In *tenuium* canali hospitantur aliquot
lumbrici, omnisque villosa, valvulæ potissimùm, ab abundantis materiæ flavæ
et biliosæ pigmento, nullâ arte abstergendo, obductæ sunt.

15-16. *Crassorum* tractum, fine tunicæ notabili inflammatione, à materiâ
pultaceâ excrementitiâ modicè repletum
notavimus.

1. De morbi relabentis causâ (vid.
Sect. II, n. V).

2. Rarò in morbo mucoso defunctis
tumet abdomen : atque tumor quidem in
hoc casu maximam partem ab expansis
aere intestinis 11-14, minùs verò putridâ resolutorum viscerum inflatione proficiscitur.

3. De striis floridis villosæ conf. ad
præc. Sect. n. IV.

4. Patet ex muci interioris et pertinaciter adhærentis lentore, n. 10, mucum,
post longam in folliculis stagnationem,
crassum et viscidum excerni et non nisi
affluentibus humoribus successivè atte-
nuatum abstergi.

SECTIO XI.

*Febris mucosa, maligna, inflamma-
toria, petechizans.*

Vir 34 *annos natus*, diù jàm, ut nar-
ravit defuncti uxor, asthmate laboraverat
et ante aliquot annos hæmoptysi leviore.
Si quandò sarcinam portaverat, animo
linquebatur, donec oborto vomitu reci-
piebat. Post usum purgantis drastici bien-
nium ferè cum diarrhœa conflixerat, ità,
ut subindè ex improviso foriolus citrà
voluntatem alvum exoneraverit. Varia
aliquoties genitalium symptomata, tumorem præcipuè testiculorum atque urinæ incontinentiam, passus, sæpius fur-
tibus semel, aliquot hebdomades ante
morbum, cum clavâ in latere percussus
fuerat. Multùm quoque ante morbum accensum, noctu imprimis, sine expectoratione tussiverat, atque terrore percussus, valetudinis labem sentiens, sangui-

nem è venâ sibi extrahere curaverat.
Elapso adhùc octiduo.

D. 25 *febr.* *Frigore* cum insequente
æstu correptus, ab illo tempore, inter
vigilias perpetuas, perpetim querulus
fuit. Ursit, cum dolore genitalium acer-
bo, conquassatorum artuum sensu; sitis,
sub decursu morbi junioris minùs notabilis; sub finem diù noctùque intensissima, restingui non potuit.

Inter anxietates summas, junctâ urinæ
incontinentiâ, furibundus sæpè exiliit et
cum immani clamore sese eripere an-
nixus est. Devoratâ eodem vespere lactis
copiâ avide sese exsatiavit.

Effloruerunt petechiæ, atque deliria
demùm excepit sopor, sub cujus stadio
vox querula siluit. Alvus pertinacissimè
præclusa mansit, nec ulla vermium vestigia sunt notata : ultimis tandem diebus
aliquid cruoris coagulati per anum abs-
cessit, et à suppositorio globulus excrementorum apprimè induratus.

Suæ sorti relictus æger venæ sectionem per omnem morbi decursum ne-
glexit, tandemque peripneumonicorum
morte è vitâ excessit.

Abdomen.

D. 9 *jan.*

1. *Habitus* corporis externus parùm
tantummodò emaciatus est. *Musculi flo-
ridi* et sani sunt.

* *Maculæ petechiales* rotundæ et ro-
seæ, instar macularum à morsu pulicum,
sine stigmate tamen medio, plurimæ in
brachiis, rariores in collo, thorace et
cruribus conspiciuntur.

2. Modica *liquoris extravasati* copia
in cavo *abdominis :* in pelvi autem, parum sanguinolenti, saltem 8-10 unciæ
fluctuant.

3. *Omentum*, præter modicam inflammationem, naturale est.

* *Vasa* omenti, ventriculi, mesenterii et in universum *viscerum abdominalium* cruore multum turgent, ità ut retia
vasculorum minorum generum eleganti-
tissimè, anatomicâ veluti arte repleta,
compareant.

4. *Mesenterium* pari modo inflammatum notavimus, iis præcipuè in sedibus
quæ inflammatis intestinis respondent.
Majori in gradu inflammatum, quin verè
gangrænosum est mesocolon, quâ parte
colon dextrum respicit.

Glandulæ mesaraicæ mediæ consis-
tentiæ succulentæ; pallidè rubræ aliæ,
aliis puniceo colore distinctis; variæ mo-

lis sunt, ità ut maximæ nucem avellanam altero tanto superent.

5. *Hepar* morem naturalem non excedit, quìn fere infrà illam subsistit. Acinis conspicuis destitutum ad superficiem convexam modicè pallet; ad partem verò concavam et margines livet.

6. *Bilem* parcissimam continet *cystis* fellea tota collapsa et saturatè flava. Duodenum vicinum maculis flavis conspurcatum.

7. E livido fuscus, quin nigricans, *lien* in margine multùm incisus, 8 poll. longus, 3½ latus, congesto cruore turget. Cæteroquin ejusdem indolis est ac in Sect. III, IV, V.

9. *Ventriculus* ad curvaturam minorem inflammatus et in universum notabili *rubore suffusus* est, ab aeris liberi accessu magis *efflorescente*.

12. Utriusque generis *intestina* aere multum expanduntur. *Tenuium* tractus vacuus et passim inflammatus, aliquot stricturis annularibus intercipitur. *Crassorum* cellulæ recondunt *globulos excrementorum induratos*, scybalis pulposis intermixtos. Haud procul ab ilei insertione inter ipsos globulos latet *lumbricus attritus* et conquassatus. Colon dextrum gangrænâ, quìn vero *sphacelo* depravatum est; minori etiam in gradu colon sinistrum.

17. Multo cruore turgent *vasa abdominalia*, iliaca præcipuè, et in universum vasa pelvis cum cruralibus.

* Enormiter *inflammata* sunt *regio hypogastrica et inguinales*, ità ut non solùm musculi vi cruoris turgeant, sed inter integumenta et musculos, atque inter hos et peritonæum, magna etiam *ecchymomata* reperiantur.

** Omne *peritonæum*, paries imprimis anterior et quâ parte pelvim ejusque viscera obvestit, graves etiam *inflammationis* notas, cum vasorum retibus multùm repletis ostendit.

*** Circa *funiculum spermaticum* sinistrum et in totâ regione inguinali, notabilis à sanguine effuso *ecchymosis* observatur.

**** *Renum* substantiam, justo stipatiorem, obscurioris coloris, congesto sanguine perfusam, et in mediis *capsulis suprarenalibus* inflammatis ecchymomatum vestigia deprehendimus.

Thorax.

18. *Cavum thoracis* utriumquè modicâ *liquoris* sanguinolenti copiâ scatet.

19. Mediis membranis atque laciniis tenuibus ad partem *pleuræ* anteriorem laxius; ad posteriorem verò, mediante cellulosâ stipatâ, arctiùs *cohærent pulmones*.

20, 22. *Uterque pulmo*, sinister imprimìs, impacto sanguine turget, margine inferiore tamen utrimquè laxo adhùc et spongioso. Color à putredine demùm mutatus, varius et solito obscurior est; sinistri pulmonis è fusco nigricans. Incisa ejusdem substantia fusca, turgida, multùm spumosa, non spongiosa est: passìm quoque exprimuntur *puris cocti vestigia*.

23 Refecta *colli vasa majora* vim cruoris eructant.

27. Aliquid *seri in pericardio* fluctuat.

28. *Cordis* ventriculus anterior *polypum* album et mollem; posterior atque aorta multùm cruoris nigricantis comprehendunt.

1. Singularis hic morbus, ex inflammatoriâ, nervosâ et mucosâ indole compositus, vitii ex fluido mucoso in gelatinosum translati (1) index, et subsequentis epidemiæ inflammatoriæ (2) è longinquo veluti præcursor, sede primariâ morbum mucosum, indole verò, inflammatorium thoracicum æmulatus est. Decurrit quidem morbi abdominalis tramite, sed sub finem simul in consensum traxit pulmones ægrumque peripneumonicorum morte sustulit (4). Hinc, cum inflammatione intestinorum in sphacelum evectâ, parca tantùm in imo ventre mucosi vestigia, notabilis verò pulmonum fractura subpurulenta in cadavere, sunt deprehensa. Cognationem cum morbis thoracicis etiam patefecit critica in aliis, simili morbo detentis, sputi cocti excretio (4).

2. Mutuum labefactorum genitalium cum systemate nervoso commercium ad varii generis affectiones morbosas disponit plurimisque symptomatibus morbos turbat.

3. Antiqua viscerum imi ventris vitia atque nervosi generis imbecillitatem manifestant prægressa diarrhœa perpetua, tussis sicca et animi deliquia: pulmonum labem, asthma inveteratum et hæmoptysis.

---

(1) Cf. sect. i, n. 9, 10.
(2) Ib., n. 4.
(3) Cf. ib., n. 10.
(4) Sect. ii.

4. Præceps exanthema petechiale viscerum inflammationem non solvit, sed potiùs gangrænam internam pedissequam habet.

5. Collecta circa globulos induratos excrementa mollia, lumbricus in colo contritus, n. 12, cruoris per alvum abcessus, magna passim ecchymomata, n, 17, etc., gangrænosæ humorum sub finem morbi resolutionis sunt effectus.

Mixtâ, ex antiphlogisticâ, resolvente et demulcente methodo, procul dubio æquè facilè servari potuisset hic miser, ac plures alii simili ferè modo laborantes.

SECTIO XII.

D. 9 febr. Miles in nosocomio inter frequentem tussim graviùs ex thorace laboravit.

Abdomen.

1. Succulenti et *bene nutriti corporis* abdomen tumens et inflatum, crasso pinguedinis strato tegitur.

2. Modica *seri* copia *in imi ventris cavo* fluctuat.

3. *Omentum* sanum elegans rete pingue refert.

5. *Hepar* sine acinis durum, ex livido ingratè fuscum et à congesto sanguine gangrænoso inflatum est. Facile manibus diffringi potest rigidum, durum et è livido nigricans parenchyma. In laciniam extenuatur lobus sinister, ad dextri autem lobi marginem inferiorem acutum distinguitur *locus exsanguis, albus, durus, tenax,* cicatrici similis.

6. Ingratè pallidèque flavescens *cystis fellea* bilem parcam, admodùm tenacem, spissam, viscidam et ingratè fuscam continet.

7. *Lien* lividus, varii et ingrati coloris, modicè resolutus solitoque major est.

8. Præter duritiem haud mediocrem, *pancreas* sine labe observatum.

9. Vitium notabile *ventriculus* non alet.

10-12. Passim aere validè expansa, passim collapsa sunt *intestina tenuia.* In partibus collapsis crassam notavimus intestinorum substantiam, magis extenuatam in reliquis. Lividus intestinorum color se habet, ut in prioribus cadaveribus; ex cinereo nempe tunicarum et rubore vasculorum minorum generum

atque inflammatæ villosæ commixtus. *Crassa* collapsa sunt et vacua.

11, 13, 14. In *tenuium* canali latet *materies* tenuis, *mucosa*, biliosa passim fusca, cum admixto *lumbrico* in jejuno. Crassa et inflata villosa *punctis rubris* conspersa est, cum valvularum crassitie et cruore turgidis vasculis minimis.

15, 16. Eadem prorsùs notavimus in *colo dextro*, quæ in præcedente sectione IV. *Colon sinistrum* ad superficiem internam notabiliter inflammatum est, cæterùm ut in præcedente cadavere.

Thorax.

19-22. *Pulmonum* depravatorum *sinister* intimo, facilè tamen solvendo vinculo, potissimùm ad superficiem posteriorem apicemque superiorem, *cum pleurâ* coaluit; durus cæteroquin, turgidus, in aquam demersus fundum petens. Incisum parenchyma ubivis materiâ cinereâ perfusum est, ex quâ compressâ *pus semicoctum* exsudat. *Dextri pulmonis* eadem ratio, minori tamen in gradu.

27. *Pericardium* aliquid *roris collecti* fovet.

28. *Cor* magnum et pallidum, multâ pinguedine tegitur atque in sinu anteriore cruorem tenacem, in utroque ventriculo cruorem cum crustâ inflammatâ polyposâ gerit.

1. Analoga phænomenorum ratio est cum præcedente sectione : et quidem ex omnibus collatis judicamus morbum pertinere ad speciem inflammatoriam cum quâdam putredine et parco mucosi connubio, ita tamen, ut transitum faciat ex morbo abdominali in thoracicum. (Cfr. epicr. ad sect. præc. n. 1.)

2. Pinguedinis ubertas n. 1, 3, 28, pependisse videtur ab hepatis peculiari vitio, quod simul proclivitatem ad suscipiendas febres mali moris induxit. (Cfr. epicr. ad sect. v.)

3. Antiquam labem redolent scirrhosa universi hepatis durities lienisque habitus depravatus. Quodsi autem induratum olim parenchyma, congesto sanguine gangrænoso, denuò resolvitur; ita obrigescit, ut cum quâdam facilitate manibus in frusta possit diffringi. Apprimè rarus est hepatis scirrhus verus, sive parenchymatis simpliciter condensati pars exsanguis, absque congestâ in illam sedem materiâ peregrinâ; quales scirrhos et in aliis visceribus, pulmonibus præcipuè, aliquotiès notavimus. Eâdem autem ra-

17.

<o....

tione , quâ viscus obcallescit , cum ipso organi volumine aliquid etiam functionis perit.

4. Uti generatim integrum , cum suo viscere succenturiato, liene, hepar bilis laudabilis ipsiusque sanitatis fons est : ita sanè ex illis organis læsis, cum bile mali moris plurimi etiam morbi scaturiunt. Hinc in cadavere morbo defuncti hominis non temerè sanum hepar observabimus. In morbis præcipuè thoracicis, qui, captis ex abdomine primordiis, sensim evadunt idiopathici, semper notabile hepatis lienisve vitium, subindè etiam pancreatis simul, notamus.

5. Bilis in morbo mucoso lentor , pro variâ morbi specie, modò proprii vitii, putredinis nempè, effectus est ; modò ex cryptis cystidis uberiùs excreti muci.

6. Viscerum resolutio 5 , 7 , 15 , 16 , abdominisque tumor, etc. , ex inflammatione in gangrænam evectâ et intestinis, à soluto putredinis aëre expansis, redundant.

7. Præter notata in morbi decursa symptomata, pulmonum habitus, peripneumonicorum similis, 19 , 22 , simili gelatinæ in pus excoquendæ congestione criticâ , morbi cum thoracicis, ex labe abdominali malignis, analogiam ulteriùs manifestat.

SECTIO XIII.

Mulier 33 *annorum* , *hieme* 1759-1760. in theatro anatomico dissecta.

Abdomen.

1. *Habitus* corporis *macie* confectus est.

5. *Hepatis* moles naturalis.

6. *Vesicula fellea* ampla multam vim *bilis* flavæ turbidæ , et heterogenæ continet , cum admixto *sedimento* , pulveris radicis curcumæ simili et *calculo* rotundo , globuloso, irregulari, fusco, aspero, friabili, in collo vesiculæ mobili.

* *Ductum choledochum* denudatum tactu durum, teretem et expansum notavimus. Incisus *lumbricum* recondit, qui illius canalem exactè replet et pollicis longitudine altero sui extremo in vesiculam felleam exporrigitur.

7. *Lien* parvus et durus est.

9. Alius *lumbricus*, *in duodeno* hæ-

reas, in ipsum ventriculum ex parte producitur.

Thorax.

18. In *cavo thoracis sinistro* verum *pectoris hydropem* notavimus : continet enim seri pellucidi et subflavi quasi 4-5 libras. Cavi parietes obvestiuntur crustâ quâdam excrementitiâ, flavescente, irregulari et inæquali; ad apicem superiorem crassâ , in diaphragmatis superficie papillis, milii seminis similibus, distinctâ. Pulmonis sinistri lobi , deletâ mediâ incisurâ , invicem coaluerunt. *Pars lateralis* lobi inferioris *fune ligamentoso* et valido , 1 pollicem crasso , *ad pleuram suspenditur* : simili ratione margo inferior acutus cum diaphragmate; et pars pulmonis interna, mediante crassâ, irregulari et membranaceâ substantiâ , cum pericardio connectitur.

19-22. *Dextrum thoracis cavum* sero collecto vacat : *pulmo* verò arctissimè et adeò valido nexu *cum pleura conferruminatus* est , ut sine laceratione substantiæ nullo modo sejungi possit.

Utriusque *pulmonis superficies maculis nigris* conspersa est , similibus per ipsam etiam substantiam internam, laxam et collapsam disseminatis.

27. In *pericardio* cochlear quasi *liquoris* collecti latet.

28. Utrumque *cordis* ventriculum occupat *polypus.*

* Nihil insoliti in intestinis et reliquis visceribus animadverti potuit.

1. Licèt morbus à mucoso epidemico diversus sit , eo tamen fine hanc sectionis historiam subnectimus , ut saltem ex hoc specimine appareat, tantùm abesse ut vermes bilem, dummodo corrupta sit, ob amaritiem fugiant , ut potiùs, veluti præcipui pabuli illecebras, quàm solertissimè illam quærant. Hinc quoque , donec bilis emendata fuerit, rhei et amarorum pro expellendis vermibus efficaciam frustra sæpe expectamus : cf. Generandorum vermium intestinalium quocumque modo suscepta seminia, sine corruptâ bile et aëre neque excluduntur , neque exclusi umquam foventur , nisi aptum in sede morbosâ nidum reperiant. Redactâ ad fluidi saponacei et balsamici laudabilem indolem bile, atque redditâ primarum viarum integritate, suâ sponte vel sine anthelminticis vermes è corpore aufugiunt.

2. Collatæ hæc et decima sectiones

quàm evidentissimè viam monstrant quâ ex intestinorum canali, tamquàm primariâ sede, vermes in hepar prorepant: procul dubio enim profugus in sect. decimâ lumbricus ex duodeno per ductus choledochi et hepatici canalem transmigravit, sibique aptum utcumque nidum paravit in destructi parenchymatis cavo. Simili ratione et murium oviumque fasciolas in hepar transferri cum aliis sentimus.

3. Bilis depravatæ sedimentum (in solibus interdùm spiculorum salinorum more micans), ut ipsi ex illo enati calculi, prægressam quamdam coctionem, aliis tamen coctionibus, urinæ, puris etc., benignitate longè inferiorem, critico modo sequuntur : quæ quidem coctio, saltem utcumquè, analoga videtur apparatui, quo ex fluido quodam in motum intestinum posito sensimque turbato, juxta suas cuique leges colligitur sedimentum. Eâdem ratione et aliæ calculorum in corpore animali species secretioni pathologicæ suam quæque originem debent. Ut plurimùm simplici quâdam appositione ; interdùm incrustationis in modum, strato super stratum posito ; rarò crystallisationis specie, ut in calculo vesicæ urinariæ diffracto ex striis radiatìm à centro versus peripheriam dispositis observavimus, collectæ sedimenti particulæ in solidum corpus compinguntur. Raro casu formati calculi, naturæ beneficio, quâ datâ portâ, fellei, bilis flumine simul abrepti, per diarrhœam, bronchiales per tussim, etc., è corpore eliminantur.

4. Verus pectoris hydrops rarus ; pericardii rarissimus, et uterque semper ferè secundarius criticusve morbus est.

5. Conferruminantur pulmones cum pleurâ à rore gelatinoso, critico modo exsudante atque alterno thoracis motu in corpus solidum compacto. Si contiguæ pulmonum et pleuræ in statu sano superficies, effuso liquore medio à se invicem removentur, fluidi sedimentum vel coagulum subindè formatur in vincula inorganica. (Cf. epicr. ad sect. ii. n. 1.)

6. Pulmonum maculæ nigræ sivè petechiæ, tùm ad superficiem et in ipso parenchymate sine ordine disseminatæ, tùm lineares in margine loborum, ecchymomatum veluti species, gangrænosæ sanguinis resolutioni ortum debent.

FINIS.

TRAITÉ

DE

LA MALADIE MUQUEUSE,

PAR

J.-G. ROEDERER ET WAGLER,

RECORRIGÉ, AUGMENTÉ D'UNE PRÉFACE RELATIVE AUX TRICHURIDES, NOUVEAU GENRE DE VERS;

PUBLIÉ

PAR HENRI-AUGUSTE WRISBERG,

Professeur de médecine et d'anatomie à Gœttingue.

PRÉFACE

HENRI-AUGUSTE WRISBERG,

CONTENANT EN MÊME TEMPS

LA DESCRIPTION DES TRICHURIDES.

§ Ier. Pour satisfaire aux vœux et aux sollicitations d'un grand nombre de gens instruits, je publie de nouveau le savant et utile *Traité de la maladie muqueuse*, déjà publié précédemment par deux hommes illustres, Rœderer et Wagler, dont l'édition est totalement épuisée. Tous ceux qui sont convaincus de cette vérité, que la description spéciale des maladies est aussi nécessaire aux progrès de la médecine que la méthode monographique l'est à la botanique, et généralement à l'histoire naturelle, penseront avec moi que cet ouvrage n'a pas besoin d'un nouvel éloge; mais j'ose déclarer ouvertement que cette description de l'affection muqueuse est un des tableaux de maladies les plus exacts et les mieux soignés.

§ II. Ce travail étant le fruit du zèle, de la science, du génie de Rœderer, et des soins de Wagler, chacun pouvait espérer d'y rencontrer, avec les richesses d'une érudition féconde, un recueil d'observations faites avec exactitude sur les cadavres. La lecture du traité prouve évidemment que cet espoir n'a pas été trompé.

§ III. En effet, à l'exception des ouvrages de Sydenham et de Huxam, à peine pouvons-nous trouver chez les modernes une manière plus heureuse de considérer les épidémies, quand on les envisage d'après les différences des causes qui les produisent, des circonstances qui les accompagnent, des sujets qu'elles attaquent; d'après les périodes de leur accroissement et de leur déclin, les vicissitudes et l'influence de l'air et de la température atmosphérique. On a bien déterminé la différence des miasmes épidémique et contagieux : le premier se propageant ordinairement sans aucun commerce avec les malades; le second, par le simple contact. A ces deux classes de maladies on en a sagement ajouté une troisième, en quelque sorte intermédiaire, dont l'origine et le développement, quoique soumis à l'influence des propriétés épidémiques de l'air, dépendent aussi du pouvoir d'une contagion particulière. — C'est avec une singulière satisfaction que nous avons observé la succession des épidémies et le changement de chaque maladie épidémique en une autre, changement que Rœderer démontre avec tant de clarté dans le passage d'une dysenterie antérieure en une maladie muqueuse subséquente. Il y avait généralement des lésions de plusieurs espèces au bas-ventre ; presque toutes provenaient de fièvres intermittentes de différent caractère ; elles étaient le plus souvent précédées de diarrhée, en même temps que de saburre du côté des premières voies, d'un état d'altération de la bile, et d'une acrimonie virulente singulière ; l'une et l'autre maladie s'accompagnaient de symptômes catarrheux, et communément elles se changeaient en affections chroniques, et ce qui s'ensuit.—Ce que nous lisons sur la double transformation de la maladie muqueuse, sur l'état d'altération qui varie de la lymphe à la gélatine, ainsi que sur l'affection particulière des poumons, et toute autre lésion quelconque, démontre ostensiblement l'extrême activité du génie morbifique, bien établi par l'examen anatomique. En effet, comme le caractère principal de la maladie dont il s'agit consistait dans la corruption générale de la matière muqueuse, le plus ordinairement de celle de l'abdomen, elle affecta conséquemment de préférence les parties que la nature emploie à la préparation de ces humeurs.

§ IV. Je ne rappellerai qu'en peu de mots l'attention du lecteur sur la méthode et les règles infiniment sages, et recommandables auprès de tous ceux qui se livrent à la pratique de la médecine, que suivait scrupuleusement l'excellent maître Rœderer, tant dans les indications à établir que dans le choix des médicaments à employer, et que Wagler expose avec tant d'ingénuité dans le cours de la seconde section. Il serait à souhaiter qu'un grand nombre de médecins modernes, enthousiastes de remèdes spécifiques, usassent des mêmes précautions, et d'une semblable circonspection ! Mais ayant promis la description des trichurides, genre de vers intestinaux récemment reconnus, quoique je l'aie déjà publiée dans un autre ouvrage (1), je vais la donner avec quelques additions.

<hr/>

(1) *Satura observationum de animalculibus infusoriis.* Gœtting., 1765, p. 6.

§ V. Parmi les découvertes qui, dans le siècle dernier, ont augmenté le champ des connaissances en histoire naturelle et en médecine pratique, je crois que l'on doit, avec d'autant plus de raison, compter et placer au rang des premières l'histoire des trichurides, que cette maladie trop mémorable fut une découverte de feu Rœderer (1). La célébrité univer-

<hr/>

(1) Quoiqu'il paraisse peu intéressant de savoir d'après quelle cause, ou dans quelles circonstances, et par qui une découverte a été communiquée au monde savant, je crois pourtant qu'il n'est pas inutile d'ajouter quelques particularités sur la manière dont on a reconnu les premiers trichurides ; d'autant plus que différents auteurs nous ont transmis dans leurs écrits plusieurs erreurs à cet égard : les uns prétendant que les trichurides ont été aperçus, pour la première fois, dans les intestins d'un soldat de la garnison française ; d'autres, qu'ils sont un des symptômes essentiels de la maladie muqueuse, quoique pourtant on les rencontre chez presque tous les sujets, même dans d'autres animaux où il n'existe aucune trace de maladie muqueuse. Avant l'année 1760, il est à peu près certain que cette espèce de vers n'était connue de personne ; car, quoique Vogelius, *Prælect. de cogn. et curand. præcip. corp. hum. aff.*, p. 649, note 2, ait soupçonné qu'ils étaient les mêmes que ceux qu'avait déjà vus Wilh. Fabricius-Hildanus, celui qui voudra comparer ces petits lombrics circulaires avec les trichurides, en reconnaîtra facilement la différence. Au milieu de l'hiver de 1760-61, un des élèves préparant la valvule du colon d'une jeune fille de cinq ans, avait fait par mégarde une légère ouverture à l'intestin cœcum, siège très-fréquent des trichurides dans les cadavres ; alors on vit sortir avec l'eau qui remplissait le bout des intestins du côté de la ligature, et le reste des excréments, de petits vers déliés, que je ne crus pas, ainsi que d'autres étudiants avec lesquels je me trouvais, devoir être rapportés à ceux que l'on rencontre ordinairement dans le canal intestinal. Quelques-uns, et de ce nombre Wagler, alors prosecteur, les prenaient pour des ascarides de grandeur naturelle, et d'autres pour de jeunes lombrics. D'abord de rire ; mais la plaisanterie prenant ensuite un caractère plus sérieux, on ne fit plus aucune attention à une chose qui certes était bien digne de

sellement répandue de cette singulière espèce de vers, et par les écrits et par les gravures, communiquée même en séance à la Société royale des sciences de Gœttingue le 3 octobre 1761 (*Gœttingische Gelehrte anz.* 1761, 25 *st.*, pag. 243), atteste qu'on ne peut assez regretter, pour cette cause, que la mort prématurée de cet illustre auteur ait empêché la publication d'un ouvrage sûrement très-utile. Je ne puis donc ne pas insérer ici quelques fragments que je me rappelle avoir entendus de la bouche de notre maître, la plus grande partie de ces observations microscopiques ayant été faite en ma présence à l'amphithéâtre d'anatomie dans les années 1760 et 1761. Il régnait, si je ne me trompe, une épidémie qui se fit remarquer par une nature vermineuse et un état de dépravation générale de la matière muqueuse dans toutes les maladies, et dont les circonstances ont fourni l'occasion d'un traité qu'il serait difficile de surpasser, tant pour l'exactitude des observations que pour la finesse du jugement : je veux parler du

---

recherches plus exactes. Quelques jours après, Rœderer ayant entendu parler de notre différend, curieux d'en connaître la nature, et de voir l'espèce de vers en question, en ouvrant un bout semblable de l'intestin d'un enfant, vit sortir lors de l'incision un peloton de différentes espèces, dans lequel il se trouvait de véritables ascarides, que l'on conserva dans l'eau-de-vie. Peu de temps après on les présenta au célèbre Buttner, qui, les regardant avec Rœderer comme une race nouvelle de vers intestinaux, crut qu'il convenait, à cause de la forme très-déliée de leur queue, de leur donner le nom de *trichurides*, qui leur est en effet resté. Depuis ce temps, et principalement aux approches de l'épidémie muqueuse, on fit les recherches les plus scrupuleuses dans les intestins de tous les cadavres, et il en résulta que Rœderer, séduit par la nouveauté, crut, peut-être avec trop de facilité, que c'était à l'épidémie muqueuse qu'il fallait attribuer la grande quantité de trichurides qui se trouvait dans les cadavres, que l'on aurait à coup sûr pu trouver également avant cette épidémie, et que l'on rencontre encore aujourd'hui dans presque tous les sujets.

Commentatio de morbo mucoso de Wagler, mon ami, qui a décrit cette maladie avec une sagacité rare. Les dissections cadavériques, entre autres choses mémorables, ont fait reconnaître cette quatrième espèce de vers intestinaux, dont Wagler fait mention (l. c., p. 41; ou nouv. édit., p. 61, tab. III, fig. 4. a —b.—*traduction*, n° 68).

§ VI. Les premiers que j'ai vus furent trouvés avec deux lombrics, roulés sur des morceaux de racine de réglisse dans le duodneum (1). — 1° Au premier as-

---

(1) Que l'on ne donne pas une interprétation perfide à ce que je viens de dire : je vais m'expliquer avec plus d'exactitude. Si je compare soigneusement toutes les observations que j'ai faites chaque année sur les trichurides, je puis affirmer que ce n'est pas seulement dans le cœcum qu'ils *nidulent*, mais qu'ils s'établissent ordinairement dans tout le trajet du canal intestinal. Il est vrai que, lorsque les intestins ont été lavés, on les trouve très-souvent dans le cœcum, dans un grand nombre de sujets de tout âge; car j'en ai vu chez des enfants de deux ans. En ouvrant le tube des intestins suivant sa longueur, j'ai rencontré les trichurides, d'abord dans le duodenum, et ainsi de suite dans les autres intestins grêles; c'est-à-dire, le jejunum et l'iléum, mais jamais dans le ventricule. Dans ces recherches dégoûtantes, il m'est cependant arrivé deux fois d'en voir quelques-uns fixés à la tunique veloutée de l'iléum : les uns y étaient attachés par cette extrémité que l'on appelle vulgairement la *tête*, et qui est pourvue d'un suçoir dans les trichurides, en forme de spire, tandis que la queue flottait librement; les autres par leurs deux extrémités. Dans les trichurides courbes, j'ai trouvé cette adhésion des deux extrémités si forte, qu'il était difficile de la rompre avec une pince, sans un certain effort. J'ai vu souvent le suçoir plongé dans l'orifice des glandes de Peyer ou des follicules muqueux, et l'extrémité de la queue d'un autre côté, quoiqu'elle fût aussi quelquefois appliquée contre ces orifices. Cette adhésion s'accorde sans doute avec le sentiment du célèbre M. Pallas dans *Nov. Comment. acad. scient. Petrop.*, t. XIX, p. 450, quoiqu'avec mes lentilles je n'aie pu découvrir, à l'extrémité filamenteuse des trichurides, cet appendice couronné de cro-

pect, ils présentent extérieurement deux
formes différentes : le corps, dans les
uns, est contourné en vraie ligne spirale
(1), en forme de limaçon, les autres n'offrent seulement qu'une légère courbure.
— 2° Le corps intermédiaire paraît d'une
épaisseur médiocre, et se termine, à ses
extrémités, par un suçoir saillant et une
queue très-déliée plus ou moins recour-
bée en diverses manières. — 3° Le corps,
dans sa plus grande épaisseur, égale à
peu près la troisième partie d'une ligne.
Sa longueur est de sept lignes; mais la
queue seule s'étend jusqu'à quinze. Il
diminue peu à peu, et en proportion
égale, vers la queue et vers la gaîne. —
4° Le suçoir naît de la partie interne ou
inférieure de la tête, et fait une légère
courbure. Examiné à l'œil nu, il paraît
comme un filament délié (2); mais au microscope (pour cet usage nous nous ser-
vîmes d'un microscope anglais) il se distingue d'une autre partie plus ample et
plus courte, qui l'embrasse en forme de
gaîne au delà de laquelle une portion du
suçoir s'avance. La gaîne a deux tiers de
partie d'étendue, le suçoir saillant un
tiers. Cependant, selon la différence du
sujet, cette épaisseur ne laisse pas d'être
très-variable; de sorte que dans quelques-uns la gaîne est beaucoup plus

chets divergents que l'on observe à la
bouche du tœnia cucurbitain et hydati-
gène, qu'il a représenté dans le même
ouvrage (tab. x, fig. 6, A); mais cet observateur distingué, dont je respecte infiniment les hautes connaissances et la sagacité, est convenu lui-même, dans un autre
lieu, *Neuen Nordischen Beytrægen*, 1 B.,
S. 112, que son ver, qu'il a nommé *tœnia
spirillus*, est différent de nos trichurides.
  (1) Linné, *Mantissa* II, p. 545, prétend
que la spire est plane.
  (2) Le célèbre Werner, *Vermium intestinalium, præcipue tœniæ hum., brev. ex-
posit.* Leips., 1782, p. 85, tab. VII, fig. 9,
138, 139, 140, 141; ainsi que Bloch, *Abhandlung von Erzeugung der Eingeweide-
würmer.* Berlin, 1782, tab. VII, fig. 9, a
vu et dessiné le suçoir. Après avoir lu la
description de Werner, dans laquelle il
prétend qu'il existe des poils à l'extrémité
du suçoir, j'ai répété mes observations;
mais je n'en ai pu remarquer aucun.

épaisse, phénomène qui se remarque surtout lors des changements que détermine
la putréfaction. Vers l'extrémité reculée
de la tête, ces changements lui donnent,
en quelque sorte, l'apparence d'un tube,
et les mêmes variations s'observent sur
son étendue en longueur. Dans les trichurides en spire, le suçoir sort à peu
près de la longueur de la quatrième partie de la spire; tandis qu'au contraire (autant que j'ai pu jusqu'à présent m'en assurer) je ne l'ai jamais vu proéminent
dans aucun exemple de trichurides courbes. Il n'existe qu'une ouverture qui se
termine en un petit canal : dans cette
espèce, peut-être le suçoir est-il rétrac-
tile. La portion de la gaîne qui s'étend
autour du suçoir est transparente au microscope; et le suçoir, qui, dans quelques sujets, est enfoncé dans la gaîne,
paraît obscur sous cette enveloppe. Dans
quelques-uns, il existe un petit tubercule à l'origine de la gaîne; je ne l'ai pas
rencontré constamment. — 5° Le suçoir
peut s'avancer plus ou moins hors de la
gaîne; mais celle-ci est toujours d'autant
plus épaisse qu'elle est plus courte, d'autant plus étroite qu'elle est plus longue.
On ne peut apercevoir le fond de la cavité du suçoir. — 6° Le suçoir se continue dans l'intérieur du ver en un canal
obscur, qui, arrivé dans le tronc, s'élargit un peu, et suivant la concavité de
l'animal, après quelque chemin, se rétrécit encore pour se dilater de nouveau.
— 7° La substance du ver, dans toute son
étendue, paraît au microscope élégamment granulée, comme si elle était composée de corpuscules très-petits, de grosseur égale, à peu près comme dans les
polypes. Dans toute l'épaisseur du ver,
on aperçoit des stries transversales, qui,
s'il est permis de parler ainsi, ne sont
sans doute autre chose que des muscles
transverses destinés à resserrer le corps
du petit animal. On les distingue plus
facilement dans un trichuride que l'on a
fait un peu dessécher. — 8° Un canal
blanc spiral, rempli d'une matière très-
blanche, sans transparence, parcourt la
longueur de l'animal : les spires sont dis-

posées à peu près de la même manière que dans les vaisseaux spermatiques de l'homme, une lame étant comme apposée contre l'autre, en sorte qu'elles représentent parfaitement les corps pampiniformes. Le commencement de la ligne est moins courbe, la tête elle-même, ou la partie antérieure; étant légèrement inclinée : la structure paraît en quelque sorte analogue à celle des lombrics. Souvent, par la bonté extraordinaire de notre maître pour ses disciples, qui le portait à écouter des opinions même contraires aux siennes, nous avons conféré sur le vrai but et l'usage de ces canaux; mais comme il pensait quelquefois différemment, et qu'il voyait peut être des choses qu'il était impossible d'apercevoir à ceux qui ne pouvaient le suivre dans la profondeur de son heureux génie, nous rapporterons celles que je sais avoir vues et vérifiées à plusieurs reprises. Il existait un canal blanc, tortueux, spermatique sans doute, contourné de différentes manières, se dirigeant diversement vers un autre canal, reconnu par Rœderer pour le canal alimentaire. Il affecte plus particulièrement un des plans du ver. Dans la région de la tête, il paraît se continuer dans un ovaire ou réceptacle plus large, plus transparent, qui chemine en ligne droite dans le plan opposé, suivant presque toute la longueur du ver, et se change derechef en un canal un peu plus grand que le canal spermatique, serpente un peu l'espace de deux lignes. A mesure que ce réceptacle descend dans le corps, il acquiert peu à peu plus d'étendue; mais il est d'autant plus étroit qu'il se rapproche davantage de la direction spirale. Cette dernière partie est aussi plus transparente que le canal spermatique, et contient moins de matière blanche; il se courbe enfin vers le bord concave du ver et, se resserrant un peu, s'ouvre à la surface par un orifice distinct. On aperçoit en outre au contour de l'ouverture un tubercule proéminent, qui offre l'apparence de deux lèvres quand on le regarde de côté. Cette ouverture est éloignée de la naissance de

la queue d'à peu près une ligne et davantage. L'analogie de structure de ce canal avec celui des lombrics, et les parties qu'il contient, l'ont fait considérer comme devant servir aux fonctions de la génération. L'extrémité de ce canal est située dans un des plans du ver, et le canal alimentaire dans l'autre; de sorte qu'ils sont comme adossés l'un à l'autre. L'ouverture n'est pas exactement dans le milieu de la partie concave, mais se porte vers le plan dans lequel descend le canal de la génération; c'est pourquoi elle paraît au microscope uniquement de ce côté. L'ouverture du canal de la génération dans un ver récent se confond presque avec le canal alimentaire, de telle façon que l'un masque l'autre : mais dans un ver desséché, les parties étant retirées sur elles-mêmes, le canal alimentaire se trouve plus près du bord concave, et le canal de la génération plus délié paraît plus au centre de l'animal. Dans un ver frais on ne peut les distinguer par la couleur, sinon que le canal alimentaire est plus obscur; dans l'état de siccité le canal de la génération est argentin et presque transparent, celui des aliments paraît être plus opaque. En conséquence de la disposition des parties de la génération en différents endroits autour du canal alimentaire, il semble que celui-ci passe à travers.

§ VII. 9º Nous examinâmes successivement les parties contenues. En ouvrant le réceptacle, il en découle un nombre infini de petits ovules. Ces ovules conservent la figure du canal, et nagent séparément dans une liqueur visqueuse qui les tient tous réunis. On trouve la même quantité d'ovules dans les trichurides que dans les lombrics, dans le réceptacle que dans le canal spiral, et ce canal spiral et le réceptacle ont à peu près la même épaisseur. — 10º On distingue dans les ovules une cavité remplie d'une substance épaisse, obscure, avec un contour transparent. Quand les ovules sont desséchés, la substance transparente se détruit, et il ne reste plus qu'une masse opaque. — 11º On reconnaissait manifestement des ovules dans l'extrémité du canal de la génération, qui se termine par l'ouverture latérale pourvue de lèvres, et même on pouvait en faire sortir par l'orifice. Dans le voisinage de l'ouverture, le canal se resserre un peu, et se distingue nettement de la substance propre du ver. Lorsqu'on coupe l'animal, il se découvre et l'on aperçoit clairement la substance assez épaisse de ce canal, et le canal lui-même, ainsi que sa cavité. — 12° En incisant les trichurides courbes, on n'y trouvait point d'ovules, mais seulement une masse tenace, muqueuse, très-peu vésiculaire. Sont-ce les mâles (1), et se servent-ils de leur suçoir pour la fécondation? Dans les trichurides droits l'ouverture postérieure est-elle la vulve? est-ce pour cela qu'au lieu de suçoir ils ont un petit tubercule proéminent à la tête? — 13° Le canal alimentaire, cet autre conduit dont nous avons fait mention, n'est point spiral, mais droit respectivement au ver, suivant la direction de sa concavité, très-épais dans le milieu, distingué et rempli par une matière noire; il est réellement la continuation du suçoir; il se termine au-dessous de l'ouverture du canal de la génération en un cul-de-sac qui, dans quelques endroits, est un tant soit peu plus ample que le canal même. Dans quelques cas, et même dans un grand nombre, j'ai vu près de cette terminaison une tache noire remarquable, et dans son voisinage une ligne transverse de même couleur, auxquelles venaient encore se rendre, dans quelques individus, certains corpuscules noirâtres. Est-ce l'anus? sont-ce les excréments? Cette observation fréquemment répétée nous a convaincus ultérieurement que la tache noire était l'orifice de l'anus situé dans l'autre plan,

_____

(1) Je trouve cette conjecture appuyée du sentiment d'un observateur non moins clairvoyant qu'infatigable, l'illustre Muller : *Abh. von thieren in den Eingeweidne der thiere in des Naturforschers*, 12 St., S. 182.

et que la ligne noire transverse en dépendait, ou était quelque chose d'excrémentitiel. — 14° De même que le canal alimentaire suit la direction de la partie concave du ver, le réceptacle regarde la partie convexe; s'avançant vers la tête en forme de canal étroit : le canal tortueux déjà décrit est placé au milieu. — 15° Entre le canal tortueux et le réceptacle, il existe encore un autre canal noueux qui contient une grande quantité de matière blanche. Il monte jusqu'au sommet de la tête, descend de nouveau, et se réfléchit sur le conduit tortueux, et ultérieurement sur le canal du réceptacle; mais d'où provient ce canal tortueux? est-ce de la tête? Il est impossible de le déterminer; il paraît y avoir son origine, sans être la continuation d'aucun autre, et peut-être dans la partie inférieure du ver s'abouche-t-il avec le canal noueux. — Il est à remarquer en général que les différents canaux se contournent à l'infini dans la tête, et forment un corps à peu près obscur, sans transparence au microscope. — 16° A l'endroit où se termine le canal alimentaire, on en voit naître un autre qui descend dans la queue jusqu'à sa pointe. La queue le renferme seul : la surface n'en est point lisse mais âpre, comme si elle fût enduite d'une certaine matière irrégulière. Il ne paraît point appartenir au canal de la génération, puisque, ayant examiné dans un grand nombre d'individus la matière qu'il contenait, nous n'avons pu y découvrir les moindres vestiges d'ovules. Cette matière irrégulière est assez transparente : est-elle une liqueur nutritive particulière provenant du canal alimentaire, et en quelque sorte épanchée sur l'intestin? Dans quelques-uns, on a trouvé ce canal cylindrique et spiral. — 17° Dans la queue desséchée, nous avons encore observé distinctement une espèce de canal ou cavité moyenne. Est-ce un canal particulier? est-ce la cavité de la queue? — 18° L'extrémité de la queue est entièrement aiguë, de manière cependant que l'on aperçoit deux lignes dirigées vers la pointe qui se termine par un tubercule arrondi (1). — Telles sont les observations que j'ai recueillies en présence de Rœderer, et puisées sur des notes relativement à ces animaux mémorables. On en doit encore attendre un grand nombre, et même de meilleures, avec des gravures, soit dans les œuvres posthumes de l'auteur, soit dans le savant *Traité de Wagler*, professeur célèbre et médecin très-habile de Brunswick. Il importait au public d'avoir une description un peu

plus étendue de cette espèce de vers, que l'on avait également observée dans différentes provinces de l'Allemagne, et dans la même maladie. C'est à quoi tend le rapport qui me fut adressé par Wagler, auquel on avait fait passer, de la principauté de Waldeck, et des histoires de maladies, et des exemples de trichurides.

§ IX. Quatre lustres et même plus s'étant écoulés depuis que j'ai transmis, pour la première fois, aux savants, mes observations sur les trichurides, que j'ai pu répéter chaque année sur les mêmes animaux, soit pris dans le cadavre, soit rendus par des hommes vivants; dans toutes les circonstances ayant reconnu la vérité de mes premières recherches, les additions ou les changements que je pourrais faire ne présentent rien de bien important : tout se réduit à peu près à ce petit nombre de conséquences.

1. Il existe certainement deux espèces de trichurides : les uns, disposés en forme de spire, sont pourvus d'une trompe qui ne manque dans aucun individu; les autres, simplement courbés, paraissent constamment privés de cet organe (1).

2. L'examen oculaire de l'extrémité de la trompe, dans les trichurides spiraux, est sujet à beaucoup de difficultés; car dans tous les individus elle est dirigée de telle manière vers le corps propre du ver qu'elle semble ne faire *qu'un* avec lui.

3. Quoique j'aie vu des trichurides de l'une et l'autre espèce attachés séparément aux intestins, on les trouve néanmoins souvent par pelotons, dans les cadavres, mêlés et entortillés avec des lombrics et des ascarides. J'ai fréquemment rencontré des pelotons de trichurides de quinze, vingt et vingt-quatre, dont les queues très-longues étaient tellement en-

---

(1) Il est douteux si l'extrémité filiforme des trichurides spiraux et courbes est la queue de l'animal; et l'illustre Pallas, dans *Neuen Nordischen Beytrœgen*, 1 B., S. 112, affirme constamment que cette partie filiforme du ver est la tête de l'animal, qui diminue de grosseur, et se prolonge en une extrémité déliée, au moyen de laquelle il s'attache aux intestins. Le célèbre Werner, dans son sublime ouvrage (page 86), assure le contraire, et prétend « que dans cette partie on ne trouve pas la moindre apparence de structure organique, mais qu'elle ne présente qu'un assemblage grossier de vaisseaux. » Il est d'autant plus difficile de résoudre la question, qu'on ne peut assurer quelles sont les fonctions que ces animaux exercent au moyen de l'une et l'autre extrémité; si c'est avec la partie la plus grosse qu'ils saisissent leurs aliments, ou bien avec l'extrémité grêle, mince et allongée. Des observations répétées m'ont convaincu que l'extrémité filamenteuse des trichurides était traversée par un canal très-étroit, qui se terminait à sa pointe de la même manière qu'on le voit dans les ascarides; ayant d'ailleurs vu très-distinctement des trichurides également attachés aux intestins au moyen de cette extrémité (§ 6, note 3), ce que le judicieux Rœderer (dans *Gotting. Anz.*, l. c., p. 245) avait déjà soupçonné. *Der Wurm durchsuche mit dem Schwanze (wie mit einem Rüssel) die excremente, und sauge mit der Spitze das Dunneste der nahrung in sich.* Le sentiment de l'illustre Pallas est celui qui me paraît le plus probable; mais cette discussion ne peut manquer d'être beaucoup éclaircie par les observations très-sages et très-exactes d'un homme infiniment respectable, Goetze, qui doivent paraître dans un ouvrage ardemment désiré, *Naturgeschichte der Eingeweidewurmer*, et à la décision duquel je m'en rapporte, comme étant juge compétent dans cette querelle.

(1) Soit qu'il ait cru sur l'autorité d'autrui, soit qu'il en ait été convaincu par sa propre expérience, ce qui n'est pas évident par la relation qu'il en fait, le savant et célèbre auteur Happ (*Diss. de vermium historiâ*. Leips., 1780, p. 22) a reconnu cette vérité.

lacées que, lorsque l'on en prenait un, tout le paquet restait suspendu. Généralement leurs parties ont entre elles une ténacité singulière et, de quelque nature que soit l'instrument avec lequel on les saisit, il est toujours difficile de les arracher de la partie à laquelle ils sont fixés : souvent encore il arrivait de trouver divers filaments mêlés avec des matières excrémentitielles qui, lorsqu'on les examinait un peu plus attentivement, n'étaient autre chose que des queues de trichurides dénaturées par la putréfaction, flétries et ramollies au point qu'elles ne pouvaient se soutenir dans une eau pure ou spiritueuse.

4. Il existe aussi quelque variété du côté des spires ; j'en ai vu qui ne formaient qu'un seul tour, et d'autres qui en formaient deux et jusqu'à trois et demi. Quant au volume, la différence n'est pas aussi considérable : ils sont le plus ordinairement de longueur et de grosseur égales ; seulement il s'en trouve quelquefois qui sont un peu plus petits. Soit qu'on les examine dans les adultes ou les enfants du premier âge, c'est toujours la même chose.

§ X. Du grand nombre d'observations que j'ai dit avoir journellement recueillies, je n'en vais ajouter qu'une relative aux trichurides courbes ; tant parce que d'une part elle détermine exactement diverses parties de leur structure interne, que de l'autre elle donne la preuve qu'il existe également des trichurides dans les enfants même les plus jeunes.— On avait pris des trichurides dans le cadavre d'un enfant de deux ans, mort de phthisie pulmonaire, le 30 novembre 1777. On les conservait depuis trois jours dans de l'eau de fontaine très pure, afin de les nettoyer de la matière jaunâtre dont ils s'étaient recouverts pendant leur séjour dans le jejunum au milieu d'excréments mêlés d'une grande quantité de bile. Le 2 décembre, à six heures du soir, en les examinant avec un miroir à réflexion, éclairé par une bougie, j'observai dans un trichuride droit les circonstances suivantes.

1. La tête se terminait en une extrémité arrondie, tant soit peu courbée en forme de crochet. Cette courbure suivait une légère direction spirale, sans aucun vestige de trompe propre à la renfermer.

2. En l'examinant à la totalité de la lumière, je découvrais deux sortes de substances, l'une transparente, l'autre opaque.

a. La substance opaque a son origine dans une petite tête arrondie dont elle occupe la moitié, et s'avance peu à peu dans la partie concave du ver, de manière à la remplir dans presque toute son étendue ; elle se rétrécit de nouveau, se dilate ensuite, et descend le long du ver, en formant différents contours et sinuosités, puis se rétrécit successivement, à mesure que le tube de l'animal devient plus étroit, et, se prolongeant dans la queue sous la forme de filament noirâtre, elle se termine vers le milieu par une extrémité imperceptible.

b. La substance transparente, qui pourtant, à proprement parler, ne l'est pas, mais dont l'opacité est beaucoup moindre que dans la première, occupe les bords du ver, tant le bord concave que le bord convexe, mais de telle manière que, là où elle prend une opacité plus grande, elle s'élargit davantage, et réciproquement : mais la plus grande partie de la queue conserve la même manière d'être.

3. La substance transparente, exposée à la totalité de la lumière du miroir, paraît être composée de corpuscules très-petits et de points organiques réunis en un seul corps. Quant à l'autre, à cause de son opacité on n'a pu rien déterminer sur sa nature.

4. Nous avons ensuite disposé la lumière de manière qu'elle fût encore réfléchie, mais que le rayon entier de la bougie, ou son image, ne parvînt pas en totalité sur l'objet, et que celui-ci restât plutôt dans l'ombre, et ne reçût qu'une faible clarté inférieurement. On voyait alors que la portion obscure du ver était un organe particulier, qui depuis sa naissance, c'est-à-dire depuis son origine à la

tête, s'avançant directement, sans aucune
inflexion ni solution de continuité, jusqu'à une certaine distance le long du
ver, dans la partie la plus ample du corps
de l'animal, va se rendre dans un canal
spiral, ou corps particulier; car je ne
pouvais m'assurer alors si c'était un canal vide, qui, après avoir fait plusieurs
contours sur lui-même, s'achemine vers
cet endroit où le corps du ver commence
à devenir plus grêle et donne naissance
à la queue. Bientôt après la dernière
spire, cet intestin spiral se termine de
nouveau en une extrémité rectiligne,
mais sans se continuer dans la queue.

5. Outre cette partie spirale que je
viens de décrire, on voit encore dans le
bord concave du ver, très-près du côté,
courir une strie ou ligne, la plus opaque
de toutes et très noire, qui n'a pas autant d'étendue que l'intestin spiral précédent. Elle a son origine à peu près à
la partie moyenne de la tête et du col,
distinguée par sa couleur brune; elle
chemine le long de la portion opaque qui
n'est point contournée, et, là où cette
portion opaque commence à devenir spirale, elle s'applique au bord concave et
le côtoie, jusqu'à ce qu'enfin elle se termine dans la queue par une strie longue,
déliée, opaque.

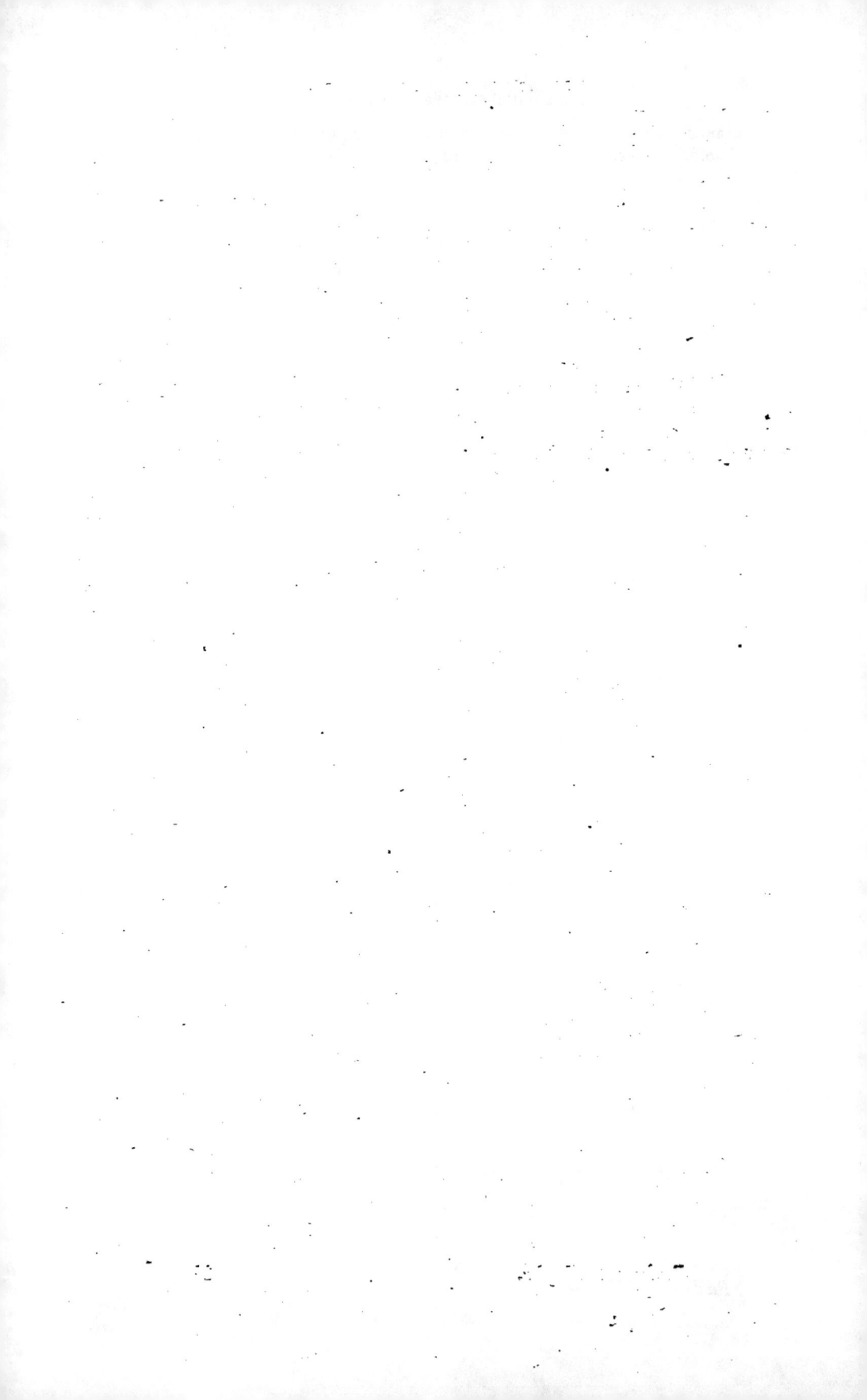

PRÉFACE DE C.-G. WAGLER.

Pour observer et décrire l'ensemble des maladies épidémiques, ce n'est pas assez des travaux isolés de quelques personnes; celui qui a jamais tenté cette entreprise en conviendra facilement. En effet, la série des objets est si longue que tous les observateurs réunis suffiraient à peine pour l'épuiser. Ce n'est point assez des efforts combinés d'un certain nombre d'hommes, et du zèle qu'ils apportent dans la confection de leurs travaux : s'ils ne sont formés à l'image d'un même maître, ou, s'il est permis de s'exprimer ainsi, s'ils ne sont lancés et retenus par un seul et même archée ; à cause de la différence des idées et des moyens, ils s'écartent de leur but. C'est ce qui empêche que nous ne retrouvions la fécondité des observations d'Hippocrate dans les ouvrages mêmes de ses meilleurs disciples, auxquels il avait en quelque sorte inspiré son propre génie.

Après avoir suivi pendant quelques années les leçons de Rœderer, j'obtins heureusement ce que j'avais toujours désiré : l'avantage d'être initié au nombre des élèves qu'il choisissait pour étudier la clinique sous ses auspices, et qui l'accompagnaient au lit des malades. Par la suite, les travaux de l'amphithéâtre d'anatomie ayant augmenté, chargé des fonctions de prosecteur, que j'exerçai pendant trois ans, comme il a été dit précédemment, nous contractâmes une liaison plus étroite, de sorte que rien de ce qui concernait l'exercice de l'art ne se faisait plus sans que j'y participasse ou sans que j'en fusse témoin.

Ce fut surtout à cette époque où nous fûmes affligés par les calamités d'une guerre cruelle, qu'une maladie épidémique particulière, et à l'examen de laquelle l'illustre Rœderer, notre guide et notre chef, consacra spécialement ses travaux, nous ouvrit un vaste champ d'observations. Tout ce qui se passait sous l'influence de cette constitution était rapporté soigneusement à notre maître ; et lorsqu'il y avait fait les remarques et les corrections nécessaires, on en conférait parmi ces mêmes disciples désignés : à telle condition pourtant que chacun avait sa partie ; mais le fruit des divers travaux était commun à tous. Storenius, rendu à sa patrie, médecin de province très-célèbre à Holbeck, au zèle duquel nous devons un grand nombre d'histoires de la maladie, par l'application infatigable qu'il mit à recueillir des observations rendit les plus grands services. La dissection devint tellement active qu'outre le travail très-assidu qui me retenait à l'amphithéâtre d'anatomie, j'étais encore obligé de travailler de côté et d'autre dans la ville, sous les auspices de l'illustre Rœderer, pendant le reste du temps consacré à la pratique. — Séduit par la pureté du sujet, je désirai vivement soumettre à la censure publique le tableau de nos travaux pendant cette épidémie. L'illustre Rœderer, selon sa coutume, répondit à mes intentions, de sorte que non-seulement il m'accorda la faveur singulière de me faire part de ses observations; mais aussi de me communiquer les dessins qu'il voulait faire graver, en m'invitant même à mettre en ordre, au moins sous sa surveillance, les travaux confus que l'embarras de ses occupations ne lui permettait pas de publier assez à temps. J'ai donc rassemblé avec le plus de fidélité qu'il m'a été possible tous les faits, conformément à ses intentions et aux règles de la pathologie, et, d'un ensemble considérable d'observations, composé cet opuscule quel qu'il soit. Je n'ai rien donné de moi qui n'ait d'abord été reçu et approuvé par Rœderer. — C'est d'après les mêmes lois qu'a été composé le recueil d'expériences et d'observations de l'illustre Hensler, alors notre compagnon d'étude, sur la maladie varioleuse, publié dernièrement ici pour exposition inaugurale, dans lequel est expliquée la constitution épidémique de l'année suivante. Je m'applaudis et m'honore qu'un homme d'un si grand nom, que je respecte, à cause de l'affection singulière qu'il m'a toujours témoignée, comme un second père, l'illustre Rœderer n'ait pas dédaigné d'adopter, avec une complaisance vraiment paternelle, cette première production de mon génie, et de l'annoncer comme sienne.

On ne peut douter, d'après cet exposé quel qu'il soit, de l'importance des ressources que fournit l'anatomie pour arriver à la connaissance de la nature des maladies, sonder les replis les plus cachés du corps de l'homme malade, et même établir une méthode saine de traitement. Il est en effet certain que, sans les dissections multipliées que l'on a faites, la nature intime de la maladie nous serait encore inconnue; les résultats qui la caractérisent, les granulations du foie, l'état particulier du canal alimentaire, le siège et les effets des vers, les causes de la mort, etc., seraient encore ensevelis dans les ténèbres les plus profondes. — Combien il importe, pour venger la pratique de la médecine de l'opprobre dont elle est couverte aux yeux du vulgaire, de n'appuyer les fondements de l'art que sur

les faits, trésor immense que l'on ne pourra jamais épuiser, plutôt que de les établir sur des hypothèses auxquelles la nature se refuse ! C'est ce que prouvent évidemment les préceptes qui nous ont été transmis par le médecin de l'île de Cos; préceptes qu'il puisa dans les sources mêmes de la nature, et non dans les stériles écrits des auteurs.

S'il existe quelque chose d'utile et de neuf dans les principes de pathologie et de clinique de l'illustre Rœderer, il conviendra lui-même que c'est réellement à l'alliance heureuse de la pratique avec l'anatomie, et à l'ardeur soutenue de visiter également le pauvre dans sa chaumière et le riche dans son hôtel, qu'il doit l'attribuer. En effet, persuadé que l'inspection cadavérique était une sorte de flambeau propre à éclairer singulièrement nos connaissances dans les diverses catastrophes de l'économie humaine, jamais il ne se dégoûta, non plus que ses collaborateurs, d'une besogne fastidieuse pour d'autres qui, peu jaloux de s'instruire, dirigent la rame comme ils ont appris, et, pour ne pas souiller leurs mains délicates et blesser la sensibilité de leur odorat, suivent les voies déjà battues, sans en chercher de nouvelles.

Si je ne puis m'arrêter sur diverses observations recueillies confusément de mains étrangères (quelque jour nous ferons en sorte de réparer cette faute par un travail que nous y joindrons), c'est aux circonstances et au motif de l'ouvrage qu'il faut en attribuer la cause : c'est aussi pourquoi je me suis plus occupé d'exposer les faits avec clarté que de l'appareil d'une narration fleurie.

Donné le 10 décembre 1762.

TRAITÉ

DE

LA MALADIE MUQUEUSE.

SECTION PREMIÈRE.

GÉNÉRALITÉS SUR LA MALADIE MUQUEUSE.

Considération générale sur les épidémies.

1. Merveilleuse dans ses ouvrages, impénétrable dans les lieux de ses opérations, la nature nous offre un champ immense d'objets dont les bornes de notre intelligence ne nous permettent pas de mesurer l'étendue. Nous concevons néanmoins facilement que tout se rapporte à des lois fixes et immuables ; et que, dans l'ensemble de tant d'effets, aucun n'arrive par hasard, et sans la participation de causes qui le déterminent. Mais combien peu la pénétration de l'homme a-t-elle acquis dans ce vaste espace ! combien de choses encore ensevelies dans les ténèbres les plus épaisses, dont elle seule possède le secret, la nature ne voile-t-elle pas à nos yeux ! combien de maladies dont les causes, tant prochaines qu'éloignées, inconnues pour nous, dans cet état d'aveuglement où nous sommes, ne parviendront sans doute jamais à notre connaissance ! à peine le plus souvent arrivons-nous au

delà des effets. C'est déjà beaucoup si quelquefois un esprit exercé, à force d'observations et d'expériences, peut s'élever au point de fonder une méthode de prévenir et de dissiper les affections morbifiques du corps humain.

2. Nous observons presque tous les ans telle ou telle constitution épidémique soumise à des lois qui lui sont particulières ; mais par la diversité des causes, des circonstances, des sujets, la même maladie offre quelquefois tant de variétés que non-seulement elle ne revêt pas toujours les mêmes formes, mais qu'elle affecte différemment différents individus : de sorte que l'observateur le plus éclairé ne peut que difficilement se reconnaître dans un nombre si compliqué de variétés. Chaque maladie épidémique, soit qu'elle dépende d'une certaine saison de l'année, soit qu'elle convienne à plusieurs saisons, tant par rapport à la constitution entière qu'à chaque malade en particulier, offre encore une période d'accroissement et une période de décroissement. Les saisons de l'année et leurs vicissitudes ont une grande influence pour établir, dévelop-

per ou détruire certains germes de maladies épidémiques ; mais nous ignorons quel est l'état et le changement nécessaire dans l'atmosphère pour produire cet appareil, et quelles sont les différences requises, dans les causes qui concourent au développement des épidémies, pour déterminer chacune de leurs variétés. Le même état de l'air et de l'atmosphère, les mêmes vicissitudes ne font pas toujours éclore des germes morbifiques de même nature et ne produisent pas la même espèce d'affection. Il faut nécessairement une certaine quantité particulière et inconnue de *matière sulfureuse* répandue dans l'air pour imprimer aux maladies le caractère épidémique (1).

3. Le vice épidémique diffère du vice contagieux et forme une classe double de maladies. L'une se propage par l'action du miasme épidémique seul, sans le concours d'aucun commerce avec les malades ou de la contagion ; l'autre est le résultat de la contagion seulement, sans aucune influence de la part du premier, et n'attaque jamais que ceux que le miasme a frappés. On observe encore des maladies intermédiaires entre celles-ci, qui, outre le vice épidémique de l'air, doivent leur origine au pouvoir d'une contagion particulière ; quoique la contagion suffise quelquefois seule pour produire une maladie. Il est cependant ordinaire à un grand nombre de maladies épidémiques, en conservant pen-

---

(1) Il est difficile d'admettre l'existence d'une semblable matière dans l'atmosphère comme principe des maladies épidémiques, et encore plus difficile de lui supposer des modifications particulières qui déterminent dans chaque saison le caractère de chaque épidémie. — Pour s'abandonner aux conjectures qu'a fait naître cette hypothèse, on a long-temps négligé une cause, sinon évidente, au moins beaucoup plus vraisemblable : je veux dire l'air lui-même. Ce fluide éminemment nécessaire à la vie, agent principal de la régénération du sang vicieux, est susceptible, dans ses qualités physiques, de modifications qui doivent influer d'une manière marquée sur l'économie animale. Il peut être en effet plus froid et plus sec, plus chaud et plus humide ; et de là quatre combinaisons différentes : l'air froid et sec, l'air froid et humide ; l'air chaud et sec, l'air chaud et humide. Ces quatre combinaisons dominent tous les ans, chacune pendant un certain temps, et constituent les saisons médicales. — Comme dissolvant de la matière transpirable, l'air doit encore, en raison de l'humidité qu'il contient, se charger, avec plus ou moins de facilité, de cette humeur.—1° Sous l'influence de l'*air froid et sec* (il ne s'agit que d'un degré de froid supportable) on observe une plus grande activité du système vasculaire, et surtout du système artériel ; plus de facilité dans les sécrétions, plus de liberté dans l'exercice des mouvements, généralement une augmentation de vitalité. Peut-être cela provient-il de ce que cette combinaison, dans le volume inspiré, offre une plus grande quantité d'air pur, et conséquemment d'oxygène, à l'analyse pulmonaire.—Quelquefois, par

des circonstances dépendantes de l'âge, du sexe, du tempérament, secondées par des excès d'intempérance, l'exaltation des passions, etc., en conséquence d'une réaction particulière du système nerveux, les forces de la vie peuvent s'exaspérer au point de décider promptement une affection angioténique, ou, par suite d'une disposition organique, diverses phlegmasies locales.—2° Sous l'influence de l'*air chaud et humide*, état d'affaissement de tous les organes ; sueurs copieuses qui paraissent être un résultat de l'inertie des organes excréteurs internes, à la suite de laquelle les humeurs se reportent vers la peau, et de l'accumulation de la matière transpirable à la surface du corps, à cause de l'inaptitude de l'air extérieur à la dissoudre ; propension au sommeil, impuissance ou sentiment de fatigue accablante lors de l'exercice des mouvements.—Un tempérament affaibli par des maladies antérieures, épuisé par la débauche, des travaux pénibles, ou toute autre cause ; les peines de l'esprit ; quelquefois aussi les passions violentes, par une subversion rapide des mouvements de la vie, ou peut-être entraînant à leur suite une sorte d'état d'*asthénie indirecte* (dans le langage de Brown), peuvent seconder l'influence de l'air chaud et humide, et déterminer une maladie adynamique (putride), et même, dans le cas d'une grande mobilité du système nerveux, une maladie ataxique (maligne). —L'air chaud et humide, contenant beaucoup d'eau combinée et simplement dissoute, fournit une quantité beaucoup moindre d'air pur dans le volume inspiré : d'où suit cette conséquence, que le sang, en parcourant les routes de la circulation pulmonaire, ne rencontrant pas dant quelque temps après leur développement un caractère de simplicité, de suivre une marche presque sporadique ; mais, dans un degré plus avancé, de répandre, avec les effluves qui s'exhalent des malades, une véritable contagion : c'est en conséquence de cette réunion des puissances épidémiques et contagieuses qu'elles prennent une double nature, attaquent plusieurs personnes à la fois, et, dans le temps de leur plus grande force, exercent quelquefois des ravages effrayants. Enfin, par l'influence d'une saison moins propice, par un changement inconnu de l'air (1) et de la combinaison des causes qui les produisent, l'énergie de la contagion s'émousse peu à peu, et la force du vice épidémique s'évanouit. C'est pourquoi l'épidémie n'attaque plus qu'un petit nombre d'individus et se dépouille complétement de son premier caractère ou n'en laisse que quelques vestiges (2).

---

l'oxygène qui lui est nécessaire, ne se dépouille qu'imparfaitement de l'hydrogène et du carbone qu'il contient, et qu'une portion de ces substances rentre dans la circulation artérielle. L'état du sang, dans les maladies adynamiques et ataxiques, prouve en faveur de cette opinion ; et les propriétés alatiques des gaz hydrogène et carboneux, reconnues par expérience sur les animaux, autorisent à présumer des effets analogues dans l'économie de l'homme vivant.—5° *Air chaud et sec.* Au moyen de cette température intermédiaire, entre l'air froid et sec et l'air froid et humide, la nature semble avoir voulu nous acheminer par degrés d'un extrême vers l'autre, et nous épargner les dangers d'un changement brusque de constitution.—Sous l'influence de cette combinaison les sueurs sont très-abondantes, et promptement dissipées par l'air environnant ; les urines rares, ainsi que les diverses excrétions internes : parce que les humeurs se dévient en plus grande partie vers la peau. Le système artériel perd de son activité, mais surtout le système veineux ; et notamment le système de la veine porte et des organes digestifs, moins cependant que sous l'empire de la constitution chaude et humide : aussi les accidents qui en résultent sont-ils, pour la plupart, beaucoup moins graves, et se bornent-ils le plus ordinairement au canal alimentaire. —Que, par une des causes précédemment énoncées, la peau vienne à suspendre ses fonctions, les mouvements de la vie se désordonnent ; et, par la correspondance qui existe entre cet organe et le canal alimentaire, les humeurs se portent subitement vers ce dernier, et la membrane muqueuse qui le revêt entre dans un état d'excitation particulière qui constitue la fièvre bilieuse ou méningogastrique.—L'air dans cet état (chaud et sec), raréfié par le calorique, et souvent chargé d'eau combinée, fournit déjà moins d'oxygène à l'analyse pulmonaire. — 4° Sous l'impression de l'*air froid et humide*, la peau tombe dans un état de stupeur et d'engourdissement souvent capable de suspendre ses fonctions : les excrétions muqueuses et urinaires sont très-abondantes, le système artériel acquiert plus d'activité (cette température suit ordinairement de près la température chaude et humide) ; le corps néanmoins tend à une plénitude humorale.— Tant que les sécrétions muqueuses et urinaires peuvent suppléer aux fonctions de la peau, la santé n'éprouve pas de dérangements remarquables ; mais lorsque, par l'influence de causes puissamment actives ou sédatives, cette harmonie se trouve interrompue, les forces vitales alors se dérèglent, et, dans un état tantôt d'excitation extraordinaire, tantôt d'abattement extrême, l'économie offre les désordres d'une maladie muqueuse plus ou moins dangereuse. — L'air froid et humide jouit très-peu de la force dissolvante ; mais condensé par le froid, il fournit une plus grande quantité d'air dans le volume inspiré que l'air chaud et humide. — Cette note est un peu longue ; mais il m'était impossible d'être plus concis dans une matière qui, je crois, n'a point encore été présentée sous cet aspect, et qui offre une série d'idées et d'explications que je n'ai pu, je l'avoue, abandonner sans quelques regrets. Je crois cependant m'être assez étendu pour faire sentir l'importance de l'air atmosphérique dans le développement des épidémies, et prouver qu'il est possible d'en donner une raison satisfaisante sans recourir à une prétendue matière délétère dispersée dans l'atmosphère.
(Note du trad.)

(1) Ce changement ne peut guère consister que dans une combinaison différente de ses qualités physiques.
(Note du trad.)

(2) Les impressions produites sur l'économie par une constitution atmosphérique, ne sont point immédiatement détruites par celle qui lui succède. Elles subsistent encore quelque temps, surtout quand le tempérament de l'individu les

4. Les maladies épidémiques parcourent quelquefois des régions entières avec tant de lenteur qu'il est facile de distinguer leurs traces et de les suivre en quelque sorte pas à pas; mais d'autres fois, franchissant tout-à-coup des distances plus ou moins grandes, elles ne suivent pas la direction des vents ou une certaine ligne droite, mais elles prennent des routes que l'on n'a pas encore assez déterminées et suivent une ligne oblique (1).

5. Selon la nature des vices épidémiques et contagieux des sujets, des causes propices ou contraires, les conséquences des maladies sont différentes. Les uns en sont plus grièvement atteints, et même y succombent; les autres les supportent avec plus d'avantage, d'autres en sont entièrement exempts. Le corps de l'homme n'est pas en effet dans toute circonstance et indifféremment disposé à recevoir ou entretenir les vices épidémique et contagieux : tantôt il n'en possède aucun germe, et même repousse toute action de la part des effluves pestiférés ou contagieux; tantôt, quoique l'ayant reçu, par une certaine disposition opposée à la maladie il surmonte la puissance délétère.

6. Il est au reste d'observation qu'une maladie épidémique se transforme par suite en une autre qui participe plus ou moins de la nature de la première; et même, quoique, après l'extinction d'une constitution épidémique, il survienne un certain temps de relâche, rarement

arrive-t-il que celle qui suit diffère essentiellement de celle qui l'a précédée. Il est à peu près ordinaire qu'une maladie épidémique, après avoir en quelque sorte disparu, se reproduise sous une nouvelle forme, ou soit remplacée par une autre qui présente avec elle quelques ressemblances. On peut sous ce rapport placer au premier rang parmi les affections épidémiques une maladie dysentérique qui, après avoir, dans un court espace de temps, exercé les plus grands ravages, en laisse à sa suite une encore plus meurtrière.

II.

Épidémie dysentérique.

7. Du mois d'août au mois de novembre de l'année 1760 la dysenterie régnait parmi le peuple. Sa première apparition fut en août, et, faisant ensuite des progrès plus étendus, en septembre et au commencement d'octobre elle avait moissonné beaucoup de victimes. Au temps des brumes, perdant peu à peu de son activité, elle n'attaqua plus qu'un petit nombre d'individus; et enfin en novembre elle abandonna son caractère naturel (1). Assez douce à son début, successivement, comme il est ordinaire, elle s'éleva jusqu'aux symptômes les plus terribles et se fit remarquer par une destruction nombreuse. Plusieurs n'éprouvaient qu'une maladie légère accompagnée de fièvre; quelques-uns étaient plus sérieusement affectés, et chez d'autres la maladie suivait une marche chronique. Dans le premier mois peu d'individus succombèrent, mais dans une période plus avancée elle fit périr beaucoup de monde; et enfin, pendant l'*état* et le *déclin* de l'épidémie, un grand nombre, après avoir été longtemps malades, périrent avec ceux qu'elle avait récemment attaqués : c'est-à-dire qu'elle victima les uns d'une *manière aiguë*, les autres d'une *manière lente*. C'est ainsi qu'un malheureux cultivateur, après avoir lutté trois mois entiers avec plus ou moins d'avantage

---

favorise. Voilà pourquoi dans la constitution suivante on observe quelquefois des maladies dépendantes de celle qui l'a précédée, et d'autres qui en conservent quelques traces. (*Note du trad.*)

(1) C'est une preuve que le principe des épidémies ne consiste pas dans une matière répandue dans l'atmosphère; car elle suivrait indubitablement la direction des vents. Mais cette irrégularité dans la marche des épidémies tient souvent à la disposition du sol. Sous une constitution inflammatoire les lieux montagneux et exposés au grand air offriront des affections angioténiques très-prononcées et en grand nombre, tandis que dans les plaines on n'observera que quelques phlegmasies légères. Sous le règne d'une constitution bilieuse, ou chaude et sèche, les pays bas, marécageux, environnés de forêts, seront plus fertiles en affections gastriques, même putrides.
(*Note du trad.*)

---

(1) Voyez, pour le changement de la température, l'état de l'atmosphère, ci-après, pendant les mois d'août, septembre, octobre et novembre, et la note (1), n. 2° (p. 278, 279 ci-dessus), art. *air chaud et humide*, *air froid et humide*.
(*Note du trad.*)

contre la maladie, mourut enfin phthisique le 10 novembre. Elle n'épargna pas même ceux qui s'étaient abstenus des fruits d'été. La fièvre ou manquait totalement, du moins elle était peu marquée, ou ne se prononçait qu'après quelques préliminaires chroniques; rarement arrivait-il qu'elle se déclarât dès le commencement. En conséquence de l'état fébrile, on remarqua dans la maladie un triple caractère. En effet, la fièvre dont elle était accompagnée était ou simplement erratique, ou réellement aiguë, où, ce qui était très-fréquent, plus ou moins compliquée de malignité. Lorsque, saisi par un froid plus marqué, le malade se mettait immédiatement au lit, ayant le pouls fréquent, plein et fort, il avait d'autant moins à redouter le danger d'une attaque insidieuse; mais selon que les symptômes, plus légers au début, augmentaient insensiblement, tant pour le nombre que pour la violence, les circonstances prenaient en même temps successivement une tournure d'autant plus fâcheuse. Dans l'espèce la plus grave, l'invasion de la fièvre fut insidieuse et masquée; dans certains cas ce fut après une diarrhée de quelques jours, dans d'autres avec différents simulacres de catarrhe, l'inflammation de la gorge et la toux, qu'elle saisit enfin le malade.

8. Dans le cas de maladie légère et susceptible de guérison, les déjections alvines sont encore fréquentes, plus ou moins teintes de sang, accompagnées de faiblesse, d'abolition de l'appétit les premiers jours, de soif, de ténesmes et de douleurs du bas-ventre. Mais vers le temps de la crise les symptômes diminuent peu à peu d'intensité; le pouls s'élève, et la crise ensuite se fait au moyen d'un sédiment briqueté, surmonté d'un dépôt farineux abondant, et les pieds enflent légèrement sur la fin. Le sang que l'on tire de la veine coule avec difficulté; et le caillot, noyé dans une grande quantité de sérosité, sans couenne inflammatoire, offre une couleur vermeille, noirâtre à la partie inférieure. Il survient des exacerbations le soir. La langue, sèche, rouge, âpre, couverte de mucosités, devient peu à peu humide, plus nette et plus pâle.

9. Si la maladie doit être plus rebelle, les symptômes qui l'accompagnent sont beaucoup plus redoutables. Les forces tombent sur-le-champ, l'appétit s'anéantit, la soif est pressante, le malade

éprouve des envies fréquentes d'aller à la selle, auxquelles se joignent des borborygmes, des coliques, des douleurs atroces dans le bas-ventre, et rend au milieu des ténesmes des matières ténues mêlées de sang, et même du sang pur; quelquefois sans aucunes traces de ce fluide, bilieuses, muqueuses, plus ou moins putrides et fétides. La gorge en outre est douloureuse et sèche, quand elle n'est pas ulcérée. La langue, rouge, âpre, aride, est fendillée en sillons comme ulcéreux, enduite d'un mucus blanc, jaune ou purulent, et hérissée de papilles saillantes; se tuméfiant insensiblement et prenant une couleur obscurément rouge, elle s'ulcère en quelque sorte et ne sort que difficilement. Le pouls, fréquent, petit, embarrassé, même vite, mou, intermittent vers le terme de la maladie, fuit entièrement sous le doigt. Le visage est animé. Il survient quelquefois des douleurs pongitives dans la poitrine, mais moins constantes. L'urine sort en petite quantité, demi-transparente, épaisse, onctueuse et jaune, sans nuage ni sédiment. La maladie prenant plus d'intensité, quelquefois dès le cinquième jour les parties génitales s'enflamment, ainsi que la région de l'anus, avec des douleurs les plus atroces pendant l'excrétion des matières alvines et des urines; ces parties peu à peu s'excorient, s'ulcèrent et finissent par devenir gangréneuses. On remarque encore avec les précédents d'autres symptômes du plus mauvais caractère : tels que cardialgies, anxiétés de la région précordiale, douleur des hypochondres au toucher, nausées, vomissements, ardeur dans les entrailles accompagnée de chaleur à l'extérieur, état d'assoupissement et gonflement tympanique du bas-ventre. Selon que la maladie tend davantage vers une terminaison funeste, le visage pâlit, s'il n'offre pas tout à coup l'aspect hippocratique. Les excréments, fétides, noirs, sortent sans que le malade s'en aperçoive, parfois avec un lombric. La respiration, qui pendant le cours de la maladie s'était exécutée d'une manière convenable, devient alors courte, sonore, profonde, pénible, intermittente, faible et fréquente. La voix est rauque, obscure, faible, entrecoupée; la bouche entr'ouverte. Les dents paraissent sales et sèches de toutes parts. Les soubresauts des tendons, l'agitation convulsive des membres, surtout des membres supérieurs, se mani-

^festent, et enfin une mort inévitable ferme la scène.

10. La plupart de ceux chez lesquels la maladie se prolonge en forme de fièvre lente succombent. Leur corps est très-faible et appauvri, le nez prominent; les yeux sont profondément enfoncés; les os se dessinent de toutes parts; les membres sont couverts d'une croûte sale, l'abdomen est météorisé et douloureux, la langue sale, brunâtre, sèche; les dents sont humides; des taches noires, exanthématiques, gangréneuses, dispersées de côté et d'autre, adhèrent profondément à la peau. Les ulcères qui s'étaient manifestés à la région de l'os sacrum et des trochanters tarissent d'une manière gangréneuse et se recouvrent d'une eschare sèche. La soif, à cause de la difficulté de la déglutition et de la douleur de la gorge, est inextinguible, et les boissons que l'on veut faire avaler ou sont repoussées, ou tombent avec bruit dans l'estomac. Les selles copieuses sont de la plus grande fétidité. Pendant tout le cours de la maladie on observe des délires à peine remarquables et de légers assoupissements, la respiration enfin pénible, profonde, élevée. La mort survient. D'autres fois, la maladie traînant en longueur et se dirigeant en partie sur les poumons avec des alternatives d'un *mieux-être* trompeur, les malades succombent dans un état de phthisie.

11. La cure doit consister dans les vomitifs, la saignée si elle est nécessaire (1), l'usage de la rhubarbe, des adoucissants, surtout de la manne, des huileux, des anti-putrides et des opiats, sans négliger les clystères, et même ajoutant, dans les circonstances convenables, l'extrait d'écorce du Pérou. Le verre ciré d'antimoine ne réussit pas; et presque toujours, en conséquence d'une nouvelle irritation, il augmente les anxiétés et les déjections alvines.

---

(1) Les symptômes que Wagler vient d'exposer indiquant un état d'affaissement bien prononcé des forces de la vie, on ne doit user de la saignée qu'avec beaucoup de circonspection; et ne pas en tirer l'indication seulement de quelques symptômes, mais de leur ensemble, de l'âge, du tempérament, de la force de la constitution : autrement il serait à craindre que ce puissant moyen débilitant ne précipitât la perte du malade.
(*Note du trad.*)

12. Nous avons trouvé dans les cadavres à peu près les mêmes phénomènes que Bonnet (1), Pringle (2) et autres ont observés. Le corps conservait sa chaleur long temps après la mort, entrait promptement en putréfaction et répandait l'odeur la plus infecte. Les intestins étaient fortement enflammés en différents endroits, gangrenés, et d'autant plus altérés qu'ils étaient plus éloignés du ventricule. La tunique veloutée des intestins grêles, comme injectée anatomiquement, remarquable par des dessins vasculaires, était parsemée de pointes et de petites aréoles noires très-nombreuses. La surface interne des gros intestins, déchirée, inégale, comme brûlée, d'un rouge obscur, même noirâtre, était semée d'éminences longitudinales dures, noires, alternant avec des enfoncements et des sillons plus déprimés, intermédiaires, comme corrodés, sous-purulents; et cette surface peut en quelque sorte être comparée à une partie enflammée ou brûlée qui, par une tension trop forte, viendrait enfin à se déchirer, et se foncerait par son ressort en petites élévations semblables à des eschares, laissant des sillons intermédiaires dans le lieu de la solution. Rarement il existe un ou deux lombrics dans les gros intestins; encore sont-ils maigres, flasques, petits, froissés. On n'en trouve aucun dans les grêles; et la tunique interne, quoique enflammée, est dans un état d'intégrité. Le foie est nuancé de stries livides; et la surface concave ainsi que le bord droit, bleus dans toute leur étendue, tirent sur le noir. La substance interne ne paraît nullement viciée; la rate et les autres viscères n'offrent point d'altération remarquable. La bile est homogène, verte, légèrement muqueuse, le pancréas très-dur. On ne trouve aucun épanchement dans les cavités abdominale et thoracique, le péricarde seulement contient un peu de liquide. Les poumons en devant sont d'une couleur cendrée, en bon état; postérieurement ils sont pleins de sang. Le cœur est peu volumineux, dur, comme resserré; les vaisseaux coronaires sont engorgés.

13. Au commencement de novembre les fièvres dysentériques dégénérèrent

---

(1) Bonnet, Sepulchret., l. III, sect. XI.
(2) Pringle, Obs., l. III, p. 219 et suiv., édit. allem., p. 281—295.

successivement, et de la dysenterie qui avait précédé il ne resta que quelques fièvres lentes, phthisiques, avec diarrhée purulente, colliquative, quelquefois sanguinolente : en outre une espèce de diarrhée chronique qui se répandit attaqua encore un grand nombre d'individus ; mais, par différentes causes dont je parlerai bientôt avec plus de soin, la constitution dysentérique naturelle produisit insensiblement, et par l'intermède de cette diarrhée chronique, une maladie nouvelle et différente. Il paraît que le même virus contagieux dysentérique ne cessa pas d'exister dans l'air ; mais la saison n'étant plus assez favorable pour entretenir la première dysenterie, soit par un changement dans le virus lui-même, soit par une disposition des corps à être pour lors différemment affectés, l'espèce de la maladie changea (1).

III.

Tableau météréologique (2) *depuis le mois de juillet* 1760 *jusqu'en juillet* 1761 (3).

JUILLET 1760.

		Plus hauts		Plus bas	
Baromètre.		29,76 ;	degrés.	2 ,54.	
Thermomètre.		81-83	degrés.	56-54.	

Le mercure du baromètre baissa pendant trois fois consécutives, et s'éleva

---

(1) Les qualités physiques de l'air, offrant une combinaison nouvelle, affectèrent différemment l'économie, et décidèrent un nouvel ordre de maladies. L'air fut constamment humide et froid depuis le mois d'octobre; les vents en novembre surtout variant de l'ouest à l'est par nord. Voy. mois de novembre, année 1760.
(Note du trad.)
(2) J'ai pris ce tableau dans les annales d'Hoffmann, mon maître et mon protecteur, à qui je suis redevable de beaucoup d'autres choses.—L'échelle du baromètre admise par les Anglais offre sur la première colonne les pouces, sur la seconde les lignes et les centièmes. — Le thermomètre dont nous nous sommes servi est celui de Farenheit. Une double colonne indique les degrés d'ascension et d'abaissement, et entre eux sont marqués les degrés moyens.—Les degrés du vent sont marqués par des signes. ° marque un vent doux, '''' désigne une grande tempête.
(3) En comparant de nouveau les diverses traductions de Rœderer et Wagler,

deux fois. Le thermomètre, examiné matin et soir pendant plusieurs jours, est entre 70 et 77 degrés. Pendant quelques jours il se maintient entre 60 et 66, et le reste du temps entre 54 et 62.

Les vents soufflent légèrement de °''. L'aquilon s'élève par intervalles, l'ouest et le S. O. lui succèdent. Ensuite les vents N. W. et S. W. alternent par intervalles avec le W. Ils reviennent ensuite de W. au nord. Après quelques jours ils soufflent du S. O. et ensuite les S. W. et N.-O. soufflèrent mutuellement jusqu'à la fin du mois.

On eut très-peu de beaux jours. Après un temps serein, un peu nébuleux, le quatrième jour amena des tonnerres et une pluie abondante. Ensuite la température fut mixte ; cependant le ciel était obscur, et plusieurs fois il tomba de la pluie. Depuis le 10 elles se suspendirent jusqu'au 17, encore le temps fut-il rarement serein. Le 17 il tomba de la pluie. Depuis ce moment la température fut mixte. Depuis le 24 le ciel fut couvert de nuages obscurs, et enfin il devint pluvieux.

AOUT.

		Plus hauts		Plus bas	
Baromètre.		29,76 ;	degrés.	29,29.	
Thermomètre.		84-89	degrés.	60-56.	

Les vents furent doux et ne s'élevèrent pas au delà de °. Le S. W. régna presque toujours. Le douzième et le dix-huitième jour les S. W. et N. W. soufflèrent alternativement. Depuis le 22 ce fut les S. O. et S., et le jour suivant N. W. gagna. Le 24 le S. O. reprit, et le lendemain le N. Depuis ce moment on sentit de nouveau le S. W.

Le ciel fut presque toujours obscur, couvert de nuages, et les pluies furent fréquentes. A peine vit-on par intervalles un ou deux jours sereins. Le 5 et le 9, il y eut des tonnerres; mais ils furent légers et les derniers de cette année.

SEPTEMBRE.

		Plus hauts		Plus bas	
Baromètre.		50,00 ;	degrés.	29,22.	
Thermomètre.		75-79	degrés.	55-54.	

nous avons trouvé que l'une d'elles, celle de Poulin, l'emportait, pour ce qui suit, par l'élégance et souvent par l'exactitude sur celle de Leprieur. Nous avons cru dès-lors devoir faire usage de la traduction de Poulin, honorable médecin de Lyon, mort il y a une vingtaine d'années.
(Note du rédacteur de l'Encyclopédie.)

Le vent souffla d'abord du N. W., et depuis le 4 le nord et l'est régnèrent ensemble. Le 8, l'est régna seul. Le 11 l'est et le nord soufflèrent tour-à-tour. Le 16, le S. O. l'emporta, et depuis le 21 il fut remplacé par le S. W. jusqu'à la fin du mois. Du reste, ces vents furent très-doux, à peine s'élevèrent-ils jusqu'à ', et ils n'excédèrent pas ".

La même température de la fin du mois précédent régna les premiers jours de celui-ci. Depuis le 5 jusqu'au 9, le ciel, après avoir été couvert de nuages, devint serein; depuis ce moment jusqu'au 19 il ne fut ni nébuleux, ni serein; il devint ensuite obscur, pluvieux et continuellement nébuleux.

OCTOBRE.

Baromètre.	Plus hauts { 29,94	Plus bas { 28,50.
Thermomètre.	degrés. { 73-76	degrés. { 44-42.

Le N. W.'" s'éleva le 3. Bientôt ensuite le S. O. Le 6, ce fut le S. W.'" qui fut remplacé, le 8, par le S." et le même jour par le W.'"" Les S. O.', S. W.', N. W.' régnèrent ensuite mutuellement. Le 15, le N.' s'éleva. Il y eut ensuite une variation entre les S. W.°", N. W.'", S. W.°". Le 30, le N. domina; et le N. O.' dura jusqu'à la fin du mois.

Température variable, d'abord nébuleuse et sereine par intervalles; depuis le 6, obscure, nébuleuse, mais rarement : très-pluvieuse, et mixte sur la fin du mois.

NOVEMBRE.

Baromètre.	Plus hauts { 29,95	Plus bas { 28,71.
Thermomètre.	degrés. { 56-58	degrés. { 32-28.

Vers le commencement, le S. W°'" régna; le 9, ce fut le S. O.°'. Depuis le 13 jusqu'au 24, les S. W. et N. W.°' régnèrent mutuellement. Ensuite les N., N. O., S. O.°" alternèrent entre eux.

Le commencement du mois fut obscur, donna de la neige et des pluies. Le 5 et le 16, le ciel fut obscur, nébuleux, avec des intervalles de sérénité peu fréquents. Ensuite parfois il y eut beaucoup de pluies. Le 25, il tomba de la neige; il plut les deux jours suivants, et la fin du mois fut sombre.

DÉCEMBRE.

Baromètre.	Plus hauts { 29,85	Plus bas { 28,54.
Thermomètre.	degrés. { 48-56	degrés. { 55-31.

Les vents furent inconstants. Le S. W.'" régna les premiers jours. Les W.' et N. W.' régnèrent le quatrième jour. Ensuite ce fut le S.', et aussitôt après

O.' Le 6, le N.'" s'éleva. Depuis ce moment le S. W.'" souffla presque toujours, et enfin il fut remplacé par N. W.' et S. W.'"'

Le temps fut obscur et très-pluvieux le 6e jour; après des neiges, il redevint obscur. Le 9 et le 11, il tomba de la neige. Le 17 et le 23, le ciel fut obscur et nébuleux; il tomba par intervalles de la pluie et de la neige. Après cela les jours furent nébuleux; il y eut peu de pluie, mais il ne tomba pas de neige.

JANVIER 1761.

Baromètre.	Plus hauts { 30, 27	Plus bas { 28, 82.
Thermomètre.	degrés. { 50-55	degrés. { 20-14.

Les vents ne s'élevèrent pas au delà de 0". Le S. W. entra, et le N. W. lui succéda le 6e jour. Depuis ce moment le N. O. et le S. O. régnèrent alternativement avec les précédents, et le S. O. régna seul depuis le 20 jusqu'au 31.

Le commencement du mois fut obscur, entremêlé de pluies et quelquefois de nuages; il fut rarement serein. Le 12, le temps se mit à la neige; et par intervalles il devint serein et redevint ensuite obscur. Après le 19 il n'y eut ni pluie ni neige, mais le ciel fut obscur et mixte.

FÉVRIER.

Baromètre.	Plus hauts { 30, 20	Plus bas { 29, 95.
Thermomètre.	degrés. { 55-55	degrés. { 52-29.

Les vents furent très-doux pendant presque tout le mois; et le W. régna seul ou combiné avec ses voisins sous différents degrés, depuis '"'.

Le ciel fut rarement serein. Jusqu'au milieu du mois il y eut beaucoup de variations dans l'atmosphère : la pluie fut fréquente, et il tomba par intervalles de la neige; et ensuite il y eut souvent de la pluie.

MARS.

Baromètre.	Plus hauts { 30,09	Plus bas { 29,11.
Thermomètre.	degrés. { 60-64	degrés. { 41-59.

Dès le principe le N. W. et le S. W.'"" régnèrent alternativement. Le 9, le N. et O.'; ensuite S. O.' mutuellement avec N'. Le 21, le S. W.' les remplaça; après quelques jours, ce fut une nouvelle alternative entre le S. O.'" et le N. O.'

Le ciel fut moins nébuleux que le mois précédent. Le commencement du mois fut un peu pluvieux. Ensuite la pluie ne tomba que de temps en temps, et le ciel ne fut nébuleux qu'une fois.

AVRIL.

| Baromètre. | Plus hauts | 50,11 | Plus bas | 28,95. |
| Thermomètre. | degrés. | 70-75 | degrés. | 42-40. |

On sentit d'abord le N. O.', qui fut interrompu une seule fois par l'ouest. Après le 5e jour, le S. O.'" souffla. Le 10, ce fut le N. W.'''. Depuis ce moment le S. W.'" alterna avec le N. W.' Ce fut ensuite un mélange du S. O.' et du N. W.'. Depuis le 22 le N. et N. O.'" l'emportèrent, et le reste du mois fut soumis à l'empire de l'O.', N., W. et S. W.'".

Le ciel fut mixte d'abord et ensuite serein. Après le 9 il tomba de la pluie, de la neige et de la grêle. Le reste du mois fut un mélange de nuages et de sérénité. Le 21 il y eut un seul tonnerre, et ce fut le premier de l'année.

MAI.

| Baromètre. | Plus hauts | 29,91 | Plus bas | 29,14. |
| Thermomètre. | degrés. | 81-85 | degrés. | 52-48. |

Le S. W.'" souffla d'abord mutuellement avec le N. W. Depuis le 4, celui-ci régna seul °'. Le 8, le vent tourne au S. O.°' et à l'O.°. Le N. W.'" reprend alternativement avec le S. W.°°'; le 14, le N. W.°" règne seul. Depuis le 17, le S. O.° et S. W.°"' soufflèrent mutuellement. Le 26, le N. O.°' succéda; et enfin l'O.'' et S.° régnèrent jusqu'à la fin.

Le ciel fut rarement serein. Au commencement la température fut mixte, avec une pluie rare. Le 10, tonnerre avec une pluie douce. Le temps fut ensuite nébuleux. Le 13, il tomba de la pluie. Le reste du temps, le ciel fut obscur; et depuis le 17 il y eut de temps à autre de la pluie. Après le 21 il y eut peu de pluie. Les 23, 26 et 27 il y eut des coups fréquents de tonnerre accompagnés d'éclairs; le temps fut parfois sec.

JUIN.

| Baromètre. | Plus hauts | 29,79 | Plus bas | 29,21. |
| Thermomètre. | degrés. | 84-85 | degrés. | 46-55. |

Les vents furent très-doux, et le plus souvent au-dessous de'". Le S.°' règne long-temps et amène après lui les N. W.'" S. O.' et S. W.' Depuis le 3, un léger N. O. Après le 6, N. W.'" Il reparut le 11, et bientôt après on sentit alternativement le S. O., S. W., et N. W.°' Les 21 et 25, N.°' souffla seul. Ensuite le S. O.°' et le N. O.°" se succédèrent. Enfin le O.°' régna seul depuis le 29 jusqu'au 3 du mois suivant.

Le ciel fut d'abord obscur, il y eut de grands éclairs avec des tonnerres et de la pluie. Le temps nébuleux fut remplacé le 7e jour par des pluies fréquentes; et le tonnerre se fit entendre les 12, 14 et 15. Après cela, le ciel redevint obscur et ensuite pluvieux. Après le 20, il devint mixte et peu à peu serein. Les 23 et 28 il y eut des tonnerres.

IV.

Tableau de la constitution épidémique et des maladies qui eurent des affinités avec elle, ou qui régnèrent en même temps; commencé au mois de juillet 1760, et continué jusqu'à l'hiver de 1761-62.

Dès le milieu de juillet 1760 on remarqua des fièvres intermittentes, qui tantôt furent bénignes et régulières, tantôt se compliquèrent de malignité, et se masquèrent sous la marche des continues. — Les fièvres qui furent les plus fréquentes et qui exercèrent le plus de violence pendant le courant d'août, furent des fièvres simples et compliquées : elles affectaient surtout le type continu joint à l'intermittent; ou plutôt elles étaient de vraies quotidiennes malignes, et leur solution se fit de différentes manières. Il régna en outre d'autres fièvres, tant quotidiennes que tierces, qui furent marquées d'une irrégularité très variée; et qui furent quelquefois si rebelles, qu'elles résistèrent au quinquina. Assez souvent, nous les vîmes se terminer par une maladie lente et quelquefois par une hydropisie mortelle. Cette dernière solution fut assez fréquente surtout chez les vieilles femmes, à la suite des maladies chroniques. La dysenterie régna çà et là, mais d'une manière sporadique; elle fut, au reste, très-bénigne. Les fièvres intermittentes elles-mêmes furent accompagnées de fréquentes tranchées et de flux de ventre. Nous eûmes aussi plusieurs malades qui furent tourmentés de douleurs de colique parfois très-atroces, sans qu'il s'y joignît de fièvre marquée; et si elle se mit de la partie, elle ne fut qu'éphémère.

En septembre, les enfants furent tourmentés d'une toux abdominale sèche et cruelle, accompagnée d'une diarrhée muqueuse. De temps en temps les crachats parurent ensanglantés; il y avait douleur dans la poitrine, oppression dans la région précordiale, et les excréments étaient teints de sang. Le développement de la maladie fut toujours précédé du desséchement de quelque ulcère ou de quelque éruption. Les fièvres intermittentes se soutinrent encore; et j'ai vu au commencement du mois une tierce régulière succéder d'une manière critique a une péripneumonie maligne. Chez quelques malades, les fièvres intermittentes s'accompagnèrent de douleurs de dents. Dans la suite, les fièvres devenant plus rares, la dysenterie se montra peu à peu plus fréquente et plus cruelle : elle commença par une diarrhée qui dura quelques semaines; et chez les enfants, par une espèce de catarrhe de la gorge avec toux. Elle étendit ses ravages jusqu'au mois suivant. — Dans le courant d'octobre, nous eûmes quelques éphémères prolongées qui prirent assez ouvertement le type hémitrité et se terminèrent par une tumeur aux lèvres et par une odontalgie; ou bien elles éprouvèrent une rechute, et produisirent une éphémère d'un seul jour. Les enfants à la mamelle furent affectés pendant ce mois d'une éruption croûteuse qui couvrait presque tout le corps et s'accompagnait d'ulcérations à la peau, surtout dans la région de l'ischion. Cette éruption fut funeste à quelques enfants des plus jeunes lorsqu'il s'y joignit une toux continuelle et féroce, le spasme de la mâchoire inférieure et des accès épileptiques. La dysenterie tua beaucoup de monde, et surtout parmi ceux qui étaient malades depuis long-temps.

En novembre l'éruption croûteuse, encore fréquente, s'accompagna d'aphthes dans la bouche et d'ulcères dans la région de l'ischion. On vit aussi des hydropisies chez les malades affectés de phthisie pulmonaire; la bouche et l'arrière-bouche présentèrent de petites vésicules semblables à des aphthes, une diarrhée continue se mit de la partie; l'œdème s'empara des pieds, et la face devint hippocratique. Dans le courant de ce mois, l'épidémie dysentérique cessa peu à peu; ou plutôt elle amena par *succession* l'épidémie muqueuse, et déjà sur la fin du mois les maladies se compliquèrent de la présence des vers dans les intestins. Cependant les malades pour la plupart furent légèrement affectés, et il en périt très-peu. Nous eûmes une ou deux fièvres soporeuses, qui présentèrent le caractère muqueux.—Sur la fin de l'année, l'épidémie muqueuse étendit au loin ses ravages et tua beaucoup de monde; elle se joignit aux maladies chroniques et les marqua

de son cachet. Plusieurs hydropiques moururent dans ce mois. Les enfants furent encore affectés de l'éruption croûteuse et de gale à la tête; il s'y joignit des tranchées et des borborygmes. Nous vîmes un enfant périr phthisique à la suite d'ulcérations extérieures; il fut pris les derniers jours de sa vie d'un œdème des pieds, d'une ophthalmie séreuse; sa tête se remplit de poux; à cela se joignit une affection vermineuse des intestins, et enfin une diarrhée sanguinolente avec chute du fondement.

Le mois de janvier de l'année 1761 fut très-favorable à la propagation de l'épidémie muqueuse. La diathèse vermineuse augmenta. Un symptôme assez fréquent fut la douleur des gencives accompagnée d'aphthes. Les follicules muqueux de l'estomac et des intestins étaient très-apparents dans le cadavre; le foie était plein de tubercules, la superficie des gros intestins couverte d'eschares semblables à celles que nous avons dit exister chez les dysentériques : leur tissu était épaissi, et l'inflammation qui affectait surtout la tunique villeuse, paraissant à travers les autres tuniques, donnait aux intestins une couleur bleue. Nous observâmes une fièvre aiguë muqueuse ou pituiteuse, qui prit parfois le type hémitrité; assez souvent, et surtout à l'hôpital militaire, elle se changea en fièvre maligne (1). Nous eûmes une jetée gangréneuse dans une hydropisie avec affection vermineuse; quelques ophthalmies séreuses, graves, accompagnées de douleurs des gencives, et d'ébranlement des dents; un rachitis compliqué de phthisie abdominale, de squirrhe des glandes lymphatiques, et d'une grande quantité de vers. En général, tous les enfants rachitiques se trouvèrent plus fatigués et leur état s'aggrava. Plusieurs enfants furent aussi atteints de la fièvre lente muqueuse. Les premiers qui en furent affectés guérirent; mais ceux qui le furent plus tard périrent presque tous.

En février, la fièvre muqueuse sévit

_____

(1) La maladie prit le même caractère dans les environs de l'hôpital; cependant elle présenta plus souvent le caractère bilieux et vermineux. L'épidémie régna aussi avec beaucoup de fureur et avec le même ensemble de symptômes à Cassel, et surtout dans le fameux hôpital militaire de cette ville.

avec beaucoup plus de force. Quelquefois, par une *succession* critique, elle se changea en une maladie inflammatoire bénigne. Elle tua cependant beaucoup de monde par des jetées gangréneuses sur le bas-ventre, par des congestions purulentes ou squirrheuses sur le poumon et sur d'autres viscères. Dans les hôpitaux, elle se compliqua de la diathèse vermineuse : souvent elle devint bilieuse et même putride. Les follicules étaient moins apparents et plus rares. La rate se trouvait fréquemment d'un gros volume, et les traces de l'inflammation du bas-ventre étaient très-marquées. Le foie n'était plus tuberculeux. Quelquefois la maladie muqueuse se terminait par une ophthalmie. Les enfants surtout furent affectés d'une fièvre lente vermineuse, qui devint mortelle, presque pour tous, au bout d'un ou de deux mois. — Pendant le mois de mars, la maladie muqueuse fut accompagnée de pétéchies avec délire furieux et assoupissement. Quelquefois l'affection muqueuse et les aphthes disparaissaient; on eût dit qu'il s'était fait une crise sur la gélatine du sang : dès ce moment le génie inflammatoire se combina avec la diathèse muqueuse; on trouva dans les cadavres des inflammations gangréneuses, et des polypes dans les cavités du cœur. La jaunisse devint alors fréquente, et souvent elle fut une solution critique de la maladie muqueuse. — En avril la diathèse muqueuse et vermineuse domina surtout chez les enfants, et en conduisit lentement le plus grand nombre au tombeau. L'épidémie ictérique allait en augmentant. On vit naître à cette époque un grand nombre de fièvres intermittentes du printemps, de différents types, mais qui le plus souvent furent bénignes.

Dans le courant du mois de mai, la fièvre muqueuse reprit quelque vigueur et se changea en une vraie intermittente. — De temps en temps elle présenta, pendant son premier période, l'aspect d'une affection pleurétique, mais la fièvre garda le type hémitrité. — Enfin, pendant l'été, l'épidémie muqueuse et vermineuse se dissipa peu à peu, et laissa le champ libre à une épidémie varioleuse (1). On en retrouva cependant quelques traces tant dans le cours des maladies que sur les cadavres (2). — A

l'approche de l'automne, les fièvres intermittentes revinrent en foule; mais, en général, elles étaient d'un caractère plus mauvais que les intermittentes du printemps, le plus souvent elles prirent le caractère malin et soporeux. L'usage immodéré du vin les faisait dégénérer chez quelques-uns en vraie fièvre putride de très-mauvaise espèce. Une d'elles, qui datait du mois d'août, se changea en une frénésie maligne qui se prolongea jusqu'au milieu d'octobre. — L'hiver de 1761 et 1762 fut abondant en petites véroles, et l'on vit aussi en ville et dans l'hôpital militaire beaucoup de pleurésies et de péripneumonies. Les cadavres fournirent à l'observation les mêmes phénomènes que ceux de l'hiver précédent. On trouva beaucoup de vers lombricaux et *trichurides* ou vers à queue. La substance des intestins était épaisse, bleuâtre; la tunique villeuse présentait seule des marques d'inflammation; la tunique musculaire était à peine apparente; nous trouvâmes aussi quelques traces de follicules muqueux.

V.

Affinité de la dysenterie avec l'épidémie muqueuse.

Ces deux maladies présentèrent plusieurs phénomènes semblables. Chez tous les malades l'abdomen fut affecté, et la lésion se trouva dans les intestins. Elles avaient la même origine, toutes deux étant la suite d'une épidémie de fièvres intermittentes; mais avec cette différence que la dysenterie les suivit immédiatement, et que l'épidémie muqueuse succéda à la dysenterie. Des deux côtés on trouva quelque analogie, quelque ressemblance entre les symptômes. Elles eurent le plus souvent pour prodrome la diarrhée. Les nausées, les vomissements, la soif, les borborygmes, les envies fréquentes d'aller à la selle, les tranchées furent communs à ces deux maladies. Souvent la fièvre muqueuse en imposa par les symptômes d'une dysenterie; et on la vit s'accompagner de ténesmes, de déjections muqueuses, bilieuses, putrides, et même parfois sanguinolentes. La dysenterie et la fièvre dont nous parlons présentèrent toujours les signes dans les premières voies, d'une bile corrompue, et de l'acrimonie virulente des matières contenues dans les intestins. Dans l'une et l'autre maladie,

---

(1) V. N. X ci-après.
(2) V. Diss. de morbo varioloso, p. 20.

la langue se couvrit de mucosité et s'ulcéra ; ses papilles étaient très-saillantes, et la gorge s'affectait surtout aux approches de la mort : on remarqua aussi des symptômes catarrheux et pleurétiques, des anxiétés dans la région précordiale, l'état soporeux, les soubresauts des tendons, et la rétroction des membres. La dysenterie elle-même parfois se compliqua de la diathèse vermineuse. Elles dégénérèrent toutes les deux en maladies lentes ; elles éprouvèrent les mêmes crises : comme les fièvres intermittentes qui les avaient précédées, elles donnèrent naissance à l'enflure des pieds. Elles curent un penchant commun à se terminer par des crises muqueuses et par des ulcères, qui s'établissaient surtout vers la région sacrée et sur le trochanter. Souvent les intestins s'enflammaient et s'ulcéraient dans l'une et dans l'autre affection, et les gangrènes internes étaient un symptôme commun aux deux maladies. La crise se fit souvent sur les poumons. A l'ouverture des cadavres, l'analogie se soutint dans plusieurs phénomènes. La tunique villeuse était enflammée, la face interne des gros intestins présentait des eschares gangréneuses. Le foie était livide, le pancréas endurci, le parenchyme du poumon engoué. Enfin, la preuve la plus forte que l'on puisse apporter de l'affinité de ces deux maladies c'est que toutes deux cédèrent au même mode de traitement.

VI.

Affinité de la dysenterie et de l'épidémie muqueuse avec les fièvres intermittentes.

On peut regarder la fièvre intermittente comme la tige de laquelle naissent toutes les fièvres abdominales, et plus généralement toutes les autres espèces de fièvres, jusqu'à celles qui ont un caractère des plus malins. Toutes paraissent avoir une source commune et être modelées sur le même moule. Mais sous l'influence variée des causes déterminantes et de l'air surtout, les fièvres affectent différents types : tantôt elles sont intermittentes régulières et tantôt irrégulières, et quelquefois il s'y joint de la malignité(1) ; bien plus, on voit une fièvre s'éloigner de sa marche naturelle et changer de caractère soit dans son propre cours, soit dans celui de l'épidémie, et quelquefois aussi dans chaque individu.

L'épidémie que nous avons à décrire nous offrit un exemple frappant de ce que nous venons d'avancer. Il est clair qu'elle tirait son origine de la fièvre intermittente qui la précéda ; et cependant l'aspect de la maladie s'écarta tellement du caractère intermittent, que, d'après son habitude, on l'eût crue entièrement différente, si l'observation suivie de sa marche et des changements survenus ne nous eût appris quelle était son origine. Plusieurs choses nous démontrèrent que la dysenterie était une dégénération de la fièvre intermittente ; et comme la dysenterie a été remplacée par l'épidémie muqueuse, on peut dire que celle-ci dut aussi son origine à la fièvre intermittente : car pendant les mois d'août et de septembre qui précédèrent l'invasion de la dysenterie, et successivement de l'épidémie muqueuse, il régna des fièvres intermittentes, qui s'étendirent même, mais en petit nombre, jusqu'à la nouvelle constitution ; elles subirent alors différentes altérations, se compliquèrent de diarrhée, changèrent de type, et prirent le caractère de l'épidémie. L'analogie entre la dysenterie et la fièvre intermittente est frappante lorsqu'on fait attention que la fièvre intermittente d'automne, qui céda à l'usage du quinquina, se termina d'une manière critique par la dysenterie (1). L'une et l'autre

---

(1) V. Præsid. progr. de febr. ex intermitt. contin. Got., 1760, p. 2, et § 12.

(1) Une observation remarquable à faire, c'est que beaucoup furent attaqués à la fois par la fièvre et par la dysenterie sans que la fièvre fût une vraie intermittente dysentérique. Dans un village voisin, nommé Mengershausen, la fièvre intermittente fut seule épidémique, de sorte que dans chaque maison cinq personnes et plus en étaient atteintes. La dysenterie se faisait sentir en même temps, et tua beaucoup de monde dans un autre village (Maentzen), un peu plus éloigné, situé dans le sein des montagnes. Enfin dans un autre village, situé entre les deux premiers, nommé Fuhude, ces deux maladies furent très-rares, et une seule dysenterie qu'on y observa se changea, à l'approche du froid, en une intermittente quotidienne. Dans le premier accès, le malade éprouva quelques déjections alvines avec des tranchées. Les paroxysmes suivants n'eurent point

maladie furent sujettes à des crises imparfaites, et l'on vit souvent la dysenterie laisser après elle une diarrhée chronique avec un œdème considérable des pieds. Lorsque la fièvre intermittente, de quelque nature qu'elle fût, obtint une solution parfaite, elle devint le plus grand préservatif contre la dysenterie et la fièvre muqueuse. Ceux qui n'avaient aucune disposition aux fièvres intermittentes, ceux surtout qui étaient sujets aux accès de fièvres nocturnes, furent exempts des deux maladies régnantes, lors même qu'ils avaient fait un grand usage des fruits de la saison. Au contraire, ceux qui étaient sujets aux fièvres intermittentes coururent le plus grand risque d'être atteints par l'une ou par l'autre de ces maladies (1). La fièvre intermittente se termina par la dysenterie; mais elle ne dégénéra jamais en maladie muqueuse, parce que celle-ci ne fit son invasion que beaucoup plus tard. Rarement aussi la dysenterie, lorsqu'elle fut attaquée par des moyens convenables, se termina d'une manière critique par la fièvre intermittente. On observa la même chose par rapport à la fièvre muqueuse à l'approche du printemps. Dans les lieux où les fièvres intermittentes sont rares, comme dans les montagnes de la Forêt-Noire, etc., les dysenteries furent très-fréquentes et de très-mauvais caractère.

La gale et les affections cutanées garantirent de ces deux maladies; et ces affections, auxquelles sont très-sujets les

de période de froid. L'accès se manifestait par une ardeur dans la région ombilicale, et par des palpitations de cœur; bientôt il s'élevait une sueur abondante qui durait toute la nuit. Le ventre demeura constipé pendant plusieurs jours.

(1) L'analogie de la dysenterie avec la fièvre intermittente est bien établie par les expériences de Saalmann, disciple de notre président. Dans cette épidémie dysentérique, il usa avec succès du sel ammoniac donné à grandes doses; et l'on sait que ce remède est spécifique dans les fièvres intermittentes (*). Voy. Commercium inter ill. Werlhofium et cl. Saalmannum, De dysenteria, 1761. Monast. Westph., 1762, in-4°, p. 8, 13.

(*) Ce sel ne peut convenir que dans les fièvres intermittentes qui dépendent de la diathèse pituiteuse, car dans les bilieuses ce médicament excite une irritation vive de l'estomac. Voy. Stoll, Rat. méd., t. i, p. 78.   (Note du trad.)

habitants des montagnes, les préservèrent aussi des fièvres intermittentes. Le rapport de ces trois maladies entre elles était très-intime, soit qu'on les considérât dans leur siége ou dans leurs causes. Elles étaient toutes de la classe des affections gastriques ou abdominales : partout on reconnaissait le génie épidémique transmis par l'air, un état morbifique conné ou acquis des viscères du bas-ventre, l'impureté des premières voies, un embarras muqueux dans leur trajet, dans le foie surtout Du reste, l'efficacité du miasme épidémique sur le canal intestinal était plus marquée dans la dysenterie que dans les deux autres maladies. La dysenterie et l'épidémie muqueuse différaient de la fièvre intermittente par un plus grand degré d'irritabilité dans les premières voies, et par une altération plus marquée de la bile. Quant à la fièvre muqueuse : elle différait de l'intermittente, en ce qu'elle se trouvait compliquée d'une plus grande quantité de pituite, d'obstructions plus rebelles, et d'amas plus considérables de matières muqueuses, que la simple fièvre intermittente; mais sous tous les autres rapports, elles se ressemblaient dans l'ensemble des symptômes.

On trouvait surtout une grande ressemblance entre l'épidémie muqueuse et les fièvres intermittentes qui la précédèrent et qui la suivirent. La saburre des premières voies engendrait dans les deux maladies des nausées, des vomissements et la dépravation du goût : le défaut d'appétit, les vomissements pituiteux, tant symptomatiques que critiques; les fréquentes déjections alvines, les anxiétés, les douleurs poignantes de la poitrine, la soif, la langue couverte de mucosité, les affections de la bouche et des gencives, les ardeurs d'urine et la solution de la maladie au moyen de petits ulcères aux lèvres, etc., tout cela était commun à l'une et à l'autre de ces maladies. La plus grande ressemblance des symptômes se trouva dans la fièvre intermittente rebelle, qui résistait au quinquina; car alors la diarrhée était copieuse, spontanée, muqueuse, accompagnée de violentes tranchées, de borborygmes et de ténesmes. Ce qu'il y a de particulier, c'est que l'usage même du quinquina amenait cette diarrhée. L'abdomen était douloureux; il y avait toux sèche, rebelle, enrouée; grande soif; la langue était muqueuse, les pieds et la face œdématiés. L'excrétion des vers lombricaux,

Rœderer et Wagler.

et la prostration des forces, le coma, la frénésie se mettaient quelquefois de la partie; enfin, ces deux maladies se terminaient également par un ictère.

A ces signes de la liaison qui existait entre la fièvre intermittente et l'affection muqueuse, se joignent ceux qu'on put tirer de la marche de la fièvre et de l'épidémie muqueuse; très-souvent cette fièvre s'approcha du type intermittent en devenant hémitritée. Chez quelques malades affectés de la fièvre muqueuse soporeuse, la fréquence du pouls présenta une vraie intermission périodique. Nous remarquâmes toujours une grande analogie entre la fièvre muqueuse pernicieuse et la fièvre intermittente maligne. Différentes circonstances établirent le même rapport entre ces deux maladies dans leur état de simplicité. L'approche du printemps ramena le règne du type intermittent, et la fièvre muqueuse se termina d'une manière critique en une vraie intermittente. Car l'épidémie muqueuse tendant à sa fin, les fièvres intermittentes reparurent dès les premiers jours du printemps. La fièvre muqueuse diminua à mesure que l'intermittente fit des progrès; et enfin elle lui laissa le *champ libre*.

Nous avons déjà dit plus haut que la fièvre intermittente est comme la souche d'où sortent les autres fièvres abdominales, et même les malignes du plus mauvais caractère; et voici ce qui le prouve: les fièvres malignes attaquent volontiers ceux qui sont sujets aux fièvres intermittentes; car, lorsqu'une fièvre intermittente ayant éprouvé une solution imparfaite, ou ayant été supprimée à contre-temps, est revenue à différents paroxysmes, souvent une fièvre maligne se développe et prend la place de l'intermittente: la fièvre intermittente régulière elle-même, et surtout celle d'automne, est tellement changée et aggravée par l'influence des causes extérieures, par l'usage des boissons spiritueuses, par exemple, que souvent elle prend le caractère malin, bilieux ou putride. L'on voit souvent, dans les saisons où les intermittentes règnent épidémiquement, que les vices dans le régime ou une disposition particulière deviennent causes de fièvres malignes chez quelques individus. Outre cela, si nous observons avec soin la marche de ces fièvres malignes, nous apercevrons quelque chose du type intermittent, ou du type hémitrité; ce qui n'est pas le signe le moins certain auquel on puisse

reconnaître leur origine. Presque chaque année, l'épidémie des fièvres intermittentes fait place à des fièvres malignes de différents genres; et celles-ci à leur tour disparaissent à l'approche du printemps, lorsque le type intermittent vient reprendre son empire. Le quinquina, dont l'efficacité est reconnue dans la nombreuse famille des intermittentes, est aussi spécifique dans ces deux espèces de fièvre, pourvu qu'il soit donné dans son temps et avec prudence; car c'est le fébrifuge par excellence, si on le donne dans l'intermission, et dans l'intervalle des paroxysmes: mais il faut bien se garder de le donner dans le moment de la fièvre, et dans toute espèce de fièvre qui n'est pas de la classe des intermittentes, quoique au premier aspect elles présentent le caractère intermittent; au reste, l'état du pouls nous détrompera toujours. On ne donnera pas non plus le quinquina à trop hautes doses lorsque les intervalles des accès seront peu marqués, et on s'abstiendra de son usage à mesure que la fièvre s'éloignera du type intermittent.

VII.

Affinité de l'épidémie muqueuse avec le scorbut.

Les maladies muqueuses ont une autre origine, et il est très-facile de démontrer qu'elles sont entées sur le scorbut; car on trouve une grande affinité entre ces deux maladies, et leurs phénomènes présentèrent entre eux quelque analogie. Tels sont les aphthes dans la bouche, le boursouflement, la douleur de la langue et des gencives, les ulcères de ces parties, symptômes qui établissaient la différence la plus marquée entre les fièvres muqueuses et les fièvres intermittentes. Les maladies muqueuses comme le scorbut, sont accompagnées de tumeurs et de douleurs dans les articulations; et souvent nous avons trouvé les capsules articulaires enflammées, surtout dans la partie qu'occupent les glandes de *Cloopton-Havers*. C'est aussi à la présence du virus scorbutique qu'on dut rapporter les exanthèmes (1), les pétéchies et les

_____

(1) Les fièvres pituiteuses prennent une voie de solution dans l'organe cutané. Ne doit-on pas considérer ces éruptions comme des crises imparfaites de la maladie? D'ailleurs, dans les autres ma-

suppurations ichoreuses. — Cette analogie fut encore marquée dans les plaies ; car de quelque genre qu'elles fussent (1), lors même qu'elles avaient lieu chez des personnes saines d'ailleurs, elles se cicatrisaient difficilement. Pendant tout le temps de l'épidémie, aucune opération chirurgicale n'eut de succès, soit dans les hôpitaux, soit dans la ville ; toujours il survint quelque accident, quelque soin qu'on apportât dans le traitement secondaire. La même chose eut lieu par rapport aux autres plaies, quoiqu'elles fussent moins graves ; elles semblaient recevoir l'influence du vice épidémique de l'air, et en peu de temps on vit disparaître l'aspect louable qu'elles avaient dès le principe. Les humeurs s'altérèrent ; la complication muqueuse se mit de la partie et affecta tantôt la marche lente, et tantôt la marche aiguë : mais sous l'une et l'autre forme, elle devint pernicieuse par la circonstance d'être compliquée avec une plaie. Le pus prit un mauvais caractère ; il devint cru, ténu, âcre ; les cicatrices furent longues à obtenir et se rouvraient très-facilement. Dans le cas de plaie grave, il se faisait une colliquation subite des humeurs ; et la gangrène, qui survenait bientôt, épuisait le malade en peu de temps. Les plaies légères se convertissaient en ulcères sinueux ; et le pus, agissant sur la masse des humeurs comme un ferment particulier, les dissolvait et amenait leur colliquation, de sorte que les malades succombaient épuisés par la consomption et par la longueur de la maladie. — Nous trouverons aussi une identité parfaite entre les causes du scorbut et celles qui amenèrent l'épidémie muqueuse ; tels sont (2) : une

saison humide, des vents froids, la privation du feu, la boisson d'eau impure, les exhalaisons putrides, la malpropreté, le défaut d'herbages et d'aliments tirés des végétaux ; inconvénient qui avait surtout lieu dans l'hôpital militaire, où l'on ne put donner aux malades, outre la viande et les bouillons de viande, que du pain de froment et quelques gouttes de vin. Ajoutez à cela l'inaction dans laquelle restaient plusieurs personnes qui s'abandonnaient au chagrin et à l'accablement.

VIII.

Causes de l'épidémie muqueuse.

D'après l'affinité que nous avons trouvée entre les fièvres intermittentes et notre fièvre muqueuse, d'après celle qui existait entre cette dernière et la dysenterie, on doit remonter un peu haut pour connaître la cause qui contribua le plus à la production de l'épidémie ; et comme telle, nous désignerons la constitution épidémique de l'air. La nature est quelquefois lente, quoique toujours simple dans ses opérations ; elle dispose nos corps par gradation, et dès long-temps avant que nous puissions soupçonner ses intentions. C'est ainsi que nous l'avons vue produire, sous l'influence du même principe, la fièvre intermittente, la dysenterie et les maladies muqueuses. Il est en effet probable que le même vice épidémique entraîne après lui une série de maladies dont le genre est déterminé par l'influence variée de causes accessoires ; peut-être aussi ce vice épidémique, dont la nature nous est inconnue, reçoit de l'action long-temps prolongée de certaines causes physiques, parmi lesquelles l'air tient certainement le premier rang, des changements tels, qu'il produit des effets différents : peut-être aussi la chose se passe-t-elle de l'une et de l'autre manière. — On peut mettre au second rang des causes générales la température humide de l'atmosphère : car depuis le mois de juillet jusqu'au début de l'épidémie muqueuse, le ciel fut rarement serein ; le plus souvent il fut nébuleux, sombre et pluvieux. Les vents d'est et du nord soufflèrent quelquefois,

---

ladies peut-on regarder les mêmes exanthèmes comme appartenant au scorbut ? *(Note du trad.)*
(1) V. sect. III, Observ. d'une opération césarienne.
(2) Remarquons ici en passant qu'il y a autant d'espèces de scorbuts que nous connaissons de diathèses. Les navigateurs anglais, par exemple, sont sujets à un scorbut qui porte le caractère de la dégénération bilieuse ; ils font un usage constant de viandes salées. (Lind.) — Les Hollandais, qui usent de substances végétales et de poissons salés, sont sujets à un scorbut vraiment muqueux ; ce qu'on peut conclure d'après la description que Rouppe a donnée de cette maladie. Les Français, qui mélangent ces deux espèces

de nourriture, sont affectés d'un scorbut qui tient des deux espèces précédentes. *(Note tirée du Cours de médecine du professeur Dumas.)*

et surtout dans le mois de septembre : ce qui occasionna des suppressions de transpiration ; et d'après les rapports et les voies de communication qui existent entre l'organe cutané et le bas-ventre, celui-ci dut s'affecter et devint très-disposé à recevoir l'impression des maladies de la saison. L'hiver qui suivit fut très-humide et apporta quelques changements sinon dans la nature, du moins dans la forme de ces mêmes maladies. A ce sujet, nous dirons qu'il est d'une observation générale que la dysenterie dépendant bien plus de l'influence particulière de l'été vers son déclin, c'est-à-dire de la canicule, que des vicissitudes de la chaleur et du froid, comme le prouve la rareté de cette maladie dans les saisons où ces vicissitudes sont fréquentes ; et l'hiver étant surtout peu propice à son développement : si une épidémie de cette nature n'est pas entièrement détruite à son approche, elle perd au moins de sa violence et change de caractère ; en sorte que les maladies qui succèdent, retenant quelque chose du génie dysentérique, doivent leur naissance à la saison éminemment disposée à favoriser les affections scorbutiques et catarrhales, et au concours de quelques autres causes. Cette seconde épidémie se soutient jusqu'à ce qu'une nouvelle température de l'air et un nouvel enchaînement de causes viennent changer son caractère, et même le détruire entièrement en minant lentement ses forces ; de telle manière cependant que l'épidémie qui la remplace conserve encore pendant long-temps de ses traces. Notre épidémie muqueuse éprouva les mêmes révolutions dans son développement, dans sa marche et dans son déclin ; d'où l'on voit à quel point les causes dont nous parlons, à savoir, la température humide et l'hiver qui suivit, durent contribuer à lui donner naissance.

L'épidémie muqueuse attaqua plus facilement ceux qui, ayant quelque affection du bas-ventre, étaient souvent sujets à quelques maladies chroniques, sans éprouver la crise salutaire des légères fièvres nocturnes ; elle attaqua principalement ceux qui étaient sujets aux fièvres intermittentes, et aux maladies qui en dépendent, et presque tous nos malades nous avouèrent qu'ils en avaient été atteints. Mais quelles circonstances purent décider cette disposition du corps ? Était-ce simplement un état de stupeur et d'empâtement des viscères du bas-ven-

tre, une altération dans le foie ? Était-ce quelque chose de particulier existant dans l'origine des nerfs ? On n'a rien de certain à ce sujet. Cette disposition, naturelle à plusieurs individus, était acquise chez quelques autres, et dépendait de l'influence prolongée de différentes causes occasionnelles, ou d'une maladie antécédente. De là vient que plusieurs personnes qui n'avaient jamais eu de fièvres intermittentes, ni aucune autre maladie de leur genre, furent atteintes de la maladie épidémique, parce que la constitution régnante les avait disposées à son développement.

Il serait trop long d'énumérer toutes les causes occasionnelles, j'exposerai seulement celles qui paraissent avoir eu le plus d'efficacité. Parmi les causes plus éloignées, les erreurs dans le régime méritent la première place. Les habitants de la ville, en proie aux calamités de la guerre, accablés de misère, obligés de loger les troupes françaises qui s'élevaient à 8,000 hommes, étaient tellement découragés, qu'ils n'avaient aucun soin d'eux-mêmes, et menaient une vie pauvre et malheureuse. Ils mangeaient ce qu'ils pouvaient trouver : leur nourriture était peu substantielle, farineuse et peu délicate ; ils recherchaient d'ailleurs celle qui n'avait pas besoin de grandes préparations. Un grand nombre de pauvres, réduits par la disette aux dernières extrémités, se nourrissaient de pommes de terre et d'autres substances grossières et indigestes. Les premières maisons de la ville ne pouvaient même se procurer de bons aliments, surtout dans les mois de novembre et de décembre, pendant lesquels la ville était bloquée et environnée de toutes parts. Le soldat recevait de la viande qu'il apprêtait mal, faute de sel, et souvent elle se trouvait putréfiée et couverte d'ordures. Les habitants n'étant point à l'abri de cette triste situation, qui devenait générale, pour ne point supporter les horreurs de la famine étaient aussi obligés de manger des viandes corrompues. Les riches seuls pouvaient se procurer, mais en petite quantité, quelques provisions et quelques végétaux ; le pauvre peuple buvait à grands traits du vin de mauvaise qualité, tâchant de chasser ainsi la tristesse et les peines. Dans la circonstance où nous étions, on ne pouvait faire de la bière ; en sorte que l'on ne trouvait pour satisfaire sa soif que de l'eau troublée par les pluies et remplie d'ordures, car les écoulements des immondices et des fumiers amoncelés derrière chaque maison, faute de bêtes de somme pour les enlever, se répandant sur la terre, pénétrèrent bientôt les fontaines et les infectèrent. Nous avions beaucoup de cavalerie, de sorte que nos rues étaient couvertes de fumier; et de chaque côté elles étaient bordées en forme de haies par des excréments humains : la pluie venant à les liquéfier, il s'en exhalait une puanteur bien plus forte que s'ils eussent été renfermés dans les latrines. Dans les quartiers adjacents aux casernes et aux magasins militaires, et dans les rues les plus fréquentées, il y avait une grande quantité de foin et de paille pourris, ce qui contribuait à augmenter l'infection. Les grandes routes aux environs de la ville étaient jonchées de chevaux morts, ce qui augmentait les vapeurs méphitiques. L'air, déjà très-malsain par son humidité, infecté par des émanations de différentes espèces, devenait le véhicule de la contagion. Beaucoup d'habitants pour céder un gîte aux soldats, se retiraient et s'entassaient dans des lieux sombres et malpropres. La disette de bois augmentant de jour en jour, les pauvres éprouvaient toutes les rigueurs de l'hiver dans leurs demeurs ténébreuses, humides et froides, et ne pouvaient faire cuire leurs aliments. Les autres habitants achetaient du soldat ennemi quelques fagots qui ne suffisaient pas pour les garantir du froid. Le soldat de la garnison, tirant parti de tout, se chauffait avec le bois provenant de la destruction des maisons et vendait son superflu. Le bas peuple, allumant des charbons pour échauffer ses chaumières, les remplissait bientôt d'une vapeur dangereuse, et ce n'est qu'à ce prix qu'il chassait l'engourdissement de ses membres.

Une partie des habitants, se renfermant avec les soldats dans des chambres étroites, malpropres et très-chaudes, n'y permettait point le renouvellement de l'air, qui, perdant sa pureté et son élasticité, devenait facilement le véhicule de la contagion. L'hôpital militaire, étant surchargé de malades et se trouvant mal aéré, était le foyer d'où partaient les germes morbifiques. Des ouvertures furent cependant disposées pour diminuer la chaleur des salles et pour donner en même temps issue à l'air infecté. Il y avait beaucoup de malades en ville; et plusieurs maisons, celles des pauvres surtout, ressemblaient à des hôpitaux.—

Les autres causes occasionnelles achevaient de décider la maladie dans des corps qui déjà y étaient assez bien disposés par celles que nous venons d'exposer. C'est ainsi que les violentes passions de l'âme, la colère, la terreur, la tristesse, etc., souvent développaient tout-à-coup la maladie, ou l'aggravaient lorsqu'elle existait. Bientôt les communications avec les malades la propageaient; de sorte qu'elle attaquait peu à peu tous les gens d'une même maison, et que ceux qui séjournaient quelque temps auprès d'eux portaient ailleurs la contagion. Tous les malades de l'hôpital militaire, quelle que fût leur maladie, recevaient l'influence du miasme épidémique : les médecins, les infirmiers, les personnes qui visitaient les hôpitaux, répandaient de jour en jour la contagion dans la ville. Tous ceux qui dans ce moment avaient une affection chronique, surtout du bas-ventre, étaient entachés du levain épidémique; ce qui aggravait leurs maladies et les disposait à une mauvaise terminaison. Les plaies, tant anciennes que récentes, étaient soumises à l'action du miasme délétère et le transmettaient à la masse des humeurs.

Dans la maladie muqueuse, comme dans toute autre, les causes occasionnelles prolongées devenaient causes déterminantes : le concours de plusieurs de ces causes rendait les gens de la classe du peuple très-impressionnables, et l'on voyait tous les gens de service tomber malades. Cependant le miasme seul ne pouvait agir sur un corps qui n'était pas disposé à le recevoir et qui n'avait pas été soumis à l'influence des causes occasionnelles. Ceux qui, comme nous, se trouvaient dans cette circonstance, ne furent pas attaqués de la maladie, lors même qu'ils séjournaient habituellement dans les salles des malades ou, dans l'amphithéâtre, au milieu des cadavres.

IX.

De la nature de l'épidémie muqueuse et des formes qu'elle prit.

Le changement des fièvres intermittentes en une épidémie dysentérique et le passage de celle-ci à l'épidémie muqueuse, prouvent une analogie entre cette dernière et les premières. Quoique cette analogie se soit affaiblie par la succession des temps, les symptômes essentiels de la maladie et les phénomènes

que présentaient les ouvertures des cadavres dénotaient sa nature et ses caractères, malgré les formes qu'elle prit
successivement sous l'influence d'autres
épidémies.—La sécrétion de la mucosité
était abondante dans tous les follicules ;
mais cette humeur s'amassait surtout en
grande quantité dans le canal alimentaire
qui paraissait avoir été affaibli par différentes causes ci-dessus décrites, et dont
l'irritabilité était augmentée : elle recouvrait d'une couche épaisse, visqueuse,
tenace, la face interne de l'estomac, des
intestins, et surtout des intestins grêles ;
mais au-dessous on apercevait encore les
follicules, en grand nombre, remplis de
mucus, et formant çà et là de petits tubercules. Les sinus muqueux, souvent
très-apparents dans l'estomac et le duodenum, l'étaient plus rarement dans le
reste des intestins grêles, et l'on en apercevait peu dans le vagin et dans la trachée-artère. On sait d'ailleurs que dans
l'estomac et les intestins grêles d'un corps
sain, on découvre à peine ces follicules
avec le secours des instruments ; et que
le reste du canal ne présente que quelques petites ouvertures, les follicules
n'étant pas tuméfiés par la mucosité.
Tout le parenchyme du foie était tuberculeux (disposition qui ne se rencontre
pas dans l'état sain, la substance de cet
organe y étant égale, homogène), et la
viciation de ce viscère ne pouvait avoir
lieu sans que la sécrétion de la bile ne
fût dérangée. La propriété savonneuse de
ce fluide paraissait surtout altérée par le
mélange d'une certaine quantité de pituite; elle perdait de son activité, devenait douce et insipide, et tout cela amenait
les accidents qui suivent ordinairement
le défaut de bile. Le pancréas était aussi
vicié. Lorsque le désordre se bornait là,
la maladie muqueuse était dans son état
de simplicité.

Bientôt, l'action de l'air dans le canal
alimentaire excitant un mouvement dans
les humeurs viciées, et augmentant leur
altération, les mauvaises digestions qui
s'opéraient dans un estomac malade
ajoutaient à la corruption, et les vers y
trouvaient un foyer propre à les faire
éclore et à les nourrir : de sorte que l'épidémie, en prenant des forces, se compliquait de la diathèse vermineuse.—
Toutefois elle restait simplement muqueuse tant que l'air n'avait eu aucun
accès dans les intestins. En effet, nous
avons vu plusieurs femmes enceintes
périr de la fièvre muqueuse, compliquée
de la présence des vers ; tandis que leurs
fœtus présentaient seulement des traces
de l'affection muqueuse dans son état de
simplicité, sans complication de vers.
C'est en vain que nous cherchâmes ces
insectes dans un fœtus dont la mère
succomba à une fièvre pituiteuse compliquée de leur coexistence, et qui lui-
même avait été frappé de la maladie
dans le sein de sa mère (1). D'après ces
faits, c'est avec peine que nous ajouterons foi à Hippocrate lorsqu'il avance
qu'il existe des vers innés chez le fœtus
(2) (3). — La simplicité de la maladie
était aussi détruite par une congestion
abondante de bile fluide, âcre et dépravée dans les premières voies. Dans ce
cas, la pituite en moindre quantité que
dans l'état simplement muqueux présentait aussi moins de ténacité ; elle était
plus fluide et défendait moins les intestins contre l'acrimonie bilieuse : cette
humeur cependant était encore plus
abondante qu'à l'ordinaire. Lorsque la
complication bilieuse avait lieu, la mucosité occupait toute la partie du canal
alimentaire qui se trouve au-dessus du
conduit cholédoque ; et toutes les parties
qui lui sont inférieures abondaient en
mucosité et en bile. Cette dernière ne
présentait pas des signes bien tranchants
de putridité ; mais vers la fin de la maladie, surtout lorsqu'elle tendait à une terminaison funeste, elle prenait peu à peu
une qualité septique. — Quelquefois les
éléments putrides avaient plus d'activité;

---

(1) V. sect. III, Dissection d'une femme
morte en couche, et de son enfant nouveau-né.

(2) V. Hippocr., De morbis, lib. IV,
sect. V, lin. 18 sqq.

(3) Nous ne pouvons embrasser l'opinion de notre auteur sur l'absence des
vers chez les nouveau-nés, puisqu'on a
trouvé le ténia dans le méconium. Si ce
ver peut être inné, les autres espèces ne
peuvent-elles pas l'être également? Voy.
Rosen de Rosenstein, Maladies des enfants, p. 374, note (a), trad. de Lefebvre
de Villebrune. Quant à la nécessité de
l'action de l'air pour le développement
des vers, c'est une assertion gratuite. Les
données que nous avons sur leur formation étant encore fort incertaines, l'opinion d'Hippocrate doit au moins nous
faire suspendre notre jugement à cet
égard, jusqu'à ce que des observations
nouvelles viennent le décider.

(*Note du trad.*)

de sorte que la bile se dépravant dès le principe de la maladie, ou du moins pendant la période d'augment, engendrait dans les premières voies une si grande putridité, que le système nerveux en recevait une impression funeste et que les humeurs tombaient en dissolution. Dès lors, le caractère pituiteux de la maladie, les tubercules du foie, les follicules muqueux disparaissaient peu à peu; le foyer des vers était détruit, et, s'il en restait quelques-uns, on les trouvait flasques et flétris. La fièvre se composait du génie muqueux joint au caractère putride. — A une époque plus éloignée, le génie inflammatoire se mettait de la partie et paraissait n'être qu'un phénomène secondaire; mais cette complication, devenue p'us fréquente et plus constante vers le déclin de l'épidémie, formait, pour ainsi dire, son caractère essentiel. Du reste, cette mutation était favorable; elle devenait critique et salutaire au malade. Le caractère muqueux s'affaiblissait beaucoup. Il survenait un changement tel que l'humeur muqueuse se convertissait en un fluide plus parfait, plus animalisé et gélatineux. La sécrétion et la congestion de la bile et de la mucosité diminuaient peu à peu, mais avec cette particularité : qu'à mesure que leur viciation était moins marquée, il se formait une plus grande quantité de gélatine dans le sang. Comme, d'après la nature de l'épidémie, le caractère putride était encore dominant, la maladie devenait bien inflammatoire, mais il s'y joignait de la malignité : elle se trouvait compliquée du génie inflammatoire, d'un peu de putridité et de quelques traces du caractère muqueux ou pituiteux. On remarquait alors un état considérable de siccité et d'irritation dans la région pelvienne, accompagné d'une constipation opiniâtre : les mouvements se dirigeaient vers la tête et décidaient le délire et les affections soporeuses. C'est aussi sous l'influence de cette complication que l'on vit paraître des pétéchies.

X.

L'épidémie muqueuse éprouva deux mutations : l'une dans sa nature, l'autre dans le siége de la maladie.

Le génie inflammatoire se développa non-seulement dans chaque malade pendant le cours de l'épidémie; mais toute l'épidémie elle-même reçut peu à peu

le sceau de cette complication, et les deux éléments de la maladie marchèrent de pair dans quelques individus chez lesquels on observa des symptômes pleurétiques et autres signes de la diathèse inflammatoire. Quelquefois la crise des maladies muqueuses se fit en décidant une inflammation bénigne, et ce fut toujours pour le bien du malade que cela se passa ainsi. Car l'excrétion d'une matière muqueuse, qui forme la crise la plus simple des maladies pituiteuses, le plus souvent après avoir subi un plus grand degré de coction approchait de la nature de la gélatine et ne ressemblait pas mal à du pus. Très-souvent aussi la crise eut lieu par une vraie suppuration externe ou interne : celle-ci paraissait être une dégénération des follicules muqueux, laquelle a lieu dans bien d'autres maladies. Ainsi la phthisie purulente n'est dans son principe qu'une collection plus abondante de la mucosité dans les cryptes glanduleux (1) ; et la consomption ne se déclare que lorsque ces organes muqueux attirent à eux presque toute la gélatine du sang et tous les sucs nutritifs, et en forment la substance qui est soumise à la coction dans les ulcères. La fièvre pituiteuse, surtout celle qui fut longue, vicia presque toujours le système nutritif, de sorte que la dépravation de la mucosité et du sang jeta tous les malades dans la phthisie. On vit naître tantôt une vraie suppuration, tantôt des squirrhes internes et des obstructions dans les glandes lymphatiques, tantôt l'enflure œdémateuse des pieds, l'hydropisie elle-même, suivant le degré de coction auquel les humeurs avaient été soumises et suivant l'espèce de dépravation qu'elles avaient éprouvée. Car les altérations qu'éprouve l'économie animale sont en raison directe de l'importance des fluides qui lui sont enlevés ou qui, se canton-

_____

(1) Thomas Reid nie l'engorgement des glandes dans la phthisie, car, si le pus occupait ces organes, les glandes de l'aisselle ne manqueraient pas de s'engorger par l'irritation, qui se répéterait sympathiquement des uns sur les autres. Au reste, il nie l'existence des glandes dans le poumon; ce qui est contraire à ce qu'ont observé et écrit les anatomistes qui se sont occupés des vaisseaux lymphatiques. V. Phthisie de Thomas Reid, par le professeur Dumas, chap. II, et les notes 6 et 7.

nant dans quelques parties du corps, sont soustraits au torrent de la circulation. L'engorgement des glandes lymphatiques, les squirrhes des viscères internes et les aphthes ulcéreux paraissent formés par une viciation de la mucosité et de la gélatine du sang. Il est au contraire d'autres affections maladives qui paraissent s'approcher davantage de la diathèse muqueuse, tels sont les épanchements du suc nutritif dans le tissu cellulaire ou dans les cavités du corps pour y former différentes espèces d'hydropisies.

La première et la plus importante des mutations que nous remarquâmes dans notre épidémie s'opéra dans sa nature, lorsqu'elle prit le caractère lymphatique pour revêtir ensuite le génie inflammatoire. — Au mois de février 1761 les maladies muqueuses, qui souvent donnent naissance aux pleurésies, changèrent de caractère et prirent une teinte inflammatoire, et quelquefois même produisirent des inflammations exquises. Les mois suivants il se développa graduellement des maladies inflammatoires malignes, accompagnées d'un état de siccité et d'irritation des parties situées dans la région pelvienne, de transports du sang au cerveau et d'exanthèmes pétéchiaux. — L'approche de l'été mit peu à peu en fuite la diathèse pituiteuse, l'épidémie porta seulement sur la lymphe et attaqua surtout les enfants. On vit beaucoup d'engorgements des glandes lymphatiques du cou, des glandes mésaraïques et inguinales. Le plus souvent les vertus de la ciguë échouèrent dans le traitement de ces tumeurs, et plusieurs malades périrent, les uns, atrophiés, d'autres affectés d'une phthisie tantôt scrofuleuse, tantôt squirrheuse, et d'autres fois nerveuse (1). On en vit peu succomber à la phthisie ulcéreuse. Il y eut beaucoup de gales et d'autres affections cutanées. Jusque-là l'épidémie parut avoir pris en dégénérant le caractère lymphatique dans l'état de crudité. Mais au commencement de l'hiver de 1761 elle fit place à une épidémie varioleuse; laquelle était très-différente du premier caractère de notre épidémie, mais se rapprochait plus du dernier : car la petite vérole diffère peu des maladies lymphatiques; et on ne trouve

d'autre différence entre elles sinon que les sucs nutritifs sont plus crus dans les dernières, et sont soumis à une coction plus parfaite dans la petite vérole. L'épidémie varioleuse retint quelque chose du caractère de crudité des maladies lymphatiques, les glandes furent souvent affectées, la coction s'établit difficilement; et la fièvre, ralentie dans sa marche par les difficultés qu'elle eut à surmonter, devint funeste à plusieurs malades (1). Les cadavres présentaient une grande quantité de glandes lymphatiques obstruées; on trouvait dans le foie et les autres viscères de l'abdomen les mêmes altérations que celles qu'on avait observées pendant l'épidémie muqueuse.

L'autre mutation qu'éprouva l'épidémie muqueuse se fit dans le siége qu'elle occupait. Elle fut observée dans chaque malade, et les symptômes de la maladie changèrent aussi de siége à une certaine époque de l'épidémie. Quoiqu'il soit de l'essence des affections muqueuses de porter sur l'abdomen, cependant, à l'instar des maladies de cette cavité, elles attaquèrent consécutivement la poitrine; et souvent, la crise s'établissant sur le poumon, l'*infarctus* de ce viscère fit périr le malade. En effet le parenchyme des poumons, étant plus lâche que celui des autres viscères, se trouvait plus propre à recevoir la congestion. Ce qu'il y eut à remarquer, c'est que toutes les fois que l'affection se porta du bas-ventre sur le poumon la fluxion qui se fit sur ce viscère devint inflammatoire. Aussi observâmes-nous que l'engorgement des glandes bronchiques et de sa substance présentait en même temps le caractère de crudité et de coction; les crachats étaient cuits et purulents, le poumon plein de tubercules et d'ulcères. Chez quelques individus la maladie n'eut pas d'autre siége que le bas-ventre; et alors, si elle ne se terminait pas par une crise extérieure, elle prenait un caractère aigu, et la gangrène des viscères du bas-ventre faisait périr le malade : ou bien elle traînait en longueur et laissait après elle les squirrhes, l'hydropisie, etc. Quant à l'épidémie, sur sa fin elle se convertit en une maladie purulente extérieure, la petite vérole, et en maladies inflammatoires de la poitrine; savoir : la pleurésie et la péripneumonie.

---

(1) Voy. Progr. de phthysi infantum nervosa, p. 4.

(1) Voy. Diss. de morbo varioloso, p. 23, l. §.

SECTION II.

DES DIFFÉRENTES ESPÈCES DE MALADIES MUQUEUSES.

I.

Aperçu général.

Cette constitution épidémique porta fort loin son influence. Son miasme attaqua non-seulement ceux chez qui l'infection se manifesta par quelques symptômes morbifiques, mais encore il resta long-temps caché dans un grand nombre de personnes qui, ayant les apparences de la santé la plus parfaite, n'étaient pas soupçonnées d'avoir été infectées et n'en éprouvèrent pas moins peu à peu quelques affections qui étaient sous la dépendance du génie épidémique. Quelquefois aussi, sous l'influence d'une cause occasionnelle un peu grave, l'action du miasme, qui jusqu'alors n'avait pas donné signe d'existence, se développait avec force, et donnait naissance à une maladie très-grave, et quelquefois mortelle. — Il serait trop long de noter les différents degrés de gravité de ces maladies, en allant des plus légers aux plus dangereux : c'est pourquoi nous nous contenterons de diviser les affections muqueuses, d'après la nature de la fièvre qui les accompagnait, en quatre espèces principales, dont la plus légère passait souvent à l'état de celle qui était la plus grave ; et dans ce cas on ne pouvait espérer de guérison que dans le retour de la maladie à son premier degré de bénignité.

La première espèce de maladie muqueuse était chronique; elle se manifestait de deux manières: ou il ne se joignait aux symptômes chroniques aucune fièvre apparente, ou bien ils étaient accompagnés de petites fièvres nocturnes, éphémères et anomales. — La deuxième espèce s'accompagnait d'une fièvre aiguë de différents caractères : tantôt sa marche était simple et le plus souvent bénigne (1); tantôt elle participait plus ou moins de la nature des fièvres malignes et bilieuses, putrides et inflammatoires. — Nous donnerons à la troisième espèce le nom de *lente*, dans un sens un peu étendu. Celle-ci présentait deux caractères différents : tantôt continue prolongée dans le principe, elle devenait dans la suite lente phthisique ; tantôt elle persistait dans le même degré de douceur jusqu'au retour de la santé, et chez d'autres, prenant de la gravité, elle décidait une vraie fièvre de consomption. — A la quatrième espèce, qu'on pourrait dire accessoire aux autres, nous rapportons toutes les affections précédemment établies, que l'épidémie frappa de son caractère. Au reste, cette dernière espèce peut être classée parmi les premières en raison de la nature de la fièvre. Ces affections sont : la grossesse (alors la maladie se communiquait même à l'embryon dans le sein de sa mère), les plaies, différentes maladies chroniques, et en général toutes les maladies aiguës de l'épidémie suivante, etc. Maintenant

---

(1) Elle se comporta ainsi dans les malades que nous eûmes occasion de voir : mais un homme digne de foi, et qui fut dans le cas d'observer cette maladie, rapporte qu'en décembre et en janvier elle fut très-aiguë et presque pestilentielle dans les hôpitaux militaires d'Oxendorf et de Romberg. Les malades étaient frappés tout-à-coup d'une violente douleur de tête à la région frontale, tombaient dans un délire furieux, qui devenait funeste à la plupart du quatrième au septième jour. Très-peu échappèrent, et la maladie fut longue. Dans le cours de l'épidémie, on observa une seule fièvre éphémère, muqueuse, bien que très-aiguë, dont on obtint la guérison. Voy. obs. 8.

nous allons nous occuper de chacune de ces espèces en particulier.

II.

Première espèce. Maladie muqueuse chronique.

Ceux qui étaient attaqués de cette première espèce ne gardaient point le lit; le plus souvent ils vaquaient à leurs affaires : leur appétit était sujet à des variations et à des diminutions; de sorte que ce qu'ils mangeaient, ou seulement goûtaient, leur répugnait, et le repas était suivi de nausées et d'un sentiment de poids dans l'épigastre. Chez quelques-uns, des nausées et des envies de vomir se faisaient sentir alors même qu'ils étaient encore à jeun. D'autres éprouvaient pendant quelque temps une légère diarrhée, plus ou moins muqueuse, blanche, disparaissant d'elle-même, revenant ensuite pour cesser de nouveau. Plusieurs étaient tourmentés d'une toux sèche, stomacale. Il n'était pas rare de voir quelques malades affectés d'ulcères et d'aphthes dans la bouche et sur la langue, avec une fièvre tantôt éphémère, tantôt nocturne ou anomale. Fort souvent ces ulcères étaient critiques et s'accompagnaient fréquemment de douleurs aux gencives. — Plusieurs personnes rendaient des vers par la bouche et dans leurs excréments, sans qu'ils eussent précédemment une indisposition marquée. La sortie des vers par les voies supérieures était précédée et accompagnée de nausées, de picotements au cardia et dans l'œsophage, de toux, d'envies de vomir, et d'une anxiété remarquable; la bouche alors se remplissait d'une salive aqueuse, dont la sensation était désagréable, et des nausées accompagnaient son expulsion : au reste, tous ces symptômes s'adoucissaient et disparaissaient après la destruction des vers. Il arrivait aussi dans la suite que les vers, sans qu'il y eût des vomissements et au moyen des nausées seules et d'un flux de salive aqueuse, montaient dans la gorge, d'où les malades les arrachaient avec les doigts, et s'en débarrassaient ainsi. — Les vers étaient chassés par les selles, tantôt seul à seul, tantôt entrelacés et réunis en espèce de faisceau. Le plus souvent on les trouvait morts dans les excréments, et il était rare de les voir vivants. Dans ce dernier état, ils tentaient souvent leur sortie en excitant des irri-

tations et des pincements dans les intestins; ils s'avançaient un peu en rampant du côté de l'anus : ensuite s'arrêtant, ils tâchaient de revenir sur eux-mêmes; et enfin, si on parvenait à les saisir, l'extraction ne s'en faisait pas sans qu'ils offrissent une espèce de résistance. Quelquefois ils quittaient d'eux-mêmes leur retraite, et très-souvent leur expulsion était l'effet des purgatifs et des anthelmintiques.

Ces vers étaient de deux espèces : les premiers étaient les lombricaux ordinaires; mais les autres étaient d'une nouvelle espèce assez remarquable, inconnue jusqu'à nous, à ce que je crois, et qui n'a pas encore été décrite. Le président de notre université examina avec assez de soin ces vers, et les décrivit sous le nom de *trichurides* : parce qu'ils se terminent par une queue très-mince. Il parvint à découvrir leur structure au moyen du microscope, et fit graver des estampes très-détaillées des différents objets qu'il observa (1). Nous découvrîmes ces vers pour la première fois dans l'intestin cœcum d'un cadavre apporté de l'hôpital militaire dans notre salle de dissection. Ils étaient adhérents aux filaments d'une racine de réglisse qui n'avait pas été entièrement altérée par la digestion. Ces vers nous ont présenté deux variétés non-seulement dans ce cadavre, mais encore dans tous ceux où nous les avons rencontrés. Les uns ont une direction droite et sont assez semblables, si vous en exceptez leur volume et la forme de la queue, aux ascarides. Du reste, ils sont blancs et mous. Les autres sont courbés dans leur direction, contournés en spirale, de couleur cendrée, élastiques, et d'une consistance ferme. — Un grand nombre d'ouvertures de cadavres et des observations cliniques nous ont appris que les *trichurides* ont leur siége dans le cœcum, et qu'ils ne se trouvent jamais au delà des gros intestins. Toutes les fois que la maladie devenait putride, l'acrimonie des excréments les tuait; alors ramollis, flétris et macérés par cet agent destructeur, ils étaient entraînés dans le trajet des gros intestins, et chassés au dehors. Quelquefois aussi ils sortaient spontanément d'une manière critique; mais ils ne franchissaient jamais la valvule de *Bauhin* : nous ne les avons jamais

_____

(1) C. F. Gotting. Gel. Anzeig., p. 25, 1761.

vus sortir par la bouche, et l'ouverture des cadavres ne nous en a jamais présenté dans les intestins grêles.

Les lombricaux, au contraire, séjournent de préférence dans les intestins grêles, et surtout dans le *jejunum* et l'*iléum*. Il arrive pourtant quelquefois qu'ils sont attirés dans l'estomac par des sucs qui leur conviennent; et qu'ils y demeurent jusqu'à ce qu'ils soient rejetés par le vomissement, ou qu'ils regagnent la partie inférieure du canal alimentaire. Les gros intestins étant toujours remplis d'excréments durs qui ne peuvent fournir à la nourriture des lombricaux, ne peuvent être le lieu que ces vers choisissent pour leur domicile; c'est pourquoi on ne trouvait guère dans leur trajet que quelques lombricaux isolés, morts, flétris, et divisés en morceaux. La matière pultacée contenue dans les petits intestins, mêlée aux saburres muqueuses et à une bile légèrement corrompue, a plus d'attrait pour eux, et ils ne gagnent guère que par erreur l'estomac, qui ne renferme que de la mucosité et des substances chyleuses qui ne sont point mêlées de bile. Le duodenum n'est pas plus propice à leur séjour, parce que la bile y est encore à nu et n'est point amalgamée avec les autres matières. Peut-être aussi l'humeur pancréatique, lorsqu'elle est viciée à un certain point, est-elle propre à former la nourriture de cette espèce de vers.

Les vers peuvent décider différents accidents : mais ce n'est point par la morsure ni par le picotement; car ils n'ont pas de bouche ni d'organes au moyen desquels ils puissent mordre. Le plus souvent c'est à tort que l'on attribue à la présence des vers des symptômes qui ne sont que l'effet de la maladie, ou de l'amas saburral qui leur sert de pâture. Le seul accident qu'ils puissent faire naître n'est qu'une simple irritation et une disposition à l'inflammation, et ils ne produisent tout cela que par les mouvements et l'agitation que leur imprime tout ce qui peut les fatiguer : ils ne percent point les intestins lorsque ceux-ci sont dans l'état d'intégrité; mais quelquefois, quand ils sont ulcérés et altérés par la maladie, les vers s'engagent dans les ouvertures qu'ils trouvent faites. Lorsque les vers sont morts, ils augmentent la putréfaction des matières contenues dans les intestins. Par leur grande quantité, ils enlèvent au corps les sucs nourriciers; quelquefois ils se réunissent en flocons,

et obstruent le canal alimentaire : alors ils affaiblissent la partie qu'ils occupent, en la distendant d'une manière soutenue, et déterminent l'inflammation. Les vers intestinaux, lorsqu'ils sont en petite quantité, sont très-avantageux chez les enfants pléthoriques, parce qu'ils enlèvent le superflu des sucs nourriciers, qui leur deviendrait nuisible. — L'épidémie muqueuse, lorsqu'elle se présentait dans ce premier état, n'était jamais dangereuse ni funeste, et ne le devenait par son passage à l'état aigu. Jusqu'à ce que la fièvre se fût mise de la partie, la maladie gardait la marche chronique et résistait aux remèdes; car c'était le caractère immuable de cette maladie de ne pouvoir se terminer sans coction, et celle-ci ne pouvait avoir lieu sans fièvre. Les médicaments ne détruisaient que les causes secondaires; mais ils étaient infructueux contre la cause première de la maladie, qui consistait dans l'affaiblissement du système nerveux. Toutes les maladies d'obstruction restent long-temps cachées, mais enfin elles s'aggravent; la fièvre s'allume et amène la crise et la solution de la maladie chronique. Trois causes peuvent produire cette fièvre : la seule force de la nature, l'augmentation de l'état maladif intérieur, l'impulsion d'une nouvelle cause morbifique. Ses effets sont de détruire les obstructions des viscères et de rétablir les sécrétions dans leur équilibre; mais si le mal est invincible, elle trouble, elle pervertit tout.

Ordinairement on fait peu d'attention aux petites fièvres qui sont sous la dépendance d'une maladie principale, parce qu'elles sont peu apparentes : cependant elles sont symptomatiques d'affections abdominales. Ces fièvres s'élèvent tantôt la nuit, tantôt le matin, ne durent que quelques heures, sont vraiment éphémères, anomales, erratiques. Si elles ne peuvent détruire le principe morbifique du premier abord, elles reviennent à la charge; jusqu'à ce qu'ayant établi une coction, la maladie puisse se terminer par une crise quelconque mais toujours apparente (1). Il arrive même que, lors-

---

(1) C'est la pratique populaire de faire prendre des infusions chaudes dans l'invasion de toutes les maladies. Cet abus, qui est suivi d'inconvénients, est fort souvent avantageux : il excite une fièvre éphémère artificielle, dont la solution

que le désordre est plus grand, les accès de ces fièvres deviennent plus fréquents, et décident même une fièvre aiguë. — Personne n'ignore les efforts que la nature fait pour exciter la fièvre dans les maladies chroniques; la fièvre est dans ses mains le seul moyen qu'elle emploie pour le rétablissement de gens valétudinaires, et pour la conservation de la santé chez ceux qui se portent bien : pour cela elle a recours aux petites fièvres symptomatiques qui surviennent la nuit ou le matin; c'est par elles aussi qu'elle rend à l'état ordinaire l'homme sain d'ailleurs qui s'est enivré ou a éprouvé quelques fatigues par un exercice du corps trop long-temps soutenu. Ces fièvres enrayent toute espèce d'altération, quelle qu'en soit la cause : elles ne détruisent ni elles ne soulagent du premier abord les différentes recrudescences d'une maladie chronique; mais elles rétablissent un peu la santé, jusqu'à ce qu'une nouvelle cause, une augmentation de l'affection des parties internes, excite de nouveau la fièvre.

La solution de ces fièvres varie suivant la disposition des individus et la nature de la maladie : on la trouve dans un catarrhe, des pustules, des aphthes, des furoncles, de petits ulcères douloureux aux gencives; dans un enduit muqueux qui revêt les dents, des gerçures aux lèvres, une abondante sécrétion de l'humeur sébacée des paupières et du cérumen des oreilles avec un prurit du conduit auditif, des exanthèmes chroniques; dans la gale, la diarrhée, le sédiment des urines, les sueurs du matin, le tintement des oreilles, le boursouflement des yeux et de la face accompagné d'une légère rougeur; dans la tristesse, la colère et autres affections qui semblent tenir à une métastase sur les nerfs; et enfin dans quelques évacuations critiques qui n'échappent pas à l'œil d'un observateur attentif. Mais à peine se trouve-t-il un médecin sur cent qui remarque ces petites fièvres, et qui en examine les signes et les effets. — Il n'est cependant besoin que d'une légère attention pour saisir les différents signes qui annoncent cette fièvre. Immédiatement avant l'accès, le malade prend un air de santé plus parfaite qui s'annonce par la

gaieté et la vivacité de l'esprit; quoiqu'il ait beaucoup d'appétit, la présence des aliments dans l'estomac lui fait éprouver un poids, une tension, des renvois légers et le soulèvement du bas-ventre. Le ventre est paresseux; sur le soir une somnolence extraordinaire s'empare peu à peu du malade, et en même temps il éprouve des bâillements, un sentiment de palpitation (1) dans les muscles des extrémités inférieures, semblables à l'impression que feraient des fourmis en se promenant sur la peau; les yeux deviennent secs, ou bien laissent couler quelques larmes. Quelquefois il survient de légères horripilations; le sommeil est d'abord doux et facile, mais bientôt il est troublé par la vision de quelque fantôme et par des insomnies. Souvent le malade s'éveille frappé de terreur, ou dans le moment d'une pollution. D'autres fois, et surtout la nuit, il ressent dans les membres des douleurs accompagnées du gonflement des vaisseaux; il éprouve une chaleur fébrile avec plénitude et fréquence du pouls, un sentiment de froid et de pulsation dans la tête, des palpitations de cœur, la soif, la sécheresse de la gorge, l'insomnie, des inquiétudes, et, jetant çà et là ses membres, il se débarrasse de ses couvertures. Il rend ensuite une quantité de vents; et une sueur abondante, principalement entre les cuisses, accompagne la chaleur de la fièvre. Le jour suivant, la langue est boursouflée, épaisse, humide, blanchâtre; il y a de légères palpitations de cœur; la tête est pesante, la bouche sèche, et le malade est dans une espèce de stupeur; il survient bientôt des bâillements, le malade étend ses membres, les larmes coulent des yeux, la soif se fait sentir : et la lassitude, qui augmente au moment où les excrétions alvines veulent se faire, se dissipe après qu'elles ont eu lieu. L'urine est abondante et limpide, et son expulsion s'accompagne d'une légère horripilation.

Parmi ces fièvres, il est une espèce plus légère, dans laquelle une horripilation précède toujours le sommeil, qui est doux, tranquille et se trouve accompagné d'une légère moiteur. Le réveil a lieu de bonne heure; une sueur douce et bienfaisante le suit de près et ramène les forces. Lorsque le malade a poussé une

est une sueur qui peut enlever les éléments d'une maladie plus grave qui allait se décider.　　　(Note du trad.)

(1) Voy. Roger, De perpetua fibrarum muscularium palpitatione. Gœtt., 1760.

selle, sa santé est parfaite; il ne reste ni lassitude ni stupeur, et les organes reprennent leur vigueur naturelle. — L'espèce de fièvre nocturne la plus commune se soutient jusqu'au matin; elle est familière à ceux qui prolongent leurs occupations dans la nuit : peu habitués au sommeil, ils restent sains et dispos jusqu'à ce qu'ils éprouvent un froid aux pieds, l'insomnie et un léger bourdonnement d'oreilles causé par la palpitation des fibres; le sommeil ne revient que lorsque les pieds ont recouvré leur chaleur naturelle. Une douce moiteur accompagne cette chaleur pendant le sommeil, qui ne soulage point. Ils s'éveillent, la matinée étant déjà fort avancée, avec une légère douleur de tête; ils sont tristes, languissants, hébétés, plongés dans une espèce d'ivresse; ils se livrent à leurs occupations sans activité. La langue, jusqu'au milieu du jour, reste pesante, engourdie, épaisse, humide, et blanche dans toute son étendue. L'engourdissement des nerfs cède à une boisson adoucissante, ou à l'usage du lait étendu dans l'eau; et les malades recouvrent peu à peu la santé. L'urine qu'ils rendent dans la journée est séreuse, et dépose quelquefois un sédiment couleur de lait qui gagne le fond du vase; sa surface se couvre d'une pellicule grasse, de différentes couleurs et d'une seule pièce; le plus souvent elle ne dépose qu'un petit nuage. — Ces personnes sont d'ailleurs agiles, courageuses, ont l'esprit vif, aiment la méditation, et ne peuvent souffrir l'oisiveté (1). Leur caractère change à chaque instant; tantôt elles sont tristes et capricieuses, tantôt elles sont gaies outre mesure, surtout à l'approche du retour de la fièvre. — Si la maladie ne trouve pas de solution dans les sueurs ni dans les selles, il s'élève une série de fièvres de même caractère jusqu'à ce que la maladie se termine par des pustules, par l'ulcération des lèvres, par des furoncles, un catarrhe, ou une autre crise.

Les fièvres nocturnes sont très-fréquentes chez les personnes qui, ayant quelque affection du bas-ventre, éprouvent une suppression de transpiration.

Aussi les voit-on surtout régner toutes les fois qu'une température chaude est remplacée par une température froide, et que le vent souffle de l'est ou du nord. — On ne saurait dire à quel point il importe au médecin qui veut prescrire des règles d'hygiène d'observer attentivement la nature, et de n'être que son fidèle ministre. C'est ainsi que l'expérience ayant prouvé d'une manière certaine qu'il existe des rapports de sympathie et une voie de communication intime et continuelle entre l'organe cutané et le bas-ventre; que les affections de cette cavité trouvent leur solution dans une excrétion critique s'opérant à la surface du corps, et que, cette même excrétion venant à se supprimer, le bas-ventre en est affecté d'une manière fâcheuse, l'observateur verra que les fièvres, et surtout les fièvres d'un mauvais caractère, sont efficacement prévenues par nos fièvres nocturnes lorsqu'on a soin de favoriser leur solution par la chaleur du lit et le repos. Il est donc hors de saison de vexer les personnes attaquées de ces fièvres, parce qu'elles se lèvent tard; il est aussi fort désavantageux d'éveiller les jeunes gens chez lesquels la nature excite un sommeil bienfaisant : on les force ainsi à cultiver et orner leur esprit aux dépens de leur santé et de leur vigueur. Au reste, rien ne dispose plus aux fièvres abdominales du plus mauvais caractère, que d'arrêter ces sueurs du matin, et plus généralement de troubler les crises de ces fièvres nocturnes.

Nous avons observé, dans le cours de notre épidémie, de quelle utilité sont, dans les maladies chroniques, ces fièvres et les sueurs qui les terminent. Parmi les moyens que la nature employait pour en opérer la cure, on comptait surtout, outre la fièvre intermittente régulière, suivie d'une solution parfaite, la gale, les dartres et autres maladies cutanées. Ceux qui se trouvaient sujets aux fièvres nocturnes, aux sueurs du matin, à des pustules, aux sueurs habituelles des aisselles, des pieds, et en général ceux qui avaient un exutoire (1) quelconque, ne

---

(1) La fréquence des fièvres nocturnes chez les enfants tient sans doute à la grande mobilité du système nerveux; mais chez eux elles ne sont point suivies de lassitude le lendemain.

(1) Voyez, sur le bon effet des exutoires regardés comme moyen curatif et prophylactique de la peste, Fabrice de Hilden, cent. IV, obs. 23, et Diemerbroeck qu'il cite, hist. 110; Mercurialis et plusieurs autres médecins célèbres. L'habitude contractée d'une maladie, dit Gri-

recevaient point le levain épidémique ; et ils demeuraient intacts tant qu'ils favorisaient ces actes salutaires de la nature : bien plus, ils pouvaient fréquenter sans danger les hôpitaux et même faire l'ouverture des cadavres morts de la maladie épidémique. Ceux, au contraire, qui n'étaient pas dans le même cas se trouvèrent propres à recevoir et à développer le miasme contagieux. — Cette première espèce de maladie muqueuse se terminait aussi par une excrétion critique muqueuse ou purulente, telle qu'une diarrhée muqueuse fatigante, une toux humide suivie de crachats muqueux, un vomissement pituiteux, des flueurs blanches, un catarrhe des narines ou de toute autre partie ; ou bien le corps se couvrait de pustules et d'éruptions dartreuses, de petits ulcères et d'exanthèmes. Les lèvres et les gencives s'ulcéraient, la langue, l'intérieur de la bouche et les gencives s'engorgeaient et se couvraient d'aphthes. On comptait aussi au nombre des crises la sortie des vers, soit par le vomissement, soit par les selles, qui étaient muqueuses. Toutes les fois que la matière morbifique recevait un plus long travail de la part de la fièvre, il survenait des sueurs pendant la nuit ; et sur le matin les urines étaient troubles, bourbeuses, et présentaient un sédiment catarrhal et muqueux. On peut mettre aussi au nombre des crises de cette maladie une tumeur œdémateuse occupant les malléoles, qui souvent disparaissait après des déjections vermineuses. La maladie se terminait de temps en temps d'une manière critique par la jaunisse, qui régnait alors ; et quelquefois même, lorsque la maladie prenait le caractère aigu, la fièvre procurait une espèce de crise.

L'indication qui se présentait, dans le traitement de la maladie, était d'évacuer la pituite, qui se trouvait mobile ; de prévenir une nouvelle congestion dans les premières voies, et de porter les mouvements vers l'habitude extérieure du corps. Il fallait aussi chasser le foyer vermineux, n'importe par quels moyens ; et la maladie détruite, il s'agissait de rétablir le ton des viscères du bas-ven-

tre. — Les émétiques furent toujours employés pour le soulagement du malade, surtout lorsqu'on les donnait, comme on dit, *per epicrasim*; non-seulement ils débarrassaient des congestions muqueuses, mais encore des foyers vermineux. Dans cette circonstance, les émétiques, qui excitent les nausées sans irriter, méritaient la préférence : leur effet était de détacher et de délayer la mucosité stagnante, d'émousser l'acrimonie des humeurs contenues dans les premières voies ; par un effort lent et soutenu, d'exciter, au moyen de quelques nausées, un vomissement facile, et même de solliciter doucement quelques selles. Les émétiques irritants, au contraire, en secouant fortement l'estomac affaiblissaient et disposaient au spasme et à une plus grande congestion de mucosité. — Lorsqu'il n'y avait pas de fièvre, ou qu'elle était peu apparente, le mercure, et surtout le mercure cru trituré avec du sucre, paraissait l'emporter sur tous les autres fondants et anthelmintiques. L'emploi du camphre était aussi avantageux sous ces deux points de vue, surtout lorsqu'on l'unissait au mercure doux (muriate de mercure doux). En vain nous avions recours aux amers pour détruire l'affection vermineuse. Mais lorsque la fièvre était développée, il fallait bien se garder d'employer les mercuriaux ; les malades ne supportaient pas impunément leur usage, qui amenait une prostration de forces marquée, et la maladie ainsi que la fièvre s'exaspéraient évidemment.

En général, toutes les maladies qui régnèrent sous cette constitution épidémique demandèrent un traitement analogue à celui de la dysenterie. Nous avons toujours retiré un succès marqué de l'usage des adoucissants, de la manne, des huileux, associés aux anodins. — Nous n'avons pas de spécifique capable de résoudre les congestions muqueuses établies dans cette maladie ; et tout ce que nous avions tenté pour arrêter cette espèce de métastase, et pour déterminer un mouvement vers les autres émonctoires, frustrait nos espérances. Nous n'avons retiré aucun succès de l'emploi des résolutifs, et d'autres substances bien plus actives, telles que le kermès minéral (hydrosulfure d'antimoine rouge), n'ont été d'aucune utilité. Nous ne retirâmes quelque avantage que de l'emploi du camphre, qui fut très efficace pour calmer les spasmes et exciter les sueurs nocturnes. — Toutes les fois que la maladie

---

maud, rend inhabile à recevoir l'impression d'un miasme épidémique. La peste même peut se transformer en accès de goutte, chez un individu éminemment goutteux.　　　　(*Note du trad.*)

chronique était sur le point de se terminer par la fièvre, quelques symptômes graves de ceux que nous avons énumérés ci-dessus se développaient et devenaient les prodromes de la fièvre qui allait se déclarer. La diarrhée augmentait pendant des semaines et même des mois entiers ; il s'y joignait quelquefois des traces de sang, et elle redevenait ensuite blanche et pituiteuse. Les membres, les pieds, les mains étaient engourdis et fatigués, comme si des pois énormes eussent été suspendus à chacun d'eux. Les malléoles s'engorgeaient ; une toux sèche, stomacale s'élevait, ou, si elle avait déjà lieu, elle s'aggravait ; le ventre devenait douloureux, surtout à l'hypogastre ; les nausées et le vomissement spontané augmentaient, surtout après les repas ; le goût était dépravé, la bouche devenait fade et amère, et le malade éprouvait de la soif ; les gencives étaient engorgées, couvertes d'aphthes et douloureuses : enfin la fièvre s'allumait.

III.

Deuxième espèce. Maladies muqueuses fébriles.

Cette deuxième espèce débutait rarement d'un seul coup ; son invasion était ménagée le plus souvent par l'affection chronique qui lui servait de préliminaire, et la fièvre ne survenait que peu à peu : nous vîmes rarement le passage de l'état chronique à l'état fébrile, se faire d'une manière subite ; cette révolution n'avoit lieu que sous l'influence active d'une cause occasionnelle, telle que les passions de l'âme, la colère, le chagrin, la terreur, etc. Les symptômes qui constituaient le prodrome de l'espèce que nous décrivons étaient les mêmes que ceux qui constituaient l'espèce chronique, et n'en différaient que par leur gravité. Nous remarquâmes aussi quelques autres phénomènes assez rares : par exemple, la suppression du flux menstruel, la rentrée spontanée d'une hernie, ayant lieu dès le commencement de la maladie ; la cessation subite de la diarrhée chronique, suivie d'anxiétés fréquentes, d'une respiration difficile, d'un serrement de l'estomac, de vomissements spontanés, et de nausées suivies d'un grand froid : symptôme précurseur d'une maladie grave, et même d'une fièvre très aiguë.—La violence de la fièvre, dans son premier paroxysme et dans tout son cours, était

presque toujours proportionnée au degré de froid qui marquait son début, de sorte qu'un froid léger ou une simple horripilation étaient suivis d'une fièvre modérée et se rapprochant plus du caractère des éphémères et des nocturnes que des fièvres continues ; mais celle qui avait un début plus caché, marqué par des alternatives de froid et de chaud, devenait suspecte de malignité.—La fièvre présentait deux caractères différents : elle était *bénigne* ou *maligne*.

La première offrait des différences frappantes dans le type et l'enchaînement des symptômes : tantôt elle était continue régulière, tantôt intermittente régulière ; tantôt elle était plus erratique et compliquée du type des fièvres éphémères et des fièvres nocturnes ; quelquefois aussi une nouvelle fièvre remplaçait la première, dont elle semblait être une récidive en même temps qu'elle en opérait la solution. Les exacerbations avaient un mode certain, elles revenaient chaque soir et au même degré. La fièvre maligne avait un redoublement plus fort tous les deux jours, et offrait la marche de l'hémitritée.—La fièvre simple bénigne se terminait, chez la plupart, au septième, onzième et quatorzième jour. L'autre, suivant le degré de malignité et de complication, se prolongeait jusqu'au vingtième et vingt et unième jour. Elle éprouvait rarement une crise unique et parfaite, mais elle offrait presque toujours des crises brisées qui toutes soulageaient ; elles étaient remarquables par leurs variétés.

IV.

De la fièvre muqueuse bénigne.

Son début était presque toujours marqué par un frisson et un accès de froid assez intense, accompagné parfois de nausées et d'un vomissement spontané. La fièvre erratique, au contraire, débutait par des horripilations et par une chaleur fugace. Cette invasion avait lieu, ainsi que chaque paroxysme, sur le déclin du jour, ou même sur le soir (rarement le nouveau période de la fièvre recommençait-il le matin). Pendant la nuit une forte chaleur, proportionnée à l'accès de froid qui l'avait précédée, s'accompagnait de soif, de douleur de tête, surtout au sinciput ; douleur plus ou moins obtuse, plus ou moins aiguë, suivant le caractère de la maladie. L'ap-

pétit se perdait, si toutefois il s'était soutenu jusqu'à ce moment; les premiers
jours de la maladie, la plupart éprouvaient des envies de vomir continuelles
et une constipation. On voyait rarement
des sueurs abondantes, et les parties supérieures en étaient très-rarement le
siége. Rarement aussi apercevait-on de
légers *stillicidiums* de sang. Il s'élevait
incontinent une toux stomacale, sèche,
nerveuse, tantôt légère, tantôt violente.
Les émétiques faisaient toujours rejeter
une grande quantité de pituite mêlée
de plus ou moins de bile, et parfois de
quelques lombricaux. Le sang sortait de
la veine avec bruit et par jet; le caillot
se couvrait à sa superficie d'une croûte
pleurétique, légère, blanche ou bleuâtre
et à demi transparente : souvent il ne
laissait pas échapper de sérosité. Les gens
pléthoriques étaient surtout tourmentés
de douleurs poignantes dans la poitrine,
dont le degré était mesuré sur celui de
l'inflammation et augmentait par les efforts de la toux. Ces symptômes apparents de pleurésie s'accompagnaient souvent d'anxiétés à la région précordiale,
de la gêne de la respiration, de douleurs
aux hypochondres. Le malade était agité,
ses forces diminuaient; son esprit abattu
devenait sombre et inquiet. Quelques-uns
tombant dans l'assoupissement, voyaient
en songe des fantômes effrayants; d'autres étaient pris de délires qui augmentaient leur anxiété. Si la fièvre était très-
aiguë et dans sa vigueur, au lieu d'une
diarrhée on voyait paraître une sueur
accompagnée de douleurs dans les membres. Chez quelques-uns, au troisième
ou au quatrième jour, le ventre s'ouvrant
sous l'emploi des laxatifs, il s'ensuivait
une diarrhée qui, se soutenant pendant
tout le cours de la maladie, semblait être
l'effet prolongé des médicaments. D'autres éprouvaient la diarrhée dès le commencement d'une fièvre légère et même
pendant l'état chronique qui en était
comme le prodrome. Dès le principe de
la maladie, les matières rendues par les
selles étaient muqueuses; vers son état
elles étaient assez souvent mêlées de
sang, et vers son déclin elles devenaient
bilieuses. Quelquefois les excréments,
sortant avec impétuosité, étaient écumeux; et lorsque la maladie de mauvais
caractère tendait à une terminaison funeste, ils étaient mêlés d'un sang putride et répandaient beaucoup de fétidité. De temps en temps les déjections
alvines s'accompagnaient de ténesmes,

de douleurs, de coliques très-fortes, surtout dans la région du colon transverse.
Très-souvent les malades éprouvaient
une douleur semblable à celle qu'ils
eussent ressentie si on leur eût fortement serré cet intestin. De temps à autre
aussi les excréments se trouvaient mêlés
des deux espèces de vers dont nous avons
parlé. Les malades rendaient rarement
des vents par la bouche; quelquefois
une diarrhée douce et modérée leur procurait du soulagement.

Les pléthoriques gardaient le teint
fleuri pendant tout le cours de la maladie, et quelquefois une teinte rouge recouvrait leurs membres. Le ventre était
dur, tendu, douloureux au toucher, mais
ce symptôme était plus fréquent chez les
enfants que chez les adultes; il en était
de même du prurit des narines. Les pieds
devenaient quelquefois douloureux, mais
ils enflaient rarement; l'enflure des pieds
avait lieu chez les enfants dès l'invasion
de la fièvre, lorsque la maladie était légère dans son principe. L'excoriation de
l'intérieur de la bouche, accompagnée
du boursouflement de la langue et d'a-
phthes douloureux sur les gencives, formait un symptôme assez constant et presque spécifique de notre maladie. La bouche et l'arrière-bouche, remplis d'une
quantité de mucosité, devenaient sèches
dans la plus grande chaleur de la fièvre.
Chez quelques malades une grande quantité de mucus, s'accumulant dans le larynx, rendait la respiration stertoreuse.
Le goût était dépravé, la bouche amère,
la langue un peu sèche, pâle, blanche,
glabre, recouverte d'un enduit muqueux,
blanc, épais, sale; sa base était jaune,
tirant sur le noir, ses bords et son sommet étant le plus souvent rouges. Les papilles fongueuses, rouges et saillantes
perçaient à travers la mucosité; et ceci se
remarquait plus fréquemment chez les
enfants que chez les adultes; plus fréquemment aussi chez les femmes que
chez les hommes. Très-souvent aussi la
langue et la superficie de la bouche étaient
couvertes d'aphthes qui s'ulcérant causaient des tourments affreux. La voix devenait alors plaintive, surtout dans le
moment des douleurs. A moins que la
maladie ne fût d'un mauvais caractère,
elle présentait dès le principe des urines jaunes, rouges, épaisses et sans sédiment; au quatrième jour elles paraissaient troubles, bourbeuses, offraient un
sédiment cendré, muqueux, catarrhal,
blanc, léger, filamenteux, dont une por-

tion couleur de brique formait un cercle contre les parois du verre. Quelques malades rendaient pendant le frisson des urines très-ardentes, ne sortant qu'avec peine ; celles-ci étaient pâles et crues. Nous déterminerons difficilement le caractère du pouls, car il variait beaucoup. Chez les pléthoriques, tant que le caractère inflammatoire prévalut, et dans l'état le plus simple de la maladie, il était plein, plus ou moins dur, et fréquent. Mais la plénitude et l'élévation du pouls diminuaient à mesure que le génie inflammatoire tombait. Il devenait alors, par gradation, plus petit, plus serré et plus embarrassé; mais il conservait sa fréquence. Pendant le délire, et lorsque les accidents nerveux se développaient, le pouls était petit, faible, et à peine le sentait-on sous le doigt; ensuite il reparaissait grêle, fréquent et dur. A l'approche de la crise, il reprenait de l'élévation, de la plénitude et de la liberté; il perdait sa dureté et sa vivacité, s'amollissait et conservait un peu de fréquence : si la diarrhée augmentait, et si les symptômes s'aggravaient du côté du bas-ventre, il était accéléré, fréquent, serré, un peu dur, inégal, irrégulier et même intermittent.

Quoique la fièvre éprouvât très-rarement une crise complète, cependant elle se terminait laborieusement par plusieurs crises imparfaites (1), dont les unes soulageaient le malade, et les autres détruisaient successivement la maladie ; chez la plupart, il se développait plusieurs crises imparfaites, qui toutes ensemble, ou bien se succédant les unes aux autres, en amenaient la terminaison. — Celles qui survenaient le plus souvent, se faisaient : 1° par des sueurs qui avaient lieu la nuit ou sur le matin à différentes époques, le neuvième, onzième, quatorzième et dix-septième jour. Elles s'élevaient pendant le sommeil, exhalaient une odeur acide; il s'y joignait quelquefois une légère tumeur œdémateuse aux malléoles : 2° par des vomissements de pituite pure, ou mêlée de bile, se décidant spontanément ou par l'action d'un stimulus ; ils étaient critiques lorsqu'ils survenaient à propos et accompagnés d'autres symptômes favorables. 3° L'urine indiquait la crise et l'opérait

elle-même, lorsqu'elle présentait au septième, neuvième, onzième jour un sédiment louable, blanc, léger, un peu briqueté, muqueux, lié, circonscrit, pesant; ou lorsqu'au vingt-deuxième jour ce sédiment était filamenteux et jaune. Quelquefois, de deux jours l'un, il était catarrhal, rarement un peu rouge. On voyait toujours surnager une pellicule grasse de couleurs variées. 4° Quoique les aphthes de la bouche et de la langue ne parussent être qu'un symptôme pathognomonique de la maladie, cependant il arrivait souvent, et surtout lorsqu'ils se convertissaient en ulcères, qu'ils devaient être regardés comme des mutations critiques, lesquelles se soutenaient depuis le quatrième jusqu'au quatorzième jour et au delà. Par la même raison, on pouvait mettre au rang des crises l'enflure des gencives qui survenait le septième jour, ou en même temps que les aphthes. 5° Cette maladie éprouvait encore d'autres crises qu'on pourrait dire purulentes : telles étaient les pustules qui faisaient éruption autour des lèvres le onzième jour; celles qui paraissaient avec inflammation et sous forme de furoncles à la surface du corps, et surtout à la poitrine et aux bras, le sixième, onzième, vingt et unième et vingt-troisième jour. Nous pourrions y joindre des pustules de gale et des exanthèmes de pourpre survenus le quatorzième jour. Il se manifestait assez rarement des ulcérations à la région sacrée et sur le grand trochanter, le dix-septième et dix-neuvième jour. Elles étaient ordinairement précédées de métastase sur l'oreille interne, avec des bourdonnements continuels, surdité et stupeur ; ces symptômes avaient lieu depuis le septième jour, et, l'ulcère établi, ils se dissipaient. 6° La crise paraissait quelquefois vouloir se faire au septième jour par une diarrhée muqueuse. Outre le sédiment des urines, les vomissements et la diarrhée, on peut rapporter aux crises muqueuses des crachats cuits dont l'expectoration était aidée par une toux humide et douce ; cette excrétion avait lieu le neuvième et le onzième jour. Les déjections alvines présentaient le septième des vers des deux espèces mentionnées ; ces évacuations étaient aussi critiques. A la même époque, la crise se faisait quelquefois sur la gélatine du sang ; et chez les femmes en couche elle s'accompagnait de la tuméfaction des seins. Nous pourrions peut-être aussi mettre au nombre des efforts critiques les crachats teints

(1) Les crises dont l'énumération suit s'observèrent et dans l'état de simplicité, et dans l'état de malignité.

Rœderer et Wagler.

de sang, les hémorrhagies du nez, qui survenaient le dixième jour; quoique d'ailleurs ces symptômes fussent très-légers.

On voyait quelquefois la fièvre s'allumer de nouveau après le septième ou le onzième jour. Alors cette rechute se terminait le plus souvent le quatrième jour par une diarrhée, ou par une évacuation de quelques onces de sang par les narines; le septième, par un sédiment laiteux dans les urines; et le dix-septième, par l'engorgement des pieds. — Une petite fièvre lente venait souvent détruire les restes de la maladie, après les avoir soumis à une coction suffisante. — La maladie se changeait aussi d'une manière critique en une autre dont l'issue était heureuse ou funeste, suivant la gravité de cette nouvelle maladie. Nous avons vu une seule fois la fièvre muqueuse reparaître sous la même forme, prendre ensuite au septième jour, après des horripilations vagues, le type intermittent. Sur la fin de l'épidémie, souvent la fièvre se terminait par un ictère général ou local : maladie qui était alors très-fréquente. Elle laissait aussi après elle différentes affections chroniques, des douleurs et des tremblements dans les membres, un enrouement, des tumeurs et des abcès dans la bouche, des ophthalmies, de légères enflures œdémateuses des pieds; elle donna, de plus, naissance à une ascite mortelle. — Les différentes excrétions d'une mucosité crue ou cuite, les aphthes légers et peu nombreux, le type intermittent, l'enduit muqueux qui couvrait la langue, la tuméfaction légère des pieds, et autres symptômes qui accompagnent en général toute maladie bénigne, dénotaient le caractère de simplicité de celle-ci. L'accélération, la dureté, la fréquence du pouls n'étaient pas de mauvais augure quand elles ne s'accompagnaient pas d'autres mauvais symptômes : cet état du pouls était très-ordinaire. Plus une maladie muqueuse de la seconde espèce se trouvait éloignée du caractère bilieux et putride, moins les viscères de l'abdomen présentaient d'altération, plus on était assuré que sa terminaison serait heureuse. Mais lorsqu'il existait quelque lésion intérieure, la maladie passait bientôt de son état de simplicité à l'état bilieux et putride, et l'événement restait douteux. Dans les hôpitaux, et lorsque le nombre des malades était très-grand, la maladie épidémique s'aggravait, et l'on courait plus de danger.

Lorsque la crise ne se faisait pas au dehors, les viscères internes recevaient toujours quelque impression fâcheuse. Les malades périssaient d'une manière prompte ou lente, à la suite d'un ulcère ou de tubercules au poumon, ou de quelque congestion péripneumonique, ou d'une gangrène des intestins. — Cette issue fatale s'annonçait, quelques jours avant la mort, par des douleurs dans le bas-ventre opiniâtres et très-vives, laissant entre elles très-peu de relâche. Chez quelques malades la toux prenait beaucoup d'intensité. La diarrhée devenait peu à peu colliquative, les excréments sortaient avec force et impétuosité, ou bien le malade les rendait involontairement; ils étaient écumeux, bilieux, putrides, quelquefois sanguinolents et très-fétides, car, à ce période, la fièvre devenait vraiment putride maligne et s'accompagnait de la prostration des forces. Enfin, la gangrène s'étant développée, les douleurs s'assoupissaient sans que l'état du malade fût plus rassurant; il revenait à lui pour quelque temps, ou bien il tombait dans un assoupissement accompagné d'un délire sourd et taciturne. La dissolution des humeurs s'annonçait par des sueurs froides et d'autres évacuations colliquatives. Quelques malades rendaient des vers lombricaux. — Lorsque le poumon était le siège de la congestion, la mucosité obstruait les bronches et l'oppression des forces empêchait l'expectoration. La respiration devenait stertoreuse, et la mort frappait assez tranquillement sa victime, comme cela arrive dans la péripneumonie maligne. Nous n'observâmes guère cette terminaison funeste que lorsque le caractère de simplicité de la maladie dégénérait en malignité par le concours de causes étrangères. — Il fallait attaquer la maladie par les moyens employés dans l'espèce précédente, seulement devait-on en user avec plus de réserve et avoir égard à l'état de la fièvre. Ici la congestion des premières voies était plus forte, et, jouissant d'une plus grande acrimonie, elle excitait des spasmes, altérait les humeurs et les mettait en dissolution : il était donc indiqué d'évacuer à propos les impuretés, mais il fallait le faire doucement, de peur d'irriter le canal alimentaire. Aussi les évacuants donnés *per epicrasim* devaient-ils avoir la préférence sur ceux qui agissent plus fortement. On se trouvait fort bien des émétocathartiques; et l'usage des altérants préparait les voies lorsqu'il y avait trop d'irritation. La constipation qui avait lieu les premiers jours cédait toujours, pour l'avantage du malade, aux légers laxatifs salins associés à la manne. Mais dès que la diarrhée survenait, il fallait s'abstenir des laxatifs et surtout des sels. La saignée était rarement indiquée, et l'on ne devait pas la pratiquer sans réflexion : car il est toujours préjudiciable de saigner dans les maladies qui ont leur foyer principal dans le bas-ventre, à moins que le caractère inflammatoire de la maladie, les congestions sur la poitrine, l'état pléthorique de l'individu n'indiquent l'emploi de ce moyen une ou deux fois à son début et dans son période d'augment; et alors même l'indication doit être tirée de l'état du pouls (1) et non de l'existence de la douleur, des anxiétés, ou de tout autre symptôme trompeur. Au reste, la saignée était rarement indiquée (2) dans la vigueur et surtout vers le déclin de la maladie, la coction ayant déterminé une crise sur la gélatine du sang (3).

La nature, au moyen de la fièvre, se débarrassait très-bien des engorgements pituiteux des premières voies; le médecin devait donc tâcher de diriger ses efforts et les faire tourner au plus grand avantage du malade, pour arrêter cette métastase muqueuse qui se faisait sur les organes gastriques, et, pour dériver cette humeur vers les autres émonctoires, on ne pouvait employer de moyens plus avantageux que les remèdes qui tempèrent l'acrimonie des humeurs con-

tenues dans ces parties, qui calment et apaisent les spasmes et l'irritabilité, et poussent légèrement à la peau. On trouvait tous ces avantages dans les remèdes employés dans la dysenterie, les vomitifs et les laxatifs doux, la manne, les adoucissants et les anodins. On retirait un avantage singulier de l'association des opiatiques et des laxatifs. Leurs vertus se tempèrent mutuellement, ils détruisent les spasmes, ils évacuent sans irriter et disposent les mouvements à se diriger vers la peau. — On dut faire un grand cas des médicaments qui excitent des nausées et adoucissent en même temps surtout lorsque la diarrhée se déclarait. Ici, comme dans la dysenterie, on retirait un grand avantage de cette classe de remèdes : en faisant une révulsion vers les parties supérieures, ils enrayent la trop grande action du mouvement péristaltique et le rappellent à un juste équilibre. En général, il n'y a rien de préférable aux légers émétiques et aux médicaments qui excitent des nausées (1), toutes les fois qu'il faut arrêter une diarrhée, ou dériver une congestion qui se fait sur le canal intestinal. Sous ce rapport, les sucs des végétaux l'emportent sur tous les autres; ils sont résolutifs sans être irritants : telles sont la manne, les huiles, auxquelles on ajoute un peu d'ipécacuanha en poudre ou en décoction, ce qui est préférable.

La rhubarbe ne produisait aucun bon effet, à moins qu'on ne la donnât à doses brisées pour exciter des nausées, ou qu'on ne l'associât aux autres remèdes. Car les médicaments dont la nature a quelques rapports avec celle de la bile s'assimilent facilement avec cette humeur (2) et augmentent la saburre bilieuse, laquelle favorisait beaucoup le

---

(1) On peut ajouter l'état des forces.
(2) Sur l'indication de la saignée dans les fièvres, et surtout dans les fièvres gastriques, voyez Schrœder, Opusc. méd., t. I, dissert. IV; et t. II, dissert. I. Voyez aussi Pringle, Traité des maladies des armées, part. III, chap. IV; Tissot, Diss. sur les fièvres bilieuses, trad. par Mahon, p. 248 et suiv.; Barker, Conformité de la médecine ancienne et moderne, p. 159, et autres.   (Note du trad.)
(3) Cette théorie est parfaitement d'accord avec les idées physiologiques de l'illustre Bordeu sur la vitalité des humeurs et les changements qu'elles éprouvent dans la coction des maladies; mais elles se trouvent en défaut vis-à-vis des expériences chimiques de MM. Parmentier et Deyeux, qui semblent constater que les fluides du corps vivant ne reçoivent aucune altération dans l'état maladif.   (Note du trad.)

(1) Les personnes qui ne demandent que des remèdes agréables, ne savent pas où tendent leurs désirs; et les médecins trop faciles qui aiment mieux leurs intérêts et leur réputation que le salut de leurs malades, font très-mal d'accéder à leur fantaisie.
(2) Ne doit-on pas croire avec plus de raison que ce médicament agit aussi en irritant la substance du foie rendue très-impressionnable par l'état maladif; que l'effet de cette irritation est de produire une plus grande sécrétion de la bile, laquelle tend à participer à la corruption des congestions bilieuses déjà formées dans les premières voies? (Note du trad.)

développement de notre maladie. C'est donc à tort qu'on la regarde dans notre siècle comme un remède à tous maux, et que l'on ne parle que de rhubarbe dans toutes les maladies.—Les résolutifs salins ne convenaient pas non plus ; il en était de même des résolutifs tirés des métaux, comme les préparations d'antimoine, de mercure, etc. Car lorsqu'il existait une disposition scorbutique, leur principe dissolvant augmentant, ils n'agissaient pas seulement sur l'humeur muqueuse, mais encore sur les autres fluides ; ils irritaient les nerfs de l'estomac, qui, déjà affaiblis, étaient plus impressionnables, et ils attiraient une nouvelle congestion sur des parties qui avaient perdu leur ton. Lorsqu'on avait fait précéder les évacuants, le camphre (1) chassait les vers. Il détruisait d'une manière admirable les obstructions, calmait les spasmes, le vomissement spontané et nerveux ; associé aux absorbants et aux émulsions, en détruisant l'éréthisme il portait à la peau et déterminait les sueurs à l'époque de la crise. Il importait beaucoup, pour obtenir une heureuse terminaison, d'aider les efforts de la nature, ayant égard toutefois aux jours critiques, et d'employer pour cela, suivant les indications, les émétiques, les évacuants, ou les diaphorétiques. — La méthode antiphlogistique ne convenait pas ici. Le sel de nitre (nitrate de potasse) et le sel ammoniac (muriate d'ammoniaque) (2) nuisaient par leur stimulus et avaient les mêmes inconvénients que les sels résolutifs. Le meilleur antiphlogistique était la saignée peu copieuse et rarement répétée. On pouvait l'employer dans le premier stade de la fièvre, lorsqu'il était éminemment inflammatoire ; autrement son usage devait être proscrit. Il fallait aussi, à moins qu'il n'y eût complication bilieuse et putride, mettre de côté une autre classe de médicaments antiphlogistiques, savoir : les acides et surtout les minéraux. Par leur usage, la mucosité rendue plus dense, plus épaisse et plus tenace, sortait plus difficilement de ses follicules.

_____

(1) Voy. Prange, Diss. de camphoræ virtute anthelmint. Gotting., 1759, p. 10 et suiv.

(2) Le sel ammoniac a eu le plus heureux succès toutes les fois que la fièvre muqueuse a pris le caractère intermittent.

Il fallait aussi être très-circonspect dans l'emploi des anthelmintiques toutes les fois que la matière bilieuse avait favorisé le développement des vers ; dès qu'elle était évacuée, ces insectes délogeaient d'eux-mêmes, sans le secours de ces médicaments. Nous n'avons jamais eu recours impunément au mercure, une fois la fièvre allumée ; car la propriété dissolvante de la fièvre prenait une telle force par leur association, que, la prostration des forces augmentant, le caractère de la maladie changeait entièrement. Dans quelques circonstances aussi l'usage des amers devenait dangereux : donnés avant que la maladie eût atteint son état, ils échauffaient trop ; comme la rhubarbe, ils avaient l'inconvénient d'augmenter la saburre bilieuse et le foyer vermineux. Mais sur le déclin de la maladie, la coction étant fort avancée, les amers convenaient parfaitement pour chasser les vers, et, en fortifiant les premières voies, ils rendaient la coction plus facile. — L'application prématurée des vésicatoires ne servait qu'à tourmenter inutilement le malade ; ils augmentaient la tendance à la résolution des forces, et, quoiqu'ils donnassent un pus louable, il ne soulageaient point le malade ; mais appliqués plus tard, ils aidaient la marche de la nature vers la suppuration. — Les lavements adoucissants et détersifs apportaient un grand soulagement, surtout lorsque la maladie était violente, accompagnée d'anxiété et de vomissements spontanés. — L'analogie de la fièvre pituiteuse avec les fièvres intermittentes (analogie qui, à la vérité, est cachée et ne se découvre qu'à l'observateur attentif) indique ce qu'on dut espérer de l'usage de l'extrait de quinquina, et l'expérience le prouva. Plus la fièvre était marquée par des intervalles distincts et suivie de sueurs nocturnes, plus ce remède souverain, donné, autant que possible, dans le temps de la rémission, était avantageux. Il était aussi très-efficace pour régulariser et soutenir le travail de la coction, enrayer la tendance à la gangrène et favoriser de bonnes crises. Vers le déclin de la fièvre, seul ou associé à un autre extrait amer, il rétablissait le ton des premières voies, détruisait les œdèmes et autres restes de la maladie, en excitant la transpiration insensible. A une époque plus éloignée, la décoction de quinquina et un extrait amer suffisaient ; on y ajoutait un sel neutre si on soupçonnait un reste de congestion. — On remédiait fort bien à la faiblesse, suite de la maladie, par un mélange fait avec parties égales d'essence d'écorce d'oranges, de l'élixir de propriété de Paracelse et demi-partie de la liqueur minérale anodine d'Hoffmann; le quinquina en substance uni à la limaille de fer, les eaux ferrugineuses et les autres eaux minérales de même vertu remplissaient la même indication.

V.

Fièvre muqueuse, suite de rechutes.

Les rechutes étaient fréquentes, et la fièvre qu'elles décidaient présentait presque toujours un plus mauvais caractère que la fièvre primitive (exceptons-en cependant les rechutes qui amenaient une fièvre intermittente). Quelquefois même, dans les hôpitaux, elle devenait mortelle au second jour. Ces rechutes étaient d'un très-mauvais augure, et le plus souvent provenaient d'une altération ancienne des viscères peu disposée à se résoudre; d'un squirrhe, par exemple. Ainsi, quoique la première maladie eût cessé depuis quelque temps, et que la santé parût rétablie, une disposition vicieuse du système nerveux, que la première fièvre avait bien modifiée en partie, mais qu'elle n'avait pu détruire complétement, excitait de nouveaux troubles. Souvent la maladie, lors même qu'il n'existait aucune altération grave des viscères, ne se terminait point par une excrétion critique, ni ne se convertissait en une maladie d'une autre espèce; mais elle reprenait son premier type: de sorte que tous ceux qui entraient en convalescence avant d'avoir éprouvé une crise, ne pouvaient se regarder comme guéris. Tôt ou tard, l'étincelle qui couvait sous la cendre, s'allumant au premier jour qu'on lui donnait, l'incendie se déclarait, et, contre l'attente du médecin et du malade, le rétablissement de la santé n'était qu'illusoire. — Le retour de la maladie était souvent dû à une erreur dans le régime, même dans le cas le plus heureux où la fièvre avait été détruite en grande partie par quelque crise. Souvent, par exemple, elle prenait une nouvelle activité lorsque le malade, dans le moment des crises et avant qu'elles fussent complètes, faisait, pour soutenir ses forces, un usage immodéré de mets trop nourrissants et trop recherchés : car les aliments se mêlant à ce qui restait de

matières corrompues, se convertissaient eux-mêmes en impuretés. La pléthore se développant excitait dans le sang un état inflammatoire (qui était quelquefois soulagé le quatrième jour de la rechute par une hémorrhagie du nez). Le malade affaibli précédemment, ne pouvait supporter cette mutation ; la dépravation de la bile se renouvelait, et sa congestion ramenait la maladie.

Chez quelques-uns, l'épuisement des forces et le défaut de nourritures propres à les rappeler déterminaient une vraie fièvre bilieuse putride sans qu'elle fût précédée d'un état inflammatoire. Le malade, par la suite, tombait souvent dans un état de consomption. — Après la fièvre muqueuse bénigne, les fonctions des intestins se rétablissaient en suivant un ordre remarquable : l'estomac s'acquittait déjà des siennes, tandis que les intestins grêles étaient encore dans un état de débilité; et lorsque ceux-ci reprenaient leur vigueur, les gros intestins conservaient quelques traces de la maladie. L'expulsion des vers qui avaient survécu se faisait dans le même ordre que le rétablissement de l'intégrité des premières voies ; ils s'éloignaient peu à peu du voisinage de l'estomac, se retiraient dans la portion inférieure des intestins, d'où ils étaient chassés au dehors à mesure que la convalescence s'établissait. Mais s'ils étaient attirés par de nouvelles amorces, saisissant avidement la nourriture qui leur était offerte, ils regagnaient le duodenum et l'estomac, et la maladie reparaissait sous sa première forme.

VI.

Fièvre muqueuse aiguë et maligne.

Une autre espèce de fièvre muqueuse présentait le caractère bilieux et putride. Ici la corruption était plus grande que dans l'espèce bénigne. L'une et l'autre, ayant leur foyer dans le bas-ventre, étaient, sous ce point de vue, portées à la malignité; mais cette dernière méritait surtout d'être nommée fièvre muqueuse maligne. Comme dans toutes les maladies en général, il était impossible de poser leurs limites respectives : car les variétés intermédiaires entre l'une et l'autre et la mutation qui s'opérait de la première espèce à la seconde apportaient une telle confusion qu'on recherchait en vain un point de séparation; on distinguait cependant les deux extrémités de cette chaîne. Leur nature était la même, mais elles différaient par le degré, par le nombre des altérations, par les symptômes et par l'état pernicieux. — La fièvre maligne dépendait toujours de causes plus graves, soit internes, soit externes. On trouvait entre la muqueuse simple et la muqueuse maligne la même différence que celle qui existe entre la fièvre intermittente régulière simple et la fièvre intermittente maligne et pernicieuse. La muqueuse maligne pouvait donc être regardée comme une dégénération de la fièvre muqueuse simple, ou, encore mieux, comme une maladie muqueuse aiguë devenue très-pernicieuse.

Il était une fièvre qui tenait le milieu entre ces deux espèces, participait du caractère de l'une et de l'autre, et favorisait particulièrement la diathèse vermineuse. On pourrait donc l'appeler à juste titre *fièvre aiguë vermineuse*. — Dans le cours de l'épidémie, la fièvre muqueuse maligne prit la place de l'intermittente maligne lorsque celle-ci, plus radoucie, après avoir duré quelque temps, tendait à sa fin et n'attaquait çà et là que quelques personnes. Elle établit son règne partout où elle put trouver des victimes. Elle se montra d'abord dans les lieux infectés par un grand nombre de malades : tels furent les hôpitaux. Bientôt elle passa d'un hôpital dans un autre, lors même qu'il en était éloigné de quelques milles : c'est ce qui lui valut le nom de *maladie des camps*. De là elle gagna la ville, attaqua d'abord les chaumières et les tristes réduits de la populace, d'où ses ravages ne tardèrent pas à se porter sur le reste du peuple. Sa violence augmenta peu à peu, elle devint plus funeste de jour en jour ; de sorte qu'elle n'épargna point ceux qui hantaient fréquemment les hôpitaux et qui se trouvaient tous les jours au milieu des malades, comme les médecins et les infirmiers. Ceux-là étaient plus exposés qui avaient une disposition particulière aux fièvres intermittentes, ceux encore qu'une affection du système hépatique rendait plus propres à recevoir l'influence de la malignité. Elle n'attaqua personne de ceux qui avaient eu la fièvre intermittente l'automne précédent ; elle frappa toujours les adultes, rarement les jeunes gens, et jamais les enfants. Elle fut aussi plus funeste aux hommes qu'aux femmes.

Le premier période était toujours accompagné de quelque chose d'inflammatoire, et ce caractère, après la coction, dégénérait en putridité. La malignité ne favorisait pas le développement des vers, surtout après le période d'augment ; ils étaient sans doute contrariés par la chaleur et par la putridité de la fièvre. Au reste leur présence aggravait toujours la maladie : car dans le premier période, ne pouvant résister à l'action de la fièvre, ils s'agitaient beaucoup et causaient de l'irritation ; dans le second période, leurs débris augmentaient la putridité.

Le cours de cette fièvre n'avait pas de limites certaines et déterminées. Le plus souvent, comme toutes les maladies aiguës, elle s'étendait au quatorzième et même au vingt et unième jour ; souvent alors elle se jugeait partiellement par une crise quelconque et se changeait en une fièvre lente, qui détruisait peu à peu les restes de la maladie. Cette seconde fièvre n'avait point de terme fixe ; elle s'étendait jusqu'au trentième jour de la totalité de la maladie, et quelquefois plus loin. Elle aidait aux efforts critiques et les soutenait jusqu'à ce que le malade eût recouvré la santé. Mais la fièvre maligne n'avait pas toujours une terminaison si heureuse, et elle tuait les malades au neuvième, quatorzième et vingt et unième jour.

L'issue était douteuse chez tous les malades, et se trouvait accompagnée de beaucoup de danger ; le plus grand nombre succombait, surtout dans les hôpitaux, où cette espèce dominait : il est vrai que leur maladie était compliquée. Si après le période d'inflammation la fièvre ne revenait pas à l'état de fièvre muqueuse simple, il fallait s'opposer de tout son pouvoir à la putréfaction et tâcher d'exciter une crise salutaire quelconque : autrement il survenait un délire opiniâtre et furieux, un assoupissement profond d'où l'on ne pouvait tirer le malade ; et le plus souvent la coction ne pouvant s'établir, la nature succombait. La mort survenait de deux manières : tantôt une inflammation et une gangrène du bas ventre tuaient plus ou moins promptement ; tantôt la maladie, portant sur le poumon, y établissait des obstructions crues, sanguinolentes et gangreneuses, et détruisait subitement ce viscère. Ou bien ces engorgements un peu moins crus présentaient un état muqueux, squirrheux et même purulent ; et alors ils entraînaient plus lentement le malade à sa perte. Chez la plupart les désordres des deux cavités se trouvaient tellement liés ensemble, que ceux qui périssaient à la suite de la péripneumonie étaient aussi victimes des profondes altérations du bas-ventre. — Les exanthèmes n'augmentaient ni ne diminuaient le danger ; puisque plusieurs périssaient sans qu'il parût sur leur corps aucune trace de pétéchies, et que d'autres en étaient couverts au moment même de la mort.

En général, voici ce que nous avons remarqué sur l'issue de cette maladie. La fièvre muqueuse simple, par cela seul qu'elle prenait le caractère de la seconde espèce, devenait funeste ; et, au contraire, la fièvre maligne n'avait d'issue heureuse que lorsqu'elle pouvait être rappelée à l'état de fièvre muqueuse simple. — Ceux qui portaient quelque altération ancienne dans les viscères ; ceux qu'on tenait à un régime très-sévère, de peur de favoriser une rechute, périssaient lentement, et, leurs forces étant épuisées, ils succombaient tantôt à un squirrhe ou à un ulcère interne, tantôt à un ulcère externe, vaste et de mauvais caractère ; à une hydropisie, à la phthisie pulmonaire ou à toute autre maladie de consomption.—Je remarquerai en général que l'enflure des pieds, les aphthes sur la langue et dans la bouche (symptômes qui appartenaient à la muqueuse simple) ne se voyaient point dans la fièvre maligne ; mais un symptôme qui lui était propre, c'était de grandes douleurs dans les membres. — Les prodromes chroniques étaient moins apparents que dans la première espèce ; quelquefois même l'invasion de la maladie n'était précédée d'aucun malaise : on n'observait point, ou que très-peu, de traces de l'affection muqueuse, rarement existait-il un peu de diarrhée ; et si le stade chronique avait lieu, il était beaucoup plus court que dans la muqueuse simple. Au reste, la nature des symptômes avait assez de ressemblance avec les prodromes ordinaires aux autres fièvres malignes. Le symptôme principal était une lassitude et un sentiment de pesanteur dans les membres. Bientôt la perte ou la dépravation de l'appétit, la tristesse s'emparaient du malade, et précédaient de très-près l'apparition de la fièvre, qui devenait d'autant plus mauvaise qu'elle avait été plus douce et plus obscure pendant les premiers jours.

Fièvre muqueuse aiguë, maligne, bilieuse, putride, soporeuse.

Le commencement de la maladie était toujours trompeur. Elle se développait chez quelques malades par des horripilations réitérées pendant le premier jour, suivies de chaleur sur le soir ; chez d'autres, par une alternative d'horripilations et de chaleurs passagères. Quelquefois, tel qui s'était couché en bonne santé, était éveillé pendant la nuit par une fièvre violente, accompagnée du battement des artères de la tête et d'une soif ardente. L'appétit se perdait, les malades devenaient faibles ; ils promenaient un peu les premiers jours, mais ils se soutenaient avec peine. L'ennui et la tristesse les empêchait de se livrer à leurs occupations journalières ; de deux jours l'un, et quelquefois tous les jours, sur le soir, un mouvement de fièvre se développait et les obligeait à se mettre au lit. Depuis le quatrième jour, ils ne pouvaient plus se lever. La tête était très-douloureuse, la soif intense, les veilles continuelles ; ils se plaignaient d'amertume de la bouche, de rapports nidoreux, d'un sentiment de poids dans le bas-ventre : les nausées, les envies de vomir et le vomissement de matières muqueuses mêlées d'un peu de bile se déclaraient ; les forces étaient abattues. Très-souvent des douleurs assez fortes, augmentant la nuit, semblables à celles qu'on éprouve dans un membre brisé, se faisaient sentir dans les extrémités ; elles étaient légèrement soulagées par les relâchants, mais, par intervalles, des spasmes dans les lombes venaient les exaspérer. Les premiers jours, il existait ordinairement de la constipation : les douleurs du bas-ventre, les borborygmes et les tranchées étaient fort rares ; du moins tous ces symptômes étaient d'autant plus doux que les douleurs des membres étaient plus fortes. Pendant la nuit, les malades se trouvaient très-tourmentés par la vision de fantômes. Toutefois, vers le quatrième jour, la maladie éprouvait un léger amendement, suite d'une crise prématurée ; de cette nature étaient les hémorrhagies du nez, la diarrhée, le sédiment des urines ; mais bientôt la recrudescence des symptômes avait lieu, et ils devenaient plus graves. — Depuis ce moment, la douleur de tête s'accompagnait de vertiges et le vomissement apportait un léger soulagement. Chez quelques malades, la diarrhée se déclarait mais sans douleurs; elle était, mais rarement, supprimée par des sueurs. Le sixième jour, quelques gouttes de sang sortaient encore des narines. C'est aussi ce jour-là que le délire avait lieu pour la première fois; il s'accompagnait de sueurs assez abondantes. Le sommeil revenait quelquefois; mais il ne réparait point les forces, et était toujours troublé par des retours d'insomnies et par l'apparition de quelque fantôme. Chez plusieurs, les bras, le cou, la poitrine, les cuisses se couvraient de pétéchies rouges, de figure ronde, rosacées, semblables à des morsures de puces.

Le bourdonnement des oreilles, la diminution de l'ouïe succédaient vers le septième jour à la pesanteur de la tête et aux vertiges; ces deux symptômes se soutenaient encore, mais à un moindre degré. La respiration était gênée, fréquente et agitée. Les exanthèmes ne paraissaient pas lorsqu'il y avait diarrhée fréquente. Quelques vers lombricaux sortaient de temps en temps avec les selles. Les excréments étaient ordinairement bilieux, fétides, sortaient subitement et avec force. A la même époque, où les exanthèmes se manifestaient chez quelques malades, ceux qui en étaient exempts avaient les extrémités supérieures glacées et n'éprouvaient qu'un léger sentiment de froid. La face et les lèvres conservaient, chez quelques uns, leur fraîcheur pendant toute la maladie; chez quelques autres, lorsque la terminaison devait être funeste, elles prenaient une pâleur mortelle, surtout dans les moments de délire. Le vomissement entraînait des matières noires et vertes. L'insomnie et la vue de fantômes rendaient les nuits très-fatigantes. La voix était plaintive, faible; à peine se faisait-elle entendre chez quelques-uns. A mesure que la maladie faisait des progrès, la prostration des forces augmentait. Dans quelques cas, après des douleurs violentes de tête et dans les membres, une soif ardente, des veilles, des insomnies, des délires, il survenait, le neuvième jour, une diarrhée fréquente, suivie d'une diminution remarquable des forces. Une toux sèche tourmentait le malade, les forces ne suffisant pas pour chasser l'humeur muqueuse; la sécheresse de la gorge qui suivait s'accompagnait d'une soif continuelle. Les malades éprouvaient quelquefois, à la même époque, un léger sentiment de froid; de sorte qu'ils avaient bien soin de s'envelopper de leurs couvertures. Les dents devenaient sales et noires; les supérieures étaient sèches. Chez quelques-uns, la fréquence des selles augmentant depuis le neuvième jour s'accompagnait de la perte des forces et du tremblement des extrémités supérieures. La diarrhée s'apaisait vers le onzième jour, et quelquefois s'arrêtait entièrement. A cette époque la surdité, qui devenait plus grande; des évacuations alvines, muqueuses, critiques et légères, qui soulageaient; une petite toux humide, avec expectoration et un bruit stertoreux du larynx; un sédiment laiteux dans les urines, l'éruption de quelques pustules, et enfin toute autre crise imparfaite, ou diminuait beaucoup la maladie ou la terminait en quelque façon. Chez quelques autres la diarrhée, qui s'était arrêtée, fluait de nouveau modérément, devenait critique et présentait le caractère muqueux. Le sommeil devenait plus tranquille et l'appétit se réveillait un peu. Si les efforts critiques qui se faisaient à cette époque ne suffisaient pas pour terminer la maladie, la coction se prolongeait jusqu'au jour critique suivant; les symptômes se soutenaient et devenaient même plus graves, car la pesanteur de tête continuait, la soif augmentait par intervalles, la respiration était toujours fréquente, courte, gênée, stertoreuse : de temps en temps les larmes coulaient involontairement, les membres se couvraient d'un enduit terreux, les déjections alvines s'arrêtaient et ne présentaient plus rien de putride et de bilieux; et si les excréments ne reprenaient pas leur état naturel, il ne restait qu'une légère diarrhée muqueuse peu fatigante. Les nuits devenant plus tranquilles étaient rarement troublées par des insomnies et des agitations; les excréments étaient mêlés de vers lombricaux privés de vie. La toux devenait plus humide. C'est aussi vers le onzième jour que l'on voyait naître quelques pustules purulentes, que des ulcères s'établissaient sur le sacrum et sur le trochanter, etc. Le malade, qui jusqu'alors était resté sur le dos, se tournait sur les côtés. L'urine présentait un sédiment léger, jaune, copieux; la diarrhée muqueuse continuait en très petite quantité, et la fièvre aiguë revêtait peu à peu le caractère de fièvre lente : c'est au moyen de cette dernière que la nature tentait de se débarrasser des restes de la maladie. Depuis ce moment jusqu'au vingt et unième jour, tous les symptômes devenaient plus doux. Une coction lente se soutenait et travaillait au retour de la santé. Alors le malade, recouvrant ses facultés, voyait avec une espèce de plaisir qu'il avait échappé à une maladie grave. Les forces et l'appétit revenaient peu à peu.

Les autres signes et phénomènes observés dans cette maladie variaient suivant son caractère et le tempérament des individus. Le sang qui était tiré de la veine dans le début (le quatrième jour) se couvrait d'une croûte grisâtre et présentait les signes de l'inflammation, il ne fournissait que peu de sérosité ; la partie inférieure du caillot était rouge, et il en sortait un sang noir. Si à une époque plus avancée de la maladie on ouvrait la veine, le sang sortant avec peine coulait goutte à goutte le long du bras ; le caillot ne présentait point de croûte inflammatoire, il ne s'en séparait point de sérosité ; il adhérait intimement aux parois du vase, et sa surface était d'un rouge éclatant. Si une congestion sur le poumon nécessitait une troisième saignée, le sang ne présentait point de sérosité ; mais il se couvrait encore çà et là d'une légère croûte. La soif était intense depuis le commencement de la maladie jusqu'à la crise : dans le période d'augment, elle se joignait à la sécheresse de la bouche et de la gorge ; mais sur le déclin de la maladie elle diminuait. Les malades éprouvaient parfois une toux sèche assez fréquente, les forces ne suffisant pas pour expectorer la mucosité. Dans le temps des crises, c'est-à-dire vers le onzième, quatorzième, dix-septième jour, elle devenait plus humide, moins forte, et l'expectoration s'établissait.

Depuis le troisième jour, la langue était blanche, sèche, rude, sale, et présentait une tache noirâtre vers sa base ; peu à peu elle devenait très-rouge sur les bords et au sommet, le milieu étant sec, jaune et noir. Au neuvième jour, elle paraissait humide, couverte d'un enduit muqueux, jaunâtre, sale, et profondément sillonnée ; après la crise elle était pâle, humide, nette. Chez quelques malades, tant que l'état soporeux se soutenait, elle était d'abord humide, large, blanche, couverte d'une tache d'un jaune foncé et de mucosité, mais bientôt elle devenait peu à peu tremblante, sèche, noire ; se retirait sur elle-même en forme de globe, et le malade ne pouvait la tirer au delà de l'ar-

cade dentaire. Les dents étaient en même temps sèches, salés et noires. — Les premiers jours, le pouls était plein, dur, fréquent ; bientôt il devenait petit, présentait un peu de dureté jointe à la fréquence : il était quelquefois faible. Vers le temps de la crise, il devenait plus plein ; et la fréquence et la dureté se soutenaient à un degré modéré. Pendant une diarrhée critique, il était petit, un peu dur et fréquent. Chez ceux qui étaient menacés d'accidents soporeux, environ vers le cinquième jour, le pouls devenait accéléré, dur, sans fréquence ; par intervalles, il redevenait plein, rare, embarrassé, sans accélération, fréquent, crépitant, un peu dur : peu à peu il prenait un peu de plénitude et de dureté, et parfois il paraissait de nouveau rare, peu développé, pour reprendre ensuite de la dureté et de la fréquence. Les jours suivants, il était légèrement plein, dur, inégal, intermittent, sans fréquence. Aux approches de la crise, il présentait plus de plénitude, de liberté, de fréquence et de mollesse. — Lorsque l'issue devait être funeste, il devenait faible, embarrassé et dur ; enfin, s'affaiblissant davantage, il était marqué par de longues intermittences. Toutes les fois qu'une métastase se faisait sur le poumon, le pouls devenait plein, fréquent, un peu ondulant et pectoral. Les délires furieux étaient précédés d'un pouls débile, filant sous le doigt, vide ; de sorte qu'il semblait que le sang ne coulât que sur les parties latérales de l'artère. — Lorsqu'on avait à craindre le caractère pernicieux, le quatrième jour, l'urine obscure, jaune, bourbeuse, déposait un sédiment blanc, muqueux, avec un cercle sur les bords ; puis peu à peu elle présentait des caractères de recrudescence. Lorsqu'on la laissait reposer, le lendemain elle paraissait quelquefois trouble ; le sédiment était peu abondant, furfuracé, et présentait encore le cercle. Enfin, elle devenait ténue, crue, jaune, ne se troublait plus, et tenait en suspension quelques flocons dispersés ; par intervalles elle redevenait trouble (1) : aux approches de la mort, elle cou-

_____

(1) Ces phénomènes ne devaient laisser aucun doute sur l'issue de la maladie, et le médecin avait lieu de confirmer les pronostics tirés par Hippocrate d'après l'observation des urines.—« Si les urines sont tantôt claires et tantôt présentent un

lait involontairement. — Lorsque la maladie devait avoir une mauvaise coction, et par là devenir funeste, son premier période s'accompagnait des mêmes phénomènes que ceux décrits ci-dessus, avec quelque gravité de plus. Mais depuis le neuvième jour, les symptômes les plus mauvais augmentaient le danger. Le bourdonnement d'oreilles, la surdité cessaient; les parties supérieures se couvraient de sueurs, et les forces tombaient dans un affaissement si grand que le malade restait couché sur le dos sans pouvoir changer de situation : il rendait involontairement des matières noires, et quelquefois leur excrétion était accompagnée de borborygmes fréquents.

Un tremblement s'emparait des extrémités supérieures; la langue se retirant sur elle-même formait un globe derrière les dents et devenait tremblante. Le malade, tombant dans un état soporeux, éprouvait de légers mouvements convulsifs dans les extrémités supérieures; la respiration était difficile, inégale, stertoreuse. Les yeux s'obscurcissaient, se couvraient de saletés et d'une matière sanieuse; ils étaient immobiles et contournés sur eux-mêmes. Il survenait un peu de bouffissure à la face. Le pouls était tantôt plein et présentant les caractères qui lui sont propres dans les affections soporeuses; tantôt il était petit, embarrassé, intermittent. Des soubresauts avaient lieu dans les tendons. Quoique vers le onzième jour il reparût quelque lueur d'espoir, quoique la langue devînt humide, que le malade se couchât sur l'un et sur l'autre côté, et que les symptômes fussent un peu moins violents, cependant tout l'appareil des mau-

vais signes reparaissait le lendemain ; et le malade, reprenant sa première situation, restait couché sur le dos : lorsqu'il se réveillait, à peine se connaissait-il ; et tout son corps, incapable de mouvement, était accablé, comme s'il eût été comprimé par un poids énorme. Chez quelques malades, tant que l'assoupissement se soutenait, c'est-à-dire avant le onzième jour, la face et les lèvres étaient colorées, les veines tuméfiées, et la mollesse du pouls s'unissait aux caractères que lui donnent les affections soporeuses. L'assoupissement reparaissait le douzième jour; les extrémités supérieures, et surtout la mâchoire inférieure, étaient prises de convulsions. La respiration était laborieuse ; la langue tremblante, noire, sèche, ne pouvait s'avancer au-delà des dents ; et quoique les plaies des vésicatoires fluassent beaucoup, tous les symptômes devenaient plus graves. Les urines présentaient des caractères de recrudescence. Les mouvements convulsifs, qui jusqu'alors n'avaient agité que les extrémités supérieures, s'emparaient aussi des extrémités inférieures. Le malade, plongé dans un profond assoupissement, n'était réveillé par aucun moyen excitant : la langue n'étant plus libre, il faisait entendre quelques sons obscurs, il murmurait quelques mots à voix basse ; et lorsqu'il voulait tirer la langue ou parler, la mâchoire entrait en convulsion. Il ne pouvait avaler qu'avec difficulté et que très-peu de boisson à la fois, et la déglutition était toujours accompagnée de hoquet. L'urine coulait involontairement ; le pouls dur, obscur, s'affaiblissait : la respiration devenait fréquente, courte, stertoreuse et si laborieuse que le malade ne pouvait avoir son souffle qu'en portant les épaules en arrière, et en mettant à contribution tous les muscles agents de cette fonction. Enfin le plus souvent, le neuvième ou le quatorzième jour, la langue perdant tout mouvement, les boissons étaient rejetées par la toux qu'elles excitaient. Le malade se découvrait; il promenait continuellement les mains autour du visage, comme s'il chassait aux mouches, et palpait ses couvertures, ayant l'air de saisir quelque chose. Le pouls devenait de plus en plus faible, et son battement cessait pendant de longs intervalles. Les soubresauts des tendons et les mouvements convulsifs des membres augmentaient. Le malade restait couché sur le dos, les genoux repliés, la bouche entr'ou-

---

sédiment blanc et léger, la maladie sera longue, et le malade n'est pas exempt de tout danger. » Præn. 17. — « Les urines qui présentent un sédiment ressemblant à de la farine grossière sont d'un mauvais augure; elles sont encore plus défavorables s'il est en forme de lames. Celles qui sont crues et ténues sont très-pernicieuses; mais il n'en est pas de plus funestes que les furfuracées. » Ibid. 73. — « Les urines qui, contre toute raison, présentent tout-à-coup des signes d'une légère coction, sont mauvaises. » Coac. 579. — « Les urines troubles, épaisses et jumenteuses dénotent que la tête est affectée ou le deviendra. » Aphor. 70, sect. IV.

verte, les yeux ouverts, contournés sur eux-mêmes, immobiles. La face se boursouflait, le râlement, occasionné par l'embarras muqueux du larynx, augmentait peu à peu, et la mort s'accompagnait des phénomènes qu'elle présente chez les péripneumoniques. Le ventre n'était jamais tendu ni avant ni après la mort; au contraire, il était collé au dos, comme nous l'avions observé chez les dysentériques.

Fièvre muqueuse aiguë, maligne, inflammatoire.

Quelques malades n'éprouvaient point de diarrhée. La maladie paraissait plus inflammatoire que putride. Quelquefois même il y avait constipation opiniâtre; et s'il survenait quelques selles de matières muqueuses, elles n'étaient pas mêlées de vers. Dès les premiers jours, soit que la fièvre fût encore cachée et présentât un caractère trompeur, soit qu'elle fût marquée par des frissons et par la chaleur, la voix était continuellement plaintive. Après une ou deux hémorrhagies légères du nez, environ le sixième jour, il sortait des pétéchies abondantes, qui se soutenaient pendant toute la maladie, et même après la mort. Le septième jour il se faisait chez les uns une métastase sur le poumon, suivie d'une expectoration abondante avec bourdonnement des oreilles et dureté de l'ouïe : il en résultait quelque soulagement; le délire cessait pour quelque temps, et même jusqu'au douzième jour. Chez quelques autres, la nature était moins bienfaisante; et ce même jour ils devenaient furieux, jetant de grands cris, tâchant de se dérober à ceux qui les veillaient, ou de prendre la fuite : le calme revenait peu à peu, un délire sourd persistait; ils se frottaient les mains comme pour les laver : enfin, l'assoupissement survenant, ils chassaient aux mouches, tombaient dans un état de stupeur, et le son plaintif de la voix cessait. La maladie était soulagée par un catarrhe, par des crachats, par la toux, le flux des narines, par des évacuations muqueuses, et, le ventre étant resté paresseux pendant quelque temps, elle se dissipait peu à peu vers le dix-huitième jour par des douleurs arthritiques des extrémités, lorsque ces douleurs étaient habituelles et héréditaires chez le malade.

Lorsque la maladie était plus légère, après des vomissements spontanés et des douleurs aiguës dans la poitrine le délire se déclarait le sixième jour, devenait très-furieux, et s'accompagnait d'anxiétés et de constipation; il ne paraissait cependant aucun exanthème : ensuite le malade rejetait par le vomissement, des matières noires, muqueuses, mêlées de vers. Cette évacuation était peu à peu suivie d'amendement dans les symptômes. Enfin, le onzième jour amenait une abondante expectoration muqueuse, accompagnée d'une toux fréquente, et la santé se rétablissait en un espace de temps assez court. — Chez quelques malades où la saignée fut négligée, après sept jours d'une constipation opiniâtre il se faisait une jetée sur une partie affaiblie par une maladie antérieure; par exemple, sur le bassin et les parties génitales : une soif ardente se faisait sentir les derniers jours, et bientôt une inflammation affreuse s'emparait du bas-ventre et de la région pelvienne; une grande quantité de sang s'extravasait dans toutes ces parties, et les gros intestins et les muscles se frappaient de gangrène. La veille de la mort, qui arrivait le 12 ou le 14, il sortait un peu de sang par le fondement.

Dans le traitement de l'espèce pernicieuse, le génie muqueux ne devait pas être trop pris en considération; les indications se tiraient de son analogie avec les fièvres malignes, ayant égard à son origine, à ses affinités, et à l'inflammation qui la compliquait. Mais pour décrire avec plus de clarté le traitement nous diviserons la maladie en trois stades : celui de l'inflammation, celui de la putridité, ou plutôt de la coction, et celui de la crise; mais, dans tous ces périodes, il y avait toujours quelque chose de muqueux. — Dans le commencement de la maladie, l'émétique réitéré convenait assez à l'état des premières voies; il en expulsait les impuretés, emportait un mélange de bile et de pituite corrompues, et, par la secousse qu'il imprimait, il détruisait une partie des engorgements. On ouvrait le ventre, qui le plus souvent était constipé les premiers jours, par les laxatifs antiphlogistiques, par quelques doses de manne et de sel. Pendant le premier stade on faisait une ou deux saignées, suivant le degré de l'inflammation; on donnait les délayants, les résolutifs antiphlogistiques, tels que le sel de nitre (nitrate de potasse), mais à petites doses, et on pouvait y ajouter quelque acide végétal pour calmer la soif.

L'indication de la saignée devait toujours se tirer de l'état du pouls. Si la maladie tenait beaucoup du caractère muqueux, les évacuants par le bas, donnés dans la suite de la maladie, apportaient beaucoup de soulagement. Nous avons vu souvent que les anxiétés et l'oppression de la région précordiale étaient soulagées et même détruites après l'évacuation des vers, de la bile et de la pituite par le vomissement. Plus la putridité des premières voies se développait, plus l'on devait être réservé dans l'emploi des évacuants et des résolutifs et, par la suite, il fallait absolument les proscrire; car rien ne dispose plus les humeurs à la colliquation que les médicaments de cette espèce. C'est la même raison qui devait nous faire apporter beaucoup d'attention dans l'emploi de la saignée; autrement on détruisait les forces nécessaires pour mener la maladie à son terme: on facilitait la dégénération des humeurs, et les symptômes putrides prenaient de l'intensité (1).

Le stade putride n'admettait pas davantage les résolutifs de quelque genre qu'ils fussent, ni les évacuants, ni les antiphlogistiques salins; mais c'est alors qu'étaient indiqués les remèdes qui arrêtent la colliquation des humeurs, et rétablissent les forces. Cette tendance à la dissolution était éminemment combattue par les boissons acidulées, telles que les acides minéraux étendus dans une boisson adoucissante, à cause du caractère muqueux de la maladie. Dans la suite, l'association de la manne à ces moyens devenait assez avantageuse; et lorsque la putridité était un peu enrayée, on y ajoutait quelque léger anodin. Dans quelques cas, on retira un grand avantage d'un mélange d'acide minéral, de manne et d'opium, très-efficace pour corriger et apaiser la putridité bilieuse du bas-ventre, pour calmer les spasmes et les douleurs, et arrêter cette métastase qui se faisait sur les premières voies. — Rien ne fut plus propre à favoriser l'éruption des exanthèmes, qui paraissait avoir quelque difficulté à se faire, que la mixture ci-dessus, seule ou associée à de petites doses de camphre; mais son usage était proscrit par les évacuations putrides du bas-ventre, ou par toute autre colliquation. Dans cette même vue, les émétiques furent parfois très-avantageux : surtout lorsque les efforts de la nature étaient enrayés par les impuretés des premières voies, et par les spasmes qui en étaient la suite; ou bien lorsqu'une commotion était nécessaire pour développer ces mêmes efforts.

On remédiait avec plus de succès par les lavements que par les laxatifs à la constipation, qui, dans l'état avancé de la maladie, n'était pas très à craindre, et se trouvait le plus souvent très-avantageuse. Après le stade putride, on employait avec utilité les vésicatoires : ils frayaient à la nature une route pour établir la crise, ou bien ils formaient eux-mêmes une crise artificielle. Leur application prématurée devenait nuisible, et ils étaient peu utiles lorsqu'on y avait recours trop tard. — Vers le stade critique et pendant tout le cours de la maladie, nous avons reconnu une efficacité surprenante et comme spécifique dans l'extrait de quinquina. Il resserrait légèrement le ventre, il renforçait le genre nerveux et les parties affaiblies, il enrayait la putridité, les mauvaises coctions et la gangrène; il avait une vertu singulière pour exciter de bonnes crises, et surtout les crises purulentes (1). La mucosité qui s'était déposée à la suite de la crise dans le larynx et dans les premières voies, pouvait être évacuée par l'émétique ou par un purgatif : ayant égard aux jours critiques. Si le dépôt de la crise menaçait de se faire sur les poumons, il fallait exciter légèrement l'expectoration en ajoutant le suc de réglisse aux autres remèdes; on ne devait pas négliger les révulsifs à l'extérieur, et les légers évacuants par le bas. Le reste du traitement se rapportait à ce que nous avons établi en parlant de la première espèce de fièvre muqueuse. — Lorsque la maladie dans tout son cours présentait un état inflammatoire très-décidé, sans mélange marqué de putridité, il fallait recourir à la méthode antiphlogistique, et employer les saignées, les évacuants antiphlogistiques, le nitrate de potasse (sel de nitre), le camphre, et autres résolutifs, ayant toujours égard au caractère pituiteux qui compliquait la maladie. En général, on devait appliquer une méthode de traitement combinée

---

(1) Voy. la dissertation de G.-G. Richter, De coctionum præsidiis evacuantium usu eversis. 1758.

(1) Voy. de Haen, Rat. med. in Nosocom.

d'après les différentes complications de la maladie.

Les aliments devaient toujours être adoucissants et, pendant les premiers périodes, ou devait les tirer des végétaux, et les donner en petite quantité. Car souvent nous avons eu l'occasion de remarquer que tout devenait pire par le seul usage des bouillons de viande. Ils exaspéraient la fièvre, et augmentaient la saburre putride. On pouvait les supprimer avec d'autant plus de facilité, que quelques malades avaient de la répugnance pour toute nourriture animale. Mais, sur le déclin de la maladie, il fallait accorder peu à peu des aliments nourrissants et de facile digestion. Le plus souvent même, il était indiqué de réparer, par l'usage de substances très-nourrissantes, les déperditions que le corps avait souffertes. Et si les efforts critiques n'étaient pas soutenus par une diète convenable; si les fluides n'étaient pas tempérés et renouvelés par un nouvel abord de chyle : quoique la nature eût surmonté jusqu'à ce moment tous les obstacles, il se faisait une nouvelle dissolution dans les humeurs; les effets salutaires de la coction étaient détruits, ou du moins elle éprouvait un tel retard, que, n'étant suivie d'aucune crise, le malade essuyait une rechute, ou bien les efforts de la nature suffisaient à peine pour établir une crise lente, la convalescence était pénible et prolongée, et le corps ne recouvrait sa vigueur qu'à la longue. Nous avons fort souvent vu avec peine des malades, dont le sort nous faisait compassion, payer de la perte de leur santé l'application mal entendue des règles diététiques. Nous dirons plus : combien de malades, qu'une diète moins sévère eût conservés, périssaient dans la convalescence, faute de nourriture ! La nature, à différentes reprises, rassemblait ses forces, qui, n'étant point aidées d'un bon régime, ne pouvaient suffire pour établir une crise. Excitant une nouvelle fièvre, elle tendait de nouveau à se débarrasser des restes de la maladie; mais le plus souvent elle manquait son but, lorsque le médecin, toujours plus craintif, refusait les aliments nécessaires au rétablissement des forces. Après des efforts multipliés, la nature succombait enfin ; le malade, épuisé par la faim et par la maladie, mourait dans un état semblable à celui qu'amène la phthisie. Cette terminaison fatale était surtout accélérée par la complication d'une plaie ou d'un ulcère qui, fournissant un écoulement abondant de pus d'un mauvais caractère, minait plus promptement le malade, et le conduisait au tombeau. Quelques-uns, plus dociles à leur appétit qu'aux ordres du médecin, se tiraient fort bien d'affaire parce qu'ils prenaient, à son insu, quelque nourriture.

VII.

Troisième espèce. Maladie muqueuse lente.

L'espèce de maladie muqueuse que nous avons nommée lente n'attaquait guère que les enfants entre deux et quatorze ans; elle affectait principalement ceux qui ayant eu la gale au commencement de l'hiver, se trouvaient guéris de cette maladie. Elle était légère et susceptible de guérison chez quelques-uns : chez d'autres, elle était d'abord légère ; mais le danger augmentait peu à peu, et la maladie devenait très-grave. — L'espèce lente la plus légère était jointe à une fièvre toujours très-douce; quelquefois même, pendant toute sa durée, elle ne présentait pas de fièvre apparente: cette fièvre n'était point assujettie à un type certain, mais elle était erratique, s'élevait par intervalles, et disparaissait ensuite. Le même rapport qui se trouvait chez les adultes, entre l'affection chronique muqueuse, la fièvre muqueuse simple, et la fièvre muqueuse maligne; ce même rapport, dis-je, se trouvait, chez les enfants, entre la maladie lente la plus légère, et celle qui était plus grave. Les mêmes symptômes avaient lieu dans l'une et dans l'autre; seulement ils avaient plus de violence dans la dernière, qui était toujours accompagnée de fièvre marquée. — Les enfants à la mamelle étaient affectés plus légèrement; et ce qui était remarquable, c'est qu'ils se trouvaient exempts de vers et d'éruptions d'aphthes. Les enfants un peu plus âgés n'éprouvaient que des symptômes très-légers et presque chroniques; chez eux, la maladie était affaiblie par une espèce de crise externe continuelle : comme serait, par exemple, une ophthalmie, etc.

Si la maladie s'accompagnait de fièvre, elle commençait par un froid léger, par un appétit désordonné, qui cessait par intervalle; de sorte que les malades ne se souciaient plus des aliments qu'ils avaient demandés un instant auparavant:

cependant les enfants à la mamelle ne cessaient pas de teter. Chez quelques-uns l'appétit se soutenait pendant tout le cours de la maladie. Chez la plupart, dès le début, le ventre était tendu avec dureté; bientôt la soif devenait intense, la bouche amère, la diarrhée fréquente, muqueuse : les aliments occasionnaient un sentiment de pression dans le bas-ventre, et chez quelques-uns il se joignait en même temps une chaleur fébrile avec douleur de tête. Quelquefois l'enfant rendait des vers les premiers jours de la maladie; très-souvent il survenait, pendant le jour, des horripilations et des chaleurs passagères, avec une douleur de tête qui s'exaspérait par intervalles : quelquefois même, on remarquait un vrai accès de froid suivi de chaleur. La langue, le plus souvent, était couverte d'aphthes, et des ulcères très-douloureux s'emparaient des gencives et de la langue. De temps en temps les narines démangeaient, la face devenait rouge, les larmes coulaient involontairement, et le sommeil était troublé par des terreurs. Le vomissement, suite des émétiques, procurait la sortie d'une matière muqueuse mêlée d'un peu de bile. Il survenait aussi une toux qui tourmentait beaucoup les enfants, et qui s'accompagnait d'une chaleur fébrile intense. Il ne se manifestait aucun symptôme pleurétique, ni douleur des membres, ni vomissements spontanés, ni sueurs. La diarrhée cessait vers l'époque de la crise, l'appétit revenait peu à peu, et la maladie se terminait vers la troisième ou quatrième semaine, chez les enfants à la mamelle, par une tumeur œdémateuse autour des malléoles et sur le tarse ; chez les autres, par des pustules de gale environnées d'un cercle rouge.

La langue était rouge, lisse, un peu sèche, nette, recouverte vers sa racine par une mucosité blanche; ensuite elle se resserrait, et devenait effilée et lisse comme un cuir : elle s'élargissait peu après, était d'un rouge pâle, nette, humide et toujours lisse. Le pouls était plein, un peu dur, un peu vite, et fréquent. L'urine rare, jaune, un peu transparente, présentait un léger nuage avec un cercle. Dans la suite, elle devenait trouble, laissait déposer un sédiment d'un blanc rougeâtre; sur la fin, elle était abondante et déposait un sédiment muqueux léger. — Dans quelques cas, sans qu'il y eût eu de la fièvre au com-

mencement, du moins de fièvre aperçue par le malade, le ventre était ouvert pendant quelque temps et se constipait ensuite ; les yeux s'enflammaient, avec tuméfaction des paupières, et rendaient une grande quantité de sérosité ténue, qui peu à peu devenait plus épaisse et puriforme. Le ventre s'ouvrant de nouveau avec une douleur vague autour de l'ombilic calmait l'ophthalmie, l'abdomen s'enflait et devenait dur ; il s'élevait une petite toux s'accompagnant d'un amas de mucosité dans l'arrière-bouche : cette toux s'apaisait par la suite. Les aphthes augmentaient en nombre et en largeur. Au bout de quelques semaines il s'élevait une petite fièvre remarquable, éphémère, ou nocturne, qui était suivie de l'éruption d'une ou deux pustules, de l'augmentation de l'ophthalmie, et de constipation légère. Des retours fréquents de diarrhée expulsaient une grande quantité de vers *trichurides*. Les gencives devenaient douloureuses. Enfin, les douleurs du bas-ventre étant calmées, la diarrhée continuait quelque temps, et jusqu'au moment où l'ophthalmie, qui quelquefois était allée en augmentant, disparaissait avec la maladie, après la sixième semaine.

La méthode de traitement devait être analogue à celle que nous suivions dans les maladies muqueuses de la première et seconde espèce. On peut voir ce que nous en avons dit, et ne pas négliger les précautions indiquées par rapport à la fièvre. Les mercuriaux, et surtout un mélange de muriate de mercure doux (mercure doux), de rhubarbe et de camphre, étaient avantageux dans la maladie lente des enfants, lorsqu'elle était sans fièvre apparente. — On se trouvait aussi fort bien du mercure cru broyé avec du sucre; et chez les enfants plus jeunes, d'un sirop laxatif auquel on ajoutait quelque préparation mercurielle. Les autres anthelmintiques tirés des amers, tels que la semence de *santoline*, la conserve d'absinthe, etc., lorsqu'on n'y ajoutait point de mercure, étaient sans effet. En général, les remèdes avaient peu d'action sur les vers; le plus souvent leur expulsion était due à un effort critique, et non à l'action des remèdes. — Nous excitions le vomissement avec un électuaire ou avec une décoction d'ipécacuanha et le sirop de chicorée, ou bien avec une mixture de manne et d'oxymel scillitique; et chez les enfants nous nous servions du sirop émétique, qui leur répugnait moins. Ces rèmèdes furent donnés, comme on dit, *per epicrasim.*

Nous donnions avec succès, pour exciter les selles, un laxatif adoucissant, avec la manne, ou bien une émulsion avec le jalap, ou bien encore la rhubarbe sous différentes formes, la maladie n'étant pas très-bilieuse. — Le camphre avait une efficacité marquée : soit qu'on l'unît au mercure comme correctif, soit qu'on le donnât dans des émulsions. — Les sels résolutifs, l'hydrosulfure d'antimoine rouge (kermès minéral), et autres médicaments de ce genre, qui agissent par un stimulus, ne remplissaient point notre attente : la fièvre, lorsqu'elle se mettait de la partie, demandait une méthode de traitement analogue à celui de la fièvre muqueuse.

La maladie était surtout funeste aux personnes peu courageuses, d'un caractère sombre, taciturne; aux malheureux qui se nourrissaient mal, qui habitaient des lieux humides, malpropres, et à ceux qui avaient quelque disposition à la phthisie. Elle se déclarait de deux manières : ou par une fièvre continue prolongée, destinée à faire la coction, très-distincte, très-remarquable, séparée par une intermission très-apparente de la fièvre lente ou phthisique qui la suivait, et qui était surtout caractérisée par le froid qui la précédait; ou bien par une fièvre prolongée, trompeuse et cachée, séparée par une intermission très légère d'une fièvre lente phthisique, qui était elle-même très courte, et n'était pas précédée de froid. Cette dernière avait lieu surtout chez ceux qui, à la suite d'une répercussion de gale, avaient quelque lésion dans un viscère. La maladie se prolongeait pendant des semaines et même des mois entiers, et la nature accablée tâchait de l'éliminer par des crises réitérées. Les malades qui succombaient périssaient vers la huitième, la onzième et la douzième semaine, et leur fin ressemblait à celle des phthisiques. — Le stade chronique primitif était semblable au prodrome chronique de la fièvre muqueuse décrit plus haut : l'appétit se perdait, l'estomac éprouvait, après le repas, un poids fatigant. De temps en temps, l'appétit se réveillait; mais les malades n'avaient pas goûté les aliments les plus désirés, qu'ils leur répugnaient. Souvent même la présence des boissons ou des aliments dans l'estomac excitait le vomissement.

La fièvre continue prolongée s'annon-cait le plus souvent par un frisson qui se faisait sentir sur le soir pendant trois jours consécutifs, et quelquefois plus. Dans quelques cas, ce froid n'était pas très-marqué; l'appétit se perdait : dans le début, la tête était douloureuse, mais elle ne l'était plus pendant les autres périodes de la maladie; la soif était intense, ne souffrait pas de rémission, et, comme la fièvre, elle gardait le type continu. Les pieds étaient froids, des vers lombricaux étaient rejetés par le vomissement. Les nausées et le vomissement tourmentaient le malade, surtout lorsqu'il était debout. De deux jours l'un, il y avait quelquefois un mieux-être; mais ce mieux ne suivait aucun type ni aucune règle fixe. Il s'élevait ensuite une petite toux stomacale, sèche, qui s'exaspérait par intervalles, surtout à l'approche de la mort; des douleurs qui se faisaient sentir dans le bas-ventre augmentaient : ses parois s'enflaient et se durcissaient par degrés; la diarrhée survenait, et souvent elle entraînait des vers avec les matières excrémentitielles. Les malades ressentaient un grand froid, se plaignaient de faiblesse et de ne pouvoir se remuer; s'ils passaient quelques instants hors du lit, ils se tenaient assis auprès du feu. A une époque qui n'était pas fixe, chez quelques-uns presque dès le principe de la maladie, chez d'autres quelques semaines avant sa terminaison par la mort, les pieds étaient pris d'une enflure qui occupait d'abord les malléoles et le tarse, qui s'affaissait par intervalles, augmentait aux approches de la mort, et subsistait jusque sur le cadavre. Dans la suite de la maladie, à une période peu déterminée, les malades étaient pris de frissons et d'un froid fébrile; et quoique leurs membres fussent chauds au tact, ils se plaignaient d'un grand froid. Du moment où les frissons avaient lieu pour la première fois, le corps maigrissait peu à peu, les forces se perdaient et, au bout de quelque temps, le malade ne pouvait quitter le lit. Le froid n'était suivi ni de douleurs de tête ni de chaleurs marquées. L'apparition de la teigne et du coryza n'apportait aucun soulagement; et la toux, qui parfois était humide, redevenait sèche. Après quelques frissons et quelques accès de froid, et après la diarrhée, les douleurs du bas-ventre étaient un peu moins aiguës, les gencives, les dents, la bouche entière étaient prises de douleurs suivies d'un écoulement de salive. La langue et toute la surface interne de la bouche se couvraient d'aphthes qui augmentaient en nombre et en largeur, s'affaissaient, devenaient d'un jaune obscur; quelques-uns dégénéraient en ulcères profonds. Quelquefois la langue se couvrait en même temps d'un enduit épais, muqueux et jaunâtre. Ces aphthes causaient des douleurs pongitives et lancinantes qui augmentaient surtout la nuit; ils étaient suivis d'excoriations et même de vrais ulcères (1). L'appétit était bon chez quelques malades; mais la mastication était empêchée par la douleur: chez quelques autres, vers la cinquième semaine, les joues se tuméfiaient aussi; ils ne pouvaient ouvrir la bouche, mais la tumeur se dissipait au bout de huit jours. Cette tumeur gênait la respiration, qui devenait profonde; la voix était très-plaintive. Des vers lombricaux sortaient avec les excréments; et pendant que la suppuration des ulcères et des aphthes se soutenait, les parois du ventre s'affaissaient. Les douleurs de cette cavité revenaient par intervalles et sans diarrhée. Quelques malades rendaient, avec des excréments mous et jaunes, des flocons gras, ressemblant à de la graisse; ils se plaignaient tous du froid dès qu'ils étaient hors du lit: ils tremblaient et ne pouvaient se soutenir, tant ils étaient faibles. Les ulcères entremêlés de larges aphthes occupaient les gencives et le palais; une ou deux hémorrhagies avaient lieu par la bouche, et le sang qui coulait des gencives se formait en caillots qu'il fallait extraire. Depuis ce moment, les douleurs de la bouche étaient un peu soulagées. Les douleurs du bas-ventre descendaient de l'ombilic vers la partie inférieure de cette cavité, sa dureté persistait, et le toucher faisait ressentir de la douleur. Après la sortie des vers par la diarrhée et le vomissement, les douleurs s'apaisaient; le ventre s'affaissait et s'amollissait, et la tumeur des pieds disparaissait. Après quelque relâche, les douleurs de la bouche s'exaspéraient de nouveau, par intervalles, et s'accompagnaient d'un flux de salive très-ténue.

Nous avions alors quelques lueurs d'espérance. Le pouls s'élevait, la diarrhée et la toux cessaient par intervalles; les malades désiraient ardemment de la nourriture, les forces se rétablissaient en quelque sorte. Bien plus, il s'élevait pendant la nuit une ou deux fois des sueurs abondantes; mais bientôt tout allait de mal en pis. Le malade éprouvait un froid qui quelquefois se réitérait, et était suivi de chaleur, de rougeur à la face, et de soif; ou bien des chaleurs passagères remplaçaient ces derniers symptômes, le ventre s'enflait de nouveau avec douleur: l'œdème des pieds reparaissant, ils devenaient douloureux au tact; l'appétit se perdait tout à coup entièrement. Le bas-ventre devenait dur. Une faim insatiable se faisait sentir de nouveau. Les déjections alvines entraînaient une grande quantité de vers; le pouls était à peine sensible: ce qui s'accompagnait de la prostration des forces. Dans certains malades, quelques semaines avant leur mort, une enflure cachectique s'emparait de la face et surtout des paupières; elle diminuait de temps en temps, mais elle subsistait jusqu'à la terminaison funeste de la maladie. Les aphthes reparaissaient avec une telle intensité que le malade, éprouvant trop de douleur, ne pouvait tirer la langue. La perte des forces était suivie de l'amaigrissement du corps; un flux involontaire d'excréments noirs s'établissait, une diarrhée fréquente avec ténesmes amenait la chute de l'anus. Le malade, tombant dans l'état soporeux, gardait la bouche entr'ouverte; ses dents devenaient sèches, sa face était hippocratique: il restait couché sur le dos, les genoux repliés. Enfin, le ventre s'affaissait; ou plutôt il semblait se resserrer, se replier sur lui-même du côté de la cavité. La respiration se faisait difficilement et par de longues intermittences, s'accompagnant d'un bruit stertoreux occasioné par l'amas de mucosité dans le larynx. Enfin, des mouvements convulsifs des membres et de la mâchoire inférieure annonçaient les approches de la mort.

Les douleurs de l'abdomen, comme dans la fièvre aiguë, n'étaient point fixes; elles occupaient surtout la région du colon transverse: au commencement elles étaient légères et obtuses; mais à une époque plus avancée de la maladie, les efforts de toux les exaspéraient et en augmentaient la durée. Elles précédaient presque toujours les déjections alvines,

---

(1) La nature des aphthes est cancéreuse. S'ils s'étendent un peu trop, le levain cancéreux qu'ils renferment est porté par la circulation dans la masse du sang, et contribue avec les autres causes à la dépravation lente des humeurs.

et parfois s'accompagnaient de borborygmes : au reste, elles alternaient en
quelque sorte avec les douleurs de la
bouche. Les malades rendaient des vers
en différents temps ; et le plus souvent
ces vers sortaient d'eux-mêmes, mêlés
avec les matières fécales : ou bien, la toux
augmentant un peu, ils étaient rejetés
par le vomissement. — Le pouls petit,
dur, présentait de la fréquence pendant
presque tout le cours de la maladie, et
les moments où nous ne lui trouvâmes
pas ce caractère étaient très-rares ; il
offrait aussi, surtout dans le premier
stade et sur la fin de la maladie, de la
célérité jointe à la fréquence et à la dureté. Il était rarement plein ; mais bientôt
il redevenait petit, faible et grêle, et une
légère fréquence l'accompagnait jusqu'à
la mort. La langue, couverte d'aphthes et
d'ulcères, était toujours lisse, d'un rouge
pâle, nette, humide, épanouie ; parfois
elle était un peu sèche, blanche à sa base, ou couverte d'un enduit muqueux,
jaune et épais : dans les derniers instants elle était collée derrière les dents ;
les papilles fongueuses étaient de temps
en temps très-apparentes. L'urine était
ténue, aqueuse, citrine ; ensuite peu à
peu elle devenait rougeâtre, épaisse,
transparente, et presque toujours elle
était crue.

La seconde espèce s'accompagnait, dès
le principe, de diarrhée avec boursouflement et dureté du bas-ventre, auxquels
se joignaient des douleurs et des tranchées. Bientôt une toux sèche, stomacale
se mettait de la partie ; les pieds enflaient, devenaient douloureux. Le plus
souvent un frisson avait lieu vers le soir,
mais il était suivi d'une fièvre plus légère que dans l'espèce que nous venons
de décrire. L'appétit se perdait, le malade éprouvait des nausées. Les émétiques expulsaient une matière muqueuse,
tenace, mêlée de bile, qui, dans la suite
de la maladie, devenait d'un jaune obscur, muqueuse, bilieuse, mêlée de quelques lombricaux. Les douleurs de l'abdomen et la diarrhée même s'apaisaient
de temps en temps. La soif s'allumant se
faisait sentir pendant tout le cours de la
maladie. L'oppression des forces amenait l'amaigrissement. L'enflure de la
bouche augmentant s'accompagnait d'un
flux de salive et d'embarras dans la parole et la déglutition. Les gencives
étaient en même temps si douloureuses
que le malade ne pouvait ni fermer la
bouche, ni tirer la langue. La surface

interne des lèvres était couverte d'un
grand nombre d'aphthes, qui, peu à peu,
se changeaient en un large ulcère d'où
découlait une humeur très-fétide, d'une
saveur désagréable. Quelquefois la tumeur des pieds et de la bouche diminuait un peu. Le plus souvent, les
nuits se passaient dans l'insomnie et dans
l'agitation. Parfois l'appétit se réveillait
et se portait surtout sur les aliments légers ; souvent cependant il survenait
des nausées, suivies de vomissements
spontanés, et, lorsque le malade était
debout, il éprouvait des vertiges et des
envies de vomir. Sur le midi, mais très-
rarement, une espèce de douleur de tête
se faisait sentir. De temps en temps, la
toux devenant humide, le malade expectorait une mucosité abondante ; mais
bientôt après elle redevenait sèche. Des
douleurs dans le bas-ventre, autour de
l'ombilic et toujours très-grandes, accompagnées de borborygmes, précédaient
une diarrhée fréquente de matières muqueuses. Dans la suite, les déjections
étaient mêlées de sang pur. Les malades
étaient souvent dans un état de somnolence pendant la journée, et ils suaient
un peu. La toux devenait fréquente, la
diarrhée sanguinolente augmentait, le
corps s'amaigrissait, les pieds enflaient ;
cependant le bas-ventre prenait de la mollesse. Il survenait rarement pendant la
nuit une chaleur accompagnée de soif et
d'anxiétés. Les forces tombant, la face devenait hippocratique, la diarrhée fétide,
les excréments étaient expulsés avec impétuosité.

Si à cette époque le regard reprenait
de la vivacité, si les joues se coloraient,
si, la diarrhée cessant, l'appétit revenait
un peu, bientôt tout ce mieux-être se
dissipait. La face pâlissait et devenait
hippocratique, une diarrhée putride, accompagnée de douleurs, reparaissait avec
la toux. La respiration était fréquente,
profonde ; le pouls vite, très-fréquent,
si faible qu'il s'éteignait sous le doigt ;
les yeux étaient larmoyants. La toux plus
forte et plus fréquente de jour en jour,
s'accompagnait d'un râlement du larynx
occasionné par un amas de *mucus* dans
sa cavité ; des douleurs aiguës de la poitrine rendaient la respiration difficile,
stertoreuse, intermittente et laborieuse.
La déglutition était impossible ; le malade perdait la parole, restait couché
sur le dos, les genoux retirés sur eux-
mêmes, et périssait dans des convulsions
générales, le plus souvent vers la hui-

Rœderer et Wagler.   21

tième semaine. — Le pouls petit, un peu dur, le plus souvent grêle, fréquent, présentait rarement et par intervalles un peu de plénitude. La célérité et la dureté n'étaient pas constantes. La maladie étant plus avancée, le pouls tombait beaucoup; il devenait successivement très-faible, accéléré, dur : il était très-fréquent aux approches de la mort, et la fréquence était son caractère le plus constant pendant tout le cours de la maladie.

La langue était d'un rouge pâle, développée, humide, couverte d'une mucosité blanche; peu à peu elle devenait sèche vers sa base, blanchissait, se couvrait de nouveau d'un enduit muqueux, puis elle devenait nette et se couvrait de papilles saillantes et rougeâtres. Ensuite elle devenait pâle, un peu jaune, humide et nette, et se resserrait sur elle-même; enfin elle pâlissait dans toute son étendue, et du reste elle était lisse et nette. — L'urine était jaune, un peu rouge, transparente, le plus souvent crue; peu à peu elle devenait rouge, peu abondante : elle était rarement épaisse, opaque, et présentait aussi quelques légers nuages dispersés. — Quelques malades éprouvaient souvent un prurit des narines : chez eux le bas-ventre demeurait souple et ne se soulevait point, il ne paraissait point d'aphthes. Au reste, la toux et la diarrhée étaient fréquentes; et dans la suite cette dernière entraînait des vers lombricaux. De temps en temps il survenait des douleurs dans les lombes et une soif intense. La toux parfois devenait humide, et s'accompagnait de coryza. Les malades, étant dans un état de somnolence, prenaient souvent le ton plaintif. Les douleurs du ventre s'aggravaient par intervalles. De temps en temps des vers lombricaux sortaient spontanément. Enfin, vers la huitième semaine, les forces étant épuisées, la toux et la diarrhée fréquentes, les malades, éprouvant tout à coup un pressant besoin d'aller à la garde-robe, expiraient tranquillement, sans éprouver de convulsions, entre les mains de ceux qui les entouraient. Le reste se passait, à peu de chose près, comme dans la fièvre muqueuse aiguë, maligne, inflammatoire. — Le pouls était ordinairement plus plein que dans les premières variétés de l'espèce que nous décrivons; il était cependant moins fréquent et moins accéléré. Sur la fin, il devenait grêle, vite et fréquent. Chez quelques malades, il était de temps en

temps très-fréquent, plein et dur; aux approches de la mort, il devenait faible, accéléré et fréquent. La langue, d'un rouge pâle vers sa base, était couverte d'une mucosité d'un jaune obscur. Peu à peu elle paraissait humide, lisse, restant toujours muqueuse; sur la fin, elle se contractait, devenait rouge et nette.

Les symptômes de l'espèce la plus grave nous désignaient le caractère phthisique de la maladie : nous le trouvions dans son opiniâtreté qui résistait à tous les remèdes, l'amaigrissement et les phénomènes que présentait l'ouverture des cadavres. Son affinité avec le scorbut était démontrée par les aphthes des gencives, les hémorrhagies, les ulcères malins, les douleurs dans les membres, les exanthèmes des extrémités inférieures qui subsistaient après la mort. Les fluides les plus importants du corps humain participaient à l'altération de l'humeur muqueuse. Le fluide nutritif perdait ses qualités requises; il s'élevait un mouvement intestin analogue à une fermentation, si je puis m'exprimer ainsi, qui par une dissolution lente le détruisait et enlevait au corps sa nourriture. Les abondantes excrétions de mucosité enlevaient au corps la portion de cette humeur qui lui était nécessaire; et les vers, les ulcères, les congestions critiques, squirrheuses, purulentes, les amas d'eau dans le tissu cellulaire et les grandes cavités absorbaient la gélatine qui devait fournir à sa réparation. Aussi trouvait-on dans les cadavres les premières voies et les poumons remplis de mucosité, les follicules muqueux très-gonflés, des vers des deux espèces, mais surtout des flocons de lombricaux. Les viscères étaient farcis de matières crues; la poitrine et le bas-ventre présentaient des amas de tumeurs squirrheuses, cette dernière cavité présentait des traces d'une sécrétion purulente; les poumons étaient pleins de vésicules et de petits sacs qui renfermaient un pus plus ou moins cuit. Souvent on trouvait les marques d'une gangrène lente, surtout dans la tunique villeuse, et la violence de la maladie était telle que les anthelmintiques ordinaires, les résolutifs et même les adoucissants et les anodins l'aggravaient plutôt qu'ils ne la détruisaient. — Mais lorsque la maladie était susceptible de guérison, elle n'attaquait que les fluides muqueux et cédait à l'emploi des remèdes. Que si, par hasard, elle portait jusque sur les humeurs douées d'une plus grande vitalité elle était assez douce dans ses symptômes et n'altérait point les viscères, si d'ailleurs ils étaient sains auparavant; et alors la nature victorieuse, après une coction louable, se débarrassait des humeurs qui lui étaient devenues étrangères par leurs viciations.

VIII.

Quatrième espèce de maladie muqueuse, que nous avons nommée accessoire.

La maladie muqueuse se présentait sous une quatrième forme : c'est lorsqu'elle existait avec une affection primitive, qu'elle marquait de son caractère. La grossesse, le temps des couches et les plaies devenaient les circonstances qui favorisaient le développement de l'affection muqueuse. Toutes les maladies chroniques quelconques recevaient les influences de l'épidémie : et parmi elles se remarquaient surtout les affections invétérées du foie, de la rate et des poumons, et très-souvent l'hydropisie, les maladies phthisiques, les maladies vénériennes; très-souvent aussi le miasme épidémique marquait de son cachet les affections hystériques, hypochondriaques, les douleurs de colique et le rachitis. Enfin presque toutes les maladies se ressentirent de l'influence de l'épidémie, quoique par leur nature elles fussent éloignées de son caractère. La liaison qui existait entre elles se manifestait et par des symptômes étrangers à la maladie primitive et appartenant à l'épidémie, et plus évidemment par l'ouverture des cadavres. La maladie primitive, dans cet état de complication, était toujours accompagnée de plus de danger que lorsqu'elle était simple. Bien plus, différentes maladies qui par elles-mêmes étaient susceptibles de guérison changeaient tellement et devenaient si rebelles par la circonstance d'être liées à l'épidémie muqueuse, qu'elles tuaient promptement le malade, ou qu'elles dégénéraient en une phthisie mortelle. Enfin les dernières traces de la maladie muqueuse s'étendaient jusque sur les maladies aiguës de la constitution suivante, laquelle était fertile en petites-véroles (1) et en pleurésies.

(1) Voy. Dissert. de morbo varioloso, p. 22, 23, etc.

Chez plusieurs femmes enceintes, le développement de la maladie muqueuse excitait, à un terme assez peu fixe, l'avortement ou l'accouchement prématuré. Après avoir éprouvé quelques frissons, elles étaient prises d'une grande fièvre avec douleurs à la tête, dans le dos, les lombes et les extrémités ; il s'y joignait des anxiétés dans la région précordiale, une ardeur vive dans le bas-ventre, et un vomissement spontané. Les malades éprouvaient continuellement une soif très-intense. Après quelques légères douleurs d'accouchement survenues le 6e ou le 9e jour de la maladie, le fœtus sortait sans difficulté. Enfin, il survenait une foule de symptômes produits par la maladie muqueuse du bas-ventre et l'inflammation de l'utérus. Peu de femmes échappaient. La plupart périssaient de la gangrène, qui, peu de temps après l'accouchement, s'emparait du bas-ventre, des intestins et de l'utérus ; les cadavres gardaient long-temps leur chaleur et tombaient dans une putréfaction prompte. Nous trouvions dans les intestins une grande quantité de vers lombricaux, et quelquefois même des vers *trichurides*. Une mucosité abondante, visqueuse, qu'on pouvait à peine enlever, couvrait la surface interne de l'estomac. Plusieurs intestins étaient pleins de bile, et les villosités des intestins grêles étaient couvertes d'un enduit jaunâtre qui ne se détachait qu'avec peine. Le plus souvent la rate présentait de la mollesse, et quelquefois elle était d'un très-gros volume. Le foie était aussi mou, rempli de tubercules, et la vésicule du fiel pleine d'une bile épaisse et abondante. L'inflammation gangréneuse s'étendait sur l'estomac, le mésentère, les intestins, qui étaient de couleur bleuâtre et offraient çà et là quelques resserrements.

Nous trouvions toujours le fœtus mort, et il paraissait avoir été affecté de la même maladie que la mère ; car son cadavre présentait l'inflammation du bas-ventre, les resserrements dans le trajet des intestins, le foie rempli de tubercules et marqué de taches livides : une grande quantité de matière muqueuse revêtait l'estomac et le canal intestinal, leur superficie interne et toute la tunique villeuse étaient très-enflammées ; les follicules muqueux très-proéminents, principalement dans le duodenum, devenaient plus rares à mesure qu'on s'éloignait de cet intestin. — Chez quelques

21.

femmes la grossesse se trouvait accompagnée d'une maladie chronique, qui se compliquait elle-même de la maladie muqueuse. C'est pour cela que leurs cadavres offraient des phénomènes dépendants de la complication de ces trois états. On trouvait souvent des calculs dans les bronches; des tubercules, des ulcérations, des concrétions calculeuses dans la substance même des poumons; les glandes bronchiques altérées, noires et endurcies; la glande thyroïde strumeuse, présentant de nombreuses vésicules remplies d'une humeur gélatineuse, et enfin d'autres altérations chroniques. — Dans les femmes en couche, l'influence de l'épidémie s'annonçait par des aphthes douloureux, très-abondants sur les mamelons, par des symptômes pleurétiques, par la soif, la diarrhée, la tuméfaction des mamelles, par l'œdème douloureux des pieds, remontant jusqu'au bas-ventre, et se changeant en une espèce de douleur sciatique.

Les blessés, de quelque manière qu'ils l'eussent été, succombaient presque tous d'une manière plus ou moins prompte, plus ou moins lente, sous l'influence de l'épidémie muqueuse, quoiqu'ils eussent joui jusque-là d'une santé parfaite. Dans les plaies graves, une fièvre aiguë s'allumait; l'inflammation ne produisait qu'un pus de mauvais caractère, fétide, ichoreux; la gangrène se développant s'accompagnait des symptômes de la fièvre muqueuse aiguë maligne, laquelle participait plus ou moins du caractère bilieux, inflammatoire ou putride. Les malades vomissaient des vers, de la pituite mêlée de bile; le bourdonnement des oreilles survenait ainsi que la toux stomacale, et à leur suite les autres symptômes qui appartenaient à ces maladies. Quoique quelques blessés échappassent à la fièvre, leurs plaies ne se cicatrisaient point; elles recevaient l'influence du miasme contenu dans l'air, et, après plusieurs rechutes, la maladie dégénérait en fièvre lente. Très-souvent même, dès le principe, elle prenait le caractère lent, et avait de l'analogie avec la fièvre muqueuse lente. La toux stomacale s'accompagnait de douleurs atroces dans le bas-ventre, surtout dans la région du colon transverse; quelquefois même ces douleurs étaient si fortes, qu'elles arrachaient des cris aux malades. De fréquentes envies d'aller du ventre étaient suivies d'évacuations d'une matière muqueuse, bilieuse, qui devenait sur la fin

putride et ensanglantée; elle était mêlée de vers des deux espèces : souvent une tumeur œdémateuse s'emparait des pieds. Le corps maigrissait. Les douleurs du bas-ventre cessant, le sommeil reparaissait; et la gangrène des intestins ou les congestions sur le poumon tuaient le malade. Les officiers blessés, qui se faisaient traiter en ville, éprouvaient le même sort que les soldats qui étaient entassés dans les hôpitaux. Aucune plaie, quelque légère qu'elle fût, même dans un sujet sain, qu'elle fût le produit d'un accident, ou faite par la main du chirurgien, ne pouvait échapper à l'influence de l'épidémie; elle mettait toujours en danger le malade. Le mauvais caractère du pus était un obstacle à la cicatrice; et ce pus lui-même, produit d'une mauvaise coction, devenait une espèce de ferment qui communiquait le miasme contagieux à toutes les humeurs : les plaies perdaient leur fraîcheur, et les fluides éprouvaient une telle dépravation qu'ils tombaient enfin en colliquation. Le sang répandu dans les opérations chirurgicales, et celui qu'on tirait de la veine, était appauvri, d'un rouge désagréable, un peu noir, dépourvu de gélatine, de consistance, et très-liquide; il était aussi plus aqueux que dans l'état de santé. Le caillot se formait difficilement, s'environnait d'une grande quantité de sérosité, et se couvrait d'une légère croûte inflammatoire. Les plaies formées par la lancette elle-même ne se fermaient qu'avec peine, et après plusieurs jours leurs lèvres abreuvées de pus étaient encore séparées l'une de l'autre.

Les plaies du bas-ventre étaient les plus dangereuses; car elles rendaient une sérosité sanguinolente très-abondante, et étaient très-promptement suivies de la gangrène et de la dissolution des humeurs. Il s'élevait une fièvre inflammatoire abdominale avec douleurs dans les membres, toux légèrement muqueuse et soif. Le ventre se tuméfiait et devenait douloureux; l'esprit était agité; le hoquet, les vomissements se déclaraient; des sueurs recouvraient les parties supérieures; il survenait du délire, des anxiétés, et le malade rendait des sons plaintifs. La langue était tremblante, blanchâtre et recouverte de papilles blanches et saillantes. Les sens s'affaiblissaient, le tintement des oreilles avait lieu, la voix était plaintive, rauque et prompte. La face pâlissait et devenait hippocratique. Le pouls, plein et fréquent au commencement, s'affaiblissait, la débilité augmentant de plus en plus. Une odeur gangréneuse remplissait la chambre du malade ; la tuméfaction du ventre augmentait ; la respiration était gênée, profonde, courte, prompte ; les malades désiraient ardemment de changer de lit ; ils ramassaient des flocons, et se frottaient les mains comme pour les laver. Les yeux s'obscurcissaient, se contournaient sur eux-mêmes. Les sueurs colliquatives avaient lieu en même temps ; les excréments coulaient involontairement ; les extrémités et le bas-ventre devenaient froids ; enfin, de légères convulsions précédaient la mort ; ou bien le malade expirait tranquillement, en s'allongeant dans son lit. — Les symptômes de l'affection muqueuse qui accompagnait l'hydropisie approchaient beaucoup du caractère de la fièvre lente muqueuse ; quelquefois même l'hydropisie était elle-même la crise d'une fièvre muqueuse qui avait précédé, car elle survenait après la cessation d'un flux de ventre qui durait depuis plusieurs semaines. Elle occupait d'abord la face, ensuite le bas-ventre, et enfin les pieds. Elle s'accompagnait des symptômes ordinaires de toux, de soif, de faiblesse et perte d'appétit. La peau se couvrait çà et là d'excoriations gangréneuses qui laissaient échapper de tous côtés une grande quantité d'eau presque purulente et âcre, toutes les parties du corps étant douloureuses au plus léger contact. Enfin, la diarrhée reparaissant entraînait des vers. Quelques malades éprouvaient une toux spasmodique véhémente, des douleurs dans le bas-ventre. Ils avaient la langue couverte d'un enduit muqueux et de papilles saillantes ; ils éprouvaient du froid sur le matin, et l'intumescence qui avait commencé par les parties inférieures gagnait peu à peu les supérieures. Sur la fin les parties œdématiées s'affaissaient, et les pieds seuls restaient enflés. Enfin, les malades ne pouvaient plus avaler ; ils exhalaient une odeur cadavéreuse et périssaient. L'ouverture des cadavres offrait une grande quantité de vers, des tubercules dans le foie, la tunique villeuse des intestins enflammée, et se détachant aisément. Les intestins grêles contenant une matière muqueuse et bilieuse, quelques traces de follicules muqueux ; phénomènes qui attestaient assez l'influence de l'affection muqueuse.

La phthisie pulmonaire, outre les symptômes qui lui sont propres, s'accompagnait, en se liant à l'épidémie muqueuse, d'une enflure œdémateuse des pieds avec douleur, d'exanthèmes secs ressemblant à des boutons de gale, de petites vésicules en forme d'aphthes dans la bouche et dans la gorge, d'ulcérations aux lèvres, d'un flux de ventre continuel, gélatineux et colliquatif, et par intervalles de sueurs abondantes. — Le caractère muqueux compliquait aussi les affections de colique ordinaires aux hypochondriaques. Ces malades éprouvaient un sentiment douloureux de pression dans la direction du colon transverse, qui revenait quelquefois par intervalles et se dissipait enfin par une excrétion alvine de matière muqueuse. La maladie terminée était remplacée par un catarrhe qui lui-même avait été supprimé avant qu'elle parût. — La même complication accompagnait quelquefois l'affection hystérique : elle se reconnaissait à une grande soif, à une diarrhée, fréquente et continue, accompagnée de tranchées et de défaillances ; à un vomissement de matières bilieuses, amères, et aux douleurs de coliques. A ces symptômes se joignaient une langue couverte de mucosité, excoriée, couverte de pustules et d'aphthes jaunâtres, et une toux sèche stomacale.

Plusieurs autres maladies chroniques de différentes espèces revêtaient le caractère de l'épidémie muqueuse ; de ce nombre étaient les palpitations de cœur, et d'autres maux tant légers que funestes. On peut prendre une idée de ces derniers dans les dissections des cadavres, dont nous avons rapporté l'histoire à la suite de la troisième section de ce traité. —Ce qu'il y a de remarquable, c'est que le virus vénérien devenait très rebelle par son association avec l'épidémie muqueuse ; de sorte qu'il n'obéissait à aucun remède, et devenait mortel en déterminant une phthisie nerveuse assez semblable à la fièvre étique muqueuse. Les remèdes dont l'efficacité dans cette maladie est incontestable trompaient notre attente, et, par les mercuriaux et autres remèdes employés de toute manière, il fut impossible d'établir une bonne suppuration dans les ulcères, et d'obtenir une salivation favorable. La maladie restait dans un état de crudité, les humeurs semblaient plutôt tendre à une dissolution lente ; enfin la nature, épuisée par de vains efforts critiques, succombait.

SECTION III.

OBSERVATIONS RECUEILLIES PENDANT LE COURS DE L'ÉPIDÉMIE MUQUEUSE.

I.

Nous allons donner une collection d'observations, pour mieux éclairer la nature de la maladie muqueuse, par l'histoire de quelques malades, et par les recherches faites dans les cadavres. D'après l'ordre que nous avons déjà suivi, nous tracerons d'abord l'histoire de quelques maladies simples ; nous passerons ensuite aux malignes, à celles qui prirent le caractère lent, et enfin à celles qui se joignirent à d'autres maladies. Ce que nous avons fait et écrit est renfermé dans un bien plus grand nombre d'observations ; mais la foule des malades était si grande et nos occupations si multipliées, que nous ne pouvions recueillir exactement l'histoire de chacun d'eux. Au reste, peu importe pour le lecteur d'en avoir sous les yeux une plus grande quantité ; car toutes lui eussent offert les mêmes phénomènes. De toutes les observations que nous avons entre les mains, nous ne communiquerons que celles qui peuvent donner une idée juste et suffisante de la maladie. Nous n'avons point mis de côté ni élagué les histoires moins complètes ; mais de leur ensemble et de quelques autres fragments, nous avons tiré la notice générale qui forme les premières sections de cet ouvrage.

Iᵣₑ OBSERVATION.

Fièvre muqueuse bénigne.

(*Maladie chronique passée à l'état de fièvre muqueuse bénigne.*)

Une femme âgée de quarante ans avait eu pendant trois semaines une diarrhée. Les matières excrémentitielles, dès le principe, étaient mêlées de sang ; mais après quelques doses de rhubarbe, elles étaient devenues muqueuses et blanches. Les premiers jours de la maladie avaient aussi été marqués par une fièvre qui s'élevait sur le soir avec ardeur et incontinence d'urines. Elle avait rendu quelques vers, même avant que la maladie se fût déclarée. Le 10 janvier, la malade étant encore à jeun éprouva des nausées, des envies de vomir, avec une toux sèche. Après avoir mangé, elle se plaignit de nausées, d'un sentiment de pression dans le bas-ventre, qui fut aussitôt suivi d'une déjection alvine qui la fatigua beaucoup. Elle avait de l'appétit, quoique le goût fût dépravé ; et les aliments lui répugnaient aussitôt qu'elle les avait pris : elle éprouvait une soif continuelle. Les extrémités étaient pesantes et douloureuses, les jambes engorgées autour des malléoles. Le pouls était petit, un peu fréquent ; la langue d'un rouge pâle, humide, lisse, couverte d'un léger enduit muqueux blanchâtre. Le sommeil fut paisible.

11 janvier. Un émétique expulsa une grande quantité de matières muqueuses sans bile, ce qui allégea les symptômes. La douleur et la tuméfaction des gencives, effet d'un mélange de rhubarbe et de mercure doux que nous employions alors, succédèrent à la diarrhée qui était muqueuse, de bonne qualité, de couleur brune, accompagnée de douleurs dans le ventre, et qui se soutint jusqu'au jour suivant et disparut : la dépravation du goût cessa, et fut remplacée par un sentiment de soif. L'urine, qui, étant rare et bourbeuse, présentait un cercle contre les parois du vase, et un sédiment blanc, muqueux, abondant, devint plus copieuse, ténue et aqueuse. Le pouls était plus plein, un peu dur et sans fréquence.

14 janvier. Les horripilations qui se faisaient sentir sur le soir se soutinrent toute la nuit accompagnées de froid fé-

brile, de chaleurs passagères, d'une excrétion plus abondante d'urine, et d'insomnies fatigantes. Le lendemain, le
ventre, qui était devenu paresseux, présentait de la tuméfaction et de la dureté.
L'enflure des pieds avait gagné les cuisses. Des aphthes couvraient l'intérieur de
la bouche, qui était tuméfié. La malade,
ayant perdu ses forces, ressentait un
grand froid. L'urine, jaune et crue, déposait un sédiment muqueux, peu abondant. Le pouls était vite, dur, petit. Une
émulsion camphrée, donnée pendant les
insomnies, les anxiétés et les frayeurs de
la nuit, excita une légère moiteur.—Le
bas-ventre s'affaissa, les selles entraînèrent des matières noires; les sueurs ayant
été plus abondantes pendant la nuit,
l'urine diminua de quantité. La douleur
produite par la tuméfaction du côté droit
de la bouche, les aphthes du palais et des
gencives, empêchaient la déglutition des
aliments solides. La dépravation du goût
reparut sans être accompagnée de la soif.
La malade très-affaiblie se plaignit d'une
douleur des lombes qu'on eût dit tenir
à un état paralytique. Le pouls s'affaiblit,
devint vite, dur, légèrement fréquent.—
Les ulcères et la tuméfaction de la bouche étaient devenus plus douloureux, le
nombre et l'étendue des aphthes augmentés : les autres symptômes étaient palliés,
de manière que l'appétit se faisait sentir;
mais la douleur empêchait toujours la
déglutition des liquides. La malade, craignant la mort, en parlait et la voyait toujours dans les moments de délire. Le
pouls était sans fréquence ; l'urine épaisse, jaune, un peu transparente, déposait
un léger flocon. On continua l'usage du
camphre à plus hautes doses. — Les douleurs lancinantes de la bouche, devenant
plus fortes par intervalles, s'accompagnèrent de pareilles douleurs dans la tête
et d'un état de veille fatigant. Le courage
se ranimant donnait à la malade un nouvel espoir de guérison. Ses forces revenant, elle put se tenir hors du lit par intervalles ; elle ressentit de temps à autre
une espèce de titillation dans la gorge,
semblable à celle que fait éprouver la
présence des vers. Une toux sèche, très-
fatigante, s'éleva sur le matin ; dans le
jour, elle entraîna des matières muqueuses : la malade, n'ayant plus de soif, reprenait l'appétit. Elle était constipée ;
l'urine présentait un sédiment peu abondant, muqueux, blanc et léger. Le pouls
était grêle, petit, dur, légèrement vite et
fréquent. Une émulsion faite avec une

once d'amandes, demi-once semences
de pavots blancs et demi-drachme de
camphre, dans une livre d'eau, édulcorée avec le sucre, donnée par cuillerée
toutes les heures, produisit un sommeil
tranquille sans insomnies, sans visions
effrayantes, sous l'influence duquel il parut des sueurs.
Les ulcères des lèvres et des gencives
n'excitaient plus qu'une légère douleur.
La toux était toujours sèche ; l'appétit se
soutenant, la tumeur des pieds, la douleur des membres, la dureté et la tuméfaction du ventre disparaissaient. Le
pouls, conservant une légère fréquence,
était devenu plus plein et plus mou.
L'urine très-trouble déposait un sédiment muqueux, filamenteux, léger, un
peu rouge, avec un cercle contre les parois du vase. Pendant la nuit, le sommeil
fut tranquille et la sueur coula. — Aux
symptômes que nous venons d'énoncer
se joignit une toux intense. Le pouls était
petit, mou, sans vitesse ni fréquence.
Sur le soir il s'éleva un violent frisson,
qui, s'étant prolongé pendant quelques
heures, se termina par une chaleur légère
et une douleur de tête. La fièvre continua pendant la nuit, qui fut très-fatigante et n'amena point de sueurs. — La
douleur de la bouche ne se fit point sentir pendant l'accès de fièvre, mais revint
le lendemain pendant la rémission. Après
l'effet d'un émétique qui fit pousser plusieurs selles, la malade se remit au lit se
sentant affaiblie. L'appétit revint accompagné de soif. La langue était humide,
d'un rouge pâle à sa pointe, et couverte
d'une mucosité blanche. Le pouls petit,
faible, présentait un peu de vitesse et de
fréquence. Un sommeil tranquille amena
des sueurs.
La bouche était toujours douloureuse,
les forces revenaient, les pieds seuls
restaient faibles et pesants. Un ver vivant fut rejeté par la bouche. Les nausées et les anxiétés qui précédèrent sa
sortie cessèrent sitôt après. La soif était
modérée, la faim et le dégoût alternaient
ensemble ; le pouls était petit, faible,
sans fréquence : l'urine jaune, trouble,
déposait un sédiment copieux, muqueux,
d'un blanc rougeâtre. L'usage continué
du camphre excita, au milieu d'un sommeil inquiet, une sueur générale, ayant
une odeur acide. — La douleur de la
bouche était diminuée, l'appétit modéré
et régulier, le sommeil tranquille. Le
pouls petit, sans dureté, devint légèrement fréquent sur le soir. L'urine était

semblable à celle de la veille; la langue épanouie, humide, était couverte d'un enduit muqueux, épais et blanc. — La tumeur de la bouche s'était affaissée, les aphthes existaient toujours; la malade prenait des forces, les pieds restaient cependant faibles, et le mouvement excitait des douleurs dans les lombes. — Un sentiment de pression sur l'estomac, suivi d'envies de vomir, fut occasionné par un aliment indigeste. La malade revenant à l'état de santé, tous les symptômes avaient disparu; si on en excepte les aphthes, qui étaient plus douloureux par intervalles. C'est pourquoi nous ne donnâmes plus qu'une dose de rhubarbe tous les soirs, à titre de préservatif. — La bouche devenant peu à peu moins douloureuse, la déglutition des aliments solides se faisait plus facilement; et une légère diarrhée emmena les restes de la maladie.

1° Nous avons dans cette observation un exemple frappant de la complication de la maladie muqueuse avec les petites fièvres bénignes; et les préliminaires chroniques nous donnent une idée parfaite de ce qu'était la *maladie muqueuse chronique*. — 2° La fièvre qui s'éleva prit la forme des petites fièvres nocturnes. Le septième jour, qui répond au période le plus élevé de la fièvre, il survint un accès éphémère, qui de nouveau fit place aux fièvres nocturnes. — 3° Les différentes crises imparfaites qui eurent lieu pendant cette maladie, et surtout les aphthes et les ulcérations de la bouche, apportèrent quelque soulagement. — 4° Après la fièvre éphémère, l'excrétion d'un ver et de matières muqueuses, accompagnée d'une sueur copieuse, affaiblit beaucoup la maladie. Mais, enfin, la diarrhée muqueuse qui survint après le quatorzième jour en détruisit peu à peu les restes. L'excrétion critique arriva un ou deux jours plus tard (le neuvième et le quinzième jour) que le temps destiné aux crises; mais cela fut rangé, à ce qu'il paraît, de manière que la coction fût achevée au terme fixe des crises, c'est-à-dire au septième et au quatorzième jour. Mais pour chasser la matière, produit de la coction; après une certaine rémission dans la fièvre, il fallut une nouvelle exacerbation légère, marquée par un froid peu sensible, qui devint comme un appendix du premier paroxysme : de sorte qu'enfin la nature, par ce travail, acheva le lendemain l'excrétion critique. Nous avons souvent observé le même phéno-

mène dans les éphémères. — 6° L'origine de l'épidémie muqueuse et son affinité avec la fièvre intermittente sont prouvées par ce que nous avons déjà dit ailleurs, et par ce qui suit.

La douleur paralytique des lombes est commune aux deux maladies, et forme un symptôme qui leur est presque propre. — La douleur périodique des dents et de la bouche tient sans doute, comme toutes les maladies intermittentes, à la famille des fièvres intermittentes. Souvent dans les fièvres intermittentes elles-mêmes, surtout dans celles de l'automne et dans celles qui dégénèrent en éphémères, la douleur de dents a lieu (SECT. I, N° IV, OCTOBRE); souvent aussi la fièvre intermittente est tellement changée par des remèdes donnés à contre-temps ou par l'approche de l'hiver, qu'elle dépose entièrement le type fébrile, ne paraît plus que sous la forme intermittente, laissant après elle quelque symptôme nerveux, périodique et rebelle. Telles sont surtout l'odontalgie, l'otalgie, la céphalalgie, etc. Ce symptôme nerveux est adouci par une légère chaleur fébrile, qui paraît chez quelques malades dans le moment de sa plus grande vigueur; et quelquefois il est absolument détruit à une époque plus reculée, par l'apparition d'une fièvre aiguë. Tous les observateurs savent que cette chaleur suit toujours l'accès de douleur qui remplace, dans ce cas, l'accès de froid. On voyait de même, dans la maladie muqueuse, la chaleur apaiser au huitième jour la douleur de la bouche. — Il est très-ordinaire de voir la solution de la fièvre intermittente se faire par de petits ulcères aux lèvres, dont la nature approche beaucoup des ulcérations et des aphthes de la bouche qui étaient une crise familière à la maladie muqueuse. Les sueurs qui forment la crise de chaque accès sont aussi communes aux deux maladies.

Le type de la fièvre muqueuse, quoique erratique et irrégulier, était cependant intermittent, et indiquait son affinité avec la fièvre intermittente. Aussi observait-on tous les deux jours quelques traces critiques. Mais parfois ce caractère était si peu marqué dans la maladie muqueuse qu'après un certain temps elle ne présentait plus que des accès qui avaient lieu sur le soir, et ressemblaient fort aux petites fièvres nocturnes qui étaient très-liées elles-mêmes à la maladie muqueuse chronique. La fièvre muqueuse bénigne était sans doute une fièvre intermittente dégénérée en légères fièvres nocturnes, ou plutôt cet ensemble de fièvres nocturnes présentait une vraie fièvre intermittente. — Assez souvent, après quelques trèves, un froid marqué, décidé par la nature et le caractère benin de la maladie, allumait de nouveau la fièvre, qui mettait en coction la matière morbifique, et l'expulsait lorsqu'elle était suffisamment élaborée. Mais lorsqu'un nouvel accès de froid, assez grand, n'était pas précédé d'une intermission, la maladie prenait le caractère pernicieux. (V. OBSERVATIONS XIII et XIV.) En général, plus le cours d'une fièvre abdominale quelconque est marqué par des accès qui laissent entre eux des intervalles lucides, plus son caractère est simple, plus elle se rapproche de la vraie intermittente ; au contraire, lorsque les accès d'une fièvre intermittente dégénérée prennent de l'intensité et qu'ils s'approchent l'un de l'autre, de manière à ne pas laisser d'intermission entre eux, la fièvre prend le caractère aigu, malin et putride, et sa marche devient continue. Aussi la maladie muqueuse qui s'accompagnait de rémission dans les symptômes et dans la fièvre, qui présentait des accès précédés de froid et suivis de crises particulières; par cela seul, était bénigne. Mais lorsqu'elle s'éloignait de cette simplicité (1) des fièvres intermittentes, elle devenait maligne et très-dangereuse.

On put voir dans le cours de l'épidémie deux époques où les fièvres intermittentes s'éloignèrent du caractère régulier ; ce fut aux approches de l'été et de l'hiver. L'intermittente régulière du printemps dégénéra en intermittente pernicieuse à cause de la température chaude et sèche de l'été, qui alternait avec le froid des nuits. L'automne ramena le type régulier ; mais la saison de l'hiver convertit de nouveau les intermittentes en muqueuses et en catarrhales malignes. Enfin, l'épidémie continuant encore, le retour du printemps ramena les intermittentes régulières. —V. SECT. 1, Nº IV.

(1) Il serait à souhaiter que les médecins agissants reconnussent enfin les bons effets de la fièvre intermittente, et ne la combattissent pas toujours, dès qu'elle paraît, par l'usage du quinquina.

Fièvre muqueuse bénigne chez un enfant.

Une petite fille de onze ans ressentit, le 15 janvier, sur le soir, un frisson avec froid qui fut suivi de douleur de tête et de soif intense, ce qui l'obligea à se mettre au lit. — Le lendemain, étant encore à jeun, elle éprouva des nausées, des envies de vomir avec amertume de la bouche et des renvois nidoreux. Elle se plaignit de froid, n'eut pas d'appétit, but abondamment. Le sommeil fut assez bon. — La soif intense et la dépravation du goût persistaient. L'accès de l'air extérieur excita des horripilations, qui ne furent suivies ni de douleur de tête ni de chaleur fébrile marquée. Le pouls étant un peu dur et fréquent, un flux de ventre s'établit. — Huit grains d'ipécacuanha réitérés trois fois expulsèrent une matière muqueuse mêlée de bile, détruisirent l'amertume de la bouche, et apaisèrent un peu la soif. Le pouls était petit, un peu fréquent; la langue d'un rouge pâle, un peu humide, nette. — Le sommeil fut inquiet, sans être accompagné de délires effrayants; la diarrhée cessa, la malade éprouva des démangeaisons dans les narines : l'appétit fut bon et la soif modérée, la langue et le pouls présentèrent les mêmes phénomènes que la veille. Nous fîmes passer *per epicrasim* une poudre composée de parties égales tartrite de potasse (tartre soluble) et de muriate d'ammoniaque (sel ammoniac). Le sommeil de la nuit suivante fut tranquille. — Des matières excrémentielles glaireuses entraînèrent deux vers lombricaux. Un sentiment de titillation dans la gorge excita un crachement. La malade eut de l'appétit; mais la mastication excitait une douleur dans les gencives, quoiqu'il n'existât pas d'aphthes. Se sentant un peu faible, elle garda le lit; et lors même qu'elle n'éprouvait aucune fatigue, la soif était grande. Le pouls petit, un peu dur, présentait une fréquence modérée; l'urine trouble, laiteuse, formait un cercle autour du vase. La malade passa presque toute la nuit sans dormir. — La lassitude la retint encore au lit. Elle éprouva de la soif, et l'usage de la poudre ci-dessus énoncée lui occasionna quelques nausées et des envies de vomir. Le ventre était constipé, la langue rouge, nette, un peu sèche ; la douleur des gencives augmenta. Sur le soir, nous substituâmes aux sels le camphre uni au sucre; de sorte que chaque dose contenait quatre grains de camphre. — La douleur des gencives et du palais augmenta par intervalles, sans qu'on aperçût d'aphthes. L'irritation de la gorge revenant semblait annoncer la présence d'un ver. La soif continua. L'appétit était bon, le ventre toujours constipé; le pouls petit, un peu vite et fréquent : la langue humide, d'un rouge pâle, couverte d'un léger enduit muqueux blanc, était parsemée de papilles rouges saillantes.

Pendant le jour, la malade resta hors du lit. Une émulsion avec trois grains résine de jalap eut le meilleur effet. L'urine peu abondante, claire, citrine, avec un cercle autour du vase, ne déposa que long-temps après avoir été rendue un sédiment peu abondant, blanc, léger. La nuit ayant été très-tranquille, les sueurs furent abondantes sur le matin. — On réitéra les poudres camphrées, à la dose de trois grains, avec quinze grains de sucre, toutes les deux heures. La douleur de la bouche avait éprouvé une rémission, l'appétit était bon. La malade promena; le pouls était petit, avec une légère fréquence : la langue d'un rouge pâle, nette, un peu humide, n'offrait plus de papilles rouges. La nuit ramena une sueur abondante. — Le retour des forces amenant la convalescence, l'appétit revenait. Le ventre était libre; l'urine, transparente, ne formait plus le cercle autour du vase, et déposait un sédiment blanc, muqueux, lié, très-abondant. Les pieds n'étaient point engorgés, et le ventre n'avait pas de tuméfaction. Enfin, l'urine transparente et citrine ne présentait plus ni nuage ni sédiment, et la malade obtint une parfaite guérison. — 1° Cette espèce est semblable à celle de la première observation, puisqu'elle paraît bien moins suivre la marche d'une fièvre continue que se composer d'un certain nombre de fièvres nocturnes. — 2° L'espèce bénigne était plus ordinaire aux enfants, aux femmes, aux personnes d'une constitution faible, qu'aux hommes et même qu'aux femmes d'un tempérament vigoureux. La fièvre muqueuse bénigne, simple ou avec des aphthes et séparée en accès de fièvres nocturnes, n'attaquait que les gens d'un tempérament très efféminé, et chez lesquels le système nerveux était très-affaibli. Les hommes, et en général les personnes d'une constitution vigoureuse, étaient

plus ou moins enclins à être frappés de la fièvre muqueuse aiguë maligne. Les jeunes enfants qui étaient affectés d'un ancien vice dans les viscères succombaient à une fièvre lente accompagnée de phthisie (1). Ceux qui étaient d'un tempérament plus vigoureux succombaient à la fièvre aiguë ou à la phthisie, qui en était la suite. — 3° La fièvre muqueuse simple, bénigne, sans aphthes, était toujours d'un meilleur caractère, et différait moins de la fièvre intermittente bénigne; mais lorsqu'elle se compliquait d'aphthes, de tranchées, etc. (V. l'Observat. précéd.), elle se changeait en fièvre lente, et en présentait les symptômes. — 4° Dans cette seconde observation, la sueur abondante qui s'établit le dixième jour, et se renouvela le lendemain, diminua la violence de la maladie, qui d'ailleurs suivait la marche d'une intermittente bénigne. — 5° Les changements qui survenaient dans les urines pendant le cours des maladies muqueuses, étaient plutôt des signes décréteurs d'une crise qui devait avoir lieu que la crise elle-même.

IIIᵉ OBSERVATION.

Fièvre muqueuse bénigne suivant le type tierce, observée chez un enfant.

Le 11 janvier 1761, une jeune fille, âgée de sept ans, fut prise sur le soir d'une douleur de tête suivie de grande chaleur avec une sueur universelle. — Elle garda le lit par intervalles, et la douleur de tête s'accompagna de soif intense et de perte d'appétit. — Elle ne put quitter le lit, et aux symptômes précédents se joignirent une grande chaleur et une toux sèche. — Les pieds étaient douloureux, la malade rendait tout ce qu'elle prenait; l'abdomen devint boursouflé et tendu. La douleur de tête continua, la chaleur n'amena point de sueur; le pouls était plein, très-fréquent : une toux sèche, exaspérée, excita un point douloureux dans la poitrine. — Le sommeil fut troublé par des songes effrayants. Le ventre, enfin devenu libre, évacua des matières très-dures; la tête et les membres étaient douloureux, la chaleur et la soif intenses, la toux toujours accompagnée d'une douleur pongitive dans la poitrine et le bas-ventre. Le

_____

(1) Voyez plus bas, observ. Maladie vénérienne mortelle.

pouls était fréquent et un peu dur ; l'urine, jaune, présentait un léger nuage dispersé. Un émétique fit rendre avec douleur une abondance de matières muqueuses mêlées d'un peu de bile. Une légère sueur calma un peu la douleur de tête et la chaleur. — L'émétique fut réitéré, et fit rejeter à cinq reprises différentes une abondance de mucosité verdâtre ; il fut suivi de sommeil. La malade eut un peu d'appétit. Suivant sa marche ordinaire, la fièvre s'exaspéra sur le soir avec les autres symptômes. L'abdomen se ramollit ; il survint le même jour une excoriation douloureuse à la partie interne de la bouche, et la langue s'enfla. On fit passer une émulsion camphrée. — La soif et la tuméfaction de l'abdomen persistaient ; mais la chaleur et la douleur de tête étaient un peu assoupies. L'appétit se fit sentir ; et la malade, rassemblant ses forces, put se lever. L'usage du camphre fut continué ; quelques aphthes parurent sur la langue, qui était enflée, rouge, couverte à sa base d'une mucosité épaisse et jaunâtre. La nuit fut tranquille ; le sommeil, quoique court, procura des sueurs abondantes.— La malade paraissait entrer en convalescence ; mais après avoir pris un peu de nourriture, elle fut obligée de se mettre au lit. La douleur de tête et des membres devint si intense que la pression du doigt était insupportable. La toux s'exaspéra, et l'abdomen devint aussi douloureux. L'urine rouge, sans cercle autour du vase, déposait un sédiment muqueux, blanc et lié. L'usage du camphre amena pendant la nuit, sous l'influence d'un sommeil assez tranquille, une sueur abondante.

Une émulsion avec le jalap procura huit selles entièrement muqueuses. La douleur de tête avait totalement disparu, et les douleurs des membres étaient bien apaisées. Le pouls était petit, vite, fréquent ; l'abdomen, tuméfié, avait plus de souplesse. La bouche ne présentait pas d'aphthes, mais ils furent remplacés par la douleur des gencives et par la proéminence et la rougeur des papilles fongueuses perçant la mucosité de la langue. La malade demanda à manger. Une mixture faite avec une partie de dissolution d'acétite de potasse (terre foliée de tartre) et mi-partie de teinture de roses procura une nuit tranquille et une sueur partielle de la tête. — Tout était amélioré. L'urine jaune, trouble, présentait le cercle autour du vase, et un sédiment

abondant, muqueux, blanc, furfuracé. Le sommeil fut tranquille et sans sueurs.

— La bouche n'était plus douloureuse, et l'appétit était bon ; la soif toujours grande. Le bas-ventre s'était assoupli et avait diminué de grosseur sous l'influence des remèdes dont on continuait l'usage. Sur le soir, il survint un frisson avec froid, qui dura plus d'une heure, e 1 la malade s'endormit vers la fin de l'accès ; à son réveil, elle éprouva de la chaleur et de la soif. L'urine rendue pendant l'accès de froid était citrine, transparente, et déposait un léger nuage. — Pendant le jour, la malade se tint volontiers hors du lit. Cependant elle ne put s'éloigner du feu, éprouvant beaucoup de froid. Elle eut bon appétit, éprouva un prurit dans les narines. Le ventre était constipé. La mucosité qui recouvrait la langue laissait apercevoir les papilles. Un nouvel accès de fièvre, qui revint le soir, se termina sur le matin par des sueurs. — Le sommeil fut de nouveau troublé par des songes effrayants. La malade se plaignit de douleurs de tête et de bas-ventre, elle se mit au lit tourmentée par des tranchées et des borborygmes ; la soif redevint intense. Elle ne put manger que des choses légères. L'urine était ténue, citrine, crue ; la langue rouge, humide, nette, présentait des papilles sur ses bords. La nuit fut tranquille, sans fièvre et sans sueurs. — Un mélange d'ipécacuanha avec le sirop de chicorée chassa des matières muqueuses d'un jaune vert. La malade passa la journée hors du lit, et se plaignit d'une douleur lancinante dans les pieds. Le pouls, petit, dur, fréquent, reprenait de la plénitude. La nuit ressembla à la précédente. Cependant la douleur des pieds augmenta.

Le 26 janvier, la douleur du ventre reparut par intervalles. La langue était rouge, mais son milieu restait couvert d'un léger enduit muqueux blanc. L'urine était la même que celle du jour précédent. La malade refusa tout médicament. — Le sommeil fut tranquille, et produisit une sueur abondante. L'urine un peu transparente, jaune, resta toujours crue. Tout rentra dans le meilleur ordre possible, et la santé se rétablit. — 1° Cette fièvre muqueuse participait du caractère intermittent ; mais à cause de la saison, qui n'était pas opportune, elle ne put suivre jusqu'au dixième jour le type tierce que d'une manière moins marquée qu'il ne l'est dans l'intermittente régulière. Pendant ce laps de temps il se fit une espèce de crise imparfaite par les aphthes, les sueurs et les douleurs de la bouche. — 2º La fièvre reparut le douzième jour sous le type quotidien, et chassa par les sueurs le reste de la maladie.

IVᵉ OBSERVATION.

Fièvre muqueuse aiguë, suite d'une rechute, se changeant en fièvre intermittente quotidienne.

Une femme âgée de trente-huit ans depuis une semaine était à peu près convalescente d'une fièvre muqueuse aiguë; elle avait été saignée deux fois, et un laxatif avait procuré la sortie de plusieurs vers trichurides. Une hernie dont elle était affectée disparut subitement dès le commencement de la maladie. Elle fut ensuite atteinte d'une diarrhée qui dura jusqu'au 30 avril. — Ce jour-là, elle ressentit un grand froid qui fut suivi de chaleur et d'une grande douleur de tête. — Des douleurs ressenties dans les membres, et surtout dans les pieds, s'accompagnèrent d'une grande faiblesse. Elle éprouvait aussi des douleurs dans le bas-ventre, mais c'était plutôt des douleurs de pression que des douleurs aiguës. La diarrhée était fréquente, avec ténesme et excrétion de matières muqueuses. La malade était inquiète, dormait par moments et toujours la bouche ouverte. Elle n'avait pas d'appétit; la soif était grande, la douleur de tête légère; les yeux étaient aussi douloureux et les paupières appesanties; la langue blanche, un peu sèche, épanouie; le pouls faible, petit, rare, sans dureté. Toutes les heures elle prit une cuillerée d'un électuaire fait avec deux onces de manne, une once d'huile de lin récemment exprimée et une demi-once de sucre. — De vains efforts de vomissement qui survinrent adoucirent la diarrhée et le ténesme. La douleur des membres continua, ainsi que la faiblesse et le sentiment de poids et de pression dans la région de l'estomac et du colon transverse; de sorte que ces douleurs partaient du côté droit pour se porter dans le côté gauche. Le pouls était plus plein, rare, sans dureté; la langue sèche, repliée en forme de globe, blanche, un peu jaune à sa base. Quelques grains d'ipécacuanha aiguisé d'un peu de tartrite de potasse antimonié (tartre stibié) excitèrent au moins six fois le vomissement, et chassè-

rent des matières muqueuses mêlées d'un peu de bile. — La malade éprouva un soulagement marqué de l'effet de l'émétique. Elle alla une seule fois à la selle, et sans diarrhée. Elle désirait le sommeil, et se plaignait d'une grande lassitude. Elle était tranquille dans son lit, et l'on eût dit qu'elle dormait; mais si quelqu'un lui adressait la parole, elle répondait comme si elle venait de s'éveiller. Le pouls était rare, égal, sans dureté; la langue un peu blanche dans toute sa surface, contractée, humide; la malade la trouvait rude. Le sommeil inquiet s'accompagna d'une sueur abondante. On donna toutes les heures une cuillerée de la mixture suivante : dans huit onces d'eau bouillante, dissolvez demi-once sulfate de potasse (arcanum duplicatum); gomme ammoniaque et savon de Venise, de chaque une drachme. — La diarrhée, les douleurs et la tuméfaction du ventre avaient disparu; la tête était lourde et ne devint douloureuse que le soir. Les pieds étaient encore pesants, la faiblesse était moindre; de sorte que la malade resta hors du lit pendant la journée : le pouls était petit, sans dureté ni fréquence. La langue offrait le même aspect que la veille, mais était plus épanouie; l'urine légère, aqueuse, pâle, claire, déposa un peu de sédiment couleur de lait, sans cercle autour du vase. Même remède que la veille.

Les douces apparences du retour de la santé se soutenaient; la malade n'avait cependant pas d'appétit : elle se promena, ne ressentit pas de douleurs; mais les pieds étaient toujours lourds. La langue était blanche, contractée, humide; l'urine semblable à celle de la veille. Même remède. — Des horripilations vagues survinrent sur le matin, avec douleurs aux pieds et spasmes dans les lombes; elles furent suivies de chaleur et de douleur de tête qui cessèrent sur le soir, et firent place aux douleurs du bas-ventre et au sentiment de pression à l'épigastre. Le pouls sur le soir était un peu plein, sans fréquence et sans dureté. — Sur les neuf heures du matin il parut un nouvel accès de froid qui s'accompagna de spasmes dans le dos, de douleurs aux pieds et de tremblements dans les membres; il fut suivi de chaleur, de douleurs de tête et d'une grande anxiété dans la région précordiale. Le pouls, pendant le période de froid, fuyait pour ainsi dire sous le doigt. Pendant le période de chaleur il présenta un peu de plénitude et une légère fréquence. La chaleur diminua sur le soir. On fit passer *per epicrasim* une poudre composée d'une demi-once sulfate de soude (sel de Glauber), deux drachmes muriate d'ammoniaque (sel ammoniac), et autant de sucre. — Sur les dix heures du matin la malade éprouva des bâillements sans froid notable, qui furent suivis d'une chaleur modérée, de douleurs de tête sans sueurs subséquentes. Elle était lasse, et la douleur des pieds la retint au lit toute la journée. L'urine ténue, citrine, transparente, déposait un léger nuage muqueux. On continua l'usage de la poudre.

Un froid léger se fit sentir sur les neuf heures. Au bout d'une demi-heure, il céda à une chaleur intense et à une douleur de tête gravative ; de sorte que la chaleur se continua toute la journée avec des sueurs abondantes. Le pouls était petit, un peu dur, avec fréquence modérée ; la langue blanche, humide, rouge sur les bords. Après le paroxysme, on redonna la poudre prescrite les jours précédents. — Le froid revint sur les dix heures ; mais il fut assez modéré, et suivi d'une chaleur médiocre : ce paroxysme étant très-léger, la malade passa la journée hors du lit. L'urine ténue, aqueuse, légèrement jaune, déposa un sédiment blanc et pesant. Le pouls était petit, un peu dur, sans fréquence. On continua le mélange des sels. — Sur les neuf heures du matin, un froid léger, à peine sensible reparut et se soutint une demi-heure ; il fut suivi d'une chaleur modérée sans douleur marquée de la tête, elle se prolongea toute la journée. Depuis ce moment, la malade entra en convalescence et ne ressentit plus de fièvre.

1° Comme dans les coliques une hernie est poussée au dehors par l'expansion spasmodique des intestins, de même les spasmes qui précèdent le début d'une maladie aiguë peuvent, dans le moment où le froid fébrile resserre tout, faire rentrer une hernie. — 2° Les deux rechutes qu'éprouva cette maladie, laissant entre chacune d'elles un intervalle de repos, nous démontrent assez bien son caractère intermittent. Ces rechutes décidèrent trois recrudescences distinctes, dont la dernière décisive a été suivie de plusieurs intermissions ou accès moins tranchants (1) ; et ces accès ont pris la marche de l'intermittente quotidienne. — 3° Il est assez ordinaire de voir plusieurs maladies qui sont une dégénération des intermittentes, et surtout les fièvres abdominales malignes, se changer en une vraie intermittente ; cette heureuse révolution est tantôt un bénéfice de la nature, tantôt elle s'opère par les efforts de l'art : elle a lieu lorsque la violence de la maladie est tellement diminuée qu'elle a quitté le caractère malin pour en revêtir un plus favorable. V. sect. I, n° 6. — 4° Dans ce cas ci, il paraît que les deux grands paroxysmes primitifs avaient tellement corrigé le caractère de la maladie, qu'une fois la malignité surmontée, le principe morbifique qui restait ne fut plus capable que d'entretenir une intermittente régulière, qui opéra enfin la coction des restes de la maladie, et les chassa ensuite par les crises. V. sect. II, n° 5. — 5° Plus une fièvre intermittente s'éloigne du caractère pernicieux et malin, moins on a besoin du quinquina pour la combattre. Le contraire a lieu dans le cas opposé. Ainsi les fièvres intermittentes régulières, surtout celles du printemps, et peut-être toutes celles qui n'ont pas le caractère pernicieux, sont attaquées d'une manière plus sûre par d'autres remèdes, tels que des sels, qui détruisent même la fièvre sans le secours du quinquina, pourvu que nous attendions les efforts de la nature aient détruit la cause de la maladie au moyen de la fièvre elle-même. — 6° Les savonneux, surtout le savon de Venise, remplaçaient avec avantage les sels dans les maladies qui sont une dégénération de la fièvre intermittente, telles que l'hydropisie, les calculs de la vésicule du fiel, l'ictère, etc. — 7° Le quinquina détruit bien le mode fébrile, mais il n'enlève pas la cause de la maladie. C'est pour cela que dans les fièvres pernicieuses, après avoir détruit le danger imminent de la maladie il faut toujours avoir recours à l'usage des résolutifs. — 8° Comme la température douce de l'air pendant l'hiver favorise en général les fièvres muqueuses, de même aussi, à l'approche

---

(1) Quelquefois, le paroxysme de chaque jour était divisé lui-même en plusieurs accès moins prononcés. Ainsi,

---

dans l'épidémie catarrhale muqueuse qui portait sur la poitrine pendant l'hiver de 1762—63, nous avons vu trois de ces accès et même plus, dont chacun débutait par les symptômes du spasme, et se terminait par la chaleur et par la sueur.

du printemps, la température, s'adoucissant peu à peu davantage, ramène de bonne heure les vraies fièvres intermittentes. Aussi avons-nous vu dans cette épidémie muqueuse que, sur la fin de février et au commencement de mars, il parut quelques intermittentes, quoiqu'elles ne fussent pas en grand nombre. La fièvre intermittente attaqua surtout ceux qui, outre qu'ils avaient ressenti l'influence de la température molle de la saison, avaient été soumis aux circonstances rapportées sect. 1, n° 6. De plus, quoique la vraie fièvre soit très-rare pendant l'hiver, on l'observe quelquefois chez ceux qui mènent une vie sédentaire, lorsqu'ils ont joui pendant quelque temps d'un air tempéré, et qui n'est pas marqué par des vicissitudes de froid et de chaleur. C'est ainsi que cet hiver, lors même que le froid fut très-vif, une femme en couche, qui s'était tenue renfermée pendant plusieurs mois dans un endroit échauffé par un poêle, éprouva les premiers jours de janvier une fièvre quotidienne régulière. Peut-être cette circonstance peut beaucoup pour corriger les fièvres malignes et leur donner le type intermittent. — 9° L'avantage si vanté de la gomme ammoniaque réside peut-être dans le principe par lequel elle excite des nausées ; et par là, elle est efficace sous plusieurs rapports. — V. sect. II, p. 79.

Vᵉ OBSERVATION.

Fièvre muqueuse aiguë se transformant, après la guérison et une rechute, en une maladie inflammatoire bénigne.

Une demoiselle d'une maison illustre, âgée d'un peu plus de vingt ans, avait eu la diarrhée pendant quelques semaines. — Le 24 février elle fut prise d'un accès de froid suivi de chaleur ; une saignée fut faite, et le sang ne montra aucune altération. Les matières rejetées par l'effet d'un émétique ne présentèrent aucun signe de lésion des premières voies. La nuit fut agitée. — Elle ne quitta pas le lit, éprouva une grande chaleur avec soif intense et une agitation continuelle ; le tout accompagné de diarrhée. La langue était effilée, un peu sèche, légèrement blanche. On fit passer une émulsion nitrée ; dans la nuit, la diarrhée s'apaisa un peu sous l'influence d'une potion faite avec un acide végétal, un extrait amer et un léger opiatique. La nuit fut tranquille. — La malade était assez calme,

ressentait une grande soif, n'éprouvait aucune douleur, si ce n'est une très-légère dans la région du front. Elle apercevait de légers fantômes, mais elle savait bien qu'ils étaient l'objet d'une pure vision. Cependant ces fantômes reparurent souvent les nuits suivantes. Une mucosité abondante fut rejetée par l'expectoration. Le sang tiré de la veine par une seconde saignée donna beaucoup de sérosité et se couvrit d'une croûte inflammatoire bleuâtre. On réitéra sur le soir l'émulsion nitrée. Il survint pendant la nuit un vomissement spontané qui entraîna des matières bilieuses ; la diarrhée reparut. — Sur le matin, il y eut des anxiétés, de l'inquiétude, de la faiblesse ; mais tout cela se modéra peu à peu depuis l'heure de midi, et il ne resta plus que la faiblesse et l'amertume de la bouche : le pouls, qui était embarrassé, très-fréquent, devint faible. Une potion acidulée excita quelques renvois et des vomissements pendant la nuit, qui d'ailleurs fut bonne. — Tout était amélioré le lendemain, la malade se plaignait moins qu'elle ne l'avait fait jusqu'alors. La diarrhée se soutenait avec des douleurs dans la région de l'estomac et du colon transverse. Le pouls était plus libre et moins fréquent : l'urine un peu rouge, opaque, offrait un sédiment peu abondant, furfuracé. Sur le midi, la chaleur augmenta sans être précédée de froid : sur le soir, le pouls était plus tranquille et presque dans l'état naturel. On donna *per epicrasim* un mélange de trois onces de manne liquide, deux onces sirop d'épine-vinette, d'une once d'huile d'amandes douces avec deux scrupules de laudanum liquide de Sydenham Il excita, un peu tard, des vomissements bilieux qui ne fatiguèrent point la malade, et parurent même la soulager.

Tous les symptômes s'adoucirent vers le milieu du jour, la chaleur n'ayant pas augmenté d'une manière sensible. La malade éprouvait une grande soif et de l'appétit. La face présentait quelques petites pustules, et l'avant-bras droit un furoncle. Sur le soir on appliqua un vésicatoire au bras droit. Le mélange de la veille fut continué avec le même succès. — L'urine du matin, trouble, opaque, ressemblait à du petit-lait épaissi, et déposait un sédiment laiteux, filamenteux. Nous fîmes passer une potion faite avec eau de menthe, quatre onces ; tartrite de potasse (terre foliée de tartre), deux gros ; extrait de quinquina, un gros ; laudanum liquide de Sydenham, demi-gros, et sirop d'écorce d'oranges amères, demi-once. La malade ne se plaignait plus, et les forces étaient moins abattues. Le pouls était presque naturel, un peu fréquent; sur le soir, il devint élevé, un peu dur. La gorge était douloureuse et la déglutition difficile; la malade rejeta encore, par les crachats, une grande quantité de mucosité. Le vésicatoire suppurait bien, et la nuit amena un sommeil tranquille. — La déglutition se faisait mieux, l'urine présentait toujours des signes critiques. La diarrhée et la douleur du ventre avaient disparu. Le pouls était bon, presque naturel; la soif avait diminué, et la malade ne voulut prendre que du lait pur. La potion fut continuée. — La maladie se jugea par un sédiment des urines, par une petite quantité de sang qui fut expectorée, et par une légère hémorrhagie du nez. — La malade se trouvant bien prit beaucoup de chocolat, mangea des pommes de terre et autres mets. — Le lendemain, sur le soir, elle reprit la fièvre sans éprouver de froid antécédent. Le pouls était plein, fréquent, la chaleur plus grande que pendant le cours de la maladie précédente; il y avait inquiétude, resserrement dans la région précordiale: la nuit fut agitée.

Quinze grains d'ipécacuanha unis à un grain de tartrite de potasse antimonié (tartre émétique) donné le matin, dans le temps de la rémission, excitèrent quatre fois le vomissement. Un nouvel accès de fièvre revint à midi. On fit, sur le soir, une saignée de dix onces qui amollit un peu le pouls; le sang se couvrit d'une croûte inflammatoire: la nuit fut agitée. — La fièvre survint comme la veille; elle fut plus forte, et s'accompagna d'une chaleur intense: c'est pourquoi on réitéra la saignée sur le soir, et la croûte inflammatoire parut plus épaisse. On fit aussi passer, toutes les heures, deux cuillerées d'une potion antiphlogistique préparée avec huit onces eau de chicorée, deux drachmes nitrate de potasse (nitre purifié) et deux onces sirop d'orgeat. L'urine était trouble, laiteuse; le resserrement de la gorge se fit sentir de nouveau, les efforts de vomissement continuèrent; une mucosité abondante fut rendue par les crachats: la toux survenant, la nuit fut agitée. — Aux approches de la nuit la chaleur diminua par l'apparition d'une diarrhée. L'urine était laiteuse comme celle de la veille; le pouls était ventral, très-fréquent, et présentait un peu de

mollesse. Sur le matin il survint une hémorrhagie du nez, de quelques onces; les envies de vomir continuèrent. On substitua à la potion une mixture à prendre de même; elle était composée ainsi qu'il suit: eau de menthe, quatre onces; extrait de quinquina, un gros et demi; élixir de propriété de Paracelse, un gros; laudanum liquide de Sydenham, douze gouttes; sirop balsamique, deux onces. Le soir on répéta la saignée pour la troisième fois, et le sang présenta comme la veille le caractère inflammatoire. L'urine jaune, obscure, ne déposait pas. — La malade était plus tranquille que la veille. Des vésicatoires placés aux deux bras, avaient procuré de larges ampoules. La langue rouge présentait les papilles fongueuses très-apparentes, les éminences pyramidales étaient moins saillantes. La plénitude du pouls et sa légère fréquence nous firent revenir à l'émulsion nitrée que nous avions prescrite le quatorzième jour, et une quatrième saignée de six à sept onces fut faite; car la fièvre s'exaspéra après midi et s'accompagna du délire, pendant lequel la malade parla beaucoup. Le sang, cette fois-ci, parut moins enflammé, les envies de vomir cessèrent et furent suivies d'une légère diarrhée. La malade étant à la garde-robe éprouva une légère défaillance. La tête n'était que pesante et n'éprouvait pas de douleur, si ce n'est une très-légère qui précédait parfois les déjections alvines. Les crachats étaient mêlés d'un peu de sang. L'urine était la même que celle de la veille.

La nuit ayant été assez tranquille, il parut un peu d'amélioration; la soif était moins fatigante, l'urine déposait un sédiment laiteux. La diarrhée n'avait plus lieu, mais avait laissé après elle un ténesme. Le pouls était fréquent, un peu plein. La nuit fut troublée par la vision de fantômes. — L'urine était comme celle du quinzième jour, et ne présentait point de sédiment; le pouls était un peu faible, petit et fréquent; les parties supérieures du corps étaient couvertes de sueur, et la malade se plaignait de faiblesse et de la sécheresse de la langue. La nuit fut bonne. — La maladie avait évidemment diminué. L'appétit commençait à se faire sentir, et il n'y avait pas de fièvre marquée. Les urines présentèrent de nouveau un sédiment laiteux et filamenteux. — Nous ajoutâmes aux remèdes précédents une potion à donner de la même manière, et dont la for-

mule suit : eau de menthe , six onces ;
dissolution de tartrite de potasse (terre
foliée de tartre), sirop d'orange : de chaque, demi-once ; extrait de quinquina,
deux gros. — On combattit l'enflure qui
survint aux pieds en donnant toutes les
deux heures, par demi-cuillerées, la
poudre suivante : quinquina pulvérisé,
une once ; écorces d'oranges pulvérisées,
un gros ; tartre soluble, deux gros ; baume de copahu, un gros, — On réitéra
l'usage de la même poudre les jours suivants, et, si l'on en excepte la tumeur
des pieds , qui cependant diminuait peu
à peu, la malade était tout à fait rétablie.

1° La crise ayant été troublée par une
erreur dans le régime, éprouva un retard. Après le onzième jour cette crise
se fit sur la gélatine du sang, et déter-
mina la maladie inflammatoire qui suivit.
Nous avons remarqué ailleurs que les
maladies inflammatoires formaient souvent la crise d'autres maladies. V. sect.
II, n° 5 (1). — 2° La maladie inflammatoire parcourut ses périodes sans s'accompagner d'inflammation locale, et elle
reçut du soulagement des saignées, des
nitreux, et d'une hémorrhagie spontanée. — 3° Sa solution s'opéra peu à peu
par l'urine qui était sédimenteuse tous
les deux jours, et enfin par la tumeur
des pieds. Et c'est en cela que cette maladie découvrit son analogie avec la fièvre muqueuse intermittente qui était restée cachée pendant quelque temps. La
tumeur œdémateuse des pieds, ceci soit

_____

(1) La succession des maladies se fait
souvent dans un ordre inverse : de sorte
qu'une constitution qui est d'abord inflammatoire devient bilieuse par la
suite. C'est ce qu'on voit dans la première constitution épidémique d'Hippocrate. Toutes les maladies se jugèrent
d'abord par des hémorrhagies, mais
dans la suite elles prirent un caractère
bilieux ; les hémorrhagies ne suffisaient
plus, et il fallait des vomissements et des
flux de ventre pour compléter la crise.
Voy. Sydenham, Description de la fièvre
de 1669, 70, 71, 72. — Il faut avouer cependant que si la diathèse bilieuse sert
de crise à la diathèse phlogistique, celle-
ci succède très-familièrement à la diathèse pituiteuse. Et en cela, la nature
suit une marche analogue à celle qu'elle
tient dans la révolution des âges. La puberté, qui développe la dominance du
système vasculaire sanguin, succède à
l'enfance, qui était sous l'influence du système muqueux.   (Note du trad.)

dit en passant, est presque un signe caractéristique de toute maladie qui provient par dégénération d'une intermittente. V. sect. I, p. 33. — 4° On voit
aussi dans cette observation avec quelle
efficacité les émétiques agissent ; surtout
lorsqu'ils ne procurent que des nausées,
et qu'ils sont donnés *per epicrasim* (cinquième jour). — V. sect. II, p. 79.

VI° OBSERVATION.

Fièvre muqueuse erratique avec des symptômes pleurétiques.

Le 4 mai, un enfant de douze ans qui
jusqu'à ce jour avait été affecté d'une
diarrhée ressentit, sur les quatre heures
après midi, un grand froid avec frisson
qui fut suivi, au bout de quelques heures,
d'une grande chaleur, d'une soif intense ;
symptômes qui se prolongèrent toute la
nuit. — Le bas ventre devint douloureux,
surtout dans la région du foie ; il survint
des anxiétés : dans l'après-midi, des vomissements spontanés furent suivis d'une
si grande chaleur que le malade ne pouvait supporter ses habits ; il fut pris en
même temps d'une légère douleur de tête,
de soif intense, et se plaignit de l'amertume de la bouche. Le pouls était fréquent, dur, un peu plein, et la toux qui
survint excitait une douleur dans le côté
droit de la poitrine ; la langue était blanche, recouverte d'une mucosité épaisse.
Un scrupule d'ipécacuanha, aiguisé d'un
grain de tartre émétique, n'excita que
deux vomissements qui entraînèrent une
grande quantité de matières muqueuses
mêlées d'une bile brune, verte, avec un
ver. Le malade fut plus tranquille pendant la nuit, et dormit par intervalles.
— Un laxatif avec une once de tamarin,
demi once de manne et deux gros de sel
cathartique, le tout dissous dans beaucoup de véhicule, ne produisit aucun
effet. Les douleurs du bas-ventre étaient
adoucies, la douleur de tête avait disparu ; mais la toux devenant plus intense
augmenta les douleurs aiguës de la poitrine. Depuis midi le malade resta levé
et éprouva une grande soif ; l'appétit se
soutenait un peu. Le pouls fréquent,
modérément plein, présentait un peu de
mollesse. La langue blanche, humide,
laissait apercevoir quelques papilles fongueuses, mais en petit nombre. — Après
un léger froid d'une heure qui saisit le
malade sur le matin, il se livra à ses occupations.

Le lendemain matin il se leva aussi, et allait fort bien ; mais à une heure et demie après midi, il éprouva un accès de froid suivi d'une grande chaleur, de soif et de douleurs de tête. La fréquence de la toux exaspéra les douleurs de la poitrine, et les crachats présentèrent un peu de sang. Le pouls était dur, fréquent, plein, égal.—La chaleur se soutint tout le jour, sans retour de froid ; la soif était grande ; la toux augmentant amena des crachats mêlés de beaucoup de sang. La douleur de poitrine s'exaspérant aussi rendit l'inspiration courte. La fréquence, la dureté, la plénitude du pouls nécessitèrent une saignée ; le sang tiré laissa échapper une sérosité abondante, et se couvrit d'une croûte inflammatoire, épaisse, cendrée. On fit passer *per epicrasim* une poudre faite avec un mélange de demi-once sulfate de soude (sel admirable de Glauber), deux drachmes de nitrate de potasse (sel de nitre), et autant de sucre.—Les douleurs de la poitrine étaient soulagées, et ne revenaient que pendant la toux, qui était fréquente, un peu humide et sans expectoration de sang. La chaleur était toujours aussi grande, la soif se soutenait, mais la tête n'était plus douloureuse. Les évacuations alvines qui n'avaient pas eu lieu depuis deux jours, furent rappelées le jour suivant par le laxatif précédent que nous réitérâmes. La langue était rouge, humide, muqueuse. Le pouls avait un peu de dureté, une plénitude modérée, et de la fréquence.—La toux, qui était moins forte, excitait encore de petites douleurs. Le matin le pouls était petit, dur, accéléré, légèrement fréquent ; sur le soir il devint fréquent, dur, et présenta une espèce de plénitude. Le malade se leva avant midi, avait de l'appétit, et éprouva une grande soif dans l'après-midi.—Enfin, le malade ne sentant aucune douleur recouvrait peu à peu ses forces ; et une toux modérée ayant aidé l'expulsion d'une mucosité épaisse, la guérison fut parfaite.

1° Voilà une fièvre muqueuse de l'espèce de celles qui ménagèrent la transition de l'épidémie muqueuse à l'épidémie varioleuse. (Voy. sect. 1.)—2° Chez d'autres malades qui n'étaient pas disposés à recevoir le virus variolique, ou qui déjà en avaient été infectés autrefois, nous avons observé que l'influence du miasme épidémique varioleux décidait fréquemment des symptômes pleurétiques, et d'autres maux ayant quelque analogie avec eux.—3° Cette maladie a suivi la marche d'une fièvre intermittente

Rœderer et Wagler.

pleurétique ; car, comme dans la pleurésie, le sang parut dans les crachats le cinquième jour, et la toux humide avec expectoration qui opéra successivement la solution de la maladie, retomba au septième et au neuvième jour.— 4° Cette observation nous démontre quelle est l'efficacité de l'émétique donné les premiers jours d'une maladie. — 5° Ce n'est pas le seul cas où nous ayons vu que la saignée bien indiquée n'est point à redouter dans l'âge le plus tendre.

VIIe OBSERVATION.

Fièvre muqueuse bénigne compliquée d'exanthèmes pourprés.

Une femme âgée de trente ans éprouvait depuis quelque temps un défaut d'appétit ; après ses repas, elle vomissait ses aliments mêlés de quelques vers, et avait en même temps une diarrhée. — Le 25 mars, sur le soir, elle eut un frisson avec froid, qui fut suivi d'une grande chaleur. — Le lendemain elle éprouva, à des intervalles incertains, des horripilations suivies d'une chaleur qui poussa à la peau de légers exanthèmes pourprés, rouges, qui disparurent avec elle. Les membres, siège de ces exanthèmes, étaient tuméfiés. — Il n'y avait plus d'envies de vomir. Les forces n'étaient point diminuées ; mais de temps en temps la malade se plaignit de douleurs aiguës dans la poitrine, accompagnées d'une respiration courte et fréquente ; elle ressentit aussi des douleurs de colique qui s'aggravaient de temps en temps avec soif intense, grande douleur de tête et amertume de la bouche. Le pouls était plein, et très-fréquent. La diarrhée était médiocre, la langue blanche et sèche. La malade fut saignée ; le sang sortit avec impétuosité de la veine ; la première palette présenta beaucoup de sérosité, et le sang se couvrit d'une légère croûte pleurétique. — On donna *per epicrasim* un demi-gros d'ipécacuanha, qui excita plus de dix fois le vomissement et la sortie d'un ver. Sur le midi, les douleurs du ventre cessèrent ; la céphalalgie persistait, mais elle était plus modérée ; la chaleur augmenta sur le soir. De grandes démangeaisons se firent sentir aux pieds et aux mains. En les grattant, on faisait rougir la peau, mais il ne sortait point d'exanthèmes. La respiration devenant meilleure n'était point accompagnée de douleur ; mais une toux rare et récemment développée en excitant dans l'hypochondre droit. Le ventre était paresseux ; la langue, d'un rouge pâle, humide, présentait des papilles élevées et blanches. Elle était couverte, ainsi que la partie interne de la bouche, d'aphthes jaunâtres.

Vers les sept heures du matin un grand frisson, accompagné de froid, fut suivi d'une chaleur aussi très-grande. Dans le moment de la chaleur fébrile, la respiration était fréquente, accélérée, et gênée par une collection de mucosité dans le larynx. La toux augmenta, et les douleurs du bas-ventre se prolongèrent jusqu'au milieu du jour, et cessèrent après une selle que rendit la malade. Le pouls était un peu plein, fréquent et dur. Les démangeaisons excitant la malade à se gratter les pieds et les mains, il sortit des exanthèmes semblables aux premiers; il ne s'éleva pas de sueurs. La langue, pendant le période de chaleur, était sèche, blanche, et présentait une tache jaunâtre; le soir, le pouls devenant petit, presque naturel et sans fréquence, elle s'humecta; et elle paraissait seulement blanche. Les aphthes s'accompagnèrent de la douleur des gencives. L'urine rougeâtre, transparente, tenait en suspens un nuage épais et muqueux. Un laxatif composé avec la manne et un sel neutre, excita des selles pendant la nuit. — On aperçut un soulagement marqué. Les douleurs du bas-ventre avaient disparu ainsi que l'amertume de la bouche; une douleur de tête légère, une soif modérée et un sentiment de faiblesse étaient les seuls symptômes qui se soutinssent. Le pouls était petit, avec un peu de fréquence ; la langue humide, blanche, recouverte d'aphthes. L'appétit était aussi rappelé par l'usage d'un mélange par parties égales de muriate d'ammoniaque (sel ammoniac) et de sulfate de soude (sel admirable de Glauber). — La malade passa le jour hors du lit, et elle n'avait plus ni diarrhée, ni douleurs. — La nombre des aphthes était augmenté sur la langue et sur toute la surface interne de la bouche. La base de la langue, qui jusque-là avait été humide et pâle, était couverte d'un léger enduit muqueux jaunâtre. Le pouls était petit, sans fréquence ni dureté; on continua l'usage des sels. — La malade garda le lit; la soif s'alluma de nouveau, s'accompagnant d'une légère douleur de tête. Aux aphthes se joignirent des pustules sur les lèvres; et le pouls devint plein, un peu dur et fréquent,

Mais le soir elle se trouva soulagée et le pouls reprit son *rhythme* naturel. Dès le lendemain elle quitta le lit et ne ressentit d'autre incommodité que quelques restes de faiblesse et de sa douleur de tête. — Les aphthes causaient de temps en temps des douleurs lancinantes. Au reste, l'appétit revenant, la convalescence s'établit, et la malade fut bientôt remise.

1° On trouve dans cette observation l'exemple d'une fièvre muqueuse bénigne compliquée d'inflammation. (Voy. sect. 1.) — 2° La gêne de la respiration, qui n'est point accompagnée d'anxiétés, peut être mise au nombre des signes qui annoncent l'éruption d'exanthèmes d'un bon caractère, surtout lorsqu'il s'y joint des frissons, qui sont les avant-coureurs d'une crise prochaine. — 3° Le type de la fièvre ne peut être déterminé, parce qu'elle n'a point paru du 2 au 6. Elle a cependant quelque chose du caractère erratique. — 4° L'exacerbation de la fièvre qui eut lieu le matin du huitième jour, est surprenante et se remarque rarement. — 5° La solution de la maladie qui se fit au quatrième jour de la rechute par des ulcères aux lèvres, était extraordinaire, et nous donna une preuve de l'affinité de cette fièvre avec les intermittentes. — 6° Les autres symptômes appartenaient à la maladie muqueuse.— 7° On remédie fort bien aux symptômes pleurétiques, chez les enfants surtout, en remplaçant l'oxymel par une mixture faite avec la manne, un sirop acide, et le suc d'un citron. Ce dernier, en sa qualité de suc récent d'un végétal, convient fort bien au vice scorbutique, et rend la boisson moins fastidieuse.

VIIIe OBSERVATION.

Fièvre muqueuse éphémère, autrement dite très-aiguë.

Un jeune homme de vingt-trois ans eut la diarrhée pendant quelque temps ; elle fut suivie d'anxiétés fréquentes, d'un sentiment de pression dans la région de l'estomac, et de la difficulté de respirer. — Le 11 février, sur le soir, il éprouva des vomissements spontanés; il passa les jours suivants sans être malade d'une manière marquée ; mais il eut des anxiétés, n'avait pas d'appétit, et le ventre était constipé. — Le 15 février, sur le soir, après des nausées et un vomissement spontané, il fut pris d'un frisson avec froid intense. La nuit fut agitée, accompagnée d'une grande chaleur, de sueurs, abondantes, surtout vers les parties supérieures du corps. — La peau resta un peu moite, et pendant le jour le sommeil fut troublé par l'apparition de différents fantômes. La prostration des forces amena l'altération de la face, et le malade se plaignit de douleurs dans les membres ; il lui semblait qu'il était alité depuis long-temps. — Toute la tête, surtout vers le front, était en même temps très-douloureuse. La bouche était sèche, la soif grande ; et les boissons abondantes que le malade prenait, augmentant les anxiétés, lui faisaient croire qu'il enflait. Le ventre était toujours fermé ; la langue était épanouie, d'un rouge pâle, couverte d'un léger enduit muqueux ; le pouls petit, accéléré, rare. Un émétique composé d'un scrupule d'ipécacuanha, d'un grain de tartrite de potasse antimonié (tartre émétique), et de deux drachmes sulfate de magnésie (sel cathartique), n'excita qu'un seul vomissement, qui évacua une grande quantité de matières muqueuses mêlées de bile. La nuit fut fatigante. — Une émulsion avec le jalap procura plusieurs selles ; et une tasse de café prise à midi, excita le vomissement. Sur le soir, le malade se sentit l'estomac vide, sans éprouver d'appétit. Il restait une légère douleur de tête sur le vertex ; les forces étant moins abattues, il put se lever. Le lendemain, il passa la journée hors du lit. L'usage du lait coupé avec la décoction de gentiane ramena les forces et l'appétit. — 1° Rarement la fièvre muqueuse prit la forme d'une éphémère ; ou, si l'on veut, d'une fièvre très-aiguë (1). — 2° Lorsque la diarrhée est supprimée mal-à-propos, soit par l'art, soit par la nature, elle est suivie d'anxiétés et d'autres symptômes graves. — 3° Dans cette maladie, la constipation était toujours accompagnée de douleurs dans les membres, qui elles-mêmes cédèrent enfin tôt ou tard à un flux de ventre, spontané ou produit par les remèdes. — 4° L'expulsion par le vomissement et par les selles, d'une grande quantité de matières bilioso-muqueuses, forma une crise accessoire, qui contribua beaucoup à terminer la maladie.

(1) Voy. la note de la sect. II.

IX⁰ OBSERVATION.

Fièvre muqueuse aiguë continue, compliquée de malignité.

Une fille âgée de vingt ans, pléthorique et robuste, avait servi pendant quelque temps sa sœur, qui était atteinte d'une fièvre maligne. — Le 17 novembre elle ressentit, pendant tout le jour, des horripilations réitérées, avec des lassitudes qui furent suivies de chaleur sur le soir. — Une dose d'ipécacuanha excita trois fois un vomissement de matières bilieuses. Sur le midi, elle se plaignit d'une douleur de tête dans la région du front, elle avait la bouche mauvaise. Le pouls était plein, fréquent. La langue était déprimée vers son bord ; son dos était élevé en forme d'éminence allongée, et légèrement blanc. Sur le soir, on tira du sang de la veine ; il sortit, à la vérité, par jet, mais tantôt vite, tantôt doucement, et s'échappait avec bruit. Le caillot vermeil se couvrit d'une croûte ténue, blanche, un peu transparente, et il ne s'en sépara presque pas de sérosité. Quelques portions étaient d'une couleur vive et transparente ; la croûte cependant ne recouvrait pas un sang fluide. On fit passer, toutes les deux heures, une petite dose de nitre purifié. Pendant la nuit, la malade goûta par intervalles, un sommeil assez tranquille. — Le ventre était libre, la face et la peau présentaient un teint fleuri ; la langue était blanche, et le pouls modéré ; sur le soir, la dépravation du goût revint, la tête était douloureuse, le sommet et les bords de la langue étaient rouges, le milieu était d'un blanc tirant sur le jaune. On fit une seconde saignée du bras, indiquée par la plénitude et la grande fréquence du pouls ; le sang présenta le même caractère que celui de la veille ; mais la croûte inflammatoire était plus épaisse et plus tenace ; le bord du caillot d'un rouge vif. Les portions rouges étaient plus nombreuses ; mais une petite quantité de sang d'une couleur plus sombre gagnait le fond, en se mêlant avec un peu de sérosité. Au reste, la malade avait un peu perdu de ses forces. Pendant la nuit, elle reposa ; par intervalles, ayant eu des insomnies, elle rendit une selle de matières sans consistance.

On continua l'usage du nitre. La langue était toujours la même ; le pouls fréquent présentait un peu de plénitude ; la toux survint. La soif était intense, sans être accompagnée de douleur de tête. L'urine trouble, bourbeuse, ressemblait à de la boue délayée dans du lait; les parois du vase qui la contenait, étaient couvertes d'une croûte bleuâtre, et l'on apercevait un sédiment épais, compacte, bourbeux. Sur le soir, le pouls n'avait plus de plénitude, mais il était toujours très-fréquent; quelques selles eurent lieu, et s'accompagnèrent de borborygmes. On fit passer toutes les heures une demi-tasse d'une potion faite avec : eau de cerises noires, huit onces; sirop d'épine-vinette, deux onces; vinaigre de sureau, une once; esprit de vitriol, vingt-cinq gouttes. La nuit fut assez tranquille, et ne fut pas troublée par le flux de ventre.—La langue était toujours la même, le pouls toujours fréquent; la toux se soutint; l'urine opaque, jaune, présentant un cercle, déposait un sédiment peu abondant, un peu jaune, filamenteux. On réitéra la même potion, en portant l'esprit de vitriol à trente gouttes. La malade poussa une seule selle dans la matinée; la nuit se passa dans l'insomnie, et sans envie d'aller du ventre. —Les douleurs de tête reparurent, la toux sèche augmenta, les forces étaient un peu diminuées, et le corps pendant la journée, se couvrit d'une sueur qui ne soulagea point la malade. La langue était blanche dans son milieu, et présentait d'ailleurs les mêmes phénomènes que la veille; le pouls était le même. L'urine jumenteuse présentait un cercle, et au bout de quelques heures, déposa un sédiment laiteux, abondant. La soif était assez grande. La malade n'alla du ventre qu'une fois. Pendant la nuit, le sommeil fut rare et sans sueurs.

Un laxatif dans lequel entraient, sulfate de magnésie (sel cathartique amer), une demi-once; extrait gommeux d'aloès, huit grains; le tout dissous dans six onces d'eau chaude, ne procura qu'une selle, dans laquelle se trouva un seul ver. L'urine jaune présentait deux sédiments; le supérieur était laiteux, et celui qui gagnait le fond était muqueux, couleur de cendre et tenace. La langue gardait toujours le même aspect. Le pouls était un peu fréquent et petit; la soif intense ne s'accompagnait pas de sueurs. La nuit fut agitée; sur le matin, on donna quelque peu d'une émulsion aiguisée avec le jalap. Quelques légères tranchées accompagnèrent une selle copieuse qui ne présentait pas de vers. Les tranchées et le flux de ventre furent arrêtés chez

cette malade déjà faible par l'usage des crèmes. Elle se plaignait, quoiqu'elle ne ressentît pas de douleurs, la langue blanche, un peu jaune, était couverte de papilles rouges. La face était toujours colorée, quoiqu'un peu affaissée; le pouls fréquent, un peu faible. Le flux de ventre s'arrêta, et pendant la nuit, la malade reposa par intervalles.

La soif était modérée, l'esprit abattu, inquiet; la malade poussait des sons plaintifs; le pouls faible, petit, présentait une légère fréquence. Les bords et le sommet de la langue étaient rouges, le milieu brun et sale. L'urine jaune déposait un sédiment abondant, léger et laiteux; une croûte bleuâtre s'attachait aux parois du vase, et la superficie de l'urine se couvrait d'une peau grasse, mince, de différentes couleurs. On fit passer l'extrait de quinquina, à la dose de deux drachmes, dans huit onces d'eau de cerises; on y ajouta une once de sirop d'épine-vinette; cette potion fut donnée comme la précédente. Un sentiment léger de froid se fit sentir, et s'accompagna d'anxiétés et de légère inquiétude: de sorte que tout le jour la malade s'enveloppa dans ses couvertures. Les extrémités supérieures étaient un peu froides au toucher; les pieds gardèrent leur chaleur naturelle. La langue était brune et sale dans le milieu, et très-rouge sur les bords. Le ventre ne s'ouvrit point. La nuit fut troublée par des anxiétés et par le sentiment de froid dont la malade se plaignit encore. — Les extrémités avaient repris de la chaleur, mais un pouls faible, légèrement fréquent accompagnait la prostration des forces, et le courage était abattu. Un scrupule d'ipécacuanha, aiguisé d'un grain de tartre émétique, procura six fois des vomissements bilieux. Le ventre était toujours constipé. La nuit fut tranquille.

La malade se trouvait un peu mieux, elle ne ressentait aucune douleur, seulement la tête restait pesante. La soif était modérée, l'esprit était abattu, la voix plaintive, la face rouge, le ventre constipé, le pouls faible, un peu fréquent. L'urine trouble et bourbeuse obscurcissait les parois du verre. Le sommet et les bords de la langue étaient rouges, le milieu blanc antérieurement était légèrement brun, couvert de limon vers sa base. Les dents étaient aussi noires et sales. On réitéra la potion avec l'extrait de quinquina. Sur le soir, la langue s'humecta, parut moins brune; le pouls était toujours petit, mais sa fréquence augmenta; la face et les extrémités supérieures avaient des couleurs vives; le ventre était toujours paresseux, et on aperçut deux pustules sur la poitrine; un lavement procura une selle. La nuit fut tranquille. — La langue rouge à son sommet était humide, son milieu était blanc, sale et rude, la tache brune se dissipant peu à peu. On observa dans le pouls et dans les urines les mêmes phénomènes que la veille. Trois selles furent le produit du purgatif suivant : sulfate de magnésie (sel cathartique amer), une once; extrait aqueux d'aloès, huit grains; dissolvez dans cinq onces d'eau chaude; ajoutez sirop de roses solutif. La nuit, d'abord assez tranquille, fut ensuite troublée par une diarrhée muqueuse fréquente. — Quoique la face fût rouge, le pouls était petit, faible, avec un peu de fréquence; sur le soir il se releva un peu. L'urine était peu abondante, trouble, bourbeuse; celle du soir était jaune et déposait un sédiment blanc, farineux. On fit prendre, comme les précédentes, la potion suivante : dans eaux de cerise et de menthe, de chaque quatre onces; dissolvez extrait de quinquina, deux gros; extrait de cascarille, deux scrupules; ajoutez sirop d'épine-vinette, deux onces. La malade alla deux fois du ventre. La pesanteur de tête continuait, et une nouvelle trace brune paraissait sur les deux côtés de la langue vers sa base. — Aux symptômes précédents se joignit un larmoiement spontané. — La voix fut sans cesse plaintive, phénomène que la malade disait être l'effet de sa faiblesse. Elle poussa deux selles accompagnées de borborygmes. L'urine présenta de nouveau deux sédiments; l'un était copieux, un peu transparent, muqueux (comme au septième jour), et gagnait le fond du vase; l'autre laiteux, plus léger, surnageait.

Une demi-drachme d'ipécacuanha avec un grain de tartre émétique excitèrent trois fois le vomissement, ce qui fut suivi de soulagement. La face était rouge, les larmes coulaient involontairement; la langue, rouge sur les bords et son sommet, était blanche dans le milieu, les traces brunes de sa base étaient augmentées. La soif s'alluma de nouveau et s'accompagna de la petitesse et d'une grande fréquence du pouls. Trois évacuations alvines glaireuses, pulpeuses et muqueuses eurent lieu, et furent accompagnées

de tranchées. L'urine trouble, jaune, déposait un léger sédiment légèrement jaunâtre. — Le jour suivant, la constipation se joignit aux symptômes précédents. — Un laxatif composé d'une once de manne, d'une once de sel de Sedlitz dissous dans cinq onces d'eau bouillante, et d'une demi-drachme de rhubarbe en poudre, procura des selles fréquentes. L'urine était la même que les jours précédents. Le pouls était un peu fréquent, petit; quelques larmes coulèrent involontairement. — Un léger flux de ventre s'établissant, les autres symptômes s'adoucirent, l'état de la malade devint plus satisfaisant. La face conservait sa rougeur; les urines, la langue et le pouls présentaient à peine quelque changement. On continua l'usage de la potion avec l'extrait de quinquina. — La langue devenue humide était légèrement blanche, son milieu était toujours sale et brun. La fréquence du pouls était moindre; il avait de l'élévation, et le dépôt des urines n'était plus jaune. La malade entrant en convalescence éprouvait de l'appétit et recherchait surtout les substances acides. On lui faisait prendre par demi-verrées, toutes les heures, une décoction de quinquina, à laquelle on ajoutait le sirop d'orange à la dose d'une once sur quatre. L'urine déposa de nouveau un sédiment jaune, abondant. Les évacuations alvines reprirent leur ordre naturel, et la santé se rétablit.

1° Le miasme contagieux agit surtout sur ceux qui sont en proie à quelque chagrin, et cette cause, réunie au voisinage de la contagion, fait que les personnes d'une même famille éprouvent successivement la même maladie. — 2° Quelquefois dans les maladies aiguës, le sang présente le caractère inflammatoire, quoiqu'il n'y ait pas d'inflammation locale; et, d'après l'état du pouls, on peut faire une ou deux saignées avec un heureux succès. — 3° Lorsque le sang présente ainsi le caractère inflammatoire, il convient de donner les sels antiphlogistiques jusqu'à ce que le ventre s'ouvre. Mais une crise prématurée ayant eu lieu (le quatrième jour), ce qui était un indice de la fin du stade inflammatoire, et du commencement du stade de putridité, on substitua avec avantage aux sels les anti-putrides, les astringents, et surtout les acides minéraux. — 4° Une sensation désagréable et fatigante, sans vraies douleurs, dépendant de l'impression que fait sur les nerfs matière morbifique, sujet de la coction, est ce qui rend les malades plaintifs (septième et quatorzième jours). — 5° L'écorce du Pérou et son extrait corrigent les maladies qui sont une dégénération des intermittentes, et les ramènent à une marche plus régulière en rappelant les accès de froid (huitième jour). — 6° Le froid accompagné de constipation et d'anxiété (huitième jour) annonçait quelque exanthème caché, ou une suppuration qui devait s'établir (dixième jour). — 7° Le sommeil, une certaine force dans le pouls, la langue brune et la constipation sont de très-bons signes de coction. Car la nature agit dans le calme, de sorte que sans le sommeil il ne peut s'établir de coction bonne et louable. — 8° La couleur rouge intense de la langue, ses papilles vives et saillantes, étaient des symptômes d'affection vermineuse; et dans la fièvre muqueuse continue, ayant le caractère aigu, ils avaient quelque analogie avec les aphthes. On peut dire la même chose de la trop grande sensibilité de la langue. Ce symptôme disparaissait aussi dès que les vers étaient évacués (voy. l'observ. suiv. aux quatorzième et seizième jours). — 9° Le sédiment purement muqueux des urines était sans doute une excrétion critique des lacunes muqueuses de l'urètre et de tout le trajet des voies urinaires; car de temps en temps nous avons vu que les follicules de ces parties étaient remplies de mucosité (voyez sect. I, n° IX). On peut voir un vagin où ces follicules sont très apparents dans les figures de la matrice de la femme, planche VIII° de la collection de notre président.

X° OBSERVATION.

Fièvre aiguë mucoso-bilieuse terminée par la guérison.

Une fille âgée de vingt ans, pléthorique et robuste, avait été sujette, dans son bas âge, à la fièvre intermittente. Depuis quelques mois, elle éprouvait une suppression du flux menstruel, mais jusque-là cette évacuation avait régulièrement suivi ses périodes, étant précédée quelques jours d'avance par une lassitude et une pesanteur dans les membres. Le 16 novembre, sur le soir, elle éprouva un froid fébrile assez marqué; elle perdit l'appétit et se fit saigner du pied le 19 du même mois. Toutefois elle se livra comme elle put à ses occupations

journalières. — Le 20 novembre, elle se mit enfin au lit. Un émétique excita six fois un vomissement de matières bilieuses. En même temps, le ventre s'ouvrit spontanément, et les matières rendues étaient de consistance ordinaire. La tête était douloureuse dans la région du front, la face conservait ses couleurs, les forces étaient un peu tombées. La langue était un peu tremblante, sèche vers le milieu et couverte d'une mucosité blanche. Une légère sueur de courte durée s'éleva de toutes les parties du corps. Le pouls était plein, fréquent, un peu lent. Le sommeil fut troublé par la soif, qui augmenta surtout la nuit, et par quatre déjections alvines, qui ne furent accompagnées d'aucune douleur. — La chaleur fébrile augmentant, la respiration devint courte et fréquente; la langue était sale, brunâtre, sèche, d'un rouge obscur à son sommet. Une légère toux sèche se joignit à l'intensité de la soif et à des envies fréquentes d'aller à la garde-robe. L'urine bourbeuse, déposant un sédiment abondant, blanc et filamenteux, présentait un cercle autour du vase. On donna les acides végétaux unis à une petite quantité d'acide minéral. Le sommeil fut assez tranquille et suivi d'une sueur générale.

La douleur de tête n'existait plus; mais les membres étaient douloureux, comme s'ils eussent reçu des coups de bâton, ce qui s'accompagnait de la prostration des forces. Quoique les sueurs fussent abondantes dans la journée, la malade alla cependant six fois du ventre. Sur le soir, la plénitude et la fréquence du pouls augmentèrent; il était par intervalles un peu serré. Après une saignée du bras, ces phénomènes diminuèrent un peu. Le sang ne sortit point par jet, mais tantôt goutte à goutte, et tantôt en bavant. Il présenta un caillot très-rouge, sans sérosité, recouvert d'une croûte inflammatoire, épaisse, blanche, légèrement transparente. L'intérieur du caillot était formé de petites masses rouges, adhérentes en partie à la croûte, et nageant en partie dans une portion de sang plus dissous. La langue était très-sale, un peu noire; pour le reste, elle était comme le jour précédent, et l'urine présentait aussi les mêmes phénomènes. Pendant la nuit, qui fut troublée par des insomnies et la vision de fantômes, la malade rendit fréquemment des matières fécales jaunes et fétides; elle sua beaucoup. — Sur le matin, elle désira des aliments acides ; la toux augmenta et s'humecta un peu , les extrémités supérieures étaient un peu froides et la malade rendit avec force , par trois fois , des excréments fétides. On continua l'usage d'une mixture acidulée , et on la composa ainsi : eau de cerises noires, huit onces ; sirop d'épine-vinette, deux onces ; vinaigre de sureau, une once ; esprit de vitriol, quarante-cinq gouttes. Les sueurs diminuant furent suivies d'un bourdonnement dans les oreilles semblable au bruit d'un moulin.

L'accablement des forces était encore accompagné de la gêne et de la fréquence de la respiration , de la rougeur de la face et d'une soif modérée. Le pouls fréquent, légèrement plein , avait un peu de dureté. L'urine du soir, presque toujours moins abondante , était opaque , jaune , présentait un cercle autour du vase et déposait un sédiment copieux , blanc, ressemblant à du lait caillé , devenant ensuite épais, filamenteux, léger. Pendant la nuit, qui fut fatigante, il n'y eut pas de sueurs, mais le flux diarrhéique parut huit fois. — La respiration était un peu plus libre. Quoique les extrémités eussent repris leur chaleur naturelle, la malade avait bien soin de s'envelopper dans ses couvertures. La langue, devenue blanche peu à peu, était humide, effilée, et conservait à sa base une place sale et brune. L'urine et le pouls se soutenaient dans le même état, le dernier était plus dur. La malade n'alla qu'une fois du ventre dans la journée : la nuit ne fut troublée ni par les sueurs, ni par le flux du ventre; d'ailleurs elle fut semblable à la précédente. Le bourdonnement des oreilles avait diminué; le pouls était un peu fréquent, tantôt légèrement plein, tantôt serré et embarrassé. La langue était blanche dans presque toute son étendue; l'urine opaque, épaisse, présentait un cercle et un sédiment tirant sur le jaune. Cependant, tous les symptômes devinrent plus mauvais sur le soir. La malade rendit dans la journée six selles de matières fétides , écumeuses, brunes et putrides (la malade, satisfaisant à son goût, avait pris, comme cela lui était arrivé quelquefois, du bouillon de viande). Les forces étaient plus opprimées, la respiration par conséquent devint plus fréquente et très-gênée, de sorte qu'au milieu des anxiétés, la malade jetait ses membres çà et là. A peine songeait-elle à demander à boire. La langue était effilée, son sommet et ses bords d'un rouge obscur,

son milieu sec, sale et brunâtre. Les dents supérieures étaient sèches, les inférieures conservaient un peu d'humidité. Le pouls irrégulier, embarrassé, devint plus fréquent; l'urine était jaune, transparente , avec un léger nuage dispersé dans le fond, mais elle ne formait point de cercle. On continua la mixture pour la neuvième fois, en portant la dose de l'esprit de vitriol à soixante-quinze gouttes. La malade fut agitée et poussa quatre selles pendant la nuit.

La langue s'épanouit de nouveau et devint légèrement tremblante; l'urine opaque et légèrement rouge, présentait aussi de nouveau un cercle autour du vase, et dans le fond un nuage circonscrit. La respiration était un peu meilleure, et le bourdonnement des oreilles avait presque entièrement disparu. On diminua de vingt-cinq gouttes l'acide minéral, parce que le palais et les dents ne pouvaient en supporter la première dose. La malade ne ressentait pas de soif, et désira des substances acides. — Dès que les membres étaient découverts, ils étaient saisis de froid. L'urine du soir, claire, jaune , présentait un nuage ; la fréquence du pouls était à peine marquée ; il était embarrassé, avait de l'irrégularité dans ses battements, et était un peu ondulant. La malade poussa trois selles pendant le jour et quatre pendant la nuit, qui fut tranquille par intervalles. La malade, toujours enveloppée jusqu'au cou de ses couvertures , continua de se plaindre de la saveur trop âcre de la mixture; c'est pour cela que nous suspendîmes un peu les remèdes. La langue était mince , épanouie, très-humide, et son milieu était sale : l'urine opaque, épaisse, trouble, obscurcissait le verre, et déposait un léger nuage. Le pouls était dur, ses battements irréguliers, et sa fréquence peu marquée. Le teint conservait sa fraîcheur : la respiration un peu gênée s'accompagnait d'une petite toux qui devenait plus humide ; il ne parut pas de sueur. Le flux de ventre s'arrêta pendant le jour ; mais pendant la nuit, le sommeil, tranquille par intervalles, fut interrompu par la soif et par la diarrhée qui excita cinq selles. — La soif, qui parut de nouveau, s'accompagna de dépravation de l'ouïe, d'une gêne et d'une légère fréquence dans la respiration ; le pouls un peu dur, inégal, présentait un peu de fréquence. La langue épanouie, rouge, lisse, sèche, était couverte de papilles d'un rouge obscur, élevées en pointe, et son dos sillonné en travers par des crevasses. L'urine jaune, transparente, déposa un nuage. Pendant la nuit, qui fut tranquille par intervalles, il survint cinq selles de matières muqueuses qui n'avaient plus de putridité.

Dès ce moment, nous fîmes passer une potion composée avec huit onces d'eau de menthe, deux onces sirop d'épine-vinette, et demi-once extrait de quinquina, à prendre par demi-cuillerées toutes les heures. La langue épanouie, légère, rouge, humide, recouverte d'un enduit muqueux, ne présentait plus de papilles. La soif devint plus grande, et la dureté de l'ouïe s'aggrava au point d'amener une espèce de stupidité. Pendant la respiration, on remarquait un bruit stertoreux occasionné par l'amas de *mucus* dans le larynx. L'urine ténue, transparente, offrait çà et là de petits nuages. La malade passa une assez bonne nuit, et ne poussa qu'une selle. — La rougeur de la face, la soif se soutenaient; et la faiblesse de l'ouïe et l'état de stupidité augmentant, la respiration était courte, le pouls un peu dur et d'une fréquence modérée; les membres se couvraient peu à peu d'un enduit sale et crasseux. La malade se plaignit de la saveur trop aromatique de sa potion, ce qui annonçait dans la langue une sensibilité trop exaltée. Elle rendit une urine ténue, d'un jaune pâle, transparente, et ne présentant d'autres nuages que des particules pulvérulentes qui flottaient dans le liquide. Le ventre s'ouvrit trois fois dans le même jour; pendant la nuit le sommeil fut interrompu six fois par une diarrhée muqueuse. — L'urine présentait de petits nuages épars; le ventre ne s'ouvrit qu'une fois; le pouls, un peu plein, était à peine fréquent. La nuit, moins tranquille que la précédente, fut interrompue cinq fois par des déjections alvines. Le reste se passa comme les jours précédents. On réitéra la potion pour la troisième fois. — Dans la matinée, la malade rendit dans les selles deux vers morts. La respiration était encore courte, fréquente; la soif se soutenait, ainsi que la toux humide et la stupeur; le pouls fréquent, un peu faible, offrit de la plénitude sur le soir. Quelques grains d'ipécacuanha unis au tartre émétique décidèrent cinq fois le vomissement. La langue humide, couverte d'une mucosité blanche et d'une tache brune, paraissait moins rouge. Au reste, les autres symptômes se soutenaient. La malade eut pendant la nuit des insomnies mêlées d'agitations, et poussa cinq selles diarrhéiques.

Le lendemain, dans la matinée, une once de sel cathartique amer, quatre grains d'extraits d'aloès dissous dans suffisante quantité d'eau, décidèrent plusieurs évacuations alvines. La dureté de l'ouïe, et l'air de stupidité qui en était la suite, avaient diminué. Le pouls était plein, un peu mou et fréquent. La soif augmenta, la respiration fut plus libre et la langue plus nette. L'urine jaune et opaque ressemblait à de la petite bierre. — Le laxatif fut réitéré avec succès; la soif et le goût pour les substances acides persistaient, et ces symptômes étaient joints à de légers assoupissements. Depuis ce moment la peau de la région sacrée, qui avait été ulcérée pendant quelques jours, se couvrit d'une croûte noire. La malade, qui jusque là était restée sur le dos, se tourna sur le côté pour éviter la douleur qu'excitait l'autre position. La langue épanouie, rouge, légèrement sèche, présentait des fentes transversales; le pouls était plus petit, plus faible que la veille. Pendant la nuit les déjections alvines furent fréquentes. — Depuis ce moment, la malade prit de légères doses de la mixture rafraîchissante (ci-dessus décrite), avec trente gouttes d'acide minéral. A l'ulcère du sacrum, qui versait un pus ténu, il s'en joignit un autre sur le grand trochanter; il était couvert d'une eschare et légèrement enflammé sur les bords. La langue, devenant humide, était couverte d'un enduit épais; le pouls un peu faible avait un léger degré de mollesse. Le sommeil fut interrompu par plusieurs selles.

La dureté de l'ouïe augmentant, la malade était presque sourde, ou du moins paraissait très-hébétée. Les ulcères suppuraient bien. Le pouls était faible, légèrement fréquent; la rougeur de la face persistait. L'urine était ténue, un peu opaque. La langue sale, muqueuse, un peu sèche, toujours couverte d'une tache noire, présentait différents sillons et crevasses dont les bords étaient durs; sur le midi, elle s'humecta de nouveau. Un émétique excita quatre fois le vomissement; le flux diarrhéique revint six fois pendant la nuit. — L'ouïe était moins dure; le pouls faible, petit. La malade n'alla qu'une fois du ventre dans la matinée. La langue était sèche, marquée d'une tache noire et revêtue d'un enduit sale; l'urine peu abondante, d'un jaune foncé, épaisse et opaque. L'ulcère, dont le contour était enflammé, devenant douloureux, creusait beaucoup; dans sa partie moyenne, on voyait à nu les houppes nerveuses. La malade se trouva mieux sur le soir, ayant pris dans la journée une potion faite avec deux drachmes extrait de quinquina, et deux scrupules de cascarille; le tout dissous dans huit onces d'eau et édulcoré avec le sirop de pavots rouges. En effet, la diarrhée s'arrêta, la langue devint plus humide, le pouls plus plein et fréquent; quelques pustules parurent à un bras et aux deux jambes; on aperçut aussi un furoncle. On réitéra la potion en supprimant l'extrait de cascarille. La nuit ne fut pas très-tranquille; il n'y eut qu'une seule selle.— La langue était humide, rude, un peu blanche; son milieu sale; les crevasses et la tache brune se trouvaient en partie dissipées, ainsi que la dureté de l'ouïe. Sur le soir, le pouls était plein et très-peu fréquent. La respiration et l'appétit se rétablissaient à souhait. L'urine était un peu opaque et troublée par de petits flocons dispersés. La potion fut réitérée une quatrième fois. Le ventre ne s'ouvrit qu'une fois dans le jour et une fois pendant la nuit.

L'urine transparente déposait un léger nuage. Le pouls offrait un peu de plénitude, de la force et une légère fréquence. Le ventre était constipé. Les pustules se remplissaient de pus et ressemblaient à de petites pustules varioliques. La malade prenait de l'appétit; elle voyait avec une espèce de satisfaction qu'elle avait échappé à une maladie grave; cependant elle était encore faible. La langue humide, blanche, était rude vers sa base, et recouverte de papilles. On fit passer la décoction de quinquina. — Le pouls était plein, mou, un peu fréquent; les selles naturelles. La langue, un peu tremblante, présentait de nouveau sa surface sillonnée transversalement; mais ces sillons disparurent le lendemain.— L'urine opaque présentait un cercle autour du vase et un nuage épais; la face était toujours colorée; et sous l'influence de la décoction de quinquina, les ulcères produisaient une bonne suppuration. La malade se rétablissait peu à peu. — 1° Ici, comme dans l'observation précédente, la fièvre s'établissant chez un sujet fort et vigoureux a pris le caractère

aigu et la marche continue. — 1° La suspension des règles est souvent liée à quelque vice des viscères du bas-ventre, circonstance qui favorisait l'invasion de la maladie épidémique. — 3° La malignité et la longueur de la maladie furent annoncées dès son commencement par les sueurs, par le dépôt prématuré dans les urines et par la diarrhée bilieuse; phénomènes qu'on peut regarder comme autant de crises anticipées. — 4° Les crises imparfaites qui eurent lieu par la toux humide, par la métastase sur les nerfs de l'ouïe au cinquième jour, par la diarrhée muqueuse au douzième jour, par l'amas de mucus dans le larynx au onzième, furent du meilleur augure et soulagèrent la malade. On pourrait y ajouter la stupeur aux onzième et douzième, et l'excrétion des vers le seizième. La maladie fut aussi beaucoup allégée par les crises artificielles produites par l'émétique et les laxatifs donnés le quatorzième et jours suivants. La coction s'établissant mieux, peu à peu on doit reconnaître que rien ne fut plus efficace que les efforts de la nature pour établir une crise par la suppuration; efforts qui eurent lieu les dix-huitième, dix-neuvième, vingt et unième, vingt-troisième jours. — 5° Le bourdonnement des oreilles avec faiblesse de l'ouïe et stupeur, dans les fièvres malignes, est un indice que la maladie sera longue, et c'est un bon signe dans une maladie de mauvais caractère; car il remplace les délires, les assoupissements, et, comme les métastases, tantôt il prévient ces symptômes, tantôt il les détruit. C'est pour cela aussi que lorsque ces phénomènes disparaissent, la métastase se fait d'une manière prématurée sur les nerfs du bas-ventre; les symptômes nerveux reprennent aussitôt de l'intensité, le délire se déclare, et la sensibilité des organes est excitée, ou bien les malades tombent dans l'assoupissement, et cette sensibilité est anéantie. Alors toute espèce de coction est suspendue ou tout à fait détruite, et les humeurs tombent en dissolution (Voy. les observ. XIII, XIV). — 6° Dans les fièvres malignes, le régime animal a beaucoup d'efficacité pour augmenter la putridité dans les premières voies; car les nourritures animales se convertissent facilement en saburres putrides. C'est donc à tort que quelques médecins, appuyés sur une mauvaise théorie, ordonnent dans les fièvres malignes, avant que la putridité soit détruite, des bouillons de viande pour soutenir les forces du malade : il s'en faut beaucoup que ce moyen les rétablisse, puisque, au contraire, il favorise un nouvel amas de substances putrides qui tend à les détruire. — 7° Le léger degré de froid qui survint au neuvième jour fut un signe précurseur d'une crise imparfaite, savoir, la toux humide qui lui succéda. Il annonça aussi la métastase qui se fit sur les nerfs. — 8° La croûte terreuse, qui couvrit la peau aux environs du quatorzième jour, doit être mise au nombre des excrétions critiques propres aux fièvres malignes.—9° L'existence d'un reste de putridité, qui s'annonça par un flux de ventre fréquent et bilieux, nous fit recourir de nouveau, le dix-septième jour de la maladie, à l'usage des acides. — 10° Le période aigu de la maladie étant terminé, elle éprouva une diminution notable depuis le vingt et unième jour ; circonstance qui, réunie aux changements de l'état de la langue et à d'autres symptômes, annonçait que la fièvre, qui se soutint encore quelques jours, n'était qu'une vraie fièvre lente, qui devint salutaire et favorisa, à l'aide de l'extrait et de la décoction de quinquina, la formation du pus dans les ulcères et dans les pustules.

XIᵉ OBSERVATION.

Fièvre muqueuse aiguë, d'abord maligne, puis se changeant en intermittente.

Un jeune homme âgé de vingt ans, qui avait eu une fièvre intermittente trois années auparavant, ressentit le 11 décembre, sur le soir, un défaut d'appétit, et le lendemain éprouva des frissons avec une légère douleur de tête. Des envies de vomir furent accompagnées d'un vomissement de matières bilieuses ; ce qui fut suivi de douleurs dans le bas-ventre, et d'une diarrhée muqueuse un peu sanguinolente qui se prolongea jusqu'au lendemain. — La perte d'appétit fut accompagnée de soif. Sur le soir, la diarrhée s'apaisa et ne présentait plus de sang ; le malade ayant pris dans la journée, par demi-tasses, une potion faite avec eau distillée, six onces ; sirop d'épine-vinette, deux onces ; esprit de vitriol, trente gouttes, il était las, n'éprouvait plus de douleurs de tête, ne garda point le lit ; il se plaignit d'une ardeur d'urines, et ne rendit qu'avec

peine une urine trouble et bourbeuse. Le pouls accéléré, serré, légèrement dur, avait un peu de fréquence. — Les envies d'aller du ventre étaient tellement augmentées que, presque toutes les demi-heures, le malade, tourmenté par des ténesmes et des tranchées, rendait avec force et en petite quantité des matières liquides, muqueuses, verdâtres, tirant sur le noir, fétides et ensanglantées. La prostration des forces fut suivie du trouble et de la tristesse de l'âme. Les pieds devinrent douloureux. Il survint par intervalles des points douloureux dans la poitrine. La langue était épanouie, d'un rouge pâle ; son milieu, couvert d'une mucosité blanche, sec, jaune près de la base, était parsemé de papilles aiguës et saillantes. Le pouls était comme la veille. L'intensité de la soif, le défaut d'appétit persistaient. La difficulté et l'ardeur des urines étaient augmentées. Ce fluide trouble, bourbeux, jaune, déposait un sédiment peu abondant, muqueux, filamenteux et blanc. Depuis midi, on reprit l'usage de la potion que le malade avait mal à propos suspendu dans la matinée ; on y fit entrer quarante gouttes d'acide minéral. La nuit fut fort agitée. — La diarrhée était moins forte ; mais, quoique le malade n'allât pas du ventre pendant des heures entières, il fut si tourmenté par les ténesmes et les épreintes, qu'il resta des quarts d'heure entiers sur la garde-robe. Il rendit cependant, sans tranchées ni douleurs et en petite quantité, des matières blanches, muqueuses. Il ne garda le lit que par intervalles. Le milieu de la langue présentait une mucosité plus épaisse et plus jaune que la veille. L'urine peu abondante était toujours la même et ne déposait que lentement. Le pouls était petit, un peu dur et inégal ; il s'y joignit, sur le soir, de la plénitude et de la fréquence. Dès ce moment, nous fîmes passer toutes les heures deux cuillerées de la mixture suivante : eau de menthe, six onces ; sirop d'orange, deux onces ; extrait de quinquina, demi-once ; et de petite centaurée, un gros. On donna un lavement avec la crème d'avoine. Un sommeil tranquille soulagea le malade, qui sua beaucoup pendant la nuit.

Les ténesmes étant plus doux, le malade ne poussa dans la journée que trois selles peu abondantes et muqueuses. L'urine peu copieuse, sortant avec un peu d'ardeur, rouge, légèrement trouble, ne présentait pas de cercle, déposait un sédiment copieux, léger, muqueux, laiteux et filamenteux. Le pouls était petit et légèrement fréquent, inégal, sans célérité ni dureté. Sur le soir, il devint petit, fréquent, un peu dur. Le malade fut agité par des insomnies, et une sueur abondante et générale eut lieu pendant le sommeil. — Le malade alla du ventre sans ténesme apparent; il ne ressentit pas d'autre malaise dans l'abdomen, qu'une légère douleur dans l'hypochondre gauche, accompagnée de renvois; et tout cela disparut vers le milieu du jour. La soif persista, l'appétit revint, et le malade, se sentant plus de force, promena après midi. Le pouls petit, mou, sans fréquence, inégal et même intermittent, devint, sur le soir, fréquent, plein, régulier et un peu dur. L'urine était semblable à celle de la veille; la langue épanouie, d'un rouge pâle, humide, nette et couverte de papilles très-apparentes. La nuit ramena quelques selles diarrhéiques; le sommeil s'accompagna de sueurs, ne fut point troublé par des insomnies. — Quelques selles muqueuses eurent lieu, et tout s'améliora. Les renvois persistèrent sans que le goût fût altéré. Les aliments solides excitaient dans le bas-ventre une espèce de pression. Les urines un peu ardentes, furent semblables à celles de la veille; la langue présenta aussi les mêmes phénomènes. Le pouls plein, légèrement dur et fréquent, avait quelque dureté. Le remède prescrit le 5ᵉ jour avait été continué, et fut réitéré pour la quatrième fois. Une sueur copieuse survint sous l'influence d'un sommeil paisible.

Quelques déjections avec ténesmes ne donnèrent issue qu'à très-peu de matières muqueuses. L'appétit revenant à souhait, le malade, quoiqu'il fût un peu affaibli par les sueurs, ne garda point le lit. La langue était resserrée vers son sommet; ses bords étaient rouges, humides; son milieu était couvert d'un enduit muqueux, jaune et épais. Le pouls était légèrement fréquent, petit, serré, un peu dur. L'urine était comme la veille. Pendant la nuit, le ventre s'ouvrit fréquemment, sans ténesmes, et entre chaque selle le sommeil fut tranquille. — Le flux diarrhéique se comporta comme le jour précédent. Le malade avait grand appétit, et resta volontiers hors du lit. Outre l'ardeur qu'il éprouvait en rendant ses urines, il ressentit une espèce de

douleur dans l'hypochondre droit, près de la crête de l'os des iles. L'urine copieuse, jaune, légèrement transparente, déposait un sédiment blanc, léger, un peu briqueté, et très-abondant. Le pouls était plein, un peu dur, inégal, sans fréquence; la langue, d'un rouge pâle, humide, couverte d'un enduit muqueux, léger. Nous donnâmes une mixture de deux drachmes d'essence d'orange, une drachme de liqueur minérale anodine d'Hoffmann, et autant d'élixir de propriété de Paracelse, à la dose de cinquante gouttes toutes les heures. — Quoiqu'il n'y eût plus de diarrhée, de temps en temps le malade rendit par les selles des matières purement muqueuses. Le pouls, un peu fréquent, était d'ailleurs naturel, et les forces revenaient avec l'appétit. L'émission des urines était encore accompagnée d'une légère ardeur; et cette excrétion, ainsi que la langue, était dans le même état que la veille. — Le malade rendit quelques selles muqueuses, accompagnées de vents et de borborygmes. Les aliments occasionnèrent une pesanteur dans l'épigastre. La langue, épanouie, était couverte vers sa base d'une mucosité légère et jaunâtre. Le pouls était petit, accéléré et un peu fréquent. L'urine copieuse, jaune, légèrement transparente, ne déposait qu'un léger nuage. On réitéra la mixture prescrite le 10ᵉ jour.

Il y eut encore quelques déjections alvines muqueuses, peu abondantes, suivies de soulagement. La langue était humectée, le pouls naturel, à la célérité près. — Les déjections étaient réduites à l'état ordinaire; le pouls plein, un peu fréquent. Les forces et l'appétit revenaient. Une légère tumeur se manifesta autour des malléoles, et les sueurs qui survinrent pendant le sommeil chassèrent les restes de la maladie. — 1° Voilà un exemple frappant de l'affinité de la fièvre muqueuse avec la dysenterie. Cette affinité se trouvait ici prouvée par les selles, qui furent d'abord sanguinolentes, et ensuite muqueuses; par les ténesmes et les douleurs dans le bas-ventre, etc., par les ardeurs d'urine. — 2° Les intermissions qui revenaient tous les jours, les variations observées dans les battements du pouls, les sueurs nocturnes qui suivaient chaque paroxysme, le succès du quinquina, la tumeur œdémateuse des pieds, étaient autant de circonstances qui démontraient l'identité de nature qui existait entre les maladies muqueuses et les fièvres intermittentes. — 3° La putridité détruite dans le bas-ventre par les médicaments, le caractère de la fièvre qui, d'après son essence, devait devenir malin, fut tellement corrigé, qu'il revint peu à peu au type intermittent. (Voyez observ. IV, rem. 8°.) — 4° Ce n'est pas en variant sans cesse les remèdes que l'on obtient la guérison des maladies, mais bien en continuant long-temps ceux dont l'efficacité a été reconnue. Aussi les médecins les plus instruits et qui jugent le mieux une maladie ne sont pas ceux qui, dans toute occurrence, et sans avoir même vu le malade, tracent de suite une formule que leur mémoire leur fournit.

XII° OBSERVATION.

Fièvre muqueuse aiguë inflammatoire.

Une femme âgée de 31 ans ressentit, le 19 mars au soir, un grand frisson qui fut suivi pendant la nuit d'une chaleur sans sueur, accompagnée de vomissements décidés toutes les fois qu'elle buvait. — Elle éprouva des douleurs aiguës dans la poitrine; l'évacuation menstruelle n'ayant fait que paraître, elle fut saignée le lendemain. Le 6e jour, elle fut prise d'un délire qui fut d'abord peu orageux; il s'exaspéra sur le soir, et la nuit il devint si violent, que la malade sauta hors du lit. Les anxiétés devinrent en même temps si grandes, que, ne se connaissant plus, elle se dépouillait de ses habits et se déchirait la poitrine. Elle ne sentait pas de grandes douleurs dans le bas-ventre, et ne demandait point à boire; cependant lorsqu'on le lui présentait, elle avalait avec avidité. Le pouls très-faible, grêle et fréquent, échappait presque sous le doigt. La respiration était gênée, courte et fréquente; l'abondance de mucus qui obstruait le larynx la rendait stertoreuse; jusqu'à ce jour (le 7e de la maladie), la malade n'était allée qu'une fois du ventre. Le goût étant dépravé, elle trouvait ses boissons amères. Sur les quatre heures après midi, elle prit un scrupule d'ipécacuanha aiguisé d'un grain de tartre émétique, uni à une drachme de sel cathartique amer; ce qui excita cinq fois le vomissement, et chassa une matière muqueuse brune, peu abondante; mais le ventre ne s'ouvrit pas. — La malade se trouvait mieux le matin : le pouls était plus plein, plus dégagé. Cependant les anxiétés continuaient, la parole était faible et voilée, la respiration courte, fréquente, gênée, sans être stertoreuse. On donna, *per epicrasim*, le laxatif suivant : prenez sel de Sedlitz, deux onces; manne, une once; aloès, six grains; faites dissoudre dans l'eau chaude, huit onces. Après avoir pris la première demi-tasse, elle rendit par le vomissement deux grands vers, et aussitôt après les anxiétés cessèrent. Le délire persista cependant; elle agitait et touchait continuellement ses doigts. Le remède n'ayant pas été donné exactement, le ventre ne s'ouvrit pas.

Le délire étant plus doux, la malade fut plus tranquille; cependant la respiration étant toujours gênée, elle fut obligée de se tenir assise sur son lit. Le pouls était grêle, fréquent, dur; la langue épaisse, blanche et un peu sèche; le ventre s'ouvrit une seule fois dans la journée. Après avoir pris une ou deux doses de son remède, elle refusa d'en prendre davantage. Elle dormit tranquillement trois heures dans la nuit, et son sommeil fut accompagné de sueurs. — Il y avait un mieux-être marqué. La respiration était bonne, la voix naturelle. Le ventre s'était ouvert; le pouls était plus plein, mou et peu fréquent; la langue d'un rouge pâle, humide et nette. Une toux fréquente aidait l'expectoration d'une mucosité abondante. Sur le midi, il survint un vertige. — La malade passa la journée hors du lit; elle eut de l'appétit, et, à l'aide d'une toux légère, elle expectora facilement des matières muqueuses. — 1° Les douleurs aiguës de la poitrine, la difficulté de la respiration, la mucosité qui remplit le larynx, et enfin l'expectoration critique de bonne nature, établissent une grande ressemblance entre cette fièvre muqueuse et la maladie inflammatoire de la poitrine. — 2° Ce qui fit reconnaître le caractère inflammatoire de cette maladie, fut : 1. cette constipation opiniâtre par laquelle son début fut marqué; 2. la marche connue de l'épidémie [1], les mutations qui s'opéraient à l'approche du printemps et d'après lesquelles le germe épidémique paraissait abandonner le fluide muqueux pour se porter sur la gélatine du sang [2]; 3. la connaissance de faits semblables ou analogues [3]. — 3° D'après le frisson

[1] Voyez sect.
[2] Voyez ibid.
[3] Voyez sect. II.

violent, au début de cette maladie, et l'absence des symptômes trompeurs (sect. II, n° III; et n° VI), nous jugeâmes qu'elle n'avait aucun caractère de malignité. Le plus souvent, à la vérité, les maladies épidémiques, à l'approche du printemps, se dépouillent du caractère malin ; mais elles gardent encore leur violence pendant quelque temps.— 4° Dans les maladies aiguës, on ne doit juger de la gravité d'un symptôme que d'après le caractère malin de la maladie, et d'après l'occurrence d'autres mauvais symptômes. Ainsi la douleur des hypochondres, accompagnée de délire, d'anxiétés et de somnolence, annonce une congestion grave, une compression ou une inflammation dans les viscères de cette partie; mais dans les maladies purement inflammatoires de la poitrine et qui ne sont point malignes, ces symptômes n'annoncent rien de fâcheux, mais le plus souvent ils se terminent heureusement par une coction louable suivie d'une crise salutaire, surtout par l'expectoration ou toute autre excrétion. Souvent aussi, tous ces phénomènes ne sont que symptomatiques et dépendent des crudités contenues dans les premières voies, de la présence des vers et d'un état de spasme ; et lorsque ces causes sont détruites, leurs effets le sont, ou du moins il s'ensuit un grand soulagement. — 5° Les vers qui furent rendus le 9° jour étaient sans doute morts depuis le 7° jour, où il y eut un effort critique. Leur sortie fut retardée de deux jours, c'est-à-dire, jusqu'au moment où un nouveau stimulus vint les chasser. (Voy. observ. I, rem. 5.) — 6° Il n'est pas besoin de beaucoup de remèdes toutes les fois que la nature travaille à l'établissement d'une bonne crise. Mais on doit avoir recours à des remèdes nombreux et puissants lorsqu'elle s'éloigne du sentier qu'elle doit suivre.

XIII° OBSERVATION.

Fièvre muqueuse soporeuse suivie de guérison.

Un homme âgé de 40 ans avait été atteint à plusieurs reprises, pendant les années précédentes, d'une fièvre aiguë inflammatoire, qui avait toujours été soulagée par les saignées; il en avait éprouvé une semblable l'été précédent. — Le 24 novembre, vers l'heure de midi, il ressentit une lassitude extraordinaire

et une légère douleur de tête. Le soir, il fut pris d'un violent frisson avec froid ; il se mit au lit, et toute la nuit il éprouva une chaleur accompagnée de soif intense. —Un émétique n'excita que des nausées et des envies de vomir; mais pendant la nuit suivante, il purgea le malade par le bas. — Sur le soir, la fièvre et la douleur de tête s'exaspérèrent, l'appétit tomba ; l'intensité de la soif faisait désirer au malade des boissons acides. La lassitude n'était pas très-grande, mais le malade, en proie à des anxiétés, éprouvait un sentiment de pression dans la région précordiale. La langue était épanouie, humectée, sale, couverte d'un enduit muqueux blanc, un peu jaune vers sa base. Le pouls était plein, grand, un peu dur, et légèrement fréquent; ce qui indiqua une saignée. Le sang sortit d'abord par jet avec bruit et impétuosité ; mais peu à peu il ne coula plus qu'en bavant le long du bras. Le malade éprouva une défaillance ; mais il revint à lui dès qu'il fut au lit. Le caillot de la première palette présenta des taches cendrées et enflammées; son bord était d'un rouge éclatant; la sérosité était jaune et peu abondante. Le caillot de la seconde palette n'avait pas de croûte inflammatoire; il était d'un rouge éclatant, environné d'une sérosité peu abondante, et adhérait çà et là aux parois du vase.

Avant midi, le malade se trouvait mieux, il ne ressentait ni douleur de tête, ni oppression dans la région précordiale. Il éprouva un peu d'appétit, et il put rester hors du lit. A une heure après midi, un froid violent se déclara, accompagné d'oppression de l'épigastre, et de lassitude ; il se prolongea pendant quelques heures, et fut suivi d'une chaleur entremêlée de quelques horripilations, qui affecta d'abord les parties supérieures, passa ensuite aux inférieures, et se soutint toute la nuit. Des douleurs de tête, et une soif intense, se développèrent en même temps. L'état de la langue était le même ; mais le pouls était un peu serré, fréquent et légèrement dur. Le malade prit toutes les heures une tasse d'une mixture faite avec tartre soluble, deux gros ; nitre purifié, un gros; oxymel simple, six onces : le tout dissous et étendu dans deux onces d'eau bouillante. — La douleur de tête et la soif intense se soutinrent tout le matin; l'appétit fut nul, et la chaleur était un peu diminuée. Sur le midi, après avoir poussé une selle, le malade sentit la chaleur et la douleur de tête augmenter; il éprouva des inquiétudes dans la région précordiale. Le milieu de la langue sec, couvert d'une mucosité blanche, ayant une teinte jaune vers sa base, était coupé par des sillons; ses bords et son sommet étaient rouges et humectés. L'urine bourbeuse, présentant un cercle sur les bords, déposait un sédiment blanc et léger. On continua la potion. La nuit fut fatigante, et la chaleur qui persista se termina enfin par une sueur générale copieuse.—Sur le matin, le malade était mieux; mais il éprouvait toujours le défaut d'appétit, la pesanteur et la douleur de tête accompagnées d'assoupissement, et une plus grande lassitude. Les crevasses de la langue, augmentant, devinrent douloureuses. Le pouls plein, un peu dur, prit une légère fréquence depuis midi. L'urine épaisse, rouge, transparente, présentait un léger nuage. On réitéra la potion.

Les anxiétés dans la région précordiale furent très-vives dans la matinée. Elles se calmèrent un peu dans le jour. Mais la lassitude et la douleur de tête augmentèrent tellement, que le malade sentait le battement des artères de la tête, et qu'il tombait par intervalles dans un état soporeux. Les bords de la langue étaient humectés par une mucosité blanche, épaisse; son dos sec était couvert d'une croûte brune et jaune; ses crevasses étaient plus douloureuses que la veille. Le pouls plein, dur, rare, embarrassé, présentait un peu de fréquence sur le soir. L'urine jaune, légèrement rougeâtre, transparente, grasse et épaisse, tenait en suspens un léger nuage. A midi, on fit passer une émulsion avec sept grains de résine de jalap, qui purgea assez bien. Sur le soir, le malade étant à la garde-robe éprouva une défaillance; mais il revint bientôt à lui dès qu'il fut au lit. — Les anxiétés dans la région précordiale et la douleur de tête étaient moins violentes, et le malade n'éprouvait plus de somnolence; mais il se plaignait d'une grande lassitude, surtout dans les pieds. La langue était comme la veille. Le pouls plein, un peu dur, rare, devint plus fréquent et plus libre sur le soir. L'urine était jaune, grasse, et un peu trouble sans sédiment. Trois doses données de demi-heure en demi-heure d'un mélange de dix grains d'ipécacuanha et d'un grain de tartre stibié excitèrent trois vomissements qui débar-

rassèrent le malade d'une grande quantité de matières muqueuses, jaunes et bilieuses. Pendant la nuit, il survint une diarrhée fréquente, copieuse et très-fétide. — Le flux de ventre continua, et de légers assoupissements reparurent accompagnés d'une grande douleur de tête et d'une soif intense. C'est pourquoi on administra toutes les heures une tasse d'une émulsion faite avec amandes douces, six gros; eau de scordium, une livre; camphre, vingt-cinq grains, édulcorée avec le sucre. Le sommeil de la nuit fut interrompu, et le malade ne parla que guerre et que soldats. — La diarrhée fit place à une sueur générale. Quoique la douleur de tête se fût un peu amendée, et que l'épigastre fût moins tendu, les forces cependant n'étaient pas relevées. La langue sale, épanouie et brune, était blanche sur les bords et vers son sommet; elle était divisée d'une manière surprenante par des sillons. Le pouls était plein, lent, un peu dur; l'urine transparente, légèrement jaune. On réitéra l'émulsion. La nuit fut moins agitée que la précédente; elle fut cependant troublée par des insomnies, et suivie de sueur, avec bourdonnement des oreilles, pesanteur des pieds et manque de forces : symptômes qui se prolongèrent jusqu'au jour suivant. — La soif était modérée, et le malade n'éprouva ni chaleur, ni froid extraordinaire. Le ventre était libre; l'état de la langue et du pouls, le même que la veille. L'urine jaune, un peu trouble, déposait un sédiment blanc, furfuracé. Nous donnâmes toutes les heures une demi-tasse de la mixture suivante : prenez eau de cerises, huit onces; extrait de quinquina, deux gros; sirop d'épine-vinette, demi-once. La nuit fut assez tranquille, mais le malade ne dormit point. — Le matin, il n'éprouva point de douleur de tête, mais il se plaignit d'une espèce de surdité, et de la pesanteur des pieds. Il n'était plus tourmenté par la soif, ne suait point, et essaya de passer quelques instants hors du lit. Les selles étaient naturelles; le pouls lent, rare et un peu plein; la langue toujours la même. L'urine, légèrement jaune, offrait un sédiment blanc, furfuracé. La nuit fut bonne et sans insomnies.

Le malade prit une émulsion avec six grains de résine de jalap, qui le fit aller deux fois à la selle. La surdité, la pesanteur de la tête et des pieds cessèrent ensemble; de sorte que le malade recouvrant sa gaieté, passa la journée hors du lit. La langue était humectée, un peu blanche, très-peu sale, et la tache brune existait encore. L'urine aqueuse, transparente, déposait un sédiment blanc et furfuracé ; le pouls était plein et mou. Le malade jouit d'un profond sommeil pendant la nuit. — Le jour suivant, il promena. La langue et le pouls étaient dans le même état que la veille. L'urine jaune présentait un sédiment blanc. On donna toutes les heures, une demi-tasse d'une potion dans laquelle entraient eau de menthe, huit onces ; tartre vitriolé, demi-once ; extrait de petite centaurée, deux gros ; sirop d'écorces d'oranges, une once. — Sur le soir, le malade ressentit un froid assez marqué qui fut suivi d'une nuit très-fatigante. La langue était blanche, humectée, couverte d'une tache brune ; l'urine aqueuse, offrait un nuage. — Un second accès de froid eut lieu sur le soir ; il fut suivi d'une douleur de tête. Le ventre était constipé. La nuit fut agitée.

Cet accès fut suivi d'un espace de temps marqué par une tranquillité parfaite ; après quoi une grande douleur de tête et la lassitude des pieds forcèrent le malade à se mettre au lit à midi. La langue était humectée, blanche, noire et couverte d'une mucosité épaisse ; l'urine jaune et crue ; le pouls plein, rare, accéléré. On fit passer à petites doses une potion purgative avec deux onces sel Sedlitz ; manne et tamarin, de chaque, une once. Elle ne fit aucun effet ; de sorte que, sur le soir, la chaleur étant très-intense, on administra un lavement de crème d'avoine, d'huile de lin et de sel marin, qui n'excita qu'une selle. — La pesanteur des pieds cessa, la douleur de tête diminua beaucoup. La langue était blanche, humectée, toujours couverte de la tache brune ; le pouls un peu plein et accéléré ; l'urine jaune, crue, entièrement transparente. Une émulsion avec le jalap excita six selles. La nuit fut bonne. Les forces revenant avec l'appétit, le malade entra en convalescence.— 1° Nous remarquâmes une variété assez rare de la fièvre muqueuse bénigne, qui suivait d'une manière obscure le type de la fièvre quarte. — 2° La fièvre qui se développa dès le commencement de cette maladie a quelque ressemblance avec le prodrome de la fièvre muqueuse bénigne. Elle débuta par un léger accès, elle fut plus forte le 4ᵉ jour, alla en diminuant depuis la fin du 5ᵉ jour, et se prolongea jusqu'à la fin du second septénaire. Au 11ᵉ jour, il se fit une espèce de crise sur les nerfs, qui se manifesta par le bourdonnement des oreilles et la surdité. Cette crise, après une légère recrudescence, se porta sur le bas-ventre, et s'accompagna pour lors d'accès de fièvres nocturnes, et céda aux secours de l'art, c'est-à-dire, à un laxatif. Après le 16ᵉ jour, il y eut une nouvelle rechute qui fut salutaire. La fièvre prit le type quotidien, et chassa les restes de la maladie. — 3° L'emploi des médicaments fut dirigé d'après les périodes de la maladie. On administra d'abord des remèdes généraux. On passa à l'usage du camphre vers le temps de la crise, on donna le quinquina une fois la crise établie ; ensuite les évacuants facilitèrent la crise par les selles, et sur la fin on employa un sel neutre avec un extrait amer, pour rétablir les forces. — 4° Les forces étant enfin rétablies, après un intervalle de repos, une espèce d'intermission (voyez quinzième jour), il survint un nouveau froid fébrile décisif. — 5° Les accidents soporeux sont sympathiques d'une affection particulière du foie, et en deviennent même un signe indicateur lorsqu'elle est cachée (1). — 6° On ne doit jamais tirer une indication à la saignée de la seule plénitude du pouls, à moins qu'il ne soit en même temps fort et fréquent ; ce qui annonce l'état inflammatoire du sang. Du reste, comme les saignées copieuses ou répétées sont nuisibles dans toute maladie nerveuse, elles le sont encore plus dans les fièvres soporeuses ; car si elles sont accompagnées de quelques signes d'inflammation dans le sang, ils sont peu marqués, et le plus souvent ils disparaissent en peu de temps (2). — 7° Dans les maladies soporeuses, les évacuants abdominaux souvent réitérés conviennent surtout. Ils

---

(1) Baglivi a observé que dans la fièvre gastrique pituiteuse, les principaux accidents portent tous vers la tête, et l'affectent d'engourdissement, de pesanteur, de douleurs, de vertiges. Cette correspondance de l'estomac avec la tête, est manifeste dans plusieurs cas où les symptômes maladifs de la tête sont décidés par l'affection de l'estomac.
                              (Note du trad.)
(2) Sur les changements qu'éprouve le sang dans les maladies. (Voy. Cl. Stormi, Diss. de rubro sanguinis colore. Hafn., 1762, § 53, p. 46 et seq.)

sont indiqués par la langue sale, sans humidité; par la soif, les violentes douleurs de tête avec pulsation des artères, en imposant pour un état pléthorique; et enfin par le pouls qui a le rhythme ordinaire aux affections soporeuses.

XIVᵉ OBSERVATION.

Fièvre muqueuse soporeuse suivie de mort.

Un homme âgé de 37 ans avait éprouvé tout récemment des hémorrhoïdes muqueuses. Il ressentit le 28 mars un frisson avec froid, suivi d'une grande chaleur et de douleurs de tête; ce qui l'engagea à prendre de son propre gré quelques grains de poivre délayé dans l'esprit-de-vin. — Il se plaignit beaucoup de douleurs dans les membres, de spasmes dans les lombes, qui s'exaspérèrent par intervalles, et gagnèrent le dos. Il éprouva en même temps l'amertume de la bouche, une grande soif, une douleur de tête intense et une perte d'appétit qui se soutint pendant toute la maladie. Le ventre était constipé sans être douloureux; le pouls un peu plein, dur, fréquent, inégal; la langue sèche, épanouie, âpre, sale, présentait vers sa base une large tache brune. L'émétique expulsa une grande quantité de matières muqueuses mêlées d'un peu de bile, il excita aussi une selle. La douleur des membres empêcha le malade de dormir pendant la nuit. — La douleur des membres et l'intensité de la soif se soutenaient, ainsi que la sécheresse et la couleur brune de la langue. Les douleurs de tête étaient moins fortes; le pouls plein, dur et fréquent. Il survint des vertiges, de sorte que le malade ne put se tenir debout. Après de fréquentes déjections procurées par un laxatif, la douleur des membres diminua. Sur le soir, le malade parut beaucoup mieux, mais il était toujours tourmenté par la soif. Une saignée faite à ce moment donna un sang couvert, à sa superficie, de taches cendrées. La partie inférieure du caillot plongée dans une petite quantité de serum, était noire, mêlée de petites masses d'un rouge vif. Le sommeil de la nuit, dès que le malade fermait les yeux, fut troublé par l'apparition de fantômes.

La douleur des membres était apaisée, le spasme des lombes était moins violent; mais bientôt de légères douleurs dans le bas-ventre se joignirent à une céphalalgie avec vertiges et à une grande soif. La langue était humectée; sa tache brune augmentant devenait plus obscure. Sur les neuf heures du matin, le pouls était accéléré, dur, sans fréquence; au bout d'une heure, il devint plein, rare, embarrassé, sans accélération. Depuis ce moment, la douleur de tête avec vertige éprouva une grande rémission. L'urine était épaisse, trouble, opaque, sans dépôt. Le pouls redevint très-fréquent, rebondissant, un peu dur, et s'accompagna de sueurs et de délire, pendant lequel le malade croyait se bien porter, et disait être dans une étuve. Il dormit beaucoup pendant la nuit, mais d'un sommeil qui ne le soulagea pas et qui fut troublé par la présence continuelle de quelques fantômes. — Le matin, il se trouva plus calme; son délire fut plus tranquille; il se plaignit d'une grande lassitude. La langue, très-rouge à sa pointe et vers les bords, était noire et sèche dans toute sa surface; le pouls embarrassé, un peu plein et dur. L'urine crue, d'un jaune obscur, présentait au fond du vase un léger nuage. Elle redevint trouble le lendemain, formant un cercle, et déposa un sédiment blanc, peu copieux et furfuracé. Il survint sur le soir une hémorrhagie du nez assez abondante, qui donna quelques onces de sang. Une légère douleur de tête avec vertiges s'accompagna d'un grand bourdonnement dans les oreilles. Le pouls était fréquent, un peu dur, plus libre. La nuit fut cependant très-agitée et n'amena point le sommeil.

Sur le matin, le malade, plus tranquille, ressentit une légère douleur de tête. Aux environs de midi, la céphalalgie augmentant, le bourdonnement des oreilles s'aggrava par intervalles. Le pouls plein, embarrassé, rare, devint sur le soir plein, dur et un peu fréquent. La langue humectée, sale, présentait toujours la tache noire. L'urine crue, un peu rouge, transparente, déposait un léger nuage; conservée jusqu'au lendemain, elle devint trouble. La nuit fut agitée; à la pointe du jour, il survint un peu de sommeil interrompu par l'aspect des fantômes. — La douleur de tête se soutint, les forces tombant de plus en plus. Le pouls était légèrement fréquent, dur, un peu plein, inégal, intermittent; l'urine, semblable à celle de la veille, ne se troubla point à la suite d'un long repos. La langue humectée devenait plus noire. Un émétique provoqua, par deux vomissements, la sortie d'une matière brune et verte; et un flux de ventre s'étant établi, le malade rendit des excréments mous et bruns. Vers le milieu du jour, une sueur copieuse couvrit les parties supérieures du corps; et sur le soir, la prostration des forces s'accrut au point que le malade, ne pouvant plus se lever, laissait aller malgré lui ses excréments dans le lit. Le pouls légèrement plein, inégal, offrait des intermittences fréquentes. La nuit fut semblable à la précédente. — La prostration des forces étant extrême, le malade immobile resta couché sur le dos; ses yeux s'obscurcirent; il rendit ses excréments dans le lit. L'urine crue, jaune, transparente, présenta un léger nuage flottant; et enfin, au bout d'un certain temps, elle déposa un sédiment furfuracé, peu abondant, et ne se troubla pas. La langue était tremblante, humectée, brune, et le malade ne la tirait qu'avec difficulté. Le pouls était légèrement plein (soporeux), sans fréquence, embarrassé; le soir il s'éleva un peu, et devint plus libre et plus fréquent; il y eut un léger amendement et de fréquents borborygmes qui ne furent suivis d'aucune évacuation alvine. La nuit fut agitée.

Dans la matinée, la respiration était stertoreuse et inégale. Le malade assoupi éprouvait de légers mouvements convulsifs dans les extrémités supérieures; cependant il s'éveillait spontanément. Le pouls toujours embarrassé, inégal, devenait plus faible. La langue était sèche, brune et repliée en forme de globe; de sorte que sa pointe ne pouvait dépasser l'arcade dentaire. La respiration était très-pénible; les yeux immobiles et contournés; la face bouffie. L'urine ténue, crue, jaune, présentait un nuage dispersé, et vingt-quatre heures après elle n'était point trouble. Depuis midi, le pouls parut plus plein, plus libre. Sur les neuf heures du soir, il devint petit, embarrassé, intermittent, et s'accompagna de soubresauts dans les tendons; mais, au bout d'une heure, il devint meilleur. Les borborygmes reparurent; ils étaient surtout excités par les boissons. Les excréments ne coulaient plus involontairement. La nuit fut un peu calme et le malade, tombant de temps à autre dans l'assoupissement, ne restait pas aussi constamment sur le dos, mais se tournait de l'un et de l'autre côté. — Dans la matinée,

il dormit bien et ne parut pas très-assoupi; il s'éveilla sans difficulté, mais à peine se connaissait-il. Pendant le sommeil, le visage, couvert d'une légère moiteur, était un peu bouffi, surtout autour des yeux. Le pouls était plus plein, plus libre, plus fréquent, plus mou que la veille; la langue brune, humectée, rouge-sur les bords, fendue vers son sommet : le malade la tirait facilement. L'urine, immédiatement après sa sortie, était trouble, pulvérulente, d'un jaune obscur, tant soit peu rougeâtre, mais elle ne se troubla pas davantage en reposant. Le malade dormit presque toute la journée. Pendant le sommeil, les extrémités supérieures éprouvèrent de légères convulsions; la respiration était lente, moins stertoreuse que la veille. Le malade passa la nuit dans un assoupissement continuel. — Il fut tout le jour dans le même état, s'éveillant par intervalles, presque sans connaissance, ayant un air hébété, et retombant aussitôt dans l'assoupissement. De temps en temps des mouvements convulsifs eurent lieu dans les membres, et surtout dans la mâchoire inférieure; en même temps les tendons éprouvèrent des soubresauts plus fréquents, et la respiration devint fréquente, profonde, laborieuse. La langue tremblante, brune, sèche, rouge sur les bords, ne pouvait dépasser l'arcade dentaire. Le pouls était plein, dur, embarrassé; l'urine d'un jaune obscur, un peu trouble, avec un nuage adhérent à sa surface.

Le malade, enseveli dans un assoupissement profond, ne s'éveillait plus que lorsqu'on l'appelait. Il murmurait par intervalles entre ses dents, comme s'il eût voulu parler. Les membres supérieurs et surtout les inférieurs éprouvaient de fréquentes convulsions, et la mâchoire inférieure en éprouvait aussi lorsque le malade voulait parler ou tirer la langue, ce qu'il ne faisait qu'avec peine. La déglutition étant gênée, il ne passait que très-peu de boisson, et encore elle excitait des hoquets. Depuis la nuit précédente, le malade rendait ses urines et ses excréments dans le lit; ceux-ci étaient mous et d'un jaune obscur. La langue était la même. Le pouls un peu plein, plus grêle, était dur et embarrassé. — Au milieu de la nuit, la respiration devint courte, plus fréquente et plus stertoreuse; de sorte que l'on entendait le bruit du mucus agité dans le larynx. Sur le matin, le malade perdit la parole, et la déglutition devint impossible. Il resta couché sur le dos, les genoux repliés, rejetant ses couvertures. A midi, la respiration devenant très-laborieuse, il ne pouvait avoir son souffle qu'en élevant fortement les épaules en arrière, ayant la bouche entr'ouverte, les yeux tournés et immobiles. Le pouls faible et misérable laissait de longs intervalles entre chaque pulsation. Les soubresauts des tendons augmentaient, et les membres étaient agités de convulsions plus fréquentes et plus fortes. L'urine coulait involontairement, et celle qu'on put recueillir, jaune, trouble, sans nuage, ne se troubla pas davantage par le repos. Enfin le malade expira à quatre heures après midi.

1° Voilà une de ces maladies qui, de leur nature, sont incurables et qui, dès leur principe, annoncent leur terminaison funeste par différents symptômes nerveux, lesquels sont décidés par un vice délétère qui nous est inconnu (1). — 2° Les fortes douleurs des extrémités, surtout dans le début d'une maladie, annoncent ou sa longueur ou sa terminaison prompte et funeste; elles sont toujours un mauvais signe, car elles désignent sûrement une espèce de crise prématurée et une tendance des humeurs à la dissolution. Quelquefois ces douleurs précèdent long-temps d'avance le

développement de la maladie. Il en est de même de ces douleurs périodiques, suite d'anciennes plaies qui s'exaspèrent parfois, présentent ensuite des intermissions et précèdent l'invasion d'une maladie maligne qui, le plus souvent, est mortelle. — 3° Ce que nous avons dit dans l'observation précédente (5°), sur l'état soporeux, doit s'appliquer aussi au vertige, qui approche beaucoup de l'assoupissement et lui est souvent associé. — 4° Les douleurs des lombes, l'assoupissement, le vertige, les borborygmes accompagnés de douleurs dans le bas-ventre, les changements si fréquents dans le rhythme du pouls, etc., la bouffissure de la face, dénotent assez que cette fièvre soporeuse était un rejeton dégénéré des intermittentes. — 5° Il existe aussi une espèce de maladie intermittente avec vertige, approchant plus du caractère chronique, qui tantôt présente un seul grand paroxysme plus ou moins prolongé, et revient à un temps fixe de l'année; et qui, tantôt prenant le type de la fièvre intermittente, présente plusieurs accès séparés par des intervalles d'intermission, et s'accompagne ou non de céphalalgies ou d'assoupissement. Dans ces deux cas, la maladie provient de la fièvre intermittente mal guérie ou arrêtée mal à propos par l'usage du quinquina et de quelque altération du foie qui en a été la suite. Quelquefois elle trouve sa solution dans le retour de la fièvre intermittente que décide une heureuse modification apportée par une cause quelconque dans ces altérations. — 6° On a toujours regardé, dans une fièvre maligne, comme un mauvais présage, les efforts critiques qui ne se soutiennent pas; et le bourdonnement des oreilles, suite d'une métastase qui rentre dans la classe de ces efforts, ne disparaît jamais impunément, à moins cependant qu'une autre crise ne détruise ce que la nature avait tenté en vain la première fois; car les crises qui sont arrêtées dans leur marche annoncent ou une tendance à la dissolution, ou bien le manque de forces suffisantes pour que la nature achève son ouvrage. C'est pourquoi il s'établit une mauvaise coction, et la maladie devient pernicieuse. — 7° De même dans les fièvres malignes qui sont une dégénération des fièvres intermittentes, lorsqu'il ne survient pas de relâche, tel que celui survenu chez le malade de l'observation 1, 6°, l'accès qui pourrait amener la guérison ne

____

(1) La malignité ne nous est connue que par ses effets, puisque les symptômes qui la désignent n'ont de rapports avec aucune cause manifeste. Dans cette épidémie, qui avait le caractère contagieux, la malignité pouvait dépendre de l'action du miasme sur l'origine des nerfs : d'ailleurs, la sympathie intime qui existe entre le système nerveux et le système lymphatique ou muqueux, et qui ne peut être révoquée en doute si on fait attention que l'enfance, qui est l'âge où le système muqueux exerce son empire, est aussi le moment où le système nerveux jouit de la plus grande mobilité; que les organes attribués à ces deux systèmes ont, à cet âge, une dominance marquée sur ceux des autres systèmes : cette sympathie, dis-je, doit rendre le système nerveux très-impressionnable dans les fièvres catarrhales ou pituiteuses, aussi la malignité les complique souvent (voy. Grimaud, Traité des fièvres, art. Malignité); ce qui tient peut-être à ce que le principe de vie a moins d'action sur la cause morbifique, et ne la combat que par des efforts interrompus. (Note du trad.)

survient pas, et tout va de mal en pis. — 8° L'obscurcissement de la vue, l'accablement et le froid de tout le corps indiquent une grande prostration de forces et la dissolution des humeurs, et sont les signes précurseurs de la gangrène, dont les progrès s'annoncent par l'état soporeux. — 9° L'ensemble des mauvais signes qui surviennent après le onzième jour annonce toujours, et d'une manière certaine, une terminaison funeste.

SECTION IV.

OUVERTURES DE QUELQUES CADAVRES DE MALADES MORTS DE LA FIÈVRE MUQUEUSE AIGUE.

I.

Notre pratique particulière ne nous ayant pas fourni l'occasion d'éclairer la nature de la maladie muqueuse dans l'état aigu par l'inspection anatomique des parties altérées, nous fûmes amplement dédommagés par les richesses que nous offrirent en ville et à l'hôpital les cadavres des soldats et des gens du peuple; de sorte que nous pouvons tracer quelques tableaux, fruit de nos recherches.

Iᵉ OUVERTURE.

Cadavre d'un homme âgé de 28 ans ouvert le 10 janvier 1761.

Inspection du bas-ventre.

1. L'habitude extérieure était celle d'un corps sain, et qui n'a pas perdu de son embonpoint.
2. Nous trouvâmes la cavité du ventre remplie d'une sérosité assez abondante.
3. L'épiploon, le mésentère et les appendices du colon fournis de graisse.
4. Les glandes mésaraïques nombreuses, grosses, un peu dures; quelques-unes d'un brun pâle, d'autres légèrement rouges.
5. Le foie, d'un volume médiocre, était un peu dur, rouge dans une portion qui avait été exposée à l'air, d'un brun pâle dans le reste de sa surface, d'un vert obscur aux environs de la vésicule du fiel. Toute sa superficie et son parenchyme offraient de petits tubercules granuleux, élégamment disposés.
6. Toute la face externe de la vésicule du fiel était d'un vert foncé; l'interne, de couleur obscure. Sa cavité était remplie d'une bile épaisse, muqueuse, d'un vert obscur, brun, et un peu hétérogène.
7. La rate volumineuse, d'un bleu noirâtre, présentait des scissures le long de son bord. Le pancréas était dur.
8. L'estomac étant enflammé à sa surface, sa substance elle-même, étant rouge, ne laissait apercevoir que ses gros vaisseaux. On trouva dans sa cavité une quantité médiocre de matière muqueuse, ténue, brune, hétérogène. Sa substance était épaisse; la tunique musculaire rouge; la nerveuse dense, de couleur blanche; la villeuse, d'une épaisseur considérable, bariolée, d'un brun pâle à la face postérieure, près de sa petite courbure.
9. Dans le même lieu on trouva beaucoup de pustules blanches, ressemblant, au premier abord, à des aphthes; mais qui n'étaient autre chose que des follicules muqueux plus développés, aplatis, déprimés, s'ouvrant tous dans l'estomac par un petit orifice béant. On y voyait aussi çà et là de petits morceaux de membranes d'un blanc sale, rudes, friables, qui adhéraient à sa face interne, et qu'on enlevait facilement en

23.

les lavant (on rencontre des pellicules semblables sur les parties affectées d'aphthes). C'étaient des lames détachées de l'épiderme très-fin qui recouvre la membrane villeuse. C'est pourquoi, dans cette même partie, cette membrane était moins épaisse, moins apparente : les follicules, au contraire, plus distincts, y paraissaient comme à nu. Un peu plus bas, elle était d'un rouge intense et les follicules moins nombreux. Le fond de l'estomac, près de sa grande courbure, offrait plusieurs replis prononcés et disposés en réseaux. La tunique villeuse y était aussi plus épaisse, sans déchirure et plus tuméfiée. On remarquait encore sur toute la surface interne de ce viscère des follicules muqueux moins affaissés que les premiers, plus larges qu'épais, remplis d'une substance cendrée, épaissie. Ils étaient tous globuleux, un peu aplatis, lenticulaires, sans proéminence, arrondis par leurs bords, et le milieu de leur hémisphère présentait une fossette tournée du côté de la cavité de l'estomac ; dans quelques-uns cependant cette fossette était plus excentrique. Leur figure était celle des follicules muqueux de la langue, si ce n'est qu'ils étaient plus petits et avaient une ouverture moins grande. L'hémisphère externe de chaque follicule était reçu dans une petite cavité creusée dans l'épaisseur de la tunique nerveuse ; l'hémisphère interne faisait une légère saillie dans la cavité de l'estomac. Leur volume variait. Quelques-uns avaient plus d'une ligne de largeur, beaucoup n'avaient qu'une ligne, et le plus grand nombre se trouvait plus petit. Ils étaient surtout rassemblés aux environs du pylore, moins fournis de replis ; là, ils se touchaient les uns les autres, et plusieurs étaient comme amoncelés. L'estomac, dans le reste de son étendue, en présentait moins. Un grand nombre des plus petits occupait le bord libre des replis ; on n'en voyait point dans les sillons qu'ils laissent entre eux. La valvule du pylore en présentait un ou deux sur son bord libre.

10. Le duodenum présentait beaucoup de follicules engorgés près du pylore sur les replis de cette membrane, sur ses propres valvules et dans les sillons qui les séparent. Ceux de ces follicules qui étaient plus voisins du pylore étaient allongés, les autres formaient une simple saillie. Leur orifice était distinct, et, dans plusieurs, il était marqué par un

point noir. Les follicules allongés étaient disposés de façon que leur sommet ne regardait point le pylore, mais le duodenum ; et dans ce point se trouvait leur ouverture. On les eût pris pour des papilles saillantes de la tunique villeuse. Au reste, ils suivaient surtout le bord libre des valvules flottantes.

La partie de la face interne des intestins qui répond à la vésicule du fiel en deçà et au delà du pylore était d'un vert brun ; la tunique musculeuse très-gonflée dans le même endroit se trouvait garnie de follicules très-proéminents ; et, aux environs, la portion du canal alimentaire la plus voisine était d'un brun pâle tirant sur le rouge.

11. Les intestins étaient d'un gris-bleu. Quoique leurs vaisseaux fussent gonflés, leur surface externe ne présentait qu'une légère teinte inflammatoire.

12. Les intestins grêles contenaient çà et là quelques vers. Une portion de l'iléum, longue de six pouces, s'était repliée dans la portion subjacente, et ce volvulus était avoisiné par un foyer vermineux contenant quatre à cinq vers lombricaux.

La portion du duodenum qui répond à la vésicule du fiel présentait une large tache d'un vert obscur.

13. La tunique villeuse des intestins grêles, d'un rouge cendré, était moins velue que dans l'état naturel.

14, 15 et 16. La tunique interne des gros intestins, épaisse, tuméfiée, d'un rouge brun, âpre, rugueuse, couverte d'escharres, avait, dans toute la longueur du canal, le même aspect que dans les dysentériques ; si ce n'est qu'elle n'offrait ni érosions, ni crevasses.

Inspection de la poitrine.

17. Les deux cavités de la poitrine contenaient un peu de sérosité. La portion de la plèvre qui recouvre le diaphragme était parsemée de vaisseaux colorés.

18. La face antérieure des poumons se trouvait unie à la plèvre d'une manière lâche, par des bandelettes celluleuses très-ténues. La partie postérieure de ce viscère lui adhérait plus immédiatement par une membrane celluleuse gorgée d'une humeur gélatineuse ; circonstance qui rendait cette adhérence moins solide.

19. La partie antérieure des deux lobes était affaissée, spongieuse, lâche,

légère, d'une pâleur livide, cendrée. Mais dans la plus grande partie, et surtout postérieurement, ces viscères engorgés, enflammés, livides, ou d'un bleu cendré, parsemés de petits vaisseaux colorés, renfermaient des tubercules squirrheux. La face concave et le bord inférieur du poumon droit étaient rudes et comme parsemés de grains de sable.

20 et 21. Le parenchyme du poumon droit, dans sa partie inférieure, moyenne et postérieure, contenait çà et là une matière crue, formant des tubercules squirrheux de grosseur différente, cendrés, blancs et durs, qui, étant incisés, donnaient issue à un pus à moitié cuit. Ces congestions étaient moins considérables et en moindre quantité dans le poumon gauche.

22 et 23. Les vaisseaux pulmonaires des deux espèces étaient légèrement remplis de sang; et nous trouvâmes les glandes bronchiques volumineuses, noires, très-dures.

24. Vers la bifurcation de la trachée-artère était logé un calcul de six à sept lignes de long sur quatre d'épaisseur; un autre de même volume l'avoisinait. Un troisième, plus volumineux, irrégulier, se trouvait placé derrière les vaisseaux pulmonaires. Chacun d'eux était renfermé dans une capsule fortement adhérente. Leur substance était âpre, semblable à du tuf, d'un blanc cendré, fragile et friable. Quelques autres calculs plus petits se rencontrèrent dans le poumon gauche et dans une ou deux glandes bronchiques.

25. La trachée-artère ayant été ouverte, on y trouva, ainsi que dans les bronches, une abondance de *mucus* écumeux, tenace, d'un blanc grisâtre.

26. Le péricarde renfermait une ou deux cuillerées d'une humeur rougeâtre, légèrement sanguinolente. Le cœur était sain d'ailleurs, mais ses deux ventricules contenaient deux concrétions polypeuses, formées par la partie rouge du sang et par une substance blanche, tenace, elles s'étendaient jusque dans les deux grandes artères.

RÉFLEXIONS.

1° Les différents phénomènes propres à chaque espèce de maladie muqueuse la faisaient même reconnaître dans le cadavre. — 2° En général, l'espèce aiguë était différenciée de l'espèce lente par l'embonpoint que le cadavre conservait. Et on distinguait de la maladie muqueuse simple l'espèce que nous avons nommée *accessoire* à une ancienne altération d'un viscère, ou à une trace quelconque d'une affection primitive. — 3° La maladie muqueuse simple aiguë laissait après elle des altérations bilieuses plus ou moins prononcées. Le foie, qui n'était ni amolli, ni dur, ni enflé, présentait des tubercules granuleux et gardait à peu près sa couleur naturelle. La rate différait peu de l'état sain par son volume, sa couleur et sa consistance; elle était cependant légèrement engorgée et d'une couleur un peu plus obscure. On trouvait toujours dans le canal alimentaire, soit extérieurement, soit intérieurement, des traces d'inflammation; mais ces traces étaient moindres que dans l'espèce inflammatoire et plus apparentes que dans l'espèce lente. L'estomac et les intestins présentaient çà et là des resserrements spasmodiques, et quelquefois même les intestins grêles formaient des *volvulus*. L'endroit où se trouvait l'étranglement, n'étant pas gorgé de sang, était plus pâle que le reste du canal. Les portions affaissées étaient d'une couleur bleuâtre, ce qui provenait de l'inflammation de la tunique villeuse qu'on apercevait au travers des autres tuniques moins colorées; tandis que les portions distendues par l'air étaient pâles, transparentes, très-minces, sans inflammation, et ne présentaient pas de teinte bleuâtre. L'estomac était rempli d'une mucosité abondante, tenace, adhérente à ses parois; le duodenum et les intestins grêles, enduits aussi de mucosité, contenaient des produits bilieux, les gros étaient pleins de matières fécales pulpeuses. Le plus souvent on trouvait une assez grande quantité de vers lombricaux réunis ou séparés dans la portion du canal intestinal qui se trouve au-dessus de la valvule de Bauhin. Ils formaient cependant des pelotons moins nombreux que dans l'espèce lente. Ils étaient grands, rougeâtres, très-vivants, gros, élastiques, et avaient de la consistance. De temps en temps, les gros intestins, et surtout le cœcum, contenaient des vers trichurides, qui étaient bien nourris et de consistance ferme. Les follicules muqueux de l'estomac, du duodenum, et parfois même du jejunum et de l'iléum, étaient remplis de mucosité et formaient des tubercules. Près de la valvule de Bauhin, dans le cœcum et l'appendice cœcale, une grande quantité de follicules formait de larges couches; mais ils ne prenaient jamais la forme tuberculeuse. Ils présentaient une infinité de points de couleur obscure, formés par l'orifice de chacun d'eux. Les grands vaisseaux sanguins iliaques, mésentériques, la veine-cave, etc., étaient légèrement gonflés par le sang. Il était toutefois très-rare que l'on pût trouver dans le cadavre des signes de l'espèce aiguë simple; car le plus souvent, quoiqu'elle fût muqueuse simple pendant quelque temps, sur sa fin elle s'associait des phénomènes de la fièvre putride inflammatoire. — 4° L'espèce aiguë, maligne et putride était marquée par une tendance plus prompte du corps, de l'abdomen surtout, à la putréfaction; les viscères étaient amollis; la substance du foie et de la rate, friable, se déchirait facilement; on enlevait aussi très-aisément la membrane qui revêt le parenchyme de ces viscères, qui, en outre, étaient d'une couleur désagréable. Leur substance était remplie de bulles d'air rendu libre. Les grands vaisseaux presque vides ne contenaient qu'une très-petite quantité de sang dissous et des colonnes d'air intermédiaires. Le sang lui-même, dans cet état de dissolution, se couvrait d'une matière graisseuse, semblable à de l'huile. La mucosité se liquéfiait; les petits tubercules du foie étaient anéantis; les follicules muqueux et leurs ouvertures, disparaissant, ne laissaient sur la tunique villeuse que quelques vestiges semblables à des fongosités. La petite courbure de l'estomac et son petit cul-de-sac étaient frappés de gangrène; sa tunique villeuse, parsemée de taches gangréneuses d'une couleur noire, obscure, qui ressemblaient à de vraies ecchymoses. Les intestins grêles offraient de pareilles altérations, et contenaient une substance ténue, putréfiée, très-fétide, mêlée de quelques vers lombricaux émaciés et tombant en dissolution : dans les gros intestins, on trouvait ces mêmes vers détruits, broyés, et quelques trichurides flétris mêlés à une substance putride liquéfiée. — 5° Dans l'espèce inflammatoire, les muscles étaient plus colorés; parfois la peau présentait encore quelques vestiges d'exanthèmes rouges; et, en général, le canal alimentaire et les autres viscères étaient enflammés d'une manière plus marquée que dans les autres espèces. Le système vasculeux était rempli

d'une grande quantité de sang coagulé; et la partie gélatineuse de ce fluide formait des concrétions polypeuses dans les cavités du cœur et dans les grands vaisseaux. Les viscères enflés par la congestion du sang présentaient une augmentation dans leur volume; ce phénomène avait surtout lieu dans la rate. L'air extérieur produisait sur les portions de ces viscères qui restaient exposées à son action le même effet que sur le sang, et leur donnait une couleur d'un rouge vif et vermeil. Le canal alimentaire était affecté d'une inflammation intense, et le trajet des gros intestins présentait çà et là de vrais sphacèles. La tunique villeuse de l'estomac et des intestins grêles offrait, outre les traces des follicules, des points gangréneux qui, exposés à l'air, se coloraient d'un rouge agréable. Les gros intestins étaient remplis d'excréments durs, secs, globuleux, et leur surface interne était frappée çà et là d'eschares. — 6° Nous trouverons un peu plus bas l'occasion de parler du diagnostic des espèces lentes et accessoires, tiré de l'inspection du cadavre. — 7° Les phénomènes appartenant aux espèces différentes étaient quelquefois tellement confondus dans le cadavre, qu'ils avaient l'air de dépendre d'une espèce d'un genre mixte; de sorte qu'on ne pouvait déterminer que par le degré de certains phénomènes, à laquelle de nos espèces la maladie pouvait se rapporter, surtout lorsqu'il existait dans différents viscères des lésions appartenant à différentes espèces. — 8° Nous avons trouvé dans toute espèce de maladie muqueuse la tunique musculeuse de tout le canal alimentaire mince, un peu gélatineuse, rongée, pour ainsi dire, par une acrimonie cachée, pâle (si on en excepte les lieux enflammés) et tellement dissoute, que pendant toute l'épidémie nous n'avons pu la démontrer à nos disciples. — 9° L'inflammation de la tunique villeuse tenait plus à une certaine irritation qu'à l'accélération du cours du sang. Car cette tunique tuméfiée, et dans une espèce de *sidération*, avait ses vaisseaux du moyen ordre gorgés de sang, tandis que les vaisseaux mésaraïques étaient vides. D'après l'analogie de notre maladie avec la dysenterie, et d'après le degré de l'inflammation qui était la même dans presque tout le tube intestinal, nous attribuerons cet état d'irritation et de *sidération* moins à la présence des vers qu'à une acrimonie rongeante, analogue à l'acrimonie dysentérique et à l'action d'une bile corrompue. Que si les vers causaient en même temps une irritation, le lieu qu'ils occupaient était tuméfié; et l'inflammation se manifestait même à la face externe de l'intestin, et les gros vaisseaux étaient pleins de sang. — 10° (1) L'affinité de la maladie muqueuse avec les affections nerveuses était bien marquée par les symptômes qu'offrait la maladie et par les phénomènes observés dans le cadavre. Tels étaient le rétrécissement des intestins dans un trajet assez long, les constrictions en forme d'anneau, les volvulus, l'estomac resserré, réduit à la dimension d'un boyau étroit, et les rugosités saillantes de sa cavité qui en résultaient, ainsi que l'état fongueux de la tunique villeuse. Ces spasmes et ces contractions inégales des intestins étaient excités par cette acrimonie qui rongeait leur face interne, et par l'irritation que produisaient les vers, quoiqu'on les trouvât toujours dans les portions dilatées et jamais dans le lieu du rétrécissement. Le spasme cessant, la partie affaiblie, bientôt distendue par l'air, s'amincissait, ou bien était très-disposée à s'enflammer et à nourrir des vers.

IIᵉ OBSERVATION.

Cadavre d'un soldat ouvert le 3 février.

Inspection du bas-ventre.

1. Le corps avait conservé son embonpoint. L'abdomen renfermait beaucoup de sérosité. Le foie ainsi que la rate présentaient les mêmes phénomènes que dans le cadavre précédent. La vésicule du fiel était jaune, remplie de bile; les parties voisines étaient aussi colorées en jaune.
2. L'estomac était vide, légèrement enflammé près de son petit bord. Sa tunique villeuse épaisse, rugueuse, couverte de fongosités semblables à des papilles, ne présentait pas de follicules muqueux apparents. Toute la surface interne de ce viscère, si on en excepte la partie enflammée, était d'un bleu grisâtre; le bord des replis de sa membrane rouge, enflammé. Les intestins grêles, enflammés, contenaient un peu de ma-

tière bilieuse, jaune, pultacée; les gros étaient vides, resserrés, sans inflammation.

Inspection de la poitrine.

3. Les deux cavités de la poitrine étaient pleines de sérosité. Le poumon droit était adhérent à la plèvre presque dans toute son étendue, et même dans le lieu où elle répond au sternum; il était spongieux, mou dans sa partie intérieure, dur et distendu dans sa partie supérieure et moyenne. Si on divisait sa substance dans cet endroit et qu'on la pressât, il sortait de tout côté un pus bien cuit; son sommet renfermait une vomique remplie de pus de bonne qualité. Le poumon gauche était libre et sans altération.
4. Le péricarde renfermait une sérosité abondante. Le cœur était dur; son ventricule droit présentait une légère concrétion semblable à la croûte inflammatoire; le gauche contenait un peu de sang.

RÉFLEXIONS.

1° L'épanchement de sérosité dans les cavités du corps est l'effet ou de la maladie, ou d'une mort lente. Dans le premier cas, il est critique, mais cette crise est mauvaise, et le plus souvent elle est accompagnée d'ulcères et de squirrhes internes; quelquefois cependant, si toutefois l'altération des viscères n'est pas très-profonde, le liquide épanché est repompé par les vaisseaux absorbants. Suivant sa nature, il laisse quelques traces après lui, et sa portion la plus épaisse dépose sur les parois des cavités un sédiment qui présente différentes modifications. Il forme tantôt des excroissances verruqueuses irrégulières; tantôt une croûte rude, de sorte que la surface des viscères paraît couverte de grains de sable; et tantôt une concrétion gélatineuse remplissant leurs interstices; tantôt, enfin, une espèce de gluten qui, disposé en bandelettes et en larmes, unit entre elles les parties voisines. — 2° Les tubercules granuleux du foie ne se rencontraient pas seulement dans la maladie muqueuse, mais encore dans l'hydropisie et dans les maladies qui avaient quelques rapports avec ces deux premières. Ils étaient formés, sans doute, par la congestion d'une bile viciée dans les vaisseaux sécréteurs; de sorte que la partie la plus épaisse de la bile formait un sédiment qui lui-même constituait ces

_____

(1) Voy. Ill. Rœdereri Progr. de phthisi nervosa.

tubercules, tandis que sa partie fluide coulait dans les vaisseaux biliaires pour être excrétée. De là vient que dans ces maladies la consistance de la bile excrétée et de celle de la vésicule du fiel variait très-souvent, d'après le nombre plus ou moins grand des tubercules. — 3° Toute humeur du corps humain, dès qu'elle est viciée, agit comme un levain, et corrompt les autres humeurs. Ainsi dans la maladie muqueuse, tant que la viciation de la pituite dominait, la bile, ayant perdu son activité, participait du caractère muqueux, et concourait à former les obstructions et les tubercules granuleux du foie. Il est probable que les obstructions du foie et des premières voies, dans les fièvres intermittentes, sont en grande partie formées de même par la pituite. Lorsque la maladie était pituitoso-bilieuse, la bile dominait, et par sa quantité et par sa qualité. Aussi, les congestions muqueuses étaient liquéfiées par l'âcreté et l'abondance de la bile; les parties voisines du foie étaient tachées par son exsudation; la tunique villeuse des intestins en était enduite; les selles devenaient plus fréquentes, et les autres humeurs ne se réparaient point. — 4° Les papilles fongueuses de la tunique villeuse de l'estomac et du duodenum étaient de deux espèces. Les unes présentaient çà et là des orifices, étaient rassemblées en forme de tubercules, et n'étaient que des follicules vides; les autres étaient formées, comme les replis de la surface interne de l'estomac, par la membrane villeuse plus lâche, tandis que les autres tuniques étaient contractées par le spasme. — 5° L'altération du sommet des poumons le plus souvent tire son origine d'une affection chronique antérieure; mais une maladie aiguë venant à se développer, il se fait une crise de mauvais caractère: ce qui rend ces altérations mortelles; car l'état sain d'un viscère est nécessaire à l'établissement d'une coction et d'une crise louable. Dans la maladie muqueuse aiguë, lorsque la crise se faisait sur la poitrine, elle ne portait pas sur un seul poumon, mais plus ou moins sur tous les deux, à moins qu'une maladie chronique antérieure n'eût affaibli un de ces viscères, et ne l'eût rendu plus disposé à devenir le terme des efforts critiques.

IIIᵉ OUVERTURE.

Cadavre d'un homme âgé de vingt-huit ans ouvert le 20 janvier.

Inspection du bas-ventre.

1. Le corps était un peu amaigri, le ventre collé au dos; la peau rude présentait sur le bas-ventre et sur les bras des papilles saillantes. La tête était un peu bouffie par l'épanchement d'une matière gélatineuse dans le tissu cellulaire. La cavité de l'abdomen et du bassin ne présentait qu'un léger épanchement de sérosité. L'épiploon était resserré et un peu dépourvu de graisse. Les glandes du mésentère étaient volumineuses, grisâtres; celles de la partie inférieure du mésocolon gauche très-grosses, dures, enflammées, d'un rouge obscur, devinrent à l'air libre d'un rouge vif.

2. Le foie était granuleux comme dans le premier cadavre, son volume considérable, sa couleur d'un rouge désagréable à la vue; la partie inférieure de son lobe droit était d'un brun noirâtre sur ses deux faces: son parenchyme, incisé dans cet endroit, présentait une couleur semblable, et elle était d'autant plus foncée qu'on l'examinait plus près du bord; près de la vésicule du fiel, il était d'un jaune brun. La partie profonde de ce viscère était aussi pourvue de tubercules granuleux, qui étaient cependant moins distincts que dans notre premier cadavre. L'extrémité de son lobe gauche se terminait par une bandelette large, amincie, dure, blanchâtre et squirrheuse. La vésicule du fiel, d'un jaune pâle, était remplie d'une bile ténue, d'un jaune tirant sur le rouge. La surface interne de cette poche était d'un jaune brun, et sa membrane villeuse disposée en réseau. Une teinte bilieuse colorait les environs. La rate volumineuse, engorgée, d'un bleu obscur, longue de sept pouces et demi, large de quatre, épaisse de deux, présentait une scissure considérable. La partie exposée à l'air avait pris une couleur vive. Sa substance était un peu dissoute, d'un gris cendré-rougeâtre, et friable. On trouva le pancréas dur, rempli de tubercules granuleux.

3. Les vaisseaux de l'estomac et de l'épiploon étaient pleins de sang enflammé; ce viscère contenait une quantité assez considérable d'une liqueur ténue, semblable à une décoction d'avoine.

Sa tunique villeuse, épaisse, engorgée, n'était point couverte de mucosité ; son fond présentait plusieurs replis. La petite courbure était enflammée à sa face interne et à sa face externe. On ne découvrait aucun follicule ; les intervalles de chaque repli étaient garnis de papilles fongueuses, lesquelles étaient plus petites et moins saillantes près du petit bord et du pylore. La tunique villeuse, tendue d'une matière égale sur le bord libre des replis, ne présentait point de papilles.

4. La surface interne du duodenum était couverte d'une mucosité légère, un peu brune ; près du pylore, on apercevait plusieurs ouvertures semblables à de petits trous sans aucun follicule apparent ; mais dans le reste de son étendue, on ne trouvait ni orifices, ni follicules. Sa tunique villeuse était d'abord d'un jaune rougeâtre, légèrement brun ; un peu plus loin elle était d'un rouge pâle, et devenait brune à une grande distance. Les intestins grêles, pâles, étaient çà et là légèrement boursouflés par l'air, et dans les intervalles ils étaient affaissés ; quelques portions enflammées contenaient des vers. Le colon transverse était vide et resserré ; le colon droit enflammé dans la portion qui répond au foie ; le gauche et l'intestin rectum étaient vides, affaissés, pâles. Le jejunum contenait des vers de différente grosseur, et un liquide ténu, rougeâtre, putrilagineux, mêlé de petits flocons blancs muqueux, répandant une odeur âcre et volatile. On trouva au commencement de l'iléum une matière muqueuse cendrée, qui plus loin devenait ténue, rougeâtre, et plus loin encore paraissait peu à peu plus épaisse, jaune, mêlée de plusieurs vers et de flocons blancs ; dans un point plus reculé, cette matière était entièrement jaune et épaisse. On trouva quarante-deux vers lombricaux dans le trajet des intestins grêles. La matière contenue dans le cœcum et le commencement du colon droit, était jaune, légèrement brune, bigarrée par des flocons blancs. On trouva dans le même endroit un seul lombric flétri et une grande quantité de vers *trichurides* nageant dans le liquide qui y était contenu. Un ver-lombric, semblable au premier, était logé dans le cul-de-sac de cet intestin. La face interne du cœcum et celle du colon droit offraient un réseau bien dessiné par l'entrelacement des vaisseaux capillaires. Leur tunique villeuse

était épaisse, cendrée, et ses replis étaient bleuâtres.

5. La face interne du colon gauche, présentait de petites eschares, d'abord rares et dispersées, mais ensuite plus rapprochées ; de sorte que près du rectum et de l'anus elles occupaient la presque totalité de la face interne de l'intestin. La tunique interne, dans le lieu qu'occupaient ces eschares, était ensanglantée, gangréneuse, d'un rouge obscur, dure, rude, engorgée, fendue, déchirée et comme ulcérée. Cette portion ayant été plongée dans l'eau, le sang s'en détacha, elle resta pâle et un peu brune. La surface de l'intestin était rude et inégale dans le lieu qui répondait aux eschares. Elle était parsemée de petites éminences et de papilles irrégulières et comme verruqueuses. Si on enlevait cette croûte avec le scalpel, la partie subjacente était ensanglantée, velue, tuméfiée par le sang épanché, formant une ecchymose. Au moyen du microscope, on découvrait sur les eschares des crevasses remplies de sang coagulé, comme dans les intestins des dysentériques (1).

6. La veine cave, coupée près du diaphragme, laissa couler beaucoup de sang fluide et noirâtre.

Inspection de la poitrine.

7. La cavité gauche de la poitrine renfermait une sérosité abondante, rougeâtre, légèrement sanguinolente ; la cavité droite n'en contenait qu'une très-petite quantité. Le poumon gauche était libre ; le droit adhérait légèrement à la plèvre. Entre le poumon droit et la plèvre se trouvait une membrane inorganique, ressemblant à la couenne pleurétique, présentant une épaisseur différente dans ses différents points, enveloppant presque tout le poumon et le diaphragme, et se détachant avec une certaine facilité. Les petits vaisseaux qui rampent à la surface de ces viscères étaient merveilleusement injectés. Toute la surface du poumon droit était bigarrée par des tubercules granuleux ou aréoles rouges, environnés d'un cercle noir. Sa substance était gonflée, pesante, écumeuse. Son parenchyme, vers la partie postérieure, était friable, farci d'une matière étrangère, crue, squirrheuse ;

---

(1) V. sect. 1.

plongé dans l'eau, il gagnait le fond; on pouvait en exprimer un pus à moitié cuit. Sa partie antérieure et son sommet étaient seulement un peu enflammés. Tout le poumon gauche était très-engorgé; sa couleur était comme celle du droit, mais un peu moins obscure. Sa substance élastique résistant au scalpel, écumeuse, spongieuse, ne présentait pas de tubercules, et se soutenait sur l'eau.

8. Les vaisseaux pulmonaires étaient remplis d'une grande quantité de sang. Leur trajet ainsi que la bifurcation de la trachée-artère, se trouvaient fournis d'un amas de tubercules dont les uns étaient formés par des glandes bronchiques, augmentées, endurcies, d'une couleur obscure; les autres noirâtres renfermaient une substance semblable à du tuf. Tous ne faisaient qu'un peloton; quelques-uns avaient la grosseur d'une noix, les autres étaient plus petits. La tunique interne des bronches était enflammée.

9. Le péricarde présentait un réseau vasculaire très-apparent, et se trouvait plein d'une sérosité rouge et transparente. Le cœur était couvert d'une légère couche de graisse; son oreillette droite contenait un polype tenace, blanc, environné de sang; la gauche, le ventricule, l'aorte et ses divisions étaient remplis d'un sang épais et noirâtre.

10. La face interne de l'œsophage était parsemée de vaisseaux injectés. La totalité de la gorge, la base de la langue, l'épiglotte, la luette, les amygdales étaient très-enflammées et même gangréneuses. En pressant les amygdales et les follicules, on exprimait une quantité de *mucus* très-épais. Le milieu de la langue était revêtu d'une croûte mince, blanche et muqueuse; les glandes conglobées du cou d'un rouge brun, engorgées et enflammées, présentaient de la dureté. Il existait aussi au sommet de la poitrine, du côté droit, une glande endurcie, plus grosse qu'une aveline, d'un brun cendré; elle était accompagnée d'autres noyaux semblables à des portions de tuf. Les glandes salivaires étaient dures et granulées; la glande thyroïde d'un rouge obscur, dure et enflammée dans toute sa substance.

RÉFLEXIONS.

1º Les altérations survenues dans les glandes conglobées annonçaient que le vice du fluide muqueux s'était déjà propagé jusque sur la gélatine. Dans la maladie muqueuse simple, on ne voyait pas d'altération particulière dans les glandes lymphatiques, mais elles étaient affectées diversement dans les complications de cette maladie, ou dans les maladies qui étaient une dégénération du caractère muqueux. Si la maladie présentait des symptômes péripneumoniques, tout le système des glandes conglobées s'enflammait, et les glandes bronchiques et thorachiques, étant surtout engorgées, se trouvaient farcies d'une matière crue, produit d'une espèce de crise. Si elle tendait à une consomption lente, ces glandes obstruées par des sucs nutritifs crus, de consistance tophacée, présentaient un noyau sec, pierreux, ou bien plus ou moins purulent (1), sans inflammation bien décidée. — 2º Plusieurs phénomènes trouvés dans le cadavre et familiers à la maladie muqueuse, doivent être rapportés à un état de pression continuelle. De ce nombre étaient les taches livides et gangréneuses de la rate et du foie, à son bord inférieur et à sa face concave; l'inflammation de la petite courbure de l'estomac, du duodenum, et de la portion du colon qui est immédiatement placée sous le foie. Car les parties affaiblies par une pression continuelle deviennent plus susceptibles de s'enflammer et de tomber en gangrène. C'est par la même raison que dans la maladie muqueuse, les parties internes de la génération chez la femme étaient souvent prises d'inflammation gangréneuse, et l'on doit facilement présumer les causes de ce phénomène. — 3º On reconnaissait l'altération du pancréas et des autres glandes salivaires à la dureté de leur parenchyme farci de tubercules granuleux; et la lésion de leur fonction n'était pas douteuse, d'après la nature de la maladie et l'absence de la salivation dans le traitement des maladies vénériennes (2). — 4º Les flocons et les grumeaux blancs n'étaient autre chose que les débris d'un *mucus* épais, délayé et tombé en grande partie en dissolution aqueuse. — 5º Les escharres des gros intestins, l'inflammation intense de la gorge et de l'œsophage étaient des indices très-certains d'une maladie dérivant par dégénération de la

_____

(1) Voyez sect. 1, n. x.
(2) Voyez sect. II.

dysenterie, et désignaient le caractère imprimé à la maladie muqueuse par celle qui lui donna naissance. Cette origine était encore constatée par deux symptômes communs aux deux maladies, et dont chacun était lié, l'un au premier, l'autre au second des phénomènes précédents. Ces symptômes étaient le flux de ventre sanguinolent et la déglutition des fluides devenue difficile, surtout aux approches de la mort; sorte d'hydropisie assez ordinaire aux maladies aiguës. — 6° Plus la maladie muqueuse devenait propre à engendrer des affections péripneumoniques, plus cette humeur gélatineuse, semblable à une peau pleurétique qui se formait entre la plèvre et les poumons, devenait épaisse et tenace. La péripneumonie qui régna épidémiquement pendant l'hiver de 1761-62, nous donna aussi l'occasion de voir cette substance ayant subi un degré de coction, et changée en une espèce de sécrétion purulente, épaisse et compacte. — 7° La matière crue étrangère qui engouait le poumon, après y avoir été déposée par une espèce de crise, les autres phénomènes que présentait la poitrine, établissent bien évidemment les rapports qui se trouvaient entre la maladie muqueuse et les affections catharrales et péripneumoniques. Le plus souvent, la congestion occupait la partie postérieure et inférieure du poumon, très-rarement la supérieure et presque jamais l'antérieure; elle remplissait toutes les vésicules aériennes, ou elle les comprimait et augmentait tellement la pesanteur spécifique du parenchyme, que le poumon gagnait le fond de l'eau, lors même qu'on y laissait attachée la portion saine de ce viscère. La partie obstruée ne recevait point l'air qu'on y poussait par les bronches; on la divisait sans bruit et sans qu'elle opposât la résistance qu'offre son élasticité dans l'état sain; et de ses segments qui offraient un parenchyme sanglant, enflammé et parsemé de taches blanches et cendrées, on exprimait quelques gouttes de pus plus ou moins cuit. La plupart des malades périssaient avec les symptômes qui accompagnent la mort chez les péripneumoniques, avant que la matière que formait la congestion eût eu le temps de se convertir en vrai pus. Ceux chez qui la maladie prenait une marche lente succombaient à un ulcère du poumon (1).

_____

(1) Voyez sect. i, n. v.

Cadavre d'un homme âgé de trente-sept ans ouvert le 16 mars.

Inspection de l'abdomen.

1. Le corps avait conservé son embonpoint; le ventre soulevé, mou, cédant à la pression, était légèrement bleuâtre; les pieds un peu œdématiés. La cavité de l'abdomen contenait une grande quantité de sérosité sanguinolente. L'épiploon et le mésentère étaient flétris et flasques, leurs vaisseaux restant gorgés de sang.

2. La substance du foie était remplie de tubercules granulés, sa face concave et ses bords étaient livides; et cette lividité pénétrait même quelques lignes de son parenchyme, qui, dans le reste de son étendue, se trouvait d'un rouge brun. Sa membrane extérieure se détachait facilement : bien plus, toute la vésicule du fiel se sépara d'elle-même de ce viscère; elle était pâle, épaisse, légèrement remplie d'une bile ténue, d'un jaune rouge, sa face interne étant d'un jaune pâle. La rate volumineuse, engorgée, livide, offrait une substance molle, friable, d'un rouge obscur et désagréable à la vue, tombant en dissolution et parsemée de petites taches blanches et purulentes.

3. L'estomac présentait un resserrement dans son milieu, son grand cul-de-sac et le cardia étaient frappés de gangrène; la couche celluleuse qui sépare ses tuniques, soulevée çà et là par l'air rendu libre. Sa tunique villeuse, noire et gangréneuse en quelques endroits était du reste fongueuse et sans follicules apparents. On trouva le duodenum et le jejunum enflammés. Les follicules muqueux, peu abondants sur la face interne du premier, étaient plus nombreux sur la face interne du second. Les gros et les petits intestins, remplis d'air, parsemés à leur surface de vaisseaux pleins de sang, étaient gangrenés dans quelques portions. Le colon droit et le transverse se trouvaient boursouflés par l'air; le gauche était resserré. Les intestins grêles renfermaient à leur origine une matière muqueuse, pâle, hétérogène, qui, devenant un peu jaunâtre dans l'iléum, contenait six vers lombricaux grands, raides et dispersés. La tunique villeuse de tout le canal, enflammée, parsemée de vaisseaux remplis de sang,

présentait çà et là de vraies ecchymoses qu'on eût dites formées par la rupture de l'extrémité des petits vaisseaux. Le cœcum contenait une matière noire, légèrement cendrée et fluide ; sa tunique interne, enflammée, présentait un réseau vasculaire gorgé de sang. La matière, devenant peu à peu plus noire et plus épaisse, ne contenait point de vers *trichurides* dans le colon. L'S romaine renfermant çà et là quelques excréments pultacés, offrait quelques traces d'inflammation à sa face interne.

4. Au moment où la veine cave fut coupée, il en jaillit beaucoup de sang fluide.

Inspection de la poitrine.

5. La cavité gauche de la poitrine renfermait au moins dix onces d'un liquide ténu, d'un rouge obscur ; la cavité droite n'en contenait qu'une petite quantité. Le poumon gauche était libre, légèrement tuméfié, parsemé de taches noires ; le droit, intimement uni à la plèvre, plus gorgé de sang que le gauche, était d'une couleur foncée. Leur substance ne présentait ni ulcères, ni tubercules.

6. On trouva dans le péricarde un peu de sérosité rougeâtre. Le cœur était volumineux, un peu flasque et flétri ; ses deux ventricules contenaient un peu de sang et une petite concrétion polypeuse. Les oreillettes et les valvules du cœur étaient altérées par la gangrène, et de couleur noirâtre ; les valvules mitrales en partie ossifiées.

RÉFLEXIONS.

1° Cette ouverture du cadavre nous offrit les phénomènes d'une dissolution très-prompte des humeurs, dont la cause se trouvait sans doute dans le vice organique du cœur, et dans l'ancienne altération de la rate. — 2° Dans ces circonstances, une gangrène aiguë amena subitement la mort avant que les tubercules granulés du foie et les follicules fussent détruits, et que la matière morbifique eût pu entrer en coction, les vers eux-mêmes n'ayant pas eu le temps de périr (1). — 3° Le ballonnement du bas-ventre par l'air rendu libre dans les

intestins et dans les autres viscères (vulgairement *tympanite fausse*, mais la seule qui puisse exister) ; la tendance à une putridité subite, l'épanchement d'un liquide sanguinolent dans les cavités, les ecchymoses, l'extravasation d'un sang dissous dans le canal intestinal, l'*infarctus* gangréneux des poumons, sont les effets d'une dissolution très-prompte, et ne suivent jamais que les maladies qui n'ont pu être soumises à aucun acte de coction.

Vᵉ OUVERTURE.

Cadavre d'un homme âgé de trente-quatre ans ouvert le 25 janvier.

Inspection du bas-ventre.

1. Le corps était d'une haute stature, très-replet, bien membré ; les muscles sains. Le ventre, sans tuméfaction, présentait sous la peau, au milieu de sa surface, un travers de doigt au-dessus de l'ombilic, une tumeur oblongue, comprimée, large d'un demi-pouce, longue d'un pouce. Elle n'était couverte d'aucune cicatrice : y ayant fait une incision, on trouva un morceau de graisse endurcie. Après avoir séparé cette tumeur des parties subjacentes, et incisé la ligne blanche suivant sa longueur, on découvrit une ouverture transversale, tendineuse, épaisse, assez grande, longue de neuf lignes, présentant un léger rebord, commençant au milieu de la ligne blanche, et s'avançant du côté droit. Le pédoncule de la tumeur passait au travers de cette ouverture, s'étendait entre le péritoine et les autres enveloppes du bas-ventre, formait ensuite une couche de graisse un peu plus large, et, suivant le bord adhérent du ligament suspenseur du foie, elle diminuait peu à peu d'épaisseur, et disparaissait. Le ligament *falciforme* du foie offrait plusieurs appendices graisseux, aplatis, semblables à ceux du colon.

2. Le bas-ventre ne contenait qu'une petite quantité de sérosité. Les deux épiploons étaient épais, fournis de graisse ; le grand, très-étendu, enveloppait l'extrémité supérieure de la rate, et lui était adhérent. Sa graisse était sèche, dure et graveleuse au toucher. Cet épiploon était lié à un petit foie secondaire ou accessoire, formant un lambeau ténu, terminé en pointe, de la longueur de dix lignes sur cinq et demie de largeur et

---

(1) Voy. les réflexions sur la première ouverture de cadavre, 4°, 5°, 7°.

deux d'épaisseur. Sa substance était la même que celle du foie; sa convexité était d'un rouge brun; sa face plate, livide, était liée à l'épiploon. Le mésentère était épais, lâche, fourni de graisse et très-ample; les glandes mésaraïques en petit nombre, pâles et peu apparentes.

3. Le foie était volumineux, brun, livide vers son bord inférieur et sa face concave, légèrement granuleux, surtout vers sa face concave. Le lobe droit, d'un volume peu ordinaire, était épais, tuméfié: le lobe gauche flétri dans sa partie supérieure, se terminait par un lambeau mince vers ce point; sa face concave était parsemée, sous la membrane extérieure, de ramifications vasculaires grandes, épaisses et blanches. Le lobe de Spigel se prolongeait sous la forme d'un lambeau prismatique. Vers la face inférieure, la membrane extérieure se séparait facilement du parenchyme qui était livide et dissous. Les tubercules granuleux du lobe droit, plus considérables que ceux du lobe gauche, à cause de la dissolution du parenchyme, étaient aussi plus écartés les uns des autres. On trouva une vésicule sur la face convexe du lobe droit, immédiatement sous la membrane commune; elle était transparente, longue de cinq lignes, large de quatre. Il en sortit un liquide rougeâtre, transparent. Son fond, qui se trouvait à un demi-pouce de la surface, présentait un pus bien cuit. La vésicule du fiel, ample, dilatée, marquée de taches d'un rouge brun, enflammées, blanches ou verdâtres, dépassait de beaucoup le bord libre du foie. Autour du col de la vésicule et du conduit cholédoque, on trouvait une quantité de graisse. Sa cavité contenait une bile abondante d'un rouge obscur, hétérogène. Sa face interne était d'un rouge obscur.

4. La rate, très-volumineuse, avait neuf pouces de longueur, six de largeur sur deux et demi d'épaisseur. Son extrémité supérieure, épaisse, large, présentait un sillon sur la face convexe. L'extrémité inférieure, étroite, amincie, était divisée des deux côtés par un sillon profond; une portion de la face convexe, ayant été exposée à l'air, prit une couleur vive. On la recouvrit: elle perdit alors sa couleur vermeille; et l'autre portion à son tour, en contact avec l'air, prit une belle couleur. Sa face concave se trouvait bigarrée de taches noires et livides; la membrane de ce viscère s'en séparait facilement. Son parenchyme était mou, gangréneux et dissous. La substance du pancréas, rouge, présentait un peu de dureté.

5. L'estomac était lâche et affaissé; sa petite courbure, son grand cul-de-sac, le pylore, l'œsophage et le duodenum étant très-enflammés, il renfermait une petite quantité de matière ténue, rougeâtre, hétérogène, qui près du pylore prenait une teinte brune, et se trouvait mêlée de mucosité. L'œsophage resserré présentait des rides longitudinales; et au lieu de son insertion, on rencontrait plusieurs follicules muqueux engorgés. La tunique villeuse, près de la petite courbure et du cul-de-sac, était rouge et enflammée; elle devenait bleuâtre près de la grande courbure, et présentait là quelques taches blanches. Cette tunique, très-mince dans ces parties, paraissait plus fongueuse aux environs du pylore; elle offrait çà et là sur les fongosités quelques orifices de follicules. La surface interne de l'estomac, vu sa laxité, avait moins de plis que dans les autres cadavres, et l'on y apercevait à peine quelques traces de follicules.

6. Le duodenum légèrement enflammé contenait une matière ténue, grisâtre, muqueuse et en petite quantité; dès son origine, la tunique villeuse était d'un blanc cendré, rougeâtre; dans le reste des intestins grêles, sa couleur devenait peu à peu plus obscure. Les autres intestins, relâchés, affaissés, étaient légèrement pleins de distance en distance; les grêles, grisâtres, modérément enflammés, présentaient çà et là quelques vers. Les gros intestins étaient vides et affaissés, si on en excepte le colon descendant qui était resserré. Le colon ascendant se trouvait très-enflammé dans l'endroit qui correspond au foie. La partie moyenne du jejunum présenta deux lombricaux, et on en trouva un autre un peu plus bas. La même matière ténue, cendrée, qui était entassée dans le duodenum, revêtait seulement tout le trajet des intestins grêles; elle était plus abondante dans l'iléum, et y devenait plus ténue. Une matière semblable et en petite quantité occupait le colon transverse. Dans le cœcum et le colon droit, elle était mêlée avec plusieurs vers *trichurides*. Ces vers étaient en moindre quantité dans le colon transverse, et le colon gauche n'en contenait pas.

7. La tunique villeuse du cœcum et du colon droit était d'un bleu grisâ-

tre, épaisse, enflammée, parsemée de vaisseaux très-petits. Cette tunique, dans le reste des gros intestins, était moins gonflée et moins bleuâtre, quoique les vaisseaux parussent aussi engorgés.

On découvrit près du pylore plusieurs follicules qui n'étaient point saillants, mais plutôt déprimés, et on n'apercevait que leurs orifices. La partie inférieure du duodenum présentait des valvules plus saillantes, et leurs bords étaient parsemés de follicules en forme de petites têtes; les sillons intermédiaires en présentaient un plus grand nombre; ceux-ci, durs, allongés, élevés en pointe, devenaient moins abondants vers la partie moyenne et à l'extrémité inférieure du duodenum; mais en même temps ils étaient plus gros, moins abondants encore dans le jejunum; ils formaient bien de petites éminences, mais leurs orifices n'étaient point apparents : devenus très-ténus dans l'ileum, ils disparaissaient enfin.

Vers la fin de l'iléum, sur toute la surface de la valvule de *Bauhin*, dans tout l'appendice cœcal, dans le cœcum et à l'origine du colon ascendant, on voyait une grande quantité de follicules réunis ensemble; ceux-ci ne formaient pas d'élévation, mais ils ne présentaient qu'un amas de points noirs qui marquaient leurs orifices. Ils étaient d'une espèce différente des follicules de l'estomac; car quoiqu'on les ait observés dans cette maladie (et dans d'autres où ils étaient moins apparents), on ne les a cependant pas vus une seule fois former des saillies, lors même qu'ils étaient plus abondants que les précédents, et remplis d'une matière muqueuse d'un gris obscur.

Nous avons rencontré dans ce cadavre et dans plusieurs autres, à la face interne des intestins grêles, des espaces de différente grandeur, longs de quelques pouces sur un demi-pouce de largeur, présentant un grand nombre de petites meurtrissures de couleur obscure, rassemblées et disposées de manière qu'on eût dit que dans les endroits où ils existaient, la tunique villeuse avait été arrachée ou rongée.

8. Les veines iliaques contenaient beaucoup de sang; nous tirâmes de la veine cave, coupée au-dessus du foie, des grumeaux de sang noir et tenace.

Inspection de la poitrine.

9. Les deux cavités de la poitrine contenaient une petite quantité de sérosité. Le poumon droit était légèrement adhérent à la partie antérieure de la plèvre, au moyen de quelques brides; le gauche se trouvait libre : tous les deux étaient amples, légèrement enflammés, sains d'ailleurs. Leur partie inférieure était d'une couleur plus foncée; dans le même lieu, leur substance gonflée, engorgée par la congestion des humeurs, avait beaucoup de pesanteur. Les vésicules aériennes étaient toutes grandes et apparentes; mais dans la partie obstruée, l'air ne pouvait les pénétrer. Nous trouvâmes les glandes bronchiques vers la bifurcation de la trachée-artère, plus volumineuses que dans l'état naturel; elles étaient endurcies et de couleur brune. La veine cave supérieure et ses branches se trouvaient pleines d'un sang coagulé. L'aorte descendante renfermait aussi une petite quantité de sang. Toute la surface externe des vaisseaux artériels était parsemée de petits vaisseaux engorgés, disposés en réseau. Le sang, quelle que fût l'espèce de vaisseau qui l'eût fourni, acquérait par le contact de l'air une couleur d'un rouge vif.

11. Toute la surface du péricarde était revêtue d'une couche épaisse de graisse. Le cœur, volumineux, d'une bonne consistance, sain, était aussi couvert d'un peu de graisse. Ses deux oreillettes et le ventricule droit contenaient une grande quantité de sang coagulé.

RÉFLEXIONS.

1º D'après ce que nous avons dit dans les notes sur la première ouverture de cadavre, on voit que la maladie qui dans ce sujet-ci a été funeste doit être rapportée à la fièvre muqueuse maligne inflammatoire. On pourrait encore la rapprocher de l'espèce *accessoire*, puisqu'elle se trouvait compliquée d'une ancienne altération du foie, comme on a pu le voir par la description de son lobe gauche. — 2º Beaucoup d'autres ouvertures de cadavres nous ont démontré que lorsque le corps ou une de ses parties a plus d'embonpoint que de coutume, cet état dépend d'une altération du foie (1).

_____

(1) Cette remarque est d'accord avec ce que pensent à ce sujet plusieurs phy-

Dans tous les cadavres pourvus de graisse, on trouve le foie endurci dans sa totalité ou dans un de ses lobes ; la bile est plus ou moins éloignée de son caractère naturel, elle est hétérogène et parfois même purulente ; bien plus, elle forme des calculs dans la vésicule du fiel. La graisse qui se ramasse dans tout le tissu cellulaire forme une espèce de dépôt critique ; mais elle est sèche, dure, tuberculeuse, graveleuse, jaune et safranée ; très-souvent elle ne contient point de principe huileux. Dans le dernier degré d'obésité, presque tous les sucs nourriciers sont entraînés par cette sécrétion maladive de la graisse sur le système celluleux ; de sorte que chaque cellule qui sert d'enveloppe à un tubercule prend le caractère d'un kyste très-dur, et les autres parties tombent dans un état de faiblesse et de consomption, état qu'on peut mettre au nombre des phthisies. Si l'altération du foie n'est pas détruite de temps en temps par quelque crise, les personnes qui ont beaucoup d'obésité deviennent très-sujettes aux fièvres malignes de différent genre, dont le danger est augmenté par la dissolution facile des humeurs et par la surabondance de la graisse. L'accroissement subit de l'embonpoint démontre l'augmentation de l'altération qui jusqu'alors avait été cachée, et devient le prodrome d'une maladie sur le point de se déclarer. Les gens ventrus sont très-sujets aux maladies malignes qui sont une dégénération de la fièvre intermittente. On les voit surtout attaqués de la fièvre pernicieuse apoplectique, et de l'apoplexie même avec dissolution subite des humeurs. — 3º Les sillons contre nature de la rate, les prolongements du foie, la disproportion de ses lobes, leur difformité, leur engorgement, les appendices séparés de ce viscère et de même substance que lui ; enfin, ce petit lobe surajouté aux deux lobes primitifs, annoncent une certaine débilité locale, le plus souvent connue (car souvent ces dispositions se rencontrent dans l'embryon et dans le nouveau-né),qui dispose

à une maladie quelconque ou aux altérations de ces parties. — 4º La fausse hernie ventrale devait sans doute sa naissance à une très-petite ouverture connée de la ligne blanche, qui peu à peu s'était dilatée par les pressions exercées habituellement par les viscères abdominaux. — 5º La différence qui existe entre les follicules muqueux des intestins grêles et les cryptes glanduleux des gros intestins, paraît dépendre de la différence de structure des parties, de la disposition et de la direction de leur canal excréteur. Les cryptes muqueux de l'extrémité de l'iléum (1), de la valvule de *Bauhin*, de l'appendice et de l'origine du colon, sont plus constants que les autres, et sont apparents lors même qu'il n'y a pas exisié d'affection muqueuse. — 6º On eut rarement occasion dans cette maladie de voir engorgés les follicules muqueux de l'œsophage, de la trachée-artère et des parties de la génération. On vit rarement aussi, quoique plus souvent, les sinus muqueux de l'estomac s'élever et former de petites éminences.

VIᵉ OUVERTURE.

Cadavre d'un soldat mort dans notre hôpital, ouvert le 26 janvier.

Inspection du bas-ventre.

1. Le corps assez bien constitué était sain ; les muscles pâles, quoique forts, étaient environnés d'une petite quantité de gélatine. Cette même humeur se trouvait plus abondante dans le tissu cellulaire sous-cutané de la tête.

2. Le bas-ventre et le bassin renfermaient un peu de sérosité. L'épiploon sain présentait un réseau vasculeux très-élégant ; mais le mésentère était flasque, enflammé çà et là, d'un jaune désagréable, et injecté de vaisseaux sanguins engorgés.

3. On trouva le foie d'un volume énorme, d'un rouge légèrement bleuâtre, et obscurément livide à sa face concave; cette lividité pénétrait sa substance dans l'épaisseur de quelques lignes. Le centre du parenchyme, légèrement dissous, présentait quelques vestiges de tubercules

---

siologistes sur cette influence de la bile sur la graisse, et de celle-ci sur la première. (Voyez Bordeu, Maladies chroniques, analyse du sang, p. 449. Voyez aussi la 5ᵉ note du Traité de phthisie de Thomas Reid, traduit par le professeur Dumas.) (*Note du trad.*)

(1) Voy. J. C. Peyreri, Opusc., c. 1, De glandulis intestinorum. It. Boneti, Sepulcret., lib. III, sect. x, obs. 4, in Schol. It., sect. VI, n. 6.

granulés et une tache noirâtre en forme de réseau de cinq lignes de diamètre ; elle était formée par du sang épanché dans cette partie. La vésicule du fiel se trouvait cachée et enveloppée dans un tissu cellulaire qui l'unissait étroitement aux parties voisines. Son fond ne dépassait pas le bord du foie ; elle était pâle, médiocrement pleine d'une bile brune et ténue. La rate très-volumineuse avait huit pouces et demi de longueur, et cinq et demi de large, sur trois au moins d'épaisseur ; elle était d'un blanc livide, molle, friable, et tombait en dissolution. Le pancréas était volumineux et dur.

4. Les gros vaisseaux de l'estomac étaient engorgés ; ce viscère, resserré sur lui-même, ressemblait à un boyau étroit. Sa petite courbure et le pylore étaient modérément enflammés ; toute sa surface interne, très rugueuse, était revêtue d'une mucosité abondante, cendrée, un peu obscure, qui ne se détachait que difficilement. Ce viscère, agité dans l'eau pendant long-temps, et lavé ensuite dans de nouvelle eau, ayant été exposé à l'air libre, se couvrit d'une petite pellicule de différentes couleurs, qui paraissait être un reste de mucosité desséchée. La tunique villeuse paraissait rouge et enflammée dans les points répondant au bord libre des replis de la face interne ; d'un gris pâle dans les interstices qui les séparent, et de couleur cendrée près du pylore. Cette partie était environnée de papilles fongueuses.

5. Tout le duodenum enflammé, d'un rouge foncé, contenait deux vers très-grands et une quantité de mucosité épaisse d'un brun obscur, mêlée de flocons blancs et caséeux, ressemblant à de petits vers. Il était garni à son origine de follicules muqueux, élevés et turgescents, très-abondants sur les plis de sa tunique interne, et plus rares dans les interstices. Cet intestin, dans le reste de son étendue bleuâtre, d'une couleur cendrée, un peu foncée, ne présentait pas de follicules. Les intestins grêles, légèrement pleins par intervalles, étaient très-enflammés ; leurs vaisseaux engorgés étaient très-rouges. Une portion de ces intestins, longue de deux pouces, engagée dans la portion inférieure, s'y trouvait enfermée comme dans une gaîne très-serrée. Les gros intestins n'offraient aucune altération. Le colon droit, par son extrémité supérieure, était très-adhérent à la face inférieure du lobe droit du foie. On trouva dans le colon des-

cendant et dans le rectum des matières cuites. Tout le trajet du jejunum contenait une grande quantité de matière muqueuse tenace, brune, mêlée de filaments blancs et adhérente à la tunique villeuse, qui elle-même était brune et légèrement rouge ; la totalité de l'intestin était enflammée et ses vaisseaux très-pleins. La matière muqueuse devenait plus foncée et moins abondante dans l'iléum ; la substance de cet intestin était légèrement enflammée ; sa tunique villeuse avait une teinte jaune qu'on ne pouvait enlever, elle était sans inflammation.

6. Le cœcum était presque effacé. Le colon droit renfermait, près de l'insertion de l'iléum, un amas de filaments d'une espèce de racine semblable à de la réglisse concassée, mêlés avec des matières délayées. Tous ces filaments, lorsqu'on vint à les nettoyer dans l'eau, présentaient une grande quantité de vers *trichurides*, qui leur étaient attachés un à un par leurs queues, s'entrelaçant avec eux (1). La tunique villeuse du colon, très-épaisse dans cet endroit, bleuâtre, présentait çà et là des stries d'un bleu plus foncé et de petits vaisseaux merveilleusement injectés. Les follicules muqueux étaient abondants, développés, pleins, peu saillants ; tantôt ils étaient environnés d'un cercle obscur d'un rouge brun, tantôt ils n'étaient désignés que par un point noir que présentait leur orifice. La tunique villeuse de l'appendice cœcal était brune, abondante en follicules très-rapprochés (2). Le reste des gros intestins contenait des matières qui n'étaient point mêlées de vers *trichurides*. La tunique villeuse parut altérée comme celle du colon droit, mais à un degré moindre.

7. Les artères abdominales étaient vides, mais la veine cave, les émulgentes et les iliaques se trouvèrent très-distendues et remplies de sang ; près de la sinuosité du rein, l'émulgente présentait une varice. La veine cave, coupée au-dessus du foie, laissa échapper une grande quantité de sang, et par l'ouverture on apercevait dans le cœur un polype très-ressemblant à la croûte inflammatoire. Les vaisseaux du péritoine étaient aussi engorgés, surtout dans l'endroit qui répond à la partie postérieure

_____

(1) Voy. sect. ii.
(2) Voy. le cadavre précédent, n. 7.

du diaphragme ; ce muscle paraissait très-enflammé dans sa partie droite.

Inspection de la poitrine.

8. Les cavités de la poitrine contenaient un peu de sérosité extravasée. Les poumons se trouvaient unis à la plèvre et au diaphragme par des brides très-ténues ; ils étaient spongieux, rouges, livides çà et là, un peu gorgés de sang, et surtout le droit dans sa partie inférieure ; leur substance était écumeuse et d'un rouge obscur.

9. L'aorte et les vaisseaux pulmonaires contenaient beaucoup de sang.

10. La trachée-artère, près de sa bifurcation, présentait un squirrhe volumineux et quelques glandes bronchiques noires. La substance de cette tumeur était caséeuse, tophacée, blanche, et par l'exsiccation elle forma un calcul d'un pouce et demi de longueur sur neuf lignes de largeur. Une mucosité abondante revêtait la face interne du larynx et les bronches qui étaient épaisses, raides, endurcies et enflammées.

11. On trouva un peu de sérosité dans le péricarde ; les vaisseaux coronaires du cœur gorgés de sang ; son ventricule postérieur vide ; l'antérieur contenait un polype mêlé avec du sang.

12. Le pharynx et la gorge étaient très-enflammés, l'œsophage renfermait un mucus abondant.

RÉFLEXIONS.

1° Cette ouverture de cadavre dénote bien la nature de notre épidémie et son influence sur les différentes parties du corps ; car les phénomènes, dont nous venons de présenter le tableau, tiennent évidemment du caractère d'une maladie muqueuse composée (1). C'est ainsi que l'enveloppe et l'état contre nature de la vésicule du fiel démontrent une ancienne altération du foie ; les vestiges de tubercules granulés en désignent une seconde plus récente. Le caractère muqueux est bien établi par la grande quantité de mucosité renfermée dans la portion du canal alimentaire supérieure au conduit cholédoque, et par la couleur livide des intestins ; la teinte jaune de la tunique villeuse annonce la complication bilieuse ; et la complication vermineuse

n'est pas à révoquer en doute, d'après la présence des vers dans les intestins. Le caractère inflammatoire est démontré par l'engorgement de viscères (n° 3) et par les autres signes dont nous avons parlé plus haut (1re ouverture), et l'état nerveux par le resserrement de l'estomac et par le volvulus des intestins grêles. Le changement qui s'opéra dans la maladie muqueuse, le caractère lymphatique qu'elle prit, l'affinité qui se trouvait entre ces deux affections sont démontrés par l'altération des glandes conglobées (n° 3, 10), et par les congestions d'humeur gélatineuse dans le tissu cellulaire. L'inflammation de la gorge établit ses rapports avec la dysenterie. Au reste les phénomènes observés dans la poitrine de ce cadavre et de plusieurs autres, indiquaient d'avance l'affinité de cette maladie avec l'épidémie pleurétique de l'hiver suivant. — 2° Les petits filets blancs (n° 9) n'étaient autre chose que des filamens de mucus épaissi par la stagnation, et enfin exprimé de ses sinus par les vives contractions de l'estomac, pour être délayé peu à peu dans la portion du mucus qui se trouvait plus atténuée. Ce sont des filaments de cette espèce que nous avons vus s'évacuer par l'effet de l'émétique dans d'autres maladies. — 3° Au moyen d'une loupe nous avons aperçu que la membrane des follicules muqueux, environnée d'un cercle livide (n° 6), était parsemée de légères ecchymoses, et que celles qui étaient distinguées par un point noir étaient frappées d'une inflammation gangréneuse.

VIIe OUVERTURE.

Cadavre d'un soldat mort dans notre hôpital, ouvert le 7 février.

On lui avait appliqué un vésicatoire à la nuque. Il rendit quelques vers par la bouche la veille de sa mort, mais sans vomissement. Ils étaient montés d'eux-mêmes dans la gorge, et l'extraction en avait été faite par les infirmiers.

Inspection du bas-ventre.

1. L'habitude du corps était un peu amaigrie, le ventre était affaissé, et sa cavité contenait un peu de sérosité. Nous trouvâmes l'épiploon maigre, flasque, noir, tendu, dépourvu de graisse ; le mésentère lâche, ténu, un peu émacié et allongé, leurs gros vaisseaux pleins de

_____

(1) Voy. sect. I, n. IX.

Rœderer et Wagler.

24

sang ; les glandes mésaraïques volumineuses, d'un rouge obscur, un peu dures, obstruées et enflammées.

2. Le foie n'était pas décidément granulé, sa surface convexe était d'un rouge
brun, sa face concave et ses bords paraissaient noirâtres ; son parenchyme
dans une espèce de dissolution, était
parsemé çà et là, ainsi que sa superficie,
de tubercules blancs de la grosseur d'un
pois, et remplis d'une matière crue et
squirrheuse. La vésicule du fiel était
ample, jaune et très-pleine. La rate volumineuse, épaisse, d'un brun livide à
sa surface, était parsemée d'une quantité
de squirrhes blancs, globuleux, de la
grosseur d'un pois ; les uns occupaient sa
superficie, les autres étaient enfouis dans
le parenchyme tombé en dissolution.

3. L'estomac sans inflammation était
resserré sur lui-même près du pylore,
son grand cul-de-sac dilaté contenait une
matière ténue, semblable à une décoction d'avoine, mêlée de flocons blancs.
Sa tunique villeuse était mince, lisse,
comme si on l'eût essuyée. Elle n'était
pas très-enflammée, et formait beaucoup
de plis dans l'endroit resserré. Les sinus
muqueux de l'estomac, très-apparents,
ne s'élevaient pas en pointe.

4. Les intestins grêles, très-enflammés
dans tout leur trajet, étaient légèrement
pleins par intervalles, et, en d'autres
endroits, ils étaient vides et resserrés.
Le colon droit se trouvait rempli d'air ;
le transverse modérément distendu, ne
présentait pas d'inflammation marquée.
Nous trouvâmes dans le duodenum et le
jejunum une grande quantité de matière
jaune, ténue, muqueuse, visqueuse en
quelques endroits, d'un vert obscur en
quelques autres ; et dans la partie moyenne du jejunum, se rencontraient deux
vers lombricaux. L'iléum contenait une
matière semblable et un seul ver. La tunique villeuse, comme dans les autres
cadavres, était enflammée et légèrement
bleue. Il existait plusieurs *trichurides*
dans le cœcum, le colon ascendant et le
commencement du transverse. La tunique villeuse de ces intestins était bleuâtre, et ses plus petits vaisseaux se trouvaient engorgés. Le reste des gros intestins était plein d'une matière ténue, d'un
jaune pâle. Près de l'appendice cœcale,
le mésentère contenait un squirrhe arrondi, de la grosseur d'une aveline,
ayant un noyau aride, dur et d'un gris
pâle.

RÉFLEXIONS.

1° Les phénomènes observés (n° 1)
se rapportent au caractère de l'espèce
lente de la maladie muqueuse. — 2° Le
caractère délétère de la maladie est désigné par la congestion critique d'une
matière crue et squirrheuse qui avait lieu
dans le foie, la rate et le mésocolon, et
par l'altération des glandes lymphatiques (1). — 3° La dissolution du parenchyme des viscères, la saburre bilieuse
contenue dans le canal alimentaire, la
sortie spontanée de quelques vers, sont
autant de signes de la putridité du bas-
ventre, de la dissolution lente des humeurs.

VIIIe OUVERTURE.

*Cadavre d'un soldat ouvert dans notre
hôpital le 9 février.*

Inspection du bas-ventre.

1. Le corps était maigre et épuisé par
la maladie ; le ventre affaissé ne présentait pas de signes de putréfaction. Un
léger épanchement de sérosité avait lieu
dans sa cavité. L'épiploon était amaigri,
flétri et fondu. Les glandes du mésentère
étaient peu apparentes, et lui-même se
trouvait très-aminci.

2. Le foie se trouva d'un volume plus
considérable que dans l'état ordinaire ; il
était légèrement dur, de couleur brune
à sa face convexe, d'une lividité obscure
à sa face inférieure. Il présentait quelques tubercules granulés. Le lobe droit
ayant été incisé près de la vésicule du
fiel, il jaillit une humeur ténue, aqueuse,
du centre d'une tumeur enkystée, logée
dans le parenchyme de ce viscère, et
dont une partie paraissait à sa face convexe, couverte d'une peau blanche,
épaisse et dure. Cette tumeur renfermait
une grande quantité d'hydatides, mais sa
cavité ne présentait aucun fluide ; de
sorte qu'il parut que le fluide sorti sous
le coup de bistouri appartenait à l'ouverture d'une hydatide un peu grande.
Ces vésicules se trouvaient de différent
volume : la plus considérable égalait en
grosseur un œuf de poule, d'autres étaient
graduellement plus petites, les moindres
étaient pisiformes et linéaires. La figure
des plus grandes était oblongue ; les
plus petites paraissaient parfaitement

---

(1) Voyez sect. II.

rondes. Toutes étaient remplies d'une liqueur ténue, aqueuse, transparente et mêlée de très-petits flocons blancs, opaques, gagnant le fond. Les plus volumineuses étaient munies de deux tuniques: une extérieure, épaisse, opaque, molle, friable et blanchâtre; une interne, beaucoup plus ténue, transparente et légèrement adhérente à l'autre. La tunique externe, froissée entre les doigts, se divisait en plusieurs lames blanchâtres et friables. On ne put distinguer ces deux enveloppes dans les plus petites vésicules; chacune d'elles avait la transparence du verre. Dès qu'on avait ouvert l'enveloppe d'une des grandes hydatides, les bords de la division, s'écartant avec beaucoup d'élasticité, laissaient à découvert sa face interne qui était un peu rugueuse. Presque toutes ces vésicules, et surtout les plus petites qui étaient transparentes, présentaient à leur face externe une tache épaisse, opaque, irrégulière; c'est par cet endroit qu'elles paraissaient avoir été unies entre elles, ou à l'enveloppe commune, par un pédicule très-mince. Ces hydatides enlevées de la poche qui les contenait, il restait une concrétion membraneuse, blanche, molle, flasque, à demi gélatineuse et friable, à laquelle, sans doute, les pédicules étaient attachés. Aux environs de cette concrétion, on découvrit un lombric, petit, ténu, rougeâtre, lisse, raide et dur. Quelques-unes de ces vésicules étaient marquées à leur surface d'une ou deux taches anciennes, jaunes et bilieuses.—Le kyste commun, irrégulier, approchait à peu près de la forme sphérique. Sa surface interne, déprimée çà et là, présentait par intervalles de petites éminences, de sorte que les cavités intermédiaires les plus grandes répondaient aux hydatides les plus considérables. Du reste, sa surface externe rude, inégale, d'un blanc grisâtre en quelques endroits, marquée de taches jaunes en quelques autres, était couverte à sa partie inférieure d'une croûte épaisse endurcie, excrémentitielle, inorganique, semblable à du tuf, qui paraissait devoir sa naissance à une humeur sédimenteuse, et adhérait fortement avec le sac lui-même. La cavité de ce grand kyste présentait plusieurs orifices, mais on ne put découvrir où ils aboutissaient. Sa paroi externe, répondant à la face convexe du foie, avait au moins une ou deux lignes d'épaisseur; elle était d'une dureté tenant le milieu entre celle des cartilages et celle des ligaments, et ressemblait

à la substance de l'aorte, lorsqu'elle a été endurcie par les progrès d'un âge avancé. L'épaisseur de ses autres parois n'était pas la même dans tous les points. La membrane commune du foie, quoiqu'elle semblât glisser sur cet endroit, adhérait si fortement avec le sac, qu'on ne pouvait l'en séparer par aucun moyen. — Le conduit hépatique était ample, et, comme dans la dissection il avait été coupé près de son insertion dans le canal cholédoque, on ne put savoir s'il se rendait dans ce kyste ou non. Cependant il est vraisemblable, et ceci est encore probable par les taches jaunes des hydatides, que le ver trouvé dans le sac y était parvenu du duodenum au moyen des conduits biliaires.

3. La vésicule du fiel, pâle, contenait un peu de bile d'un rouge brun et hétérogène.

4. La rate un peu engorgée, d'une couleur désagréable, livide, parsemée de taches pâles, se déchirait facilement. Le pancréas était dur, mais sain d'ailleurs. L'estomac paraissait intact au premier abord; il contenait une matière ténue, peu abondante, ressemblant à de la tisane. Sa tunique villeuse était rugueuse, un peu amincie, pleine de flocons et de fongosités; on ne voyait de follicules ni dans l'estomac, ni dans le duodenum, ni dans le reste des intestins grêles.

5. Les intestins d'un gris cendré, affaissés dans quelques endroits, étaient pleins dans quelques autres. Les grêles se trouvaient enflammés dans une grande partie de leur trajet; les gros, à leur origine, étaient distendus par l'air, et la portion voisine était fortement resserrée, le reste du canal était lâche et affaissé. Le jejunum présentait deux volvulus assez rapprochés l'un de l'autre. La portion engagée était blanche, contractée sur elle-même, pâle, décolorée, longue au moins de six pouces; celle qui la recevait était enflammée et lâche. Les intestins grêles contenaient une matière ténue, légèrement muqueuse, d'abord pâle, devenant ensuite obscure, brunâtre, épaisse et mêlée de six vers lombricaux séparés les uns des autres. Leur tunique villeuse très-enflammée offrait plusieurs points rouges. Le colon ascendant renfermait plusieurs vers *trichurides* mêlés à une matière ténue, un peu visqueuse, mucoso-bilieuse, de couleur fauve. Le reste du colon et des gros intestins contenait un peu de cette même

24.

matière, mais ne présentait pas de vers. La tunique villeuse du cœcum, du colon, ascendant, de la fin de l'iléum, de la valvule de *Bauhin*, était épaissie, enflée, rouge et très-enflammée. L'existence de plusieurs follicules s'annonçait par des points noirs qu'on observait à l'insertion de l'iléum, dans le cœcum et son appendice. Cet appendice n'était pas enflammé et contenait un peu de mucosité épaisse.

6. Les deux poumons se trouvaient adhérents à la plèvre; leur substance légèrement spongieuse se déchirait facilement.

7. Le cœur était peu volumineux, et nous trouvâmes dans son oreillette droite une grande quantité de sang tenace et coagulé.

RÉFLEXIONS.

1° Voilà un exemple de maladie muqueuse très-digne de remarque, par rapport à l'existence d'un ver dans le foie, et aux symptômes éminemment nerveux (n° 5) dont elle s'accompagna. — 2° Nous avons souvent trouvé dans la phthisie nerveuse, les dysenteries et les maladies vermineuses, un volvulus des intestins et quelquefois plusieurs dans le même cadavre; cependant nous n'avons point observé de vomissement de matières stercorales pendant le cours de la maladie. Tout spasme ou tout volvulus n'entraîne donc pas nécessairement le mouvement anti-péristaltique des intestins et la maladie qu'on nomme *Iléus*. Bien plus, dans le cadavre d'un homme mort en juillet 1761 d'une phthisie abdominale, suite d'une hydropisie, nous avons trouvé un squirrhe qui obstruait le bassin et empêchait le passage des matières fécales, de sorte qu'on ne pouvait introduire la canule d'une seringue à lavement, ni même un petit stylet. Tous les gros intestins, depuis l'endroit obstrué, étaient très-distendus par l'air et les excréments, quoique pendant la maladie nous n'eussions observé aucun vomissement de matières fécales. — 3° Les animaux parasites trouvent leur nourriture dans le corps malade d'un autre animal, comme les plantes parasites et les insectes la trouvent dans les végétaux malades. Ces animaux ne sont point reçus dans un corps sain et bien portant; et si par hasard ils s'y développent, ils en sont bientôt chassés. (Voy. IXe ouverture, réflex. VIIe.) — 4° Comme la structure du

végétal est altérée par la présence des vers, et éprouve des changements qui suivent cependant certaines règles de la végétation, mais qui les rendent propres à loger ces insectes et à les nourrir, de même les vers déposés dans les viscères des animaux y jouissent des avantages de l'hospitalité. C'est ainsi qu'une vésicule accidentelle renferme la *douve*, reçue dans le foie, que les pustules de gale renferment des cirons (maladie très-commune dans les montagnes de la Saxe), que dans ce cadavre la substance du foie, creusée en forme de poche, logeait un ver-lombric qui, alléché par quelques substances de son goût, s'y était fourvoyé. — 5° On verra dans la treizième ouverture de cadavre, quelle route ce ver a suivie pour se rendre des intestins dans le foie. — 6° L'altération de la substance des organes vasculeux la fait dégénérer en une espèce de végétation; et, par une erreur de la nature, elle s'est transformée en une masse d'hydatides, qui ressemble à une grappe de raisin. Ainsi, le lien qui unit l'embryon au placenta, étant détruit par un état maladif, celui-ci suit les lois de la végétation comme les plantes parasites, et se change en une môle vésiculaire, composée d'un nombre infini d'hydatides qui toutes ont leur pédicule. C'est de la même manière que se forment dans les maladies les hydatides des ovaires, des trompes, des plexus choroïdes et des autres parties. Ici, le parenchyme du foie malade avait subi le même changement. Mais les hydatides se sont-elles formées des cellules du tissu de ce viscère, ou sont-elles le produit de l'expansion de l'extrémité des vaisseaux; c'est ce qui est encore incertain. — 7° Il paraît, d'après l'étendue de l'excavation du foie, que le ver y faisait son séjour depuis quelque temps. La croûte épaisse et inorganique qui recouvrait les parois du kyste, paraît avoir été formée par le parenchyme en dissolution, par le sédiment d'une humeur qui transsudait de l'ouverture des vaisseaux, et par les excréments du ver qui avaient acquis peu à peu de la consistance. Quoique ce ver fût très-petit, sans doute faute de nourriture, il paraît cependant qu'il a joui de la vie jusqu'à la fin de la maladie; ce que nous avons pu juger par sa raideur et la vivacité de sa couleur. — 8° On peut voir dans le Sepulcret. de Bonet (lib. III, sect. 21, observ. IV, § 30) des exemples de vers trouvés dans le foie.

IXe OUVERTURE.

*Cadavre d'un jeune homme de 19 ans,
apporté de l'hôpital militaire, ouvert
le 3 février.*

Inspection du bas-ventre.

1. Le corps était amaigri, le ventre affaissé et verdâtre, les muscles pâles et environnés d'une substance gélatineuse. Le bas-ventre contenait à peu près une livre de sérosité. Les viscères étaient très-fétides. L'épiploon offrait le même aspect que celui du septième cadavre, et le côlon présentait des appendices dépourvus de graisse. Le mésentère était amaigri, ses glandes engorgées étaient plus grosses que dans l'état sain.

2. Il n'existait pas de tubercules apparents dans le foie qui était d'un volume médiocre, livide dans toute sa surface, marqué de taches noires qui pénétraient plus profondément sa substance à mesure qu'elles approchaient de son bord. Le reste du parenchyme était d'un brun pâle, et les parois des grands vaisseaux sanguins paraissaient environnées d'un cercle d'un brun livide. Mais la surface du lobe gauche présentait sous la membrane commune de grosses ramifications blanches, épaisses et tenaces, sans cercle livide. Ce lobe se terminait par un prolongement mince. La vésicule du fiel volumineuse, pleine, jaune, pâle, contenait une bile ténue, jaune, hétérogène, mêlée de masses solides d'un jaune intense.

3. La rate était triangulaire, légèrement engorgée et d'un bleu obscur. Le pancréas était un peu dur. Nous trouvâmes la petite courbure de l'estomac et son cul-de-sac noirâtres, et tellement frappés de gangrène, que l'inflammation s'étendait jusqu'au tissu cellulaire environnant le pancréas. Sa face interne présentait dans son fond plusieurs replis, et dans toute son étendue çà et là quelques ouvertures de follicules qui n'étaient point saillants, si vous en exceptez deux ou trois aux environs du pylore. La tunique villeuse était mince et légèrement fongueuse. Du reste, la cavité de l'estomac contenait une saburre ténue, noire et putride. La substance de ce viscère, dans les endroits frappés d'inflammation, et surtout à la face interne, était épaissie, dissoute et vraiment gangrénée.

4. Toute la face interne du duodenum était parsemée de plusieurs points noirs qui, devenant plus rares dans le reste du canal intestinal, disparaissaient enfin. Les valvules duodénales étaient teintes en jaune, et leurs intervalles parsemés de petits follicules. Les intestins grêles, affaissés, étaient d'un gris cendré, pâle et d'un aspect désagréable. Le colon transverse, rempli d'air, offrait un resserrement très-fort dans sa partie moyenne; la courbure du colon descendant présentait un resserrement pareil. Nous trouvâmes dans le jejunum une matière hétérogène, un peu épaisse, d'un jaune pâle mêlé de vert; plus loin, elle devenait verte, visqueuse et semblable au méconium; ensuite elle prenait une couleur grisâtre; dans l'iléum elle était jaune, ténue. Le cœcum et le colon contenaient une matière un peu plus épaisse, écumeuse, putride, verte, mêlée avec quelques vers *trichurides;* cette matière existait en moindre quantité dans le colon transverse, dans lequel se trouva un lombric; elle était plus épaisse et d'un vert obscur dans le colon descendant.

Inspection de la poitrine.

5. La poitrine était pleine d'une sérosité rouge, abondante et putride. Le poumon gauche, quoique sain d'ailleurs, se trouvait uni à la plèvre par de légères brides; la partie supérieure du poumon droit, dure, engorgée, pesante, lui était fortement adhérente et renfermait une matière cendrée, à demi cuite et un peu purulente. Le lobe inférieur du même côté était spongieux et sain.

6. Le péricarde contenait une quantité médiocre de sérosité putride, d'un rouge obscur et opaque. Le cœur était flasque, son oreillette postérieure était pleine de sang; nous trouvâmes dans les deux ventricules un polype tenace se prolongeant dans les artères pulmonaires et dans l'aorte. Celui du ventricule droit était baigné dans le sang, celui du gauche adhérait à ses parois.

Inspection de la tête.

7. Les cheveux étaient garnis de poux. La fontanelle droite présentait sous la peau une tumeur gélatineuse. Le sinus longitudinal renfermait un polype fort long. Nous trouvâmes, entre les deux lames de la dure-mère, une grande quantité de glandes de Pacchioni. Sans inflammation marquée, les vaisseaux du cerveau étaient gorgés de sang. Le plexus

choroïde ne présentait pas non plus de signes d'inflammation. Les ventricules du cerveau renfermaient une sérosité pâle.

REMARQUES.

1º L'état de maigreur du corps, la tuméfaction des glandes conglobées, l'épanchement des sucs lymphatiques autour des muscles et sous les téguments de la tête ; les traces d'un pus à demi cuit dans les poumons, la présence des poux nous font conclure que la maladie primitive, qui avait le caractère lent, était passée sur sa fin à l'état aigu et s'était accompagnée d'une dissolution putride des humeurs, d'une diarrhée bilieuse et d'inflammation gangréneuse. — 2º La couleur verdâtre des téguments du bas-ventre, l'état dégoûtant des viscères tombant en dissolution, leur odeur insupportable, la flaccidité du cœur, la retraite d'un ver dans les gros intestins, le fluide trouble, opaque, bourbeux, qui est épanché dans les cavités, etc., phénomènes qui dépendent de la dissolution gangréneuse des humeurs, indiquent la cause de la prostration des forces qui a lieu dans le cours d'une maladie maligne et la tendance du corps à une putréfaction rapide. — 3º Il n'est pas très-rare de voir dans les maladies putrides, des globules d'un sang gangrené s'échapper à travers les parois des vaisseaux et former des ecchymoses qui environnent leurs ramifications. C'est à un état pareil qu'est dû le cercle brun qui dans ce cadavre environnait les vaisseaux.—4º Les points noirs, dont se trouva parsemée la tunique villeuse, nous présentent une autre espèce d'ecchymose, produit de l'extravasation d'un sang gangréneux qui a lieu par l'extrémité des vaisseaux. Celles de ces ecchymoses qui sont récentes prennent à l'air libre une couleur vive ; celles qui sont anciennes ne changent pas jusqu'à ce que le sang dissous s'infiltre dans les parties voisines et leur donne une couleur brune plus égale.— 5º De même aussi la couleur rouge et sanguinolente de l'humeur épaisse, épanchée dans les cavités, vient certainement de la transsudation de la partie rouge du sang mêlée à la sérosité. — On doit regarder comme très-mauvaises crises les dépôts de matières gélatineuses et lymphatiques qui se font dans les cavités pendant le cours d'une maladie maligne, parce que ce fluide est très nécessaire à

l'intégrité des fonctions (1). Cette humeur gélatineuse est mobile, passe d'un lieu à un autre à mesure qu'on remue le cadavre, et, par son propre poids, gagne les parties inférieures. — 7º Nous mettons au nombre des phénomènes critiques, la présence des poux, puisqu'ils fuient les corps en santé et que leur éruption ne se soutient que chez les malades. C'est pour cela que dans les maladies et surtout chez les enfants, lorsqu'une crise s'établit à la périphérie du corps, l'apparition des poux est de bon augure, et, par l'irritation qu'ils produisent, ils soutiennent les efforts critiques. C'est ainsi que dans la vérole le virus contagieux, perdant de sa force par une crise à la peau, produit des insectes qui occupent le pénis (2). — 8º Les glandes de Pacchioni paraissent plutôt être des éminences fongueuses ou verruqueuses, et peut-être le produit d'une espèce de crise, que de véritables glandes. En effet, souvent on ne les rencontre pas, surtout dans les corps sains, et, dans un cadavre qui a souffert quelque maladie, elles ne gardent ni ordre, ni nombre, ni siège déterminés ; elles occupent tantôt la face externe de la dure-mère, tantôt elles sont logées entre ces deux lames, tantôt elles font saillie au travers de la lame externe qui est percée, tantôt enfin on en rencontre dans le sinus longitudinal supérieur lui-même.

Xᵉ OUVERTURE.

Cadavre ouvert le 10 janvier.

Un soldat, malade à l'hôpital militaire, était depuis peu de jours en convalescence d'une fièvre muqueuse et ne gardait déjà plus le lit ; il éprouva une rechute et mourut le lendemain.

Inspection du bas-ventre.

1. Le corps n'était point amaigri ; nous trouvâmes le ventre tuméfié, sa cavité étant pleine de sérosité. L'épiploon,

---

(1) Voyez sect. 1, n. x.
(2) Je crois que l'auteur a choisi un objet de comparaison qui n'est pas juste, car, outre que ces insectes par leur apparition ne diminuent en rien la gravité des symptômes vénériens, la maladie n'est jamais soulagée par les éruptions qu'elle pousse à la peau. (*Note du trad.*)

replié sur lui-même, était imprégné d'une couleur jaune, verdâtre et dégoûtante. Le mésentère lâche, allongé, d'une teinte bilieuse, offrait des glandes dures, plus volumineuses que dans l'état sain, rouges et obstruées.

2. Le foie, d'un rouge bleuâtre, mou, un peu dissous, ne présentait pas de tubercules granulés; sa face concave était livide. La vésicule du fiel contenait une quantité médiocre de bile jaune, et se trouvait adhérente aux parties voisines.

3. La rate volumineuse, d'un bleu noirâtre, tombait en dissolution. Le pancréas était dur et granulé.

4. La face interne de l'estomac était couverte de replis, parsemés de villosités couleur de pourpre; de sorte que chacun d'eux présentait une bandelette d'une couleur éclatante. On voyait çà et là aux environs du pylore et surtout dans le duodenum, les orifices de quelques follicules et plusieurs éminences fongueuses formées par la tunique villeuse. La face interne de l'estomac était revêtue d'une matière muqueuse, bilieuse et tenace, sous laquelle nous trouvâmes une quantité de mucosité visqueuse, épaisse, qu'on n'enlevait qu'avec peine des interstices des replis.

5. Les intestins remplis d'air étaient enflammés dans presque toute leur étendue. Les grêles renfermaient quelques lombricaux. Toute la tunique villeuse, surtout celle de la valvule de *Bauhin*, présentait une couche de matière jaune, bilieuse, qu'on ne pouvait détacher par aucun moyen. Les gros intestins se trouvaient modérément pleins d'une matière pultacée, excrémentitielle; leur tunique, n'était pas très-enflammée.

REMARQUES.

1º Sur les causes des rechutes de la maladie voyez sect. ii, nº v. — 2º La tuméfaction de l'abdomen était rare chez les personnes mortes de la maladie muqueuse; dans le cas où elle avait lieu, elle dépendait en grande partie de la distension des intestins par l'air, et non pas de la dissolution putride des viscères. — 3º Pour ce qui regarde la couleur rouge des replis de la tunique villeuse voyez le cadavre précédent, réflex. iv. — 4º Cette couche de mucosité si adhérente démontre que le mucus, après son séjour dans les follicules, en sort épais, visqueux, et qu'il n'est atté-

nué que par son mélange avec les humeurs qui le délayent.

XIe OUVERTURE.

Fièvre muqueuse maligne inflammatoire avec des pétéchies.

Un homme âgé de trente-quatre ans avait été affecté, depuis long-temps, d'après le rapport de sa femme, d'un asthme, et, depuis quelques années, d'une légère hémoptysie. S'il portait un fardeau, il tombait en défaillance et ne revenait à lui qu'après avoir éprouvé un vomissement. L'emploi d'un purgatif drastique lui donna une diarrhée qui durait depuis deux années; de sorte que de temps en temps il allait du ventre sans s'en apercevoir. Il était sujet à des affections des parties génitales, savoir, un engorgement des testicules et une incontinence d'urine. Il avait souvent reçu des coups de bâton, et, quelques semaines avant de tomber malade, il avait été frappé dans le côté avec une massue. Sa maladie avait été devancée par une toux violente qui revenait surtout la nuit. Épouvanté et sentant sa santé s'altérer, il s'était fait tirer du sang il y avait huit jours. — Le 15 février, il fut pris d'un frisson suivi de chaleur; depuis ce moment, il ne cessa de se plaindre et ne dormit point. Il éprouvait une douleur intense dans les parties génitales et sentait ses membres comme brisés. La soif, dès le principe, fut peu considérable; mais, sur la fin, elle fut très-intense jour et nuit, et l'on ne pouvait l'étancher. — En proie à de grandes anxiétés auxquelles se joignit une incontinence d'urine, il sortit du lit comme un furieux, tâchant de s'évader en poussant de grands cris. Le même soir, il avala une grande quantité de lait. — Il sortit des pétéchies; le délire fut suivi d'assoupissement, et, pendant sa durée, le malade ne rendait plus de sons plaintifs. Le ventre était opiniâtrément constipé, on n'aperçut pas de vers: enfin, pendant les derniers jours, il s'échappa par l'anus une petite quantité de sang coagulé, et un suppositoire excita la sortie d'une masse d'excréments très-durs. Le malade abandonné à son sort ne fut point saigné pendant sa maladie, et mourut avec les symptômes d'une péripneumonie.

Inspection du bas-ventre.

1. Le corps n'avait que très-peu perdu

de son embonpoint. Les muscles étaient sains et d'une belle couleur. Les bras étaient encore couverts de pétéchies rondes, rosacées, semblables à des piqûres de puces, mais qui ne présentaient pas dans leur centre le stigmate que l'on trouve dans ces dernières; on en voyait aussi sur le cou, la poitrine et les cuisses, mais elles étaient moins nombreuses. Le bas-ventre contenait une quantité médiocre de fluide extravasé; celui qui occupait le bassin était un peu sanguinolent, et pouvait être évalué pour le moins de huit à dix onces.

2. L'épiploon, un peu enflammé, était sain d'ailleurs. Ses vaisseaux, ceux de l'estomac, du mésentère et en général de tous les viscères du bas-ventre, se trouvaient très-gorgés de sang, de sorte que les réseaux formés par les petits vaisseaux étaient colorés comme si on y eût poussé une injection. Le mésentère était aussi légèrement enflammé, dans les portions surtout qui répondaient aux intestins enflammés. Le mésocolon frappé d'une inflammation bien plus violente, était réellement gangrené dans la partie qui répond au colon ascendant. Les glandes mésaraïques, très-pourvues de sucs, gardaient une consistance moyenne; les unes étaient d'un rouge pâle, les autres d'un rouge éclatant: leur volume variait, de sorte que quelques-unes surpassaient deux avelines en grosseur.

3. Le foie conservait son volume ordinaire; il était même un peu plus petit, et ne présentait pas de tubercules sensibles; sa face convexe paraissait légèrement pâle, mais sa face concave et ses bords étaient livides. La vésicule du fiel, affaissée et très-jaune, contenait un peu de bile; elle marquait aussi d'une teinte jaune la portion du duodenum qui lui correspond.

4. La rate, de couleur livide, brune et même noire, était profondément festonnée sur son bord. Elle avait huit pouces de longueur sur trois et demi de largeur, était remplie de sang, et du reste présentait le même état que dans les troisième, quatrième et cinquième cadavres.

5. L'estomac enflammé près de sa petite courbure, très-rouge dans toute son étendue, devint d'une couleur plus vermeille, étant exposée au contact de l'air.

6. Tous les intestins se trouvaient distendus par l'air. Le trajet des grêles vide, enflammé par intervalles, était coupé par quelques resserrements annulaires. Les cellules des gros intestins renfermaient des masses d'excréments endurcis, mêlés de quelques matières pulpeuses; très-près de l'insertion de l'iléum, on trouvait parmi ces matières un ver-lombric flétri et flasque. Le colon ascendant était gangrené et même frappé de sphacèle; le colon descendant l'était aussi, mais à un moindre degré.

7. Les vaisseaux du bas-ventre, surtout les iliaques, en général tous ceux du bassin, étaient engorgés, et les régions inguinale et hypogastrique violemment enflammées; de sorte que non-seulement les muscles paraissaient remplis de sang, mais on trouvait des ecchymoses entre les téguments et ces mêmes muscles et entre ceux-ci et le péritoine qui, dans sa totalité, mais surtout à sa partie antérieure et dans celle qui revêt le bassin et ses viscères, présentait des marques profondes d'inflammation et un réseau vasculaire très-engorgé. On remarquait aux environs du cordon spermatique gauche, et dans toute la région de l'aine, une ecchymose très-prononcée. La substance des reins était plus dense que dans l'état naturel; elle était aussi d'une couleur plus obscure, engouée par une congestion de sang; et les capsules sus-rénales enflammées paraissaient ecchymosées.

Inspection de la poitrine.

8. Les deux cavités de la poitrine contenaient une quantité médiocre de liquide sanguinolent. Les poumons adhéraient à la partie antérieure de la plèvre par des membranes et des brides faibles et lâches; leur adhérence, plus forte à la partie postérieure, se faisait au moyen d'un tissu cellulaire très-dense. Tous les deux, le gauche surtout, étaient gorgés de sang; leur bord inférieur était cependant encore lâche et spongieux; leur couleur, changée par la putréfaction, était variée et paraissait plus obscure que dans l'état ordinaire; celle du poumon gauche était d'un brun noirâtre. Sa substance était brune, engorgée, écumeuse et nullement spongieuse; on trouvait çà et là quelques traces d'un pus cuit.

9. Les vaisseaux du col, ayant été ouverts, laissèrent échapper une grande quantité de sang. Le péricarde contenait un peu de sérosité. On trouva dans le ventricule antérieur du cœur un polype blanc et mou; dans le postérieur et dans l'aorte, beaucoup de sang noir.

RÉFLEXIONS.

1º Cette maladie paraît un composé de trois éléments morbifiques : de l'inflammatoire, du nerveux et du muqueux. Elle nous donne un exemple du vice épidémique se portant du fluide muqueux sur la gélatine (1). Elle présenta prématurément le caractère de l'épidémie inflammatoire (2) qui suivit celle-ci. Par son siége primitif, elle s'annonça pour appartenir à l'épidémie muqueuse; mais elle prit vraiment le caractère péripneumonique et inflammatoire. En effet, elle suivit d'abord la marche d'une maladie abdominale ; mais sur la fin elle affecta les poumons, et le malade mourut péripneumonique (3). Aussi trouvat-on dans le bas-ventre quelques traces seulement de l'altération muqueuse, réunies à une inflammation violente et gangréneuse des intestins, tandis que les poumons étaient réellement farcis d'une matière comme purulente. Les rapports de cette maladie avec les maladies de la poitrine sont démontrés par l'excrétion critique d'un crachat cuit, qui eut aussi lieu chez d'autres malades atteints d'une affection pareille (4).— 2º Il existe entre le système reproducteur, ou de la génération, et le système nerveux une correspondance intime ; de sorte que le premier étant affaibli, il en résulte une disposition à des affections morbifiques de différents genres, et un trouble dans la marche des maladies. — 3º Cette diarrhée habituelle, cette toux sèche, ces défaillances annonçaient une ancienne altération des viscères du bas-ventre et une faiblesse du système nerveux. L'asthme et l'hémoptysie indiquaient un vice des poumons. — 4º Cette éruption prématurée de pétéchies ne calma pas l'inflammation des viscères, mais annonçait plutôt la gangrène qui la suivit de près. — 4º Le mélange d'excréments mous et durs, la présence d'un ver macéré dans le colon, les évacuations de sang par les selles, les grandes ecchymoses étaient les effets de la dissolution gangréneuse des humeurs.

Ce malheureux eût sans doute été sauvé aussi facilement que bien d'autres qui étaient affectés de la même manière, par l'emploi de la méthode antiphlogistique, par les résolutifs et les adoucissants.

XIIº OUVERTURE.

Cadavre d'un soldat mort d'une maladie de poitrine qui était accompagnée de toux intense.

Inspection du bas-ventre.

1. Le corps était gras et bien nourri ; le bas-ventre soulevé et tuméfié était couvert d'une couche épaisse de graisse. Sa cavité contenait une médiocre quantité de sérosité. L'épiploon sain présentait un joli réseau graisseux.

2. Le foie dur, sans tubercules, d'un brun livide, était gorgé d'un sang gangrené ; son parenchyme raide, dur, livide, noir, se déchirait facilement ; son lobe gauche se terminait par un prolongement; le bord antérieur de son lobe droit présentait une place dépourvue de sang, blanche, dure, tenace, semblable à une cicatrice. La vésicule du fiel, d'un jaune pâle, contenait un peu de bile épaisse, tenace, d'un brun désagréable.

3. La rate était livide, de différentes couleurs, un peu dissoute et plus volumineuse que dans l'état naturel. Le pancréas ne présentait d'autre altération qu'une dureté assez grande.

4. Nous n'aperçûmes pas d'altération remarquable dans l'estomac.

5. Nous trouvâmes les intestins grêles pleins d'air en quelques endroits, et affaissés dans d'autres. Dans ceux où ils étaient affaissés, leur substance était épaisse ; elle était plus mince ailleurs. Leur couleur, livide comme dans les cadavres précédents, résultait d'un mélange de la couleur grisâtre des tuniques avec la rougeur des petits vaisseaux et de la tunique villeuse. Les gros intestins se trouvaient affaissés et vides. Les intestins grêles contenaient une matière ténue, muqueuse bilieuse, brunâtre çà et là. Nous trouvâmes un lombric dans le jejunum. La tunique villeuse était épaisse, boursouflée, parsemée de points rouges ; les valvules étaient épaisses, et les petits vaisseaux étaient gorgés de sang. Le colon ascendant offrait les mêmes phénomènes que dans le neuvième cadavre. Le colon descendant était enflammé à sa face interne; le reste se comportait comme dans le cadavre précédent.

---

(1) Voyez sect. I, n. IX, et n. X.

(2) Ibid., n. IV, et n. X.

(3) Voyez ibid., n. X.

(4) Voyez sect. II.

Inspection de la poitrine.

6. Les poumons étaient altérés ; le gauche se trouvait intimement uni à la plèvre, surtout par son sommet et par sa face postérieure, au moyen d'un lien facile à détruire ; il était d'ailleurs dur, gonflé, et gagnait le fond de l'eau. En comprimant son parenchyme, engoué dans sa totalité d'une matière cendrée, on en faisait sortir du pus à demi cuit. La même altération avait lieu dans le poumon droit ; mais à un degré moins marqué.

7. Le péricarde contenait un peu de sérosité. Le cœur était volumineux, pâle, couvert de beaucoup de graisse. Son oreillette antérieure renfermait un sang tenace, et les deux ventricules un sang couenneux et polypeux.

RÉFLEXIONS.

1° Ces phénomènes ont quelque analogie avec ceux du cadavre précédent ; et, d'après leur ensemble, nous jugeons qu'ici la maladie présentait aussi trois éléments ; savoir, l'état inflammatoire, la putridité, et quelques légères traces du caractère muqueux ; de sorte cependant que la maladie, qui d'abord fut abdominale, porta ensuite ses effets sur la poitrine. (Voy. le cadavre précédent, réflexion 4°.) — 2° L'abondance de graisse paraît dépendre du vice particulier du foie, qui devient aussi cause prédisposante des fièvres de mauvais caractère. (Voyez le 5° cadavre, réflexion 2°). — 3° La dureté squirrheuse de tout le foie, l'altération de la rate désignent un vice ancien ; mais si le parenchyme précédemment endurci reçoit une congestion de sang gangréneux, il se ramollit de nouveau et conserve une espèce de raideur qui le rend friable. Autrement, cet état, dans lequel une partie de son parenchyme privée de sang se trouve simplement condensée, sans congestion de matière étrangère, est très rare. — 4° Les altérations du foie et de la rate, et les viciations de la bile qui en sont la suite, favorisent la naissance d'un grand nombre de maladies ; de sorte qu'on dirait que la santé dépend en général de l'état d'intégrité de ces viscères, et des bonnes qualités de cette humeur : de là vient que nous trouvons rarement le foie intact dans le cadavre d'un homme mort de maladie. Dans les affections de la poitrine qui, ayant débuté par une maladie du bas-ventre, deviennent idiopa-

thiques, le foie ou la rate, et quelquefois même le pancréas, sont toujours altérés d'une manière sensible. — 5° La viscosité de la bile, dans la maladie muqueuse, variait suivant ses différentes espèces. Elle était tantôt l'effet de sa viciation même, savoir, la putridité ; tantôt, de l'excrétion trop abondante du mucus par les cryptes de la vésicule du fiel. — 6° L'état de dissolution des viscères (3, 5), la tuméfaction de l'abdomen, etc., tenaient à la gangrène, suite de l'inflammation, et à la distension des intestins par l'air que la putréfaction avait rendu libre. — 7° L'analogie de cette maladie avec les affections de la poitrine rendues malignes par leur complication d'une altération des viscères de l'abdomen, est très-patente : non-seulement d'après les symptômes survenus ; mais encore d'après l'état des poumons ressemblant à ceux des péripneumoniques (6), par la congestion critique de la gélatine changée en pus.

XIII° OUVERTURE.

Cadavre d'une femme âgée de trente-trois ans ouvert dans notre amphithéâtre pendant l'hiver de 1759 à 1760.

Inspection du bas-ventre.

1. L'habitude extérieure du corps était dans le dernier degré d'amaigrissement.

2. Le foie gardait son volume naturel. La vésicule du fiel, volumineuse, contenait une grande quantité de bile jaune, trouble, hétérogène, un sédiment semblable à la poudre de la racine de *curcuma*, et un calcul rond, globuleux, irrégulier, brun, âpre, friable, mobile dans son col. Le conduit cholédoque dénudé, dur au tact, cylindrique et allongé, contenait un lombric remplissant exactement son canal ; il était long d'un pouce, et s'étendait par une de ses extrémités jusque dans la vésicule du fiel. La rate était petite et dure.

3. On trouva, dans le duodenum, un autre lombric dont une portion passait dans l'estomac.

Inspection de la poitrine.

4. La cavité gauche de la poitrine présentait une véritable hydropisie ; elle contenait quatre à cinq livres d'une sérosité transparente, tirant sur le jaune. Ses parois étaient revêtues d'une croûte excrémentitielle jaune, irrégulière, in-

gal e, épaisse au sommet de la cavité, et entremêlée à la surface du diaphragme de papilles semblables à des grains de millet. Les deux lobes du poumon gauche étaient réunis ensemble; la partie latérale gauche de son lobe inférieur se trouvait suspendue à la plèvre par un fort ligament d'un pouce d'épaisseur. Son bord inférieur était uni de même avec le diaphragme, et sa face interne adhérait avec le péricarde au moyen d'une membrane épaisse, irrégulière. La cavité droite ne présentait pas d'épanchement séreux; mais le poumon était si fortement uni à la plèvre, qu'on ne pouvait l'en séparer sans déchirer sa substance. La superficie des deux poumons était parsemée de taches noires, et leur substance lâche et flétrie en présentait de semblables.

5. Le péricarde renfermait une cuillerée de liquide. Les deux ventricules du cœur contenaient une concrétion polypeuse.

RÉFLEXIONS.

1º Quoique cette maladie ne soit pas de nature muqueuse, nous avons rapporté ici cette ouverture de cadavre, pour prouver qu'il n'est point vrai que les vers fuient la bile à cause de son amertume, surtout lorsqu'elle est corrompue, puisqu'au contraire elle devient pour eux un appât, et qu'ils la recherchent pour en faire leur principale nourriture. Et voilà pourquoi la rhubarbe et les amers étaient inefficaces pour chasser les vers tant que la bile se trouvait altérée. De quelque manière que leurs germes soient parvenus dans les intestins, ils ne peuvent éclore sans le concours de l'air et de la bile corrompue; une fois éclos, ils ne peuvent se développer s'ils ne trouvent dans la partie malade un foyer convenable. Mais la bile recouvrant son caractère louable, et les premières voies étant rétablies dans l'état de santé, les vers sortent de plein gré, même sans le secours des anthelmintiques. — 2º La dixième ouverture de cadavre et celle-ci indiquent le chemin que suivent les vers pour passer des intestins, qui étaient leur premier siège, dans le foie. Car, sans doute, dans le cadavre nº 10, le ver qu'on trouva dans le foie avait quitté le duodenum, en passant par les canaux cholédoque et hépatique, et rencontra un asile convenable dans la cavité que laissait la destruction du pa-

renchyme du foie. Nous partageons, au reste, l'opinion des naturalistes qui croient que les douves trouvées dans le foie des rats et des moutons y pénètrent par une voie analogue (1). — 3º Le sédiment de la bile dépravée (qui, exposée au soleil, brille quelquefois comme des cristaux de sel), et les calculs qu'il forme, sont la suite critique d'une espèce de coction moins bonne que les autres coctions qui se font dans le pus et dans les urines. Cette coction se fait, pour ainsi dire, d'après des lois analogues à celles d'après lesquelles un fluide quelconque, par un mouvement intestin, se trouble et s'épaissit en formant un sédiment analogue à sa nature. C'est de cette même manière que les autres espèces de calculs se forment dans le corps humain; ils doivent tous leur origine à une sécrétion maladive. Les particules du sédiment déposé forment un corps solide, le plus souvent par une simple juxtaposition, quelquefois par incrustation; de sorte qu'elles se réunissent couche par couche : très-rarement elles suivent les lois de la cristallisation; nous les avons cependant observées dans un calcul urinaire qui nous présenta des stries divergeant du centre vers la circonférence. Assez rarement ces calculs sont chassés par les effets de la nature; quelquefois cependant ceux de la vésicule du fiel sont expulsés par les selles, au moyen d'un flux de bile; ceux des bronches, par la toux, etc. — 4º La vraie hydropisie de poitrine est rare; celle du péricarde très-rare; l'une et l'autre sont toujours des maladies consécutives et critiques d'une autre maladie. — 5º Les poumons sont unis à la plèvre par une vapeur gélatineuse, qui, transsudant d'une manière critique, acquiert de la solidité par le frottement qu'elle éprouve de la part du mouvement continuel de la poitrine. Si dans l'état sain la plèvre et les poumons sont séparés l'un de l'autre par un liquide, le sédiment de ce fluide ou sa coagulation forment des liens inorganiques. (Voy. réflexions sur la IIe ouverture.) — 6º Les taches noires et les pétéchies du poumon qui se trouvent semées sans ordre sur sa surface et dans son parenchyme, les ecchymoses linéaires du bord de ses lobes, sont le produit de la dissolution gangréneuse du sang.

---

(1) Voy. Gotting. Gel. Anzelg., p. 25, 1762.

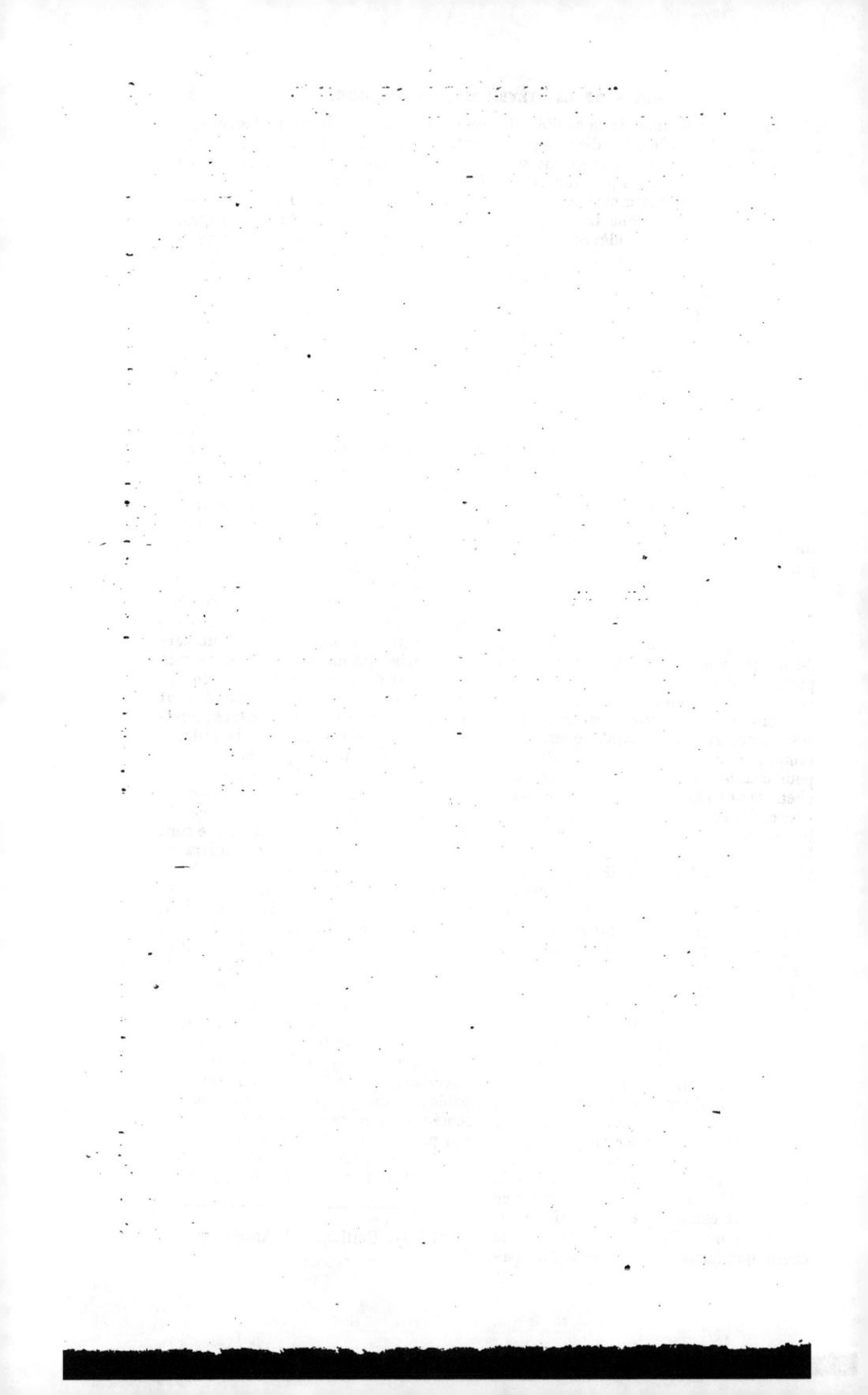

MÉMOIRE

SUR

L'ANGINE DE POITRINE,

QUI A REMPORTÉ LE PRIX AU CONCOURS OUVERT SUR CE SUJET

PAR LA SOCIÉTÉ DE MÉDECINE DE PARIS

LE 31 OCTOBRE 1809; PRIX QUI FUT ADJUGÉ LE 2 FÉVRIER 1813 :

PAR L. JURINE,

Correspondant de l'Institut national, ex-chirurgien en chef de l'Hôpital général de Genève,
et chirurgien consultant dudit Hôpital ;
professeur d'anatomie, de chirurgie et d'accouchement, etc., etc.

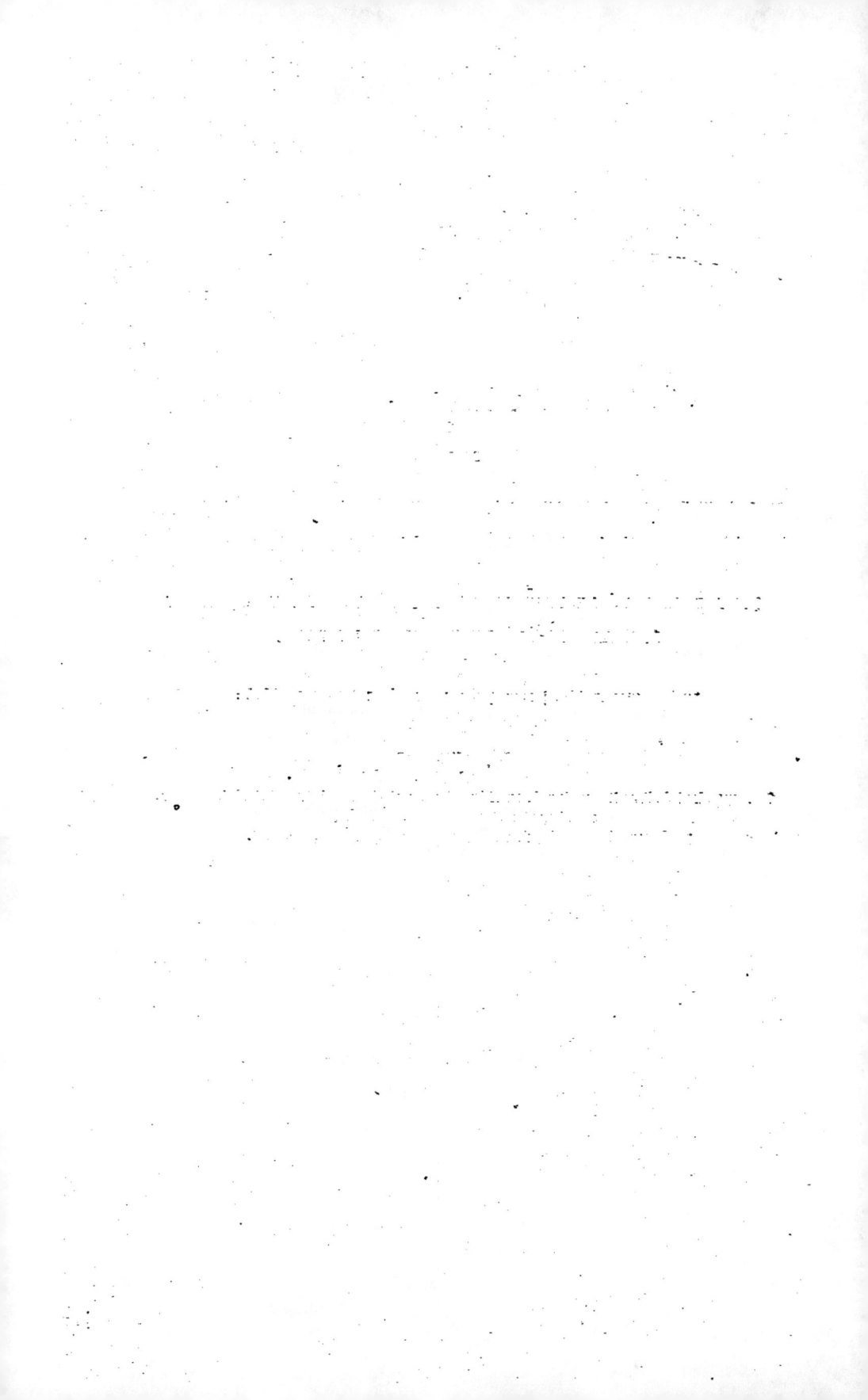

INTRODUCTION.

Le mémoire que nous publions doit son origine aux circonstances suivantes.

La Société de médecine de Paris, dans sa séance de rentrée, le 31 octobre 1809, proposa de décerner l'année suivante, à la même époque, une médaille d'or du prix de trois cents francs à l'auteur du mémoire qui aurait résolu la question suivante de la manière la plus satisfaisante :

« Donner la description de la maladie désignée par les anciens, surtout par les médecins anglais, sous le nom d'*angine de poitrine* ;

» Indiquer les causes qui la déterminent, et les auteurs qui s'en sont occupés d'une manière spéciale; faire connaître les maladies qui s'en rapprochent, les affections qui peuvent la compliquer, et celles qu'elle produit à son tour. »

Parmi les mémoires envoyés au concours, trois (au nombre desquels se trouvait celui de l'auteur) fixèrent particulièrement l'attention de la Société, comme renfermant beaucoup de recherches et d'érudition. Cependant aucun de ces mémoires (d'après le rapport de la Société) n'avait atteint complétement le but : ou les observations empruntées des auteurs y étaient rapportées trop longuement, ou les observations particulières n'y étaient pas assez multipliées, ou les conséquences qu'on en avait déduites n'y étaient pas assez clairement exposées, ou enfin la partie thérapeutique y était entièrement négligée ; tous se sentaient plus ou moins de la précipitation avec laquelle ils avaient été faits. En conséquence, la Société crut devoir proroger le concours, vu l'importance de la question, jusqu'à l'année 1812. La question

resta posée dans les mêmes termes, sauf la modification suivante dans la première partie du programme :

« Donner la description de la maladie désignée, surtout par les médecins anglais, sous le nom d'angine de poitrine (*angor pectoris*, *angina pectoris*). »

La Société ajouta qu'en posant la question comme elle l'avait fait elle n'interdisait pas aux concurrents la faculté d'examiner si l'angine de poitrine existe comme maladie essentielle, ou seulement comme symptôme; et même si elle ne serait pas essentielle dans certains cas, et symptomatique dans d'autres.

Le rapporteur de la commission chargée de l'examen des mémoires envoyés au concours lut au nom de celle-ci, dans l'assemblée des commissions des prix, le 25 janvier 1813, et ensuite à l'assemblée générale de la Société, le 2 février suivant, le rapport ci-joint, que nous transcrivons littéralement :

« La Société de médecine de Paris avait proposé l'*angine de poitrine* pour sujet du prix qu'elle devait décerner il y a deux ans. Peu satisfaite des mémoires qui lui furent alors adressés, elle crut ne les devoir regarder que comme des ébauches auxquelles leurs auteurs n'avaient pu donner tout le temps que réclamait l'importance de la question proposée, et peut-être aussi le suffrage de la compagnie.

» L'attente de la Société n'a point été trompée. Des trois mémoires qui avaient été envoyés, un seul a été reproduit à ce concours tel qu'il était d'abord; tandis que les autres se sont plus ou moins améliorés par les nouvelles recherches qui y ont été jointes, par une meilleure disposition des matériaux, et aussi par une étude plus approfondie de la maladie.

» Nous allons vous présenter une analyse de chacun de ces mémoires, afin de vous mettre à même de prononcer sur leur valeur, et de déterminer jusqu'à quel point leurs auteurs ont approché du but que vous aviez marqué.

» Le mémoire coté 2, ayant pour épigraphe : *Multa adhuc restat operis, multaque restabit; nec ulli nato post mille sæcula præcluditur occasio aliquid adhuc adjiciendi* (Sénèque), est écrit en latin, et avait déjà été présenté au dernier concours. Il est intitulé : *Commentatio de angina pectoris.*

» Cet auteur, qui a décrit l'angine de poitrine avec une brièveté qui va jusqu'à l'obscurité, n'en présente pas un tableau historique plus complet. Il distingue dans l'angine de poitrine trois temps, marqués seulement par la fréquence et l'intensité des accès, et l'envisage ensuite comme simple ou comme compliquée. Les complications qu'il admet sont trop nombreuses, et ont lieu avec la goutte, soit régulière, soit anomale, avec la maladie syphilitique, la pléthore sanguine, la gêne dans la circulation, ou enfin avec des lésions graves de quelque organe de la poitrine, au nombre desquelles il place l'ossification des cartilages des côtes, celle des vaisseaux coronaires du cœur et son obésité. A l'appui de chacune de ses divisions, l'auteur du mémoire rapporte en général une ou deux histoires particulières ; mais ses observations sont la plupart incomplètes, plusieurs semblent peu appropriées au cadre dans lequel on les lit. Dans le chapitre deuxième, qui a pour titre : *Signa quibus angina pectoris a suis similibus morbis internoscitur*, l'auteur compare successivement l'angine de poitrine à l'*inflammation du médiastin*, à celle du *cœur*, à la *pleurésie latente*, à la *péricardite*, à l'*asthme*, à l'*asthme suffocant*, au *polype du cœur*, à son *anévrisme*, à l'*hydrothorax*, à l'*hydropisie du médiastin*, à son *empyème* et à la

syncope ; mais il n'a pas su donner à ses parallèles ce trait qui fait ressortir les différences entre des maladies qui, d'ailleurs, ont entre elles quelques points de contact.

» Le chapitre troisième, intitulé : *Sectiones notabiles et medicorum opiniones*, est un peu plus fort de doctrine et d'érudition que les précédents. Mais on doit louer surtout l'exposé que l'auteur présente dans le chapitre suivant (*Morbi naturæ investigatio*) des opinions que les médecins ont émises sur l'angine de poitrine, et qu'il rapporte aux quatre classes suivantes : 1° on a nié qu'il existât une maladie spécifique qui méritât le nom d'angine de poitrine ; 2° on l'a regardée comme l'une des aberrations de la goutte ; 3° d'autres écrivains ne l'ont considérée que comme l'effet d'une altération plus ou moins profonde de quelque viscère, et surtout du cœur et des artères coronaires ; 4° enfin, on a avancé qu'elle était une maladie nerveuse : *affectibus nerveis adnumerandum esse*. Cette dernière opinion est celle qu'a adopté notre auteur.

» Le chapitre consacré au traitement ne présente aucune vue thérapeutique nouvelle, et n'indique aucun nouveau médicament pour combattre la maladie ; l'extrait de laitue, les mercuriaux en quelques cas, le cautère, et aussi les frictions sur le point douloureux du sternum, avec une solution de tartrite de potasse antimonié, sont les principaux de ses moyens curatifs.

» En résumé, ce mémoire est d'une lecture assez facile par l'enchaînement des idées, et la manière dont elles sont présentées ; mais il manque de profondeur et d'érudition, et ne se distingue par rien de saillant.

» Le mémoire n° 3, le seul que son auteur ait transporté sans changement du premier au second concours, a pour épigraphe : *Multum egerunt qui ante nos fuerunt, multum etiam adhuc restat operis, multumque restabit* (Sénèque), et est également écrit en latin, mais avec plus de pureté et d'élévation dans le style et les idées que le précédent.

» L'auteur du mémoire regarde l'angine de poitrine comme ne constituant pas par elle-même un genre particulier de maladie , les symptômes qu'on lui a assignés n'étant , suivant lui , que les accidents dus à la compression du cœur. Cette compression, il la rapporte le plus souvent au refoulement du diaphragme par le foie , lorsqu'un état morbide en a déterminé l'excessive ampliation.

» Cet auteur est tellement prononcé sur cette opinion systématique que, dans les six observations dont il trace l'histoire, si le malade a succombé, il ajoute que la mort a été causée par la pression que le foie faisait éprouver au cœur : *ab invalescente cordis pressione per hepar plus justo auctum, durumque , atque in pectoris cavitate elatum;* et que, lorsque les malades vivent, il ne manque pas de noter que les hypochondres sont distendus, le foie tuméfié, etc. Mais si on réfléchit que, dans la définition qu'il donne de l'angine, il fait entrer en première ligne les mouvements désordonnés du cœur, *cordis motus perturbantur,* on pourra douter qu'il l'ait jamais observée.

» Et comme il croit que cette compression peut être portée jusqu'au point d'amener la paralysie incomplète du cœur et la mort, il ajoute, en parlant du sujet de la deuxième observation : *veram cordis paralysim subitaneam effecisse mortem.*

» De cette compression extrinsèque, il dérive aussi cette conséquence, que la maladie étant tout-à-fait étrangère à la substance du cœur, *veram anginæ pectoris causam penitus alienam esse a substantia fabricationeque cordis*, le nom de *sténocardie* (cordis angustia), qui lui a déjà été imposé, lui convient le mieux.

» Sa méthode curative , loin d'avoir quelque chose de propre à l'angine de poitrine, n'a pour objet que de diminuer le volume des organes voisins ; aussi recommande-t-il surtout les pilules savonneuses, les vésicatoires, les anti-spasmodiques, etc., etc.

» Il est à regretter que ce mémoire, dans lequel l'auteur fait toujours preuve de talents, n'ait été composé que pour soutenir une opinion contre laquelle dépose l'observation de tous les praticiens, et qu'il ait sacrifié tout ce qui pouvait donner du prix à son travail, l'assignation précise des symptômes , les modes de complication de l'angine , et enfin toute recherche d'érudition, pour approuver les travaux de ses devanciers. »

Le mémoire n° 1 (celui de l'auteur de ce mémoire), ayant pour épigraphe les deux vers suivants du poème des *Trois Règnes :*

Les nerfs, du sentiment secrets dépositaires,
Dans leurs derniers rameaux vont cacher leurs mystères,

est écrit en français. Nous allons vous faire connaître ce travail par une analyse plus détaillée. Voici d'abord la marche qu'a suivie l'auteur. Après la synonymie de la maladie, il en donne la définition , puis il discute séparément chacun de ses symptômes. Les recherches sur la nature de l'angine précèdent ce qu'il dit du pronostic et du traitement. Enfin , il rapporte trente-trois histoires particulières, où il montre la maladie dans son état de simplicité et dans ses diverses complications. Son travail est terminé par un paragraphe sur la classification méthodique de cette maladie, et par quelques recherches sur son histoire.

« La synonymie que présente l'auteur contient à peu près toutes les dénominations qui ont été assignées à cette maladie, et il adopte celle *d'angine de poitrine,* que lui a imposée Heberden en 1768.

» La propre définition de l'auteur est précédée de celles que les meilleurs écrivains en ont données, et nous devons vous dire, avant tout, que dans ce mémoire les citations sont longues et multipliées , quoique empruntées avec discernement et classées avec méthode.

» Il a suivi la même marche à l'égard de la description de l'angine, ce qui fait que celle qu'il en donne , précédée de celles d'Heberden, Elsner, Butter, Parry

Jurine.

25

et Wichmann, quoique très-exacte, paraît nécessairement un peu faible, l'auteur se rencontrant en plusieurs points avec les écrivains dont il rapporte les propres paroles.

» L'exposé des symptômes et la discussion qu'il établit ensuite sur chacun d'eux fournissent le plus de lumières sur le diagnostic du mal. Dès le premier de ces symptômes, *la douleur sternale*, on voit l'auteur préparer ce qu'il exposera ensuite plus au long sur l'essence de la maladie. « En procédant ainsi par voie d'exclusion, dit-il (page 27 du Mémoire M. S.), à la recherche du siége de cette douleur, il ne nous reste, pour le placer, que les plexus nerveux de la poitrine, et c'est là en effet qu'il réside véritablement. La manière dont paraît se propager et se terminer cette sensation douloureuse, ses longs intervalles, l'influence qu'ont sur elle les passions de l'âme et le sommeil, ses effets sympathiques sur les extrémités supérieures, la mâchoire, etc., tout concourt à mettre dans la plus grande évidence son essence nerveuse, et à prouver qu'elle est purement spasmodique.

» Quant au pouls, notre auteur pense qu'il n'est pas sensiblement altéré dans l'angine simple, mais seulement que, dans ses complications, l'acte respiratoire n'est que très-peu interverti, même dans les plus forts accès. C'est là qu'il a placé un tableau des vitesses comparées du pouls et de l'inspiration, soit dans l'état d'intermission, soit pendant les accès.

» On y voit, dans le premier cas, le pouls frapper quatre-vingt-deux pulsations en une minute dans l'intermission, quatre-vingt-six dans l'accès; l'inspiration s'exécuter vingt-trois fois dans les temps de relâche, et vingt-six fois pendant le paroxysme. Dans les troisième et quatrième cas, où l'angine est compliquée, les différences sont infiniment plus marquées.

» Les auteurs ont varié beaucoup dans les causes qu'ils ont assignées aux différents symptômes de l'angine de poitrine, ou dans ce que nous appellerons sa nature intime.

» Heberden l'a regardée comme un spasme, susceptible, à la vérité, de se compliquer avec des altérations de tissu. Fothergill lui a donné pour cause la graisse qui environne le cœur; Elsner ne l'a vue que comme une affection arthritique; M. Beaumes l'a reportée à l'ossification des cartilages des côtes, et Jenner à celle des artères coronaires. Chacune de ces assertions, dont la variété prouve le peu de progrès que l'on avait fait encore dans l'étiologie de la maladie, est réfutée victorieusement par notre auteur, qui ajoute : « Si l'opinion que j'ai émise sur la douleur sternale est exacte et juste, elle nous conduira directement à la connaissance de la cause de l'angine de poitrine, qui ne peut être attribuée qu'à une affection nerveuse du poumon. »

» C'est cette opinion qu'il cherche à établir, et qu'il établit en effet d'une manière très-satisfaisante, en la suivant dans toutes ses conséquences. Ainsi, il compare l'affection des nerfs pulmonaires dans l'angine de poitrine, aux effets qui résultent de la compression ou de la section des deux nerfs de la huitième paire, s'appuyant, à ce sujet, des expériences de MM. Dupuytren et Provençal. Dans l'un et l'autre cas, l'acte respiratoire continue à s'exercer; mais le sang ne passe plus, au moins d'une manière aussi marquée, à l'état rouge, et la mort qui suit est une véritable asphyxie. » Et s'il est certain, dit notre auteur, que rien ne ressemble plus à la mort subite des asphyxiés que celle des *anginés*, on sera forcé de convenir, non-seulement que la cause de la mort sera la même dans les deux cas, si l'on trouve le sang carbonisé dans les cadavres de ceux qui sont morts de l'angine de poitrine, mais encore que cette maladie est le résultat d'une affection nerveuse du poumon. Il ajoute que : « la cause essentielle de cette maladie dépend d'une affection particulière des nerfs de l'organe pulmonaire.

» Quoique tout ce que l'auteur dit ensuite des phénomènes chimiques qui ont lieu dans l'angine de poitrine, et de l'explication ingénieuse qu'il donne de la mort subite que détermine le plus souvent cette maladie, soit admissible, nous lui reprocherons cependant de s'être un peu étendu sur ce point, et surtout d'avoir paru attacher trop de certitude à des assertions probables, mais loin encore d'être prouvées.

» De cette étiologie de la maladie, il résulte, suivant cet auteur, que toutes les lésions que l'on a regardées comme causes de l'angine de poitrine, ne doivent être considérées que comme des maladies accessoires ou même étrangères, et quelquefois aussi que comme des effets plus ou moins éloignés de cette disposition morbifique du système nerveux des poumons.

» Quoique le pronostic que l'auteur porte de cette névralgie pulmonaire ne soit pas aussi fâcheux que celui des médecins qui n'ont vu dans cette maladie que les effets d'une lésion organique plus ou moins grave, il reconnaît qu'elle est d'autant plus dangereuse qu'elle a duré plus long-temps, et que ses accès sont plus forts et plus fréquents.

» On trouve dans le chapitre consacré au traitement une foule de conseils sages, marqués au coin de la prudence et de l'observation, pour arrêter les progrès d'un mal que l'auteur a parfaitement signalé dès son principe, et qu'il est d'autant plus essentiel d'observer dans ses premiers développements, que c'est alors surtout que le traitement est plus efficace. Ce traitement, d'accord avec la théorie de l'auteur, se compose principalement du quina, de la racine de valériane et des anti-spasmodiques, mais aussi de l'inspiration d'un air plus oxygéné. L'auteur conseille à ce sujet de mettre dans une large vessie moitié de gaz oxygène et de l'emplir d'air atmosphérique.

» Trente-trois observations d'angine, simple ou compliquée, forment le troisième chapitre. L'auteur appelle angine simple « les cas où elle n'a été précédée par aucune maladie des poumons, du cœur, de leurs dépendances et de leur enveloppe; qui a atteint les individus dans un état de santé parfaite, du moins en apparence, et dans laquelle on voit les malades guérir ou périr avant qu'il se soit évidemment manifesté en eux aucun symptôme étranger, par l'affection d'autres organes.

» Plusieurs de ces observations sont dues à la pratique de l'auteur, et toutes sont accompagnées de remarques dans lesquelles il fait ressortir leurs traits essentiels. C'est dans ces remarques qu'il trace un parallèle assez étendu entre l'angine de poitrine, l'asthme suffocant et les maladies du cœur, les seules affections qui lui paraissent avoir avec elle de véritables connexions.

» Quant à la classification de l'angine, la nature nerveuse qu'il lui assigne la range de droit dans les *névroses* de toutes les nosologies.

» Jusqu'ici nous n'avons rien dit des recherches historiques de l'auteur sur l'angine. Le peu de matériaux qu'il a pu se procurer sur ce sujet l'a décidé à les rejeter à la fin de son ouvrage, en forme de notes. Parry et Heberden ayant infructueusement dépouillé les anciens, notre auteur se borne à citer Cœlius Aurelianus, Hoffmann et Morgagni, le cas de Sénèque raconté par lui-même, et celui de Gaspard de Schomberg, qui, dit Mézerai, *travaillé de fois à autre d'une soudaine grande difficulté de respirer, étant près de la porte Saint-Antoine, fut saisi tout d'un coup de ce mal, et perdit la respiration et la vie* (1). »

» Ce mémoire, qu'il faut regarder comme une monographie complète de l'angine de poitrine, est écrit purement et sans prétention. Il prouve des connaissances très-profondes, et fait preuve d'une vaste érudition. Si son auteur a

(1) Il mourut le 15 de mars 1599, *dans son carrosse*, en revenant de Conflans, où il avait assisté à un conseil que Henri IV y avait tenu pour nommer des commissaires exécuteurs de l'édit de Nantes. (Dict. hist. et crit., par P. Bayle, t. IV, p. 167.)   (*Note ajoutée.*)

poussé un peu loin le scrupule de ne laisser de côté aucun fait, aucun passage qui pût éclairer l'histoire de la maladie dont il avait à traiter ; si même cette méthode l'a jeté en quelques longueurs, ou l'a forcé à quelques répétitions, nous dirons qu'il a fait un si bon emploi de ces richesses qu'elles tournent toutes à l'avantage de la science.

» Vos commissaires pensent que ce mémoire, inscrit sous le n° 1, est digne du prix proposé par la Société (1). »

(1) Nous prendrons ici la liberté de relever une erreur, typographique sans doute, qui s'est glissée relativement aux titres de l'auteur. On lit à l'article *Prix adjugés*, p. 137 du t. xlvi du Journal général de médecine, de chirurgie et de

Nous avons pensé que rien n'était plus propre à préparer le lecteur au sujet de ce mémoire que le rapport de la commission des prix, tel que nous venons de le donner. S'il pouvait y avoir de la vanité de la part de l'auteur à présenter le panégyrique de son propre ouvrage, il n'y a pas moins de candeur non plus à mettre sous les yeux du public la censure des parties qui ont été trouvées faibles.

pharmacie : « La Société adjuge le prix à son auteur, M. Jurine, professeur de médecine à Genève. » — L'auteur, sans préjuger de la prééminence de telle branche de l'art de guérir sur telle autre, n'ambitionne pas d'autres titres que ceux qu'il a acquis et mérités ; ce sont les seuls aussi qu'il ait jamais pris.

(Note ajoutée.)

MÉMOIRE

SUR

L'ANGINE DE POITRINE.

CHAPITRE PREMIER.

DÉNOMINATION, DÉFINITION ET DESCRIPTION
DE L'ANGINE DE POITRINE.

§ Ier. Dénomination de l'angine de poitrine.

années.

SAUVAGES.	Cardiogmus cordis sinistri	1763
HEBERDEN.	Angina pectoris	1768
ELSNER.	Asthma convulsivum	1778
BUTTER.	Diaphragmatic gout.	1791
SCHMIDT.	Asthma arthriticum.	1793
PARRY.	Syncope anginosa (1)	1799
DARWIN.	Asthma dolorificum.	1801
STOELLER.	Asthma spastico-arthriticum inconstans	1803
BAUMES.	Sternalgie	1806

Ces différentes dénominations feraient croire que celle d'Angine de poitrine donnée d'abord par Heberden à cette maladie n'avait pas été heureusement choisie; cependant elle nous paraît encore préférable à la plupart de celles qu'on lui a depuis substituées.

§ II. *Définition de l'angine de poitrine.* — Sauvages définit en ces termes la maladie qu'il a nommée *Cardiogmus cordis sinistri :* — *Quædam est respirandi difficultas, quæ per intervalla deambulantibus accidit ; in hac fit præceps virium lapsus, æger propinquis*

tenetur niti adminiculis, alias humi corrueret ; hi ægri ut plerumque derepente moriuntur (1).

Butter : « C'est une sensation interne dans la poitrine, qui menace d'une mort subite, qui est le plus ordinairement provoquée par la marche et que le repos dissipe (2). »

Parry : « *Motus cordis imminutus, vel aliquamdiu quiescens, a corporis motu inter ambulandum sæpe oriens, præeunte angustia, vel dolore, pectoris notabili, per mammam sinistram præcipue porrecto ; sine cordis palpitatione* (3). »

Hesse : «*Vocamus autem anginam pectoris, asthma accessibus recurrens, quod vires omnes, dum hominem corripit, pessumdat ac dolore summo sub sterno junctum est, quodque in arthriticis hominibus plerumque occurrit* (4).»

Stoeller. «*Asthma spastico-arthricum inconstans, ex improviso invadens, subito plurimum, et plerumque in primis paroxismis, cessans, cum acuto premente dolore in sterno et præcordiis, ad cor et brachium sinistrum, interdum a l utrumque excurrente, ad lipothy-*

---

(1) Ou *Syncope angens*, l'adjectif *anginosa* n'étant pas rigoureusement latin. (Parry, *Errata et addenda.*)

(1) Nosologia methodica, t. IV, p. 120, édit. in 8°.

(2) A treatise on the disease commonly called Angina pectoris by W. Butter, M. D. London, 1791, p. 9.

(3) An Inquiry into the symptoms and causes of the syncope Anginosa by. C.-H. Parry, M. D. London, 1799, 68.

(2) Specimen inaugurale medicum de angina pectoris. Frid. Christ. Got. Hesse, Halæ, 1800, p. 4.

miam syncopen vel asphixiam lethalem usque (1). »

Baumes. « Sensation extrêmement pénible, d'abord peu durable, menaçant de suffocation, sans changement apparent dans l'acte de la respiration, venant subitement, ayant son siége variable dans le sternum, et causant dans la suite une douleur spasmodique à l'un des bras, ou aux deux ensemble, surtout au lieu de l'insertion du muscle pectoral à l'humérus. Le paroxysme prend ordinairement en marchant, et cesse lorsqu'on s'arrête, au moins dans les premiers temps de la maladie (2). »

La définition que je donnerai de l'angine essentielle et simple de poitrine, sera conçue en ces termes : — C'est une constriction douloureuse et angoissante qui se fait sentir en travers de la poitrine, qui vient en marchant, se dissipe promptement par le repos, et qui n'est accompagnée ni de palpitations, ni d'irrégularité dans les pulsations du pouls, ni d'oppression; mais seulement d'un peu de gêne dans la respiration (3).

§ III. *Description de l'angine de poitrine.* — Quoique les ouvrages des auteurs anciens contiennent des observations de maladies qui, par la nature de leurs symptômes, ont beaucoup de rapports avec l'angine de poitrine, et quoique le docteur Rougnon ait consigné, dans une lettre adressée à M. Lorry en 1768, un cas de ce genre bien caractérisé (4), on ne peut se refuser néanmoins de convenir que c'est au docteur Heberden qu'on doit la connaissance exacte de cette maladie. La dénomination nouvelle qu'il lui a donnée a d'abord fixé l'attention des médecins sur son essence, et par la description qu'il a faite de ses symptômes, il l'a fort bien signalée. Ce sera donc par cette description que je commencerai l'exposé de celles qui nous ont été transmises jusqu'à présent. — Il est une maladie de poitrine aussi remarquable par la violence de ses symptômes

particuliers que grave par l'espèce de danger qui l'accompagne. Elle n'est pas extrêmement rare, cependant aucun auteur n'en a parlé. Son siége, la constriction et l'angoisse qui l'accompagnent peuvent lui faire donner le nom d'*angina pectoris*. »

« Ceux qui ont cette maladie sont affectés, pendant qu'ils se promènent, surtout après avoir mangé, d'une sensation pénible et fort désagréable dans la poitrine. Il leur semble que, si cet état augmentait ou continuait, ils ne pourraient pas le supporter sans en mourir; et aussitôt qu'ils s'arrêtent, cette sensation se dissipe. — Sous tous les autres rapports, ces individus sont au début de la maladie parfaitement bien, et ils ne sentent aucune gêne dans la respiration; ce qu'ils éprouvent en diffère totalement. — Lorsque cette affection a duré quelques mois, les attaques ne cessent plus aussi vite par le repos et l'immobilité; elles reparaissent non-seulement quand les malades se promènent, mais encore quand ils sont couchés, ce qui les oblige pendant plusieurs mois de suite à sortir chaque nuit de leur lit. Dans ces cas invétérés, le paroxysme revient par le mouvement du cheval ou du carrosse, même en avalant, en toussant, en parlant, en allant à la selle, ou par quelque inquiétude d'esprit. Je n'ai entendu qu'une seule personne dire qu'elle prit des attaques debout, immobile ou assise. Le plus grand nombre de ceux que j'ai vus pouvaient aller en carrosse, parler, avaler, rire, éternuer ou vomir sans en avoir. L'un d'eux me rapporta qu'il souffrait davantage en hiver; un autre, que ses maux s'aggravaient par un temps chaud, tandis que chez les autres le changement des saisons n'apportait aucune différence dans leur maladie. J'ai observé quelque chose de semblable à l'angine de poitrine chez une femme paralytique; et j'ai ouï dire qu'un ou deux hommes encore jeunes avaient eu de faibles atteintes de cette maladie. Aucun de ceux que j'ai traités n'avait moins de vingt-cinq ans, presque tous en avaient plus de cinquante; ils étaient tous du sexe masculin, et la plupart d'entre eux avaient le cou court, avec une disposition à l'embonpoint.

» Quand une attaque de ce genre prend en marchant, elle dure fort peu de temps et se dissipe presqu'immédiatement par le repos. Si elle vient pendant la nuit, elle dure une heure ou deux. J'ai connu

---

(1) Journal der practischen Heilkunde von C.-W. Hulland. Berlin, 1803.

(2) Traité élémentaire de nosologie, par Baumes, professeur, t. ii, p. 407.

(3) Le mot *gêne* est pris ici dans une acception limitée, pour rendre l'idée d'un léger serrement de poitrine qui n'entrave pas la respiration, et qui ressemble à celui que fait éprouver un profond chagrin.

(4) A Besançon, chez J.-F. Charmet.

un malade dont le paroxysme se soutint plusieurs jours de suite, et l'exposa au danger le plus imminent. Lorsque je rencontrai cette maladie pour la première fois, je cherchai dans les auteurs quelque lumière sur ce sujet; n'en ayant point trouvé, j'en parlai à un médecin instruit et fort expérimenté, qui me dit avoir vu plusieurs malades de ce genre qui tous étaient morts subitement : j'ai lieu de croire cette remarque généralement exacte, puisque j'ai été consulté pour six individus qui sont tous morts de cette manière.

» Quoique la terminaison ordinaire de l'angine de poitrine soit la mort subite, on comprend qu'à moins de lui attribuer le pouvoir de préserver ceux qui en sont atteints de tout autre mal, il en est qui peuvent mourir de toute autre maladie, avant que l'angine ait parcouru toutes ses périodes, dans les cas surtout ou celle-ci dure (comme je l'ai vu plus d'une fois) une vingtaine d'années, et lorsqu'elle a frappé des individus déjà parvenus à un âge avancé. — C'est à l'os du sternum qu'on rapporte ordinairement le siège de la maladie, à la partie inférieure, moyenne ou supérieure, mais toujours plus à gauche qu'à droite; et concurremment il existe dans quelques cas une douleur dans le milieu à peu près du bras gauche. Il n'est pas facile pourtant de décider si la douleur du sternum occupe une seule ou diverses parties de cet os. On peut la considérer comme une forte crampe, ou comme provenant d'un ulcère, ou peut-être comme dépendant de l'un et de l'autre. — L'idée que cette douleur du sternum est une convulsion de la partie affectée semble se présenter tout de suite à ceux qui considèrent son apparition subite, sa prompte cessation, les longs intervalles d'un bien-être parfait, le soulagement apporté par le vin et les cordiaux, l'influence qu'ont sur elle les passions de l'âme, le soulagement qu'on éprouve en variant la position de la tête et des épaules, en pressant le thorax ou les vertèbres, ou en s'inclinant un peu en avant ou en arrière; le nombre d'années que peut durer la maladie sans déranger autrement la santé, la facilité qu'on a à supporter le mouvement du cheval ou du carrosse; ces circonstances distingueront toujours, disons-nous, une douleur spasmodique d'un ulcère; sans parler de son apparition chez quelques malades pendant la nuit, justement après le premier sommeil, au même temps où

le cauchemar, l'asthme convulsif, l'engourdissement, l'épilepsie, les affections hypochondriaques, et les autres maladies justement attribuées à l'altération des fonctions du système nerveux, reparaissent ou sont aggravées.

» Comme il arrive quelquefois que le pouls n'est pas altéré par cette douleur, on pourrait en tirer la conséquence que le cœur n'est pas affecté, ce dont j'ai pu m'assurer dans un cas, en tâtant le pouls d'un malade durant le paroxysme, car je n'ai jamais assisté à l'ouverture du corps d'un individu qui avait succombé à cette maladie, la mort subite ajoutant beaucoup aux difficultés ordinaires qu'on éprouve des parents pour obtenir la permission de faire de telles recherches, le plus grand nombre des malades parvenus à ma connaissance ayant d'ailleurs été enterrés avant que j'eusse appris qu'ils étaient morts.—Il est très-probable qu'un violent spasme est, comme nous venons de le dire, la véritable cause de cette maladie. J'ai en outre des raisons de croire qu'elle est quelquefois accompagnée d'un ulcère qui peut en être le résultat, ayant vu deux malades cracher souvent du sang ou des matières purulentes, et l'un des deux m'ayant constamment assuré qu'il sentait très-bien que ce sang venait du siége du mal. Un autre malade éprouvait une sensation pénible, en avalant ou en pressant la partie affectée. Enfin, le corps d'un quatrième répandit, immédiatement après sa mort, une odeur si fétide que tous ceux qui étaient présents jugèrent qu'un abcès s'était ouvert dans l'intérieur du cadavre (1).»

La description d'une maladie non encore observée, que venait de publier le docteur Heberden, réveilla l'attention de ses confrères; de sorte que peu de temps après, on vit paraître dans les journaux anglais plusieurs observations d'angine de poitrine. A cette époque, on ne fit pas assez d'attention aux vrais symptômes de la maladie, et, plutôt que de chercher à corriger ce qu'il y avait de défectueux dans l'excellente description de ce célèbre praticien, on s'empressa de publier ce qu'on avait vu, en confondant souvent avec la véritable angine de poitrine d'autres affections qui présentaient, à la vérité, quelques-uns de ses caractères, mais qui ne pouvaient figurer dans ce nouveau cadre que comme des angines

_____

(1) Med. Trans., t. II, p. 59.

fort équivoques. — Elsner, profitant de tout ce qui avait paru sur l'angine de poitrine en Angleterre, publia, en 1778, un opuscule sur cette maladie dont on trouve la description suivante, qui paraît être plutôt une compilation que le résultat de son expérience : — « Tout ce qu'on a dit sur cette maladie s'accorde en ceci, c'est que l'individu qui en est attaqué ressent un serrement avec la sensation d'un poids et d'une violente douleur dans la poitrine. Cette dernière se fait apercevoir sous le sein gauche, quelquefois sous le sternum, d'autres fois en travers de la poitrine, et parfois elle se prolonge le long du bras jusqu'au coude: elle est occasionnée par le mouvement. Elle paraît chez d'autres après le repas, mais particulièrement après un mouvement violent ; elle met le malade en danger d'étouffer, s'il ne se tient pas tout de suite tranquille : d'où il résulte que ces malades y sont plus exposés lorsqu'ils montent des degrés, ou qu'ils gravissent une colline, ou enfin lorsqu'ils marchent contre le vent, ce qui les oblige à se tourner promptement pour n'être pas suffoqués. Quelques malades éprouvent une sensation semblable à celle qu'ils ressentiraient si on leur serrait la poitrine contre le dos ; cependant la respiration n'est ni courte ni entrecoupée, comme chez les asthmatiques ; au contraire, elle s'opère dans beaucoup de cas sans difficulté. — Dans le début de la maladie, la douleur et le serrement de poitrine cessent par le repos. Si la maladie augmente, la douleur se soutient plus long-temps ; elle est alors provoquée par le moindre mouvement en char, à cheval, par l'action des muscles de la poitrine et du bras, même dans le lit par le changement de position, et le plus souvent par des impressions morales. — L'estomac se remplit d'air pendant la durée de l'attaque ; des rapports fréquents et des vents lâchés par en bas procurent quelquefois du soulagement. — Il n'est pas rare de trouver chez ces malades un pouls irrégulier ; quelques-uns éprouvent des faiblesses qui ne vont pas jusqu'à l'évanouissement, et qu'on peut nommer *une pause de la vie.* Il leur semble que toutes leurs fonctions sont suspendues, ce qui ne dure que deux à trois secondes, ensuite le cœur éprouve un choc particulier.

» Dans le commencement de la maladie, la santé est très bonne dans les intervalles des attaques ; les viscères de la poitrine ne paraissent nullement en souf-france ; il n'y a point de toux, ni aucun autre signe que les poumons soient affectés ; il n'y a pas même des symptômes marqués d'hydropisie de poitrine, quoique quelques accidents sembleraient l'annoncer. Quand la maladie augmente, il survient de la toux, une expectoration écumeuse, purulente, et les individus paraissent phthisiques quoiqu'il n'en soit rien.— Telle est en abrégé la description des symptômes de cette maladie, qui n'attaque que des individus d'un âge moyen disposés à l'embonpoint, et qui les menace d'une mort subite (1). »

La description de l'angine de poitrine faite par le docteur Butter, en 1791, prouve avec quelle facilité l'on peut être induit en erreur lorsque, préoccupé d'une idée, on veut faire coïncider les symptômes d'une maladie avec ses préventions. Le nom de *goutte diaphragmatique* proposé par Butter pour l'angine de poitrine, fait voir tout de suite sous quel point de vue il considère cette maladie. Quelle que soit sa description, j'ai cru devoir la rapporter littérairement, afin qu'on ne me reprochât pas d'en avoir interverti le sens, et parce que je crois aussi qu'elle peut avoir un certain degré d'utilité.

« La première attaque de cette maladie se fait sentir lorsque l'individu marche. Il est atteint d'une douleur fixe dans la poitrine, qui augmente par degrés tant qu'il continue de marcher, jusqu'à ce que la crainte d'y succomber le force à s'arrêter. En restant tranquille, les symptômes diminuent et se dissipent entièrement au bout de quelques minutes, s'il peut surtout rendre des vents. Le malade compare cette douleur locale à une crampe ; il arrive néanmoins fréquemment que la douleur, d'abord fixée sur la poitrine, s'étend non-seulement sur d'autres parties, mais qu'elle est encore précédée et accompagnée d'autres symptômes. Les uns nomment cette douleur aiguë, cuisante et quelquefois piquante et *pongitive;* d'autres l'appellent une violente douleur qu'ils ne peuvent décrire. Il en est qui lui donnent l'épithète d'engourdissante, accompagnée d'une sensation de chaleur ou de froid, indifféremment. On la rapporte généralement au sternum, soit à la partie moyenne et la plus proéminente de cet

---

(1) Elsner. Abhandlung über die Brustbräune. Konigsberg, 1778, p. 5.

os, soit au creux de l'estomac. Quand la douleur tient la partie moyenne du sternum, elle est ou fixée exactement dans le milieu, ou bien elle se porte sur les deux côtés de l'os, de manière à occuper d'abord un espace de la largeur de la main, mais qui diminue à mesure que la douleur augmente, jusqu'à être couvert par le bout du doigt. Il est bon cependant de faire remarquer que le paroxysme commence quelquefois sans douleur et se termine de même.

» Quand la douleur est fixée au creux de l'estomac, il lui arrive quelquefois de remonter jusqu'au bas du cou, où elle cause de la suffocation; elle gagne ensuite le larynx, où elle occasionne la même sensation; d'autres fois elle s'étend dans l'oreille ou dans la gorge, en faisant naître l'effet d'une vapeur qui sortirait de la bouche; alors l'espèce de vapeur qui semble se dégager est accompagnée d'un léger bourdonnement. Souvent la douleur monte jusques à la tête, elle produit des vertiges et une suspension dans les idées. Quelquefois elle va et vient de la poitrine à la tête, et dans ce dernier cas il n'arrive aucun des effets mentionnés ci-dessus. Enfin, chez d'autres malades, la douleur se porte autour des côtes, soit à droite, soit à gauche, dans une direction horizontale, en produisant une sensation très-vive. On a vu aussi cette douleur descendre et se porter sur quelque partie de la cuisse, pour se dissiper par degrés et sans produire aucun autre effet. — Le cours le plus ordinaire de la douleur, lorsqu'elle siège dans la partie proéminente du sternum, c'est de remonter jusqu'au cou entre la trachée et le muscle sterno-mastoïdien; ensuite elle passe par-dessus l'omoplate pour gagner le sommet de l'épaule et descendre de là dans le bras, le poignet et jusqu'au bout des doigts. Cependant quelquefois cette douleur ne s'étend pas au-delà du sternum, et alors les parties ci-dessus mentionnées ne se ressentent pas de l'attaque. — La douleur de poitrine est souvent précédée, comme il a été dit, par d'autres symptômes. Les plus ordinaires sont une chaleur dans l'endroit où la douleur va se manifester, chaleur qui augmente par degrés jusqu'à ce que la douleur commence; des vents qui remontent des intestins dans l'estomac, soit par suite de la distension générale des intestins ou des boules venteuses qui y sont logées et qui se succèdent en se pressant les unes contre les autres,

jusqu'à ce qu'il y en ait une assez élevée pour se dégager dans l'estomac. Tout ceci a lieu sans gargouillement : s'il arrive qu'une de ces boules venteuses s'affaisse avec bruit, il ne lui en succède pas d'autres pendant l'attaque. Il n'est pas inutile de faire observer que si un paroxysme prêt à éclater est arrêté par un moyen quelconque, le suivant sera d'autant plus fort.

» La douleur de poitrine est aussi accompagnée de symptômes particuliers qui varient suivant la situation de cette douleur. Quand elle occupe le creux de l'estomac, les accidents concomitants sont un gonflement extraordinaire de la poitrine, de la défaillance, de violentes palpitations, une grande plénitude et autres sensations désagréables dans les intestins, une chaleur insupportable à la paume des mains et à la plante des pieds, et souvent de la chaleur avec faiblesse et douleurs depuis les coudes (rarement depuis les épaules) jusqu'au bout des doigts, avec le sentiment d'une vapeur qui s'en dégage. Quand la douleur gagne le contour des côtes, elle est ordinairement suivie d'insensibilité qui finit par un mal de cœur et des efforts pour vomir; on ne rejette par le vomissement que des glaires, ou des matières indigestes et fétides.—Quand la douleur est fixée sur la partie proéminente du sternum, elle est accompagnée de cette sensation si pénible de plénitude dans la poitrine dont il a déjà été question. Si les bras sont pris, l'impression qu'on y ressent varie suivant la place qu'occupe la douleur au sternum. Si elle repose sur le centre de cet os, les deux bras sont également affectés; mais si elle est plus inclinée d'un côté, c'est alors le bras de ce côté qui est seul affecté, tandis que l'autre ne l'est pas du tout, au moins très-légèrement.

» Les malades appellent quelquefois *difficulté de respirer*, le sentiment de plénitude du dedans de la poitrine; mais le plus souvent c'est une sensation tout à fait différente. Ils s'accordent plus ordinairement à qualifier de *gêne de la respiration* ce qui fait obstacle pour reprendre haleine, soit au creux du cou, soit vers le haut de la trachée. Quelquefois le gonflement et la dyspnée marchent tous deux ensemble, mais plus souvent encore ils viennent à la suite l'un de l'autre, savoir, le gonflement pendant que dure l'obstacle à la respiration, et la dyspnée lorsque cet obstacle s'en va. La toux accompagne quelquefois le paroxysme sans que le malade en souffre hors de l'attaque. Il arrive même, quoique rarement, que ni le gonflement, ni la dyspnée n'accompagnent l'accès ; mais alors ce dernier survient lorsque la difficulté de respirer s'en va (1). Il se manifeste quelquefois de la gêne pour respirer pendant les intervalles des accès, sans cause connue, ni rien qui l'annonce à l'avance ; cette gêne dure pendant quelques minutes et frappe les malades de la même alarme que l'obstacle au cou qui s'opposait à la respiration. — Du moment que le malade se tient tranquille, le paroxysme commence à diminuer, surtout s'il peut rendre des vents par en haut, ce qui est généralement, quoique non pas toujours, le cas. Tous les symptômes diminuent alors insensiblement en manifestant la même sensation qu'ils avaient produite en se développant, et ils disparaissent d'autant plus promptement que les malades rendent des vents en plus grande abondance. Quelquefois l'attaque s'en va par degrés, en laissant aux malades une sensation de fourmillement et une disposition au sommeil.

(1) Le sens de tout ce paragraphe nous a paru très-obscur ; nous avons cherché à le traduire littéralement ; mais de crainte qu'on nous imputât à nous-même le manque de clarté que nous reprochons à l'auteur, nous rapportons ici le texte de ce passage tout entier.—« Sometimes the patient calls the sense of fulness within the breast a difficulty of breathing ; but much oftener, a sensation totally different. It is oftener allowed to be a difficulty of breathing, when the stoppage takes place in the hellow part of the neck, or at the top of the windpipe. Sometimes both inflation and dyspnœa take place together, but much oftener in succession ; the former, to wit, during the stoppage ; and the latter, when that stoppage is going off. Sometimes a cough accompanies the fit, without troubling the patient at any other time. It even happens, though rarely, that neither inflation nor dyspnœa attend the fit ; but then the latter takes place on the stoppage giving way. Sometimes a difficulty of breathing comes in the intervals of the fits, without any warning or known cause, continues a very few minutes, and strikes the patient with the same apprehension of danger as the stoppage. » (Ouvr. cité, p. 15.)

(Note ajoutée.)

D'autres fois les parties affectées restent pendant quelque temps sensibles à l'attouchement. Les paroxysmes se terminent pour l'ordinaire en dix ou quinze minutes depuis que le malade a cessé de marcher. Les accès qui sont déterminés par la marche ont des intervalles plus courts, mais qui durent plus long-temps lorsqu'ils ont lieu après les repas. Il est cependant arrivé à quelques malades d'avoir des attaques plus fortes étant à jeun. — Si les malades se remettent à marcher avant que tous les symptômes de l'accès soient dissipés, une seconde attaque ne tarde pas à succéder à la première ; mais s'ils restent tranquilles jusqu'à ce que les accidents aient tout à fait disparu, ils peuvent alors marcher plus long-temps avant qu'un autre paroxysme arrive. Si la marche se soutient, les attaques deviennent par degrés plus faibles, et elles cessent enfin si le malade a rendu beaucoup de vents dans chacune d'elles ; dans ce cas il pourrait marcher sans inconvénient tout le reste de la journée, pourvu qu'il ne mangeât ni ne bût.

» Dans le commencement l'attaque est surtout provoquée lorsque les malades marchent vite ou qu'ils montent ; autrement, ils peuvent se promener sur un terrain plat, aller à cheval et même galoper sans faire naître un accès. Peu à peu l'exercice qu'ils peuvent prendre devient de plus en plus limité, jusqu'à ce qu'enfin ils ne puissent pas monter à cheval ou aller en carrosse autrement qu'au pas, sans donner lieu à une attaque, que l'essai même de monter à cheval ou d'aller en carrosse suffit pour déterminer. — Non-seulement la marche, mais encore les passions de l'âme, notamment la colère, déterminent un paroxysme. Il est cependant arrivé que ni les émotions ni la marche n'ont produit un effet semblable, et qu'il ne fallait rien moins, pour cela, qu'une course ou un exercice violent.— Les paroxysmes attaquent souvent les malades dans le calme et le repos, surtout quand ils ont l'estomac plein ; quelquefois aussi pendant qu'ils dorment, principalement sur le matin. Ces attaques durent bien plus long-temps que celles qui viennent par l'exercice. Il est fréquemment arrivé de voir renaître l'attaque plusieurs fois dans la même nuit, soit que le malade dormît ou qu'il fût éveillé ; dans ces cas, on a trouvé, quand on y a fait attention, qu'elle revenait à des intervalles égaux ; et s'il n'y en avait qu'une par nuit, on a observé qu'elle reparaissait toujours à la même heure, ou à peu près. — L'attaque est quelquefois survenue chaque fois que le malade essayait de se mouvoir dans son lit; alors la douleur commençait par le membre qui exerçait le plus les mouvements, le coude par exemple; d'où elle s'étendait jusqu'à occasionner l'obstacle ordinaire à la respiration, ou l'*arrêt* (stoppage) (1). D'autres fois la douleur ne paraissait d'abord qu'au sommet de la tête, et ne descendait pas ordinairement plus bas que la région épigastrique, en produisant ses effets ordinaires. Elle s'est aussi répandue quelquefois sur tout le corps jusqu'aux orteils, en causant une sensation générale de froid, et d'autres sentiments désagréables qu'on ne peut décrire, et toujours avec l'*arrêt* et la douleur à l'endroit ordinaire. Quand ce dernier symptôme diminuait, une chaleur ardente succédait au froid, et une éructation abondante terminait l'attaque.

» Au commencement d'un paroxysme, les malades font machinalement divers efforts pour se soulager; ils relâchent leurs vêtements, surtout les femmes. Quelques-uns se trouvent mieux en se penchant en avant, et la plupart allègent leur douleur en pressant fortement la partie souffrante contre quelque corps dur, comme le dossier d'une chaise, et en étendant le bras ou les bras douloureux vers la terre. Presque tous sentent du soulagement par l'évacuation des vents; quelques-uns s'en débarrassent sans peine, tandis que d'autres sont forcés d'exécuter divers mouvements pour en venir à bout, comme d'étendre la tête en avant, en arrière; d'avancer les épaules alternativement en haut et en avant, tandis qu'ils font en même temps l'effort ordinaire pour rendre des rots.—Les individus atteints de cette maladie se plaignent ordinairement d'une diminution de leurs forces et de leur embonpoint. Ils donnent à la perte de leurs forces le nom de faiblesse générale, quelquefois de faiblesse interne, et quelquefois seulement d'une débilité de la partie affectée par les attaques, comme de la poitrine, des bras, etc. Le larynx, ou le haut de la trachée, a été affaibli par ces attaques, au point d'altérer la voix; à

d'autres égards, les malades ne ressentent entre les attaques aucune incommodité, excepté quelques signes de faiblesse d'estomac, comme des flatulences, de l'assoupissement après les repas, et autres indispositions semblables. Quelques malades ont des coliques qui se dissipent en lâchant des vents, ou, plus souvent encore, par un vomissement ou un dévoiement de matières fétides; évacuations qui adoucissent toujours le mal principal et le rendent moins fréquent pendant quelque temps. — Le pouls, dans l'intervalle des paroxysmes, est ordinairement calme et régulier, mais il a différents degrés de force. Chez quelques malades il est plus fréquent que dans l'état naturel, mais pourtant régulier; chez d'autres, il est irrégulier, plus dur et plus lent; ensuite plus fréquent et plus faible, avec des alternatives.—L'appétit est généralement bon, aussi long-temps du moins qu'on ne le dérange pas par des excès. Les digestions sont toujours paresseuses, les urines pour l'ordinaire naturelles; elles ont néanmoins souvent une couleur foncée, et elles déposent un sédiment abondant et épais. Le ventre est communément resserré, quelquefois ouvert dans l'état de santé, les matières alvines rarement naturelles (1). »

Autant la description du docteur Butter est entachée de singularités et d'inexactitudes, autant celle du docteur Parry est recommandable par sa netteté et sa fidélité. Voici comment il s'exprime sur ce sujet : « Les personnes atteintes de cette maladie sont ordinairement âgées de cinquante ans; ceci n'est cependant pas universellement vrai, comme le prouvent diverses observations tirées des auteurs que j'ai consultés; et j'ai vu dernièrement un cas d'angine de poitrine très-caractérisé chez un individu qui avait à peine au-delà de quarante ans. Cette maladie attaque de préférence les hommes, et surtout ceux qui ont de l'embonpoint. Le premier symptôme est une sensation qu'on a diversement nommée constriction, anxiété, douleur, qui s'étend généralement depuis le milieu du sternum, en travers de la poitrine du côté gauche, et qui, à une certaine période de la maladie, gagne ordinairement le bras gauche, un peu au-dessus du coude. Dans un petit nombre de cas, cette sensation se propage légèrement du côté

---

(1) Je n'ai su rendre en français le mot anglais *stoppage* que par celui d'*arrêt*.

(1) Ouvr. cité, p. 10-23.

droit de la poitrine, et se fait sentir quelquefois à l'un des poignets, ou à tous les deux. . . . . Mon malade, M. M***, ne se plaignait d'aucune douleur dans les bras; de sorte que, de ce cas aussi bien que du résultat des observations du docteur Heberden, on peut inférer que ce symptôme, quoiqu'il se rencontre fréquemment, n'est pas plus essentiel à l'angine de poitrine, que ne l'est à l'inflammation du foie la douleur au sommet de l'épaule droite. — La douleur que je viens de décrire se fait sentir dans les paroxysmes et dès le début de la maladie; elle est rarement produite sans quelque cause apparente, telle que la marche, surtout en montant une colline ou un escalier, en allant contre le vent, ou en cheminant d'un pas accéléré. Dans ces circonstances, le malade sent que s'il persistait dans son exercice, il tomberait dans un état de suspension totale des forces vitales, aussi il s'arrête ou tourne le dos contre le vent, ce qui suffit pour faire disparaître promptement cette sensation désagréable. On parle d'une dame douée d'une force d'âme à tous égards extraordinaire, qui prit la résolution de continuer à marcher durant l'attaque, et qui trouva que la douleur se dissipait après cinq à dix minutes. — Cette sensation pénible dans la poitrine est souvent allégée momentanément par l'éructation. Elle est si distincte en tout point de l'oppression, que les malades peuvent, dans le paroxysme, faire une inspiration profonde sans ressentir la plus légère incommodité; dans de certains moments même il semble qu'ils désirent de soupirer profondément, ou de retenir leur respiration.

» Le pouls est inégal dans quelques cas pendant l'attaque, et la maladie affecte spécialement les individus qui sont sujets à cet accident. Dans d'autres cas, le pouls est habituellement si peu changé, qu'on a présumé que le cœur n'était, sous aucun rapport, essentiellement lésé. Mais quel que puisse être l'état du pouls quant à sa régularité, je pense qu'on le trouvera toujours plus ou moins faible, suivant la violence des paroxysmes. — Dans les cas peu graves, et dans la première période de la maladie, les paroxysmes ne paraissent que rarement, et jamais qu'à la suite des efforts dont j'ai parlé; et comme l'expérience de leurs fâcheux effets doit avoir appris aux malades à les éviter autant que possible, on conçoit que ces derniers pourront

rester plusieurs jours et quelquefois plusieurs semaines sans éprouver de retour d'accès. On a remarqué que rien ne contribuait plus à reproduire les paroxysmes que de marcher après un repas. En général, ils ne sont guère causés par l'exercice du cheval, du carrosse, ni par des efforts du corps partiels et de peu de durée, quoique d'ailleurs forts, comme de parler, de rire, de tousser et de vomir. Quelques personnes pensent que les attaques viennent plus fréquemment dans les grandes chaleurs ou les grands froids, mais dans bien des cas il n'y a pas eu de différence sensible à cet égard. — A mesure que la maladie fait des progrès, ou dans les cas très-prononcés, les paroxysmes surviennent ou sont fort aggravés par l'influence de certaines passions de l'âme; on les voit naître en marchant à pas lents, en montant à cheval, en allant en carrosse, en avalant, en parlant, en toussant ou en faisant des efforts pour aller à la selle. Quelquefois ils paraissent de deux à quatre heures du matin, ou quand le malade est assis ou debout, sans avoir fait aucun effort ou sans cause notoire. Les paroxysmes à cette époque deviennent aussi plus violents et ne font pas trêve si promptement. — Pendant l'attaque le pouls se concentre beaucoup, le visage et les extrémités pâlissent; le corps est couvert d'une sueur froide, et, pendant un certain temps peut-être, le malade est privé de ses sens et des mouvements volontaires. —Enfin quand les paroxysmes sont revenus plus ou moins fréquemment et que la maladie a duré quelquefois plusieurs années (espace de temps pendant lequel le malade peut succomber à toute autre maladie), il survient une attaque plus forte, de la nature de celles dont je viens de parler, qui tue le malade subitement (1). »

Quoique la description de l'angine de poitrine faite par le docteur Wichmann ait été consignée dans un journal à la portée de tout le monde, je croirais n'avoir pas rempli ma tâche si je négligeais de la rapporter ici, d'autant mieux que Wichmann est, à ma connaissance, de tous les médecins allemands qui ont écrit sur cette maladie, celui qui en a le mieux étudié et saisi les symptômes; d'ailleurs, lorsqu'il s'agit d'une maladie encore aussi peu connue, on ne saurait trop multiplier les termes de comparaison pour la

_____

(1) Ouvr. cité, p. 41-46.

mettre dans la plus grande évidence. —
Si l'angine de poitrine se montre pour la
première fois, on est attaqué tout à coup
en marchant simplement dans un chemin
en plaine, sans être escarpé, sans cause
connue, d'une sensation qui n'est point
une vraie constriction de la poitrine,
mais qui menace de suffoquer le malade
sans qu'il puisse en donner une idée, ou
l'exprimer, et qui lui enlève la respiration ; cette sensation se perd dans peu de
minutes si le malade reste seulement
tranquille. Il peut bientôt après continuer de marcher.—Cette attaque revient
après quelques semaines ou un mois ; la
maladie continue ou s'accroît parce que
le malade n'y fait pas beaucoup d'attention, et parce que son médecin la mé-
connaît ou la néglige. Il se manifeste
alors dans la poitrine une sensation désagréable approchant de la douleur, exactement dans le milieu du sternum ou un
peu vers le côté gauche ; elle se borne là,
mais elle ne dure que peu de temps.—Dans
le cours de cette maladie, ou lorsqu'elle
augmente en vieillissant, cette sourde
douleur s'étend dans l'attaque (car elle
ne dure point continuellement, elle ne
se montre que dans certains accès déterminés), du milieu du sternum un peu
au-delà du creux de l'estomac, le long
du bras gauche ou droit, rarement de
tous les deux en même temps, jusqu'aux
coudes, quelquefois encore plus loin,
jusqu'aux doigts ; elle se dirige souvent
des deux côtés du cou vers la mâchoire
inférieure et les oreilles ; et le malade,
en décrivant la sensation qu'il éprouve,
dit que ces parties sont comme si elles
étaient contractées ou tendues, quelquefois aussi comme si l'œsophage était
comprimé. Cependant les malades savent rarement donner une idée juste de
cette sensation ; ils ne réveillent pas
assez l'attention de leur médecin sur cet
accident, qu'ils doivent regarder comme
très-incommode ; c'est pourquoi la maladie échappe souvent à l'observation si
l'on ne questionne pas les malades eux-
mêmes sur ce sujet.

» Ils n'ont jamais cette sensation hors
de l'accès de suffocation ; on peut encore moins la regarder comme goutteuse,
puisqu'elle ne se fixe point aux articulations. —Elle se montre, surtout et presque infailliblement, lorsque le malade
se donne du mouvement bientôt après le
repas ; s'il se promène seulement sur un
terrain uni, ou, encore d'une manière
plus certaine, s'il fait des efforts pour

entreprendre la plus petite chose ou
qu'il monte un escalier. — Hors de l'accès de suffocation, le malade conserve
communément dans la poitrine un sentiment de douleur comme s'il avait eu
long-temps de la toux sans y avoir été
réellement sujet , et , suivant ses expressions, comme si sa poitrine avait été fa-
tiguée et lésée. Ces malades supportent
même quelquefois après les repas, comme
dans les plus mauvais temps , la voiture
beaucoup mieux que la marche, ce qui
est aisé à comprendre puisque dans ce
mouvement passif il ne se fait aucun
effort.— Cet accès de suffocation revient
après un certain temps ; la maladie continue, elle s'accroît même : il se manifeste pendant sa durée une sensation
beaucoup plus désagréable, exactement
dans le milieu de la poitrine, ou un peu
vers le mamelon gauche, en travers de
la poitrine, se portant vers les omopla-
tes ; cette sensation persiste plus ou moins
long-temps. Le malade est sujet alors, ;
pour la plus petite chose, ou sans cause, .
sans mouvement du corps, à une attaque
qui le chasse du lit : ce paroxysme dure
des heures, et beaucoup plus long-temps
qu'auparavant lorsqu'il était produit
après un mouvement du corps. La poitrine commence à râler un peu, ou à dé-
celer un amas de pituite qui est expulsée
très-aisément par une toux légère. Le
malade ne peut se coucher ; dans la plus
grande force de l'accès il ne peut être
courbé en avant, il a besoin d'être placé
tout droit : le pouls ne s'écarte presque
point, dans cet état, de l'ordre naturel ;
il a très-peu d'activité, mais il n'est point
suspendu ni irrégulier.

» Malgré l'intensité toujours croissante de ces accès de suffocation, le malade a pourtant quelquefois encore des
intervalles tranquilles et d'une longue
durée, jouissant de la respiration la plus
naturelle. Quoiqu'on le considère comme
très-incommode ou faible, il dit cependant qu'il se trouve bien, et il traîne
encore souvent plusieurs années, sans
qu'il soit long-temps alité, jusqu'à ce que
la mort le surprenne enfin subitement
au moment où on ne s'y attendait point,
et lorsque, quelques heures encore auparavant, il se promenait tranquillement.
Cette mort subite survient, non tout
aussitôt après un accès de suffocation
ordinaire qu'on aurait pu remarquer,
mais entre tous les signes précurseurs
d'un danger prochain et instantané. Celui qui ne connaît point cette maladie dit

que le malade est mort d'apoplexie. Certainement plusieurs cas de mort qu'on a classés parmi les accidents mortels, sous la dénomination d'apoplexie ou de coup de sang, appartiennent à cette maladie. Sur plusieurs malades de cette espèce, je n'en ai encore jamais vu un seul mourir dans le paroxysme de suffocation que j'ai décrit, et je ne trouve nulle part qu'un autre observateur ait parlé d'un fait semblable. — Parmi les personnes que j'ai vues atteintes de l'angine de poitrine, il y en avait deux très-maigres; cette maigreur n'était point survenue dans le cours de la maladie, mais elle existait lors des premières attaques. Certains écrivains induisent donc en erreur lorsqu'ils prétendent qu'il n'y a que les personnes grasses qui en soient attaquées. Je n'ai trouvé jusqu'à présent que deux femmes atteintes de cette maladie, mais un plus grand nombre d'hommes. — Tous mes malades étaient âgés de cinquante ans; pas un seul n'était jeune; mon expérience sur ce point est d'accord avec celle d'Heberden et autres. — La saison n'a aucune influence sur cette affection; elle se manifeste dans tous les temps de l'année, dans toutes les températures des habitations; que le malade soit levé ou couché, qu'il se trouve exposé à une forte chaleur de l'été ou au froid rigoureux de l'hiver, etc. — Les passions agissent d'une manière plus certaine et produisent ordinairement des attaques, lors même que le malade a resté entièrement tranquille, sans aucune espèce d'exercice de corps (1). »
—Si l'on compare maintenant entre elles les descriptions d'Heberden, de Parry et

de Wichmann, on reconnaîtra, dans les nuances qui les différencient, la progression de nos connaissances sur les signes diagnostiques de l'angine de poitrine, et les erreurs qui se trouvent dans celles des autres auteurs ressortiront avec d'autant plus d'évidence.

Après ce qu'on vient de lire je pourrais me dispenser de décrire l'angine de poitrine, mais je suis tenu de le faire; en conséquence je vais m'en acquitter en peu de mots, choisissant pour l'objet de ma description une angine de poitrine essentielle et simple, dépouillée de tous les symptômes qui lui sont étrangers. — Les premières attaques de cette maladie ont lieu subitement; le malade en est atteint en marchant, et assez ordinairement sans en avoir été averti par aucun dérangement dans sa santé. Sa respiration lui semble entravée sans qu'elle le soit réellement. Il éprouve dans la poitrine une sensation d'angoisse et de constriction pénible qui le menace de suffocation s'il continue de marcher, et qui l'oblige à s'arrêter. Cette sensation, plus angoissante que douloureuse, ne dure que quelques minutes; un moment de repos suffit ordinairement pour soulager le malade, qui peut se mettre à marcher de nouveau sans éprouver aucun malaise (1). — Si les malades veulent fixer le siége de cette angoisse, ils le placent en travers du sternum, tantôt plus haut, tantôt plus bas. S'ils cherchent à expliquer l'espèce de sensation qu'ils ont éprouvée, ils la comparent à une pression pénible exercée sur cette partie de la poitrine qui tendrait à l'enfoncer et à la rapprocher de l'épine dorsale. S'ils veulent enfin observer l'époque de leurs

(1) Fragments sur l'angine de poitrine, extraits du Traité de Wichmann sur le diagnostic, et traduits de l'allemand par J. Bourges, D. M. — (Journal général de médecine, de chirurgie et de pharmacie, t. XXXIX, p. 429-434.) Je me dispenserai de rapporter d'autres descriptions de l'angine de poitrine, me bornant à indiquer les sources où l'on pourra remonter pour les trouver : Annales de la Société de médecine pratique de Montpellier, année 1808, t. XII, p. 225 (cet article est du professeur Baumes, rédacteur de ce journal). — Dissertatio inauguralis medica Ern. Frid. Schmidt, Hannoveranus. Gottingæ, 1793.—Specimen inaugurale medicum de Angina pectoris, Frid. Christ. Gothold Hesse Saxo. Halæ, 1800.

(1) Wichmann dit que la sensation qu'éprouvent les malades n'est pas une vraie constriction de la poitrine, et il a raison, puisque les muscles du thorax ne sont point gênés dans leur jeu. Mais de ce que cette sensation est interne, en est-elle pour cela moins constrictive? Il dit de plus, qu'elle enlève aux malades la respiration, ce qui ne me paraît pas rendre avec exactitude l'effet de cette sensation, puisqu'ils peuvent respirer librement; cependant, il y a quelque chose de vrai dans ces expressions, puisqu'en *respirant librement* pendant l'attaque, les malades sentent fort bien que l'air qui est alors introduit dans leurs poumons, ne produit pas le bien-être qu'il cause dans l'état de santé.

attaques, ils ne tardent pas à reconnaître qu'ils y sont plus exposés après le repas, lorsqu'ils marchent d'un pas accéléré, lorsqu'ils gravissent un terrain élevé, lorsqu'ils montent un escalier ou qu'ils vont contre le vent. — Les premières attaques sont légères et assez éloignées; à mesure qu'elles récidivent elles acquièrent plus d'intensité et de durée; de sorte que, dans la seconde période de la maladie, il n'est pas rare de les voir se prolonger pendant une demi-heure, une heure et même au-delà; alors le siége de la douleur, ou la douleur centrale paraît s'étendre davantage en s'inclinant plus fréquemment du côté gauche que du droit, affectant le bras au-dessous de l'insertion du muscle deltoïde, plus rarement l'avant-bras et les poignets jusqu'au bout des doigts; chez quelques individus les deux extrémités supérieures sont simultanément affectées. — Quoique cette affection des bras soit un symptôme ordinaire de l'angine de poitrine, on voit cependant des malades qui ne l'éprouvent pas, et chez lesquels la sensation douloureuse remonte le long du cou et gagne la mâchoire inférieure et les oreilles; chez d'autres, elle descend à l'épigastre.

Lorsque le paroxysme commence à diminuer, les malades sentent la douleur rayonnante ou sympathique, quelle qu'elle soit, se dissiper en suivant une marche inverse de celle qu'elle avait eue dans sa progression; bientôt après la douleur sternale s'évanouit; de sorte qu'il ne leur reste plus qu'une légère sensation de meurtrissure dans la poitrine. L'éructation, si elle a lieu, ce qui n'est pas ordinaire, annonce la fin de l'accès. — Dans cette seconde période les circonstances qui déterminent l'apparition des symptômes se multiplient, de sorte que l'attaque, qui ne se manifestait que de jour et par une cause bien avérée, paraît pendant la nuit, surtout après le premier sommeil; elle est provoquée par le plus petit exercice; un léger sentiment de colère ou d'inquiétude suffit aussi pour la faire naître, tandis que les exercices passifs n'influent pas encore sur elle. — Durant les paroxysmes les malades conservent assez de liberté dans la respiration pour pouvoir faire une forte inspiration, souvent même ils en sentent le besoin, et on les entend soupirer profondément : on n'observe dans leur pouls ni palpitation ni intermittence, il est serré et un peu plus accé-

léré. Les urines ne sont ni plus abondantes ni plus rares, ni plus limpides ni plus colorées. Les selles ne sont pas provoquées. Il est des malades qui pâlissent dans l'accès, et d'autres dont le corps se couvre de sueur. — Dans la troisième et dernière période de la maladie les individus meurent subitement; ou si cela n'a pas lieu, la maladie se complique de diverses affections du poumon, du cœur et du cerveau, dont je ne ferai pas ici l'énumération. — Ce qu'il y a de remarquable dans l'angine de poitrine, c'est le bien-être dont jouissent ceux qui en sont affectés dans l'intervalle de leurs attaques : à les voir, on ne les soupçonnerait nullement d'être atteints d'une maladie éminemment mortelle : rien ne l'annonce dans leur extérieur; ils mangent, ils boivent, ils fonctionnent comme ils le faisaient auparavant; leur sommeil en est parfois dérangé, et leurs exercices actifs doivent être pris avec plus de précautions. — Dans le nombre des individus atteints de l'angine de poitrine que j'ai traités, il y en avait autant de maigres que de gras. Je n'en ai rencontré aucun au-dessous de l'âge de cinquante ans, et je n'ai connu qu'une seule femme qui en ait été la victime. Quant à l'influence des saisons ou de la température sur les attaques, je n'ai rien su y démêler qui puisse m'autoriser à en tirer une conséquence générale.

CHAPITRE II.

DES SYMPTÔMES DE L'ANGINE DE POITRINE, DE SA CAUSE, DE SON PRONOSTIC, ET DE SON TRAITEMENT.

§ Ier. *Douleur sternale; symptôme pathognomonique de l'angine de poitrine.* — « La douleur au sternum, dit Heberden, est regardée comme le siége de la maladie; elle semble fixée tantôt sur la partie inférieure de cet os, tantôt sur la moyenne ou la supérieure, mais se portant toujours plus du côté gauche; elle est accompagnée quelquefois d'une douleur au bras droit (1). » Ailleurs, il s'exprime de la manière suivante : « La douleur au sternum s'étend quelquefois au bras droit aussi bien qu'au bras gau-

(1) Medic. Trans., t. II, p. 63.

che; elle gagne même jusqu'aux doigts, mais cela est rare. Dans un petit nombre de cas, le bras a été engourdi et enflé (1). » Dans un autre endroit, il parle de ce symptôme en ces termes : « Une douleur assez forte dans le bras gauche s'étend jusque vers le coude, et peut-être, dans moins d'une demi-minute, elle se répand en travers de la poitrine, du côté gauche, en produisant un peu de défaillance (2). » — « Le docteur Wall a fait remarquer que chez quelques malades la douleur au sternum s'étendait constamment en travers et de chaque côté de la poitrine, dans la direction des muscles pectoraux; qu'elle affectait un bras, plus ordinairement tous les deux, à l'insertion précisément du muscle deltoïde (3). » « Le docteur Fothergill rapporte que cette sensation au sternum est une espèce de constriction de la poitrine, située principalement le long d'une ligne qui s'étendrait d'une mamelle à l'autre. » Ailleurs, il décrit ce symptôme « comme une douleur aiguë et pongitive qui attaque plus particulièrement le dessous de la partie gauche de la poitrine, d'où elle s'étend à la partie supérieure du même côté, pour redescendre le long de la partie interne du bras gauche jusqu'au coude (4). » Un peu plus loin, cet auteur dit que « cette douleur ou constriction est en travers de la poitrine et à la partie inférieure de chacun des bras jusqu'aux coudes (5). »

Le premier symptôme de cette maladie, d'après le professeur Baumes, « c'est une sensation incommode, diversement appelée constriction, anxiété, douleur, allant en général du milieu du sternum sur le côté gauche de la poitrine, et à une certaine époque de la maladie, s'étendant ordinairement à l'intérieur du bras gauche, un peu au-dessus du coude; quelquefois même se propageant un peu sur le côté droit de la poitrine, et s'étendant, quoique rarement, sur l'un des poignets, même sur tous deux (6). » — Schmidt s'exprime sur ce symptôme en ces termes : *Dolor est torquens atque lancinans, interdum etiam pressivus, cum constrictione pectoris et summo gradu dyspnœæ conjunctus* (1). — Je ne répéterai pas comment Elsner, Butter, Parry et Wichmann ont parlé de cette sensation, l'ayant déjà fait à l'occasion de la description de la malade. — L'opinion des auteurs sur cette sensation angoissante et douloureuse n'aurait dû offrir aucune différence, s'ils eussent tous été d'accord sur sa nature et sur son siége. L'incertitude où l'on se trouve encore sur un point aussi important pour le diagnostic et le traitement de cette maladie m'engage à exposer ici ma façon de penser sur cette douleur, opinion qui se rapproche beaucoup de celle qu'a émise Heberden. — Sans douleur sternale, il n'y a pas d'angine de poitrine; or, comme on ne peut pas supposer que cette douleur vienne directement du sternum, ni croire que l'ossification des cartilages des côtes puisse l'occasionner, il faut nécessairement en placer le siége dans quelques-uns des organes renfermés dans les cavités thoraciques. Examinons-les successivement.

Si le cœur était affecté, la sensation qui en résulterait serait toujours précordiale au début des paroxysmes; il en serait de même si c'était le péricarde; en effet, nous ne connaissons aucune maladie du cœur et de son enveloppe sur le diagnostic de laquelle on puisse conserver long-temps des doutes après un examen attentif. Si cette douleur venait du poumon, elle se ferait constamment sentir ou à droite ou à gauche, suivant la partie de l'organe qui serait en souffrance. Si la plèvre enfin lui donnait naissance, on la sentirait moins profondément; d'ailleurs, ni les unes ni les autres de ces affections supposées ne dureraient des années avec d'aussi longues intermittences, et en laissant ceux qui y auraient été exposés dans un état de bien-être si parfait.—Quoique je sache fort bien que dans les organes internes la sensation produite par l'affection d'une de leurs parties soit fréquemment un indice peu fidèle du siége et de l'étendue de cette affection même, je crois, malgré cela, qu'on serait déjà parvenu à reconnaître l'organe ou la partie de l'organe morbide qui donne lieu à la douleur pathognomonique de l'angine de poitrine. Je dirai

---

(1) Commentaries on the history and cure of diseases, c. LXX, p. 564.
(2) Med. Trans., t. III, p. 5.
(3) Med. Trans., t. III, p. 13.
(4) London medical observations and inquiries, t. v, p. 236.
(5) Ibid., t. v, p. 242.
(6) Annales de la Société de médecine pratique de Montpellier, t. XII, p. 230.

(1) Ouvr. cité, p. 7.

qu'en mon particulier j'ai apporté à cet examen la plus scrupuleuse attention, en questionnant avec soin tous les malades que j'ai été appelé à voir, sans être encore parvenu à aucun résultat concluant. — D'après la nature de cette douleur et les diverses modifications dont elle est susceptible chez différents individus, d'après son peu d'influence sur la circulation et la respiration, mais surtout d'après les autopsies cadavériques dans les cas d'angine essentielle et sans complications, on peut être, je crois, convaincu que ce n'est ni le cœur ni les poumons, ni le péricarde ni la plèvre, qui lui donnent matériellement naissance.

En allant ainsi par voie d'exclusion à la recherche du siège de cette douleur, il ne nous reste plus pour le placer que les plexus nerveux de la poitrine, et c'est là en effet qu'il existe, je pense, véritablement : la manière dont se manifeste, se propage et se termine cette sensation angoissante, ses longs intervalles, l'influence qu'ont sur elle les passions de l'âme et le sommeil, ses effets sympathiques sur les extrémités supérieures, la mâchoire.... etc., tout concourt à mettre dans la plus grande évidence sa nature essentiellement nerveuse, et à prouver qu'elle est purement spasmodique. Mais, en avançant que cette sensation est le résultat d'une affection nerveuse, je ne me sens nullement disposé à rechercher quelle est la nature intime de cette affection, et, me contentant d'en tracer les phénomènes, je me dispenserai de remonter à sa cause première. — Quoique les docteurs Heberden et Jahn (1) aient l'un et l'autre cité un cas dans lequel la douleur du bras paraissait un instant avant celle du sternum, et que j'en aie fourni moi-même un autre exemple, il ne faudrait pas en conclure, pour cela, que le siège de la maladie fût dans le bras, puisqu'il n'est pas rare de voir débuter un accès de maladie périodique par l'apparition de quelque accident sympathique ou symptomatique. Quiconque aura observé attentivement la sensation douloureuse qui caractérise l'angine de poitrine essentielle, parviendra à la distinguer non-seulement de celles qui dépendent des affections dont l'angine de poitrine simple peut se compliquer, mais encore de celles de plusieurs autres maladies qui ont avec l'angine de poitrine

des rapports plus ou moins grands, et qu'on a trop souvent confondues avec elle.

§ II. *Du pouls dans l'angine de poitrine.* — Si nous n'avions sur la nature du pouls dans l'angine de poitrine que les observations qui ont été jusqu'ici publiées, nous flotterions d'incertitude en incertitude, et cette boussole, si utile aux médecins pour le diagnostic et le traitement des maladies, nous manquerait absolument. — Heberden en parle en ces termes : « Comme il arrive quelquefois que le pouls n'est pas dérangé par cette douleur, on peut croire que le cœur n'en est pas affecté (1). » — Wall dit que, « pendant l'attaque, le pouls de son malade s'enfonçait tellement qu'il pouvait à peine le sentir (2). » — Fothergill a trouvé chez tous ses malades le pouls intermittent et irrégulier, non-seulement durant, mais encore hors de l'attaque (3). » — Schmidt parle du pouls de la manière suivante : *Pulsus valde turbatus, sæpe contractus, parvus atque inæqualis, nec raro intermittens languitur, et æger palpitationibus cordis angitur* (4).

Parry avance que « le pouls est plus ou moins faible, quelquefois tremblant ; qu'il s'enfonce, devient serré et faible dans les dernières attaques ; chez quelques malades, il est inégal pendant l'attaque, surtout chez les individus qui sont sujets à ces irrégularités. Il est si peu changé chez d'autres, qu'on a présumé que le cœur n'était nullement affecté. Mais malgré l'irrégularité du pouls dans l'état ordinaire, je crois qu'il doit devenir encore plus faible, suivant la violence du paroxysme. » Parry ajoute la réflexion suivante, qui ne manque pas de justesse : « Il faut observer qu'en général les médecins ont rarement été témoins de paroxysmes de l'angine de poitrine, même des plus légers, et encore moins de ceux dont la violence menaçait la vie des malades, ou les faisait périr. Ce qu'on en sait est ordinairement raconté par le malade lui-même, ou par des gens qui n'y entendent rien (5). »

Wichmann, en parlant du pouls dans cette maladie, s'est prononcé d'une ma-

---

(1) Journal de Hufeland, t. XXIII.

Jurine.

(1) Med. Trans., t. II, p. 65.
(2) Med. Trans., t. III, p. 16.
(3) Medic. observ. and inquir., t. v, p. 244.
(4) Ouvr. cité, p. 8.
(5) Ouvr. cité, p. 44-57.

nière positive. « Le malade ne peut se coucher dans la plus grande force de l'accès ; il ne peut être courbé en avant, il a besoin d'être placé tout droit : le pouls ne s'écarte point dans cet état de l'ordre naturel ; il a très-peu d'activité, mais il n'est ni suspendu ni irrégulier. Dans l'angine de poitrine simple, non compliquée de la goutte, le pouls est, hors de l'accès, parfaitement naturel ; et s'il est dans le paroxysme un peu plus rapide, il n'est point intermittent, d'après mon expérience, et ne perd jamais sa régularité. » — Quant à moi, je n'ai jamais reconnu dans l'angine de poitrine simple, ni intermittence, ni irrégularité dans le pouls, soit avant, soit pendant, soit après la durée du paroxysme ; à l'approche de celui-ci, le pouls devenait plus fréquent et se concentrait au point d'être peu sensible au tact. Dans les attaques mortelles, j'ignore ce qu'il est, n'ayant pas vu de malades dans ce moment. En attendant que de nouvelles observations nous l'aient appris, je déduirai des remarques que j'ai faites sur le pouls dans l'angine de poitrine les deux conséquences suivantes. — Toutes les fois que, dans le début d'une angine de poitrine, on trouvera le pouls inégal ou intermittent, on pourra soupçonner une affection organique du cœur ou des gros vaisseaux, et considérer l'angine de poitrine comme une maladie symptomatique. Chaque fois que, dans le cours d'une angine de poitrine, il surviendra de l'inégalité ou de l'intermittence dans le pouls, on pourra en inférer que la maladie essentielle et primitive se complique de quelque altération organique.

§ III. *De la respiration dans l'angine de poitrine.* — Heberden, qui avait une grande expérience de cette maladie, assure que ceux qui y sont sujets n'ont pas la respiration courte. Celui de ses malades qui lui envoya la relation de son état, s'était exprimé en ces termes : « La douleur m'occasionne ou une légère défaillance, ou de la gêne dans la respiration ; » ajoutant tout de suite après : « Du moins je le pense ainsi (1). » — Wall dit que son malade avait une violente dyspnée, ou plutôt une sensation de suffocation (2). — Schmidt définit ce symptôme : *Dolor pectoris cum summo gradu dyspnœœ conjunctus* (3). — Parry

remarque avec beaucoup de justesse que la dyspnée ne doit pas être considérée comme un symptôme particulier de l'angine de poitrine. — Dans la comparaison de l'angine de poitrine avec le polype du cœur, Wichmann s'exprime ainsi : « Dans l'angine, la gêne ou la suffocation est rarement assez violente pour qu'on remarque dans l'acte de la respiration un changement différent de l'état naturel (1). » — Les malades que j'ai vus n'éprouvaient dans leurs attaques aucune peine à respirer. Leur respiration était un peu plus fréquente que dans l'état ordinaire, mais elle s'opérait sans peine et sans gêne, ce qui n'est pas le caractère de la dyspnée, que Cullen a définie en ces termes : *Spirandi difficultas perpetua, sine angustia et potius cum repletionis et infarctus in pectore sensu. Tussis per totum morbi decursum frequens* (2). D'ailleurs, comment pourrait-on admettre l'existence de la dyspnée avec le besoin qu'ont les malades de respirer profondément et la faculté de retenir leur haleine sans souffrance et sans toux ? La dyspnée dans l'angine de poitrine n'est donc pas un symptôme essentiel à cette maladie, mais une complication qui tient à quelque cause étrangère. — J'ai examiné chez quelques malades, pendant la durée du paroxysme, l'état du pouls et celui de la respiration ; voici les résultats que j'ai obtenus :

Ier CAS. Angine essentielle et simple de la poitrine.
Pouls dans l'état ordinaire............. 82
Pouls pendant l'attaque. 86—88
Inspirations pendant l'attaque........ 23—26

IIe CAS. Angine essentielle et simple de la poitrine.
Pouls dans l'état ordinaire............. 68
Pouls pendant l'attaque. 80
Inspirations pendant l'attaque........ 20—26

IIIe CAS. Angine secondaire ou symptomatique produite par une affection du cœur.
Pouls dans l'état ordinaire............. 78
Pouls pendant l'attaque. 88
Inspirations pendant l'attaque........ 18—23

(1) Med. Trans., t. II, p. 60.
(2) Med. Trans., t. III, p. 15.
(3) Ouvr. cité, p. 7.

(1) Ouvr. cité, p. 445.
(2) Synopsis nosologiæ methodicæ, t. II, p. 223.

IVᵉ CAS. Angine symptomatique entée sur une ancienne affection catarrhale.

Pouls dans l'état ordinaire. 96
Pouls pendant l'attaque. . . . . 110—116
Inspirations dans l'état ordinaire. 24
Inspirations pendant l'attaque. . . . . . 56—53

§ IV. *De l'éructation dans l'angine de poitrine.* — L'évacuation des vents que l'on a remarquée chez quelques malades et dont ils sont soulagés, n'arrive guère qu'à la fin du paroxysme, et le termine ordinairement comme on le voit dans presque toutes les affections nerveuses. — Quoique je n'aie pas vu paraître ce symptôme d'une manière assez évidente pour qu'il frappât mon attention, on peut cependant concevoir aisément son existence par l'effet des communications établies entre les plexus nerveux de la poitrine et ceux de l'estomac. Toutefois, malgré la réalité de ces communications, je pense qu'on ne doit considérer l'éructation dans l'angine que comme un symptôme fort équivoque, qui n'est sûrement pas constant, qui au fond n'est que le résultat d'une affection sympathique de l'estomac, assez semblable à celle des bras, dont les effets sont seulement différents.

§ V. *De la cause de l'angine de poitrine.* — Heberden a considéré l'angine de poitrine comme un véritable spasme des organes lésés, en ajoutant cependant qu'il avait raison de croire que cette maladie était quelquefois accompagnée d'un ulcère qui pouvait en être le résultat.— Mac-Bride s'est clairement prononcé sur la nature spasmodique de cette maladie, en étayant son opinion de diverses circonstances qui semblent lui servir d'appui (1). — Fothergill, basant son opinion sur ce qu'il avait observé à l'ouverture des cadavres, croit qu'il est possible que la grande quantité de graisse dont le péricarde, le médiastin et l'épiploon sont couverts, puisse intervenir comme cause directe de l'angine de poitrine; toutefois, ajoute-t-il, il semblerait que les effets dussent être permanents comme leur cause. — Elsner n'hésite pas à regarder

la goutte comme la cause principale de cette maladie. Il considère la douleur au bras durant le paroxysme comme une affection arthritique, et croit que c'est à son déplacement plus ou moins prompt qu'est due la constriction douloureuse qu'on sent à la poitrine. Il pense encore que la mort ne survient d'une manière si subite que par la concentration sur le cœur de l'humeur errante de la goutte. — Butter dit que la goutte fixée sur le diaphragme est la cause prédisposante des paroxysmes, et que c'est dans l'excessive sensibilité de cet organe qu'il faut placer la cause première de cette maladie, qu'il propose pour cette raison d'appeler *goutte diaphragmatique.*—Schœffer demeure convaincu que le rhumatisme peut être cause de l'angine de poitrine, mais beaucoup moins fréquemment que la goutte (1).

Schmidt s'est aussi déclaré formellement en faveur de la goutte comme cause de la maladie. « *Sæpissime morbum magnus numerus variorum symptomatum antecedit, quibus evanescentibus, morbus ipse ingruit, quæ haud luculenter causam suam sæpe prodeunt et maximam partem ab arthritide anomala deduci possunt. Inter præcipua horum symptomatum numerari possunt, varia ventriculi incommoda, vicia virium et partium digestioni inservientium; spasmi varii generis, convulsiones, dolores colici et cardialgi; dolores in artubus vagi et ipsi insultus podagrici.— Omnia ista symptomata plerumque ingruente anginæ pectoris insultu, vel plane evanescunt, vel tamen magna ex parte, tum numero tum vehementia minuuntur, et rursus sæpe cum angina alternant, ut æger reditu symptomatum ab angina se liberatum esse credat.* »

Darwin croit que dans ce qu'il nomme l'*asthme douloureux*, le diaphragme et les muscles de la poitrine sont dans un tel état de convulsion que le diaphragme n'ayant pas d'antagoniste à opposer, ce spasme peut devenir la cause de la mort (2).— Elsner fut, à ce que je crois, le premier qui publia en Allemagne (en 1778) un traité sur l'angine de poitrine; mais, imbu de l'idée qu'un principe goutteux ou rhumatismal devait être la cause de cette maladie, il lui a associé d'autres

---

(1) Introduction méthodique à la théorie et à la pratique de la médecine, t. II, p. 432.

(1) Dissertatio de angina pectoris. Gottingæ, an. 1787.
(2) Zoonomia, t. IV, p. 42.

affections qui n'y ont presque pas de rapport. Son opinion, qui se répandit, donna une fausse direction à celle de ses successeurs et compatriotes, tels que Schœffer, Bergius, Schmidt, Hesse, etc., qui tous ont adopté, d'après lui, la même étiologie pour l'angine de poitrine. — Il était réservé au docteur Wichmann de corriger cette opinion erronée des médecins allemands, et de les ramener à une manière de voir plus conforme à l'observation. « Je n'ai point trouvé, dit-il, confirmée dans ma pratique l'idée de quelques savants sur la cause supposée arthritique de cette maladie. Parmi les cas que j'ai eu occasion d'observer (leur nombre peut s'élever à treize environ), je n'en ai vu manifestement aucun qui eût la goutte bien caractérisée, ou même seulement cachée; et, chose bien singulière! les deux femmes que j'ai observées atteintes de l'angine de poitrine, étaient aussi les seules qui eussent quelque chose de semblable à la goutte, sans être même alors bien prononcée. Si la goutte était la véritable cause de l'angine de poitrine, elle n'aurait pas dû manquer chez tous les sujets que j'ai vus atteints ou mourir de cette maladie. On aurait dû au moins en apercevoir quelques traces. Je ne pourrais pourtant point assurer qu'un malade avec la goutte ne soit jamais exposé à être atteint par l'angine de poitrine, ou que celui qui a l'angine de poitrine ne soit jamais sujet à l'arthritis; car pourquoi une personne affectée d'angine de poitrine devrait-elle être garantie plus que toute autre de la goutte? Celle-ci est aussi peu cause de celle-là, que la maladie vénérienne est cause de la vraie gale lorsque cette dernière se montre dans la vérole (1). »

Le docteur Rougnon tenta d'expliquer les symptômes de l'angine de poitrine de M. Charles, par l'ossification des cartilages des côtes, reconnue par l'ouverture du cadavre; et le professeur Baumes présume que cette ossification offre des résultats plus constants encore que celle des artères coronaires. Voici l'espèce de solution qu'ont donnée du problème ces deux médecins : — « On sait que, dans l'état ordinaire, lorsque la circulation se fait très-modérément, la dilatation de la poitrine, indispensable pour cette fonction, ne se fait presque que par l'abaissement du diaphragme et

le jeu des fausses-côtes jointes par une de leurs extrémités avec les vertèbres du dos, au moyen d'une articulation qui leur permet un certain mouvement, s'unissent par leur autre extrémité, soit médiatement, soit immédiatement, avec le sternum, par des cartilages dont la souplesse et la flexibilité se prêtent au mouvement de ces os; et leur permettent le jeu nécessaire pour une très-grande inspiration. Mais si par l'ossification et l'endurcissement de ces cartilages cette ressource vient à manquer toutes les fois que la circulation sera accélérée, la veine-cave apportant au ventricule droit du cœur plus de sang que le poumon n'en peut admettre, faute de pouvoir s'agrandir suffisamment, ce sang doit s'accumuler dans ce ventricule et dans les vaisseaux qui y correspondent; de là les angoisses, le sentiment de suffocation, l'interruption de la circulation, la mort subite, après des attaques plus ou moins réitérées, qui, à la longue, ont déterminé un vice organique du cœur et de ses vaisseaux. » — Quoique cette solution ait quelque chose de spécieux, elle manque de justesse et n'est pas admissible. En effet, rien n'est plus ordinaire que l'ossification des cartilages des côtes chez les personnes avancées en âge, sans qu'elles en aient ressenti aucune incommodité, ni qu'elles se soient plaintes d'aucun malaise analogue à celui qui caractérise le début de l'angine de poitrine; outre cela, cette ossification ne se rencontre pas toujours dans cette maladie, puisque sur onze ouvertures de cadavres il ne s'est trouvé que cinq individus chez qui ces cartilages étaient ossifiés. Si l'ossification des cartilages des côtes produisait constamment l'angine de poitrine, cette maladie ne serait pas si rare, et ferait redouter plus justement encore les approches de la vieillesse.

Depuis la découverte faite par Jenner que l'ossification des artères coronaires du cœur accompagne ordinairement l'angine de poitrine, on en a attribué la cause à cette affection organique. Il semblait assez plausible que de telles entraves dussent s'opposer à la dilatation du cœur lorsqu'un *stimulus* de nature, soit physique, soit morale, y faisait affluer, ou y retenait le sang en trop grande quantité. On pouvait supposer qu'il résultait de là une compression plus ou moins forte des nerfs cardiaques, capable de suspendre instantané-

(1) Ouvr. cité, p. 455-456.

ment les fonctions du cœur et de produire une mort subite. — On expliquait par cette hypothèse, d'une manière assez satisfaisante, non-seulement l'apparition de la douleur sternale au moment de l'attaque, mais encore le peu d'altération qu'on observe dans la respiration et la circulation. — Pour donner à cette hypothèse encore plus de vraisemblance, il était nécessaire de remonter à la cause de l'ossification des artères coronaires, et il fallait présenter cette lésion organique comme cause disposante de la maladie; autrement, on n'expliquait ni son invasion assez brusque, ni sa guérison qu'on ne pouvait se flatter d'attendre que dans les cas encore peu invétérés. Pour cela, il fallait recourir à une irritation déterminée par un agent quelconque, dont les effets fussent d'agacer les nerfs des plexus cardiaques, et d'exciter sur la tunique interne des artères coronaires une sécrétion de phosphate de chaux contre nature, capable de développer la maladie, dont le danger s'aggravait tous les jours par les progrès de l'ossification des artères coronaires : de cette manière, le sang n'arrivant plus au cœur en quantité suffisante pour le stimuler comme dans l'état de santé, et les spasmes du cœur se multipliant par l'agacement des nerfs qui accompagnent les artères coronaires, cet organe se trouvait attaqué à la fois dans les deux sources qui entretenaient en lui le principe de vie; il fallait donc que le malade succombât. — Quelque spécieuse que paraisse d'abord cette théorie, j'ai reconnu, après un mûr examen, qu'elle ne satisfaisait pas à l'explication de tous les phénomènes de la maladie, et qu'elle ne répondait pas à cette puissante et double objection : «On a trouvé souvent les artères coronaires ossifiées sans que l'angine de poitrine existât; et, inversement, on a rencontré cette maladie sans que les artères coronaires du cœur fussent ossifiées. » — Morgagni nous a transmis deux observations qui prouvent la vérité de cette double assertion.

« Materfamilias duos et quadraginta » annos nata, diu valetudinaria, diuque » obnoxia vixerat paroxysmo cuidam ad » hunc modum se habenti. A concitatis » corporis motibus ingruebat molestus » quidam angor intra superiorem tho- » racis sinistram partem, cum spirandi » difficultate, et sinistri brachii stupore : » quæ omnia, ubi motus illi cessarent,

» facile remittebant : ea igitur mulier, » cum rheda veheretur, lætoque esset » animo, ecce ibi ille idem paroxys- » mus : quo correpta, et mori se aiens, » ibi repente mortua est. — A thorace » incepta dissectio est. In hoc pari utrin- » que copia, nec illa exigua, effusum » erat serum per se cruentem; animad- » versum enim fuerat nihil sanguinis in » pectoris incisione illuc excidisse. Sani » pulmones, nisi quod dissecti, ut po- » stea vidimus, nimio redundabant spu- » moso sero. Cor potius magnum, et » durum valdè, ac robustum. Aorta ad » curvaturam non parum dilatata. — Sed » intus ubicumque inciderem, hic illic » inæqualis, nec sine osseis perfectis » squamulis, nedum crebis inchoatarum » indiciis. — In illoque ab ipsa origine » pone semilunares valvulas, quæ duræ » hic illic erant, et cum futuri ossis » initiis, ad iliacas usque arterias des- » cripta vitia animadvertimus. — Hinc » oculos ad cor referentes, et ad cætera » quæ ipsi annexa sunt vasa, nihil » usquam conspeximus vitii, nisi quod » pulmonaris venæ caudex paulo visus » est æquo major. In hoc, et in adjecto » ventriculo sanguis erat paucus, isque, » ut aliis omnibus in locis, niger, et » omnino fluidus sed in pulmonaris ar- » teriæ trunco non paucus; quanquam » in ventriculo dextro, ejusque auricula » nullus; facile quia per venam cavam, » paulo ante infra jecur incisam, de- » fluxerat (1). — Seni quidem maci- » lento, dit ailleurs Morgagni, pulsus » fuerant debiles, et parvi quidem, sed » minimè intermittentes, cum propter » incarceratam, ut vocant, enterocelen, » illatus est in nosocomium. Qui ante » hunc morbum sic essent, an potius ob » hunc ipsum, cum ea intestinorum in- » flammatione conjunctum, ut cita mors » omnem curationem anteverterit, etsi » pro certo scire non potui;.... cordis » exteriorem faciem examinanti se ob- » tulit coronaria sinistra in canalem os- » seum ab ipsâ origine ad tractum plu- » rium digitorum mutata, qua basis » magnam partem amplectitur. Sed et » rami illius prælongi, quem per ante- » riorem cordis faciem demittit, pars » erat ossea jam facta ad tantum spa- » tium quantum digiti transversi tres » operirent. Itaque via sanguini utrobi-

---

(1) J.-B. Morgagni, De sedibus et causis morborum, l. II, epist. XXVI, § 34.

» que patebat non per canalem mem-
» braneum, aut quem disjectæ lamellæ
» osseæ hic illic duriorem facerent, sed
» per tubulum osseum perpetuum, vix
» nonnullis in locis minus durum, iisque
» perexiguis, et cum transversa lineola
» nodorum exilis arundinis comparan-
» dis (1). »

A l'ouverture du cadavre de M. Gregory, ministre du saint Évangile, le
docteur Johnstone trouva les vaisseaux
qui se rendent au cœur et ceux qui en
partent tout à fait sains et sans ossifications (2). — Stoeller nous apprend que
dans le cadavre d'un de ses malades, âgé
de cinquante-six ans, les gros vaisseaux
du cœur commençaient à passer à un
état cartilagineux, mais que les artères
coronaires n'y participaient en aucune
manière (3). — Le docteur Desportes
cite le cas d'un jeune homme de vingt-
cinq ans, qui, après cinq années, à peu
près, d'un service militaire très-actif
et terminé par une blessure d'arme à feu
reçue près de l'aine droite, fut attaqué
à différentes reprises d'affections rhumatismales, et ressentit alors les premiers symptômes de l'angine de poitrine. Il mourut trois ans après, à l'âge
de vingt-huit ans, dans un état de marasme produit par la blessure de l'aine.
A l'ouverture du cadavre on ne trouva
aucune espèce d'altération du cœur, ni
induration, ni ossification de ses artères
coronaires (4). — Sénac rapporte que
chez un récollet, qui était sujet à des
palpitations, on trouva les artères coronaires ossifiées et formant des rameaux
semblables à des branches de corail (5).
Mais comme les palpitations ne sont pas
un des symptômes de l'angine de poitrine, nous n'avons aucune raison de
croire que l'individu en question était at-

teint de cette maladie. — Sénac cite encore, d'après Pozzis, un jeune homme
de vingt-sept ans qui mourut, et à l'ouverture duquel on trouva les artères coronaires tellement allongées et rétré-
cies, qu'elles ne pouvaient plus recevoir
le sang (1); mais ce n'est guère l'époque de la vie à laquelle on est sujet
à l'angine de poitrine. — D'après les recherches faites par M. Desportes sur les
altérations du tissu artériel, il résulte
que sur douze femmes de tout âge,
mais pourtant au-dessus de trente ans,
il en a trouvé neuf dont les artères coronaires formaient des cylindres solides
ou étaient assez encroûtées pour gêner
la circulation (2). — Dans l'Essai sur
les maladies organiques du cœur de
M. Corvisart, on trouve des cas remarquables de l'ossification du cœur, ou de
la transformation de son tissu musculaire
en substance cartilagineuse et osseuse,
altérations qui n'ont pas donné lieu cependant à l'angine de poitrine (3). —
« J'ai vu (ainsi s'exprime le professeur
Odier) des malades qui avaient tous les
symptômes de l'angine de poitrine, et
qui se sont guéris par l'usage des antispasmodiques. Ces remèdes n'auraient-
ils pas été inutiles, et la maladie ne serait-elle pas toujours incurable si elle
dépendait, dès le principe, d'une affection organique? J'en ai vu d'autres, et
en assez grand nombre, qui n'avaient
jamais eu aucun de ces symptômes,
quoique à l'ouverture le cœur et les
gros vaisseaux se trouvassent affectés de
la même manière qu'ils le sont ordinairement dans l'angine de poitrine. J'en
ai vu enfin qui sont morts subitement et
à la suite de symptômes parfaitement
semblables à ceux de cette maladie, à
l'ouverture desquels on n'a cependant
trouvé aucun dérangement dans la structure et le volume de ces organes (4). »

S'il fallait ajouter aux autorités que je
viens de rapporter pour prouver que
l'ossification des artères coronaires peut
exister sans angine de poitrine, je rap-
porterais que j'ai trouvé chez un homme
de quarante-deux ans, mort des suites

---

(1) J.-B. Morgagni, De sedibus et causis morborum, l. II, epist. XXIV, § 16.
(2) Mémoires de la Société de médecine pratique de Londres, t. I, p. 376.
(3) Journal de Hufeland, t. XXII.
(4) Traité de l'angine de poitrine, par
E.-H. Desportes. Je ferai remarquer que
cette observation ne peut guère être
considérée comme un cas d'angine de
poitrine simple, puisqu'on pourrait en
attribuer la cause soit à la blessure qu'a-
vait reçue à l'aine le malade, soit aux
douleurs rhumatismales qui avaient précédé cet accident.
(5) Sénac, Traité du cœur, l. II, c. IX,
p. 454.

---

(1) Sénac, Traité du cœur, l. IV, c. IX,
p. 456.
(2) Ouvr. cité, p. 81.
(3) Voyez observations 27, 50 et 31,
p. 168-182.
(4) Bibl. Brit., t. II, p. 502, année
1796.

d'un rhumatisme aigu qui s'était porté sur la poitrine, ces artères complétement ossifiées ; et, tout récemment, j'ai vu le cœur d'un homme mort âgé de soixante-trois ans, dont les artères coronaires étaient complétement ossifiées, sans que la maladie à laquelle il succomba eût donné lieu à aucun symptôme d'angine de poitrine. Les valvules sigmoïdes ou sémi-lunaires de l'aorte étaient aussi ossifiées en grande partie, de même que tout le cercle musculo-tendineux qui leur sert de base. — Il est très-vraisemblable que l'ossification des artères coronaires n'est jamais assez complète pour intercepter totalement le cours du sang dans ces vaisseaux, et éteindre tout à coup le *stimulus* du cœur, s'il est entretenu toutefois par le sang qui circule dans ces vaisseaux, ce qui est fort problématique. D'ailleurs, l'ossification des artères coronaires, après plusieurs années de maladie, n'a pas offert une consistance assez solide pour occasionner une mort subite par la pression des nerfs du cœur, d'autant que cette compression (si réellement elle existe) s'est faite par degrés, et insensiblement.

Écoutons ce que rapportent sur ce sujet les docteurs Jenner et Parry : leur témoignage ne peut pas être suspect, puisqu'ils ont l'un et l'autre attribué la cause de l'angine de poitrine à l'ossification des artères coronaires:—« M. Pay-therus ayant rencontré dans sa pratique un cas d'angine de poitrine, et le malade ayant succombé, j'offris de gager (dit le docteur Jenner), avant qu'on procédât à l'ouverture du cadavre, qu'on trouverait les artères coronaires ossifiées ; ce qui ne fut cependant pas vrai rigoureusement, mais les tuniques de ces artères étaient dures, et renfermaient dans leur cavité une espèce de canal cartilagineux qui y adhérait, quoiqu'on pût néanmoins le séparer aussi aisément qu'on sort son doigt d'un gant très-étroit. Nous conclûmes alors que l'organisation viciée de ces vaisseaux était la cause de la maladie (1).

L'ouverture du cadavre de M. Bellamy, rapportée par Parry, est conçue en ces termes : « La lame interne du péricarde et de l'aorte était garnie de petites granulations, que nous supposâmes être l'effet de l'inflammation. En coupant les artères coronaires, nous trouvâmes que les tuniques étaient épaissies, et qu'elles approchaient de l'état cartilagineux ; chacune d'elles avait sa surface interne encroûtée d'une substance assez semblable à celle qui se forme au dedans de la trachée dans le croup, et qui en avait beaucoup diminué la capacité. Cette substance s'étendait, et on la retira des plus petites ramifications de chaque artère, même jusqu'à la pointe du cœur ; la texture en était ferme et forte jusqu'à la première bifurcation de chaque artère, et devenait d'autant plus molle à mesure qu'elle se ramifiait en avançant vers la pointe du cœur (1). » — L'ouverture du cadavre de M. S* présenta les tuniques des deux artères coronaires ossifiées en différents endroits, depuis leur naissance jusqu'à la distance de quatre pouces au moins, de manière que la portion ossifiée occupait les trois quarts de cette étendue, et qu'un petit chalumeau ne pouvait pas être introduit dans la cavité de ces vaisseaux (2). — Dans la troisième observation du docteur Parry, relative à M. M., on reconnut que les artères coronaires contenaient l'une et l'autre dans leurs cavités des incrustations dures qu'on put enlever facilement ; elles ressemblaient à des tubes osseux attachés à leurs artères respectives, comme les écailles osseuses dont nous venons de parler l'étaient à l'aorte. Chacun de ces tubercules avait environ un pouce et demi de longueur, et la plus petite sonde ne pouvait pénétrer dans leur cavité (3).

Si l'ossification des artères coronaires était réellement la cause essentielle de l'angine de poitrine, quels remèdes assez énergiques pourraient détruire ces concrétions, et quelle espérance pourrait-on jamais concevoir de guérir cette maladie? Cependant l'expérience dépose qu'on l'a guérie, lors même qu'elle avait duré un temps assez long.—Les malades ne meurent pas subitement dans l'angine de poitrine simple (suivant la remarque de Wichmann) durant le paroxysme ; ce qui devrait être si la mort dépendait d'une forte pression des nerfs cardiaques causée par l'ossification des nerfs coronaires. —Comment imaginer que la validité du cœur pût s'éteindre aussi subitement et par une cause aussi légère que celle de

---

(1) Parry, ouvr. cité, p. 4.

(1) Ibid., p. 12.
(2) Ibid., p. 24.
(3) Ibid., p. 52.

la pression des nerfs cardiaques , tandis que leur ligature , leur section même , n'influent qu'indirectement sur les contractions du cœur? — Si le cœur mourait le premier dans l'angine de poitrine par l'effet de l'ossification de ses artères coronaires , on devrait trouver les vaisseaux sanguins des poumons affaissés et vides de sang , et l'oreillette et le ventricule gauche , au contraire , remplis d'un fluide passablement floride; tandis qu'on a remarqué que le sang contenu dans les vaisseaux , soit artériels , soit veineux, avait une couleur très-noire, et qu'il ne se coagulait pas, même après une longue exposition à l'air. — Enfin , on ne conçoit pas comment un cœur qui, malgré l'ossification de ses artères, a pu continuer l'exercice de ses fonctions , sans presque aucune altération sensible dans la circulation, tombe tout à coup, sans cause apparente, dans un état d'impuissance telle que la mort en soit la suite immédiate.

Je crois avoir assez présenté d'objections contre l'opinion de ceux qui admettent l'ossification des artères coronaires comme cause essentielle et déterminante de l'angine de poitrine, pour prouver l'insuffisance de cette théorie. Si je me suis autant étendu sur ce sujet, c'est parce que j'ai cru très-important de combattre une erreur d'autant plus fâcheuse que le traitement et le pronostic de la maladie reposent absolument sur la connaissance exacte de sa cause et de ses effets.—Avant que d'émettre mon opinion sur la cause de l'angine de poitrine, je placerai sous un point de vue général les conclusions que le docteur Parry croit pouvoir tirer de ses recherches sur la nature et les causes de cette maladie.

I. L'angine de poitrine est un cas de syncope précédée d'anxiété ou d'une douleur remarquable dans la région de la poitrine.

II. Autant que les observations les plus exactes faites jusqu'à ce jour en fournissent la preuve, la disposition à l'angine de poitrine provient d'un vice d'organisation du cœur lui-même, et cette organisation vicieuse semble dépendre surtout de l'ossification des artères coronaires.

III. Le vice d'organisation agit en diminuant l'énergie du cœur, c'est-à-dire non seulement la facilité de cet organe à entrer en contraction, mais encore son degré d'irritabilité et d'excitabilité.

IV. Les principaux symptômes de la maladie sont l'effet du retard ou de l'accumulation du sang dans les cavités du cœur ou des gros vaisseaux voisins.

V. Les causes qui déterminent les paroxysmes sont aussi celles qui produisent l'accumulation du sang,

(a) par la pression mécanique ;

(b) en stimulant à un très-haut degré le système de la circulation : en vertu de quoi le cœur, affaibli par son vice d'organisation , tombe facilement dans un état de repos , tandis que le sang continue à être poussé dans les veines.

VI. Après un état de suspension plus ou moins marqué , le cœur peut recouvrer son irritabilité pour continuer à entretenir la circulation d'une manière plus ou moins parfaite par l'effet des stimulants ordinaires.

VII. La mort est enfin la conséquence d'un manque d'irritabilité du cœur auquel il n'y a plus de remèdes (1).

En dernière analyse, l'étiologie de la maladie, d'après le docteur Parry, se réduit à ceci : l'ossification des artères coronaires, cause déterminante de la maladie, diminuant l'énergie du cœur, cet organe ne peut se contracter aussi vite ni aussi fréquemment que l'exigerait la quantité de sang qui lui arrive, après qu'une cause quelconque en a accéléré la circulation. — Cette théorie, qui est au fond la même que celle que j'ai combattue plus haut, ne répond pas à cette autre objection : pourquoi les attaques d'angine de poitrine surviennent-elles si souvent pendant le sommeil, lorsque la circulation est aussi calme que possible, et qu'aucune pression mécanique n'agit à l'extérieur sur le malade? —Le docteur Jahn considère l'angine de poitrine comme une paralysie incomplète du cœur, sans croire pourtant que l'ossification des artères coronaires en soit la cause. Il la nomme, avec Parry, *syncopa anginosa* (2).

Si l'opinion que j'ai avancée sur la nature de la douleur au sternum est exacte et juste, elle nous conduira directement à la cause de l'angine de poitrine, qu'on ne peut attribuer qu'à une affection nerveuse du poumon qui gêne les fonctions de cet organe. Cette définition étiologique rend compte, à mon avis, de tous les phénomènes de la maladie considérée dans son état de simplicité, depuis son invasion jusqu'à sa terminaison fatale.

(1) Ouvr. cité, p. 140.
(2) Journal de Hufeland, t. xxiii, p. 37.

Pour procéder avec ordre à l'explication de ces phénomènes, il est nécessaire d'en présenter ici le tableau. — Les attaques arrivent d'une manière soudaine, et se terminent de même, en laissant aux malades des intervalles de parfaite santé. —Le paroxysme est déterminé par l'exercice du corps, surtout en montant un terrain incliné, en marchant après le repas ou contre le vent, par les inquiétudes d'esprit et, à plus forte raison, par les passions; rarement par un exercice passif. — Les attaques paraissent après le premier sommeil, lorsque la maladie a vieilli ou qu'elle est parvenue à un certain degré d'intensité. — Pendant la durée de l'attaque, le pouls est un peu plus fréquent et un peu concentré, nullement intermittent ni irrégulier; la respiration est libre et un peu accélérée; les extrémités supérieures ou la mâchoire sont affectées d'une sensation pénible. — Cette maladie est surtout propre aux personnes avancées en âge; elle peut durer plusieurs années sans altérer d'ailleurs la santé, à moins qu'elle ne se complique, ce qui a lieu assez souvent. — La mort arrive subitement et d'une manière tout à fait inopinée. A l'ouverture des cadavres, on trouve le poumon gorgé d'un sang très-noir et par conséquent très-carbonisé; les cavités du cœur vides, et diverses concrétions osseuses et cartilagineuses dans les artères coronaires ou dans quelques-unes des dépendances du cœur. — Pour mieux faire sentir les effets de l'affection nerveuse du poumon dans l'angine de poitrine, tels que nous nous les représentons, il ne sera pas inutile de rappeler brièvement quelques particularités sur l'organisation de ce viscère et sur ses fonctions.

Dès notre noviciat en physiologie, nous nous sommes accoutumés à considérer le poumon comme un organe passif, ou comme un canal aérien très-ramifié, qui recevait à chaque inspiration une quantité variable d'air atmosphérique qui en était chassée par l'expiration, après avoir transmis au sang une partie de son principe vital, et s'être chargée de ce que ce liquide avait acquis de nuisible en parcourant tout le corps. — Pour modifier notre manière de voir sur ce sujet, il n'a rien moins fallu que la découverte importante de M. Reiszeisen, dont les travaux ont été récompensés par une couronne académique (1). Ce savant nous a

appris que non-seulement chaque anneau de la trachée et des bronches, mais encore chacune des cellules pulmonaires avait reçu de la nature un appareil musculaire; la dilatation de ces petits muscles facilite l'accès à l'air extérieur jusque dans chaque cellule pulmonaire, et leur contraction, réciproquement, l'en expulse d'une manière bien plus complète que si le tout s'opérait sans leur intervention. Ces observations neuves aident à concevoir l'utilité d'un plexus nerveux aussi considérable que le plexus pulmonaire, comment il coopère à l'acte de la respiration, et, par une suite bien naturelle, comment l'affection de ces nerfs peut réagir sur les phénomènes de la respiration. — L'acte de la respiration se compose de trois phénomènes : le premier, entièrement mécanique, s'exécute par l'action des muscles intercostaux et du diaphragme; le second s'opère par la dilatation et la contraction des cellules pulmonaires au moyen de leurs muscles; le troisième enfin, purement chimique, décompose l'air inspiré, et communique au sang contenu dans le poumon un changement sur lequel repose la base de notre existence; mais ce changement dans la coloration du sang ne pouvant s'opérer complétement que dans les cellules pulmonaires, il ne suffit pas de respirer pour oxigéner le sang; il faut, de plus, que l'air passe dans ces cellules, qu'il les distende, et qu'il remplace celui qui par son séjour y a perdu son oxigène (1). — Le célèbre Bichat avait déjà remarqué que la coloration du sang était plus rapide et surtout plus vive quand l'animal soumis à l'expérience respirait naturellement, que lorsqu'on injectait de l'air dans le poumon après en avoir pompé celui qu'il contenait; ce qui se conçoit aisément, parce que, dans l'inspiration naturelle, chaque cellule pulmonaire distendue par ses muscles donne un accès facile à l'air, au lieu que, dans l'injection, leur distension est toujours incomplète.

_____

(1) Reiszeisen und Sœmmering über

ben Bau der Lungen; zwei Preischriften welche von der Kœniglichen Academie der Wissenschaften zu Berlin den Preis erhalten haben. Berlin, 1808.

(1) Quoique notre existence se termine par une profonde expiration, les poumons contiennent encore après la mort plus de cent pouces cubes d'air. Voyez sur ce sujet le mémoire intéressant de MM. Allen et Pepys, inséré dans les Trans. phil. de Londres, année 1809.

malgré la force qu'on emploie pour cela (1).

Avec ces notions sur l'organisation et les fonctions du poumon, examinons maintenant comment arrive la première attaque d'angine. — Quoiqu'on s'accorde à dire qu'elle paraît brusquement et sans signes précurseurs, cela n'est pas rigoureusement exact, puisqu'elle est précédée, dans la plupart des cas, d'une légère sensation pénible qui se manifeste en marchant vite ou en montant un terrain incliné ; mais on ne regarde cela que comme un peu d'essoufflement qu'on attribue ou à l'embonpoint qu'on a acquis ou au travail d'une digestion qui s'opère, à la faiblesse de l'âge ou aux chagrins qu'on éprouve, sans en scruter plus profondément la cause. A cette légère sensation succède la première attaque, dont la cause déterminante échappe le plus souvent, à moins que le malade n'ait fait un exercice un peu violent, qu'il n'ait quelque nouvelle inquiétude d'esprit, ou qu'il n'ait commis quelque excès. — Si la cause déterminante de la première attaque de l'angine de poitrine reste souvent inconnue, on est forcé de convenir que les causes qui y disposent ne sont guère plus évidentes. Cependant si l'on considère l'âge des individus atteints de cette maladie, et les actions qui en provoquent surtout les paroxysmes, on en pourra tirer des conséquences propres à jeter quelque lumière sur un objet aussi obscur. — Chaque jour la réaction de la puissance nerveuse diminue chez les gens âgés ; et au-delà d'une certaine époque, tous les ressorts de la vie organique s'usent et s'affaiblissent, ce qui diminue la sensibilité et la contractibilité. Le cœur ne palpite plus de plaisir, la respiration n'est plus accélérée par le désir, les sens s'émoussent, les passions se taisent, et les liquides coulent tranquillement dans leurs canaux, sans secousse ni irrégularité. Ne peut-on pas raisonnablement supposer que le poumon perd aussi une partie de son énergie, tellement que la plus légère impression fâcheuse l'empêche de fonctionner comme autrefois dans l'état de santé ? La comparaison suivante donne une assez juste idée de l'usure des forces vitales du poumon par l'effet de l'âge.

Voyez un homme de soixante ans gra-vir une colline à côté d'un jeune homme. Quelle différence dans la marche ! on croirait voir le lièvre et la tortue. Le premier, sans y penser, ralentit son pas et le mesure sur la force de son poumon ; à peine a-t-il parcouru une partie du chemin qu'il est oppressé, qu'il sent ses jambes lui refuser leur service, et qu'il est forcé de s'arrêter pour reprendre haleine ; il éprouve, en un mot, une véritable attaque d'angine de poitrine, qui ne diffère de celles qui font le sujet de ce mémoire, que parce que les nerfs du poumon n'étant pas malades peuvent recruter par un peu de repos l'énergie suffisante pour opérer la complète oxigénation du sang.

Les effets qu'on éprouve en escaladant une montagne très-élevée ressemblent tellement à ceux de l'angine de poitrine, que je ne puis me défendre d'en faire ici la comparaison. — « Lorsqu'on s'élève à la hauteur de treize à quatorze cents toises, dit de Saussure, on sent que les forces musculaires s'épuisent avec une extrême promptitude. On pourrait attribuer cet épuisement à la seule fatigue ; mais ce qui distingue et caractérise le genre de fatigue que l'on éprouve à ces grandes hauteurs, c'est un épuisement total, une absolue impuissance de continuer sa marche, jusqu'à ce que le repos ait réparé les forces. Un homme fatigué dans la plaine ou sur des montagnes peu élevées, l'est rarement assez pour ne pouvoir absolument plus aller en avant ; au lieu que sur une haute montagne on l'est quelquefois à un tel point que, fût-ce pour éviter le danger le plus imminent, on ne ferait pas, à la lettre, quatre pas de plus, et peut-être même pas un seul. Car, si l'on persiste à faire des efforts, on est saisi par des palpitations et par des battements si rapides et si forts dans toutes les artères, que l'on tomberait en défaillance si on l'augmentait encore en continuant de monter. — Cependant, et ceci forme le second caractère de ce singulier genre de fatigue, les forces se réparent aussi promptement et, en apparence, aussi complétement qu'elles ont été épuisées. La seule cessation de mouvement, même sans que l'on s'asseye, et dans le court espace de trois ou quatre minutes, semble restaurer si parfaitement les forces, qu'en se remettant en marche, on est persuadé qu'on montera tout d'une haleine jusqu'à la cime de la montagne (1). » — Dans la

---

(1) Recherches philosophiques sur la vie et la mort, par Xavier Bichat.

(1) Voyage dans les Alpes, § 559.

relation de son ascension à la cime du Mont-Blanc, de Saussure dit encore : « J'étais obligé de reprendre haleine à tous les quinze ou seize pas ; je le faisais debout, appuyé sur mon bâton, mais à peu près de trois fois l'une, il fallait m'asseoir ; ce besoin de repos était absolûment invincible ; si j'essayais de le surmonter, mes jambes me refusaient leur service (1). »

Bouguer avait aussi éprouvé les mêmes sensations sur les Cordillères. «Plusieurs d'entre nous, lorsque nous montions, tombaient en défaillance et étaient sujets aux vomissements, mais ces accidents étaient plus l'effet de la lassitude que de la difficulté à respirer. Ce qui le prouve d'une manière incontestable, c'est qu'on n'y était jamais exposé lorsqu'on allait à cheval (nouveau rapport avec l'angine de poitrine), ou lorsqu'on était une fois parvenu au sommet, où l'air cependant était encore plus subtil (2). »

J'ai souvent éprouvé moi-même, et dans les mêmes circonstances, toutes les sensations qu'a si exactement décrites le célèbre de Saussure ; mais j'ai eu de plus et constamment une douleur angoissante dans le bras gauche, qui se faisait sentir à l'insertion du muscle deltoïde, et qui, si je persistais à marcher, se propageait le long de la partie postérieure de l'avant-bras, jusqu'au bout des doigts annulaire et auriculaire, et y occasionnait une telle insensibilité que je pouvais les pincer fortement sans m'en apercevoir. Quelques minutes de repos faisaient disparaître cet accident nerveux, qui renaissait bientôt après, et que je ressens encore dans la plaine lorsque je me hâte pour monter un plan incliné, surtout dans les chaleurs (3). — Quand on réfléchit à la parfaite similitude qui existe entre les sensations dont je viens de parler et celles que produit l'angine de poitrine, on est surpris que les auteurs n'aient pas déjà eu l'idée d'en placer le siége dans l'organe pulmonaire. Quant à moi, je demeure convaincu que la faiblesse naturelle du poumon, jointe à une affection particulière de ses nerfs, sur laquelle je m'abstiens de prononcer, sont les seules causes de cette maladie (4).

C'est une chose sans doute bien étonnante de voir les paroxysmes de l'angine de poitrine déterminés par deux causes diamétralement opposées, l'exercice et le repos le plus absolu, savoir, le sommeil : toutefois, notre hypothèse étiologique sur cette maladie se prête plus facilement qu'on ne pense à l'explication des phénomènes dans ces deux états différents.—Le sang circulant par l'exercice avec plus de rapidité, accélère la respiration et oblige, par une suite naturelle, les poumons à un travail plus considérable, pour fournir, par l'intermède du cerveau, aux organes du mouvement le principe qui alimente et leur force et leur jeu. Si ces organes sont, sur ces entrefaites, en quelque sorte paralysés, il devra en résulter une prompte désoxigénation du sang, dont les effets délétères sur le cœur et le cerveau causeront une prostration de forces telle, que le malade sentira forcément le besoin de s'arrêter, jusqu'à ce que, la circulation du sang s'étant calmée, il ait, en vertu de cela, recouvré ses forces et la faculté de se mouvoir de l'endroit où il avait été surpris par l'attaque.

Le sommeil, si nécessaire à l'entretien de la vie animale, paraît, dans l'angine de poitrine, suspendre plus ou moins la vie organique du poumon ; la décarbonisation du sang en devient moins complète qu'elle ne l'est dans l'état de santé, et cette diminution lente et progressive dans l'oxigénation du sang depuis que le malade s'est endormi, va en cheminant jusqu'à ce qu'il se réveille dans un état d'angoisse et de demi-asphyxie, qui pourrait le conduire au tombeau, si son sommeil n'était heureusement troublé par d'autres circonstances. Comment pourrait-on refuser, en effet, une connexion entre le cerveau et les nerfs pulmonaires ? les derniers n'établissent-ils pas le chaînon qui lie la vie organique à la vie animale ? Il est bien peu de chirurgiens attentifs et observateurs qui n'aient remarqué, dans la pratique des grandes opérations, les nuances différentes que prend le sang artériel par l'angoisse et la gêne qu'éprouvent alors les malades à respirer (1). — Les décou-

---

(1) Ibid., § 1688.
(2) Voyage au Pérou, p. 56.
(3) Voyez note A, à la fin de l'ouvrage.
(4) Je prie le lecteur de ne pas perdre

de vue qu'il n'est ici question que de l'angine de poitrine essentielle, et non de celle qui peut survenir par l'affection morbide et antécédente de quelqu'un des organes de la poitrine.

(1) Un homme âgé de cinquante-cinq

vertes intéressantes de M. Dupuytren paraissent évidemment prouver que les fonctions du poumon sont dérangées aussitôt que l'action de ses nerfs est suspendue, et que la non-oxigénation du sang ne dépend pas du défaut d'air dans les poumons. « Si l'on coupe à la fois les deux nerfs de la huitième paire, dit ce célèbre chirurgien, il survient sur-le-champ une asphyxie d'une nature très-singulière. La respiration devient grande, plaintive, et s'exerce avec les plus violents mouvements dans les muscles inspirateurs. Pendant tout le temps que dure cette asphyxie, l'air ne cesse pas un seul instant de pénétrer dans les poumons, et le sang de les traverser; ce qui

---

à soixante ans, tomba de son char dans un état d'ivresse; il se luxa le pied, et se fractura le péroné en même temps que les tendons et les ligaments furent rompus. Des accidents tétaniques se déclarèrent du neuvième au dixième jour, et malgré l'opium et le mercure qu'on administra à très-haute dose, on fut obligé, le seizième jour depuis l'accident, de faire l'amputation de la jambe. Je remarquai, durant l'opération, que la couleur du sang artériel différait fort peu de celle du sang veineux, et, de plus, que les artères avaient perdu leur contractibilité naturelle; car ayant fait cesser la pression sur l'artère poplitée, le sang, loin de darder, en sortit en bavant. — Thomas observe que, dans quelques ouvertures de sujets morts du tétanos, le sang, loin d'être coagulé, était fluide comme de la mélasse, ainsi qu'on le trouve chez les animaux qui ont été foudroyés; ce qui semblerait indiquer que le tissu musculaire artériel participe à l'affection spasmodique générale des muscles volontaires (Dr Thomas's Modern practice of physic, 4th. ed., p. 328). Cullen avait dit depuis long temps : « S'il est permis de tirer quelque indication de l'état du sang veineux dans le tétanos, les apparences qu'il présente sembleraient proscrire l'emploi de la saignée. » (First lines of the practice of physic, § 1277.) Au rapport de MM. Delille et Magendie, l'extrait de l'*upas tieuté* appliqué à la moelle épinière frappe tous les muscles auxquels elle fournit des nerfs d'une contraction spasmodique, laquelle suspend le phénomène de la respiration, et jette les animaux dans une asphyxie complète (Alibert, Nouveaux éléments de thérapeutique, 3e édit., t. I, p. 400). (*Note ajoutée.*)

établit d'une manière invincible que ce n'est ni par la suspension des mouvements de la poitrine, ni par celle des mouvements du cœur, mais bien par la suspension de l'action nerveuse sur le tissu propre du poumon, que cette asphyxie a eu lieu (1). » — Le professeur Dumas croit que, de la section de la paire vague, il résulte que l'air ne pénètre pas, *comme il convient*, dans le tissu intérieur du poumon, en sorte que le sang perd sa couleur rouge; ce n'est pas que la combinaison chimique qui devrait le colorer ne puisse se faire, c'est que l'air, ou le principal agent de cette combinaison, n'entre pas en quantité suffisante dans les poumons, faute de trouver des organes convenablement disposés à le recevoir (2). — Lorsqu'on analyse l'air expiré par une personne en santé, on trouve que celui qui sort le premier de la poitrine a peu perdu de son oxigène, tandis que le dernier est d'autant plus vicié qu'il a séjourné plus long-temps dans cette cavité, ce qui démontre assez clairement que ce n'est que dans les cellules pulmonaires que se fait l'oxigénation du sang.

M. Provençal, après avoir répété les expériences de M. Dupuytren, en a tiré les conséquences suivantes. — Les phénomènes chimiques de la respiration ne sont pas détruits après la section de la huitième paire de nerfs, ils sont seulement affaiblis par l'effet de l'altération que cette section produit sur les poumons. Les animaux auxquels on a pratiqué cette opération usent une plus petite quantité d'oxigène, et produisent moins d'acide carbonique que quand ils se portent bien; et à mesure qu'ils s'éloignent davantage du moment où la section a été faite, le poumon absorbe toujours moins d'oxigène, et il arrive un moment où tous les phénomènes chimiques sont suspendus, détruits, et l'animal meurt (3). — Les trois auteurs que je viens de citer se réunissent donc pour conclure de leurs expériences que les animaux soumis à la section des nerfs de la huitième

---

(1) Bulletin de la Société philomatique, année 1807. — Bibliothèque médicale, année 1807.

(2) Journal de médecine, de chirurgie, etc., t. xxxiii, p. 355.

(3) Journal de médecine, par Sédillot, t. xxxvii. — Biblioth. médicale, t. xxix, p. 145.

paire, meurent asphyxiés par trop d'acide carbonique contenu dans leur sang. D'après la ressemblance de ce fluide chez les asphyxiés et chez les individus morts d'angine de poitrine, ne semble-t-il pas qu'on soit en droit de dire, en dernier résultat, que les uns et les autres périssent par suite d'une affection nerveuse du poumon? — Heberden rapporte qu'il trouva, dans le cadavre d'un de ses malades, le cœur aussi vide de sang que s'il eût été lavé, et que le sang n'était nulle part coagulé, pas même après avoir été exposé pendant deux heures à l'air ; il avait la consistance d'une crème légère, sans aucune séparation de ses principes constituants (1).—Le même auteur dit que le corps d'un autre de ses malades répandit, immédiatement après sa mort, une odeur si fétide, qu'on jugea qu'un abcès s'était ouvert dans l'intérieur du cadavre (2).

Rougnon a observé qu'à l'ouverture de M. Charles, le ventricule droit regorgeait de sang à peine coagulé ; que le tronc de la veine cave, qui avait environ deux pouces de diamètre près du cœur, était également rempli de sang fluide, ainsi que son oreillette, qui était fort dilatée ; que les veines coronaires étaient prodigieusement gonflées et variqueuses; tandis que le ventricule gauche, son oreillette, la veine pulmonaire et l'aorte avaient leur diamètre ordinaire, et qu'ils étaient tout à fait vides. Il ajoute à cela que son malade avait une haleine très-fétide, ce qui ne pouvait pas venir de ses dents qu'il tenait très-propres. La carbonisation habituelle du sang dans le poumon pourrait-elle produire un pareil effet? — J'ai reconnu la même fétidité de l'haleine chez deux de mes malades. — Le docteur Wall a observé que les poumons étaient distendus par un sang très-noir (3).—Percival s'exprime sur ce sujet en ces termes : — « Les poumons présentaient leurs vaisseaux sanguins d'une manière aussi distincte et apparente que s'ils eussent été injectés avec du bleu de Prusse (4) ». — Parry a vu toutes les cavités du cœur de M. S*** (plus particulièrement le ventricule gauche) remplies d'un sang fluide, et chez

M. M***, le sang partout fluide, et les muscles très-colorés (1). — Johnstone a trouvé le cœur à demi putréfié (ce sont ses expressions), et dans un état de décomposition tel, qu'on pouvait sans beaucoup d'efforts y passer les doigts au travers (2). — Plusieurs auteurs ont annoncé qu'on avait rencontré, dans cette maladie, la substance du cœur beaucoup moins colorée que dans l'état naturel, ressemblant à de la chair lavée. — J'ai assisté à l'ouverture du cadavre d'un homme mort des suites d'une angine de poitrine simple, et je fus surpris de la couleur de son sang, qui ressemblait presque à de l'encre.

Je résumerai mon opinion sur la cause de l'angine de poitrine en ces termes:—1º La cause essentielle de cette maladie dépend d'une affection des nerfs pulmonaires, qui dérange l'exercice des fonctions des poumons, qui nuit à l'oxigénation du sang et qui cause, durant les attaques, la douleur sternale.— 2º L'angine de poitrine ne se rencontre guère que chez des sujets dont les poumons sont affaiblis par l'âge, ou qui ont une constitution plus particulièrement propre au développement de cette maladie. — 3º La disposition morbide des nerfs pulmonaires ne peut que se communiquer avec le temps au plexus cardiaque, et affecter le cœur et ses vaisseaux secondairement. — 4º L'oxigénation incomplète du sang, diminuant le *stimulus* des poumons et du cœur, donne lieu au renouvellement des attaques, jusqu'à ce que ce *stimulus* venant à s'éteindre fasse périr ces organes, et, aussitôt après, le cerveau.

§ VI. *Pronostic de l'angine de poitrine.* — Si l'ossification des artères coronaires était la cause et non l'effet de l'angine de poitrine, le pronostic en serait sans contredit des plus fâcheux; car quel est le médecin qui oserait espérer assez de l'énergie des remèdes pour détruire le mal qui pourrait déjà exister, et en arrêter les progrès? Si l'on adopte mon opinion sur la cause de l'angine de poitrine, on concevra, au contraire, qu'il peut y avoir quelque espoir de guérison, pourvu qu'on soit appelé de bonne heure, car la maladie devient d'autant plus incurable qu'elle s'invétère, à cause

(1) Medic. Trans., t. III, p. 1.
(2) Ibid., t. II, p, 59.
(3) Medic. Trans., t. III.
(4) Medic. Observ. and Inquir., t. v, p. 253.

(1) Ouvr. cité, p. 23 et 51.
(2) Mémoires de la Société de médecine de Londres, t. I, p. 376.

des affections diverses auxquelles elle donne naissance. Pour forcer les malades à être exacts dans l'emploi de leurs remèdes et à se ménager à tous égards, il serait souvent bien avantageux qu'on pût leur faire connaître la gravité de leur maladie; mais peu de malades, parmi ceux qui sont atteints de l'angine de poitrine, sont des *Diderot*; rarement en trouve-t-on d'assez philosophes pour se féliciter d'être exposés au genre de mort qui les menace (1). — Les individus les plus âgés, ceux qui sont nés avec une constitution faible et délicate, ceux dont le principe de vie est épuisé par l'intempérance et la débauche, ceux qui ont un principe évident d'acrimonie, sont ceux-là qui sont plus particulièrement exposés à mourir des suites de l'angine de poitrine.

§ VII. *Traitement de l'angine de poitrine.* — Avant que de parler des remèdes que nous avons employés dans l'angine de poitrine, nous passerons en revue ceux qui ont été conseillés ou administrés par divers médecins, soit dans la vue de guérir cette maladie, soit avec l'intention seulement d'en pallier les symptômes. — J'ai peu ou rien à proposer pour le traitement de cette maladie, dit Heberden; le repos, la chaleur et les liqueurs spiritueuses aident à rétablir les malades qui sont presque épuisés, et à dissiper les effets d'une attaque lorsqu'elle se soutient trop longtemps. Le vin et les cordiaux, pris le soir en allant au lit, peuvent prévenir ou affaiblir les paroxysmes nocturnes, mais rien n'agit plus efficacement que les préparations d'opium; dix, quinze à vingt gouttes de teinture thébaïque en entrant au lit, font que les malades peuvent y rester jusqu'au matin, tandis qu'ils auraient été obligés de se lever et de se tenir debout pendant deux à trois heures chaque nuit, et cela durant plusieurs mois. On peut continuer, augmenter même cette dose de laudanum impunément aussi long-temps que le cas l'exige, et le soulagement procuré par l'opium peut être ajouté aux arguments en faveur de la nature spasmodique de cette maladie (1). — « J'ai connu un malade, dit ailleurs le même auteur, qui s'imposa l'obligation de scier du bois pendant une demi-heure tous les jours, et qui en fut presque guéri. Chez un autre individu, la maladie cessa d'elle-même. La saignée, les vomitifs, et les purgatifs ne me paraissent pas convenir. — Le temps et l'attention découvriront vraisemblablement des moyens plus efficaces contre une affection si dangereuse et si pénible; mais on ne doit pas attendre qu'on puisse établir sûrement les bases de son traitement, quand on réfléchit que cette maladie est jusqu'à présent si peu connue, qu'elle n'a encore ni place, ni nom, dans le grand cadre des maux qui sont le partage de l'humanité (2). — Elsner, d'après la persuasion que la goutte erratique est la cause de l'angine de poitrine, assure que son traitement ne doit pas différer de celui de la goutte, et qu'en conséquence les efforts des médecins doivent tendre à la fixer en employant la gomme gayac et autres résines amères, l'extrait de gentiane avec la rhubarbe, le savon, l'antimoine et les substances toniques amères, telles que l'arnique, la camomille, le quina, le bois de quassia, le poivre noir, et, parmi les martiaux, surtout la liqueur *minerale-martiale*. On peut ajouter, dit-il, à ces médicaments, lorsque l'état spasmodique l'exige, le

---

(1) En 1782, Diderot, conversant avec feu M. le docteur D. de la Roche, lui racontait les symptômes d'une affection pénible qui le tourmentait depuis plusieurs années. Celui-ci frémit en reconnaissant dans sa description tous les caractères de l'angine de poitrine. Quel traitement suivez-vous, lui dit-il, pour cette maladie? — Aucun, répondit le philosophe. — Cependant vous feriez mieux de vous en occuper, elle pourrait avoir des suites fâcheuses. — Et quelles suites? Quel peut être mon pis-aller? — Une mort subite. Diderot, charmé de ce pronostic, déclara qu'il ne voulait user d'aucun remède. Assez long-temps après, une attaque violente qui le saisit au milieu de la nuit effraie ses alentours et peut-être lui-même; on chercha du secours, mais sa maladie fut méconnue; il fut saigné et médicamenté de manière à être jeté dans une hydropisie, à laquelle il fut long-temps menacé de succomber. Des soins mieux adaptés à son état le tirèrent de ce danger; mais à peine commençait-il à jouir de son rétablissement, qu'une mort subite le mit au tombeau. (Bibliothèque germanique médico-chirurgicale, par MM. Brewer et de la Roche, médecins, t. II, p. 227). *(Note ajoutée.)*

---

(1) Commentaries on the history and cure of diseases, p. 562.
(2) Medical transact., t. II, p. 59.

musc, l'huile de pétrole, le castoreum, l'extrait de jusquiame, de ciguë, et l'opium, mais seulement dans les cas où les symptômes sont extérieurs, encore faut-il en user avec précaution. On doit aussi recommander les bains chauds, les frictions, les sinapismes, les ventouses, les vésicatoires et les cautères, en les entretenant pendant long-temps. Quant à l'électricité, il ne faut en user qu'avec réserve (1). — Butter conseille les remèdes laxatifs, cordiaux et aromatiques ; l'usage des eaux minérales, des bains froids ; le changement d'air, et un exercice modéré. Il affirme que les végétaux acides, le thé vert, la saignée, les purgatifs drastiques et les réfrigérants sont nuisibles (2). »

Le docteur Parry a donné les conseils généraux suivants, dans le but de prévenir l'angine de poitrine : « Comme il paraît que l'ossification des artères dépend d'une augmentation dans l'*impetus* du sang, surtout quand il est disposé à l'inflammation, on doit supposer que la tempérance dans le manger et le boire, l'abstinence des exercices de corps violents, et une attention soutenue à faire usage de tous les moyens bien connus d'obvier à la diathèse inflammatoire, doivent avoir un effet très-marqué pour prévenir la lésion organique des artères coronaires qui constitue la syncope angineuse (3). » Passant ensuite à la disposition constitutionnelle des personnes atteintes de l'angine de poitrine, il dit : « Les causes principales qui font naître les paroxysmes dépendent, d'une part, d'une plénitude générale du système, et ensuite de tout ce qui peut produire une accumulation de sang subite et locale dans les cavités du cœur et les gros vaisseaux qui en partent : on réprimera l'embonpoint par un régime aussi peu nourrissant et stimulant que la digestion le comporte, par la privation de liqueurs fortes et spiritueuses, par l'emploi de quelques moyens médicaux, tels que des évacuations de sang faites à propos, de légers purgatifs et l'établissement de cautères. On préviendra l'accumulation du sang dans les cavités du cœur et de ses gros vaisseaux, en évitant de monter une colline ou un escalier, de marcher

contre le vent, ou d'un pas accéléré, de se promener sur un terrain plat trop long-temps, de parler à voix forte, de rire aux éclats, et enfin tout effort quelconque. Il ne peut qu'être très-nuisible aussi d'endurer le froid, d'exercer une pression sur les grosses artères, par la distension de l'estomac et des intestins, ou par des ligatures autour du corps ; de se laisser aller à la colère ou à toute autre passion ; de s'exposer à la chaleur, même à celle du feu ; de faire un usage immodéré des cordiaux, soit comme remèdes, ou comme un article de diète. Parry propose ensuite d'entretenir les fonctions des organes, d'obvier à la formation des vents par les eaux minérales froides et martiales, ou d'autres préparations de fer ; à la constipation, par l'usage modéré de l'aloès pris le soir en allant au lit, ou par tout autre laxatif, tel que l'huile de ricin, quelque solution saline, les fleurs de soufre lavées, etc. On diminuera l'intensité des attaques par l'éther, l'ammoniaque, le camphre, l'eau de menthe poivrée, l'opium ; on s'opposera enfin au retour des paroxysmes lorsqu'on présume que la goutte y intervient comme cause, par des rubéfiants appliqués aux extrémités inférieures. — Dans les paroxysmes qui dépendent d'un danger imminent, on fera une saignée, malgré la faiblesse du pouls et le froid général qu'éprouvent les malades ; durant cette opération le pouls se développera et deviendra plus fort, mais on ne fera qu'une petite ouverture à la veine, et on tâtera constamment l'artère radiale pour arrêter à propos l'écoulement du sang. » — Quant à l'administration d'un vomitif durant l'attaque, Parry dit que « le docteur Percival ayant été jusqu'à présent le seul praticien qui l'ait donné, il n'oserait pas le conseiller, à moins, peut-être, que l'attaque n'eût été occasionnée par un état de dyspepsie. L'effet des purgatifs, également recommandés par le docteur Percival, me paraît moins incertain, surtout lorsqu'on a raison de soupçonner une accumulation de matières dans les intestins ; ceux que je préférerais dans ce cas-là seraient le séné, la scammonée, le jalap, ou quelque sel neutre, en provoquant leur action par un lavement actif. » — Dans les cas de faiblesse mortelle et de sensation de froid, on n'aura recours aux cordiaux que pour dissiper des flatuosités de l'estomac, ou après que d'autres moyens plus naturellement indiqués n'auraient eu aucun effet. — Les rubé-

(1) Ouvrage cité, p. 85.
(2) Ouvrage cité, p. 27 et 28.
(3) Ouvrage cité, p. 148, et p. 150 et suiv.

fiants, les frictions et les autres moyens de rappeler la chaleur aux extrémités inférieures, ne conviennent qu'autant que leur action ne s'étend pas au-delà de la partie sur laquelle on les applique.» — Percival rapporte qu'un malade fut soulagé par la saignée et les vomitifs, après que les anodins et les antispasmodiques avaient été sans succès.

Fothergill, considérant l'obésité comme une des causes prédisposantes de l'angine de poitrine, insiste fortement sur la nécessité d'en prévenir l'augmentation par une diète végétale et par l'emploi des moyens propres à augmenter la sécrétion des humeurs. Ce médecin dit avoir guéri un homme de trente ans par un régime frugal, en lui tenant le ventre libre, en lui faisant prendre un exercice modéré à cheval, et en lui administrant des pilules composées de savon avec des gommes et du cinabre natif; par dessus, un léger amer-chalybé, et les eaux de Bath, où il alla plusieurs années de suite (1). — Johnstone a consigné dans les mémoires de la Société de médecine de Londres l'histoire de la maladie de J. Simkins, qui fut guéri par des pilules composées d'assa-fœtida, de camphre et d'extrait de ciguë, auxquelles on ajouta ensuite la digitale, à cause de l'enflure survenue aux extrémités inférieures. — Le docteur W. Lee Perkins a employé avec succès le sulfate de zinc, à la dose d'un grain, matin et soir, avec un quart de grain d'opium et quelques aromates, en augmentant la dose en proportion que l'estomac paraissait s'y habituer (2). Le professeur Odier recommande un régime antiphlogistique aussi sévère que le tempérament du malade permet de le supporter (3). — Dans la vue de détruire les ossifications déjà commencées dans les artères coronaires et les cartilages des côtes, ou de prévenir celles qui pourraient se former, le professeur Baumes a conseillé l'acide phosphorique en limonade, à la dose d'un gros ou deux, ou même à celle d'une once dans six onces d'eau de tilleul et deux onces de sirop d'althéa, dont on donne une cuillerée quatre fois par jour. Cet auteur croit devoir attribuer la gué-

rison de deux sternalgies à l'usage de ce remède; et ce qui l'a confirmé d'autant plus dans sa manière de juger l'heureux effet de ce remède, a été la perte de trois malades atteints de cette maladie, auxquels il avait administré inutilement les antimoniaux, le musc, et établi des cautères, etc. Il rapporte avoir aussi guéri par l'usage du musc, en dose augmentée par degrés, un architecte de Montpellier, atteint depuis une année de sternalgie, à qui il avait donné infructueusement le vin antimonié d'Huxham, et auquel il avait mis, de plus, les cautères en sautoir, recommandés par les auteurs anglais (1).

Smith nous apprend qu'il a employé avec succès une mixture composée d'eau de chaux, avec un peu d'eau spiritueuse de genièvre et une suffisante quantité de vin antimonié d'Huxham. Comme les attaques reparurent par la négligence et l'incurie du malade, on lui ouvrit un grand cautère à la cuisse, ce qui contribua à consolider sa guérison. — Dans la Gazette médico-chirurgicale de Salzbourg, le docteur Schœffer cite la guérison d'un musicien âgé de soixante-quatorze ans, effectuée par de petites doses d'opium, de tartre émétique, de musc et de camphre (2). — Bergius recommande la teinture de gomme de gayac, qui lui a fort bien réussi chez deux malades (3). — Godwin a décrit deux cas d'angine de poitrine où les malades, après l'usage infructueux des antispasmodiques et des vésicatoires, ont été guéris par une application irritante (4) faite sur la région du sternum, et renouvelée plusieurs fois par jour. Cette friction produit ordinairement une forte éruption à la peau; et dès qu'elle paraît, le mal diminue et le malade est soulagé (5). — On recommande encore l'électricité contre l'angine de poitrine. — J'ai employé, dit Wichmann, dans un grand nombre de cas, les re-

---

(1) Medical observ. and Inquir., t. v, p. 241.

(2) Mémoires de la Société de médecine de Londres, t. III, p. 580.

(3) Bibl. Brit., t. XXIII, p. 50.

---

(1) Annales de la Société de médecine pratique de Montpellier, t. XII.

(2) Bibl. med., t. II, an. 1808, et février 1810, p. 276.

(3) Sammlung auserlesener abhandlung. zum Gebrauche practischer Aerzte, t. X, p. 708.

(4) En voici la formule :
   Tartar. emet., drach. j.
   Spir. vin. camp., unn. sem.
   Aq. fervent., lib. j. misc.

(5) Annales de littérature médicale étrangère, par Kuiskens, 12º, 4, p. 286.

mèdes les plus puissants que l'on nomme nervins, antispasmodiques, et je n'en ai rien obtenu; tandis que j'ai délivré le seul malade que j'ai eu jusqu'à présent le rare bonheur de rétablir complétement, sans qu'il se montrât aucune crise, ni goutte, ni autre maladie, par l'usage continuel, pendant six mois, de la teinture antimoniale de *Theden*, et par deux cautères établis aux cuisses. Je maintiens encore aujourd'hui deux malades semblables avec de pareils moyens, qu'on ne considère certainement point comme nervins, antispasmodiques ou calmants, mais qui paraissent agir de tout autre manière, quoique les chimistes n'aient encore découvert que très-peu d'antimoine dans cette teinture (1). »

Les poudres de James, en petite dose et combinées avec un peu de castor et d'assa fœtida, ont fort bien réussi chez un malade que voyait le docteur Smith (2). — J'ai été aussi heureux que Wichmann en employant la poudre de valériane, à la dose d'une demi-once par jour; le malade a ressenti très-promptement les bons effets de ce remède, et depuis seize mois il vit à l'abri de toute attaque. Un autre malade, que je vois depuis une année, s'est trouvé si bien de l'usage de ce remède qu'il s'est cru guéri; quelques imprudences ont fait renaître de légères attaques, qui sont encore maîtrisées par un mélange de quina et de valériane.

Un homme de lettres de mes parents, atteint d'une angine de poitrine compliquée de palpitations, a pris avec succès une forte décoction de valériane et de douce-amère (cette dernière plante a été portée à la dose de deux onces par jour) avec les poudres de Dover unies à la gomme-gayac; lorsqu'on cessa la décoction, on y substitua des pilules composées de kermès minéral, d'alcali volatil concret, de gomme-gayac et d'extrait de douce-amère, dont on donnait douze chaque jour; à cette dose, elles procuraient trois ou quatre selles journalièrement. Les pilules ont garanti le malade du retour des attaques, et depuis un an, il est en état d'exercer les pénibles fonctions de son état. — Je crois avoir assez rapporté de diverses méthodes de traitement proposées contre l'angine de poitrine, pour montrer combien plusieurs d'elles diffèrent des autres, ce qu'on ne

peut attribuer sans doute qu'à la difficulté de baser solidement le traitement d'une maladie dont on ne connaît encore, d'une manière bien exacte, ni la cause ni les effets.

Si la théorie que j'ai établie sur l'étiologie de l'angine de poitrine est fondée, et si les conséquences que j'en ai déduites sont justes, la thérapeutique de cette maladie en deviendra moins incertaine. — Les symptômes de l'angine de poitrine une fois bien reconnus et constatés, le premier devoir du médecin sera de rechercher ce qui a pu occasionner les premières attaques pour empêcher, par les moyens les plus convenables, qu'elles ne récidivent; car la gravité et le danger de la maladie dépendent de la fréquence des paroxysmes. On conseillera aux malades de vivre, s'il est possible, à la campagne, pour les soustraire aux soucis des affaires; d'occuper de préférence un appartement au rez-de-chaussée (pourvu qu'il ne soit pas humide), pour répéter de petites promenades sans qu'il soit nécessaire de monter un escalier; d'avoir quelque livre intéressant pour tenir compagnie (1); de se procurer, si leurs facultés le leur permettent, un petit équipage pour pousser plus loin leurs promenades, sorte d'exercice passif auquel on peut se livrer sans crainte au début de la maladie. Le régime devrait consister en une nourriture fort simple, mais autant animale que végétale, afin de ne pas trop affaiblir les forces; dans ce but, on permettra aux malades un peu de vin aux repas, qui seront au nombre de trois par jour, pour ne pas surcharger l'estomac; le souper sera même très-léger, et on se couchera deux heures après l'avoir pris. Si le sommeil est agité et inquiet, on prendra, en entrant au lit, trois ou quatre grains de poudre de Dover; ce remède réussit mieux que l'opium seul: les malades, en se levant, prendront un lavement pour entretenir la liberté et la régularité des garde-robes; ils renonceront à tout commerce avec le sexe, car de telles jouissances ne peuvent qu'être très-nuisibles dans cette maladie; ils éviteront l'humidité, et se tiendront vêtus

---

(1) Ouvrage cité, p. 254.
(2) Medical comment., t. v, p. 99.

Jurine.

(1) Un de mes malades a remarqué que la lecture d'un ouvrage qui captivait son attention lui permettait de marcher beaucoup plus long-temps sans éprouver de malaise que lorsqu'il était livré à ses propres réflexions.

chaudement ; ils feront usage de racine de valériane en poudre, à la dose d'un gros, trois ou quatre fois par jour, qu'on alternera de temps en temps avec le quina ou tout autre remède du même genre, en même temps qu'on prendra des bains froids par immersion. Il faudra ensuite s'informer avec soin si le malade n'a pas été sujet à quelque âcreté cutanée, au rhumatisme, à la goutte, etc. ; dans ce cas, on ouvrirait un large cautère, même aux deux cuisses, et on tâcherait, par des moyens convenables, de rappeler ces humeurs à la peau ou aux extrémités ; on pourra ajouter à l'usage des antispasmodiques celui des antimoniaux, en donnant la préférence à la teinture antimoniale de Therden, qui a si bien réussi au docteur Wichmann. Les eaux minérales froides, généralement recommandées par les auteurs, ne sont pas non plus à négliger.

Si la maladie ainsi traitée dans son début est maîtrisée, on en consolidera la cure en faisant usage pendant long-temps des mêmes remèdes et des mêmes précautions, car le plus léger écart pourrait faire renaître les paroxysmes ; et comme les impressions morales influent puissamment sur leur retour, on recommandera aux malades de chercher à les éviter, et à ceux qui les soignent, de ne rien leur apprendre qui puisse leur causer de l'inquiétude ou du chagrin.

Si, au contraire, les attaques continuent, si le moindre exercice les provoque, si elles deviennent à la fois plus fortes et plus longues, si le malade en souffre pendant la nuit, le médecin doit alors redoubler d'attention, de soins et de perspicacité, car il est à craindre qu'il ne se forme quelque lésion organique du cœur et de ses vaisseaux, des poumons et même du cerveau ; complication qui donnerait à la maladie un caractère tout à fait incurable. A cette époque de la maladie, il faut substituer d'autres antispasmodiques à ceux dont on s'est déjà servi, et les combiner avec des amers ; on aura donc recours aux fleurs de zinc, à l'assa-fœtida, au castoreum, au camphre, au musc, au cuivre ammoniacal, au nitrate d'argent, etc., en associant, si le besoin l'exige, à ces remèdes déjà fort actifs, le tartrite antimonié de potasse, le phosphate de chaux antimonié (les poudres de James), et l'arséniate de soude ou de potasse. On prescrira aux malades le plus grand repos, et habituellement l'usage de l'opium, justement re-

commandé par Heberden pour prévenir les paroxysmes et en diminuer l'intensité. S'il y a de la turgescence dans le pouls, on ne redoutera pas de faire appliquer un petit nombre de sangsues à l'anus, car la circulation se fait toujours mal sous l'influence d'une affection spasmodique aussi grave que rebelle. On combattra un épanchement séreux qui pourrait se faire dans les cavités de la poitrine, par les hydragogues et la digitale pourprée. Contre l'ossification des artères coronaires ou des valvules du cœur, on pourrait essayer la limonade proposée par M. Baumes. Je conseille ordinairement l'acide phosphorique, à la dose d'un gros et demi par jour, dans quatre verres d'eau sucrée ; et dans une suite d'expériences entreprises sur l'emploi de ce remède, je l'ai vu prendre à la dose de cinq gros et demi, toutes les vingt-quatre heures, pendant quinze jours de suite, sans qu'il en résultât aucune altération dans l'exercice des fonctions de l'individu qui était le sujet de ces expériences. Enfin, pour obvier aux effets fâcheux du défaut d'oxygénation du sang, je ne craindrai point de proposer, contre l'angine essentielle non compliquée de phthisie pulmonaire, l'inspiration d'un air atmosphérique chargé d'une plus grande quantité d'oxygène qu'il n'y en a dans la constitution de ce fluide élastique. L'appareil dont je me sers pour cela consiste simplement dans une grande vessie préparée, qu'on ajuste à un tube en cuivre large et court, qui se termine par une embouchure pour s'adapter autour des lèvres, et dont le robinet de communication avec la vessie est percé d'une large ouverture, pour ne pas gêner la respiration. On peut inspirer plusieurs fois de suite cet air artificiel avant que de l'amener au degré de pureté de l'air atmosphérique. Chaque fois qu'il m'est arrivé de respirer du gaz oxygène pur, expérience que j'ai plusieurs fois répétée, j'ai trouvé que mon pouls en était accéléré de dix à douze pulsations par minute, que j'en devenais plus gai, et que le sang tiré d'une de mes veines se rapprochait de la couleur du sang artériel. — Si, malgré l'effet et la continuation des divers remèdes que nous venons d'indiquer, la maladie arrive à sa troisième et dernière période, on peut s'attendre à voir périr les malades subitement ou par les suites de quelque lésion organique secondaire. C'est à ce terme que le génie médical doit mettre à contribution tous les moyens qui n'auront pas été encore tentés (1), sinon pour guérir, du moins pour pallier les symptômes de la maladie (2).

CHAPITRE III.

DE L'ANGINE DE POITRINE ESSENTIELLE ET SIMPLE; DES AFFECTIONS QU'ELLE PRODUIT, DE CELLES QUI PEUVENT LA COMPLIQUER, ET DES MALADIES QUI S'EN APPROCHENT.

Pour mieux faire connaître les affections diverses dont l'angine de poitrine peut se compliquer, je donnerai d'abord l'histoire de quelques cas où l'on voit les malades guérir, ou périr, sans qu'il se soit manifesté aucun symptôme étranger à la maladie.

§ Ier *Cas d'angine de poitrine essentielle et simple.*

PREMIÈRE OBSERVATION.

M. B..., très-maigre et d'une taille moyenne, issu d'un père sujet à la goutte, ainsi que son frère, avait joui, sans être vigoureux, d'une bonne santé jusqu'à l'âge de soixante ans, qu'il ressentit la première attaque de cette maladie. Une fièvre d'accès l'avait rendu sujet, depuis plusieurs années, à des défaillances ou faiblesses instantanées, lorsqu'il usait de certains aliments : ainsi il était sûr d'en avoir après avoir mangé de la perche, une soupe farineuse, ou tel autre aliment fort bon sous tous les rapports; mais cette singulière disposition avait cessé depuis quelque temps, lorsque les premiers symptômes de l'angine de poitrine se manifestèrent. — La première attaque parut après une promenade longue et un peu fatigante ; elle dura environ vingt minutes, et on en vit succéder

d'autres, à des intervalles plus ou moins éloignées. Toutes les fois que le paroxysme arrivait, le malade ressentait une douleur angoissante en travers de la poitrine, un peu à gauche, qui s'étendait au bras du même côté, lequel en était serré péniblement depuis le milieu jusqu'au coude. — On combattit la maladie, dans son début, avec des pilules composées de l'extrait de valériane, d'assa fœtida et de fleurs de zinc; elles éloignèrent les paroxysmes, au point que le malade se serait cru guéri, s'il n'eût pas connu le nom de sa maladie, car il passa plusieurs mois sans s'en ressentir; lorsqu'il avait le pressentiment du retour d'un paroxysme, il le faisait cesser en s'arrêtant tout court. Dans la dernière année de sa vie, il pouvait aller à sa campagne, éloignée d'une lieue de la ville, et en revenir tranquillement, sans éprouver d'attaque.

Il prit, une année au printemps, le lait d'ânesse avec quelque succès, et dans le cours de sa maladie, qui a duré environ quatre ans, il a fait un fréquent usage de poudres composées de valériane et de quina. Quand il n'avait pas eu d'attaque depuis quelque temps, il abandonnait ses remèdes, pour y revenir à l'apparition d'un nouvel accident. Son état, à tout prendre, était bien supportable, puisque les paroxysmes, rares et courts, n'augmentaient pas en intensité, et que le malade pouvait continuer ses occupations ordinaires d'agent de change sans en être incommodé. — Au mois de décembre 1808, après avoir fait une promenade hors de la ville, quelques heures après son dîner, par un temps très-froid et en marchant contre le vent du nord qui soufflait fortement, il se rendit chez moi, où se trouvait sa société. A peine fut-il assis près du feu, qu'il renversa sa tête sur le dos du fauteuil, et qu'il expira. J'accourus pour lui donner des secours, qui furent inutiles ; son visage n'était pas du tout changé, son corps n'était pas couvert de sueur ; on aurait dit que le défunt reposait tranquillement; de sorte que le passage de la vie à la mort ne fut annoncé, chez lui, par aucun mouvement violent ni involontaire. — Pendant le cours de la maladie, le pouls avait été petit, fréquent et un peu inégal ; point de palpitation; la respiration libre, même dans le paroxysme; le sommeil toujours tranquille, l'appétit réglé, les digestions faciles, les selles régulières, et les urines naturelles. — A

---

(1) Les vésicatoires, les liniments les plus actifs, le moxa, le séton; et à l'intérieur, les préparations ammoniacales, le phosphore, l'opium, etc.

(2) Je me jetterais dans un dédale si j'entrais dans le traitement de l'angine de poitrine compliquée : c'est au médecin à juger de la complication de chaque cas particulier, et du genre de remèdes que cette diversité d'accidents rend nécessaire.

l'ouverture du cadavre, où, à mon grand regret, il me fut impossible d'assister, on trouva les artères coronaires ossifiées dans tout leur trajet; le cœur, ses valvules, l'aorte et les poumons n'offrirent rien de particulier; tous les viscères du bas-ventre parurent en bon état. Ce cas d'angine de poitrine est un des plus simples qu'on puisse présenter, et il n'est guère de maladie mortelle qui présente aussi peu d'accidents.

IIᵉ OBSERVATION.

M. Fab***, musicien, âgé de soixante ans, d'une taille haute, d'un embonpoint médiocre, d'un caractère gai, ayant toujours joui d'une bonne santé, éprouvait, depuis une année environ, tous les symptômes de l'angine de poitrine. Il y faisait peu d'attention, parce que les attaques se dissipaient promptement par le repos. En octobre 1786, il en eut une beaucoup plus forte dont il fut effrayé, ce qui l'engagea à me consulter. D'après la description qu'il me fit de ce qu'il éprouvait, je reconnus bientôt les caractères de sa maladie. La douleur siégeait en travers du sternum, et gagnait promptement le bras gauche, où elle se fixait fortement au point d'attache du muscle deltoïde à l'humérus. Les attaques ordinaires n'excédaient pas dix à douze minutes; pendant leur durée, le malade ressentait de la gêne dans la respiration, sans se plaindre ni d'oppression ni de palpitations; lorsque l'accès était terminé, il n'avait aucun sentiment de malaise, l'appétit continuait à être bon, et toutes les fonctions se faisaient bien. — Je lui fis mettre des sangsues à l'anus, parce que le pouls était plein et fort; je lui ordonnai des lavements pour obvier à la constipation, à laquelle il était sujet; je le mis à l'usage des pilules d'assa fœtida et de succin; je lui imposai un régime frugal, et surtout je lui recommandai de ne pas se fatiguer trop en marchant. Environ un mois après, il me fit demander, mais je ne pus arriver qu'à la fin du paroxysme. Le pouls me parut plus concentré qu'à l'ordinaire, sans intermittence ni irrégularité; la gêne qu'éprouvait le malade à respirer n'était pas telle qu'elle ne cédât aisément à sa volonté; il sentait le besoin de soupirer, ce qu'il exécuta plusieurs fois. — Je substituai aux pilules qu'il prenait alors, le musc et le camphre, ce qui n'empêcha pas qu'une seconde attaque reparût quin-

ze jours après; elle fut longue, très-angoissante, et n'offrit rien d'ailleurs de nouveau.

Je tombai malade à cette époque; on fit appeler un de mes confrères, qui, malgré l'usage continué de divers antispasmodiques, eut, peu de temps après, le chagrin de voir périr le malade subitement, et le regret de ne pouvoir obtenir l'ouverture du cadavre. — Il est digne de remarque que, dans les deux cas que nous venons de rapporter, les individus ont péri sans avoir éprouvé d'attaques nocturnes. — Le même confrère dont je viens de parler, me raconta qu'il avait soigné tout récemment un vieux libertin, à cou court et à gros embonpoint, pour une angine de poitrine déjà fort avancée. Comme la maladie devenait chaque jour plus formidable, il demanda en consultation un autre médecin; leur conférence terminée, ils rentrèrent dans la chambre du malade, qu'ils trouvèrent mort dans son fauteuil. — L'observation insérée, par le docteur Lallement, dans le journal de médecine de Paris, avril 1788, offre ceci de curieux, que la maladie, qui se manifesta chez un homme de soixante ans, ne dura en tout qu'un mois, et se termina par une attaque en présence du médecin, qui rapporte le fait en ces termes : « Le pouls et la respiration cessant tout à coup leur mouvement, le malade mourut en parlant et en parfaite connaissance, sans qu'on pût lui donner aucun secours. » — Cette observation du docteur Lallement, quelque concise qu'elle soit, n'en est pas moins fort instructive, puisqu'elle prouve manifestement que, chez cet individu, la mort a commencé par celle des organes qui constituent la vie organique, et que le cerveau n'en a été frappé que quelques instants après; ce qui est en tout point conforme à la théorie que j'ai établie sur la cause de cette dangereuse maladie.

IIIᵉ OBSERVATION.

Ce cas fut communiqué au docteur Heberden, par une lettre anonyme conçue en ces termes (1) : — « Je suis âgé de 52 ans; ma taille est moyenne, ma constitution forte, mon cou court; j'ai du penchant à être gros; mon pouls bat 80 fois par minute, et ses extrêmes sont, en parfaite santé, de 72 à 90 pulsations.

_____

(1) Medic. Trans., t. III, p. 1.

Dès mon enfance, j'ai eu la plus belle santé, et pendant plus de vingt ans, je n'ai pris aucun remède. — Il y a environ cinq ou six ans que je ressentis pour la première fois les atteintes de cette maladie dont vous avez parlé; elle me saisissait toujours en marchant, ou après le dîner, ou le soir; je ne l'ai pas aperçue une seule fois le matin, ni assis, ni au lit. Je ne monte jamais à cheval, et je vais rarement en carrosse; mais, dans ce dernier cas, les attaques n'ont jamais paru. — Le premier symptôme de ce mal est une douleur au bras gauche, un peu au-dessus du coude, qui, peut-être en moins d'une demi-minute, s'étend en travers de la poitrine du côté gauche, et produit un commencement de défaillance, ou un peu de gêne dans ma respiration, du moins, je l'imagine ainsi, mais la douleur me force à m'asseoir. D'abord, comme vous l'observez, elle disparaissait à l'instant, mais dernièrement ce n'est plus qu'insensiblement. Si, par impatience, je marche avant qu'elle se soit entièrement dissipée, elle renaît. Il m'est fréquemment arrivé, étant en compagnie, de supporter la douleur sans m'en embarrasser: alors elle durait cinq à dix minutes, et cessait presque subitement. Elle reparaissait à des intervalles irréguliers, d'une semaine, de quinze jours, d'un mois, en général plus fréquemment en hiver qu'en été. Comme, lorsque la douleur me quittait, je me trouvais fort bien, que je ne crachais ni sang ni matière purulente, et que je n'avais aucun soupçon de la formation d'un abcès, je ne me suis pas jusqu'ici inquiété de sa cause, l'attribuant à un embarras dans la circulation, ou à une espèce de rhumatisme.

» Je vais maintenant vous faire connaître les sensations qui me font présager une mort subite. J'ai fréquemment éprouvé, étant assis, debout, ou même dans mon lit, une sensation que je ne puis mieux exprimer qu'en la nommant une *pause universelle et interne des opérations de la nature*, qui durait trois à quatre secondes, et qui était suivie d'un choc du cœur, qui annonçait le retour de ses fonctions; ce choc ressemblait à celui que ferait sentir un petit pois attaché par un cordon à quelque partie du corps, et qui tomberait de la hauteur d'une table, à la distance de quelques pouces du plancher. Il y a des temps où cette sensation se fait percevoir deux à trois fois dans une demi-heure; dans d'autres, je ne la sens qu'une fois par semaine, quelquefois je reste long-temps sans m'en ressentir; il semble que depuis une année, j'y sois beaucoup moins sujet qu'auparavant. — Comme vous avez annoncé que plusieurs personnes étaient mortes subitement des suites de l'angine de poitrine, je présume qu'elles avaient éprouvé le symptôme que je viens de décrire, pensant qu'il est plus probable de le regarder comme cause de mort subite, qu'aucun de ceux auxquels vous l'avez attribuée. Mais quelle qu'en soit la cause, s'il plaît à Dieu de me faire mourir subitement, j'ai donné des ordres pour vous faire donner les détails de ma mort, et vous transmettre la permission d'ouvrir mon corps pour en chercher la cause, ce qui pourra peut-être fournir des lumières sur l'origine de la maladie qui fait le sujet de cette lettre.

« Environ trois semaines après la réception de cette lettre, dit le docteur Heberden, on m'apprit que ce malade, en faisant une promenade au sortir de son dîner, se trouva mal; il s'appuya contre un piquet, et pria un passant de l'aider à gagner une maison voisine, où il vomit beaucoup; on le saigna, et il mourut en moins d'une demi-heure. — Le cadavre fut ouvert par Jean Hunter. Il trouva tous les viscères en bon état. Il examina avec une attention particulière les viscères thoraciques, surtout le cœur, ses vaisseaux et ses valvules, qui furent constatés être dans leur état naturel, à l'exception de quelques taches sur l'aorte, dépendant d'un commencement d'ossification. Les poumons avaient contracté de faibles adhérences avec la plèvre du côté gauche. Le ventricule aortique du cœur était singulièrement fort, épais, et aussi complétement vide de sang que s'il eût été lavé. On observa que ce liquide n'était nulle part coagulé, pas même après avoir été exposé pendant deux heures à l'air; il avait la consistance d'une crème légère, sans aucune séparation de ses parties constituantes. — Heberden termine cet exposé en disant que cette suspension apparente des opérations de la nature est un symptôme dont il ne se rappelle pas qu'aucun malade se soit plaint avant celui-ci, quoiqu'il ait vu au moins cinquante cas d'angine de poitrine; et qu'il est plus vraisemblable d'attribuer la mort subite de ce malade à une aggravation soudaine et instantanée de la maladie, plutôt qu'à cette sensation particulière. »

Quel que soit le désir que j'aie d'être bref dans les observations que je rapporterai dans ce mémoire, je n'ai pas cru devoir rien retrancher à celle-ci, qui est autant instructive qu'intéressante. On voit d'abord, ce qui est rare, le début du paroxysme s'annoncer par la douleur au bras plutôt que par la douleur au sternum, preuve manifeste de sa nature nerveuse. On voit, en outre, ce qui est plus rare encore, cette espèce de pause universelle des opérations de la nature, qui prouve évidemment une diminution remarquable dans le degré de sensibilité et d'irritabilité des organes vitaux, qu'on ne peut attribuer qu'à l'état du sang; et, enfin, le retour à la plénitude des fonctions de ces organes par une modification chimique presque instantanée dans ce liquide, qui en est le stimulant naturel; retour qui s'annonçait par un choc particulier dans la région du cœur, ou par le renouvellement de ses contractions momentanément suspendues. La mort elle-même est remarquable, n'étant pas arrivée aussi subitement qu'à l'ordinaire, et ayant été précédée par une affection nerveuse de l'estomac.

IVᵉ OBSERVATION (1).

Un ecclésiastique sobre et tempérant atteignit dans le meilleur état de santé possible sa cinquante neuvième année, n'ayant éprouvé parfois qu'une légère indisposition, qui consistait dans une tension du bas-ventre, comme s'il avait trop bu ou trop mangé, et qui était accompagnée d'une espèce de roideur qui ne lui permettait pas d'être long-temps assis. Cette incommodité, qu'il combattit par un régime diététique seulement, ne l'avait jamais empêché de vaquer à ses fonctions, ni même de prendre de l'embonpoint. A cette époque parurent les premiers symptômes d'angine de poitrine, et voici le rapport que le malade fit de son état au docteur Kriegelstein en le consultant : — « Il y a près de quinze mois que je fus inopinément attaqué d'une douleur brûlante à la poitrine, et dès lors j'en suis tourmenté presque journellement; le mal me vient en général après m'être donné du mou-

vement; le plus léger suffit quelquefois pour cela. Si je marche vingt pas, la douleur commence; si je monte un escalier de six à huit degrés, mon mal me prend; le mouvement que je fais en m'habillant, en me déshabillant, en montant sur le lit, ou en changeant de position lorsque je suis couché, suffit pour faire naître de fortes attaques qui varient en durée, et qui ne peuvent être apaisées que par une grande tranquillité; c'est principalement après m'être mis au lit que j'en suis incommodé; je trouve alors quelque soulagement à me tenir sur mon séant. Je supporte fort bien le mouvement du cheval et celui de la voiture. Je prêche sans inconvénient et je respire librement. Je crois sentir que l'attaque commence par une chaleur au creux de l'estomac; il y survient bientôt de la douleur, qui s'étend promptement par toute la poitrine, avec sueur, lorsqu'elle me prend en marchant, le repos seul l'apaise, ce qui m'engage à m'arrêter; quoique la distance de ma maison à l'église ne soit que d'environ cent pas, je me reprends trois à quatre fois. Une marche forcée rend la douleur tellement insupportable, que le plus ferme stoïcien ne la soutiendrait pas; je la nommerai une douleur cuisante. Lorsque je souffre ainsi de la poitrine, il s'établit dans la paume de mes mains une sensation désagréable, telle qu'on en éprouve après un travail pénible ou le maniement soutenu d'un marteau; j'ai de plus une espèce de tuméfaction dans le larynx; malgré cela je mange, je digère et je fais bien toutes mes fonctions. Dans le commencement de la maladie, je goûtais les douceurs du sommeil, mais à présent je dors rarement avant minuit, ou bien mon repos est inquiet et de courte durée; il est plus tranquille après minuit; dans l'après-dîner, les attaques reviennent plus facilement, elles sont aussi plus fortes. — J'ai consulté plusieurs médecins, qui ont pensé différemment des causes de ma maladie; mais de tous les remèdes que j'ai pris, l'assa-fœtida et des poudres antispasmodiques sont les seuls qui aient produit quelque effet. » — Le docteur Kriegelstein conseilla des pilules de galbanum et de gayac, auxquelles on ajouta ensuite du soufre doré d'antimoine, une décoction de cascarille, les poudres de Dover, des gouttes calmantes (à prendre au moment du paroxysme) composées d'une teinture d'ipécacuanha et d'extrait

---

(1) Journal de Hufeland, t. XIX.

de jusquiame, un liniment fait avec le tartrite antimonié de potasse et l'opium pour frotter la partie douloureuse, et un cautère au bras le plus voisin de la douleur. — Par l'effet de ce traitement, les attaques nocturnes diminuèrent en peu de temps, le mouvement et la marche devinrent plus faciles, et dans l'espace de quatre mois le malade fut complétement rétabli.

Vᵉ OBSERVATION (1).

Un homme qui avait mené une vie très-réglée, qui n'avait jamais eu d'affection goutteuse, en un mot, dont la première maladie est celle dont je fais l'histoire, en fut atteint dans sa trente-deuxième année. Il était à cheval, cheminait lentement, ne s'occupant pas de sa monture, lorsqu'elle s'abattit brusquement, et d'une manière dangereuse. Dans le même instant, cet individu ressentit au cœur une violente douleur qui cessa au bout d'une minute, et qui ne reparut pas pendant une année entière. A cette époque, un jour qu'il montait une petite colline, il lui survint subitement une douleur de poitrine si forte qu'elle l'obligea à s'arrêter pour ne pas étouffer. Pendant quelques années, ces attaques furent assez rares pour ne lui causer aucune inquiétude; insensiblement, elles devinrent plus fréquentes et plus fortes; il s'y joignit une sensation semblable à celle d'un liquide chaud qui coulerait dans le bras. On lui fit ouvrir un exutoire à ce bras, dont il éprouva beaucoup de soulagement pendant cinq ans qu'il le porta; mais, se croyant guéri, il le laissa fermer, et bientôt après les attaques reparurent avec plus d'intensité qu'auparavant. On rétablit le cautère, mais il ne rendit plus les mêmes services. Pendant les douze dernières années de la vie du malade, son mal ne fit que s'accroître. Comme aucun remède ne pouvait le guérir, et qu'il prévoyait bien que la mort serait le seul terme de ses souffrances, il ne voulut faire usage que du laudanum, dont il avait considérablement augmenté la dose, à cause de la violence des accès qui survenaient pendant la nuit. Depuis le mois de décembre de l'année précédente, les paroxysmes

étaient devenus plus forts, plus fréquents et plus longs; enfin, dans le mois de février, comme le malade prenait une tasse de chocolat, il tomba de sa chaise et mourut subitement. A l'ouverture du cadavre, je trouvai tout le tissu cellulaire et le médiastin remplis de graisse; les cartilages de quelques-unes des côtes commençaient à s'ossifier; le cœur était sain, l'aorte un peu dilatée; les artères coronaires présentaient, par places, plusieurs ossifications; la première branche de la plus grosse des coronaires était absolument ossifiée dans toutes ses ramifications, tandis que la seconde, quoique endurcie, offrait cependant encore une cavité. — Cette observation prouve l'effet des vives émotions sur les nerfs des organes de la poitrine, et combien ces nerfs peuvent en être affaiblis.

VIᵉ OBSERVATION (1).

« Le premier cas d'angine de poitrine qui se soit présenté à moi, dit le docteur Fothergill, date de plus de vingt ans, et le malade en avait trente lorsqu'il ressentit les premiers accidents. C'est le sujet le plus jeune que j'aie vu atteint de cette maladie, dont les symptômes sont trop prononcés pour qu'on puisse en méconnaître la nature. — Cet individu était d'une taille petite, plutôt que grande, avec le cou court; il était fort tempérant, et accoutumé à un exercice régulier et modéré. Sans aucune cause connue, il était obligé quelquefois de s'arrêter tout à coup quand il montait, lorsqu'il accélérait son pas, ou que son cheval allait au trot précipité. Un mouvement modéré ne l'incommodait pas. Sentant son mal augmenter, il vint me consulter; mais, en se rendant chez moi, par une rue dont la pente était douce sans être longue, il fut obligé de s'arrêter plusieurs fois pour se remettre d'un serrement qu'il éprouvait dans la poitrine, et qui lui faisait craindre de mourir s'il eût continué à marcher. Il sortait justement de dîner, ce qui avait augmenté la difficulté de monter, car il avait remarqué qu'il souffrait moins du mouvement lorsqu'il était à jeun. — D'après la description qu'il me fit de la marche de sa douleur, située d'abord en travers de la poitrine, et qui gagnait en-

---

(1) S. Black's Memoirs of the medical Society of London, t. VI, p. 41.

(1) Medic. Observ. and Inquir., t. v, p. 241.

suite l s deux bras jusqu'aux coudes, je ne pus m'empêcher de soupçonner que le siége et la cause de cette douleur é'aient dans la huitième paire de nerfs et ses ramifications nombreuses. Je pensais que quelque cause irritante mise en jeu par le mouvement les affectait, et que les parties auxquelles ces nerfs se distribuent étaient par là dans un état de souffrance.

» Les poumons ne semblaient pas malades; il n'y avait eu auparavant ni toux, ni aucun symptôme inflammatoire, ni affection catarrhale, ni hydropisie de poitrine, ni aucune acrimonie errante capable de produire de telles sensations. — Je recommandai au malade un régime frugal, de se tenir le ventre libre, de monter à cheval modérément, et de ne pas faire à pied des promenades fatigantes. Je lui conseillai des pilules de savon avec des gommes et du cinabre natif; puis, par-dessus, un léger amer chalybé qu'il prit pendant quelques mois, après quoi il alla à Bath pendant plusieurs saisons de suite, et recouvra sa première santé. — Voilà le seul exemple de guérison parfaite que j'aie vu de cette maladie obscure, et trop souvent fatale. Quelques individus que j'ai perdus de vue ont été soulagés pendant long-temps, mais le pronostic est tout autre lorsque la maladie se manifeste dans un âge avancé. — Il paraît, comme je l'ai dit, que les jeunes gens chez qui se développent les premiers symptômes d'angine de poitrine ont en eux la force vitale suffisante pour les surmonter, pourvu qu'ils usent de ménagements. J'ai vu des jeunes gens qui avaient usé immodérément des plaisirs de l'amour, se plaindre d'une douleur au sternum qui naissait par le mouvement et qui se dissipait par le repos. J'ai aussi connu un homme de quarante-six ans, fort et vigoureux, sujet à cette sensation, qui mourut subitement dans les bras de sa maîtresse, à la suite d'excès de ce genre.

VII⁰ OBSERVATION (1).

Je rapporte cette observation pour faire surtout connaître les moyens mis en usage par le docteur Percival pour soulager son malade, les résultats de l'autopsie cadavérique et les réflexions

(1) Medic. Comment., t. III, p. 180,

d'Heberden sur ce sujet : — « Je fus appelé (dit le docteur Percival), en novembre 1773, chez un particulier âgé d'environ cinquante ans, qui avait, depuis plusieurs années, des attaques d'oppression alarmantes et fréquentes dont il ne pouvait pas rendre raison. Les accidents étaient compliqués d'une douleur sous le milieu du sternum qui s'inclinait à gauche, et qui se portait instantanément au bras du même côté, à l'attache du muscle deltoïde à l'humérus. — Je ne vis ce malade qu'une fois : aussi ne me permettrai-je pas d'entrer dans de plus grands détails sur son compte, me contentant de dire que je considérai la maladie comme un cas d'angine de poitrine. — J'ordonnai différents remèdes anodins et antispasmodiques, qui ne procurèrent qu'un soulagement momentané. Il est digne de remarque qu'aucun moyen ne diminuait les attaques plus énergiquement que les vomitifs et la saignée. — Ce malade mourut en juillet 1774. L'ouverture du cadavre fut faite par un chirurgien distingué, qui m'en communiqua le résultat, que voici : — Le lobe gauche du foie avait beaucoup augmenté de volume; il était garni de tumeurs blanches et dures; le lobe droit était à moitié atteint de la même affection : l'estomac était dur et squirrheux là où il est en contact avec le foie. — Les poumons, pâles et livides, laissaient apercevoir leurs vaisseaux sanguins aussi distinctement que s'ils eussent été injectés avec du bleu de Prusse. Le cœur et l'aorte descendante étaient dans l'état naturel. Le péricarde contenait fort peu de sérosité, et le diaphragme n'offrait aucune altération. — Il faut observer que ce malade n'avait jamais eu d'attaque de goutte, et qu'il avait beaucoup joui de la vie. » — Le docteur Heberden, à qui ce cas fut communiqué, envoya les remarques suivantes : « L'ouverture de ce cadavre, de même que celle de quelques autres dont j'ai eu connaissance, nous apprennent que l'angine de poitrine n'est occasionnée ni par l'inflammation, ni par un vice de conformation des organes de la poitrine. Nous ne devons pas, pour la guérir, choisir des remèdes qui affaiblissent le vis vitæ, ni désespérer d'en trouver ailleurs; cependant nous ne devons pas nous flatter non plus de les découvrir si promptement, en jugeant du moins par le peu de succès de nos recherches contre la goutte et autres maladies dont nous connaissons la nature depuis tant d'années. »

VIIIᵉ OBSERVATION.

M. J**, âgé de soixante ans, maigre et sec, d'une grande susceptibilité morale, a exercé la profession de bijoutier, et a fait un fréquent usage du chalumeau sans en avoir été fatigué. Il fut malade à quarante ans d'un rhumatisme aigu, dont il n'a depuis ressenti aucun retour. — Dans l'année 1806, il commença à éprouver une douleur fixe à la partie postérieure de la tête, correspondant aux bosses occipitales inférieures. Cette douleur, assez forte dans la journée, diminuait ou cessait presque entièrement lorsqu'il était couché, pourvu qu'il eût la précaution de ne pas appuyer sur le chevet la partie douloureuse; car si cela arrivait pendant son sommeil, il en était à l'instant réveillé. Cette sensation n'empirant point, même après quelques excès, le malade la supporta sans chercher à la combattre par aucun remède. — Au commencement de l'année 1809, il essuya un revers de fortune dont il fut si vivement pénétré, qu'il voulut se donner la mort; dans son désespoir, il se frappa la poitrine avec un instrument aigu, qui ne pénétra pas bien profondément; et, tout de suite après, il alla se jeter dans la rivière, où il aurait probablement péri s'il n'eût reçu de prompts secours. — Dans le mois de novembre de la même année, il ressentit une angoisse pénible en travers de la poitrine, qu'il comparait à l'impression que lui aurait causée une barre chaude appliquée sur cette partie; cette angoisse dura un quart d'heure environ, et se dissipa complétement. Quelque temps après, elle reparut aussi subitement, et se fit apercevoir de la même manière, laissant d'ailleurs le malade très-bien dans l'intervalle des attaques. Dans la suite, il observa que toutes les fois qu'il se promenait, même d'un pas mesuré, il ressentait cette douleur plus ou moins vivement; quand elle était faible, il pouvait continuer doucement sa marche; mais lorsqu'elle était forte, il était obligé de s'arrêter et même de s'asseoir à terre pendant dix à douze minutes. L'attaque une fois finie, il pouvait, sans la faire renaître, continuer à marcher, à moins qu'il ne montât un escalier, car dans ce cas il était presque sûr de la voir reparaître s'il ne se reposait pas fréquemment.

Lorsque la douleur était forte, il lui semblait que le sternum s'enfonçât sur l'épine du dos, et s'il tentait de surmonter cette sensation pénible, il éprouvait alors un anéantissement de toutes ses facultés tel qu'il ne doutait pas qu'il fût mort subitement s'il eût persisté à se donner du mouvement. — La maladie, ainsi abandonnée à elle-même, empirait chaque jour, de sorte qu'au milieu de décembre la douleur n'était plus bornée au sternum, mais elle se propageait jusqu'à la mâchoire inférieure. A la fin de ce mois-là, les attaques étant survenues sans avoir été provoquées par l'exercice, le malade commença à s'en inquiéter, et fit appeler un de mes confrères, qui lui prescrivit huit grains de camphre par jour en quatre doses. Ce remède produisit un effet si heureux, qu'après en avoir fait usage pendant quelque temps, le malade se crut guéri, et voulut sortir et prendre de l'exercice. — Au commencement de janvier 1810, il se promena pendant une demi-heure sans avoir d'attaque, ce qui ne lui était pas arrivé depuis l'invasion de sa maladie. Après le dîner, il répéta cette promenade tout aussi heureusement; enhardi par ce succès, il se permit de sortir une troisième fois, ce qui fit reparaître l'attaque. Les paroxysmes, à cette époque, parurent de nuit comme de jour; le malade ne passait pas vingt-quatre heures sans en avoir un, dont la durée se prolongeait assez long-temps. Lorsqu'il se couchait, il pouvait se reposer une couple d'heures de suite; le reste de la nuit se passait en rêveries fatigantes, et si le paroxysme se décidait, le malade s'asseyait sur son lit, sans être pourtant obligé d'en sortir. Les attaques de nuit étaient plus longues, mais moins aiguës que celles qui survenaient pendant le jour. — Mon confrère, voyant que le camphre avait perdu son efficacité, lui substitua les fleurs de zinc, mais sans succès. Il fit appliquer des sangsues à l'anus pour diminuer un état de pléthore, et prescrivit ensuite la digitale pourprée, qu'on continua assez long-temps sans en observer d'effet marqué. — Je fus appelé alors en consultation, et voici quel était, à cette époque, l'état de la maladie. Les paroxysmes étaient fréquents et différaient en degrés d'intensité. Vers les deux heures de la nuit, il en arrivait ordinairement un qui, sans être fort, durait une couple d'heures. Quand le malade sortait du lit le matin, le mouvement qu'il se donnait en s'habillant en provoquait un autre. Enfin, lorsqu'il s'oubliait à son travail ou qu'il faisait quelque effort, il survenait une attaque plus forte que les précédentes. Durant les paroxysmes, le malade n'éprouvait aucune sensation douloureuse dans les bras; la douleur occupait le milieu du sternum, et s'étendait en travers des mamelles autant à droite qu'à gauche; elle remontait ensuite au haut de la poitrine, et gagnait de là la mâchoire inférieure, en y causant une constriction semblable à celle que ferait éprouver une forte crampe; la douleur descendait rarement vers l'épigastre. Lorsqu'elle commençait à diminuer, elle suivait une marche inverse, c'est-à-dire que la mâchoire ou l'épigastre en était libéré avant le sternum; et lorsque l'attaque était complétement terminée, il ne restait plus qu'un peu de meurtrissure dans les parties qui avaient été affectées.

Pendant l'attaque, le visage pâlissait un peu, et les mouvements de la respiration, qui dans l'état ordinaire se répétaient vingt-trois fois par minute, n'allaient pas alors au delà de vingt-six; ils s'opéraient sans gêne, puisque le malade pouvait faire de profondes inspirations. Le pouls était un peu concentré, d'ailleurs régulier et sans intermittence; il battait cinq ou six fois par minute de plus que dans l'état ordinaire, et, sur le déclin de l'accès, il n'y avait jamais d'éructation. — Un fait qui mérite d'être remarqué, c'est que la douleur à l'occiput avait diminué assez sensiblement, depuis l'invasion de l'angine de poitrine, pour que le malade pût reposer sa tête sur l'oreiller une partie de la nuit sans en ressentir trop d'angoisses. — Dans l'intervalle des attaques, l'appétit se soutenait, les digestions s'opéraient bien, et les urines pendant l'accès ne furent jamais limpides et claires, ni troubles ni briquetées lorsqu'il était terminé. — Nous conseillâmes à ce malade une réclusion absolue, la plus grande circonspection dans ses mouvements; une demi-once de valériane en poudre, en quatre doses, dans la journée, et lors du début de l'attaque une potion composée d'eau de menthe poivrée, de fleurs d'orange, d'éther sulfurique et de teinture de corne de cerf succinée. Nous lui permîmes une nour-

riture simple, mais en petite quantité à son souper; l'usage du vin à ses repas, coupé avec moitié d'eau, et nous lui interdîmes le café et le thé. — La valériane ne tarda pas à produire un heureux changement dans la maladie. Les paroxysmes devinrent moins longs et moins forts, les nuits meilleures, et le malade pouvait se permettre plus de mouvements sans provoquer une attaque. Après quinze jours d'usage de ce remède, la douleur, réduite à une faible sensation, ne se faisait plus apercevoir sous les mamelles, mais seulement à la partie supérieure du sternum; elle était ordinairement assez faible pour céder à la potion antispasmodique. Nous suspendîmes momentanément la valériane dans le courant de février; le malade, se trouvant assez bien, fit, malgré un froid très-vif, une petite promenade à pied sans en être incommodé. — M. J** put, en avril, marcher pendant une heure de suite, et monter tranquillement un terrain incliné sans avoir d'attaque; il en sentait bien pourtant les préludes, qu'il faisait cesser en ralentissant son pas ou en se reposant. Le malade, en juillet, n'éprouvait plus de sensation douloureuse dans la poitrine; lorsqu'il montait rapidement les escaliers, il ressentait encore un léger engourdissement dans la mâchoire inférieure. Depuis cette époque, la guérison s'est soutenue sans apparence de retour.

IXᵉ OBSERVATION.

Quoique l'histoire de la maladie que je vais rapporter ne soit pas encore terminée, j'ai cru cependant convenable de la donner, tout incomplète qu'elle est, parce qu'elle offre des nuances dans les symptômes qui ne sont pas sans intérêt. — M. de B**, âgé de cinquante-quatre ans, d'une forte constitution, plutôt gras que maigre, et sujet depuis plusieurs années à une dartre peu étendue fixée au bas de l'une des jambes, eut, sur la fin d'août 1810, à Montpellier où il était alors, une forte diarrhée qui ne dura que vingt-quatre heures, et qu'il attribua à un refroidissement subit. Deux jours après, il éprouva le même accident, qui ne dura pas davantage. Au bout de peu de temps, il fut atteint, en se promenant, d'une douleur en travers de la poitrine, qui se soutint pendant quelques minutes, l'obligea à se reposer, et qui reparut ensuite lorsqu'il accélérait sa marche, ou selon l'effort de ses mouvements. — Cette douleur s'annonçait avec la sensation d'un *bouillonnement* (ce sont les expressions du malade) qui, du creux de l'estomac, semblait monter à la poitrine, et qui se dissipait en sens inverse par le repos. Cette sensation a conservé le même caractère dans toutes les attaques subséquentes, qui se terminent ordinairement par une sueur assez abondante. La douleur sternale est si angoissante pendant les paroxysmes, que le malade assure qu'il perdrait connaissance s'il persistait à marcher. — Quelquefois l'attaque paraît sur le matin, un quart d'heure après le réveil, et alors la douleur s'étend dans les bras, surtout au pli du coude; ceci pourtant n'a jamais lieu qu'au lit. — Le malade, qui est un fort bon observateur, a remarqué que dans le commencement de ses promenades du matin il arrêtait souvent par le repos une attaque qui débutait; et aussi qu'après avoir éprouvé plusieurs sensations semblables et en avoir bien étudié la marche, il pouvait prolonger davantage ses promenades, s'il lisait quelque ouvrage assez intéressant pour s'oublier lui-même. Dans la soirée, au contraire, il en est tout autrement, car il ne peut se promener deux minutes de suite sans être forcé de s'arrêter, ce qu'il attribue à l'effet de la digestion. — Pendant l'attaque, le pouls est un peu accéléré et la respiration un peu plus fréquente, quoique facile, malgré la douleur.

Les fleurs de zinc et le succin ont produit quelque amendement dans les symptômes, mais le remède qui a le mieux réussi, c'est la valériane en poudre à grande dose, alternée de temps en temps avec le quina. En effet, ce malade est actuellement assez bien pour faire de longues promenades et monter rapidement son escalier, sans voir renaître l'attaque; mais ce bien-être se soutiendra-t-il, et la maladie se guérira-t elle complétement? — Je dois observer qu'on ne peut, dans ce cas, attribuer la maladie à la répercussion de la dartre, qui n'a jamais disparu.

Xe OBSERVATION.

M. Lh**, âgé de quarante-huit ans, assez corpulent et d'une excellente constitution, éprouva, à l'âge de trente ans, à la suite d'un chagrin violent, une constriction spasmodique très-angoissante dans la région épigastrique, qui dura vingt-quatre heures avec le même degré d'intensité. Depuis cette époque, la plus légère émotion renouvelait le spasme de l'épigastre, et le plus petit poids sur la poitrine occasionnait à M. Lh**, lorsqu'il était couché, une sensation tout-à-fait désagréable.

M. Lh** se plaignit pour la première fois, à l'âge de quarante-cinq ans, d'une espèce de gêne dans la respiration, qui lui faisait croire que ses habits le serraient trop; il les déboutonnait, sans pour cela que la sensation cessât; elle augmentait au contraire momentanément, chaque fois qu'il faisait une promenade, et elle était accompagnée d'une douleur passagère au milieu du bras droit. Il commença, à quarante-sept ans seulement, à ressentir une douleur bien marquée sous le sternum et au bras.— Quelques mois après, un nouveau sujet de peine morale ayant affecté profondément le malade, il en résulta un spasme de la poitrine qui dura deux jours, et qui se fit sentir comme une barre douloureuse. A ce spasme succédèrent des attaques accompagnées d'une douleur au sternum qui se propageait à l'estomac, au dos, aux aisselles et aux bras, jusqu'aux bouts des doigts. Cette douleur était si vive qu'elle arrachait au malade des cris involontaires, et si angoissante qu'il se serait jeté par la fenêtre, si on l'eût laissé faire. Les sangsues à l'anus, les bains tièdes long-temps prolongés, l'assa-fœtida et l'opium diminuèrent l'intensité des symptômes, et ramenèrent la maladie à son cours ordinaire; mais les paroxysmes devinrent fréquents pendant le jour, ainsi qu'après le premier sommeil. Le malade m'a assuré qu'un seul faux pas sur le pavé suffisait pour déterminer une attaque. — La valériane, le quina, le camphre, l'assa-fœtida ont sensiblement amendé cette angine de poitrine; malgré cela, M. Lh** ressent encore en marchant, même sur un terrain plat, le début d'une attaque qu'il éloigne par un moment de repos; de sorte que, pour gagner sa maison de campagne, qui n'est qu'à dix minutes de la ville, il est forcé de mettre une demi-heure, parce qu'il a, dans ce court espace de chemin, le prélude d'un paroxysme trois ou quatre fois. Ce n'est qu'en montant un terrain un peu incliné, que la douleur au sternum s'étend jusque dans les bras.

§ II. *Cas d'angine de poitrine avec diverses complications.*

XI° OBSERVATION.

Angine de poitrine compliquée de palpitations et d'intermittence dans le pouls.

M. M**, âgé de soixante-quatre ans, issu de parents qui n'avaient eu ni goutte ni rhumatisme, d'une constitution sèche et maigre, d'un caractère très-vif et colérique, non maladif, mais se plaignant depuis plusieurs années de flatuosités, avait ressenti, dans l'année 1803, de légères douleurs aux extrémités inférieures, sans enflure ni rougeur, qui ne l'avaient pas empêché de vaquer à ses affaires, ni retenu un seul jour à la maison. — En 1808, il commença à éprouver une sensation de chaleur incommode sur la poitrine, à laquelle il fit peu d'attention. Elle disparut pendant une fièvre catarrhale qui se déclara en février 1809, et qui dura trois mois, pour se manifester de nouveau au commencement de novembre de la même année. Le malade, à cette époque, éprouva une douleur en travers de la poitrine, qui descendait jusqu'au creux de l'estomac, et lui causait de légères palpitations ; celles-ci se renouvelaient deux à trois fois dans la journée, et le mouvement les provoquait constamment. Quelque temps après, la sensation douloureuse en travers de la poitrine s'étendit aux deux bras, en se portant jusqu'aux bouts des doigts, et l'angoisse qu'elle occasionnait forçait le malade à les étendre fréquemment : les extrémités inférieures participaient quelquefois à cette angoisse, mais d'une manière moins forte. Les accès duraient de quinze à trente minutes, et se terminaient par une éructation abondante.

Le malade, inquiet sur son état, consulta un de mes confrères, qui lui conseilla les pilules de Bacher, unies à l'extrait de valériane, un julep éthéré où entrait l'esprit carminatif de Sylvius, et un épithème de gomme ammoniaque. Ces remèdes n'ayant procuré aucun soulagement, on leur substitua l'eau de chaux et des pilules faites avec les fleurs de zinc et l'extrait de valériane.

En janvier 1810, les attaques devinrent plus intenses, et parurent spontanément le soir, lorsque le malade était couché ; elles duraient deux à trois heures, et reparaissaient le matin lorsque le malade s'habillait. Une promenade un peu prolongée pendant la journée, ou l'action de monter, décidait un paroxysme et forçait le malade à s'arrêter tout court, jusqu'à ce qu'il eût rendu des vents ; chaque fois qu'il sortait à jeun, il était sûr d'avoir une attaque plus forte, plus longue, et qui se renouvelait plus promptement s'il ne mangeait pas à l'instant ; le besoin de manger était si impérieux chez ce malade qu'il aurait mangé de la terre, s'il n'avait pu le satisfaire autrement. Cet état pénible fut efficacement combattu par une infusion de cascarille, de vanille et de feuilles d'oranger. Le malade prenait aussi en se couchant, pour modérer les attaques nocturnes, les poudres de Dover, qui réussissaient assez bien. — Il sembla, en mars, que la douleur abandonnait le sternum pour se concentrer au creux de l'estomac ; c'était du moins de là que partait le point douloureux dans le début du paroxysme ; elle remontait ensuite sous le sternum, et s'étendait aux bras ; rarement ceux-ci étaient affectés les premiers ; et quand il en était ainsi, la douleur gagnait très-promptement le cartilage xyphoïde.

Ce fut le 10 juin, que M. M** vint me consulter. Je trouvai son pouls assez naturel, à quelques intermittences près, qui se faisaient percevoir même après le plus parfait repos. Je le priai de monter une pente assez rapide, ce qu'il put faire sans donner lieu à une attaque, mais non pas sans déterminer quelques palpitations ; son pouls battait alors 116 fois par minute, avec des irrégularités. M. M** m'assura que, s'il eût fait le même exercice à jeun, il en serait sûrement résulté une forte attaque. — Durant l'espace d'une année, les paroxysmes devinrent moins fréquents ; le malade ne les ressentait que pendant le jour et faiblement, à moins qu'il ne cédât à un mouvement de colère : les attaques pendant la nuit disparurent complétement, ce qu'il faut attribuer peut-être à l'usage continué de la valériane en poudre, qu'il prit à assez forte dose, à la potion, et aux poudres calmantes ci-dessus mentionnées.

Au commencement de juillet 1811, les paroxysmes se renouvelèrent sans cause connue ; l'un d'eux fut assez fort pour inspirer des craintes sur la vie du malade. Un de mes collègues les combattit avec le nitrate d'argent, à la dose d'un demi-grain, répété quatre fois par jour, qu'on associait à l'extrait de valériane. — Ce remède, plus qu'aucun autre, suspendit les accidents ; mais son effet ne fut pourtant pas durable, car, dans la nuit du 11 octobre, le malade eut un accès violent, dont il mourut au bout d'un quart d'heure.

A l'ouverture du cadavre faite trente-six heures après la mort, on trouva : — la peau fortement ecchymosée et le visage livide. — La plupart des cartilages des côtes ossifiés, mais seulement du côté droit. — Les poumons, marbrés de taches d'un bleu foncé presque noir, et adhérents en quelques endroits. — Le cœur, dans l'état naturel : l'artère coronaire postérieure ossifiée dans la partie moyenne de son trajet, de manière cependant à permettre le passage d'un stylet ordinaire dans sa cavité. La coronaire antérieure n'avait qu'un point d'ossification, de la longueur d'environ quatre millimètres. — Le sang contenu dans les cavités du cœur était fluide et très-noir. — La base des valvules sygmoïdes-aortiques était d'une consistance cartilagineuse. — La tunique interne de l'aorte, depuis son origine jusqu'à cinq ou six centimètres au delà, était d'un rouge pourpre, tandis que celle de l'artère pulmonaire n'offrait rien de semblable. — Tous les viscères du bas-ventre étaient en bon état.

XIIe OBSERVATION.

Angine de poitrine compliquée de divers accidents de paralysie, et de l'ossification des artères coronaires.

M. C**, âgé de soixante-douze ans, d'une taille moyenne, d'une forte constitution et peu disposé à l'embonpoint, avait eu bien des chagrins dans sa vie, quand il ressentit, en janvier 1807, la première atteinte d'angine de poitrine. Elle se manifesta par une constriction si forte dans la poitrine qu'il lui fut impossible de continuer l'opération qu'il avait déjà commencée (celle de se raser). Il comparait cette constriction à une *ceinture de cordes*, dont la sensation angoissante et douloureuse se communiquait promptement de la poitrine au bras gauche, là, où s'attache le muscle deltoïde à l'humérus. Ces attaques se renouvelèrent depuis, toutes les fois qu'il marchait vite, qu'il montait un escalier, ou qu'il avait, en se promenant, le vent en face ; elles étaient accompagnées d'une espèce de suffocation qui accélérait un peu sa respiration, sans la gêner cependant beau-

coup. Quand l'attaque débutait vivement, la douleur du bras gauche s'étendait jusqu'à l'extrémité des doigts. — L'année suivante, il survint des paroxysmes de longue durée, tout de suite après le premier sommeil. Le froid le plus léger causait au malade une impression désagréable, qui suffisait pour faire naître une attaque.

A cette époque de la maladie, M. C** commença à se plaindre, pendant l'accès, d'un serrement dans la mâchoire et le cou, qui l'empêchait d'avaler facilement. Peu à peu, l'organe du goût s'altéra, les aliments lui parurent terreux, il en prenait moins et maigrit sensiblement, et il perdit ses forces ; mais alors, les paroxysmes diminuèrent d'intensité. Bientôt après, la déglutition ne s'opéra plus qu'avec difficulté, et l'engouement en était fréquemment la suite. Enfin, le malade, ne pouvant plus articuler, fut forcé d'écrire pour se faire entendre : l'ouïe devint aussi plus dure. — Dans l'automne, les muscles du cou se paralysèrent, ou du moins s'affaiblirent au point de ne pouvoir plus supporter ni mouvoir la tête ; il fallait pour cela un grand effort de la part du malade, et incontinent, elle retombait sur l'oreiller. — Pendant les cinq derniers mois de sa vie M. C** n'eut plus d'attaques, et malgré cette grande complication de maux, il a conservé jusqu'au dernier moment toute sa présence d'esprit. Il mourut subitement, après avoir entendu la lecture de la gazette.

A l'ouverture du cadavre on trouva les deux artères coronaires ossifiées dans tout leur trajet, la crosse de l'aorte parsemée de quelques ossifications et légèrement phlogosée, le ventricule gauche du cœur dilaté. La partie inférieure de la trachée et les bronches présentaient intérieurement quelques flocons de matière plus purulente que muqueuse ; le larynx, la partie supérieure de la trachée, les poumons, le cerveau et les viscères de l'abdomen étaient dans l'état naturel.

Il est essentiel de remarquer :

1º Que, pendant son sommeil, M. C** se plaignait constamment, et qu'à son réveil il était, quoiqu'exempt d'attaques pendant la nuit, plus fatigué qu'avant de se mettre au lit.

2º Que la paralysie n'avait affecté, du moins d'une manière apparente, que les muscles du cou, de la langue, du pharynx et du larynx ;

3° Que la paralysie de ces muscles avait entièrement suspendu les attaques ;

4° Que le pouls avait toujours été régulier.

On chercha à combattre cette maladie par le nitrate d'argent uni à l'extrait de valériane, par l'usage de poudres composées d'antimoine, de rhubarbe et de jalap, par la racine de valériane en poudre, par des potions antispasmodiques, composées d'éther sulfurique avec les teintures de succin, de castor et de valériane volatile; par les pilules de Bacher, la décoction d'*uva ursi* et de sassafras, l'esprit de lavande composé, la limonade avec l'acide phosphorique; par un julep où entrait l'éther acéteux en grande dose, associé à l'eau de menthe poivrée; par des purgatifs appropriés aux circonstances, par des frictions avec le liniment volatil, et enfin par l'électricité continuée durant six semaines; mais ce dernier remède fatiguait le malade par l'ébranlement qu'il lui causait, sans produire aucun effet avantageux.

XIIIᵉ OBSERVATION.

Angine de poitrine compliquée de paralysie.

M. B***, âgé de soixante-quatre ans, d'une constitution forte et vigoureuse, avait eu, trente ans auparavant, un rhumatisme aigu, auquel succéda une fièvre bilieuse avec jaunisse. Il lui était resté, depuis cette époque, une forte douleur dans la partie postérieure du cou et de la tête, qui augmentait pendant la nuit et lorsque les parties reposaient sur le traversin de son lit. — Il éprouva, en 1809, des chagrins domestiques, à la suite desquels il commença à ressentir en marchant, et surtout en montant, une douleur en travers de la poitrine accompagnée de gêne dans la respiration qui l'obligeait à soupirer fréquemment et qui se dissipait par le repos. — Ces attaques furent bientôt suivies de quelque difficulté dans la déglutition et d'un changement dans le timbre de la voix. Au bout de six semaines, il survint soudainement dans tout le côté gauche une faiblesse semblable à celle qui accompagne une légère hémiplégie. Le malade pouvait, à la vérité, marcher et se servir du bras affecté, mais ce n'était qu'avec peine qu'il exécutait ces mouvements. — L'affection paralytique s'est soutenue pendant deux ans sans changement, tandis que la maladie essentielle allait en augmentant, car les paroxysmes rendaient la plupart des nuits très-mauvaises. Jusqu'alors la sensation douloureuse, caractéristique de l'angine de poitrine, était bornée au sternum, rarement s'étendait-elle jusqu'à l'épigastre, et toutes les fois qu'une attaque se manifestait le malade éprouvait un besoin impérieux de manger, qui, s'il le satisfaisait, déterminait souvent une forte éructation, par laquelle le malade se trouvait à l'instant soulagé. — La douleur au sternum commença, en mai 1811, à gagner les deux bras, surtout le droit, et secondairement l'estomac, le ventre et le dos. Bientôt après, le côté droit du corps fut frappé de la même faiblesse que le côté gauche; la déglutition devint plus difficile, et l'articulation de quelques mots fatigante, quelquefois même impossible. — Tel est l'état actuel de M. B***, dont les nuits sont rarement exemptes d'attaques, malgré l'usage de l'opium qui en diminue l'intensité. Le pouls n'a rien offert de particulier durant le cours de la maladie, sinon qu'il se concentre un peu pendant l'accès; la respiration s'accélère aussi un peu.

XIVᵉ OBSERVATION.

Angine de poitrine compliquée d'une dilatation du ventricule droit et de la veine cave (1).

« M. Charles, officier de cavalerie, se plaignait depuis quelques années d'une difficulté de respirer, lorsqu'il prenait un peu de mouvement, ce qu'il attribuait à son embonpoint ou à une disposition à l'asthme. Cette difficulté de respirer devint de plus en plus incommode; M. Charles ne pouvait pas faire une centaine de pas un peu vite, surtout en parlant, sans éprouver une espèce de suffocation; mais, pour faire passer ces accès, il suffisait qu'il s'arrêtât pendant quelques moments, plus ou moins, suivant le degré d'oppression. Il en était rarement atteint s'il marchait lentement. Dans ses attaques, il éprouvait une gêne singulière sur toute la partie antérieure de la poitrine, en forme de plastron, qui l'empêchait d'inspirer profondément. —

_____

(1) Par M. le professeur Rougnon, ouvrage cité.

Pendant les derniers mois de sa vie, M. Charles était venu au point de se voir plusieurs fois en danger de suffocation, pour avoir fait une trentaine de pas; ses derniers accès étaient si violents, qu'ils ne lui permettaient qu'à peine de proférer une parole. Alors il était obligé de se courber en avant, et de prendre un appui pendant quelques moments; bientôt après, il reprenait sa gaîté naturelle. Son haleine était devenue très-mauvaise, pour ne pas dire insupportable. On le voyait dépérir de jour en jour. — M. Charles, après avoir dîné un jour sobrement avec ses amis, les quitta, fort empressé de se rendre dans une assemblée publique; sa marche ayant été forcée, il éprouva un très-grand accès d'oppression, en arrivant à la porte de l'hôtel. Il s'appuie un moment en s'inclinant contre la porte; peu après, il continue sa marche; il monte assez précipitamment l'escalier, il arrive dans la salle où se trouvait une assemblée nombreuse; il y prend place, et on le voit qui se meurt. On le saisit, on l'emporte précipitamment hors de la salle; ses amis courent à son secours, mais inutilement, il est mort. — A l'ouverture du cadavre, on trouva les cartilages des côtes ossifiés, surtout ceux des supérieures. Le péricarde était couvert d'une couche épaisse de graisse; les poumons étaient sains et leur couleur pâle. Le cœur parut d'un tiers plus gros qu'à l'ordinaire; cet accroissement provenait de la dilatation du ventricule droit, dont les parois étaient considérablement amincies. Il ne se présenta rien de défectueux dans les orifices artériels et auriculaires, non plus que dans l'appareil des valvules. Le ventricule droit regorgeait de sang à peine coagulé; le tronc de la veine cave avait environ deux pouces de diamètre près du cœur, et il était également rempli de sang fluide, ainsi que son oreillette, qui était aussi fort dilatée. Les veines coronaires étaient prodigieusement gonflées et dans un état variqueux. Le ventricule gauche, au contraire, son oreillette, la veine pulmonaire et l'aorte avaient leurs dimensions ordinaires, et ne contenaient pas du tout de sang. Les vaisseaux sanguins des intestins étaient aussi apparents que dans l'inflammation la plus grave (1). »

_____

(1) Comme avant l'invasion de l'angine de poitrine, on n'avait reconnu chez

XVᵉ OBSERVATION.

Angine de poitrine compliquée d'hydrothorax (1).

« Le docteur Fothergill raconte, qu'en 1773, il fut appelé auprès d'un homme âgé d'environ cinquante-huit ans, d'une complexion plutôt sanguine qu'autre, et disposé à l'embonpoint, quoique pas assez pour le rendre inhabile aux exercices du corps. Il avait joui d'une très-bonne santé pendant la plus grande partie de sa vie, qui avait été active. Il n'avait pas fait d'excès en boisson, et sa table avait toujours été simple, mais abondante. — Dans l'année 1770, il eut des vertiges très-forts qui l'incommodaient beaucoup, car ils ne l'abandonnaient jamais entièrement, quoiqu'il y eût de longs intervalles entre les plus forts. Pour combattre ces vertiges, on lui donna, à différentes époques, de la valériane, du sel volatil, du lait ammoniacal, de la décoction de quina, mais, hormis un vésicatoire qu'on lui appliqua avec quelque succès, tous les autres remèdes échouèrent.

» Il éprouva, en juillet 1773, un spasme sur la poitrine, qui ne se fit d'abord sentir que lorsqu'il prenait de l'exercice, surtout en montant; son apothicaire lui fit mettre un petit vésicatoire sur le sternum, et lui ordonna une infusion de trèfle de marais. Il fut bientôt obligé de renoncer au vésicatoire, parce qu'il lui occasionnait de la douleur, et il abandonna l'infusion, par raison d'inefficacité : on y substitua des pilules faites avec le gayac, le baume du Pérou et des gommes, faisant boire par-dessus chaque ration un julep camphré, avec la teinture de valériane. Ces remèdes parurent d'abord produire quelque bien, mais il ne se soutint pas, et la maladie ne tarda pas à s'annoncer avec plus de violence. — Fothergill ayant vu le malade dans l'automne de la même année, le trouva se plaignant encore de ses vertiges, mais particulièrement de sa douleur de poitrine, lorsqu'il accélérait son pas, qu'il avait le vent en face, qu'il montait un

_____

M. Charles aucun symptôme d'affection organique du cœur, j'ai considéré celle qui s'est développée comme l'effet de la maladie primitive.

(1) Medic. Observ. and Inquir., t. V, p. 255.

terrain tant soit peu en pente, ou même lorsqu'il marchait d'un pas modéré. Il fallait alors qu'il s'arrêtât.—Pendant l'accès des douleurs, il sentait un tel serrement dans la ligne des mamelles, qu'il lui eût été impossible d'avancer un pas, sans risquer d'être suffoqué à l'instant. Du sein gauche, la douleur remontait un peu pour redescendre le long de la partie interne du bras du même côté, jusqu'au coude. Un moment de repos faisait disparaître tous les accidents, et il ne restait plus que le souvenir de leur intensité, et une sorte d'avertissement d'agir à l'avenir avec plus de précaution.—L'état de l'atmosphère paraissait avoir quelque influence sur la maladie : un air vif et piquant, un vent fort, une température extrême, chaude ou froide, affectaient plus ou moins le malade. Il avait beaucoup de peine à se mettre au lit; la constriction ne cessait pas lorsqu'il y était, il la sentait quelquefois pendant une couple d'heures, puis elle reparaissait souvent entre une et deux heures du matin, ou au point du jour.—Le malade avait senti à différents intervalles une douleur vive et soudaine à l'un des pieds, avec une légère enflure d'apparence goutteuse. Son âge et sa constitution portaient à croire que les symptômes d'angine de poitrine pouvaient dépendre de la goutte. Des éructations terminaient souvent les attaques, et rien ne facilitait plus cette évacuation de vents que l'eau de menthe poivrée, aussi le malade en avait-il toujours près de son lit; l'élixir parégorique, au contraire, ne produisait aucun effet.

» Dans l'espoir qu'un rapport entre la goutte et l'angine de poitrine pourrait être favorable au traitement de celle-ci, je proposai des émonctoires, dans l'intention d'attirer la goutte aux extrémités. Le malade devait s'abstenir de toute chose échauffante, sans néanmoins diminuer beaucoup la quantité de vin qu'il buvait à son ordinaire; il devait manger modérément et faire un choix dans ses aliments. — Les paroxysmes devenant plus graves, on eut recours aux anodins (1), le soir en allant au lit, et on les répétait sur le matin, selon la violence des accidents : ils procurèrent pendant quelque temps un soulagement remarquable, mais qui ne fut pas de durée. — Le malade alla à Bath pour y prendre les eaux, dans l'intention de fortifier sa santé, fort altérée par la continuation de ses souffrances. Il y ressentit, derechef, une douleur au pied, accompagnée d'un degré d'enflure suffisant pour constater l'existence de la goutte. Le voyage et l'usage des eaux améliorèrent un peu sa santé, mais la douleur de poitrine reparaissait toujours subitement et d'une manière si violente, que les alentours du malade craignaient beaucoup de le voir périr soudainement, ce qui arriva en effet un matin.—A l'ouverture du cadavre, on trouva le médiastin très-chargé de graisse, et environ deux pintes de sérosité transparente dans les cavités thoraciques ; les poumons étaient sains; celui du côté droit avait contracté une adhérence avec la plèvre dans l'étendue d'environ un pouce. Le péricarde était couvert de graisse. Le cœur avait son volume naturel; on n'y découvrit aucune trace d'ossification ou d'autre maladie, sinon, près de sa pointe, une tache blanche, de la grandeur d'un franc, qui ressemblait à une cicatrice (1). L'épiploon, chargé de graisse, adhérait, par sa partie inférieure, au péritoine. Il y avait sur la membrane muqueuse de l'estomac, autour du pylore, une inflammation bien prononcée. Le foie, un peu plus rouge qu'à l'ordinaire, offrait sur sa face convexe une grosseur du volume d'un œuf, dont l'examen n'indiqua aucun vestige de maladie. »

Il me paraît douteux qu'on puisse attribuer à la goutte, comme Fothergill est disposé à le croire, la maladie dont on vient de lire les détails. Il n'est pas moins singulier de ne voir relaté, dans ce récit, aucun des symptômes les plus marquants de l'hydropisie de poitrine.

---

(1) Ces taches, dit Baillie, qu'on voit le plus souvent à la surface du ventricule droit du cœur, rarement sur le ventricule gauche ou sur les oreillettes, dépendent d'une fausse membrane qui adhère à une portion du feuillet du péricarde, qui est en contact immédiat avec le cœur. On les sépare facilement par la dissection. Cet état, continue Baillie, ne me paraît être d'aucune importance, et sa fréquence n'admet pas qu'on le considère comme un cas de maladie. (Traité d'anatomie pathologique du corps humain, p. 20, trad. franç.)   (Note ajoutée.)

---

(1) Vingt-cinq gouttes de laudanum avec une égale quantité de vin antimonié le soir, et dix gouttes de l'un et de l'autre, le matin.

Au reste, les médecins anglais visitent si rarement leurs malades, que ce qui n'aurait pu échapper à l'observation de Fothergill, peut fort bien avoir été passé sous silence par l'apothicaire aux soins duquel le malade était plus particulièrement confié.

XVIe OBSERVATION.

Angine de poitrine compliquée d'hydrothorax et d'une altération dans la substance du cœur, avec plusieurs ossifications (1).

« M. H. R**, dit encore Fothergill, âgé de soixante - trois ans, bien dispos, quoiqu'avec du penchant à l'embonpoint, d'un tempérament irritable, d'une stature moyenne, avec un teint frais, était occupé d'affaires de bureau, qui exigeaient de l'attention et une vie sédentaire. Il se plaignit à moi, trois ou quatre ans avant sa mort, de la grande difficulté qu'il éprouvait à gravir un terrain incliné, surtout s'il marchait un peu vite. D'après l'ensemble des symptômes, je reconnus bientôt cette maladie obscure, dont la guérison avait jusqu'alors trompé tous mes moyens.— Je conseillai beaucoup de tempérance dans le régime, moins d'application aux affaires, et l'exercice fréquent du cheval; et pour diminuer les causes d'inquiétude et d'agitation, je l'engageai à passer l'été à la campagne. Je le mis, outre cela, à l'usage d'un laxatif et d'un amer, qu'on devait continuer pendant quinze jours, et répéter de temps en temps. Ce plan de traitement améliora la santé du malade, et parut obvier aux progrès de son incommodité. —Il alla, pendant l'été de 1774, passer quelques semaines à Buxton, pour y boire les eaux et s'y baigner; il en revint mieux portant qu'il ne l'avait été depuis quelques années auparavant. Il prenait occasionnellement, contre les flatuosités qui le tourmentaient beaucoup, une boisson fortifiante, et des pilules aloétiques pour remédier à la constipation. Sauf ces remèdes, il n'en employa pas d'autres, insistant avec soin sur le régime diététique tracé ci-dessus : tant qu'il n'en sortit pas, les accidents d'angine de poitrine n'augmentèrent point d'une manière sensible; mais dans un violent accès de colère,

auquel il se laissa aller le 13 mars 1775, il tomba et expira à l'instant. Jean Hunter fit, le lendemain, l'ouverture du cadavre. — La peau était généralement ecchymosée, les cartilages des côtes très-ossifiés ; il y avait deux pintes au moins de sérosité sanguinolente dans les cavités thoraciques. Les poumons étaient sains. Le cœur avait une apparence naturelle; mais, en l'examinant de plus près, j'observai, dit Hunter, que sa texture, plus pâle qu'à l'ordinaire, était presque ligamenteuse, et que dans plusieurs points du ventricule aortique, elle était devenue dure et blanche, comme il arrive dans un commencement d'ossification. Les valvules mitrales étaient moins souples qu'elles ne le sont naturellement, quoique toujours propres à remplir leurs fonctions. Les valvules semi-lunaires aortiques, quoiqu'elles fussent épaissies, couvraient néanmoins l'aire de l'artère. L'aorte avait aussi plusieurs points d'ossification, et quelques parties blanches semblables à celles du cœur et des valvules. Les artères coronaires, depuis leur origine jusque dans leurs ramifications, étaient osseuses ou pierreuses. — A l'exception de quelques petits calculs dans la vésicule du fiel, les viscères du bas-ventre parurent tout - à - fait sains. — Les artères carotides internes et basilaires commençaient à s'ossifier. Il y avait plusieurs hydatides (quelques-unes du volume d'un pois) dans le plexus choroïde. Enfin, le sang était fluide et ne se coagula pas après avoir été exposé à l'air. »

On ne peut se dissimuler que l'ossification des artères se rencontre très - fréquemment dans l'angine de poitrine. C'est sous la tunique interne, lisse et polie des artères, c'est-à-dire sur la tunique musculaire, que se dépose la matière osseuse; non pas d'abord sous la forme de phosphate calcaire, mais sous l'état d'une matière visqueuse, qui par le laps de temps acquiert la dureté du cartilage, et ensuite celle de l'os. On retrouve aussi, mais plus rarement, cette matière osseuse entre la tunique commune externe des artères et leur tunique musculaire. Cette disposition morbide des artères à l'ossification semble provenir d'une cause quelconque, qui augmente la sécrétion des capillaires dans les tuniques elles-mêmes des artères, et qui agit avec plus de force chez les personnes âgées ou qui sont atteintes de l'angine de poitrine. Peut - être aussi cette dispo-

---

(1) Medical Comment. and Inquir., t. v, p. 255.

tion morbide pourrait-elle dépendre de e que les tuniques des artères, une fois qu'elles ont perdu leur souplesse naturelle par l'âge ou par l'effet de l'angine de poitrine, offrent alors à l'*impetus* du sang une résistance plus grande, qui détermine l'irritation requise pour cette transsudation morbide (1).

XVIIe OBSERVATION.

Angine de poitrine compliquée d'hydrothorax, d'une légère ossification des artères coronaires, et d'une apparence fongueuse dans le ventricule pulmonaire du cœur (2).

« M. Bellamy, âgé de cinquante - six ans, robuste et corpulent, d'une taille moyenne, le cou court, le teint fleuri et coloré, doué d'un caractère enjoué, mais indolent; veillant tard, souvent intempérant, avait, dès sa jeunesse, joui d'une bonne santé, car il n'avait jamais été sujet qu'à une éruption de petites pustules au dos, lesquelles, dans certains temps, mais surtout en été, lui causaient

---

(1) « Frequenter autem, dit Haller, essescunt arteriæ et succus luteolus inter membranam musculosam et intimam repositus, in callos, cartilagines, osseas squammas aut lapideas, tubulosque abit; jusmodi vero vitia late per truncos arteriarum cordis dominantur. Non vero fibras annulares ossescere, quas sæpe integras de ossea interiori squamma avulsi, cui sulcos inscripserant. » (Elem. physiol., l. IV, sect. III, § 31.)—Ailleurs, ce célèbre physiologiste s'exprime en ces termes : « Reperi succum flavum, in cellulosam arteriæ telam effusum, quæ inter musculares fibras et intimam tunicam est. Mollis erat succus, pultaceus, non dissimilis ejus qui in atheromate reperitur. In eodem tempore aliæ simillimæ flavæ sedes, callosæ, siccæ, coriaceæ repertæ sunt; aliæ cartilagineæ, aliæ denique osseæ et ad ferri tactum strepentes. Videbam ego naturalem quamdam progressionem, cujus initium erat succus hactenus mollis, deinde gradus varii duritiei succedebant; finis in ea natura poneretur, quam osseam vocant, etsi utique neque fila parallela, neque poros habet, et omni osse durior esse solet. Inter eas squammas frequens est ulcera in arteriis reperire, fracta interna membrana et quasi erosa. » (Opusc. pathol., p. 162, obs. 59.)

(2) Parry, ouvrage cité, p. 7.

---

beaucoup de démangeaison, et d'où suintait un fluide séreux. — Appelé auprès de lui en août 1785, il m'apprit que la veille il avait bu beaucoup de vin d'Oporto, et qu'environ deux heures après s'être endormi il avait éprouvé une violente douleur dans la poitrine, qui, passant du sternum à l'épine du dos, fut accompagnée d'une sensation de serrement, de difficulté de respirer, de maux de cœur, de vomissements, d'un pouls faible et irrégulier, de pâleur au visage, et d'une transpiration abondante, mais froide. Ces accidents, qui durèrent deux heures, parurent céder à l'usage des antispasmodiques. — Il montait, en mars 1786, une pièce de terre en pente douce, lorsqu'il éprouva tout-à-coup une douleur aiguë avec constriction dans la poitrine, absolument semblable à celle qu'il avait eue l'année auparavant. Il ne put retourner chez lui qu'avec beaucoup de peine, quoiqu'il en fût peu éloigné; mais aussitôt qu'il fut assis, la douleur cessa complètement. Elle reparut cependant le même jour, avec moins d'intensité pourtant, et sans durer aussi long-temps. — Pendant les trois semaines qui précédèrent cette attaque, il en avait éprouvé plusieurs, jusqu'à trois, et même davantage, dans l'espace de vingt - quatre heures, mais légères. Comme la douleur qui les accompagnait n'était pas vive, et qu'elle cessait promptement, il se dispensa de faire appeler un médecin. — La fréquence de mes visites me permit de faire les observations suivantes. Pendant l'attaque, le malade se plaignait toujours d'une douleur aiguë, ou sous le sternum, ou dans le dos entre les épaules, qui passait avec des élancements au travers de la poitrine dans la direction du médiastin. Ces attaques n'avaient rien de régulier dans leur durée, leur violence et les époques de leur retour, excepté celle du matin, qui était plus forte, et qui durait plus long-temps : elle forçait toujours le malade à quitter son lit pour se mettre dans un fauteuil, où il se procurait quelque soulagement, en appuyant fortement son dos contre le dossier. Une éructation forte et fréquente annonçait la fin des paroxysmes.

Le passage de la douleur à un état de bien-être était si prompt, que le malade, pour se servir de ses propres expressions, ressentait dans le même instant les deux extrêmes. Pendant les intervalles des accès, il paraissait très-bien; son appétit, ses forces et sa gaieté n'étaient point altérés.—Les paroxysmes expirèrent à mesure que la maladie fit des progrès. M. B. se plaignit d'une douleur dans le bras gauche, puis dans tous les deux; enfin les mains et les pieds furent affectés à un degré tel, qu'il ne pouvait quelquefois les remuer durant le paroxysme. — J'employai, selon les circonstances, de doux évacuants, des antispasmodiques, des vésicatoires, des ventouses scarifiées au dos et sur le sternum; j'ouvris aussi un cautère à la cuisse; outre cela, je mis le malade à la diète végétale, qu'il observa pendant quelque temps avec rigueur; mais la douleur ayant augmenté, il abandonna ce régime et se remit à manger de la viande modérément. — Quelque temps après, les paroxysmes devinrent moins forts et moins fréquents; la respiration, beaucoup plus difficile, fut accompagnée d'une toux presque continuelle et d'une expectoration de matières visqueuses. Pendant quelques nuits, le malade ne pouvant se coucher d'aucun côté, se faisait relever la tête par deux ou trois coussins. — Quinze jours avant que M. B. mourût, il se manifesta un peu d'œdème aux pieds et autour des malléoles; mais ce qui paraîtra singulier, c'est que la toux, la difficulté de respirer et l'expectoration qui le tourmentaient continuellement, ne reparurent qu'à intervalles, comme la douleur. —Le malade conserva sa gaieté jusqu'au dernier moment. Il vit une partie de ses amis le soir du jour où il mourut, et conversa gaiement avec eux. Il se retira à son heure ordinaire, se déshabilla lui-même, et, en se mettant au lit, il se laissa tomber doucement, et expira à l'instant.

» A l'ouverture du cadavre, on trouva les viscères du bas-ventre en bon état; le foie était plus pâle qu'à l'ordinaire; l'épiploon, le mésentère et les reins étaient chargés d'un prodigieux quantité de graisse. Chaque cavité thoracique contenait environ deux pintes de sérosité fortement colorée par le sang. Le péricarde, le médiastin et le cœur étaient aussi couverts de beaucoup de graisse. La lame interne du péricarde et de l'aorte était garnie de petites granulations, que nous supposâmes être l'effet de l'inflammation. En coupant les artères coronaires, nous sentîmes que les tuniques étaient d'une dureté presque cartilagineuse, et leur surface interne était enduite d'une substance assez semblable à celle qui se développe dans la trachée-

artère par l'effet du croup, et qui en diminuait beaucoup le calibre. Cette substance membraneuse s'étendait dans les plus petites ramifications de ces vaisseaux; elle était ferme et durcie jusqu'à la première bifurcation de chaque artère, et se ramollissait toujours davantage en avançant vers la pointe du cœur (1). Il n'y avait pas de sang dans les ventricules, ni dans les oreillettes; toutes les cavités semblaient avoir été lavées, mais au fond du ventricule droit, on découvrit une tache ovale, longue d'environ un pouce, qui présentait l'apparence d'une matière semblable à celle qui se forme à la surface des ulcères qui se cicatrisent, lorsque des vaisseaux nouvellement formés, ont été rompus par l'exercice ou par le mouvement.—Les tuniques de l'aorte, à deux pouces des valvules semi-lunaires, avaient une épaisseur double de celle qu'elles ont dans l'état de santé, et, dans l'entre-deux, on distinguait plusieurs petites taches blanches. »

XVIIIe OBSERVATION.

Angine de poitrine compliquée d'une dilatation de l'aorte.

M. B**, âgé de soixante ans, petit, maigre, et d'un tempérament bilieux, éprouvait depuis quelques années une sensation pénible en travers de la poitrine lorsqu'il montait un terrain incliné. Comme cette sensation se dissipait promptement par le repos, il ne s'en inquiétait pas, et ne cherchait à la combattre par aucun remède.—Il se promenait, en décembre 1810, lorsqu'il fut saisi d'une douleur plus angoissante qu'à l'ordinaire, qui, du sternum, se fit vivement sentir au dos entre les épaules, et le força à s'asseoir jusqu'à ce qu'elle eût cessé. Le paroxysme dura environ vingt minutes. Un de mes collègues fut consulté, et conseilla des remèdes antispasmodiques dont le malade ne fit pas usage.—M. B** eut, en mai 1811, une seconde attaque semblable à la première, pour avoir monté son escalier avec trop de précipitation. Il lui survint, dans le mois de juillet de la même année, une fièvre bilieuse ordinaire, au cinquième jour de laquelle M. B. fut réveillé subitement par une forte attaque d'angine de poitrine,

---

(1) Ceci ne démontre-t-il pas le passage progressif à l'induration des artères?

28.

qui dura plus long-temps que les précédentes. Pour la première fois, la douleur au sternum se propagea jusqu'au milieu du bras gauche, en s'étendant le long de sa face interne. Au neuvième jour, le malade se trouvant bien, se leva dès quatre heures du matin; à onze heures, il se plaça sur son lit pour recevoir un lavement, mais à peine lui en avait-on poussé la moitié, qu'il s'écria qu'il se trouvait mal. Il se coucha sur le dos, et expira bientôt après sans angoisses ni agitation, sans sueurs, avec l'apparence d'un homme qui s'endort tranquillement. — On trouva, à l'ouverture du cadavre, les cartilages des deux premières côtes un peu ossifiés; les poumons, non adhérents, étaient marbrés (surtout les lobes supérieurs) de taches d'un bleu de Prusse, et leur section donna lieu à l'écoulement d'un liquide plus foncé en couleur qu'il ne l'est dans l'état naturel. Le cœur était flasque, peu chargé de graisse, délavé, sans ossification de ses valvules ni des artères coronaires. Le diamètre de l'aorte, à la distance de deux travers de doigt du cœur, était d'un peu plus de deux pouces; la tunique interne, plus colorée qu'elle ne devait l'être, offrit dans plus d'un endroit des lames osseuses ou cartilagineuses, minces, et de la grandeur d'un ongle. —Le sang était très-noir, fluide, et ne se coagula pas après avoir été exposé à l'air.

XIXᵉ OBSERVATION.

Angine de poitrine compliquée de dilatation de l'aorte et de l'ossification partielle des artères coronaires (1).

« M. S**, prêtre anglican, âgé de soixante-six ans, d'une haute stature, avec un teint pâle et une disposition à l'embonpoint, assez gros mangeur, mais buvant très-modérément, habituellement constipé, n'avait jamais été sujet aux hémorrhoïdes, ni à la goutte, ni à aucune maladie éruptive. — La santé du malade fut long-temps dérangée, en 1765, par une douleur qu'il ressentait à la poitrine et à l'un des bras, mais qui parut céder à l'usage interne de la valériane et d'un vésicatoire long-temps entretenu. Il prenait journellement beaucoup d'exercice, soit à pied, soit à cheval; mais après une chute qu'il fit sur l'une des

hanches en 1780, sa marche en fut tellement gênée, qu'il fut réduit à l'exercice du cheval de bois, dont il usait chaque jour pendant une heure; il faisait aussi choquer chaque matin, à bras tendus horizontalement, en avant et en arrière du corps, des masses de plomb assez pesantes (1), jusqu'à ce qu'il entrât en transpiration. Malgré ce double exercice, il acquit dans peu de temps un embonpoint énorme. —Il éprouva un soir, sept ans avant sa mort, une vive douleur dans la région épigastrique : une infusion chaude de thé de gingembre la dissipa promptement, ainsi que plusieurs attaques subséquentes du même genre. — Il prit, vers la fin de l'été de l'année 1786, une toux accompagnée d'une expectoration abondante et d'une espèce d'extinction de voix, dont il ne se débarrassa que l'année suivante. Dès lors il jouit d'une bonne santé jusqu'au commencement de mars 1788, qu'il commença à se plaindre d'une douleur en travers de la poitrine du même côté, qui était mitigée par l'éructation. Cette douleur n'était accompagnée d'aucun autre symptôme, sinon d'une légère prostration de force et de fréquents soupirs. La douleur continua de cette manière jusqu'au 16 mars; ce jour-là, le malade eut une attaque si forte, pour s'être rendu à l'église, qu'on crut qu'il allait expirer. Je le vis environ un quart d'heure après le début du paroxysme, il commençait alors à reprendre connaissance. Sa respiration n'était ni difficile ni accélérée; il n'avait point d'envies de vomir; son pouls battait environ 70 fois par minute; il était plein et fort, mais bien moins pourtant que dans l'état ordinaire. Ayant questionné M. S** sur son état, il me répondit qu'il ne se plaignait que d'une douleur sourde, qui, du sternum, s'étendait en travers de la mamelle gauche au-dessous du mamelon, et qui gagnait la face interne du bras gauche. La pression sur cette partie de

---

(1) Parry, ouvrage cité, p. 14.

---

(1) On connaît cet exercice en Angleterre sous le nom de *dumb bells* (cloches *muettes*) : la forme des masses de plomb ne ressemble pas mal à celle des balles d'imprimerie, ou, mieux encore, au pilon d'un mortier. On en fait de plus ou moins pesantes, suivant le degré de force des individus qui s'en servent. C'est surtout aux jeunes demoiselles dont la poitrine est étroite et resserrée, qu'on recommande cet exercice. (*Note ajoutée.*)

la poitrine ne lui causait pas de souffrance, et la douleur n'augmentait pas lorsqu'il portait son bras en avant, lorsqu'il l'étendait ou qu'il faisait une inspiration profonde, ce qu'il répéta plusieurs fois à ma demande ; il semblait même prendre plaisir à retenir son haleine. Le malaise de la poitrine augmentait lorsqu'il était assis dans un fauteuil, le dos voûté et la tête un peu inclinée en avant, ce qui l'obligeait à changer souvent de position ; de temps en temps, il étendait ses bras comme font ceux qui bâillent ; une fois il rendit des vents par la bouche, et il en fut soulagé. Son esprit était d'ailleurs calme, ses facultés intellectuelles nullement altérées, et en peu de temps il put se tenir debout et marcher sans trop de peine ; mais bientôt après, l'inquiétude, les soupirs et la sueur froide, qui avaient presque cessé, reparurent plus fortement. Je lui fis tirer neuf onces de sang. Pendant cette opération, l'inquiétude et la sueur froide dans laquelle il était baigné diminuèrent, et le pouls se développa. Cependant, il ne s'aperçut d'aucun amendement dans la douleur.

» On transporta le malade dans son lit, où il ne tarda pas à reposer. Quoiqu'il eût été du ventre dans le courant de la journée, j'ordonnai un purgatif à prendre sur-le-champ, et je prescrivis une potion composée d'esprit de vitriol dulcifié et d'eau de menthe poivrée. — Je revis le malade environ douze heures après. Il reposait sur son dos, le corps tant soit peu incliné du côté gauche. Son visage et ses mains étaient encore humides de sueur froide, mais moins qu'auparavant. Immédiatement avant mon arrivée, il s'était plaint d'un froid désagréable aux bras ; son pouls était à 76 pulsations par minute, très-plein et très-fort ; je ne sentis que deux irrégularités en le touchant long-temps de suite, et encore eurent-elles lieu pendant une forte inspiration. Son courage n'était point abattu. La douleur du côté gauche de la poitrine durait encore et s'étendait jusqu'aux deux coudes ; en pressant fortement le thorax, le malade y était sensible. Je fis appliquer un vésicatoire sur la partie la plus douloureuse, et M. S** en éprouva du soulagement, du moment que l'épispastique commença à produire de l'inflammation. Le malade resta dans cet état jusqu'à quatre heures du matin, en conservant de la tranquillité, mais sans pouvoir dormir, lorsqu'une nouvelle attaque semblable à la précédente le fit périr

subitement. — On trouva à l'ouverture du cadavre les cartilages des côtes ossifiés, les poumons sains, le cœur développé et couvert de graisse ; toutes ses cavités (particulièrement le ventricule gauche) étaient pleines d'un sang fluide. On remarqua de légères ossifications dans les valvules semi-lunaires de l'aorte ; l'aire de cette artère était deux ou trois fois plus grande que dans l'état ordinaire, et remplie d'un sang fluide jusqu'à trois ou quatre travers de doigt au-dessous du diaphragme ; de nombreux petits vaisseaux répandus sur la surface de la crosse de l'aorte paraissaient injectés, et dans quelques endroits le sang était extravasé dans l'enveloppe cellulaire de cette grosse artère. Les deux coronaires étaient ossifiées en divers endroits, depuis leur origine jusqu'à la distance de quatre pouces, ou davantage, de manière que l'ossification occupait les trois quarts au moins de cette étendue, et ne permettait pas l'introduction d'un petit chalumeau dans leur cavité. La veine cave inférieure était pleine de sang ; le foie et la rate parfaitement sains ; la vésicule biliaire contenait une quantité prodigieuse de petits calculs, tous de forme anguleuse (1). »

Le docteur Parry, désireux d'épurer les symptômes de l'angine de poitrine, a frappé d'une critique sévère plusieurs des observations de ses prédécesseurs, lorsqu'il a dit que la plupart des cas rapportés par les auteurs sous la dénomination d'angine de poitrine, ne devaient pas être considérés comme tels, ajoutant que les lacunes qui pouvaient exister sous le rapport des distinctions et de la pathologie de cette maladie, seraient en partie remplies par les trois observations qu'il a consignées dans son ouvrage. Si nous ne nous abusons pas, il nous semble que le docteur a moins manqué d'indulgence pour lui-même que pour ses collègues, car des trois observations aux-

(1) Sans rien faire perdre à cette observation du docteur Parry de son mérite ni de sa fidélité apparente, l'auteur de ce mémoire l'a cependant dégagée de quelques remarques ou détails incidemment placés, qui lui ont paru ralentir la marche de la description, et détourner l'attention du lecteur des symptômes et des faits principaux. Il a usé de la même licence à l'égard de quelques autres observations rapportées dans le cours de ce Mémoire. (*Note ajoutée.*)

quelles il renvoie, l'une (1), pour ne parler que d'après les résultats des ouvertures des cadavres, présente un épanchement séreux considérable dans la poitrine; l'autre (2), une dilatation remarquable de l'aorte, et la dernière, que nous rapporterons plus bas (3), rentre dans les angines de poitrine compliquées de la goutte. — L'observation du docteur Black, insérée dans le quatrième volume des Mémoires de la Société de médecine de Londres, présente un cas d'angine de poitrine d'abord essentielle, compliquée ensuite, comme le cas précédent, d'une dilatation de l'aorte. Son malade, âgé de cinquante-cinq ans, grand et peu corpulent, fut soudainement saisi en marchant d'une douleur située un peu au-dessous de la mamelle gauche, et accompagnée d'anxiété et d'oppression. Ces attaques devinrent dans peu de temps beaucoup plus fortes, et ne tardèrent pas à être compliquées d'une vive douleur sous l'épaule gauche et au bras du même côté, au point d'attache du muscle deltoïde à l'humérus. — Dans les forts paroxysmes, la douleur s'étendit une couple de fois jusqu'au bras droit; les attaques pendant la nuit survenaient ordinairement à deux heures du matin, et toujours tandis que le malade dormait; les symptômes douloureux augmentaient pendant une heure, et mettaient le même temps à disparaître. Le pouls, dans l'intervalle des attaques, était naturel.

A l'ouverture du cadavre, on trouva les cartilages des côtes, particulièrement du côté gauche, ossifiés; le cœur dilaté, plus mou au toucher, et plus facile à déchirer qu'à l'ordinaire; les deux artères coronaires ossifiées; l'aorte, depuis sa naissance jusqu'à sa crosse, amplifiée au point de ressembler plutôt à un sac qu'à une artère, et, de plus, désorganisée. — L'apparition de la vive douleur sous l'épaule gauche aurait-elle pu faire présumer la complication de quelque affection organique étrangère à l'angine de poitrine essentiellement simple? — J'ai été récemment consulté par un homme âgé de soixante et treize ans, d'une constitution excellente, qui avait eu trois ans auparavant une hémiplégie du côté droit, dont il s'était assez bien rétabli

pour être en état de marcher passablement, et de se servir du bras qui avait été paralysé. Il me rapporta que depuis trois mois environ, il lui était impossible de monter son escalier sans se reposer, ni d'aller à une campagne peu distante de la ville, sans être forcé de s'asseoir plusieurs fois, à cause d'une sensation très-pénible qu'il éprouvait sous le sternum, et qui se communiquait non-seulement le long du bras gauche jusqu'aux doigts, mais encore sous l'épaule du même côté, où elle se faisait sentir assez vivement; il ajouta que cette sensation se dissipait, dans le commencement, après quelques minutes de repos, mais qu'à présent elle durait davantage. Du reste, sa santé n'était pas autrement dérangée, — Je lui conseillai l'usage de la valériane en poudre, et l'inspiration d'un air oxygéné; mais il ne tint pas compte de ces conseils, et continua son train de vie ordinaire.—Six mois après que le malade m'eut consulté, je le rencontrai et je m'informai de l'état de sa santé. Il m'apprit que depuis le retour de l'hiver, sa douleur de poitrine était plus forte et plus fréquente. Le lendemain, on vint me dire qu'il s'était trouvé mal en arrivant à la comédie, et qu'il y était mort presque subitement, n'ayant eu que le temps de se transporter de sa loge au foyer.—On trouva, à l'ouverture du cadavre, la peau légèrement ecchymosée et les lèvres violettes; les téguments chargés d'une médiocre quantité de graisse, les cartilages des côtes non ossifiés; la surface des poumons marbrée, par l'effet d'un sang très-noir contenu dans les vaisseaux; le poumon gauche adhérant à la plèvre dans divers endroits, suite d'une péripneumonie qui datait de dix ans passés; un peu de sérosité dans chacune des cavités thoraciques; le péricarde peu couvert de graisse; le cœur plutôt petit que dilaté; les artères coronaires sans ossification quelconque, non plus que les valvules; les cavités du cœur, préalablement vidées du sang qu'elles contenaient, étaient pâles du côté droit et fortement colorées du côté gauche; le sang contenu dans le ventricule gauche était fluide et si noir qu'on aurait dit que c'était de l'encre: il n'y en avait qu'une très-petite quantité. La tunique interne de l'aorte jusqu'à la crosse, et celle des veines pulmonaires, avaient une couleur de pourpre foncé. Jusqu'à quel point peut-on considérer comme une affection morbide cette apparence des vaisseaux artériels?

(1) Voyez notre observation xvii.
(2) Voyez notre observation xix.
(3) Voyez notre observation xxiv.

XXᵉ OBSERVATION.

Angine de poitrine compliquée d'une adhérence du cœur au péricarde.

M. J**, âgé d'environ soixante-dix ans, assez corpulent, sujet aux catarrhes et à des ophthalmies opiniâtres, qui avaient nécessité de fréquentes évacuations de sang, ressentit un jour en se promenant une espèce de crampe en travers du sternum, qui l'obligea à s'asseoir, et qui se renouvela avant qu'il pût gagner sa maison. — Ces attaques ayant reparu plusieurs fois dans l'espace de quelques mois, le malade s'en alarma et appela un de mes confrères, qui lui prescrivit d'abord des remèdes antispasmodiques, et ensuite des pilules gommeuses purgatives. Ces moyens diminuèrent la maladie au point que M. J** put, un jour, faire deux lieues de chemin à pied sans en être incommodé; cependant, depuis cette imprudence, il se trouva moins bien. Les paroxysmes revinrent plus souvent et avec plus d'intensité; dès qu'il avait un peu marché, la douleur au sternum le saisissait, et quand elle était forte, il lui semblait avoir les bras rompus, mais il ne savait pas rendre compte de cette sensation pénible d'une manière bien précise. — Les remèdes qui produisirent le plus d'effet durant le cours de la maladie, qui dura environ trois ans, furent les évacuants, les altérants, les diurétiques et les pilules de Bacher. — Environ deux ans avant sa mort, le malade eut une fièvre catarrhale assez grave pour exiger plusieurs saignées. Elle se termina pourtant en suivant le cours ordinaire. Un soir, M. J** se trouva mal en commençant son souper : on lui donna un cordial, au moyen duquel il fut bientôt remis de sa faiblesse; puis il retourna se mettre à table, ne voulant pas, disait-il, perdre son repas pour un moment de malaise; mais en portant sa fourchette à la bouche, il mourut subitement. — A l'ouverture du cadavre, on trouva les poumons sains, mais adhérents à la plèvre de toutes parts. La pointe du cœur était collée à la face interne du péricarde, et assez haut pour placer cet organe dans une position horizontale plutôt que verticale. Il n'y avait pas d'ossification dans les artères coronaires, ni d'épanchement dans le thorax. Tous les viscères du bas-ventre étaient en bon état. — M. J**, pendant sa maladie, n'avait jamais eu de palpitations ni d'irrégularité dans le pouls, qui était constamment plein et fort, comme si c'fût le cas de lui ouvrir la veine.

XXIᵉ OBSERVATION.

Angine de poitrine compliquée de dyspnée, de palpitations et d'irrégularité dans le pouls (1).

« Le docteur Smith m'ayant invité, dit Mac-Bride, à voir un homme de trente-quatre ans atteint de l'angine de poitrine, je vais en décrire les symptômes, d'autant que ce cas est aussi bien caractérisé qu'aucun de ceux dont j'aie eu connaissance. — La maladie se distinguait par une douleur de constriction très-vive, qui s'étendait aux deux bras jusqu'à l'insertion du muscle deltoïde à l'humérus, par une grande anxiété, une respiration laborieuse, une sensation d'étranglement, des palpitations violentes, avec un pouls très-irrégulier. Les paroxysmes étaient si fréquents que le malade avait à peine passé un jour, depuis six à sept ans, sans en avoir un. Ils étaient ordinairement provoqués par une agitation d'esprit ou de corps, même légère; mais entre les intervalles, la santé était bonne. — Cette maladie paraissait héréditaire chez cet individu, car son père en avait été atteint. Il y avait aussi une disposition marquée à la goutte, qui ne s'était cependant jamais manifestée extérieurement. Le malade avait mené une vie extrêmement sédentaire, circonstance qui explique peut-être pourquoi l'angine de poitrine s'était déclarée dès l'âge de dix-sept ans. — On ouvrit au malade un cautère à chaque cuisse. Un mois après, il commença à se trouver mieux, et sa santé a continué dès lors à faire des progrès tels, qu'il peut monter aujourd'hui les escaliers rapidement et supporter les inquiétudes d'esprit sans voir renaître d'attaques : il n'éprouve d'autre mal qu'une légère oppression le matin aussitôt après s'être habillé, ce qu'il attribue au mouvement qu'il fait pour mettre ses habits. — Le docteur Smith (continue Mac-Bride) me montra encore dans ses *Adversaria* le cas d'un individu qu'il avait soigné en 1760. C'était une véritable angine de poitrine produite par les mêmes causes que la précédente, et clairement démontrée par une douleur très-vive sous le sternum, qui se portait dans les extrémités supé-

---

(1) Medic. Comm., t. v, p. 97.

rieures, particulièrement le long du bras gauche, et qui était accompagnée de dyspnée, d'anxiété et de palpitations comme ci-dessus. Cette maladie parut guérie en 1762, à la suite d'une évacuation hémorrhoïdale abondante et spontanée; mais elle revint avec plus de force en 1765. — On ordonna deux cautères aux cuisses, qui ne furent pas ouverts. Mais, soit à la recommandation de ses amis, soit de son propre mouvement, le malade se mit à l'usage des poudres de *James* en petite dose, combinées avec un peu de castor et d'assa fœtida. Il les continua environ six semaines, et pendant ce temps, il s'établit par le scrotum un écoulement abondant de sérosités âcres; il sortit aussi par l'anus une grande quantité de matières ichoreuses. De ce moment le malade commença à éprouver un grand soulagement dans ses maux, dont il est totalement exempt depuis six ans. — On voit ici, continue Mac-Bride, une guérison parfaite, opérée par une préparation d'antimoine prise comme altérant, car il n'est pas vraisemblable que le castor et l'assa fœtida y aient eu aucune part, puisqu'on avait donné auparavant, sans aucun avantage, les antispasmodiques les plus forts. » — Malgré l'assertion positive de Mac-Bride, il nous paraît douteux que les deux cas ici rapportés n'appartiennent pas plutôt à la classe des affections organiques du cœur qu'à l'angine de poitrine, tant il est difficile de tracer une ligne de démarcation exacte entre les vrais symptômes de celle-ci et ceux qu'elle emprunte d'autres affections qui lui sont plus ou moins étrangères.

XXIIᵉ OBSERVATION.

Angine de poitrine compliquée d'un principe rhumatismal (1).

Le docteur Wall communiqua l'observation suivante dans une lettre qu'il adressa au docteur Heberden. « Le malade que j'ai soigné était un homme de petite stature, bien fait et disposé à l'embonpoint. Il avait soixante-six ans quand il mourut, et il avait cette maladie depuis six ou sept ans. Dans la première période de sa vie, il avait eu plusieurs violentes attaques de rhumatisme, ce qui fit qu'on n'apporta pas une grande atten-

---

(1) Medic. Trans., t. III, p. 42.

tion à la douleur qu'il ressentait à la poitrine, même long-temps après le début de la maladie, présumant que c'était un rhumatisme. — Pendant deux ou trois ans cet individu n'éprouva qu'une légère douleur et une constriction en travers de la poitrine et aux bras, lorsqu'il marchait un peu plus vite qu'à l'ordinaire. Cette sensation augmenta par degrés, au point de l'obliger à marcher d'un pas très-lent, et non sans peine; il ne pouvait ni monter les escaliers, ni se coucher, ni se lever, sans provoquer un violent accès de dyspnée, ou plutôt une sensation de suffocation, et s'il faisait des efforts pour aller du ventre, la capacité du thorax étant alors diminuée par la contraction des muscles abdominaux et la rétention de l'haleine, il était presque sur le point d'expirer; aussi les remèdes qui le soulageaient le plus étaient-ils ceux qui lui tenaient le ventre libre. Il était toujours mieux pendant une couple de jours après une saignée. Il n'eut jamais de toux que vers la fin de sa maladie; elle devint alors fort incommode par l'enrouement qui l'accompagnait. Il expectorait des flegmes peu épais, écumeux, et quelquefois légèrement teints de sang : peu de temps avant sa mort, ses crachats étaient mêlés avec une matière d'apparence purulente. Son pouls fut toujours petit, jamais irrégulier, et durant le paroxysme, il s'enfonçait tellement sous le doigt qu'on avait de la peine à le sentir. Ce malade mourut un jour après une angoisse de deux heures. — On trouva, à l'ouverture du cadavre, les cartilages des côtes ossifiés, la lame externe du péricarde couverte d'une couche de graisse fort épaisse, les poumons distendus par un sang très-noir, et une grande quantité de sérosité dans les cavités thoraciques. En coupant le poumon, il en sortit de toutes parts, mais principalement des bronches et du lobe gauche, un mucus écumeux, mêlé de quelque chose de purulent et d'une odeur fétide, sans qu'il y eût ni vomique ni ulcère. Le péricarde contenait une pinte de fluide séreux; le cœur était d'un volume extraordinaire; les valvules semi-lunaires, entièrement ossifiées, étaient par-là tout-à-fait inhabiles à remplir leur jeu; la crosse de l'aorte était très-dilatée, et cette artère, à un pouce de distance du cœur, présentait plusieurs points d'ossification séparés les uns des autres. — J'ai vu, ajoute le docteur Wall, douze à treize individus atteints d'angine de poitrine, dont l'un, qui s'adressa à moi dès le début de la maladie, fut tellement soulagé par l'usage des antimoniaux unis aux gommes fétides, qu'il vit encore et peut se promener assez aisément; deux autres furent emportés par des maladies d'un genre différent. Tous les autres sont morts subitement. »

XXIIIe OBSERVATION.

Angine de poitrine consécutive d'un rhumatisme.

M. De la R**, jardinier, âgé de quarante-sept ans, eut, dans l'automne de 1810, une suppression de transpiration qui donna lieu à une douleur au côté droit de la poitrine, contre laquelle on le saigna; on lui appliqua ensuite des sangsues itérativement, et enfin un vésicatoire. Cette douleur, qui n'intéressait que les muscles intercostaux, fut singulièrement diminuée par la formation d'un abcès considérable au bas de la fesse du même côté.—La douleur de poitrine, qui, en janvier 1811, n'avait pas disparu complétement, se renouvela. Elle se fit sentir en mars encore assez vivement pour exiger des remèdes. Mais ce ne fut qu'en mai que le malade éprouva, pour la première fois, en marchant, une barre douloureuse en travers du sternum, qui se porta aux deux coudes, dura environ dix minutes et le força à s'arrêter. — Depuis ce moment, il ne s'est presque pas écoulé de jour sans que le malade ait eu au moins une attaque, qui paraît volontiers le matin après déjeuner, et qui est toujours déterminée par la marche ou par le mouvement.—Si l'attaque survient dans l'après-midi, ce qui est rare, elle se présente sous une apparence différente: la douleur ne se fait pas sentir alors aux coudes, mais aux poignets, à l'articulation des pieds, à la mâchoire inférieure, et même aux yeux. Le malade dit que cette sensation ressemble à celle d'une forte crampe, qui augmente lorsqu'il veut mouvoir les parties affectées, et qui les laisse encore sensibles après l'attaque.—Dans ces paroxysmes de l'après-midi, il y a plus d'angoisse que dans ceux du matin; ils sont plus longs aussi et le visage se couvre de sueur.—Toutes les fonctions s'exécutent bien d'ailleurs chez ce jardinier, qui est sec et maigre; ses nuits sont, jusqu'à présent, exemptes d'attaques, et il m'a fait observer que toutes les fois qu'il se rendait à la ville à pied, il était presque sûr d'en avoir une,

tandis qu'en y venant à cheval, il n'en avait jamais.—Tant de nuances symptomatiques dans l'angine de poitrine compliquée n'indiquent-elles pas qu'elles tiennent à des modifications sans nombre dans la susceptibilité nerveuse des individus?

XXIVe OBSERVATION.

Angine de poitrine compliquée de rhumatisme goutteux et d'une dilatation de l'aorte (1).

« M. M**, âgé de soixante et dix-sept ans, d'une stature moyenne, peu chargé d'embonpoint, ayant toujours été extrêmement sobre, revint en Angleterre après être resté sept ans aux Indes Orientales, où il avait ressenti une douleur à la poitrine, qu'on attribuait à son genre d'occupation (2). Il passa deux ans dans son pays natal avec les meilleurs effets pour sa santé, après quoi il partit pour reprendre sa place dans les Indes, où il fit un second séjour très-long. Il repassa ensuite en Angleterre, où il a depuis continué à vivre d'une manière très-sédentaire. Au bout de quelques années, il devint sujet à des accidents de dyspepsie, à la constipation, et, plus tard, à des paroxysmes de douleurs violentes, qui revenaient occasionnellement, et qui se portaient successivement de la tête à la poitrine, au dos, aux épaules, aux coudes, avec une sensation de grande chaleur dans les parties affectées, et beaucoup de sensibilité, mais sans aucune apparence de gonflement ni d'indice d'inflammation. De temps en temps, et surtout dans la nuit, il souffrait beaucoup de douleurs générales, que la chaleur du lit paraissait aggraver, qui augmentaient un peu sa chaleur naturelle, et qui diminuaient par la transpiration. Outre cela, M. M** avait des crampes dans les muscles des jambes, et une sensation pénible dans la région épigastrique et le bas des côtes, surtout après avoir mangé; ce dernier symptôme était accompagné d'un sentiment de fraîcheur qui s'étendait depuis ces parties du corps jusqu'au dos, et dont il était soulagé par des éructations. — M. M** n'avait pas de palpitations; il n'était sujet ni à la toux ni à

(1) Parry, ouvrage cité, p. 25.
(2) Il avait un emploi dans l'administration civile.

l'oppression, lorsqu'il prenait de l'exercice ou qu'il était couché ; mais plusieurs années avant sa mort, il se plaignit d'un léger serrement en travers de la poitrine, et il est essentiel de faire remarquer que dans l'année 1796 il fut surpris une fois, pendant la nuit, par une douleur de poitrine accompagnée de suffocation, qui lui fit craindre de mourir subitement. Son urine, ordinairement haute en couleur, déposait un sédiment briqueté, et quelquefois de petits calculs.

» Le 13 avril 1797, il éprouva en se promenant une forte douleur en travers de la poitrine, accompagnée de difficulté à respirer. Lorsque cette douleur cessa, les genoux devinrent sensibles, et le malade se rétablit par degrés. — Le 17 du même mois, il eut encore en se promenant une attaque du même genre, mais plus violente, et qui se dissipa comme la première. — Le 23, après avoir fait un tour de promenade, il fut atteint près de sa maison, sans indisposition préalable, par une troisième attaque ; qui se manifesta comme les deux précédentes. Il ne put gagner sa demeure qu'avec beaucoup de peine, transi de froid et extrêmement faible ; il but tout de suite un cordial, et peu après il eut un léger vomissement. Son apothicaire, qui vint le voir à l'instant, ne lui trouva pas de pouls. Lorsque j'arrivai, son visage était pâle, son corps couvert d'une sueur froide, et ce ne fut pas sans peine que je sentis quelques pulsations de l'artère radiale ; cependant il jouissait de toute sa connaissance et parlait librement. Il n'avait ni palpitations, ni difficulté de respirer, ni mal de tête, ni vertige, ni flatuosité, ni nausées. La douleur avait alors abandonné la poitrine et se faisait sentir aux rotules, qui n'étaient ni rouges, ni chaudes, ni enflées, ni douloureuses au toucher. Quelques heures après, il se plaignit derechef de sa douleur à la poitrine, dont il plaçait le siége en travers du sternum. On le mit au lit, où il fut inquiet ; il portait la main sur son front, en disant qu'il était douloureux ; bientôt il cessa de répondre à mes questions, il parut ne respirer plus que par intervalles, et, un quart d'heure après, il expira tranquillement. — On trouva, à l'ouverture du cadavre, que les cartilages des côtes n'étaient pas plus durcis qu'à l'ordinaire ; les poumons étaient sains et non adhérents, le sang partout fluide, les muscles très-colorés, la peau, le médiastin, la plèvre costale et le péricarde

étaient surchargés de graisse jaune, à demi fluide ; le cœur un peu dilaté et d'une texture ordinaire ; une portion des valvules tricuspides ossifiée, de même que l'une des valvules semi-lunaires de l'aorte ; cette artère dilatée, au point que son aire, à la distance de deux pouces des valvules semi-lunaires, avait un pouce et un quart de diamètre ; près de la naissance de l'artère sous-clavière gauche, aux environs de la carotide droite, et dans l'aorte descendante, on trouva quelques écailles dures, osseuses, de grandeur différente. Les artères coronaires renfermaient l'une et l'autre, dans leurs cavités, des incrustations qu'on put enlever aisément, et qui formaient des espèces de tubes d'un pouce et demi de longueur, dans lesquels la plus petite sonde ne put pas pénétrer. » — L'intervention d'un principe goutteux paraît, dans ce cas, trop manifeste pour qu'on puisse le donner, avec le docteur Parry, comme type de l'angine de poitrine essentielle et simple.

XXVe OBSERVATION.

Angine de poitrine chez un goutteux, après une attaque d'hémiplégie.

M. Dup**, âgé de cinquante-neuf ans, d'une forte constitution, peu chargé d'embonpoint, ressentit, à l'âge de trente ans, une attaque de goutte, qui dura trois semaines, et qui reparut pendant sept années consécutives. — Il eut, pendant huit jours, à l'âge de trente-huit ans, une propension presque insurmontable au sommeil, qui fut suivie d'une hémiplégie du côté droit, dont la marche fut lente, puisque ce ne fut qu'au bout de quinze jours que les membres furent complétement paralysés. Des remèdes actifs et soutenus rendirent à ce malade la parole et l'usage de sa jambe, mais le bras resta pendant sept ans privé de tout mouvement volontaire. Il alla aux eaux d'Aix en Savoie, où il prit cinquante douches et autant de bains. Il en revint avec un embonpoint extraordinaire, qui ne se dissipa que l'année suivante par l'effet des mêmes eaux. La paralysie du bras s'amenda au point que le malade pouvait écrire, sans cependant que les doigts recouvrassent leur ancienne souplesse. — M. Dup** resta dans cet état de santé, et sans aucun retour de goutte, jusqu'à l'âge de cinquante-cinq ans, qu'il éprouva pour la première fois, en allant à pied à la campagne, une sensation douloureuse en travers de la poitrine, qui gênait sa respiration, et lui causait une angoisse très-pénible. Cette sensation se renouvela plusieurs fois pendant une heure que dura la promenade de M. Dup**, et le força chaque fois à s'arrêter tout court, jusqu'à ce qu'elle eût cessé. — Depuis cette époque, l'angine de poitrine marcha rapidement; il se manifestait chaque jour plusieurs attaques, de sorte que le malade n'osait presque plus faire un pas. Peu de temps après l'invasion de la maladie, la douleur au sternum s'étendit au bras gauche, plus bas que l'insertion du muscle deltoïde à l'humérus, et lorsque les paroxysmes étaient forts, le bras droit s'en ressentait aussi, mais plus faiblement. Quelques mois après, il survint des attaques de nuit si violentes qu'elles forçaient le malade à se lever et à passer plusieurs heures hors de son lit. — On combattit pendant deux ans cette maladie par divers remèdes, qui produisirent aussi peu d'effet qu'ils furent pris avec peu d'exactitude; et, chose remarquable, le ventre acquit, sans hydropisie, un embonpoint énorme, auquel les autres parties du corps ne participèrent pas; d'ailleurs toutes les fonctions se faisaient bien, au moins en apparence.

Le malade, fatigué à cette époque de ses maux, et n'ayant plus de confiance dans son médecin, qui ne le guérissait pas, s'adressa à un charlatan, qui lui ordonna d'abord de prendre chaque matin une pinte de petit-lait, aiguisé par six onces de tamarin. Ce remède, au bout d'un mois, fit diminuer d'environ un pied la circonférence du ventre, sans produire ordinairement plus de deux selles par jour. Le charlatan prescrivit ensuite un mélange d'une demi-once de scille et d'un scrupule de digitale en poudre, avec suffisante quantité d'extrait d'ellébore noir, pour en faire des pilules de trois grains, dont le malade prit par degrés jusqu'à seize par jour et avec beaucoup de régularité. — Il obtint assez de succès de ces remèdes pour que la marche n'occasionnât pas de fortes attaques, et pour avoir des nuits qui en étaient souvent exemptes. A ces pilules en succédèrent d'autres d'assa fœtida, dont on interrompit l'usage pour les remplacer par de nouvelles, faites avec l'extrait de valériane, le camphre et le quina. — Le charlatan mourut, et le malade se trouvant assez bien, cessa tout remède

pendant six mois : les maux de celui-ci s'étant alors renouvelés, il vint me consulter, et voici quel était son état. — Il jouissait en apparence de la plus belle santé; son pouls était naturel, sa respiration libre, son appétit bon, les évacuations alvines régulières. Dès qu'il marchait un peu vite, surtout contre le vent; dès qu'il montait un escalier, qu'il sentait le besoin d'aller à la selle sans pouvoir le satisfaire, qu'il soulevait un fardeau, même léger, du bras gauche, mais surtout lorsqu'il cédait à un mouvement de colère, ce qui ne lui était que trop ordinaire, l'attaque survenait plus ou moins fortement: de sorte qu'il n'était pas rare d'en voir paraître quatre ou cinq dans la journée, plus volontiers le soir que le matin. Les aliments ne paraissaient pas influer sur leur retour; quoique les nuits se passassent sans attaques, le sommeil était constamment agité par des rêves pénibles: chaque paroxysme était assez souvent précédé de bâillements fréquents, sans éructation. Les tonnerres, que le malade entendait autrefois gronder avec un certain plaisir, lui causaient maintenant un effroi si grand qu'il se cachait pour diminuer l'impression qu'il en éprouvait.

XXVI° OBSERVATION.

Angine de poitrine déterminée par une humeur goutteuse (1).

« Je pense, dit Macqueen, que les cas d'*angina pectoris* décrits d'abord par Heberden, et, plus récemment, par Fothergill, ne sont, la plupart du moins, que des cas de goutte irrégulière. Le sexe, l'*habitus* des malades, leur âge, correspondent avec l'idée que nous nous faisons de la diathèse goutteuse. Les éructations, le soulagement que procurent souvent les remèdes aromatiques, les eaux de Bath, etc., conduisent aussi à la même conclusion; mais les histoires suivantes le prouveront sans réplique. — Il y a une année environ que je fus appelé pour voir un homme de soixante ans, dont le teint était frais et fleuri, la constitution forte, le cou court, avec assez d'embonpoint. Il se plaignait de fréquents accès d'une douleur soudaine, qui naissait du creux de l'estomac, s'étendait

_____

(1) The London's medical Journal, t. v, p. 162.

vers le sein gauche, pour se porter de là rapidement au milieu des deux bras, du gauche surtout. Cette douleur spasmodique était accompagnée d'une difficulté de respirer qui menaçait le malade de suffocation. Il éprouvait souvent ces attaques pendant la nuit, mais davantage encore pendant le jour, lorsqu'il marchait vite ou contre un vent fort : il fallait alors qu'il s'arrêtât tout court et qu'il restât immobile pendant une couple de minutes ; au bout de ce temps-là, la douleur se dissipait ordinairement. Il avait aussi observé que l'attaque revenait plus facilement après les repas, ce qui lui faisait dire qu'il en serait presque exempt, s'il pouvait vivre sans manger. La colère, ou toute autre agitation de l'esprit, provoquait constamment les paroxysmes. Son pouls était assez régulier, les garde-robes ordinaires ; cependant il avait peu d'appétit et se plaignait beaucoup de flatuosités. Tel était l'état dans lequel je trouvai le malade ; il y ajouta les détails suivants. —Il me dit qu'il avait toujours été accoutumé à une bonne table ; que pendant plusieurs années il avait été sujet à des accès réguliers de goutte aux pieds ; mais que depuis environ six mois, et tandis que ses pieds étaient légèrement affectés, il avait éprouvé une faiblesse générale et des vertiges qui revenaient fréquemment ; qu'il s'était adressé à son apothicaire, qui l'avait saigné, et lui avait ouvert un cautère au bras gauche. Bientôt après, la goutte abandonna les extrémités inférieures, et le malade ressentit la première attaque de douleur avec constriction en travers de la région précordiale. Cette nouvelle maladie reparut sous la forme d'accès courts et légers, qui augmentèrent peu à peu jusqu'au moment où je fus appelé, et depuis qu'ils se sont manifestés, le malade a été exempt de toute affection goutteuse.

» D'après cet exposé, je n'hésitai pas d'attribuer la cause des maux de M. .... à une affection goutteuse ; en conséquence, j'ordonnai des amers aromatiques en grande dose, et une potion de teinture volatile de gaïac à prendre deux fois par jour. Ces remèdes, et un régime convenable, soulagèrent beaucoup le malade, et je conçus l'espérance de voir reparaître bientôt la goutte. Je fus cependant trompé dans mon attente, car, environ quinze jours après, M. .... fut saisi dans la nuit par un paroxysme très-violent, qui affecta vivement l'estomac et la poitrine, et qui dura presque sans inter-

ruption pendant vingt-quatre heures, malgré l'usage de la teinture volatile de gaïac. Je lui fis prendre sur-le-champ, et sans addition, une demi-once de teinture fétide volatile, et un gros d'élixir parégorique. Cette potion, dont il se crut brûlé intérieurement, fit cesser l'attaque d'une manière presque soudaine. On lui appliqua un emplâtre chaud sur le creux de l'estomac, et la nuit suivante la goutte parut au pied droit. Cet accès de goutte fut heureusement très-douloureux et dura fort long-temps, car le malade fut retenu chez lui pendant plus de trois mois, durant lesquels il n'eut pas le plus léger ressentiment de la douleur avec serrement à la poitrine. Je l'ai vu (le malade), continue Macqueen, il y a peu de jours, en très-bonne santé, et il me dit que, dans l'intervalle de ses accès de goutte, il était encore sujet à de légères attaques lorsqu'il marchait vite après avoir mangé, mais qu'il n'en souffrait plus au lit, ni dans la journée, lorsqu'il ne s'agitait pas. »

Une autre observation de Macqueen succède à celle que nous venons de rapporter ; elle tend encore à prouver que la goutte est la cause déterminante de l'angine de poitrine, mais nous la passerons sous silence. — Si Bergius ne faisait pas autorité dans l'angine de poitrine, je me serais dispensé de rapporter aucune de ses observations, parce qu'il a confondu cette maladie avec l'asthme convulsif, dont il attribue la cause à une humeur goutteuse.—« Une femme, âgée de quarante ans, dit cet auteur, qui avait eu, deux ans auparavant, des douleurs de rhumatisme, fut atteinte d'une fièvre arthritique, qui ne céda que difficilement à un traitement antiphlogistique. En 1777, il lui survint des crampes dans la poitrine ; les paroxysmes, d'abord faibles, augmentèrent en fréquence aux approches de l'automne ; du reste, tous les symptômes que la malade éprouva furent pareils à ceux qu'on attribue à l'angine de poitrine. Je ne détaillerai pas les remèdes qu'on employa dans l'intention de combattre la matière goutteuse cachée, qu'on regardait comme la cause déterminante de la maladie ; malgré toute leur énergie, celle-ci reparut plusieurs fois l'année suivante, surtout pendant l'été, et avec une intensité telle que la malade fut plus d'une fois, pendant vingt-quatre heures, entre la vie et la mort, ce qui la décida à se laisser ouvrir deux cautères aux jambes. Dès lors les paroxysmes, quoique très-fréquents, furent moins violents. Enfin, au printemps de l'année 1779 on lui administra la teinture aqueuse de gomme de gaïac, dont l'effet ne se borna pas à diminuer le nombre et l'intensité des attaques, mais l'en guérit presque complétement. Depuis cette époque, toutes les fois que la malade éprouve une sensation de gêne dans la poitrine (qui peut lui faire craindre le retour de sa maladie), elle s'en débarrasse en prenant un peu de kermès le soir en se couchant (1).

» Un homme de soixante ans, avait eu plusieurs légères attaques de goutte auxquelles avait succédé une disposition scorbutique, lorsqu'en 1777 il lui survint une fièvre double tierce ; à mesure que celle - ci diminuait, on vit paraître des accès d'abord faibles, ensuite plus intenses, de l'asthme convulsif. Je prescrivis à cette époque des remèdes contre la goutte et le scorbut, qui furent sans effet contre l'asthme. Le malade eut au pied droit, en août 1776, un érysipèle suivi de gangrène, pendant le cours duquel l'asthme disparut, pour revenir ensuite, quoiqu'on eût établi un cautère, à mesure que la plaie du pied se guérissait. Ce malade éprouva un grand soulagement de la solution de gomme de gaïac, qu'il continua pendant toute l'année, tellement qu'aujourd'hui les accès d'asthme sont très faibles.—Un autre malade, âgé de plus de soixante ans, aimant la bonne chère et le sexe, avait eu, deux ans auparavant, une fièvre rhumatismale, lorsqu'il fut atteint d'une colique inflammatoire et d'hémorrhoïdes ; incontinent après, il éprouva de violents spasmes dans la poitrine, dont il avait eu déjà de légers accès auparavant : l'usage de la solution de gomme de gaïac le guérit presque complétement de cette maladie terrible, qu'on avait inutilement traitée par plusieurs autres remèdes (2). — Gaubius rapporte qu'un individu, après avoir éprouvé plusieurs accidents goutteux, prit la poudre du duc de Portland, qui réussit à les faire disparaître ; mais il survint bientôt après, lorsque le malade se promenait, une difficulté de respirer, qui s'accrut de jour en jour au point que l'action de changer de place,

ou même de parler, l'augmentait considérablement. La dyspnée était accompagnée d'une toux sèche, sans être très-forte. Ce malade mourut subitement au moment où l'on s'y attendait le moins(1).
— Dans l'observation du docteur Johnstone, consignée dans les Mémoires de la Société de médecine pratique de Londres(2), il survint au ministre Gregory, qui en était le sujet, un léger accès de goutte pendant le cours de l'angine de poitrine, qui suffit pour soulager le malade de tous les symptômes de la maladie essentielle ; mais ce mieux ne fut que de courte durée, car ce ministre mourut presque subitement quelque temps après. — L'extrait, très-bien fait, qu'on trouve dans le Journal de médecine de Paris et ailleurs (3), de l'histoire de la maladie dont mourut le célèbre Jean Hunter, me dispense de la retracer ; mais je répéterai, avec Wichmann, que ce cas fournit une preuve manifeste « que la goutte et l'angine de poitrine peuvent fort bien se compliquer l'une avec l'autre ; que l'une de ces affections ne garantit pas de l'autre, et que, dans ces sortes de cas, les symptômes de cette maladie mixte sont très - sensiblement distincts de ceux de l'angine de poitrine ordinaire. »

XXVIIe OBSERVATION.

Angine de poitrine entée sur une affection catarrhale.

M. Rit**, d'une constitution délicate, eut, à l'âge de trente ans, une fièvre catarrhale qui lui laissa une toux habituelle, accompagnée d'une expectoration muqueuse plus abondante en hiver qu'en été. Il conserva cette toux jusqu'à l'âge de cinquante-deux ans sans en être trop incommodé, puisqu'il ne chercha point à la combattre. Il ressentit, à cette époque, en marchant, un peu d'oppression, surtout lorsqu'il accélérait son pas. Quelques mois après, il éprouva une douleur fort angoissante au milieu du sternum,

_____

(1) Sammlung auserlesener abhandlungen zum Gebrauche practischer Aerzte, t. x, p. 708.
(2) Bergius, ibidem.

_____

(1) Sammlung auserlesener abhandlungen für practische Aerzte. t. I.
(2) T. I, p. 371.
(3) Journal général de médecine rédigé par M. Sédillot, t. xxxix, p. 438.— Annales de médecine de Montpellier, t. XII, p. 258. — Traité de l'angine de poitrine, par E.-H. Desportes, p. 94. — Bibl. Brit., t. II, Sciences et Arts.

qui l'obligea à s'arrêter pour reprendre haleine; elle dura dix minutes, et il put continuer sa marche après qu'elle eut cessé. Ces attaques s'étant renouvelées, le malade consulta un de mes collègues (en novembre 1810), qui lui fit prendre de la gomme ammoniaque quatre fois par jour, les poudres de *Dover* en se couchant, et un julep éthéré et succiné avec l'eau de menthe, lorsque la douleur paraissait. Malgré ces remèdes et l'application de sangsues à l'anus, les paroxysmes devinrent plus fréquents, plus longs, et la sensation douloureuse au sternum s'étendit aux extrémités supérieures, depuis le coude jusqu'aux bouts des doigts, et même derrière le dos, au-dessus des épaules.—Il survint des attaques après le premier sommeil, dès le mois de janvier 1811; elles se prolongeaient assez souvent avec beaucoup d'angoisse pendant deux à trois heures; une fois terminées, il se manifestait un accès d'oppression, accompagné d'une abondante expectoration jaunâtre et écumeuse; mais, chose assez singulière, la toux, tant qu'elle durait, suspendait les accès de douleur au sternum. Le siége de cette douleur était tantôt plus haut et tantôt plus bas que le milieu du sternum, en s'inclinant toujours plus à droite qu'à gauche, et en se prolongeant souvent jusque sous l'aisselle. La douleur aux bras paraissait simultanément avec celle de la poitrine; toutes deux finissaient aussi à la fois; rarement l'attaque débutait-elle par la douleur au bras droit, douleur que le malade regardait comme aussi difficile à supporter que celle de la poitrine. Une froideur générale, qui durait autant que les paroxysmes, en était le signe précurseur, sensation qui n'était pourtant qu'illusoire, car le corps du malade était souvent couvert de sueur, et chaud d'après le toucher d'une personne en santé. Des paroxysmes fort intenses provoquaient des vomissements, et dans l'intervalle des attaques, le pouls était rarement au-dessous de quatre - vingt - seize pulsations par minute, avec la respiration plus ou moins gênée.

On employa successivement contre cette maladie l'assa fœtida, le camphre, les fleurs de zinc, l'extrait de ciguë et l'opium le soir. Il y eut un amendement sensible à la fin de février 1811, puisque le malade passait quelquefois une journée entière sans attaque; mais il n'en était pas de même des nuits, qui devinrent cependant peu à peu meilleures. Il

survint en avril plus d'embarras dans la poitrine, avec un peu d'œdème, accidents qui firent craindre un hydrothorax, et qu'on combattit par les diurétiques. Aujourd'hui (30 juin) le malade ne ressent presque plus de douleur dans la poitrine ni dans les bras, lors même qu'il monte un terrain en pente, mais l'oppression est plus forte qu'auparavant et l'expectoration plus abondante; il ne peut rester couché que sur le dos: s'il se met sur l'un ou l'autre côté, la dyspnée et l'angoisse deviennent insupportables; le pouls conserve de la fréquence; les urines sont naturelles, et toutes les fonctions s'exécutent d'ailleurs assez bien. — Malgré l'amendement des symptômes de l'angine de poitrine, il est probable que le malade succombera à une hydropisie de poitrine.

XXVIIIᵉ OBSERVATION.

Angine de poitrine survenue après deux fluxions de poitrine (1).

« Un homme de la campagne, âgé d'environ cinquante-six ans, d'un tempérament sanguin, issu d'une mère qui avait long-temps souffert de rhumatisme, et d'un père mort asthmatique, eut, à l'âge de vingt-huit ans, une inflammation de poitrine qui parut aussi affecter la rate, et qui se termina heureusement. Dix ans après, il refit la même maladie, qui fut accompagnée cette fois de divers accidents qui annonçaient une altération évidente des poumons; malgré cela, cet individu jouit encore pendant cinq ans d'une assez bonne santé. Il commença, à cette époque, à ressentir tous les soirs une douleur au sternum, qu'on attribua à la vie dissipée qu'il menait; mais quelques jours après, cette douleur fut beaucoup plus intense et s'étendit aux deux bras jusqu'aux bouts des doigts. Dans cette attaque, le visage du malade pâlit et se couvrit d'une sueur abondante; la respiration devint difficile, le pouls petit, faible et lent. Ce paroxysme dura environ quinze minutes; il en survint encore quelques-uns la nuit suivante, mais qui, sur le matin, ne durèrent pas si long-temps; le pouls étant plein et dur, on fit une saignée au bras, on prescrivit des antispasmodiques et des lavements, re-

---

(1) Journal de Hufeland, t. XVII, observation du docteur Stœller.

mèdes qui amendèrent la douleur sans la faire disparaître complétement ; mais une dissolution de gomme ammoniaque dans de l'eau de menthe, avec l'oxymel scillitique et un purgatif, fit tant de bien au malade qu'il passa encore cinq ans sans avoir de fortes attaques ; il en survenait pourtant de légères lorsqu'il montait ou qu'il marchait vite, mais elles cessaient aussitôt que la toux, accompagnée d'une expectoration visqueuse, se manifestait.— Un jour qu'un violent accès parut avec une douleur vive sous le sternum et beaucoup d'angoisse, on fit une saignée copieuse, qui soulagea le malade. L'accès s'étant renouvelé le jour suivant, on appliqua sur la poitrine un vésicatoire camphré ; la douleur se fixa alors à l'épigastre, et fut accompagnée d'une soif ardente ; le lendemain, la toux et l'expectoration ayant paru, le malade recouvra sa santé, qu'il conserva bonne pendant huit ans. Il survint à cette époque une attaque si violente, qu'elle força le malade à s'agenouiller devant une chaise, qu'il serra contre sa poitrine, et qu'il ne lâcha qu'après une détente, qui fit rendre beaucoup de vents par en haut et de matières fécales par en bas. De ce moment le malade garda la maison et suivit un régime sévère ; mais au bout de huit jours, il expira après avoir eu une autre attaque très-forte, pendant laquelle il assurait qu'il préférerait la mort à la vie, s'il devait en avoir encore une semblable. — On trouva, à l'ouverture du cadavre, les intestins enflammés et gangréneux, particulièrement l'arc du colon. La rate, plus volumineuse qu'à l'ordinaire, était chagrinée à sa surface par l'effet d'une substance jaunâtre de nature presque cartilagineuse ; elle portait en outre un appendice de même nature, et sa propre substance était réduite en une espèce de bouillie qui contenait de petits fragments pierreux (1). Les poumons, d'ailleurs sains, adhéraient à la plèvre costale dans toute leur étendue. Le cœur, un peu dilaté, était mou et vide de sang. Les

valvules de l'artère pulmonaire étaient ossifiées ; les gros vaisseaux, pleins d'un sang noir, commençaient à passer à un état cartilagineux, tandis que les artères coronaires n'offraient rien de semblable. »—Cette observation et la précédente semblent établir un certain rapport entre l'asthme et l'angine de poitrine symptomatique.

XXIXe OBSERVATION.

Angine de poitrine qui a succédé à la goutte et a diverses affections inflammatoires des poumons (1).

« Un homme, âgé de cinquante-trois ans, sanguin, fort et vigoureux, dont la mère avait été goutteuse et le père sujet à l'asthme, fut atteint, en 1768, à l'âge de dix-huit ans, de douleurs rhumatismales, dont il se rétablit parfaitement. —Il eut en 1774 une crampe de poitrine accompagnée d'une extinction de voix, qui cessa promptement, mais qui fut suivie d'une légère hémoptysie. — Il ressentit en 1788 quelques douleurs dans le rein droit, qui se communiquèrent dans les bras.—Il fut pris en 1791 d'une péripneumonie bilieuse, dont la convalescence fut pénible, et environ trois mois après il éprouva une constriction douloureuse dans la poitrine, avec flatuosités et gonflement hémorrhoïdal.—Il éprouva derechef, en 1792, des serrements dans la poitrine, qui ne durèrent pas longtemps, et qui se renouvelèrent l'année suivante.— Les mêmes symptômes reparurent en 1794, d'abord à des intervalles très-éloignés, ensuite plus fréquemment ; ils étaient toujours provoqués par des mouvements ou des inquiétudes d'esprit. La douleur de poitrine s'étendait dans les deux bras, et elle était si angoissante que le malade ne pouvait rester ni couché ni assis. Chaque jour les attaques revenaient avec plus de violence et se renouvelaient aussi plus fréquemment. On reconnut à cette époque la maladie, et on la traita par des remèdes convenables. L'année suivante, les accès, quoique fréquents, étaient moins forts. Cet état continua jusque dans l'été de 1796, que le malade fit une cure d'eaux minérales dont il se trouva assez bien. — Il survint en janvier 1797 au sujet dont

---

(1) Cette altération morbide, à laquelle la rate est plus sujette qu'aucun autre organe, doit être d'un progrès lent, et ne peut guère produire d'empêchement à ses fonctions ; il paraît probable que les sujets qui la portent n'en sont avertis par aucun sentiment particulier. (Traité d'anatomie pathologique, par Baillie, p. 254, édit. franç.) (*Note ajoutée.*)

---

(1) Journal de Hufeland, t. xvii, observation du docteur Stœller.

nous faisons l'histoire une tension flatueuse du bas-ventre, qui cessa après des évacuations alvines abondantes; mais un accès très-violent suivit l'effet du purgatif, et, pendant toute la durée de l'attaque, le pouls fut plein, dur et la respiration difficile; on fit une saignée copieuse, et on eut recours aux narcotiques, qui procurèrent du calme. Pendant la nuit, le malade se plaignit d'une douleur insupportable au pied gauche, surtout au gros orteil : son apparition mit fin à toutes les sensations pénibles de la poitrine et du ventre; l'autre pied ne tarda pas à être pris, et cette crise goutteuse se dissipa par la transpiration et les urines. Le mois suivant, le malade fut si bien qu'on osa se flatter de la guérison de l'angine de poitrine; mais cette espérance ne dura pas long-temps, puisqu'en mars 1798 on vit reparaître des paroxysmes plus ou moins forts, qui étaient toujours allégés par l'éructation. Peu de temps après, le malade eut une fièvre catarrhale, dans la convalescence de laquelle les attaques reparurent; puis elles se dissipèrent par une diarrhée qui survint, ainsi que par quelques signes précurseurs de goutte à l'un des pieds. Il alla pendant l'été aux eaux de Wisbaden, où il n'eut qu'une seule et forte attaque; mais de retour chez lui, il s'en manifesta d'autres comme auparavant.

» Au commencement de 1799, la maladie fut moins pressante et la douleur au sternum plus obscure; en juin, les accidents furent si violents qu'on craignit pour la vie du malade; en juillet, il retourna aux bains, où il but les eaux de Fachinger, en continuant l'usage des antispasmodiques. Pendant le séjour qu'il fit aux eaux il ne fut pas exempt d'attaques, et en revenant chez lui il en eut une très-forte causée par le plaisir de revoir sa famille. En octobre la goutte se fit sentir vivement, et fut accompagnée de fièvre et de constriction dans la poitrine. Quelques jours après, l'humeur goutteuse paraissant se porter à la tête, on appliqua des sangsues au cou et on donna de puissants antispasmodiques. Le 31, le malade étant assez bien, apprit une nouvelle fâcheuse, qui renouvela les attaques d'angine de poitrine. Le 1er novembre, après une mauvaise nuit, il vomit des matières bilieuses mêlées de sang : les vésicatoires aux jambes le soulagèrent, et la valériane, le quina, l'assa fœtida, unis à un peu d'aloès, éloignèrent les paroxysmes.—Le malade eut, en

janvier 1800, un accès qui dura trois heures. On revint aux remèdes précédents, en y ajoutant le *calamus aromaticus*. En mars, il survint une attaque qui se soutint pendant quatre jours avec des nuances dans son degré d'intensité. Dans le cours de cette année, les paroxysmes se renouvelèrent quelquefois. — Le malade fut, en janvier 1801, assailli en soupant par un violent accès, qui nécessita une saignée copieuse; le lendemain au soir il en eut un autre qui ne se termina qu'au bout de cinq heures, et qui fut accompagné de pâleur, de sueur et d'un froid aux pieds très-grand. Comme son pouls était plein et sa vie en un danger imminent, on lui donna le musc et les fleurs de zinc à grande dose; on administra des lavements, qui produisirent d'abondantes évacuations, dont le malade fut soulagé. La nuit suivante, il dormit bien, et le lendemain il jouit d'un bien-être qu'il conserva jusqu'en janvier 1803, époque à laquelle on consulta le docteur Tillenius, qui répondit que c'était une angine de poitrine produite par une humeur goutteuse, peut-être par une bile noire et par une disposition hémorrhoïdale. Il conseilla les eaux de Carlsbad en bain et en boisson. Il prescrivit des pilules faites avec le savon de gaïac, le lait de soufre mêlé avec un peu d'huile de sassafras, des lavements avec la menthe poivrée, la racine de saponaire, les fleurs d'arnique en infusion dans l'eau des bains, à laquelle on devait ajouter de quatre-vingts à cent gouttes d'eau de laurier-cerise. Il fit purger tous les huit jours le malade avec le savon de gaïac uni à l'extrait d'aloès, et appliquer toutes les six semaines huit sangsues à l'anus. Il insista sur l'usage des fortifiants, tels que l'extrait de trèfle de marais, l'huile de pétrole, le vitriol de Mars, la liqueur anodine martiale, et il recommanda surtout d'entretenir le cautère et d'observer le régime qu'on avait prescrit. » Ici se termine le rapport de cette observation, de sorte qu'on ignore quel fut sur la maladie l'effet de ces nouveaux remèdes.

XXXe OBSERVATION.

Angine de poitrine précédée d'une affection organique du cœur.

Un homme de lettres, plutôt maigre que gras, jouissant en apparence d'une forte constitution, avait été sujet, presque dès son enfance, à des affections spasmodiques, qui se manifestaient par un tremblement général, lorsqu'il éprouvait un mouvement subit de joie, de crainte ou de colère. — Il éprouva, à l'âge de vingt ans, des tremblements par accès, et de fortes palpitations, dont il fut soulagé, mais non pas guéri, par les bains froids et la résine de quina. — Dix ans après, environ, et à la suite de beaucoup de peines d'esprit, il eut des palpitations d'un genre différent. Autrefois, les palpitations de cœur étaient fortes et bien senties ; la sensation que produisaient celles-ci, ressemblait à l'effet qu'aurait causé au malade une succession rapide et non interrompue de bulles élastiques qui seraient venues frapper la surface du cœur, en occasionnant des intermittences dans les contractions de cet organe. Cet état, qui annonçait quelque affection organique du cœur, s'est soutenu à peu près le même jusqu'en 1809, c'est-à-dire pendant trente-six ans. A cette époque, le malade remarqua qu'en gravissant les rues ou les chemins montants, sa respiration devenait plus fréquente, et qu'il était essoufflé sans être précisément oppressé, ce qu'il attribua à une douleur sourde et angoissante qui se faisait sentir en travers de la poitrine, et qui cessait dès qu'il ne montait plus. Après une promenade en char par un temps froid et pluvieux, il eut des coliques la nuit suivante. Deux jours après, il sentit en marchant, même dans les rues plates, une douleur très-vive qui barrait la poitrine, et qui correspondait au dos à la même hauteur ; elle le força à s'arrêter jusqu'à ce qu'elle se fût dissipée. La marche un peu prolongée, surtout contre le vent, après que le malade avait mangé, quelque mouvement brusque, etc., suffirent bientôt pour faire reparaître cette sensation douloureuse. Il survint la nuit des attaques, beaucoup plus longues que celles pendant le jour ; «chacune d'elles,» disait le malade, « s'annonce par une respiration plus fréquente, mais je n'ai aucune peine à inspirer ni à expirer, je sens même le besoin de pousser de profonds soupirs. J'ai eu, dans le cours de ma maladie, trois attaques d'oppression, dont la plus longue ne dura pas vingt minutes, mais c'est tout autre chose actuellement à l'invasion du paroxysme ; mon pouls s'élève et s'accélère ; si je continue à faire du mouvement, l'angoisse augmente, et le pouls devient alors irrégulier et intermittent. Dans les fortes attaques, les deux bras me font mal, surtout le gauche ; mais quand elles sont faibles, je ne ressens que la barre au sternum, et un point douloureux dans la partie du dos qui correspond au dessous de l'épaule droite. Je rends des vents très-bruyants lorsque l'accès tire à sa fin ; mais il n'en est pas de même si j'ai la barre. Lorsqu'il m'arrive de me coucher sur le côté gauche en entrant au lit, mon pouls devient à l'instant intermittent, accident que j'éprouve moins souvent et moins fortement si je me couche sur le côté droit ; mais après avoir dormi deux ou trois heures, je puis me coucher impunément sur l'un ou l'autre côté.

» Mon médecin a cru qu'un rhumatisme qui parût à la cuisse droite, puis au bras droit, pouvait être considéré comme la cause de ma maladie ; cependant je commençais déjà à ressentir la douleur au sternum avant que celle du bras eût diminué, et celle-ci n'a été moins forte que pendant que j'ai été vivement pressé par celle à la poitrine ; depuis que cette dernière a perdu de son intensité, celle du bras a repris sa première vivacité ; elle s'étend depuis la partie supérieure de l'humérus jusqu'à l'avant-bras. — Je dois faire remarquer que j'ai une dartre aux cuisses, qui est restée stationnaire, et que je suis sujet à des hémorrhoïdes dont le flux a été presque supprimé pendant ma maladie, mais qui a recommencé depuis que je suis mieux.» — On combattit dans le commencement cette maladie par une décoction de valériane et de douce-amère, (cette dernière plante a été donnée jusqu'à la dose de deux onces par jour) ; puis par la poudre de *Dover* unie à la gomme-gayac, par un vésicatoire ambulant sur les parties du corps atteintes par la douleur. Contre les fortes palpitations, on a eu recours au quina et aux anti-spasmodiques. Mais des pilules de gomme-gayac, de kermès minéral, d'alcali volatil concret et d'extrait de douce-amère, à la dose de douze par jour, sont de tous les remèdes employés, celui qui a produit le meilleur effet ; elles purgeaient le malade doucement. Par ce traitement, commencé dans le milieu de décembre, la maladie fut amendée au point que dans le mois de mars de l'année suivante, le malade put se promener lentement sans voir naître d'attaques. Il fit en avril un voyage assez long sans en trop souffrir, et en juin, il a repris les fonctions de sa place (professeur enseignant) ; il

Jurine.

n'a éprouvé depuis une année que des symptômes obscurs d'angine de poitrine, mais les palpitations subsistent toujours. — Sans prononcer définitivement sur le genre de lésion présumée du cœur, je pencherais à croire que c'est un anévrisme passif de l'oreillette droite (1).

XXXIe OBSERVATION.

Angine de poitrine dépendant de l'inflammation du médiastin (2).

« On me demanda, dit Haygarth, le 25 février 1770, pour voir un malade un peu corpulent, âgé de quarante-huit ans, dont le cou était court, et qui menait une vie sédentaire. Il ressentait une douleur si violente au milieu du sternum, qu'il ne pouvait retenir ses plaintes; il était dans une agitation perpétuelle, espérant trouver quelque soulagement en changeant de position. Cette douleur n'augmentait ni par la déglutition, l'inspiration, l'action des muscles pectoraux, ni par la pression sur la partie affectée. Le malade n'avait pas de toux, et il me dit que depuis trois semaines il éprouvait cette douleur, qu'il attribuait à un rhume ou à ce qu'il avait pris plus. d'exercice que de coutume. Il ajouta, que cette douleur cessait, puis revenait subitement, et que la marche la provoquait toujours. Il avait été sans fièvre jusqu'à la veille du jour où je le vis, qu'il en avait eu un accès violent; son pouls, très-régulier, battait quatre vingt-seize fois par minute, et sa peau n'était pas plus chaude que dans l'état naturel. Comme la douleur au sternum ne paraissait pas dépendre de la fièvre, qu'elle se montrait et qu'elle disparaissait subitement, je considérai la maladie comme spasmodique, et j'ordonnai en conséquence une potion appropriée à cet état, qu'on devait répéter toutes les deux heures, jusqu'à ce que la douleur se calmât; je fis mettre aussi un vésicatoire sur le lieu douloureux.

» Le lendemain, je vis de bonne heure le malade; je trouvai son pouls plein et fort, à cent vingt pulsations par minute; malgré le vésicatoire et les anodins, la douleur se soutenait d'une manière vive et sans interruption. Je fus alors convaincu qu'elle était accompagnée ou occasionnée par une inflammation dans le médiastin, puisque le siége de la maladie était évidemment dans le thorax, et qu'il n'existait aucun symptôme qui pût faire présumer que les poumons, la trachée, l'œsophage, le péricarde, le cœur ou les muscles de la poitrine fussent affectés. Je fis à l'instant tirer douze onces de sang, qui se trouva couenneux; je prescrivis une potion avec dix grains de camphre et quinze grains de nitre, à prendre toutes les quatre heures; je conseillai enfin une boisson adoucissante et acidulée très-abondante. Ces remèdes produisirent un soulagement marqué; le malade les continua en y ajoutant, tous les deux ou trois jours, une petite quantité de sel de seignette, et en fort peu de temps la douleur et la fièvre cessèrent entièrement. Le malade recouvra peu à peu sa santé et sa gaieté; il ne ressentit pendant un certain temps aucun vestige de sa douleur au sternum, et il reprit bientôt après son train de vie sédentaire. Mais ensuite la douleur se fit apercevoir d'abord obscurément, puis d'une manière plus distincte; elle ne fut cependant jamais assez violente pour le déterminer à faire des remèdes ou à interrompre ses occupations.

» Après avoir soupé sobrement et avec gaieté le 4 juin (quoiqu'il se fût plaint plus d'une fois de sa douleur de poitrine), il se mit au lit entre dix et onze heures; il s'endormit pendant une heure et fut réveillé par une forte oppression, avec des efforts pour vomir, qui furent bientôt suivis d'une difficulté de respirer, telle, qu'on craignit une suffocation mortelle. Il expectora un fluide blanc, épais, d'apparence purulente. Il y avait à peine une demi heure qu'il était dans cet état, lorsque je le vis; sa respiration était très-courte, et accompagnée d'une espèce de râle dont il était soulagé lorsqu'il pouvait rejeter cette matière blanche, qu'il m'assura n'avoir aucun goût. On apercevait à peine son pouls, et son corps était couvert d'une sueur froide. Ses forces s'affaiblirent chaque moment davantage, sa respiration devint de plus en plus laborieuse, et après trois heures d'agonie, il expira. — A l'ouverture du cadavre, les poumons, le péricarde et le cœur parurent parfaitement sains; mais en coupant le médiastin, il s'écoula une quantité considérable de fluide épais et

---

(1) Le malade qui fait le sujet de cette observation est mort depuis subitement, en montant dans une voiture publique qui devait le transporter de Montauban à Toulouse.　　(*Note ajoutée.*)

(2) Medical Trans., t. III, p. 57.

blanc, semblable à celui qu'avait expectoré le malade, et qui paraissait épanché dans la substance cellulaire interposée entre les lames du médiastin. »

§ III. *Des maladies qui se rapprochent de l'angine de poitrine.*

L'asthme et les lésions organiques du cœur sont presque les seules maladies dont les symptômes ressemblent plus ou moins à ceux de l'angine de poitrine. Pour en mieux faire ressortir les différences spécifiques, il ne sera pas inutile de présenter ici comparativement les principaux caractères de ces deux genres d'affection. — Cullen a défini l'asthme en ces termes : « Spirandi difficultas per » intervalla subiens ; cum angustiæ in » pectore sensu, et respiratione cum » sibillo strepente ; tussis sub initio pa- » roxysmi difficilis, vel nulla, versus fi- » nem libera, cum sputo muci sæpe co- » pioso. » L'asthme convulsif, qui seul nous intéresse, diffère de l'asthme humide en ce que l'accès qui survient tout à coup, commence par une douleur ou une crampe dans la poitrine ; les symptômes de l'asthme convulsif sont aussi plus violents que ceux de l'asthme humide, et toujours précédés ou accompagnés de convulsions dans quelque autre partie du corps (1). Sauvages affirme qu'il n'est pas de signe plus certain, que les mouvements convulsifs (2). Les accès surviennent plutôt la nuit que le jour, et sont annoncés par des malaises ; pendant l'attaque, l'inspiration est très-difficile, l'expiration prompte et rapide ; si le malade est couché, il se lève à l'instant ; s'il est assis, il s'appuie fortement sur ses mains, pour porter ses épaules plus en arrière ; on voit qu'il a un besoin urgent d'air frais, il ouvre la bouche et les narines pour en absorber une grande quantité ; ses pommettes se colorent ; l'urine est abondante et limpide dans le début du paroxysme, plus chargée et quelquefois sédimenteuse quand il tire à sa fin ; sa rémission n'arrive que par degrés, et le sommeil en est ordinairement la suite. Les chaleurs ont une influence marquée sur les attaques, et celles-ci reparaissent

quelquefois périodiquement avec les phases de la lune.

Tels sont les traits constants et essentiels de l'asthme convulsif, maladie dont Willis ne suppose pas le siége dans les poumons, mais dans les nerfs des muscles de la poitrine (1). — D'après ce court exposé, il n'est guère possible de confondre l'angine de poitrine avec l'asthme convulsif. — Je n'établirai pas la parallèle de l'angine de poitrine avec la syncope, le catarrhe suffocant, l'inflammation de la plèvre et des poumons, le cancer de l'œsophage, etc., parce que je ne crois pas qu'un praticien puisse errer au point de prendre aucune de ces maladies pour l'angine de poitrine, et que je ne veux pas, d'ailleurs, surcharger ce mémoire de citations, déjà trop multipliées (2). Il ne me reste donc qu'à examiner les rapports qui existent entre les lésions organiques du cœur et l'angine de poitrine.

Les anévrismes du cœur, qu'ils affectent un seul ventricule ou tous les deux, que les oreillettes participent ou non à cette dilatation contre nature, offrent un appareil de symptômes d'autant plus prononcés que la maladie est plus ancienne. Ces symptômes, liés aux phénomènes de la circulation et de la

---

(1) Éléments de médecine pratique de Cullen, traduits par M. Bosquillon, t. ii, p. 176.

(2) Nosologie méthodique, par Boissier de Sauvages, t. iv, p. 385.

(1) Willis, De morbis convulsis.

(2) Je ne puis cependant passer sous silence le cas suivant, qui nous a été transmis par Heberden (Commentaries on the history and cure of diseases by Wm Heberden, c. lxx, p. 362), et qui, plus que toute autre maladie peut-être, simule l'angine de poitrine. « Un homme, âgé de soixante ans, commença à ressentir en marchant une sensation désagréable dans le bras gauche, qu'il n'éprouvait jamais en voiture. Après avoir duré dix ans, elle parut dans la nuit, deux à trois fois par semaine ; le malade était alors obligé de s'asseoir sur son lit pendant une heure ou deux, et d'attendre que la douleur eût assez diminué pour lui permettre de se coucher. Sous tous les rapports, sa santé était fort bonne ; il a toujours joui d'une constitution vigoureuse, et sa poitrine n'a jamais été affectée. — Cette maladie, son siége excepté, ressemblait tout à fait à l'angine de poitrine, augmentant comme elle par degrés, avec des attaques du même genre, provoquées ou dissipées par les mêmes causes. — Ce malade mourut subitement sans agonie, à l'âge de soixante-quinze ans. »

respiration, ont été si bien exposés par M. Corvisart que je ne puis mieux faire que d'en présenter d'après lui le tableau (1). — Cet auteur a considéré dans la marche des lésions organiques du cœur plusieurs périodes distinctes par des degrés différents par la gravité des symptômes ou par l'apparition de quelques indices particuliers, et il a développé les signes propres à chacune de ces périodes. Cette manière de traiter le sujet est d'autant plus heureuse qu'elle offre un moyen sûr et facile de comparer entre elles les diverses périodes de l'angine de poitrine avec celles des lésions organiques du cœur.

« Dans le premier degré des anévrismes, dit M. Corvisart, la figure, assez habituellement animée, présente fréquemment une coloration vive et passagère avec sentiment de chaleur ; et quoique la percussion n'indique encore aucune dilatation contre nature, il y a souvent un sentiment douloureux dans la région du cœur.—Le malade éprouve des étourdissements fréquents, des éblouissements; il sent des vapeurs chaudes qui semblent monter de la poitrine vers la tête; il est triste, impatient et irascible. Les céphalalgies sont ordinairement fréquentes et opiniâtres. Les palpitations du cœur sont plus ou moins vives et fréquentes, les battements du cœur se font sentir dans leur lieu naturel ; le pouls est ordinairement très-développé, fort ou faible, dur ou mou, suivant le genre de la maladie : régulier quand l'anévrisme est simple, irrégulier et variable à l'infini quand il est compliqué.

» La respiration est haute, courte, et le moindre exercice cause un essoufflement accablant; de temps en temps le malade est forcé, pour respirer plus facilement, de suspendre sa marche, surtout lorsqu'il monte un escalier ; et il a une disposition singulière à contracter des rhumes qui durent pendant plusieurs mois. La toux, pendant ces indispositions, est vive, sèche, et vient quelquefois par accès. L'expectoration est toujours difficile, peu abondante, et la matière rejetée est visqueuse, parfois striée de sang. Les facultés digestives semblent prendre une activité plus grande que dans l'état naturel. Quelques malades sont continuellement tourmentés par la faim. L'état ordinaire du ventre est une constipation soutenue. Les urines sont rouges, briquetées et sédimenteuses.

» Au deuxième degré des anévrismes (de ceux, bien entendu, qui se développent lentement), la figure devient bouffie, les joues et les lèvres sont plus colorées ; le malade maigrit; les extrémités inférieures enflent un peu pendant le jour ; la percussion ne résonne pas dans la région du cœur ; les étourdissements, bien plus fréquents, sont quelquefois suivis de lipothymies; il y a un sentiment de constriction violente et spasmodique vers la gorge: l'instant où le malade veut s'abandonner au sommeil est celui où il tombe en faiblesse ; s'il s'endort, il est réveillé en sursaut plusieurs fois pendant la nuit par des rêves effrayants. — Les palpitations sont plus fortes et plus fréquentes ; les battements du cœur se font sentir quelquefois dans un espace plus étendu, souvent même vers le côté droit de la poitrine et dans la région épigastrique. — L'acte de la respiration est devenu extrêmement gêné, le malade fait de longues inspirations qu'il renouvelle incessamment ; il ne peut respirer dans la position horizontale, et ne peut monter trois ou quatre degrés de suite sans qu'un essoufflement extrême ne le force à s'arrêter promptement : la toux est forte, fréquente ; et l'expectoration quelquefois abondante, visqueuse et souvent sanguinolente.

» Les digestions sont dérangées. Lorsque la toux est violente, elle provoque des vomissements et des douleurs d'estomac ; à la constipation succède un dévoiement, pour l'ordinaire assez abondant et toujours fatigant. — Lorsque l'anévrisme est parvenu à son troisième degré, le visage est plus bouffi ; les lèvres, les joues, le nez sont bleuâtres, violets, livides ; les paupières sont œdémateuses ; chez quelques individus, cette bouffissure de la face disparaît tout à coup pour être remplacée par une maigreur particulière ; les téguments de la poitrine, étant infiltrés, rendent les résultats de la percussion du thorax plus incertains, le son transmis est sourd et obscur. Il survient de temps en temps du délire pendant la nuit ; le malade est très-abattu et ne se meut qu'avec peine; ses sens sont émoussés ; il ne peut garder un instant de repos, et l'anxiété qu'il éprouve est si grande qu'elle le porte au désespoir. — Quelquefois, à cette période de la maladie, les battements du

_____

(1) Essai sur les maladies organiques du cœur.

cœur disparaissent presque complétement : en appliquant la main sur la région de cet organe, à peine sent-on un bruissement étendu ou un tumulte obscur et profond, qui ne ressemble en rien aux palpitations ordinaires ; le pouls est petit, fréquent, inégal, intermittent, insensible et comme linéaire ; les veines du cou sont gonflées.

» La suffocation devient à chaque instant plus imminente, toutes les inspirations forcées que fait le malade sont vaines et difficiles ; la toux est sèche et comme convulsive ; l'expectoration amène souvent du sang pur, caillé, noir et comme charbonné ; d'autres fois, mais rarement, ces crachats sont puriformes et comme purulents. — L'appétit est nul, les facultés digestives paraissent anéanties ; les selles sont fréquentes et séreuses chez quelques-uns, tandis que chez d'autres il existe une constipation opiniâtre. — Les urines sont épaisses, sédimenteuses et en petite quantité ; la diathèse séreuse est générale, et la mort vient enfin terminer cette cruelle maladie d'une manière lente et insensible. Mais, lorsque l'individu meurt au second degré de la maladie, c'est presque toujours promptement ou subitement, souvent on est surpris de le trouver mort un instant après l'avoir perdu de vue. »

D'après ce tableau des symptômes des lésions organiques du cœur, il n'est aucun praticien qui ne puisse sentir, au premier aperçu, le peu de rapports qu'il y a entre ce genre d'affection et l'angine de poitrine essentielle. Aussi me dispenserai-je de pousser la comparaison plus loin et d'opposer symptôme à symptôme. Je terminerai ce qui concerne l'histoire des angines de poitrine compliquées par l'exposé d'un cas assez équivoque pour avoir tenu le diagnostic en suspens entre une lésion organique du cœur et une angine de poitrine masquée par des symptômes particuliers.

XXXII° OBSERVATION.

Un de mes confrères eut la complaisance d'amener chez moi une femme qu'il soupçonnait atteinte d'une angine de poitrine. Elle était âgée de trente-trois ans, de taille moyenne, très-maigre : et jusqu'à l'époque de sa dernière grossesse, qui datait de 1805, elle avait joui d'une fort bonne santé. Au cinquième mois de cette grossesse, elle eut une hémoptysie abondante, qu'on calma par une saignée et des remèdes convenables. Elle en eut une seconde moindre environ une heure après son accouchement, qui céda à l'ipécacuanha. Depuis ce moment il survint un peu de toux, et la malade perdit insensiblement une partie de son embonpoint. Voici les détails ultérieurs qu'elle me donna sur sa maladie : « En août 1807, après une longue course à pied, je ressentis pour la première fois une douleur entre les épaules, qui me serra le milieu de la poitrine et qui se dissipa par le repos. Cette douleur, faible dans l'origine, s'est accrue au point que je ne puis faire aucun mouvement soutenu sans la ressentir ; elle me cause de la gêne dans la respiration, et elle accélère les battements de mon cœur. Je dors bien ; je mange bien ; mes fonctions se font à merveille ; je suis réglée régulièrement et aussi abondamment qu'à l'ordinaire, et je n'ai eu ni rhumatisme, ni goutte, ni hémorrhoïdes, ni aucune humeur cutanée. Dès que je prends à présent de l'exercice, je commence à éprouver une douleur entre les épaules, qui se fait sentir ensuite comme une barre en travers de la poitrine, et qui de là s'étend le long des deux bras jusqu'aux bouts des doigts, en me causant dans ces parties une angoisse fort désagréable, qu'il m'est impossible de décrire. Les sensations pénibles qui en sont la suite m'obligent à m'arrêter, et quelques minutes d'immobilité suffisent pour les faire disparaître. Si je marche contre le vent, si je porte un fardeau quelconque en marchant, le mal arrive plus promptement et m'oblige à m'arrêter plus souvent. Dans la nuit je n'ai jamais eu d'attaques de ce genre. Les peines morales ne m'ont jamais causé aucune sensation semblable, et je pourrais, à ce que je crois, m'y soustraire complétement si je savais être plus tranquille. Quoique j'aie toussé depuis mon accouchement, j'en suis peu incommodée ; mais, après les attaques, je tousse bien davantage et je crache beaucoup de matières glaireuses, comme des blancs d'œufs battus ; enfin, je puis me coucher indistinctement sur les deux côtés sans que cela me gêne ».

Je présumai, d'après ce rapport, que la maladie dépendait d'une affection organique du cœur. Pour m'en convaincre, je tâtai d'abord le pouls, que je trouvai à quatre-vingt-deux pulsations, sans intermittence ni irrégularité. Je priai ensuite la malade de descendre et de remonter rapidement mon escalier. En mettant alors la main sur la région du cœur, je reconnus que ses contractions étaient alternativement fortes et faibles, qu'elles se faisaient surtout sentir depuis la troisième côte jusque près du cartilage xyphoïde, et que leur nombre était de cent quarante par minute. Je présumai, d'après cela, que la maladie dépendait d'une dilatation de l'oreillette droite, des veines caves à leur sinus, et peut-être du ventricule droit; en un mot, que ce n'était pas une angine de poitrine, quoiqu'elle en eût présenté plusieurs des symptômes.

Je terminerai cet article en empruntant à Wichmann les traits les plus saillants de la comparaison qu'il a faite du polype du cœur avec l'angine de poitrine (1). — « Dans le début du polype du cœur, on est saisi, à la suite d'un exercice forcé, d'une courte haleine; mais on ne tombe pas autant dans l'état d'une suffocation subite, et on ne perd pas autant la respiration, marchant en plaine, que dans l'angine de poitrine. Outre cela, on a communément, dans le polype du cœur, de fortes palpitations, qui n'ont jamais lieu dans les plus grandes attaques de l'angine de poitrine. — Dans le polype du cœur, l'angoisse et la gêne dans la respiration ne se terminent pas promptement lorsque le malade cesse de marcher; elles durent ordinairement des heures, et fréquemment elles exigent la saignée. — Lorsque le polype du cœur est ancien, la respiration dans l'accès est extrêmement laborieuse, quoique lente plus que précipitée; la poitrine s'élève dans chaque inspiration d'une manière extraordinaire : mais lorsque le malade s'assoit penché en avant, cela n'est pas aussi évident. — Le malade atteint du polype du cœur fait ouvrir les fenêtres pour respirer l'air frais, dont il sent le besoin. — Celui qui est attaqué d'un polype au cœur n'éprouve aucune autre sensation douloureuse dans tout le corps, elle est concentrée dans la région précordiale. Il ne peut se coucher, et dort presque assis dans son lit. — Le pouls, dans le polype du cœur, est hors de l'attaque, rarement régulier; et, dans le paroxysme,

toujours inégal, rémittent et agité. — Une mort lente et misérable, accompagnée d'angoisses effroyables, vient terminer les jours de celui qui a un polype au cœur, ce qui n'arrive pas dans l'angine de poitrine. »

CLASSIFICATION DE L'ANGINE DE POITRINE.

Je range dans la classe des *névroses* l'angine de poitrine, guidé par les mêmes considérations qui ont porté Heberden et M. Pinel à l'y placer, savoir : — Les attaques et leurs terminaisons ont lieu d'une manière soudaine. — On a de longs intervalles d'une parfaite santé. — Les attaques sont surtout déterminées par les inquiétudes d'esprit, les passions et le mouvement. — La maladie peut continuer plusieurs années sans altérer matériellement la santé. — Les attaques sont rarement provoquées par un exercice passif. — Pendant la durée du paroxysme, le pouls n'est presque pas accéléré. — Les attaques paraissent souvent après le premier sommeil. — La non-oxygénation du sang annonce évidemment l'influence nerveuse.

NOTE SUR QUELQUES AUTEURS ANCIENS ET MODERNES QUI ONT PARLÉ DE L'ANGINE DE POITRINE, ET DONT LES NOMS, LES OUVRAGES OU LES PASSAGES QUI Y ONT RAPPORT N'ONT PAS ENCORE ÉTÉ MENTIONNÉS DANS LE COURS DE CE MÉMOIRE.

§ Iᵉʳ. *Auteurs anciens.* — Comme Parry et Heberden, j'ai fait quelques recherches pour découvrir si l'on trouvait chez les médecins de l'antiquité des indices tant soit peu certains qu'ils eussent eu connaissance de l'angine de poitrine, à laquelle les hommes de tout temps ont dû être exposés; mais mes perquisitions n'ont pas été fructueuses.. La citation suivante se trouve dans Cœlius Aurélianus : — « Erasistratus memorat paraly-
» seos genus et paradoxon appellat, quo
» ambulantes repente sistuntur, ut am-
» bulare non possint, et tum rursus am-
» bulare sinuntur (1). » — Parry, d'après la suggestion d'un de ses confrères, a rapporté à l'angine de poitrine la description qu'a faite Sénèque de sa maladie (2).

---

(1) Journal général de médecine, chirurgie, etc., t. XXXIX. — Voyez aussi Bibliothèque germanique, par MM. De la Roche et Breyer, t. II, p. 220-242.

(1) Chron., l. II, c. I, p. 101.
(2) Seneca, Lipsii, p. 474, 475, apud Parry, ouvr. cité, p. 54 et 55.

« Longum mihi commeatum dederat
» mala valetudo : repente me invasit.
» Quo genere? inquis. — Uni tamen
» morbo quasi assignatus sum : quem
» quare græco nomine appellem nescio :
» satis enim apte dici suspirium potest.
» Brevis autem valde, et procellæ simi-
» lis, impetus est : intra horam fere de-
» sinit. — Omnia corporis aut incom-
» moda, aut pericula, per me transierunt:
» nullum mihi videtur molestius. Quid-
» ni? aliud enim quidquid est, ægrotare
» est : hoc est animam agere.— Ego vero
» et in ipsa suffocatione, non desii co-
» gitationibus lætis ac fortibus acquies-
» cere. Quid hoc est? inquam, etc. —
» His et hujusmodi exhortationibus taci-
» tis (nam verbis locus non erat) alloqui
» me non desii ; deinde paulatim suspi-
» rium illud, quod esse jam anhelitus cœ-
» perat, intervalla majora fecit, et retar-
» datum est, ac remansit. Nec adhuc,
» quamvis desierit, ex natura fluit spiri-
» tus : sentio hæsitationem quamdam
» ejus, et moram. Quomodo volet, dum-
» modo non ex animo suspirem. »

§ II. *Auteurs modernes.* — Dans l'A-
brégé chronologique de l'histoire de
France par de Mézeray, année 1599, on
lit l'anecdote suivante : — « Le lecteur
n'aura pas désagréable que je lui rapporte
ici trois choses fort rares que l'on remarqua cette année en trois personnes.
L'une fut celle de Gaspard de Schomberg,
qui avoit servi très-utilement le roi dans
les armées et dans les négociations. Il
étoit travaillé de fois à autre d'une grande difficulté de respirer. Un jour, comme
il revenoit de Conflans à Paris, étant
près de la porte Saint-Antoine, il fut
saisi tout d'un coup de ce mal, et perdit
la respiration et la vie. Les chirurgiens
qui l'ouvrirent pour en reconnoître la
cause trouvèrent que la partie du côté
gauche de cette membrane qu'on nomme
le péricarde, qui enveloppe le cœur et
sert comme de soufflet pour le rafraîchir,
étoit devenue osseuse. » — Les Consul-
tations d'Hoffmann présentent un grand
nombre de cas qu'on pourrait prendre,
sinon pour de vraies angines de poitrine,
au moins pour des angines de poitrine
compliquées. Je vais citer les plus remarquables. — *De asthmate spasmodico
cum tumore testis sinistri* (t. 1, sect. 11,
cas 92). — *De asthmate spasmodico,
convulsivo*, cas 90. Ce cas-ci est bien
voisin de l'angine de poitrine essentielle.
— *De asthmate spasmodico et hypochondriaco*, cas 91. — Le cas du n° 83 est
trop bien caractérisé pour ne pas le rapporter.

« Vir quidam septuagenarius, sangui-
» neæ constitutionis, et neque tamen mi-
» nus, aliquot abhinc annis de dolore
» tensivo atque gravativo, a scrobiculo
» cordis per sterni tractum ascendente,
» ac præcordiorum anxietate spirandique
» difficultate stipato conqueri cœpit. In-
» gravescunt hæc symptomata potissi-
» mum sub quocumque corporis motu; si
» nimirum obambulet æger, vel scalas as-
» cendat, vel etiam vestes induat, adeo
» ut sæpius penitus inter ipsum motum
» ab illo abstinere teneatur; et hinc quie-
» tus, ab eo symptomate prorsus immu-
» nis sit. Neque minus post cibos flatu-
» lentos assumptos, vel potam cerevisiam
» insignis constrictio atque dolor circa
» ventriculum atque pectus percipitur,
» et non nisi eructatio ructibus alleva-
» tur. »

Les cas suivants, insérés dans l'ouvrage
de Morgagni *De sedibus et causis morborum*, nous ont paru ressembler le
mieux à l'angine de poitrine.—Epist. iv,
art. 22. Epist. xvi, art. 43. Epist. xviii,
art. 2, 8, 14. Epist. xxiii, art. 8. Epist.
xxiv, art. 13, 16 Epist. xxvi, art. 17,
21, 31.—Elsner, outre ce que nous avons
déjà cité de lui, a publié deux observations très-détaillées sur l'angine de poitrine, dont voici le sommaire : — Une
jeune dame souffrait depuis son enfance
de douleurs dans les membres ; à l'âge de
onze ans, on vit paraître des symptômes
fort équivoques d'angine de poitrine, qui
se dissipèrent après l'âge de puberté,
lorsqu'on eut ouvert un cautère. — Des
symptômes, assez semblables à ceux de
l'angine de poitrine, se développèrent
chez un voiturier ; ils étaient accompagnés d'intermittence dans le pouls, de
vertiges, et d'une éructation abondante
avant les attaques, sans douleurs dans les
bras. Six mois après, il survint des coliques, des épreintes, du dévoiement (les
matières alvines tantôt sans couleur,
d'autres fois aussi noires qu'elles le sont
dans le mélœna), des transpirations abondantes, des défaillances, de la dysurie,
des douleurs dans le rectum.... etc.; accidents trop étrangers à l'angine de poitrine pour devoir en suivre plus loin
l'énumération, qui, d'ailleurs, est fort
longue. — Hill, dans le n° 17 du *Medical and physical Journal*, rapporte le
cas d'une femme âgée de trente-trois ans
qui fut guérie d'une angine de poitrine
compliquée d'accidents nerveux, de car-

chemar, d'un pouls faible, irrégulier, et d'une éructation abondante pendant les attaques.

Patterson, dans le même numéro du même journal, a fait un exposé succinct d'un cas d'angine de poitrine survenu à un homme âgé de soixante-huit ans ; la maladie fut compliquée d'un sentiment de suffocation, d'étranglement, et d'un pouls inégal, lent et très-intermittent. Le malade mourut, mais on ne fit pas l'ouverture du cadavre. — Hamilton a consigné dans le neuvième volume des *Medical commentaries*, p. 307, une observation sous le nom d'angine de poitrine, qui, d'après la remarque de Parry, semble n'être qu'un asthme spasmodique violent. — Dans le quinzième volume des *Medical commentaries*, p. 373, Edouard Alexander a publié l'histoire d'une angine de poitrine compliquée d'une affection des poumons. Chez ce malade, le pouls entre les paroxysmes était fréquent et faible, il battait cent pulsations par minute. Cette maladie fut guérie par la solution arsenicale de Fowler. — Dans le premier volume, p. 306, de *the Medical Society of London*, le docteur Johnston a donné l'histoire de la maladie de J. Simkins. Cet homme, âgé de cinquante ans, d'une constitution robuste, se plaignait, pendant les attaques, d'une douleur aiguë, située sous la partie moyenne du sternum, qui s'étendait aux poignets et jusqu'au bout des doigts, et lui faisait éprouver une sensation semblable à celle d'un choc électrique. Cette douleur était accompagnée de violentes palpitations, et de gêne dans la respiration. Les paroxysmes se répétaient fréquemment pendant la journée, et duraient quelquefois une heure et demie. — A la page 238 du même volume du même ouvrage est une autre observation d'angine de poitrine par le docteur Hooper, qui, à mon avis, eût été mieux désignée sous le titre d'*hydropisie du péricarde* : à l'ouverture du cadavre on trouva le sang dans les poumons, et le cœur tout à fait fluide et de couleur veineuse. — Dans le troisième volume du même recueil, pag. 580, on lit la description de l'angine de poitrine

dont S. Newman fut attaqué. Cet homme, âgé de trente cinq ans, d'une constitution délicate, ressentait de temps à autre, depuis près d'une année, une douleur violente qui passait du sternum aux deux bras, avec la sensation d'une constriction insupportable dans la poitrine, de la gêne dans la respiration, un sentiment de suffocation, beaucoup d'anxiété, de l'insomnie, des palpitations et de l'irrégularité dans le pouls. Cette maladie fut, dit-on, guérie par l'usage du vitriol blanc ; mais si on doit la ranger parmi les angines de poitrine, c'est sans doute parmi celles qui admettent des complications.

Les Annales de médecine de Duncan, pour l'année 1801, contiennent un cas d'angine peu instructif, puisque la maladie ne fut observée que pendant quelques jours. — Le vingt-troisième volume du journal d'Hufeland renferme une observation d'angine de poitrine par le docteur Jahn, dont le sujet était une femme âgée de vingt ans, malade par suite d'une métastase laiteuse sur les poumons. L'exposé des symptômes fait bientôt reconnaître que la maladie en question a été mal à propos qualifiée d'angine de poitrine. — L'observation de M. des Granges, insérée dans le second volume du *Journal de médecine de Paris*, pourrait être rangée parmi les cas d'angine de poitrine compliquée d'un rétrécissement de l'œsophage. — M. le professeur Baumes a consigné dans le douzième volume des Annales de la Société de médecine de Montpellier, une observation concise sur un cas d'angine de poitrine suivi d'une mort subite sans autopsie cadavérique. — M. Desportes a présenté, dans son Traité sur l'angine de poitrine, trois observations qui lui sont propres. J'ai déjà émis mon opinion sur la seconde de cet auteur. La neuvième ne peut être regardée que comme une angine symptomatique dépendant de l'inflammation des poumons, et la dix-septième offre une complication d'anévrisme de l'aorte ; elle est de plus entée sur une affection des poumons.

APPENDICE.

Le docteur J. Blackall, médecin de l'hôpital de la ville d'Exeter et du comté de Devon en Angleterre, dans un ouvrage qu'il vient de publier *sur la nature et le traitement des hydropisies* (1), a joint un supplément sur l'angine de poitrine, où il donne l'histoire de quatre cas bien décidés de cette maladie, accompagnés de l'ouverture des cadavres, avec des remarques sur la maladie elle-même, qui ne sont nullement dénuées d'intérêt. Nous ne craignons pas d'allonger notre mémoire, en donnant ici la traduction d'une partie de ce supplément, puisque nous ne faisons en cela que suivre l'esprit du programme de la Société de médecine de Paris (2). Nous croyons même convenable pour la littérature médicale française de mettre, autant qu'il nous est possible, ce mémoire au niveau des connaissances du jour.

1er CAS (3).

« J. S., âgé de soixante-quatre ans, robuste, le cou gros et court, assez actif, n'avait été sujet à aucune maladie particulière pendant la première partie de sa vie. Huit ans, environ, avant sa mort, il fut mis en prison pour dette; il y resta

quelque temps, et, bientôt après en être sorti, il ressentit une douleur dans la partie inférieure du sternum, qui se portait sur la poitrine, d'où elle filait le long des bras jusqu'aux doigts; cette douleur était accompagnée de beaucoup de gêne pour respirer. Tout ce malaise s'en allait après quelques minutes, et ce qu'il en restait était si peu de chose qu'on n'y faisait aucune attention; on l'attribuait au rhumatisme. Pendant six ans, les attaques augmentèrent par degrés, jusqu'à devenir très-fortes; elles survenaient surtout en marchant, mais elles disparaissaient après quelques minutes de repos. Quelques mois plus tard, elles réveillèrent le malade dans le milieu de la nuit, et enfin elles furent provoquées par le moindre mouvement. Il se joignit aux symptômes déjà mentionnés de l'engourdissement dans les doigts; l'estomac enflait aussi pendant l'attaque, et le malade sentait une douleur violente au cœur. Les paroxysmes revenaient irrégulièrement, la saison ne semblait pas influer sur leur retour. L'exercice du cheval, comme celui de la marche, les excitait occasionnellement, de même que les efforts en allant à la selle.

» Comme la maladie paraissait être ce que le docteur Heberden avait appelé *angine de poitrine*, on donna vingt-cinq gouttes de laudanum le soir en allant au lit, et, lors d'un paroxysme, quelques gouttes nervines (*nervous*), dans la composition desquelles entraient le laudanum, la teinture de castor et l'esprit volatil aromatique. Pour remédier à la constipation, et faire écouler la sérosité qui paraissait s'accumuler dans la poitrine, on prescrivit la crème de tartre en doses assez fortes. Les accès, par ce traitement, diminuèrent de force, de fréquence et de durée. La crème de tartre, cependant, perdit bientôt son effet, et on y substitua des pilules faites avec par-

(1) Observations on the nature and cure of Dropsies, to which is added an Appendix, containing several cases of angina pectoris, with dissections, by John Blackall, M. D. London, 1813.

(2) « Donner la description de la maladie désignée, surtout par les médecins anglais, sous le nom d'angine de poitrine (angor pectoris, angina pectoris). » Voyez Introd., p. 7.

(3) Communiqué à l'auteur par feu M. le docteur Parr, auquel il se présenta dans l'année 1774, c'est-à-dire, six ans après la publication du premier mémoire du docteur Heberden.

ties égales d'aloès et de savon. On appliqua aussi un vésicatoire sur la partie du
sternum par où débutait l'accès ; ce remède parut transporter du sternum au
milieu du muscle biceps le premier siége
de l'attaque, mais non pas pour long-
temps : car il se porta bientôt après à la
partie supérieure du sternum, précisément sous les clavicules. Le cuivre étant
à cette époque un remède à la mode dans
les attaques nerveuses, on donna trois
fois par jour un grain de cuivre ammoniacal. Pendant les trois premiers jours
que le malade fit usage de ce médicament,
il n'eut pas d'attaque ; ce qui ne lui était
pas arrivé depuis trois ans. Les paroxysmes reparurent cependant, et continuèrent jusqu'à l'époque de sa mort, qui le
frappa à la fin soudainement.

» On trouva, à l'ouverture du cadavre,
la glande thyroïde très-développée par
de l'air contenu, en apparence, dans le
tissu cellulaire. Les poumons adhéraient
à la plèvre, dans le voisinage du sternum, et ne s'affaissèrent point étant exposés à l'air. Le tissu en était sain, mais
on trouva dans les bronches environ
trois pintes d'un fluide sanguinolent
d'une couleur foncée. Les cavités de la
poitrine renfermaient deux pintes de sérosité. La crosse de l'aorte était au moins
deux fois plus grosse qu'elle n'a coutume
d'être, et abondamment parsemée de
points d'ossification. Les valvules sémi-
lunaires aortiques étaient à peu près fer-
mées, et les interstices, entre leurs bords
et l'artère, étaient remplis de petites
pièces osseuses diversement configurées.
Il y en avait aussi de disséminées dans la
substance musculaire du cœur, dont les
colonnes charnues étaient singulièrement
durcies. Les artères qui prennent naissance de l'aorte étaient un peu plus dé-
veloppées qu'à l'ordinaire. »

IIe CAS.

« Guillaume Duffell, marin, âgé de
soixante-cinq ans, d'une constitution robuste, la poitrine très-ouverte, fut admis à l'hôpital d'Exeter et de Devon,
dans le mois de septembre 1798. — Le
malade était sujet à de très-fortes attaques de douleur dans la région du cœur
avec une anxiété des plus effrayantes et
un sentiment de défaillance. L'exercice
le plus léger provoquait les paroxysmes,
qui l'obligeaient, pendant leur durée, à
rester quelques minutes dans la plus
parfaite immobilité. La douleur se por-

tait ensuite à l'épaule et sur la clavicule
du côté gauche, sans jamais descendre
dans l'un ou l'autre des bras : le malade
devenait alors tranquille, et l'éructation
qui accompagnait toujours l'accès procurait jusqu'à un certain point du soulagement. — Duffell n'avait, hors des
attaques, aucun malaise ; il se couchait
dans le lit sur l'un ou l'autre des côtés
sans éprouver le moindre degré d'or-
thopnée, et il pouvait sans gêne faire
une inspiration assez profonde. Son
pouls, qui battait à l'ordinaire, quatre-
vingts fois par minute, était vif et serré.
— Le malade avait beaucoup souffert
autrefois du rhumatisme. Lors de son
admission à l'hôpital il y avait huit mois
qu'il avait ressenti les premières attaques de sa maladie actuelle, qui se manifesta d'une manière subite et violente
avec un symptôme qui disparut presque
en entier à mesure que la maladie faisait
des progrès, savoir, des *accès de suffocation*, comme il les appelait, qui survenaient après son premier sommeil, et
dont il n'était soulagé qu'en se mettant
à une fenêtre ouverte.

» Je ne prescrivis à ce malade d'autres remèdes importants que l'établissement d'un cautère à la partie interne de
la cuisse. Il n'y avait que quelques jours
qu'il était à l'hôpital lorsque, par le simple effort de mettre son habit sans être
aidé, il lui survint un paroxysme très-
violent, qui dura à peu près une heure,
et pendant lequel je le vis. Son visage
était hâve et fort contracté. La respiration, quoique certainement pas plus rapide qu'à l'ordinaire, ne s'exécutait
qu'avec beaucoup de peine et d'anxiété.
Le pouls était très-faible et intermittent.
Les facultés intellectuelles n'avaient
point souffert. Le malade rendait par la
bouche et continuellement des vents
très-forts, qu'il cherchait à exciter
parce qu'il en éprouvait du soulagement.
Il se remit de cette attaque ; mais, deux
ou trois heures après, en faisant un très-
léger effort, il tomba et expira d'une
manière instantanée. — Le cadavre fut
ouvert le jour suivant. On trouva les
viscères de l'abdomen sains et dans un
état naturel à l'exception des intestins,
qui étaient plus distendus par des gaz
que de coutume. La plupart des cartilages des côtes étaient ossifiés. La surface externe du péricarde et tout le médiastin antérieur étaient en quelque
sorte surchargés de graisse ; il n'y avait
qu'une petite quantité de sérosité trou-

ble dans la cavité du péricarde. La surface de l'aorte, jusqu'à la distance d'environ un pouce du cœur, était légèrement enflammée. On découvrit quelques petites ossifications dans les valvules des deux ventricules, et la substance musculaire du cœur était singulièrement flasque et mollasse. Les valvules semilunaires aortiques étaient saines, à l'exception de deux petits points d'ossification; mais l'aorte elle-même, à partir du cœur jusqu'au diaphragme, était épaissie et dilatée, ridée et rugueuse dans sa membrane interne, avec plusieurs ossifications entre celles-ci et la tunique musculaire. Il y avait, à peu de distance des valvules semi-lunaires, un dépôt de matière osseuse plus considérable que dans aucun autre endroit, et une ulcération commençante de la tunique interne, qui correspondait aux traces de l'inflammation ci-dessus indiquée, sur la surface externe de l'aorte. Il n'y avait pas plus de sérosité qu'à l'ordinaire dans les cavités de la poitrine; les poumons étaient sains, mais un peu engorgés de sang, et liés à la plèvre costale par des adhérences fort étendues.

» Ce cas se présenta à moi (le docteur Blackall) avant la publication de l'ouvrage très intéressant du docteur Parry sur la syncope angineuse, ce qui fit qu'on n'examina point avec attention les artères coronaires. »

IIIᵉ CAS.

L'observation qu'on va lire se présenta à moi pendant que j'étais à Totnes, comté de Devon, dans le printemps de l'année 1807. — « Pierre Bastoe, âgé de soixante ans, fluet, la poitrine étroite, un peu intempérant dans sa manière de vivre et sujet au rhumatisme, commença à ressentir, un peu plus de douze mois avant sa mort, des attaques de douleur au creux de l'estomac, lesquelles, au bout de quelques minutes, passaient entre les épaules et de là dans chacun des bras jusqu'aux coudes. Il éprouvait de plus un malaise très-grand qui se portait sur la vessie et qui était accompagné d'un besoin pénible et irrésistible d'uriner. Les paroxysmes, dans le commencement, étaient occasionnés en montant une colline, et ensuite par la moindre fatigue de corps et d'esprit, comme par un excès de table. Les accès devinrent plus fréquents à mesure que la maladie fit des progrès; les causes les plus

légères les excitaient. Ils attaquèrent enfin occasionnellement le malade dans son lit, après son premier sommeil. Il était alors obligé de se lever, et la strangurie devenait tout à fait inquiétante. Une fois il eut une attaque qui dura deux heures pour avoir beaucoup mangé à son souper; il fut pendant ce temps-là tout à fait insensible. Sa respiration était lente, presque suspendue; son pouls extrêmement faible, intermittent, et les urines coulaient involontairement. Le jour suivant il éprouva beaucoup de langueur, de faiblesse, et il eut un peu de toux, accident auquel il n'était pas sujet. Des palpitations et un pouls bondissant présageaient en général une forte attaque pour la nuit suivante; mais, pendant la durée du paroxysme, il n'éprouvait rien de semblable.

» Le pouls, hors des attaques, battait quatre-vingts fois par minute, et il n'y avait rien de remarquable dans le battement de l'artère. Le malade se tenait aisément couché dans le lit, et indifféremment sur l'un ou l'autre côté; mais deux mois avant sa mort, il préférait reposer sur le côté droit. Il éprouvait si peu de dyspnée que, jusqu'au dernier moment, il continua à jouer du basson dans des concerts publics. La douleur dans les bras fut d'abord très-prononcée, mais elle s'étendit moins, et diminua plutôt de force à mesure que le mal faisait des progrès. Le malade ne me dit point qu'il eût jamais été sujet, dans sa jeunesse, à quelque rétrécissement du canal de l'urètre; et, après l'avoir questionné bien des fois, il ne me parut pas que ce fussent les efforts violents pour uriner qui déterminassent les accès, puisque ceux-là paraissaient presque instantanément avec les angoisses précordiales. — Je pensai que cette série de symptômes pourrait bien dépendre de quelque calcul dans les reins, et les remèdes que je donnai au malade étaient propres à remplir cette indication; mais il n'en retira aucun avantage. Je ne réussis pas mieux à pallier les symptômes avec les préparations d'opium et d'autres moyens que j'employai. Au bout de quelques semaines, le malade, étant dans la rue, se plaignit d'un sentiment de défaillance extrême: il tomba, et on le releva mort. — On nous permit, le jour suivant, de faire l'ouverture du cadavre. Nous trouvâmes les poumons sains quant à leur texture, mais le gauche adhérait de partout assez fortement à la plèvre.]n'y avait dans la cavité droite de la poitrine et dans le péricarde pas plus de sérosité qu'il n'est ordinaire d'en trouver. Le cœur était développé, chargé de graisse, mais très-flasque ; l'aorte un peu enflammée à sa naissance extérieurement ; la tunique interne, jusqu'à l'aorte, descendante, épaissie en plusieurs endroits, et raboteuse à sa surface, avec plusieurs points d'une ossification commençante ; les valvules semi-lunaires ossifiées : l'une d'elles portait une concrétion osseuse du volume environ d'un pois de jardin, ce qui suffisait pour nuire considérablement au jeu de la valvule ; l'artère coronaire droite, à plus d'un pouce de son origine, était ossifiée jusqu'à être presque oblitérée, mais non pas de tous les côtés jusqu'au centre uniformément, seulement en travers de l'aire de l'artère d'un côté à l'autre. La coronaire gauche avait augmenté de volume, et aussi loin qu'on put la suivre, ses tuniques étaient presque entièrement ossifiées. Les valvules du cœur et celles de l'artère pulmonaire étaient dans un état tout-à-fait sain. — On ne trouva aucune apparence morbide dans les viscères du bas-ventre ; les reins, les uretères, et la vessie en particulier, étaient dans un état tout-à-fait naturel : mais je ne puis rien dire de positif relativement à la partie membraneuse du canal de l'urètre, qui ne fut point examinée non plus que la portion qui est au delà. »

4ᵉ CAS.

« G. Sprague, âgé de cinquante ans, vint, en 1810, à l'hôpital, se plaignant de douleurs très-fortes dans la région du cœur, lesquelles revenaient par accès. Les moindres causes les provoquaient, mais surtout l'action de monter une colline, de se baisser ou de pousser des matières fécales endurcies. Les attaques étaient accompagnées de palpitations. Au bout de quelques minutes de repos, le mal passait dans les épaules ; puis il descendait dans chaque bras jusqu'aux coudes, et particulièrement au coude gauche. En même temps, une douleur pressante se glissait rapidement en bas sur la vessie, et faisait naître un irrésistible besoin d'uriner. Il était fort difficile, avec de telles sensations, de persuader au malade qu'il n'avait pas la gravelle, quoiqu'il n'eût jamais rendu de graviers dans ses urines. Il me répéta souvent qu'il n'avait jamais de strangurie que pendant les accès. Il éprouvait quelque

soulagement à pencher son corps en avant, en même temps qu'il élevait ses bras au-dessus de sa tête ; afin de donner par là à sa poitrine la plus grande expansion. Je n'eus pas occasion de le voir dans ces attaques, ce qui ne me permet pas de parler de l'état où était alors la circulation ; mais il me dit, itérativement, qu'il avait dans ces moments des palpitations et de la difficulté à respirer : cependant il ne lui était pas possible de rendre exactement la nature de son mal. Il avait habituellement quelque atteinte de *pyrosis* ; son pouls, qui battait, en général, quatre-vingts fois par minute, était vif et serré ; enfin le malade portait constamment sur sa physionomie une expression d'anxiété. — Il y avait un peu plus d'un an que Sprague avait cessé d'être tourmenté d'un rhumatisme chronique et douloureux, lorsqu'il ressentit les atteintes de sa maladie actuelle ; et dans le commencement, chose remarquable, il souffrait, ainsi que Duffell, bien davantage pendant la nuit, qu'il était tiré d'un sommeil tranquille par une espèce de spasme douloureux : au bout de quelques semaines, cependant, son sommeil, en général, cessa d'être ainsi dérangé. — Je prescrivis au malade des pilules de soude et de savon, remède qui paraissait le mieux convenir pour le genre des accidents pendant l'attaque ; on ouvrit aussi un cautère à l'une des cuisses. Mais les travaux pénibles auxquels Sprague continuait à se livrer renouvelaient constamment son mal, dont les symptômes augmentèrent rapidement. Une nuit, après avoir mangé quelque chose d'une digestion difficile, il fut réveillé par un paroxysme violent, qui continua pendant quelques heures ; après quoi le malade expira.

» On trouva, à l'ouverture du cadavre, une grande quantité de graisse dans le médiastin antérieur ; les poumons étaient parfaitement sains ; il y avait une pinte, environ, de sérosité pâle dans le côté gauche de la poitrine, et un peu moins dans le côté droit ; aucune adhérence : pas plus de sérosité dans le péricarde qu'on n'a coutume d'en trouver ; une tache d'un blanc lymphatique sur la surface du cœur ; les gros vaisseaux enflammés extérieurement ; le ventricule droit et l'artère pulmonaire dans un état sain ; les valvules mitrales un peu ossifiées ; l'aorte épaissie et couverte complétement, aussi loin que la crosse, de petites ossifications solides autour desquelles et sur lesquelles la tunique interne était ulcérée dans quelques endroits. L'ossification était surtout considérable près d'une des valvules semi-lunaires. Mais les valvules elles-mêmes ne présentaient aucune dégénération semblable. — On disséqua et l'on ouvrit les artères coronaires dans l'étendue de plusieurs pouces ; on les trouva dans l'état naturel à l'exception de deux petites taches blanchâtres dans l'artère coronaire gauche, à un pouce de son origine, rudiments d'ossification, qui n'avaient pas plus d'un dixième de pouce de diamètre, et qui ne produisaient pas la moindre inégalité sur la membrane interne. S'il existe des altérations de tissu qu'on puisse supposer de nulle importance, celles-ci étaient sûrement bien de ce nombre. — Les intestins étaient fort distendus par des gaz ; mais tous les autres viscères de l'abdomen étaient sains, quant à leur texture, et entre autres les organes urinaires, qu'on examina avec beaucoup de soin. »

Vᵉ CAS.

« L'observation suivante mérite peut-être de fixer l'attention du lecteur en ce qu'elle présente un cas qui n'est pas commun, celui d'une angine de poitrine produite par une violence externe.—R. B., âgé de soixante ans , cocher, recut, trois mois avant qu'il me consultât , un coup très-fort d'un timon de carrosse, qui, l'acculant contre un mur, produisit une petite contusion à la partie externe de la poitrine avec une douleur à l'intérieur, pour laquelle il fut saigné et fit usage d'un liniment. Il continua à éprouver de la gêne en respirant lorsqu'il faisait quelque mouvement, et, deux mois après, tandis qu'il était occupé à serrer du foin dans un fenil avec une fourche, il ressentit une douleur violente dans la région du cœur, laquelle se porta rapidement au bras gauche et fut accompagnée d'un sentiment de défaillance et d'impossibilité de changer de place. Il eut pendant plusieurs nuits de suite une attaque semblable, qui le réveillait en lui occasionnant une anxiété très-grande et presque de l'évanouissement; accidents qui se manifestaient toutes les fois qu'il faisait quelque effort, et qui ne se dissipaient que par le repos. Mais, après qu'il eut quitté sa place de cocher, et qu'il fut moins exposé à la fatigue , les paroxysmes diminuèrent d'intensité. — R. B., vingt ans après l'accident dont

nous venons de parler, souffrit beaucoup d'un rhumatisme ; et les premiers accidents passés , ce que l'apothicaire qui le soignait considérait comme la goutte parut pendant deux ou trois jours aux deux pieds. Il éprouva du soulagement des laxatifs très-doux, d'un séton à la poitrine, qu'il eut soin d'entretenir, et de l'écart des causes qui auraient pu rappeler les premiers accidents ; il fut aussi très-abstème, et il y a plus de trois ans, aujourd'hui , qu'il a recouvré un bon état de santé, et a repris son métier. »

REMARQUES SUR L'ANGINE DE POITRINE SUGGÉRÉES D'APRÈS LA NATURE DES SYMPTÔMES.

1. « Les palpitations, accident dont il a été fait mention dans le quatrième des cinq cas que nous avons rapportés dans cet Appendice, ne caractérisent généralement pas toujours une attaque d'angine de poitrine. Ce symptôme est souvent plutôt l'effet d'une diminution que d'une augmentation dans l'action du cœur, suite de l'inefficacité et de la faiblesse des efforts d'un organe en souffrance. Des causes qui tiennent autant à un vice organique qu'à des accidents nerveux, font que les palpitations, non-seulement précèdent un état de syncope, mais encore qu'elles occasionnent quelquefois la cessation absolue du pouls aux poignets. Deidier, dans son ouvrage des *Tumeurs*, p. 329, nous en a fourni un exemple remarquable, que le docteur Parry a emprunté de Sénac, comme un cas d'ossification des artères coronaires. Il est exprimé dans les termes suivants : — Une dame de quatre-vingt-cinq ans avait été incommodée pendant quelque temps d'une oppression prodigieuse à la poitrine , sans qu'il y eût de la dyspnée. Elle avait un battement constant qui la tourmentait beaucoup , au-dessous du cartilage xyphoïde (1), et, de temps en

---

(1) Au rapport d'un praticien consommé , il faut bien prendre garde de confondre certains battements qui surviennent dans la région épigastrique chez des sujets doués surtout d'une constitution irritable, avec un développement anévrismatique de l'aorte, du tronc cœliaque, ou de l'artère mésentérique supérieure. J'ai été fréquemment consulté depuis ces quinze dernières années, dit le docteur Matth. Baillie, pour des

temps, des retours d'attaques qui lui faisaient craindre une mort subite, pendant
lesquelles le pouls disparaissait totalement aux poignets : les extrémités devenaient froides, et les palpitations augmentaient beaucoup ; d'ailleurs cette
dame conservait une présence parfaite
d'esprit. — On trouva, après sa mort, les
valvules semi-lunaires ossifiées ; l'aorte
contractée vers sa crosse ; elle était de
plus ossifiée depuis son origine jusqu'à
la bifurcation des iliaques : le même vice
d'organisation s'étendait surtout à l'artère coronaire gauche. Nous omettons les
autres détails de cette ouverture de cadavre, parce qu'ils ne jettent aucune lumière sur le sujet dont il est ici question.

2. » L'effet surprenant du vésicatoire,
dans le premier cas qui m'a été communiqué par le docteur Parr, est très-digne
de remarque, et rend extrêmement probable, s'il était besoin d'une preuve pour
cela, qu'un spasme musculaire constitue
une partie du mal. Il en a déjà été question dans le troisième volume des *Medical Commentaries*, du docteur Duncan.

3. » La douleur au bras semble varier beaucoup, relativement à l'étendue
qu'elle occupe et à l'époque où elle paraît. Tantôt elle précède, tantôt elle suit
le paroxysme. Quelquefois elle attaque
les deux bras à la fois, comme nous le
voyons dans le troisième et le quatrième
cas ; d'autres fois, le bras gauche seulement : et depuis l'insertion du muscle
deltoïde jusqu'aux bouts des doigts, il n'y
a pas de place dans ces limites où elle
ne puisse se fixer. Dans le second cas,
elle ne se porta pas au delà de la clavicule et de l'épaule. Mais quand cette
douleur s'étend, ce qui arrive le plus
ordinairement, elle devient un symptôme très-marquant, qui fixe fortement
l'attention du malade par sa singularité,
et qui met souvent le médecin sur la voie
de découvrir d'abord la nature de la maladie, outre qu'il peut l'aider beaucoup
à établir son diagnostic.

4. » La strangurie, qui paraît dans le
troisième et le quatrième cas, n'est point
un symptôme ordinaire, et, autant que je
me rappelle, il a été jusqu'ici totalement
négligé par les médecins qui ont écrit
sur l'angine de poitrine. Mais lord Clarendon, dans l'Histoire de sa propre vie,
rapporte un fait semblable dont son père
fut le sujet, et d'une manière si juste et
en termes si précis, que j'ai cru convenable de les transcrire littéralement (1).

---

battements de ce genre, qui alarmaient
fort les malades ; et, d'après une grande
expérience sur ce sujet, je peux dire que
cet accident est presque toujours de peu
d'importance, et qu'il ne tient que très-
rarement à un vice organique, puisque,
dans tout le cours de ma pratique médicale, je ne me rappelle qu'un seul cas
où ces palpitations dépendissent d'un
anévrisme de l'aorte. — Les individus qui
y sont le plus exposés sont, en général,
d'un âge moyen, les hommes plus encore que les femmes. Le battement est
quelquefois assez fort pour être visible à
l'œil, même à quelque distance, lorsqu'on
met à découvert la région épigastrique.
Le pouls, chez ces sujets, ne présente,
autant qu'il m'en souvient, aucune particularité. En fait de remèdes, tous ceux
qui tendent à rendre les digestions meilleures et à diminuer l'irritabilité de la
constitution, sont recommandables. Il
faut surtout ne pas négliger de tranquilliser à cet égard l'esprit des malades,
autant du moins que le médecin peut le
faire prudemment. (Medical transactions,
published by the College of physicians in
London, 4th vol., p. 271 et suiv., 1815.
(Note du trad.)

(1) Son père était depuis long-temps,
même de plus loin que le fils pouvait se
rappeler, incommodé d'un mal qui lui
causait plutôt de fréquentes douleurs
qu'il ne le rendait malade, et qui lui faisait craindre de devenir sujet à la pierre,
sans avoir jamais eu les sensations que
cette maladie occasionne. Depuis qu'il
eut atteint l'âge de soixante ans, et quatre
ou cinq années avant sa mort, cette incommodité s'accrut considérablement,
avec des accidents dont on n'avait presque aucune idée auparavant, et dont les
médecins ignorent encore les causes. Il
était très-souvent, tant le jour que de
nuit, forcé d'uriner, rarement en quantité sensible, parce qu'il ne pouvait retenir assez long-temps ses urines ; et lorsqu'il venait d'achever de satisfaire ce
besoin sans éprouver aucune douleur
vive dans les voies urinaires il était toujours et constamment attaqué par une
douleur si aiguë dans le bras gauche,
pendant un quart d'heure ou à peu près,
que le tourment qui en résultait le rendait pâle comme la mort, quoiqu'il fût
très-sanguin par complexion, et il avait
alors coutume de dire qu'il avait passé
par les agonies de la mort, et qu'il mour-
rait dans un de ces paroxysmes. Aussitôt
qu'il était remis, ce qui ne tardait pas,

Le lecteur trouvera sans peine en quoi ce cas diffère des précédents, et, probablement, il l'attribuera à l'existence de quelque maladie dans les organes des voies urinaires. »

DÉNOMINATION ET NATURE DE LA MALADIE.

« Le docteur Parry a avancé que l'angine de poitrine participe, dans tous les cas, de la nature d'une syncope, et assurément les signes en ont été très manifestes dans les paroxysmes qui étaient parvenus à un certain degré de violence et à un état de danger immédiat. Non-seulement le pouls indiquait alors un état de syncope, mais aussi la figure hâve et défaite des malades, la froideur des extrémités, et ce pressentiment de la mort que Sénèque a si bien rendu par ces mots : *Aliud quidquid est, ægrotare est; hoc est animam agere.* D'un autre côté, l'absence du dérangement des facultés intellectuelles, et un appareil de symptômes que la syncope ne présente pas, forment tous ensemble un des plus pénibles spectacles qu'on puisse imaginer. Il existe également beaucoup de douleur dans la région du cœur, laquelle s'étend toujours plus ou moins vers le bras gauche; mais ce rapport sympathique varie beaucoup, et doit nécessairement différer suivant la prédisposition des malades et la nature précise du vice organique. Dans quelques cas, il y a perte de la sensibilité et du pouls; et il est probable que ces mêmes symptômes, moins prononcés seulement, ont lieu dans les attaques de plus courte durée et d'une intensité moindre, dont les médecins ne sont que très-rarement les témoins. Je dirai, cependant, que si je puis compter sur le rapport d'un malade, des palpitations considérables, et une pulsation très-forte des artères pendant le jour, précédaient et présageaient souvent de violentes attaques de défaillance pour la nuit suivante (1).

» Quant à l'époque à laquelle on peut dire que l'accès débute, il y a des doutes à cet égard; les différents états qui le composent ne font-ils pas plutôt partie d'un seul grand paroxysme qui commence par une augmentation dans la circulation, et qui se termine au contraire par

---

c'était l'homme le plus gai qu'il y eût au monde : il mangeait avec appétit de tout ce qui pouvait flatter son goût; il se promenait, dormait, digérait, et conversait sur tous les sujets (car il était « ferré sur tous les points, » *omnifariam doctus*) avec une promptitude et une vivacité dont on a rarement vu des exemples chez un homme de son âge. Mais durant ces tourments répétés il avait l'image de la mort si constamment présente devant lui, que, pendant bien des années avant sa mort, il prenait toujours congé de son fils, comme s'il ne devait plus le revoir, et, au moment où ils se quittaient, il lui montrait toujours son testament, et lui parlait très en détail, et avec beaucoup de tranquillité et de bonne humeur, de bien des choses qu'il désirait qui fussent faites lorsqu'il ne serait plus. Après avoir à peu près achevé sa soixante-dixième année, un jour, pendant qu'il était à l'église, il éprouva un besoin un peu pressant comme de coutume, et il se rendit en aussi grande hâte qu'il put chez lui; mais à peine avait-il eu le temps de se retirer dans une chambre au rez-de-chaussée, et avait-il déchargé sa vessie, que, la douleur au bras le saisissant, il tomba mort, sans remuer du tout les membres. Une chute si soudaine fit craindre que ce ne fût une apoplexie; mais, comme il n'y avait ni convulsions, ni distorsion, ni aucune autre altération dans le visage, il n'est pas probable que cet accident dépendît de cette cause : les médecins eux-mêmes ne purent former aucune conjecture raisonnable sur la cause de ce foudroiement mortel. —T. I, p. 16 (*).

(*) Lord Clarendon, fils de celui dont il est ici question, est mieux connu dans l'Histoire d'Angleterre par le nom de « Clarendon-le-Grand » (*the great Clarendon*), pour avoir préféré le maintien de la liberté et des lois de son pays aux faveurs et aux honneurs dont son maître voulait le combler; il remplissait la place de chancelier sous Charles II, avant l'année 1670.—En supposant (faute de meilleurs documents que ceux que nous avons sous les yeux) qu'il fût alors âgé de quarante à cinquante ans, cela porterait l'époque à laquelle son père ressentit les premières douleurs de la maladie dont il mourut aux environs de l'an 1620 ou 1630 : c'est-à-dire à près d'un siècle et demi du temps où Heberden signala, le premier, l'angine de poitrine; c'est dans cet intervalle néanmoins que vivaient Sydenham, Morton, Mead, etc.

(Note du trad.)

(1) Voyez le troisième cas de l'Appendice.

un défaut d'action dans le système vasculaire? Les syncopes qui proviennent d'une cause organique ont été considérées sous ce point de vue long-temps avant qu'il fût question de l'angine de poitrine, et il est digne de remarque que, sous la forme la plus avérée que cette dernière maladie puisse revêtir, le cœur, comme organe musculaire, n'a pas toujours été trouvé dans le même état: il était appauvri, mollasse et pourri dans un cas (1); développé, fort et durci (cor bovinum) dans un autre (2); dans un troisième cas, enfin, le ventricule gauche avait acquis une épaisseur et un développement remarquable (3). Ces changements de texture, opposés les uns aux autres, semblent à peine compatibles avec la supposition de quelque action morbide uniforme pendant la vie. Dans le premier cas, on pourrait supposer que le cœur manquait habituellement de force, et qu'il était mal nourri; tandis que dans les deux derniers cas, il paraîtrait, au contraire, que cet organe était bien nourri, doué probablement d'une trop grande activité, et qu'il avait déployé un degré de force calculé pour une résistance qui n'était pas ordinaire. »

CAUSES DE L'ANGINE DE POITRINE.

« Je ne puis m'empêcher de faire remarquer à ce sujet que les renseignements fournis par les ouvertures des cadavres présentent des résultats singulièrement uniformes. Je suis très-loin sans doute de nier qu'il y ait eu des exceptions, et qu'il ne puisse s'en présenter encore; mais, à prendre la masse des faits, et laissant de côté les exceptions, il est presque impossible de ne pas convenir qu'il y a dans l'angine de poitrine une tendance morbide à l'ossification dans les environs de l'origine de l'aorte. »

Ici, l'auteur que nous traduisons présente le sommaire des ouvertures cadavériques d'un assez grand nombre de sujets morts de l'angine de poitrine; mais comme il n'est aucun des cas qu'il rapporte que nous n'ayons donné plus au long, et d'une manière plus instructive, dans le cours de ce mémoire, nous

passerons sous silence cette partie de ses observations. — Loin de chercher à atténuer le genre d'évidence que le docteur Parry a, le premier, mis en avant d'après Jenner, et animé du même désir que les docteurs Parry, Blackall, et autres praticiens estimables, quels qu'ils soient, de celui de découvrir la vérité, nous provoquerons, au contraire, l'examen attentif et répété de l'état du cœur, de l'aorte et des gros vaisseaux qui en partent, chez *toute espèce de sujets morts dans un âge avancé et de diverses maladies;* car nous sommes dans l'idée qu'on trouvera aussi souvent des ossifications chez des individus qui, dans le cours de leur vie, n'auront jamais eu de symptômes d'angine de poitrine, que chez ceux qui, avec de telles ossifications, en auront éprouvé des accidents incontestables. Dès lors, les conséquences qu'on chercherait à tirer de l'anatomie pathologique, pour établir l'étiologie de cette maladie, ne présenteraient plus qu'un genre de *preuves négatives,* qui n'invalideraient par conséquent, en aucune manière, l'opinion que nous soumettons avec candeur à la censure impartiale et réfléchie des médecins de tous les pays (1).

POST-SCRIPTUM.

Parmi les maladies dont le siége est dans les poumons, et qui entraînent une mort subite, chez les sujets jouissant en apparence d'une bonne santé, il en est une qu'il nous paraît intéressant de signaler ici, non à cause de ses rapports avec l'angine de poitrine, car l'affection que nous avons en vue est tellement rare, que nous ne lui connaissons pas de nom, et que les rapports, par conséquent, qu'elle peut avoir avec des maladies dont la nature et les causes sont mieux déterminées, demeurent jusqu'ici

---

(1) Memoirs of the London Medical Society, t. I.
(2) Morgagni Epist. XXVI, art. 31.
(3) Medic. trans., t. III.

(1) Parmi les moyens à employer contre l'angine de poitrine, que le docteur Blackall passe en revue, il en est un dont nous n'avons pas fait mention, et dont ce médecin, d'après l'autorité de Morgagni, s'est servi plus d'une fois avec succès dans les maladies anomales du cœur où le bras gauche était douloureux, savoir, l'immersion du bras dans de l'eau aussi chaude qu'il est possible de la supporter.

inconnus. — Il n'est pas inutile de prévenir que l'observation que nous allons rapporter est revêtue de l'authenticité la plus parfaite, et qu'elle a été recueillie par l'un des rédacteurs du recueil périodique où elle se trouve consignée, lequel est aujourd'hui doyen de la faculté de médecine de Paris (1).

« Monsieur Fortassin, né à Montcassin, département du Gers, âgé de trente-sept à trente-huit ans, docteur en médecine de l'école de Paris, est mort subitement dans la nuit du 20 au 21 vendémiaire an 13. — Monsieur Fortassin était d'un tempérament sanguin, d'une stature moyenne, d'une constitution très-vigoureuse. Il avait le col fort court, la peau brune, le visage un peu haut en couleur. Il n'avait jamais eu de maladies graves que la petite vérole, dont il portait des empreintes profondes. Il paraissait jouir de la plus parfaite santé : cependant il était sujet aux hémorrhoïdes ; il éprouvait des malaises assez fréquents ; et, depuis quelque temps, il toussait sans être enrhumé ; il avait souvent de l'oppression. — Le professeur Boyer l'avait placé, avec un de ses élèves, monsieur Feller, auprès d'un malade auquel il avait fait l'opération de la taille. — Le 19 vendémiaire et le 20, monsieur Fortassin avait dîné de grand appétit, quoique sobrement ; et, le 20, à souper, il ne mangea que du raisin ; il fut gai, et eut ensuite une extrême envie de dormir. Des dames avec lesquelles il se trouvait remarquèrent qu'il avait les yeux cernés, et que la couleur noire de ses paupières descendait presque jusqu'aux ailes du nez : il assura que cela lui était assez ordinaire. — Vers onze heures et demie, il alla se coucher, et se déshabilla entièrement pour se mettre au lit ; ainsi il n'avait aucune ligature sur le corps. A minuit et trois quarts environ, la garde du malade auprès duquel il était entra dans sa chambre, et s'étant approchée de son lit, elle remarqua que l'on n'entendait seulement pas le petit bruit que la respiration la plus libre et la plus douce produit ordinairement. A trois heures et demie, M. Feller

alla pour le réveiller : il le trouva mort. Il était couché sur le ventre, quoique son habitude fût de se coucher sur le dos ; sa main gauche était sous sa poitrine ; son bras droit pendait hors de son lit ; il paraissait s'être débattu dans de violentes angoisses de la mort. Il était déjà refroidi (1), de sorte qu'on ne put tenter aucun moyen de le rappeler à la vie. Il était noir depuis le front jusqu'au bas de la poitrine antérieurement, et il avait rendu du sang par le nez et par la bouche. — Le 21 au matin, il fut transporté, sur un brancard, de la rue des Orties-du-Louvre à la rue Taranne. Il sortit encore beaucoup de sang par sa bouche et par son nez. »

Ouverture du cadavre.

« Le visage, le col et la poitrine, antérieurement, étaient fortement injectés. Les vaisseaux capillaires de ces parties étaient encore tellement remplis de sang, que la peau en était noire, comme à la suite d'une forte meurtrissure. La poitrine, percutée, rendait du son à gauche, et n'en rendait point à droite. — Le crâne étant ouvert, on trouva dans l'état le plus sain les parties contenues dans cette cavité ; il n'y avait aucune espèce d'épanchement ; les vaisseaux et les sinus n'étaient pas remplis d'une manière remarquable. — Dans la poitrine, le cœur et tous les gros vaisseaux, tant artériels que veineux, examinés scrupuleusement, n'offrirent aucune rupture, aucune déchirure : ils étaient presque absolument vides de sang, comme dans les personnes mortes d'hémorrhagie. La cavité gauche de la poitrine ne présentait rien de particulier : le poumon gauche paraissait sain ; mais, en l'incisant, on découvrit un engorgement sanguin dans sa portion supérieure : les bronches, de ce côté, contenaient une certaine quantité de sang noir. La cavité droite du thorax était remplie d'un sang coagulé ; tout le poumon droit en était gorgé comme dans la pneumonie la plus intense ; la surface offrait plusieurs déchirures profondes ; la substance de ce viscère était comme macérée, et tellement dénaturée, tellement confondue avec les

(1) Observation sur une mort subite causée par un coup de sang dans la poitrine ? par J.-J. Leroux. (Journal de médecine, chirurgie, pharmacie, etc., par MM. Corvisart, Leroux et Boyer, t. IX, p. 152.)

(1) Ce prompt refroidissement, trois heures et demie au plus après la mort, est un fait assez remarquable.
(*Note du rapporteur de cette observation.*)

caillots très-compactes dont elle était environnée, qu'on ne pouvait l'en séparer qu'avec beaucoup de peine, et en partie. Presque partout, lorsqu'on tranchait avec le scalpel en travers de cette masse, on ne pouvait distinguer où finissait le poumon et où commençaient les caillots. Les bronches du côté droit étaient pleines de sang noir, encore un peu fluide; la trachée-artère, le larynx, la gorge et les fosses nasales en contenaient aussi; l'œsophage en était entièrement exempt. — Tous les viscères de l'abdomen étaient parfaitement sains. L'estomac contenait une assez grande quantité d'aliments. — J'observai qu'il ne s'était point fait de rupture d'aucun vaisseau sanguin, soit artériel, soit veineux, d'un calibre un peu remarquable; que tout le sang s'était épanché dans la cavité de la poitrine par les déchirures de la plèvre pulmonaire, et dans les bronches par celles de la membrane muqueuse qui les tapisse, et que le parenchyme même du poumon était dilacéré dans tout son intérieur. Ne peut-on pas dire qu'il s'était passé dans la poitrine ce qui arrive dans le crâne de ceux qui périssent de l'apoplexie sanguine, à laquelle on donne le nom de *foudroyante?* N'est-ce point un vrai *coup de sang* dans le poumon? »

NOTE A.

M. Gay-Lussac, dans sa célèbre ascension aérostatique du 29 fructidor de l'an XII, où il atteignit la hauteur de 3,600 toises au-dessus de la mer, la plus grande élévation à laquelle jamais mortel fût encore parvenu, rapporte que sa respiration était sensiblement gênée (quoique sans mouvement *actif* de sa part), mais pas assez cependant pour l'engager à descendre. Son pouls et sa respiration étaient également accélérés. Il éprouva une sécheresse telle dans le gosier qu'il ne put avaler sans douleur un morceau de pain, ce qui n'est pas surprenant, après avoir respiré aussi long-temps qu'il le fit dans un air très-desséché (1) (2). — « Au mois de mars 1802, dit M. Alexandre de Humboldt, nous passâmes quelques jours dans les grandes plaines qui entourent le volcan d'Antisana, à 2,107 toises, où les bœufs, quand on les chasse, vomissent souvent du sang. Le 16 mars, nous reconnûmes un chemin sur la neige, une pente douce sur laquelle nous montâmes à 2,773 toises de hauteur. Le baromètre baissa jusqu'à quatorze pouces sept lignes, et le peu de densité de l'air nous fit jeter du sang par les lèvres, les gencives, et même par les yeux ; nous sentions une faiblesse extrême, et un de ceux qui nous accompagnaient dans cette course s'évanouit. Aussi avait-on cru impossible jusqu'ici de s'élever plus haut que jusqu'à la cime nommée le *Corazon*, à laquelle La Condamine était parvenu, et qui est de 2,470 toises. — Dans l'expédi-

tion du 23 juin 1802, au Chimborazo, nous avons réussi à nous approcher jusqu'à environ 250 toises près de la cime de cet immense colosse. Une traînée de roches volcaniques dépourvues de neige nous facilita la montée ; nous montâmes jusqu'à la hauteur de 3,051 toises, voyant descendre le mercure dans le baromètre à 13 pouces 11, 2 lignes ; le thermomètre était à 1, 3° au-dessous de zéro. Nous nous sentions incommodés de la même manière que sur le sommet de l'Antisana. Il nous restait même encore deux ou trois jours après notre retour dans la plaine un malaise que nous ne pouvions attribuer qu'à l'effet de l'air dans ces régions élevées. Les Indiens qui nous accompagnaient nous avaient déjà quittés avant d'arriver à cette hauteur, disant que nous avions intention de les tuer (1). — A deux cents pieds environ au-dessous du sommet de Buet, élevé lui-même de 1578 1/2 toises au-dessus du niveau de la mer, MM. de Luc, dans leur mémorable ascension sur ce glacier, s'étonnaient de n'apercevoir la différence de densité de l'air que par leurs instruments ; de ce qu'aucune incommodité ou sensation désagréable ne les avertissait que l'air qu'ils respiraient était près d'un tiers moins dense que celui de la plaine, et de ce que le poids de l'atmosphère avait diminué de cent quintaux sur leur corps sans que l'équilibre fût rompu.

« Je ne puis m'empêcher de faire remarquer à ce sujet, dit M. J.-A. de Luc, combien se sont trompés quelques médecins, qui ont attribué à la différence du poids et de la densité de l'air les changements qu'éprouvent certaines personnes lorsque le baromètre baisse, et

---

(1) Depuis la hauteur de 2429 toises au-dessus de Paris jusqu'à celle de 3532, l'hygromètre à cheveu de Saussure oscilla entre 27,5° et 34,5°. Au moment du départ de Paris, il était à 57,5°.

(2) Voyez la traduction anglaise de la relation aérostatique de M. Gay-Lussac, par M. D.-B. Warden, p. 10.

---

(1) Extrait de plusieurs lettres de M. Alex. de Humboldt. Annales du Muséum d'histoire naturelle, t. II.

qui ont entrepris d'en rendre raison par le manque d'équilibre entre l'air intérieur et l'air extérieur, ou par l'effet que peut produire sur les mouvements du cœur et des poumons un air plus ou moins dense. — Si ces vicissitudes influaient sensiblement sur nos organes, que deviendraient ces chasseurs aux chamois, qui passent chaque jour du fond des vallées au sommet d'aussi hautes montagnes? que deviendraient seulement les femmes d'un hameau voisin de Sixt, qui, pendant l'été, vont passer la nuit aux Fonds pour y traire leurs vaches, et qui, laissant leurs bestiaux à la garde de leurs enfants, redescendent chaque matin pour venir aider leurs maris qui cultivent la terre? Elles éprouvent ainsi chaque jour les plus grandes variations d'augmentation et de diminution du poids de l'air qui arrivent dans un même lieu à de grands intervalles de temps; car la différence de hauteur du baromètre de Sixt aux Fonds est d'environ 22 lignes (1). Cependant elles n'en ressentent aucune incommodité. Il en est de même de tant de villageoises qui, chaque jour de la belle saison, nous apportant à Genève les divers produits des troupeaux des montagnes, éprouvent de bien plus grands changements encore dans la pression et la densité de l'air. Les asthmatiques mêmes n'en sont pas affectés; j'ai été du moins sur la montagne de Salève avec un de mes amis qui craignait cet effet et qui ne l'éprouva point. — Il faut donc avoir recours à une autre cause, qui accompagne ordinairement les variations du baromètre, pour expliquer les changements que nous éprouvons alors dans notre santé, et surtout dans nos forces. Cette cause est un changement dans la nature de l'air, c'est son mélange avec d'autres fluides: des *vapeurs* ou exhalaisons, autres que des vapeurs *aqueuses*, peuvent produire des effets très-variés (2). Je croirais encore que le *fluide électrique* influe sur ceux qui ont les

nerfs sensibles : un de mes amis croit le remarquer très - distinctement sur luimême dans les temps d'orage (1). »

MM. Meyer d'Arau, ou du moins l'éditeur de leur relation intéressante, M. Zschokke, élèvent, à l'exemple de M. J.-A. de Luc, des doutes sur les effets attribués à l'air des régions supérieures sur l'économie animale. Comme le récit du voyage de ces naturalistes intrépides, qui ont parcouru tout le plateau des glaciers et escaladé les sommités les plus élevées du canton de Berne, réputées jusqu'alors inaccessibles, n'a pas encore, que nous sachions, été traduit en français, nous en extrairons le passage suivant, qui se rapporte au sujet que nous traitons. — « Nous sommes encore trop pauvres en expériences sur ce qui concerne les phénomènes de la vie dans les grandes hauteurs, pour en tirer des conséquences sur lesquelles on puisse compter. Tout ce que rapporte de Saussure des effets de l'atmosphère dans les régions supérieures sur l'organisation animale, n'est pas généralement fondé : il reste encore bien des choses qui sont hypothétiques. Ainsi, à une élévation absolue de dix à douze mille pieds et davantage au-dessus de la mer, aucun de nous ne se trouva assoupi, ni dans un état fébrile violent, ni n'éprouva de vomissements, non plus que de défaillances, accidents sur lesquels ont beaucoup insisté quelques voyageurs qui sont parvenus sur de très-hautes sommités. — Plusieurs des effets qu'on attribue à la rareté de l'air ne sont dus qu'à l'agitation que produit la vue des grands dangers auxquels on s'expose, ainsi qu'aux efforts qu'on fait pour monter, ce qui doit très-naturellement occasionner un prompt épuisement des forces. — Qui pourrait disconvenir qu'en gravissant, les battements du pouls ne deviennent presque aussitôt deux fois plus fréquents qu'ils n'étaient auparavant? Qu'on marche ensuite d'un pas mesuré, assez long - temps pour se remettre, et le pouls ne tardera pas à revenir au même degré de fréquence où il était dans la plaine ou les vallées. Il n'est personne qui n'ait répété bien des fois cette expérience. J'ai moi-même eu occasion de remarquer, dit M. le docteur R. Meyer, que l'évanouissement d'un

_____

(1) Ce qui équivaut à une différence de pression de l'air sur le corps égale à 1442 livres et demie, poids de marc.

(2) L'existence de pareils *fluides* ou *vapeurs*, n'a pu jusqu'ici être mise en évidence par aucun des procédés eudiométriques les plus exacts, comme l'attestent quantité d'essais de ce genre, tentés dans ces derniers temps par plusieurs physiciens.

(1) Recherches sur les modifications de l'atmosphère, par J.-A. de Luc, § 941, 942, 943. Paris, 1784.

de nos guides près du sommet de la montagne de la *Vierge (Jungfrau* (1)), avait été provoqué en partie par les grands efforts qu'il fit pour monter, et en partie aussi par la crainte que lui inspira le danger qu'il courait. Aucun de nous n'éprouva rien de semblable en redescendant. L'influence de l'atmosphère sur l'organisation animale doit nécessairement être tout-à-fait différente, suivant que l'air est plus ou moins sec ou humide. Par un ciel très-couvert, on ne respire qu'avec peine dans des brouillards épais ; tandis que lorsqu'il neige ou que le soleil luit dans un temps chaud, on n'éprouve rien de semblable (2). »

En admettant que , dans quelques circonstances, de Saussure ait un peu trop attribué la cause du malaise qu'on éprouve sur les hautes montagnes à la diminution de la pression de l'air sur le système vasculaire, malaise qu'il décrit d'ailleurs avec le discernement et la circonspection qui le caractérisent, toujours demeure-t-il comme un fait certain que, du plus au moins, les effets en question sur le corps ne sont point illusoires, et qu'ils doivent essentiellement dépendre de la cause à laquelle de Saussure les rapporte, puisque M. Gay-Lussac a ressenti les plus marquants de ces effets *en ballon*, par conséquent assis, et sans mouvement actif de sa part. La constitution chimique de l'atmosphère, uniformément la même partout, exclut l'hypothèse qui assignerait pour cause de l'indisposition qui nous occupe un manque d'oxygénation ou de décarbonisation dans le sang ; mais il ne faut pas oublier que cet état du sang peut également résulter , d'après nous, de la manière incomplète dont s'exécutent les phénomènes mécaniques de la respiration, suite même de la diminution de la force comprimante de l'air. — Sans disconvenir avec MM. Meyer que ce point intéressant de physiologie animale n'a pas encore été suffisamment approfondi, qu'il nous soit permis cependant de retracer ici sommairement les principaux résultats que nous ont transmis Bouguer et de Saussure ; car ces savants illustres n'ont décrit, comme ils le

disent eux-mêmes , que ce qu'ils ont vu plus d'une fois , dans bien des circonstances différentes, et sur un grand nombre d'individus d'âge et de tempérament différents. — Nous joindrons à ce court exposé un tableau comparatif de la fréquence du pouls en rapport avec la diminution de la densité de l'air. — Dans un air rare , les inspirations sont plus fréquentes que dans un air plus dense ; car il faut bien que le volume supplée au défaut de la quantité. — La fréquence de la respiration entraîne celle de la circulation. L'accélération forcée de ces deux fonctions est la cause de la fatigue et des angoisses, plutôt que de l'oppression qu'on éprouve sur les montagnes très-élevées.

L'état de fièvre sur le sommet du Mont-Blanc des vingt personnes qui y accompagnèrent de Saussure, était caractérisé par la soif qui les tourmentait, par l'avidité avec laquelle ils recherchaient l'eau fraîche, de préférence au vin , aux liqueurs , et même à toute espèce d'aliment, pour lesquels ils avaient plutôt de la répugnance, enfin par l'accélération du pouls , présenta des symptômes trop prononcés et trop universels pour être révoqués en doute ou attribués à des causes morales dont l'influence devenait presque nulle, une fois que le danger était passé et après deux ou trois heures de repos et de tranquillité. — Les efforts physiques , l'application , la contention d'esprit , l'irritation , la colère produite par des difficultés souvent renaissantes , l'action de se baisser, qui comprime la poitrine, augmentent cette indisposition, parce que dans des conjonctures semblables on retient son souffle insciemment , suspension qui ne peut qu'occasionner un malaise , même indépendamment de tout changement dans la densité de l'air. — Une circulation un peu plus accélérée que dans l'état ordinaire , sans cause d'ailleurs de maladie, doit augmenter, dans le même rapport, le degré d'excitation du cerveau ; aussi de Saussure, sur le col du Géant, à une élévation de 687 toises au-dessous du sommet du Mont-Blanc, remarque qu'ils avaient le genre nerveux plus irritable, qu'ils étaient plus impatients, au point de se laisser quelquefois aller à des mouvements de colère ; qu'ils étaient sensiblement plus altérés que dans la plaine , plus pressés de satisfaire le besoin de manger ; mais aussi qu'ils avaient , du moins lui et M. son fils aîné , l'esprit plus disposé à l'ac-

---

(1) Depuis cette expédition, on l'appelle *Müller frau* (la Vierge déflorée).

(2) Reise auf die Eisgebirge des Kantons Bern und ersteigung ihrer hochsten Gipfel im sommer 1812. Aarau, 1813, p. 50 et 51.

tivité et à l'invention ; et certes les matériaux immenses qu'ils rassemblèrent pendant les dix - sept jours qu'ils habitèrent ce site élevé, prouvent que leur présomption à cet égard était parfaitement fondée. — L'assoupissement auquel sont généralement enclins les guides qui accompagnent les physiciens sur de hautes sommités s'explique assez naturellement. Une fois qu'ils ont rempli leur tâche et atteint leur but, simples automates, sans objet en vue, sans aucune tension d'esprit, souvent après s'être repus, ils éprouvent, par l'absence de mouvement et par l'effet d'un certain degré de froid dans l'air ambiant, une tendance au sommeil d'autant plus forte qu'ils ont fait plus d'efforts et qu'ils se sont épuisés davantage en montant ; car personne n'ignore que pendant le sommeil, véritable réparateur des forces, les inspirations sont moins fréquentes, et que le pouls est plus lent et plus faible.

Si la vue, surtout inopinée (1), d'un précipice horrible qui menace d'un grand danger a produit quelquefois des accidents qu'on aurait été tenté d'imputer à la rareté de l'air, ce dont de Saussure lui-même nous fournit un exemple dans son excursion sur la Roche-Michel (2), il ne faut pas non plus étendre démesurément les effets d'une pareille cause, qu'on peut supposer à peu près nuls, sur quelques animaux qui paraissent cependant n'être point à l'abri des accidents causés par la rareté de l'air. Dans le passage du Breuil à Zermat, dit de Saussure, au travers d'un glacier de trois à quatre lieues de largeur dans la direction où on

le traverse, on remarqua qu'en approchant du col où est le fort Saint - Théodule, à une élévation de 1736 toises au-dessus de la mer, les mulets, quoique déchargés, avaient beaucoup de peine à avancer : ils étaient essoufflés, obligés de reprendre haleine dès qu'ils avaient fait quelques pas, sans que la pente fût très-rapide, et sans qu'ils pussent être fatigués par trois ou quatre heures de marche, s'étant reposés la veille et la moitié de l'avant-veille. Dans les moments où ces pauvres animaux reprenaient haleine, on les voyait haleter avec tant d'angoisse qu'ils poussaient une espèce de cri plaintif que je n'avais jamais entendu, même dans les plus grandes fatigues. Il est vrai que jamais je n'avais voyagé avec des mulets à une aussi grande élévation, et que, excepté peut-être dans les Cordillères, il n'y a assurément sur le reste du globe aucun passage aussi élevé qui soit accessible à des mulets (1).— Les effets de la rareté de l'air sur l'économie animale, et notamment sur l'état du pouls, se manifestent, à ce qu'il paraît, tout-à-coup et non par degrés, mais à des hauteurs absolues assez différentes, suivant les individus. Au rapport de Saussure, il en est, sans doute un petit nombre, qui en sont déjà affectés à la hauteur de douze cents, et même de huit cents toises au - dessus de la mer, plusieurs entre quinze cents toises ; il n'y a qu'un nombre très - limité de sujets qui en soient tout-à-fait exempts à dix-neuf cents toises ; et au delà de deux mille toises, il n'est probablement personne qui n'en ressente du plus au moins les effets.

La latitude dans les limites de hauteur dont il vient d'être parlé, où les effets de la rareté de l'air sur le corps deviennent apercevables, est probablement la cause qui a pu faire douter à quelques physiciens et naturalistes que ces effets fussent réellement fondés ; mais il ne résulte autre chose de ce qu'ils ont dit à ce sujet, sinon qu'eux-mêmes et les guides qui les accompagnaient n'étaient pas du nombre des individus que la rareté de l'air pût affecter dans les limites de la plus grande hauteur à laquelle ils sont parvenus. Ainsi, nous apprenons que MM. de Luc, sur le glacier du Buet, supportèrent impunément une diminution de près de cent quintaux sur leur corps, tandis que M. le professeur Pictet, plus

---

(1) Un naturaliste de notre connaissance, qui a beaucoup parcouru les montagnes de la Suisse, reçut un jour du général Pfyffer le conseil suivant : « Si vous avez à franchir un fort mauvais pas, tel qu'une corniche étroite au-dessus d'un précipice très-profond, asseyez-vous avant de vous y engager ; puis, portant les yeux sur les objets qui sont à leur niveau, abaissez-les par degrés, jusqu'à pouvoir contempler sans effroi les objets qui sont au bas du précipice. Ceci une fois obtenu, levez-vous et marchez. » De Saussure recommande dans des circonstances semblables, de se coucher à plat ventre, de manière que la tête débordant le précipice, on puisse en venir à le fixer sans appréhension.

(2) Voyage dans les Alpes, § 1253 et suiv.

---

(1) Voyage dans les Alpes, § 2220.

jeune qu'eux et tout aussi bien constitué, en souffrit au contraire (1). Plus récemment, nous voyons MM. Meyer ne se plaindre d'aucun accident après avoir passé quelques jours dans une région de dix-sept à dix-neuf cents toises, et plus, au-dessus de la mer. En eût-il été de même s'ils eussent atteint la hauteur du Mont-Blanc? C'est ce que nous ignorons, mais ce qui n'est guère présumable, car, d'après de Saussure, la plupart des habitants des Alpes commencent généralement à être affectés de la rareté de l'air à dix-neuf cents toises au-dessus de la mer. D'après cela, on comprend que les femmes dont parle M. J.-A. de Luc, qui, *chaque jour, pendant l'été, montent de Sixt aux Fonds et en redescendent de même le lendemain*, peuvent fort bien ne pas souffrir de la densité de l'air, mais seulement de la fatigue du voyage (2); à plus forte raison les *villageoises* dont parle encore M. J.-A. de Luc, lesquelles, *chaque jour de la belle saison, nous apportent* (à Genève) *les divers produits des troupeaux des montagnes* : car nous ne croyons pas qu'il en vienne de plus haut que de la grange des *Treize Arbres*, sur le mont Salève, et encore sont-elles à cheval (3). — Quant aux effets de l'habitude, il y a lieu de croire que dans telle région où un individu souffrirait une fois de la rareté de l'air, il continuerait à en être incommodé aussi longtemps qu'il y demeurerait, sans que le malaise diminuât sensiblement. « Il nous a paru, dit de Saussure, que les effets généraux ont été à peu près les mêmes pendant toute la durée de notre séjour sur le col du Géant, c'est-à-dire pendant dix-sept jours. En arrivant, nous nous trouvâmes tous plus essoufflés que nous ne l'aurions été après avoir fait dans la dernière matinée une montée égale à celle-là sur une montagne moins élevée. Les jours suivants, bien loin que l'incommodité allât en croissant, nos compagnons, de même que mon fils et moi, nous croyions nous être accoutumés à cet air; cependant, lorsque nous y faisions attention, et surtout lorsque nous faisions des essais dans ce but, nous trouvions que si l'on courait, si l'on se tenait dans une attitude gênée, et principalement dans une situation où la poitrine fût comprimée, on était beaucoup plus essoufflé que dans la plaine, et cela dans une progression croissante; en sorte que, de moment en moment, il devenait plus difficile, et même enfin impossible, de soutenir ces efforts. »

Enfin, sans être d'avis que des considérations tirées des causes finales puissent et doivent, en bonne logique, servir d'appui à l'explication des phénomènes soumis aux lois de la physique animée, on peut bien dire cependant, avec de Saussure, que la nature n'a point fait l'homme pour ces hautes régions au-dessus de la limite supérieure des neiges; le froid l'en écarte; et comme il n'y trouve ni animaux (1), ni plantes, ni même de métaux, rien ne l'y attire : la curiosité et un désir ardent de s'instruire peuvent seuls lui faire surmonter pour quelques instants les obstacles de tout genre qui en défendent l'accès (2). — Les seules épreuves à notre connaissance que nous ayons jusqu'à présent sur le nombre des battements du pouls à de grandes hau-

---

(1) Voyage dans les Alpes, § 559.

(2) D'après notre estimation, la hauteur des Fonds au-dessus de la mer est d'environ 684,5 toises; et celle de Sixt, de 377,9 toises. La différence, comme on voit, n'est que de 306,6 toises; ainsi la station des Fonds est à peu près à cent vingt toises au-dessous de la moindre élévation, où, d'après de Saussure, un petit nombre d'individus commencent à se plaindre des effets d'un air plus rare.

(3) Cette grange des *Arbres* (car depuis long-temps il n'y en a plus *treize*) est de 596,4 toises au-dessus de la mer, par conséquent de plus de deux cents toises moins élevée que la région la plus basse où l'on a ressenti quelquefois les effets de la rareté de l'air.

(1) M. J.-A. de Luc élève cette espèce d'objection : Si la rareté de l'air pouvait affecter le corps humain, que deviendraient ces chasseurs aux chamois qui passent chaque jour du fond des vallées au sommet des hautes montagnes? Nous répondons à cela qu'à moins d'être poursuivis, les chamois ne gagnent jamais des sommités de 1500 toises, qui dans notre climat sont au-dessus de la limite des neiges. Car quelle nourriture pourraient espérer de trouver ces animaux sur des glaciers? Sans doute on en rencontre occasionnellement à de plus grandes hauteurs, mais ils ne font que passer : tels furent ceux qui vinrent égayer la sauvage solitude de de Saussure sur le col du Géant, et qui se rendaient de la vallée d'Aoste en Savoie.

(2) Voyage dans les Alpes, § 2021.

teurs, nous les devons à de Saussure, et encore sont-elles peu nombreuses. Pour tirer des conclusions tant soit peu certaines d'expériences de ce genre, il ne faut s'attacher qu'aux résultats moyens ; et ces derniers devraient, pour mériter notre confiance, être fournis par un grand nombre de cas individuels. — Les physiciens ou les naturalistes qui s'élèvent occasionnellement sur de hautes sommités sont, à notre avis, des sujets moins propres pour déterminer la fréquence du pouls due à la rareté de l'air que ne le sont les guides eux-mêmes. Ces derniers, en général un peu apathiques et impassibles, n'ont qu'un assez faible intérêt pour l'espèce de spectacle qui se déploie devant leurs yeux, et qui n'est souvent pas nouveau pour eux ; tandis que c'est précisément le contraire pour les physiciens, toujours très-désireux de remplir le but du voyage qu'ils se sont proposé, et dont ils sont toujours plus ou moins préoccupés (1). Pour que les conséquences tirées fussent solidement basées et comparables, il faudrait que les individus soumis aux expériences fussent dans tous les cas les mêmes, ce qui n'est guère possible ; et, par une sorte de fatalité, ceux qui instituent les expériences, et contre les dispositions desquels on peut le plus objecter, sont ceux-là même qui se présentent partout. — Sur le sommet du Mont - Blanc, l'estimation moyenne du pouls de trois personnes, savoir, de M. de Saussure, de son domestique et de Pierre Balmat, son guide, fut de 100,5 pulsations par minute de temps.

Le jour suivant, à Chamouni, dans les mêmes circonstances que sur la cime du Mont-Blanc, l'évaluation moyenne du pouls des trois mêmes individus fut de 60,3 pulsations. La différence est donc de 40 pulsations, pour une différence de pression de l'air sur le corps égale à 7,176 livres, poids de marc (1). — Il faut remarquer que des trois sujets mis en expérience sur le sommet du Mont-Blanc, on ne tâta le pouls à deux d'entre eux qu'après quatre heures au moins de repos ; car, pour de Saussure, il fut occupé pendant tout le temps de son séjour, et, dit-il, « quoique je ne perdisse pas un seul moment, je ne pus pas faire dans ces quatre heures et demie toutes les expériences que j'avais fréquemment achevées en moins de trois heures au bord de la mer. » — Les différences respectives des battements du pouls chez le guide, le domestique et de Saussure, sur le Mont-Blanc et à Chamouni, furent entre elles comme les fractions $\frac{98}{49}$, $\frac{112}{60}$ et $\frac{100}{72}$, c'est-à-dire que, relativement à l'état habituel du pouls de ces trois individus, de Saussure avait, sur la cime du Mont-Blanc, le moins de fièvre, et le guide, au contraire, le plus des trois. — L'évaluation moyenne de trois épreuves faites par de Saussure sur la fréquence de son pouls pendant le temps qu'il passa au col du Géant est de 81,8 battements par minute. En supposant que son pouls eût alors été à Chamouni ce qu'il y fut le lendemain du jour qu'il monta sur le Mont-Blanc, savoir, à 72 pulsations par minute, on a

---

(1) Fordyce, médecin scrutateur et profond, pose en principe que la fatigue de l'esprit, comme celle du corps, développe des symptômes de fièvre, qu'elle épuise la constitution et porte au sommeil ; à moins que, par une opiniâtreté aussi fâcheuse qu'elle est dangereuse, on ne se roidisse contre ce besoin de la nature. « Un étudiant en mathématiques, dit-il, qui se serait rendu maître de la démonstration d'un problème, ne serait plus capable, après un exercice athlétique, d'en retracer l'enchaînement d'une manière satisfaisante. — Réciproquement, ajoute-t-il, un mathématicien qui viendrait de suivre pour la première fois une démonstration longue et pénible, ne serait nullement propre à se livrer tout de suite après à un exercice de corps violent et soutenu. » (A third dissertation on Fever, p. 29.) — Le savant auteur d'un cours

de physique destiné à l'enseignement national en France, ouvrage qui dans ces dernières années fut entrepris et publié par des ordres supérieurs, nous disait un jour que, forcé de remplir cette tâche dans un espace de temps limité, il s'était vu dans le cas de prendre, contre sa coutume, deux ou trois heures de repos dans la journée. Du principe admis par Fordyce, s'il est fondé, chacun tire aisément cette conséquence, que, deux causes de fatigue qui agissent conjointement sur le corps humain l'épuisant plus qu'une seule, les physiciens et les naturalistes doivent, toutes choses égales d'ailleurs, ressentir les effets de la rareté de l'air plus que les guides qui les accompagnent.

(1) Nous négligeons à dessein, dans ces calculs arithmétiques, les quantités fractionnaires au-dessous d'une demi-livre, poids de marc.

une différence de 9,3 battements par minute, pour une différence de pression équivalente à 4,804 livres, poids de marc. — Quant aux expériences faites comparativement sur la Roche - Michel et au Mont - Cenis à la poste, l'estimation moyenne du pouls de six personnes, au nombre desquelles se trouvaient de Saussure lui-même, M. son fils aîné et leur domestique, se trouva, dans la première station, de 104 ⅖ et, dans la seconde, de 98 ½ battements par minute, pour une différence de pression de l'air sur le corps égale à 3,010 livres, poids de marc. — En séparant, d'après la remarque de de Saussure, ceux qui avaient eu mal au cœur sur le sommet de la Roche-Michel de ceux qui étaient demeurés bien portants, la différence moyenne d'avec l'expérience faite sur le Mont-Cenis à la poste est de 9 ½ pulsations pour les premiers, et seulement de 2 ⅖ pour les autres.

De Saussure, qui n'avait pas été incommodé sur la Roche-Michel, et qui trouva que son pouls avait été de douze pulsations plus fréquent qu'au Mont-Cenis à la poste, cherche à rendre compte de cette différence par l'action continuelle où il fut pendant deux heures qu'il passa sur la Roche-Michel; mais comme sur le sommet du Mont-Blanc, où il alla postérieurement à la Roche-Michel, il fut encore plus occupé, savoir, pendant quatre heures et demie au lieu de deux, et pourtant avec douze pulsations de moins par minute, il est clair que la plus grande fréquence de son pouls sur la Roche-Michel dépendait de quelque autre cause que de celle à laquelle il l'attribuait alors. J'entrevois même que la différence des pulsations entre la Roche-Michel et le Mont-Cenis à la poste eût été bien plus grande si, au lieu de compter le pouls quelques minutes après l'arrivée, on eût attendu, comme sur la montagne, un séjour qui équivalait au moins à deux heures de repos. — L'analyse du cas de la Roche-Michel où de Saussure fit ses expériences sur une corniche étroite, au-dessous de laquelle était un horrible précipice à pic, paraît plus que toute autre favorable à l'opinion de MM. Meyer d'Arau, que le danger qu'on court sur les hautes montagnes entre pour beaucoup comme cause de la fréquence du pouls; mais si ce cas n'est pas à l'abri de toute objection, il en est tout autrement de celui du col du Géant, du Mont-Blanc, et même de celui de M. Gay - Lussac: d'ailleurs en pareille matière, on ne doit compter, nous le répétons, que sur des résultats moyens et non pas individuels; car si de Saussure eut le pouls plus fréquent sur la Roche - Michel que sur le Mont-Blanc, il n'en fut pas de même de son domestique.—Les seules conclusions sûres qu'on puisse tirer du sujet de cette note nous paraissent être :—1° Que dans les limites de hauteur qu'il est au pouvoir de l'homme d'atteindre, il existe une série de symptômes, au nombre desquels on peut surtout compter l'accélération de la respiration et de la circulation, qui sont dus à la rareté de l'air; — 2° Que les symptômes en question surviennent tout-à-coup, à différentes hauteurs absolues, suivant les tempéraments et les constitutions individuelles. — On pourrait jeter directement des lumières sur ce point de physiologie animale, en étudiant d'abord avec soin sur des animaux le rapport qu'il y a entre le nombre des inspirations et celui des pulsations, puis en plaçant ensuite ces mêmes animaux sous le récipient de la pompe pneumatique, dont on raréfierait l'air progressivement. On dira peut-être que l'intérêt de la question ne justifierait pas la cruauté de telles expériences; dans ce cas, nous nous bornerons à exprimer le désir que les physiciens et les naturalistes qui s'élèvent à de grandes hauteurs ne veuillent pas négliger cette occasion de multiplier les essais sur la fréquence du pouls et celle des inspirations.

Tableau des principaux effets de la différence de pression de l'air
sur l'économie animale.

HAUTEURS en toises au-dessus de la mer.	PRESSION de l'atmosphère, en livres, poids de marc, sur le corps humain.	NOMBRE des battements du pouls par minute.	LIEUX ET NOMS DES OBSERVATEURS; Effets divers provenant de la rareté de l'air.
toises.	livres.		
3600	9521		M. Gay-Lussac, en ballon, sentit sa respiration sensiblement gênée et accélérée, ainsi que son pouls.
3031	10950	. . . .	MM. A. de Humboldt, Bonpland, etc., à 250 toises de la cime du Chimborazo, rendent du sang par les lèvres, les gencives et les yeux.
2773	11475	. . . .	Volcan d'Antisana : au rapport de Humboldt, les bœufs qu'on trouve dans les plaines qui sont au-dessous du cône vomissent du sang quand on les chasse.
2450	12539	100,3	Cime du Mont-Blanc; de Saussure.
1792	14492 ½	101,3 (*)	Roche-Michel; de Saussure.
1763	14910	81,3	Col du Géant; de Saussure.
1736	. . . .	. . . .	Col du Mont-Cervin ; les mulets souffrent de la rareté de l'air : de Saussure.
982	17508 ½	. . . .	Mont-Cenis, à la poste.
525	19714	. . . .	Chamouni.
200	21214	. . . .	Genève.
0	22165	. . . .	Au bord de la mer : bar. à 28 pouces 2 lignes.

(*Note transmise à l'auteur par son disciple et son ami M. J.-F. Berger, médecin.*)

(*) Ce nombre est le résultat moyen des battements du pouls chez les individus qui n'avaient pas eu mal au cœur.

FIN DE JURINE.

TABLE DES MATIÈRES

CONTENUES

DANS CE VOLUME.

RAMAZZINI.

ROEDERER ET WAGLER.

JURINE.

FIN DE LA TABLE.